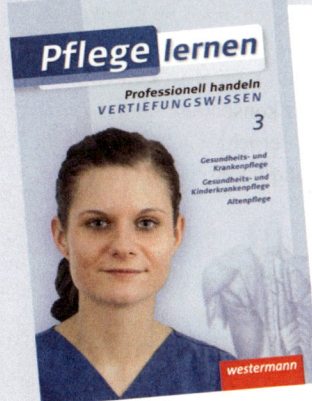

Band 3

Professionell handeln. Vertiefungswissen

978-3-14-239654-5

Dieser Band vertieft und ergänzt das Wissen zu allen Themen des Bandes „Professionell handeln. Basiswissen". Außerdem enthält er ein Kapitel zur Schwangerschaft und Neugeborenenpflege.

Band 4

Bei Diagnostik und Therapie mitwirken

978-3-14-239658-3

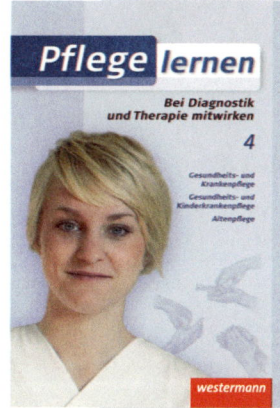

Dieser Band vermittelt den Lernenden Handlungssicherheit in der Assistenz bei und der Durchführung von Diagnostik und Therapie.

Themen:
- Zusammenarbeit mit Ärzten und Assistenz bei Diagnostik und Therapie sowie die selbstständige Durchführung von diagnostischen und therapeutischen Maßnahmen
- in Notsituationen handeln
- Patienten mit Infektionskrankheiten pflegen
- mit Medikamenten umgehen
- physikalische Therapie durchführen
- prä- und postoperativ pflegen
- Wunden versorgen

Band 5

Kommunizieren und interagieren

978-3-14-239656-9

Dieser Band bietet geballtes Wissen über Kommunikation sowie personen- und umfeldbezogene Pflege.

Themen:
- Kommunikation
- Kommunikationsstörungen
- Gesundheitsförderung
- psychiatrische Pflege
- personenbezogenes Begleiten
- Pflege von an Demenz Erkrankten
- Rehabilitation
- ethische Entscheidungsprozesse
- zielgruppenorientiertes Schulen
- ambulante Pflege
- Behindertenpflege
- kultursensible Pflege

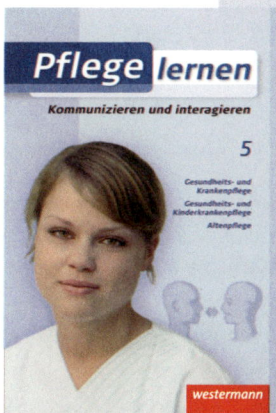

Pflege lernen – Band 3

Professionell handeln. Vertiefungswissen

Andreas Müller-Röpke

Ulrike Rebscher

Gabriela Barth

Ulrike Bornschlegel

Annelie Daum

Sabine Hanf

Svenja Hahn

Christina Heider

Edith Jung

Angelika Kaluza

Sandy Ott

Wolfgang Rheb

Barbara Reuter

Thorsten Schreiner

Jürgen Söll

Elke Steudter

Stefan Zettl

Ruth Zetzsche

westermann

1. Auflage, 2010
Druck 1, Herstellungsjahr 2010

© Bildungshaus Schulbuchverlage
Westermann Schroedel Diesterweg Schöningh Winklers GmbH, Braunschweig
www.westermann.de

Projektleitung:	Marion Grunert
Lektorat:	Elke Steudter
Redaktion:	Karen Skodda
Satz und Layout:	schmidtundweber Konzept-Design, Kiel
Druck und Bindung:	westermann druck GmbH, Braunschweig

ISBN 978-3-14-239654-5

Vorwort

Warum ein neues Lehrbuch für die Pflegeausbildung?

Pflege befindet sich in stetem Wandel. Dadurch ist auch die Ausbildung in den Pflegeberufen in der heutigen Zeit dynamisch und ständig in Bewegung. Der Entwicklung hin zu einer integrierten oder generalistischen Ausbildung für die Pflegeberufe und zum Ansehen der Pflege als eigenständigem Beruf im Gesundheitswesen folgend hat das Autorenteam – bestehend aus Pflegenden, Lehrern für Gesundheits- und Pflegeberufe, Pflegewirten, Pflegepädagogen, Pflegewissenschaftlern, Praxisanleitern – anhand der Prüfungsverordnungen und vorliegender Curricula der Bundesländer Inhalte, Aspekte und Aufgabenfelder zusammengestellt. Abgedeckt werden damit die unserer Ansicht nach notwendigen und wünschenswerten Fachkenntnisse und Kompetenzen der angehenden Pflegefachkräfte für die Patienten/Klienten/Bewohner aller Altersgruppen. Ziel bei unserer Konzeption der vorliegenden Buchreihe für die Pflegeausbildung war es zudem, den pflegegesetzlichen und berufspolitischen Veränderungen in Deutschland Rechnung zu tragen.

Für die Mitwirkung bei der Konzeptionsentwicklung danken wir an dieser Stelle: Thomas Amend, Elke Frodl, Petra Hundt, Angelika Kaluza, Veerle Krilla, Ursula Kuhlmann, Silke Mathes, Barbara Müller, Prof. Dr. Annette Nauerth, Evi Neuwirth und Sandy Ott.

Um die umfangreichen Lerninhalte handhabbarer zu machen, haben wir sie in fünf Themenschwerpunkten gebündelt. Entstanden ist daraus eine Reihe von fünf Pflegebüchern, die sich an den Bedürfnissen der Lernenden ausrichtet. Der integrative und der handlungsorientierte Ansatz werden ebenso umgesetzt wie eine konsequente Theorie-Praxis-Verknüpfung, die durch eine für Pflegebücher neuartige Kapitelstruktur gewährleistet wird.

Da die Bände alle Ausbildungsinhalte für Pflegefachkräfte komplett abdecken, sind sie sowohl im Unterricht als auch für das selbstständige Lernen und ebenso als Nachschlagewerk über die Ausbildung hinaus anwendbar. Unabhängig von allen Curricula folgen wir damit der zukünftigen Anforderung des eigenverantwortlichen, lebenslangen Lernens.

Jedes Kapitel ist in sich geschlossen, jedes Buch ist eine thematische Einheit, alle Bände zusammen ergeben ein „logisches Ganzes". Weder die Reihenfolge der Bände noch die der Kapitel eines Bandes ist demzufolge zwingend. Je nach den Erfordernissen des Unterrichts oder den Bedürfnissen des Lernenden kann auf das Kapitel zugegriffen werden, dessen Inhalte man benötigt. Will sich der Lernende zu einem dort kurz besprochenen Sachverhalt umfassender informieren, kann er mithilfe der umfangreichen Querverweise in den Randspalten mühelos Kapitel mit den vertiefenden Informationen auffinden.

Um bestmögliche Lernvoraussetzungen zu schaffen, ist die Kapitelstruktur didaktisch aufgebaut.

- Als Einstieg in die Thematik ist jedem Kapitel eine Praxissituation vorangestellt, erlebt von Tim (Krankenpflege), Olga (Altenpflege) oder Pia (Kinderkrankenpflege), drei Pflegenden in der Ausbildung, die die Lernenden durch alle fünf Bände begleiten. Die Situation schließt mit einigen Leitfragen ab, die zur Reflexion anregen und eine Fragehaltung an die Thematik provozieren.

- Das nachfolgende Fachwissen wird lernmethodisch aufbereitet vermittelt. Merksätze, Tipps, Definitionen, Hinweise auf Bezugswissenschaften und Fallbeispiele, die durch ihr eigenes Layout den Text auch optisch strukturieren, erleichtern das Einordnen und Behalten, ein Transfer auf andere/eigene Situationen wird unterstützt.

- Das Faktenwissen wird am Schluss jeder Lerneinheit durch Fragen wiederholt und vertieft, deren Antworten unter www.westermann.de zur Eigenkontrolle eingesehen werden können. Zusätzlich werden zu jeder Lerneinheit Arbeitsaufträge angeboten, um die Lernenden zu eigeninitiativen Projekten aufzufordern, die mithilfe der erworbenen Handlungskompetenzen fundiert gestaltet werden können und den Transfer des Gelernten festigen.

- Als Angebot für interessierte eigeninitiative Lerner schließen weiterführende Leseempfehlungen und informative Internetadressen jedes Kapitel ab.

Der dritte Band knüpft als Vertiefungsband unmittelbar am Basiswissen des zweiten Bandes an und ergänzt diesen mit einem Kapitel zur Schwangerschaft und Neugeborenenpflege. Damit steht den Lernenden und in der Pflege Tätigen ein umfassendes Wissen zur Verfügung, das sie für ein verantwortliches Handeln in ihrem Berufsalltag benötigen.

Grundlegende Aspekte zu den Ursachen, Symptomen, Diagnostikverfahren und Behandlungsmöglichkeiten verschiedener Krankheiten werden verständlich dargestellt und bieten den Lernenden relevante pathophysiologische Informationen. Wichtige Erkenntnisse der Bezugswissenschaften ergänzen die Darstellungen.

Das Hauptaugenmerk liegt auf den pflegerischen Maßnahmen, die vor dem Hintergrund komplexer Pflegesituationen vorgestellt und Schritt für Schritt erklärt werden. So gewinnen Lernende Handlungssicherheit in der Praxis und sind in der Lage, theoretisch erarbeitetes Wissen mit den praktischen Anforderungen der Pflege zu verbinden. Da auch die psycho-soziale Unterstützung bei erkrankten Personen eine wichtige Rolle spielt, wird dieser Themenbereich ebenfalls in das Vertiefungswissen mit aufgenommen.

Als bandverantwortliche Autoren und Mitglieder des Konzeptionsteams wünschen wir Ihnen im Namen der Autoren und des Verlags viel Spaß und Erfolg beim Erlernen Ihres Berufes! Über Rückmeldungen und Anregungen würden wir uns freuen.

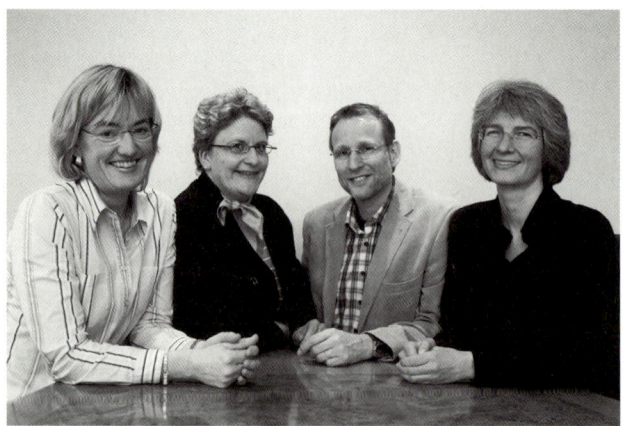

Gabriela Barth, Bettina von Itzenplitz, Andreas Müller-Röpke, Ulrike Rebscher

Inhalt

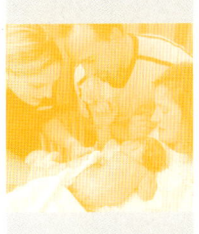

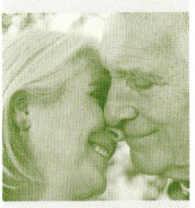

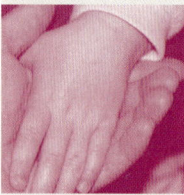

C   Du hast Nerven

Berühren und berührt werden 117

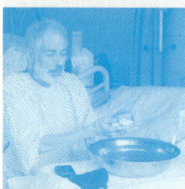

D   Sich in seiner Haut wohlfühlen

Patienten mit Gesundheitsproblemen der Haut pflegen und unterstützen 171

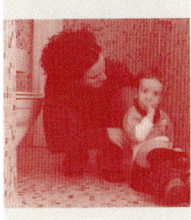

E Menschen bei der Ausscheidung unterstützen

F Wieder auf die Beine kommen

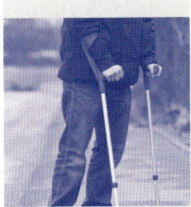

G Einen langen Atem haben

H Herz ist Trumpf

J Essen hält Leib und Seele zusammen

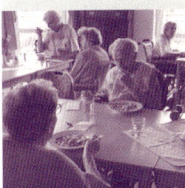

Wegen der besseren Lesbarkeit wird in diesem Buch manchmal nur die weibliche oder nur die männliche grammatische Form benutzt. Das andere Geschlecht ist selbstverständlich immer mit gemeint.

Willkommen im Leben

Familien bei Schwangerschaft und Geburt pflegen und unterstützen

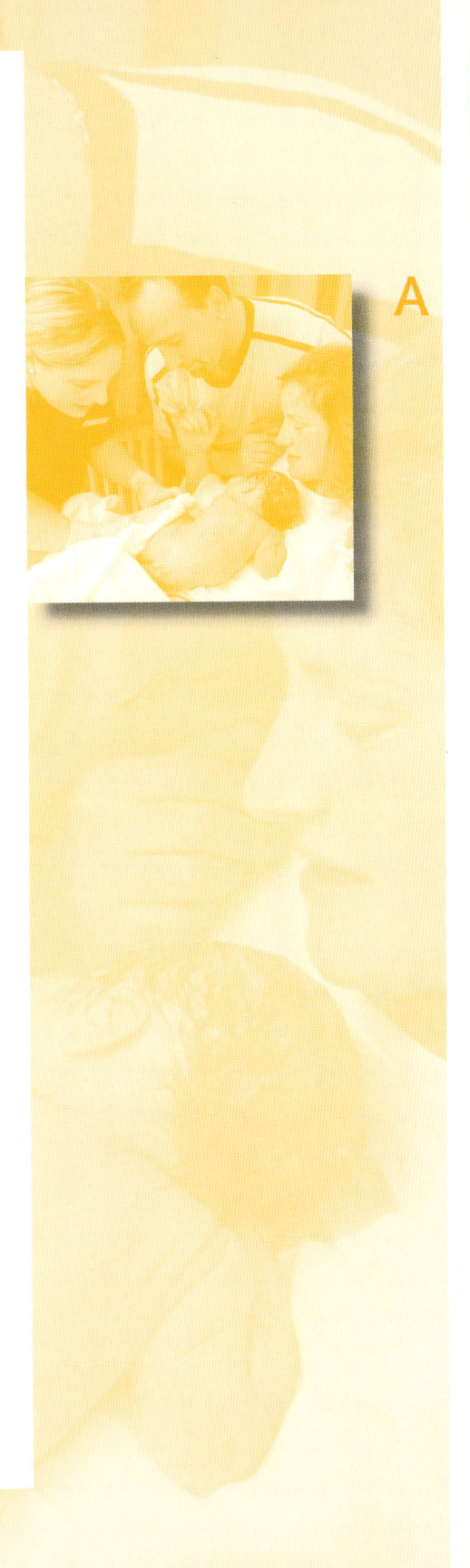

A

Pia arbeitet auf der Frühgeborenenstation. Tim hingegen absolviert seinen Einsatz auf der Entbindungs- und Neugeborenenstation. Das ist das erste Mal in der Ausbildung, dass die beiden Freunde auf so ähnlichen Stationen eingesetzt sind.

„Du hast es gut", meint Tim gleich am ersten Tag zu Pia. „Du kennst dich wenigstens mit Kindern aus. Ich dagegen habe keine Ahnung von Kindern – und von Müttern auch nicht. Erst die schwangeren Frauen und dann die schreienden Säuglinge. Ich weiß überhaupt nicht, wo mir der Kopf steht. Dabei ist heute erst der erste Tag. Ob ich das wohl durchhalte?" Pia hat tatsächlich auf der Kinderabteilung bereits Erfahrungen mit den kleinen Patienten sammeln können. Auch der Umgang mit den Eltern ist ihr vertraut, da meist ein Elternteil mit aufgenommen wird, wenn ein Kind im Krankenhaus bleiben muss. „Keine Sorge, das lernst du bestimmt schnell. Und weißt du, die ganz kleinen Kinder, das ist auch neu für mich. Bisher konnte ich ja wenigstens mit den etwas älteren Kindern reden und sie fragen, wenn irgendetwas nicht in Ordnung war. Aber jetzt sind die so klein und winzig. Das ist ganz was anderes."

Einige Tage später treffen sich Pia, Olga und Tim an ihrem Schultag. Tim wirkt auffallend ruhig und zurückhaltend. Pia und Olga merken gleich, dass irgendetwas nicht stimmt. „Also, ich möchte keine Kinder. Das kann ich unmöglich von einer Frau verlangen", platzt es dann aus Tim heraus. Pia und Olga sind sich sofort einig – Tim hat seine erste Geburt gesehen. „Und wie war deine erste Geburt?", fragt Olga dann auch prompt. Tim wird knallrot. „Mir ist total schlecht

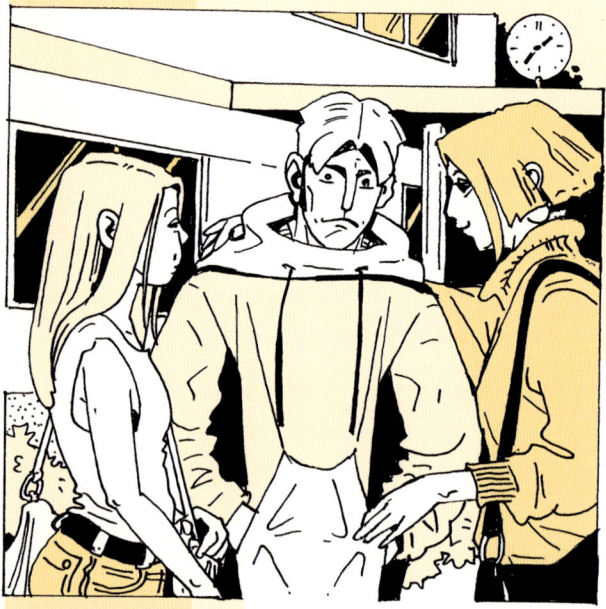

geworden und ich musste mich total zusammenreißen, sonst wäre ich bestimmt umgekippt. Es war schrecklich." Olga nimmt ihn tröstend in den Arm. „Nein, schrecklich ist das nicht, aber sehr überwältigend. Und fast jeder Mann weint im Kreißsaal. Mach dir keine Sorgen. Und wir Frauen halten so eine Geburt schon aus. Sonst hätte die Natur das nicht so vorgesehen." Tim lächelt dankbar.

1   Vielleicht haben Sie auch bereits eine Geburt erlebt. Wie haben Sie sich dabei gefühlt? Berichten Sie in der Gruppe.

2   Auf welche Weise kann man mit Säuglingen kommunizieren? Machen Sie sinnvolle Vorschläge und tauschen Sie Ihre Erfahrungen darüber in der Gruppe aus.

1 Schwangerschaft und Geburt

Pia arbeitet inzwischen auf einer gynäkologischen Station im Klinikum Gutleben und hat heute die Aufgabe, Kerstin Bolde in der gynäkologischen Ambulanz zu empfangen, sie auf die Station zu begleiten, ein pflegerisches Aufnahmegespräch zu führen und die Patientin anschließend gemeinsam mit der Praxisanleiterin Bettina Rainer zu betreuen. Frau Bolde ist schwanger mit ihrem zweiten Kind. Sie ist in der 27. Schwangerschaftswoche und hat seit zwei Tagen leichte vaginale Blutungen. Damit stellt sie sich in der Ambulanz vor. Während der Ultraschalluntersuchung stellt der Arzt fest, dass bei Kerstin Bolde eine Plazenta praevia vorliegt, und rät ihr dringend zu einer stationären Klinikaufnahme mit vorwiegend Bettruhe.

Als Pia Frau Bolde auf die Station begleitet, bricht die Patientin in Tränen aus und gesteht Pia, dass sie große Angst habe, das ungeborene Kind zu verlieren. Außerdem weiß sie nicht, wie sie die Betreuung des älteren Kindes während des Klinikaufenthalts gewährleisten soll.

1 Welche Komplikationen erwarten Sie besonders bei einer Schwangeren, die Bettruhe einhalten muss?

2 Wie könnte die weitere ambulante Betreuung von Frau Bolde aussehen? Denken Sie dabei an eine interprofessionelle Zusammenarbeit.

3 Ist es Aufgabe der Pflege, sich um die Versorgung des älteren Kindes von Frau Bolde zu kümmern? Diskutieren Sie mit Ihren Mitschülern.

1.1 Neues Leben entsteht

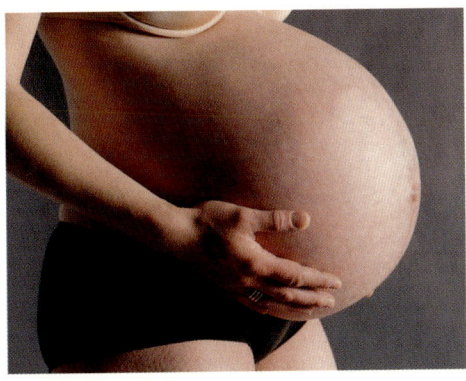
Hochschwangere Frau

In der Mitte des weiblichen Zyklus, bei der Ovulation, wird eine weibliche Eizelle aus dem Ovar ausgestoßen. Die Eizelle wird in den Eileiter befördert und von dort weiter in Richtung Uterus geleitet.

Die eventuelle Befruchtung durch ein eingedrungenes Spermium erfolgt innerhalb von 6 bis 12 Stunden nach der Ovulation im Eileiter. Bei der Verschmelzung von Samen- und Eizelle entsteht eine Zelle mit neuem Chromosomensatz, in dem sich die Erbinformationen von Vater und Mutter befinden. Anschließend durchläuft diese Zelle eine Serie von Zellteilungen. Am 3. Tag nach der Befruchtung erreicht diese sogenannte Zygote im 12- bis 16-Zellstadium als Morula (Maulbeere) die Gebärmutterhöhle. Die Zellen dieser jetzt entstandenen Blastozyste gliedern sich in eine äußere Zellschicht, aus der der Trophoblast hervorgeht, die für die Bildung von Plazenta (Mutterkuchen), Eihäuten und Nabelschnur zuständig ist, sowie in eine innere Zellmasse, aus der der Embryo entsteht (Embryoblast).

Weibliche Geschlechtsorgane Band 2, B 1.4.2

Die Blastozyste heftet sich zwischen dem 5. und 6. Tag nach der Befruchtung an das **Endometrium** (die aufgebaute Gebärmutterschleimhaut) an und nistet sich dort vollständig ein. Kurze Zeit später bildet sich an dieser Haftfläche die Plazenta und damit der utero-plazentare Blutkreislauf aus, über den der Stoffaustausch und die Versorgung für den Fetus gewährleistet werden.

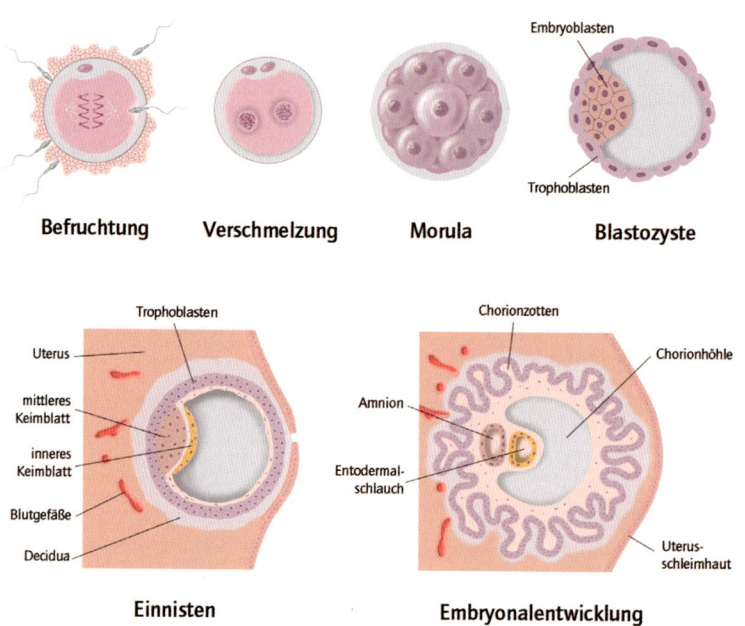

Entwicklungsstadien der befruchteten Eizelle

Die Vorstufe der Plazenta produziert schon früh das ß-HCG **(Choriongonadotropin)**, das teilweise ab dem 10. Tag nach der Befruchtung in Blut und Urin der schwangeren Frau nachgewiesen werden kann (durch einen immunologischen Schwangerschaftstest aufgrund der Antigen-Antikörper-Reaktion).

1.1.1 Embryonalphase

In der Embryonalperiode differenzieren sich die Zellen in die anschließend charakteristischen Gewebe und die eigentliche Embryonalentwicklung beginnt (ca. 4. Woche nach Befruchtung). Die Organsysteme werden angelegt **(Organogenese)**. Die Grundform des Körpers entsteht durch vielfältige kleine Entwicklungsstufen. Die Amnionhöhle und das Fruchtwasser umgeben nun vollständig den Embryo.

Das Ungeborene liegt in einer doppelhäutigen sogenannten **Fruchthöhle**, die mit Fruchtwasser gefüllt ist. Dies ermöglicht dem Fetus Bewegung und damit die Ausbildung von Muskulatur. Kontrakturen durch Bewegungseinschränkung werden verhindert. Zudem bietet dieses „Wasserkissen" Schutz vor Verletzungen durch Stöße auf den mütterlichen Bauch.

Das ungeborene Kind ist mit einer ca. 50 cm langen, 1,5 – 2 cm dicken, spiralförmigen Nabelschnur, in der drei Nabelschnurblutgefäße verlaufen, verbunden. Sie erhalten den Blutkreislauf zwischen Kind und Plazenta während der Schwangerschaft aufrecht. Die Nabelschnur setzt an der Plazenta an, die wiederum an der

Innenwand der Gebärmutter haftet. Innerhalb der Plazenta kommt es, obwohl Schwangere und Baby jeweils einen eigenständigen Blutkreislauf haben, zu einem aktiven Stoffaustausch, der dem Fetus intrauterine Atmung, Ernährung und Ausscheidung ermöglicht, die nach der Geburt von den jeweiligen Organen übernommen werden. Die Plazenta sowie die beiden Eihäute sind an der Fruchtwasserproduktion beteiligt.

Des Weiteren bildet die Plazenta Hormone (z. B. HCG, Östrogene, Progesteron), die schwangerschafterhaltend wirken und den Körper der Frau auf Schwangerschaft und Geburt vorbereiten.

Bis zur 9. Woche nach der Befruchtung sind sämtliche Organe und Extremitäten angelegt, das äußere Genitale wird sichtbar. Der Embryo ist inzwischen 3 bis 5 cm lang.

Chromosomenanomalien und damit Erbschäden treten während der ersten Zellteilungen auf oder werden von Vater bzw. Mutter mit dem Erbgut übertragen. Vor allem in der 3. bis 9. Schwangerschaftswoche können Teratogene (Fehlbildung verursachende Einflüsse), wie z. B. Umwelteinflüsse, Drogen (Alkohol) oder Medikamente usw. zu schwerwiegenden Entwicklungsstörungen beim Embryo führen. Vor der 3. Woche gilt das „Alles-oder-Nichts-Gesetz". Der Embryo überlebt entweder unbeschadet oder es kommt zum Abort (Fehlgeburt).

Biologisches Geschlecht Band 2, B 2.1

Ursachen angeborener Behinderung Band 5, G 1.1.2

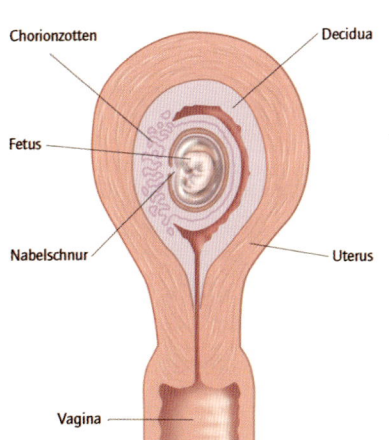

Chorionzotten
Decidua
Fetus
Nabelschnur
Uterus
Vagina

Fetus in der Gebärmutter

Die in der Embryonalperiode angelegten Organe müssen im folgenden Schwangerschaftsverlauf reifen und funktionsbereit werden. Die Alveolen der Lunge sind z. B. erst ab der 24. Schwangerschaftswoche (SSW) so ausgebildet, dass ein Gasaustausch möglich wird. Außerdem wächst der Fetus in dieser Zeit zuerst stark und nimmt dann an Gewicht zu.

1.1.2 Schwangerschaftsdauer

Eine Schwangerschaft dauert vom 1. Tag der letzten regelrechten Monatsblutung bis zum Tag der Geburt 280 Tage bzw. 40 Wochen bzw. neun Kalendermonate oder zehn Mondmonate à 28 Tage. Eigentlich dauert die Schwangerschaft jedoch 14 Tage weniger, da der Eisprung und damit die mögliche Konzeption erst um den 14. Zyklustag erfolgen können. Zur Feststellung des errechneten (Entbindungs-) Termins kann die **Naegele-Regel** angewendet werden. Zudem helfen das Gravidarium (Schwangerschaftsscheibe), die Angaben der Frau über die letzte Periode und eventuell der Konzeptionstermin, die HCG-Bestimmung (in Blut oder Urin) und eine frühe Ultraschalluntersuchung, den Termin bei Bedarf genauer zu spezifizieren.

Naegele-Regel:

Erster Tag der letzten normal starken und langen Menstruationsblutung

+ ein Jahr

– drei Kalendermonate

+ sieben Tage = errechneter Termin (E. T.) (bei 28-tägigem Zyklus)

Allerdings werden nur 4 % aller Kinder an diesem Termin geboren.

Die Terminerrechnung ist auch zur Festlegung der Mutterschutzfristen vor und nach der Geburt nötig. Im Anschluss an den Mutterschutz kann dann die Elternzeit in Anspruch genommen werden.

1.2 Schwangerschaft aus Sicht der Mutter

Die Schwangerschaft wird in erstes bis drittes Drittel **(Trimenon)** eingeteilt, wobei keine genaue zeitliche Bestimmung erfolgt. Man spricht ganz grob beim ersten Trimenon von einer Zeit der Anpassung (an die Schwangerschaft und damit verbundene körperliche und mentale Veränderungen), beim zweiten Trimenon von einer Zeit des Wohlbefindens und beim dritten Trimenon von einer Zeit der vermehrten Belastung (da die körperlichen Veränderungen infolge des kindlichen Wachstums zunehmend anstrengender werden).

1.2.1 Psychosoziale Veränderungen

Für die meisten Frauen sind Schwangerschaft und Geburt heute aufgrund gesellschaftlicher Veränderungen immer mehr zu einer besonderen Wendezeit in ihrem Leben geworden. Da durchschnittlich nur 1,29 Kinder in Deutschland pro Paar geboren werden, ist das Thema Kinderkriegen heute etwas Außergewöhnliches, an das höchste Ansprüche gestellt werden.

Der gesellschaftliche Hintergrund macht es Frauen heute nicht immer leicht, Kinder zu bekommen. So gibt es z. B. immer mehr Kleinstfamilien, wodurch sowohl die familiäre Unterstützung als auch das traditionelle Elternwissen durch die Beobachtung von Familienmitgliedern mit Babys verloren gehen. Außerdem ist heute bei Frauen die Berufs- und Karriereplanung stärker ausgeprägt. Dadurch ist das Alter der erstgebärenden Mütter viel höher. Es ist deshalb eine Besonderheit geworden, schwanger zu werden und ein Kind großzuziehen.

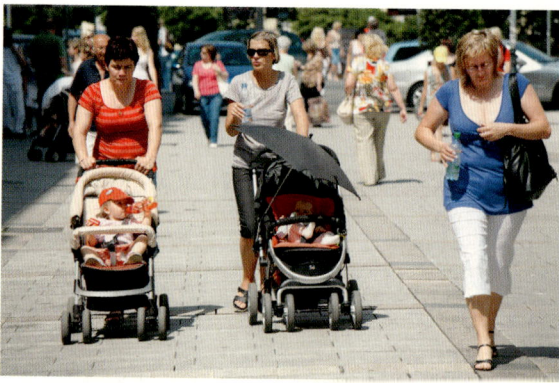

Mutter-Sein in der Gesellschaft

Die medizinisch-technische Machbarkeit und damit Abhängigkeit von medizinischen Experten steht inzwischen stärker im Vordergrund als das Vertrauen in den eigenen Körper und das Wissen um natürliche Prozesse, wie Schwangerschaft und Geburt.

Aus einer als normal anzusehenden Sorge um das ungeborene Kind wird oft die Angst vor einem Kind mit Behinderungen, die häufig dazu führt, dass Frauen sich erst nach Abschluss aller pränatalen Diagnostik, die eine (vermeintliche) Sicherheit suggeriert, auf ihr Baby freuen können.

Zu Beginn der Schwangerschaft wird gerade Frauen, die noch mitten im Beruf stehen, bewusst, wie stark sich ihr Leben mit einem Kind verändern wird und dass sich eine Rückkehr in den Beruf unter Umständen schwierig gestaltet. Manchmal geraten Frauen in einen Rollenkonflikt, da neben den Anforderungen an sie als Frau im Beruf und Partnerin auch noch die als Mutter hinzukommen. Zur Vereinbarkeit von Familie und Beruf gibt es gerade in Deutschland wenig, jedoch zunehmend mehr Unterstützungsmöglichkeiten für Familien.

Der nahenden Geburt wird natürlich erwartungsvoll entgegengesehen, aber gerade erstgebärende Frauen haben großen Respekt bis zuweilen Angst vor der Geburtsarbeit und dem Schmerz. Die Möglichkeit, dass ihr Kind unter der Geburt zu Schaden kommen könnte, löst bei vielen Frauen Besorgnis aus. Um „alles richtig zu machen" und sich auf diese fremde Situation der Geburt vorzubereiten, besuchen viele schwangere Frauen – oft gemeinsam mit ihren Partnern – einen Geburtsvorbereitungskurs.

1.2.2   Körperliche Veränderungen

In der Schwangerschaft kommt es zu großen hormonellen Veränderungen, die durch den Einfluss der Plazentahormone angeregt werden. Bei schwangeren Frauen besteht allgemein eine höhere Sensibilität und sie sind aufgrund der kindlichen Entwicklungs- und Wachstumsvorgänge häufiger müde. Durch das Wachstum und die Ausdehnung der Gebärmutter im Bauchraum kommt es zur Verdrängung und Lageveränderung von verschiedenen Organen, was z.T. auch eine funktionelle Beeinträchtigung zur Folge hat (z.B. am Ende der Schwangerschaft vermehrter Harndrang, da das ungeborene Kind auf die mütterliche Harnblase drückt).

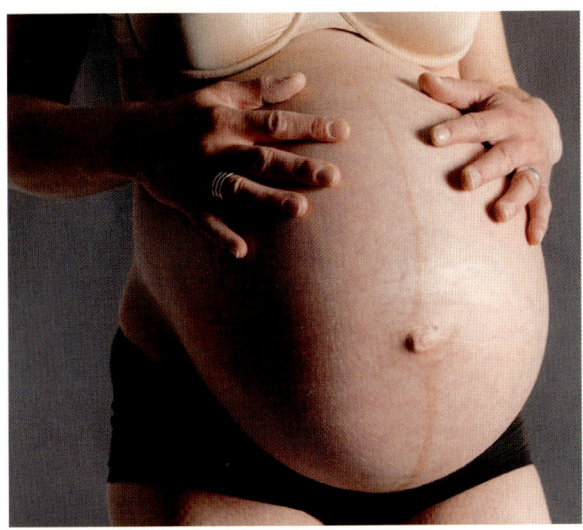

Körperveränderung in der Schwangerschaft

Körpergewicht

In der Schwangerschaft steigt das Körpergewicht um ca. 9–18 kg, davon verteilen sich 50 % auf Wasser (intravasal und interstitiell) und 50 % auf Fettdepots für die Stillzeit und natürlich auf den vergrößerten Uterus, das Kind, Fruchtwasser und die Plazenta.

Das Blutvolumen erhöht sich (durch Plasma- und Erythrozytenvermehrung) um 30–40 %, um so die stärkere uterine (für die Blut- und Sauerstoffversorgung des Fetus) Durchblutung in der Schwangerschaft zu gewährleisten. Durch die Plasmazunahme kommt es zu einer relativen Blutverdünnung und nachfolgender physiologischer **Schwangerschaftsanämie**, die regelmäßig kontrolliert werden sollte.

Als weiteres charakteristisches Merkmal des Bluts einer Schwangeren findet man eine erhöhte Koagulabilität (Blutgerinnbarkeit) und einen Anstieg der Leukozyten (bis 15 000).

Stoffwechsel

Der gesamte Stoffwechsel ist einer Mehrbelastung unterworfen. Dabei ist insgesamt ein Kalorienmehrbedarf von knapp 300 Kilokalorien festzustellen und besonders der Eisenbedarf erhöht sich. Schwangere Frauen werden durch die Hebamme und/oder den Gynäkologen sowie von Pflegenden über die Ernährung sowie die Zufuhr von Vitaminen und Spurenelementen beraten.

Energiebedarf
Band 2, J 2.4
Herzminuten-
volumen
Band 2, H 1.2.5

Herz-Kreislauf-System

Herz, Kreislauf- und Gefäßsystem sind aufgrund der Blutvolumenzunahme Anpassungsleistungen unterworfen. Das Gewicht des Herzens nimmt zu, um das Schlagvolumen zu steigern. Die Herzfrequenz nimmt um 10 bis 15 Schläge pro Minute zu, wodurch sich das Herzminutenvolumen erhöht.

Schwangere Frauen empfinden dabei oft verstärkt ein wahrnehmbares, manchmal unangenehmes Herzklopfen. Es kommt zu einem Abfall des Blutdrucks, da der periphere Gefäßwiderstand absinkt.

Vena-Cava-Kompressionssyndrom

Durch Druck der inzwischen schwerer gewordenen Gebärmutter auf die Vena cava inferior wird vor allem in Rückenlage der Frau ein verminderter venöser Rückfluss des Blutes zum Herzen hervorgerufen, der zu einer Durchblutungsstörung und damit einem Blutdruckabfall und so einer Sauerstoffminderversorgung von Plazenta und Kind führen kann. Ein Vena-Cava-Syndrom äußert sich durch Unwohlsein der Frau bis hin zu Schwindel, Übelkeit oder Augenflimmern. Das Ungeborene kann dabei mit einem Abfall der Herzfrequenz reagieren. Dies ist besonders auch bei bestimmten Pflegeverrichtungen zu bedenken. Wird ein solches Vena-Cava-Syndrom beobachtet, soll die Frau in Linksseitenlage gebracht werden. So wird die Vena cava inferior entlastet und der Rückfluss zum Herzen kann gewährleistet werden.

Allgemein ist durch den hohen Progesteronanfall eine Vasodilatation (Weitstellung der Blutgefäße) festzustellen. Dies dient dem Ausgleich zur Blutvolumenzunahme. Der Blutdruck bleibt so relativ stabil. Schwangere Frauen neigen deshalb jedoch eher zu Varizen und Hämorrhoiden und haben wegen des vergrößerten Uterus, der die Blutgefäße der unteren Extremitäten abdrücken kann, eine erhöhte Thromboseneigung.

Harnsystem

Auch Nieren und Harnwege sind einer Mehrbelastung ausgesetzt: Vom erhöhten Blutvolumen stärker durchspült, arbeiten die Nieren verstärkt und produzieren mehr Urin. Auch die Harnleiter und das Nierenbecken sind erweitert, der Tonus der Harnleiter ist schwächer. Deshalb kommt es häufiger zu **Harnwegsinfektionen**.

Harnsystem
Band 2, E 1.1

Da der Uterus die Harnleiter zunehmend abdrückt, kommt es zudem zum verstärkten Rückstau, der ebenfalls Nierenbeckenentzündungen begünstigen kann. Bei der Urethra bewirken die Gewebsauflockerung und der stärker werdende Druck durch den Uterus eine **Pollakisurie** (häufiges Urinlassen) bei den schwangeren Frauen. Im Urin fallen physiologisch höhere Glukose- und Proteinmengen an.

Atmung

Bedingt durch das Gebärmutterwachstum ist eine Einschränkung der Atemkapazität festzustellen, es kommt tendenziell zu einer **Tachypnoe**. Durch das Anschwellen der Schleimhäute infolge stärkerer Durchblutung kommt es zu einer erschwerten Nasenatmung und eventuellem Nasenbluten.

Magen/Darm

Auch der Magen-Darm-Bereich (inklusive der Speiseröhre) ist von Veränderungen während der Schwangerschaft betroffen. Durch die Tonussenkung der Muskulatur kann es zu einem **gastroösophagealen Reflux** (Magensäure gelangt durch den Magenhilus in die Speiseröhre) und **Sodbrennen** sowie zu einer **Obstipation** durch die Trägheit des Darmes kommen. Die Gallenwege werden durch den Uterus zum Teil komprimiert, was ein regelmäßiges Ablaufen der Galle verhindert. Als Folge davon stellt sich ein **Völlegefühl** ein. Es kann zur **Gallensteinbildung** kommen.

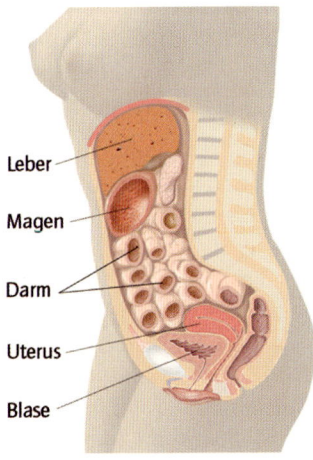
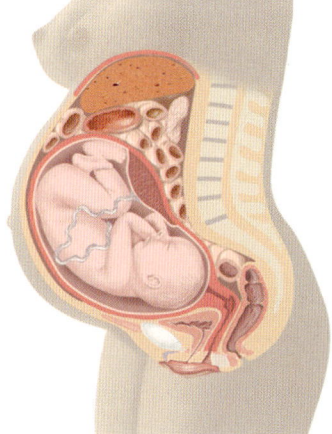

Leber
Magen
Darm
Uterus
Blase

Verdrängung der Bauchorgane

Durch die Hormonlage in der Schwangerschaft wird die Melaninbildung gefördert, was eine stärkere **Pigmentierung** der Haut der schwangeren Frau zur Folge hat. Das betrifft vor allem die **Linea alba** (die Mittellinie des Bauches, die sich in der Schwangerschaft dunkler färbt = **Linea fusca**), das Gesicht, Brustwarzen, Vulva und After.

Durch die Gewichtszunahme, eine veränderte Statik und die Auflockerung von Gelenken, Bändern und Sehnen wird der Bewegungsapparat stärker belastet. Es kann zur typischen Hyperlordose (vermehrte Krümmung der Wirbelsäule nach vorne) oder Ischialgien (Schmerzen in der Ischiasgegend) kommen.

> Am Ende der Schwangerschaft beugt sich die Frau während des Gehens zunehmend nach hinten, um so das Gewicht des Bauches auszugleichen. Man spricht dann vom „stolzen Gang" der schwangeren Frau.
>
> Dieses Gangmuster verursacht häufig Rückenschmerzen. In Bewegungskursen, wie Yoga und Schwangerschaftsgymnastik, wird dieser Haltung daher entgegengewirkt.

Die beschriebenen Veränderungen, die während der Schwangerschaft auf den weiblichen Körper einwirken, sind für die Frauen mit mehr oder weniger Unannehmlichkeiten verbunden. Gerade am weiblichen Becken wird jedoch deutlich, dass die Veränderungen von der Natur sinnvoll eingerichtet sind und den Körper der Frau auf die kommenden Aufgaben, wie Geburtsarbeit, Stillen und Versorgung des Kindes, vorbereiten.

Das Becken und dessen bindegewebige Verbindungen lockern sich durch die veränderte Hormonlage auf und gewährleisten so unter der Geburt eine bessere Beweglichkeit und eine Vergrößerung des Beckenraums für einen besseren Durchtritt des kindlichen Kopfs. Durch diese Auflockerung können sich die Schambeinäste jedoch minimal beim Gehen verschieben, was zu leichten bis stärkeren Schmerzen führen kann.

Große Veränderungen machen die Genitalorgane durch, um sich so an den veränderten Bedarf von Schwangerschaft und Geburt anzupassen. So entwickelt sich die weibliche Brust z. B. erst in der Schwangerschaft zum funktionstüchtigen Milch bildenden Organ.

Die Gebärmutter hypertrophiert (Zunahme des Gewebes) von einem 50 g schweren Organ auf das 20- bis 30-Fache, sie wächst dabei aus dem kleinen Becken bis unter den Rippenbogen.

So ist sie in der Lage, dem Wachstum des Babys nachzugeben. Zusätzlich trainiert sie so im Laufe der Zeit ihre Muskelfasern, um für die Geburt genügend Kraft zu entwickeln, um das Kind herauszuschieben.

1.3 Schwangerschaft aus Sicht des Kindes

Das Leben und damit die Erfahrung und Weiterentwicklung eines Kindes beginnt nicht erst mit seiner Geburt, sondern schon in einer frühen intrauterinen Entwicklungsperiode. Die Entwicklung der Sinneswahrnehmung geschieht parallel zur körperlichen Entwicklung pränatal (ab ca. 2. Schwangerschaftsmonat).

Heute gilt als weitgehend gesichert, dass die intrauterinen Erfahrungen, die das ungeborene Kind macht, sein Leben außerhalb der Gebärmutter beeinflussen.

Die Informationsquellen, aus denen Kenntnisse über das vorgeburtliche Leben gewonnen werden, sind zum einen die Beobachtung von Wachstum und Bewegung im Mutterleib (z. B. über Ultraschall oder Fotografien). So sieht man auf intrauterinen Aufnahmen, dass die Kinder sich wohlfühlen, während sie Daumen lutschen, nachdem sie sich gestresst gefühlt haben.

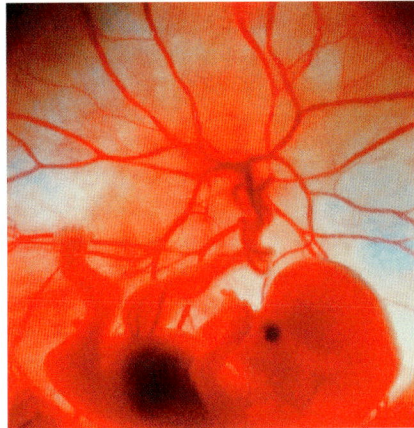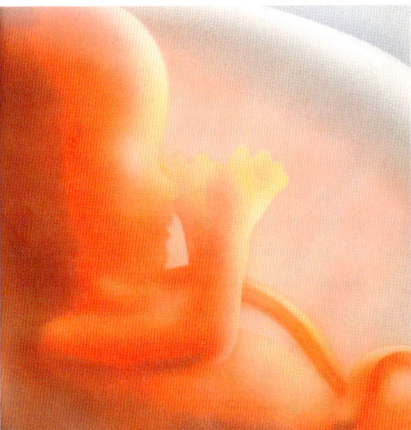

Kindliche Entwicklung im Mutterleib

Zum anderen haben Beobachtungen bei schwangeren Frauen gezeigt, dass sich ungeborene Kinder bei Berührung/Streicheln der Bauchdecke bewegen, dass sie erschrecken, wenn sie Lautes hören, und dass sie mit motorischen Reaktionen antworten, wenn angenehme Geräusche zu ihnen dringen.

Beobachtungen von zu früh Geborenen konnten zeigen, dass Babys früh ein großes Spektrum an Mimik und Motorik aufweisen, was auf ihre mentalen und körperlichen Fähigkeiten hinweist. Man weiß durch Studien um das Erinnerungsvermögen von Babys aus ihrer Zeit im mütterlichen Bauch. Daher spielt man Frühgeborenen beispielsweise den mütterlichen Herzton oder unruhigen Babys die bekannten Spieluhrmelodien vor, die sie bereits während der Schwangerschaft gehört haben. Daraufhin entspannen sie sich sichtbar. Sie erkennen die Stimme ihrer Mutter bzw. anderer bekannter Personen wieder und können auch ihre Muttersprache als „richtige" erkennen.

Was das Kind im Mutterleib erfährt, was es also hört, fühlt, schmeckt und an Reaktionen der Mutter wahrnimmt (Spannungsveränderungen des Körpers, Veränderungen von Herzrhythmus, Stimme und Stimmungen), gehört zu seinen ureigensten frühesten Umwelterfahrungen und beeinflusst seine Entwicklung mit.

1.4 Pflegerische Interventionen

Die Schwangerschaft kann im Allgemeinen nicht als Krankheit oder Pflegebedürftigkeit angesehen werden, stellt sie doch einen physiologischen Prozess dar, für den der weibliche Körper vorbereitet und bestens ausgerüstet ist. Trotzdem kann es während einer Schwangerschaft zu Situationen kommen, in denen pflegerische Interventionen nötig werden.

Macht eine Erkrankung während der Schwangerschaft Bettruhe erforderlich, ist bei schwangeren Frauen aufgrund ihrer körperlichen Veränderungen erhöhte Aufmerksamkeit auf Pflegeprobleme wie Obstipation, Harnwegsinfekte, Thrombose, Kurzatmigkeit und die Entstehung des Vena-Cava-Kompressionssyndroms zu legen. Zudem ist zu beachten, dass das ungeborene Kind in die Behandlung und Pflegeplanung sowie -durchführung mit einbezogen werden muss.

1.4.1 Prävention und Beratung

Schwangere benötigen unter Umständen Beratung in Fragen zu Hygiene/Körperpflege und Ernährung. Sie richten sich mit ihren Anliegen auch an Pflegefachpersonen. Im Rahmen der Patientenedukation können schwangere Frauen – in Absprache mit der Hebamme – wie folgt informiert werden.

Vollbäder dürfen in der Schwangerschaft (und auch im Wochenbett) gerne genommen werden, allerdings sollte das Wasser nicht zu heiß sein (nicht wärmer als 38 °C), um Kreislaufprobleme zu vermeiden. Ebenfalls sollten keine Infektionen oder vorzeitigen Wehen bestehen. Ansonsten können die normalen Gewohnheiten der Körperpflege beibehalten werden.

Durch den in der Schwangerschaft veränderten pH-Wert der Vagina kommt es häufiger zu vaginalem Fluor (Ausfluss) und Pilzinfektionen mit Candida albicans. Um den natürlichen Schutz durch die Milchsäurebakterien in der Vagina nicht zu zerstören, ist es ratsam, die Vulva und den übrigen Genitalbereich nicht mit Seife zu reinigen, sondern nur mit Wasser zu spülen. Gleiches gilt für die Brustwarzen. Durch das Waschen mit Seife wird ein natürlich entstehender Schutzfilm der Haut zerstört. Eine weiter gehende Vorbereitung der Brustwarzen auf das Stillen (z. B. durch Bürstenmassagen) hat sich nicht als sinnvoll erwiesen. Eine Brustwarzenstimulation kann eventuell Wehen auslösen.

Weibliche Geschlechtsorgane Band 2, B 1.4

Haut Band 2, D 1.2

Eine gute Mundhygiene und regelmäßige Kontrollen beim Zahnarzt sind in der Schwangerschaft besonders wichtig, da es aufgrund einer veränderten Speichelzusammensetzung häufiger zu Zahnfleischbluten und zur Entstehung von Karies kommt.

Häufig haben schwangere Frauen Fragen zur Sexualität, die sie aufgrund der Tabuisierung des Themas nicht stellen. Grundsätzlich gilt, dass auf Sexualität in keiner Phase der Schwangerschaft verzichtet werden muss. Allerdings sollte bei vorzeitiger Wehentätigkeit, Zervixinsuffizienz, Blutungen und vorzeitigem Blasensprung der Geschlechtsverkehr unterbleiben. Hebamme und/oder Gynäkologen beraten und informieren die Frauen entsprechend.

Ernährung während der Schwangerschaft Band 5, A 1.6

Während der Pflege und Betreuung einer schwangeren Frau können auch Genussmittel und Drogenkonsum mögliche Themen sein. Der Konsum von Schwarztee und Kaffee ist in vernünftigen Mengen (ein bis drei Tassen/Tag) erlaubt. Vom Gebrauch von Nikotin und Alkohol wird dringend abgeraten, weil beide Substanzen einen direkten negativen Einfluss auf die Entwicklung des ungeborenen Kindes haben. Es kann zu Fehlbildungen, erhöhter Säuglingssterblichkeit, erhöhter Frühgeburtsrate und körperlicher und geistiger Retardierung (Entwicklungsverzögerung) beim Kind kommen. Liegt ein Abusus (Missbrauch) vor, wird im Gespräch ein Entzug nahegelegt. Dies kann jedoch nur in dafür vorgesehenen Einrichtungen und Unterstützungsstellen erfolgen. Die Pflegenden können den Kontakt zu den entsprechenden Stellen herstellen. Sport und Bewegung sind bei einer komplikationslosen Schwangerschaft – angepasst an das Stadium – empfehlenswert.

1.4.2 Pflege bei abortus imminens, vorzeitiger Wehentätigkeit oder Zervix-Insuffizienz

Unter dem Begriff **abortus imminens** wird eine drohende Fehlgeburt verstanden. Von **vorzeitiger Wehentätigkeit** spricht man, wenn die Wehen vor der 37. Schwangerschaftswoche (SSW) einsetzen. Eine **Zervix-Insuffizienz** beschreibt eine Schwäche des Gebärmutterhalses mit drohender frühzeitiger Öffnung des Muttermundes.

Bei einer drohenden Fehl- oder Frühgeburt werden medizinische Maßnahmen nötig, wie z. B. die Behandlung eventueller (vaginaler) Infektionen, Bettruhe, eventuell eine Tokolyse (medikamentöse, meist intravenöse Wehenhemmung) oder die unterstützende medikamentöse Lungenreifung für das Kind. Die schwangere Frau wird pflegerisch auf vaginale Blutung beobachtet. Darüber hinaus gehören die Überwachung der Vitalparameter inklusive Temperaturmessung und deren Dokumentation zu den pflegerischen Aufgaben. Im späteren Schwangerschaftsstadium wird zudem regelmäßig der Zustand des Kindes per Ultraschall und CTG (Cardio-Toko-Grafie) überwacht.

Pflegerisch werden präventive Maßnahmen durchgeführt, die zum Ziel haben, mögliche Folgen der Bettruhe zu verhindern. Die Frauen werden angehalten, regelmäßig Bewegungsübungen bzw. Beckenbodenübungen durchzuführen.

Prophylaxen
Band 2, K

Auf die Betreuung von Frauen mit einer Risikoschwangerschaft haben sich sogenannte Perinatalzentren – angesiedelt an großen Krankenhäusern – spezialisiert. Hier kann eine optimale Überwachung und Betreuung von Mutter und ungeborenem Kind gewährleistet werden.

Auf die Frau soll empathisch eingegangen werden. Helfende Gespräche und personenangepasste pflegerische Informationen können angstmindernd wirken und zur Entspannung der Frau beitragen. Dies wiederum wirkt sich – durch den möglicherweise so reduzierten Stress – positiv auf den Schwangerschaftsverlauf aus.

Sollte es doch zur Ausstoßung des Fetus (Abort) kommen, werden der Fetus und die Plazenta auf Vollständigkeit überprüft. Um die Ursache der Fehlgeburt ermitteln zu können, werden der Fetus und die Plazenta darüber hinaus weitergehend untersucht. So kann möglicherweise eine weitere Fehlgeburt bei der nächsten Schwangerschaft vermieden werden.

Die Mutter wird auf eine mögliche **Curettage** vorbereitet. Curettage meint die Ausschabung der Gebärmutter, um sicherzugehen, dass alle Anteile des Schwangerschaftsgewebes entfernt sind. Dieser Eingriff wird als Operation in Vollnarkose durchgeführt. Sie wird meist bei kurz bestehender Schwangerschaft nötig. Darüber hinaus wird der vaginale Blutverlust beobachtet und dokumentiert. Für die Eltern stehen vor allem das Verlusterleben und die Trauer im Zentrum (unabhängig von der Schwangerschaftswoche auftretend!). Pflegende sollten diese Gefühle wahr-nehmen und empathisch darauf eingehen. Auch bei einer noch nicht sehr weit fort-geschrittenen Schwangerschaft und auf Wunsch der Eltern besteht die Möglichkeit, dass der Fetus beerdigt wird. Dies kann einen positiven Einfluss auf die Trauer und die Trauerbewältigung der Eltern haben.

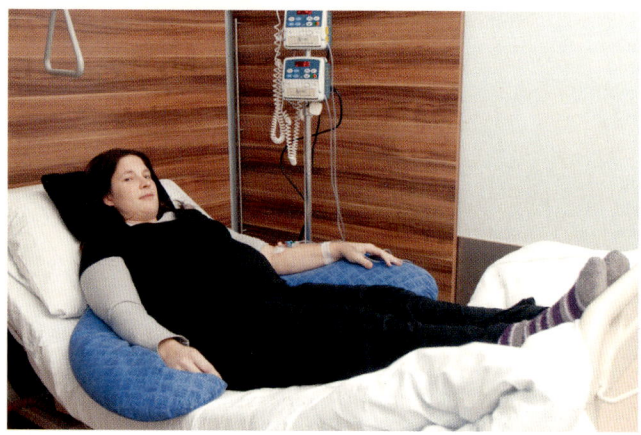

Schwangere Frau mit Tokolyse

Nach Frühgeburten kann die normale Wochenpflege bei der Frau durchgeführt werden. In allen Fällen ist die in Gang kommende Laktation (Milchproduktion der Brustdrüsen) der Frauen zu beobachten; sie muss individuell gefördert oder unter-drückt werden, z. B. wenn das Kind die Frühgeburt nicht überlebt.

Wann immer möglich sollte es den Eltern erlaubt sein, ihr Kind, das oft auf der Frühgeborenenintensivstation überwacht wird, zu besuchen. Die Eltern dieser Kinder sind besonders belastet und bedürfen spezieller Unterstützung. Vor allem die Väter sollten in dieser Situation nicht vergessen werden. Sie müssen sich um ihre Frau und um das frühgeborene Kind kümmern und dies emotional verarbeiten.

1.4.3 Pflege bei Plazenta-praevia-Blutung (vorliegende Plazenta)

Im Fall einer **Plazenta praevia** hat sich die Plazenta entweder ganz vor oder in die Nähe der Gebärmutteröffnung (Zervix) gehaftet. In manchen Fällen kommt es zu einer mehr oder weniger starken (maternalen und fetalen) Blutung, verursacht durch die Ablösung von muttermundsnahem Plazenta-gewebe.

Hier stehen neben den präventiven Maßnahmen bei Bettruhe Interventionen der Angstbearbeitung und -minderung sowie die Blutungskontrolle im Vordergrund. Um die Menge der Blutung einschätzen zu können, werden die Vorlagen der Frau gesammelt. Zudem gehören in der Akutsituation die Überwachung des Kreislaufs, die fetale Herztonüberwachung und die Kontrolle der Blutwerte dazu.

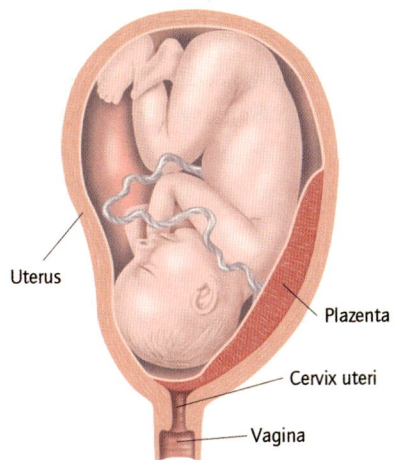

Uterus

Plazenta

Cervix uteri

Vagina

Plazenta praevia

1.4.4 Pflege bei hypertensiven Erkrankungen

Die hypertensiven Erkrankungen während der Schwangerschaft zeigen sich an pathologisch erhöhten Blutdruckwerten der Frau. Sie können zusätzlich mit folgenden Symptomen auftreten:

♦ Ödeme: generalisierte Wassereinlagerungen mit einer Gewichtszunahme von 500 g/Woche

♦ Proteinurie: Eiweißausscheidung im 24-Stunden-Urin über 0,5 g/Liter

Man spricht dann von einer **Präeklampsie.** Zusätzlich kann es zu Krampfanfällen kommen. Eine besonders schwere Form der Präeklampsie ist das **HELLP-Syndrom,** bei dem zusätzlich ein Leberversagen auftreten kann. Das HELLP-Syndrom ist eine lebensbedrohliche Komplikation in der Schwangerschaft.

Erstgebärende Frauen, Frauen mit einer Mehrlingsschwangerschaft, mit bestehendem Diabetes mellitus oder Nierenerkrankungen gehören zur Risikogruppe dieser Schwangerschaftserkrankung. Daher werden sie während der Schwangerschaft engmaschiger überwacht. Im Rahmen einer hypertensiven Erkrankung kann es zu einer Mangelversorgung des ungeborenen Kindes und allgemein zu einer erhöhten kindlichen und mütterlichen Morbidität (Erkrankung) und Mortalität (Sterblichkeit) kommen.

Regelmäßige Blut- und Urinuntersuchungen zeigen den Verlauf und mögliche Anpassungen in der Therapie. Medikamentös werden die Frauen mit Antihypertensiva behandelt. Die Krampfbereitschaft wird mit der Gabe von Magnesium reduziert. Die schwangere Frau sollte möglichst vor Stress im Berufs- und Privatleben geschützt werden.

Zu den pflegerischen Aufgaben gehört die regelmäßige Überwachung und Dokumentation der Vitalparameter. Meist müssen die Frauen Bettruhe einhalten. Es sollte aus Gründen der besseren Plazentadurchblutung die linke Seitenlage bevorzugt werden. Das ungeborene Kind wird durch das CTG überwacht. In sehr schweren Fällen muss das frühzeitige Beenden der Schwangerschaft diskutiert werden. Obwohl die Frau und das Ungeborene im Zentrum der Aufmerksamkeit stehen, sollten die Väter nicht vergessen werden. Auch sie brauchen in dieser Zeit Betreuung und Zuspruch.

Sammelurin
Band 4, A 3.2.5

Blutdruck-
abweichungen
Band 2, H 2.1.3

Diabetes
mellitus
Band 3, J 3

Schwangerschaftsdiabetes

Bei Frauen kann ein nur in der Schwangerschaft auftretender Gestationsdiabetes entstehen, der durch die veränderte Stoffwechsellage bedingt ist. Er wird prinzipiell wie der normale Diabetes mellitus behandelt. Eine möglichst optimale Blutzuckereinstellung in der Schwangerschaft ist wichtig, damit es beim Ungeborenen nicht zu Übergewicht kommt und post partum (nach der Geburt) der Blutzucker beim Neugeborenen nicht entgleist.

Diabetes mellitus Band 3, J 3

1.5   Interdisziplinäre Betreuung der schwangeren Frau

Normalerweise wird die Schwangerenvorsorge von Gynäkologen und Hebammen übernommen, oft in Kooperation. Dabei verfolgen diese Disziplinen unterschiedliche Ziele: Die ärztliche Vorsorge sucht nach Risikofaktoren, um negative Auswirkungen von Mutter und Kind abzuwenden. Dabei werden Tests und Untersuchungen eingesetzt, die „blind" suchen und oft auch nur Verdachtsdiagnosen liefern. Hebammen versuchen, sich an den physiologischen Abläufen der Schwangerschaft zu orientieren und eine bedürfnisorientierte Begleitung sicherzustellen. Eine Kooperation mit Fachberufen ist im Fall einer Komplikation selbstverständlich. Zudem gibt es immer mehr Fachstellen, die sich auf die Begleitung in besonderen Situationen verstehen: Ernährungsberatung bei Gestationsdiabetes, Raucherentwöhnung, Alkoholentzug und Drogenberatung, die Begleitung von schwangeren Teenagern und Sozialdienste zur Begleitung in schwierigen häuslichen oder sozialen Situationen.

Casemanagement Band 5, J 2.1

Pflegende übernehmen immer häufiger auch die Aufgabe einer Pflegeüberleitung oder des Casemanagements. So bietet sich eine solche Netzwerkpflege vor allem bei Frauen mit multiplen Begleitproblemen an. Oft sind sie aufgrund von großen Belastungssituationen nicht in der Lage, sich Hilfe zu organisieren. Hier kann es von großem Vorteil sein, wenn Hilfsangebote angekurbelt und vor allem koordiniert werden.

Mutterschutzgesetz Band 1, A 3.2.3

Die Untersuchungen, die während der Schwangerschaft durchgeführt werden, werden im sogenannten **Mutterpass** eingetragen. Wird im Verlauf der Schwangerschaft eine medizinische Behandlung nötig, kann sich der behandelnde Arzt schnell einen Überblick über den Verlauf verschaffen. Schwangere Frauen werden vom Gesetzgeber in spezieller Weise durch das Mutterschutzgesetz geschützt. Es regelt z. B. die zulässige Arbeitszeit.

Schwangere Frauen, die an einer chronischen Krankheit (z. B. Diabetes mellitus, Asthma, AIDS) leiden, verlangen eine erweiterte medizinische Kontrolle während der Schwangerschaft. Ebenso aufmerksam begegnet man schwangeren Frauen, die im Verlauf der Schwangerschaft schwer erkranken oder einen Unfall erleiden. Eine Reihe von Behandlungsmaßnahmen dürfen bei Schwangeren (z. B. Intubationsnarkose, Röntgen, Chemotherapie) nicht durchgeführt werden bzw. sollten möglichst vermieden werden, da dies weitreichende Konsequenzen für das Leben des Ungeborenen haben kann.

1.6 Ernährung in der Schwangerschaft

Eine vollwertige Ernährung und ein normales Ausgangsgewicht sind wesentliche Faktoren für den ungestörten Verlauf einer Schwangerschaft. Die Deutsche Gesellschaft für Ernährung empfiehlt, die **Energiezufuhr** gleichmäßig über die Schwangerschaft um etwa 255 kcal/1100 kJ pro Tag zu erhöhen. Erfahrungsgemäß wird diese Zulage meist erst nach dem 4. Monat benötigt. Der Anteil der Hauptnährstoffe entspricht etwa der von Nichtschwangeren, verteilt auf vier bis fünf Mahlzeiten, um einer Unterzuckerung bzw. Heißhunger vorzubeugen. Es ist demnach möglich, den erhöhten Bedarf auch an Mineralstoffen und Vitaminen, bis auf wenige Ausnahmen, mit einer natürlichen Ernährung zu decken. Die **Kohlenhydratzufuhr** sollte den größten Anteil an der Gesamtenergiezufuhr ausmachen, da der Fetus seinen Energiebedarf überwiegend durch Kohlenhydrate deckt. Empfohlen werden ballaststoff- und vitaminreiche Lebensmittel, also ausreichend frisches Obst, Gemüse, Vollgetreideprodukte und bei guter Verträglichkeit Hülsenfrüchte. Dies sichert den erhöhten Bedarf an Vitaminen/Mineralstoffen und beugt schwangerschaftsbedingter Obstipation/Verstopfung vor. Der **Proteinbedarf** erhöht sich ab dem 4. Monat um täglich 10 g. Mit wöchentlich zwei- bis dreimal magerem Fleisch, ein bis zwei Fischmahlzeiten, täglichem Verzehr von Milch und -produkten ergänzt durch pflanzliche Proteinquellen (Hülsenfrüchte, Kartoffeln) lässt sich der Bedarf leicht decken.

> Während einer Schwangerschaft sollte generell auf den Verzehr von rohem Fleisch (Mett, Carpaccio), Rohwurst (Mettwurst, Teewurst) sowie Rohmilch und den daraus hergestellten Käsesorten verzichtet werden, um Infektionen z.B. mit Listerien zu vermeiden.

Der leicht erhöhte Bedarf an **essenziellen Fettsäuren** kann durch Verwendung von Raps- und Sojaöl sowie zwei Seefischmahlzeiten (Lachs, Hering, Makrele, Thunfisch) pro Woche gedeckt werden.

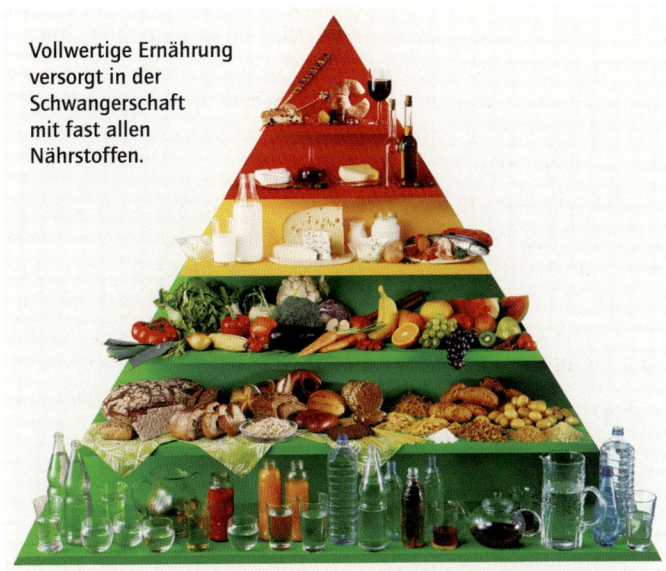

Vollwertige Ernährung versorgt in der Schwangerschaft mit fast allen Nährstoffen.

Ernährung in der Schwangerschaft

Der **Vitaminbedarf** ist erhöht, vor allem die Vitamine der B-Gruppe. **Folsäure** sollte wenn möglich bereits vor der Schwangerschaft zusätzlich zur Nahrungszufuhr ergänzt werden (0,4 mg/Tag), um einer Schwangerschaftsanämie und Neuralrohrdefekten vorzubeugen. Aufgrund des hohen Vitamin-A-Gehalts in Leber sollten Schwangere im ersten Schwangerschaftsdrittel auf den Verzehr von Leber verzichten, danach kann Leber in Mengen von bis zu 75 g pro Woche gegessen werden. Von den **Mineralstoffen** sind vor allem der Eisen- und Kalziumbedarf erhöht. Kann der **Eisen**bedarf mit fortschreitender Schwangerschaft nicht ausreichend gedeckt werden, empfiehlt sich die Aufnahme eines Eisenpräparats. Während der Schwangerschaft und Stillzeit ist eine vegetarische Ernährung möglich, wenn Milch, -produkte und Eier verzehrt werden. In diesem Fall ist es jedoch besonders schwierig, den Jod-, Zink- und Eisenbedarf sowie den Bedarf an Vitamin B12 und D zu decken, die Einnahme von Präparaten ist dann meist unumgänglich.

> Eisenpräparate am besten zusammen mit Vitamin C oder einem Glas frischen Orangensaft einnehmen, das verbessert die Resorptionsrate.

Die **Kalziumzufuhr** lässt sich durch eine entsprechende Menge fettarmer Milch und -produkte (z. B. zwei bis drei Scheiben Käse oder ¼ Liter Milch), grünes Gemüse und kalziumreiches Mineralwasser decken. Wird Milch nicht vertragen (Milcheiweißallergie, Laktoseunverträglichkeit), sollte ein Kalziumpräparat eingenommen werden. Die empfohlene **Jodzufuhr** wird häufig nicht erreicht. Der Arbeitskreis Jodmangel empfiehlt deshalb 100 bis 200 µg Jod/Tag in Tablettenform aufzunehmen. Von einer generellen Zufuhr von Multivitamin-Mineralstoffpräparaten wird abgeraten, im Bedarfsfall sollten einzelne Nährstoffe gezielt ergänzt werden.

Um morgendlicher **Übelkeit** und Erbrechen vorzubeugen, empfiehlt es sich, bereits vor dem Aufstehen eine Kleinigkeit zu essen oder zu trinken (z. B. Zwieback, Tee, Milch). Bei wiederholtem Erbrechen muss der Flüssigkeits- und Mineralstoffverlust wieder ausgeglichen werden. Zwischen dem 4. und 7. Monat empfinden Schwangere manchmal **Heißhunger** und Essgelüste, die zu übermäßiger Nahrungsaufnahme verleiten. Häufigere kleinere Mahlzeiten und eine ausreichende Trinkmenge zwischen den Mahlzeiten helfen, eine übermäßige Gewichtszunahme zu vermeiden.

Im letzten Drittel der Schwangerschaft wiederholt auftretendes **Sodbrennen** bessert sich meist, wenn von drei größeren auf fünf bis sechs kleinere Mahlzeiten umgestellt wird und abends nicht zu spät gegessen wird. Günstig wirkt sich auch das Essen von Mandeln oder Haferflocken aus.

Eine **Obstipation** lässt sich durch ballaststoffreiche Ernährung beheben, z. B. durch häufigen Verzehr von Obst, Gemüse, Vollgetreideprodukten und Hülsenfrüchten (eventuell Weizenkleie in Joghurt einrühren). Auch der regelmäßige Verzehr probiotischer Milchprodukte kann sich positiv auf die Darmfunktion auswirken. Wichtig sind eine reichliche Trinkmenge von mindestens 1,5 Litern (zusätzlich pro Esslöffel Weizenkleie 200 ml Wasser trinken) und regelmäßige Bewegung.

Schwangerschaftsödeme kommen bei etwa zwei Drittel aller Schwangeren vor. Eine Einschränkung der Trinkmenge wird trotzdem nicht empfohlen.

Reflux-ösophagitis Band 3, J 2.3.2

Obstipationsprophylaxe Band 2, K 4.1

Auf **Alkohol** sollte in der Schwangerschaft ganz verzichtet werden, da es keinen sicheren Grenzwert gibt, ab dem eine Schädigung des Fetus ausgeschlossen werden kann. Der Genuss von zwei bis drei Tassen **Kaffee** pro Tag gilt als unbedenklich. Deutlich größere Mengen Kaffee oder anderer koffeinhaltiger Getränke können die Resorption von Mineralien aus dem Darm vermindern. Sie begünstigen eine Übersäuerung des Magens und können das Risiko einer Früh- oder Fehlgeburt erhöhen.

Der nachteilige Effekt von **Nikotin** während der Schwangerschaft ist eindeutig erwiesen. Rauchen kann zur Schädigung des Fetus führen und ist Ursache von einem zu geringen Geburtsgewicht.

Der erhöhte Nährstoffbedarf in der Schwangerschaft lässt sich meist mit einer vollwertigen Ernährung decken. Kritische Nährstoffe sind Folsäure, Jod, Eisen, Zink und eventuell Kalzium.

1 In welche Phasen lässt sich die Entwicklung des menschlichen Lebens einteilen? Nennen Sie fünf Phasen.

2 Wie wird der Geburtstermin errechnet? Erklären Sie die Regel anhand eines Beispiels.

3 Welche Veränderungen zeigt eine schwangere Frau? Unterteilen Sie die Antworten in Zeichen der frühen und der späten Schwangerschaft.

4 Was versteht man unter dem Vena-Cava-Kompressionssyndrom?

5 Was versteht man unter einer Zervix-Insuffizienz und welche pflegerischen Maßnahmen macht sie nötig?

1 Erstellen Sie eine Informationsbroschüre für werdende Mütter zum Thema hypertensive Krankheiten. Überlegen Sie sich zuvor, welches Ziel Sie mit der Informationsbroschüre erreichen möchten. Recherchieren Sie die umfassenden Fakten im Internet oder bei den Fachverbänden.

2 Informieren Sie sich beim Deutschen Hebammenverband über das Betreuungsangebot von Hebammen während der Schwangerschaft.

3 Erstellen Sie für eine schwangere Frau in der 32. SSW eine Nahrungsmittelübersicht und geben Sie die empfohlene Kilokalorienmenge an. Die Frau soll sich anhand der Tabelle das Frühstück, das Mittag- und Abendessen sowie Zwischenmahlzeiten zusammenstellen können.

Ayerle, Gertrud / Engelkraut, Renate / Ensel, Angelica: Schwangerschaftsvorsorge durch Hebammen. Hippokrates Verlag, Stuttgart 2005

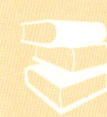

2 Geburt sowie Pflege von Mutter und Neugeborenem

Tim arbeitet auf der Entbindungsstation im Klinikum Gutleben. Am Anfang seines Einsatzes hatte er große Mühe, sich auf die Patientinnen und die Neugeborenen einzulassen. Mit der Zeit jedoch macht ihm die Arbeit immer mehr Spaß und er genießt es, mit den gesunden Frauen und den gesunden Kindern arbeiten zu können. „Schwangerschaft ist schließlich keine Krankheit", hat ihm gleich am ersten Tag seine Praxisanleiterin Maren Rehberg erklärt. Für die meisten Frauen sind die Schwangerschaft und die Geburt ein völlig normaler Vorgang. Am Vormittag wird die 27-jährige Regina Keiser auf der Station aufgenommen. Sie und ihr Ehemann Frank erwarten ihr erstes Kind. Beide freuen sich sehr, machen aber jetzt einen sehr angespannten Eindruck auf Tim. Regina Keiser ist in der 32. Schwangerschaftswoche und die Wehen haben bereits eingesetzt. In immer kürzeren Abständen spürt die Patientin heftige Schmerzen im Unterleib. Die herbeigerufene Hebamme Patricia Kleiner untersucht die schwangere Frau routiniert und ruhig. Der ebenfalls hinzugezogene Gynäkologe stimmt der Hebamme in ihrer Einschätzung zu – die Geburt steht unmittelbar bevor. „Aber das ist doch noch viel zu früh", flüstert Tim Maren zu. Schnell, aber ruhig werden alle beteiligten Stellen über die nahende Geburt informiert, d.h., die Frühgeborenenstation bereitet alles für das wahrscheinlich noch unreife Frühgeborene vor. Tim wird das Treiben im Kreißsaal zu viel und er beschließt, sich den anderen Patientinnen, die bereits entbunden haben, zu widmen.

1 Vielleicht haben Sie die Situation einer Frühgeburt auf Station schon erlebt. Beschreiben Sie die Situation mit eigenen Worten. Was hat Sie am meisten dabei beeindruckt?

2 Welche Aufgaben können im obigen Beispiel Pflegende übernehmen?

3 Welche Kriterien wären für Sie bei der Auswahl einer Geburtsklinik wichtig?

2.1 Vorgeburtliche Betreuung

Während der Schwangerschaft wird die Frau von einem Gynäkologen oder einer Gynäkologin regelmäßig untersucht und betreut – vielleicht auch parallel von einer Hebamme. In einem Geburtsvorbereitungskurs werden die Eltern auf die bevorstehende Geburt vorbereitet. In Krankenhäusern mit Belegsystem oder in Geburtshäusern können die Eltern, die sich „ihre" Hebamme vorher ausgesucht haben, eventuell auch während der Geburt von „ihrer" Hebamme begleitet werden. Meist arbeiten die Hebammen aber im Schichtbetrieb und die werdenden Eltern lernen die Hebamme erst bei der Krankenhausaufnahme kennen.

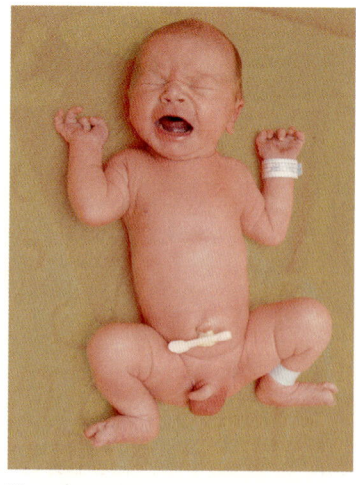

Neugeborenes

Beim Einsetzen von regelmäßigen Wehen, bei Blasensprung oder bei Blutungen sucht die werdende Mutter in der Regel die Klinik auf. Unmittelbar nach ihrem Eintreffen wird die Frau zum ersten Mal von einer Hebamme untersucht, die beurteilt, wie weit der Geburtsprozess vorangeschritten ist. Neben der Vitalzeichenkontrolle werden die Wehentätigkeit und die kindliche Herztätigkeit durch eine Cardio(Herz)toko(Wehen)grafie = CTG = Herztonwehenschreiber aufgezeichnet. Ist der Prozess noch nicht fortgeschritten und sind keine Komplikationen zu erwarten, kann die Frau noch einmal nach Hause gehen. Oder sie zieht in ein Zimmer auf der Entbindungsstation, geht auf dem Klinikgelände spazieren oder nimmt ein Wehen förderndes Bad. Verspürt die Frau Hunger, kann sie – nach Absprache mit der Hebamme – eine leichte Mahlzeit zu sich nehmen. Die Geburt ist anstrengend für Mutter und Kind. Daher sollte die Frau über eine angemessene Kalorienzufuhr informiert werden. So steht ihr genügend Energie zur Verfügung und die Gefahr einer Unterzuckerung unter der Geburt wird minimiert. Das Wohlbefinden von Mutter und Kind ist ein zentraler Anhaltspunkt für die Wahl der Intervention.

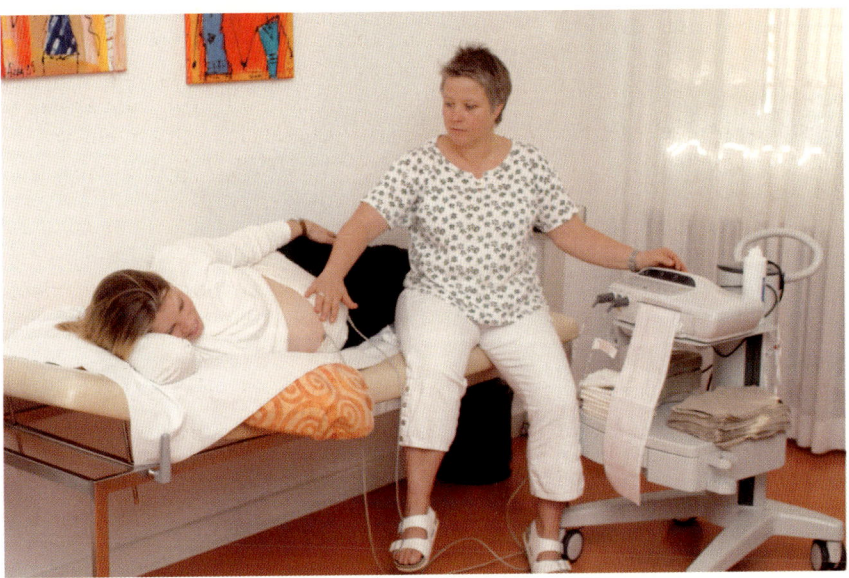

Aufzeichnen der Wehentätigkeit

Manchmal wird den Frauen empfohlen den Darm zu entleeren. Denn durch die Presswehen kann es unter der Geburt zu Stuhlabgang kommen. Das ist völlig normal und kann auch durch einen Einlauf nicht verhindert werden. Außerdem ist der Einlauf eine Wehen fördernde Maßnahme (die Darmperistaltik massiert die Gebärmutter und regt so die Wehen an) und ist bei schwacher Wehentätigkeit effektiv. Ist die Frau nicht rasiert, kann eventuell eine kleine Intimrasur aus hygienischen Gründen erfolgen. Denn kommt es während der Geburt zu einem Dammriss (zwischen Vagina und Anus) oder zu einem präventiven Dammschnitt, muss anschließend die Wunde genäht werden.

Einlauf
Band 5, J E 3.4

Je nach Standard und Ausstattung der Klinik oder des Geburtshauses und den Wünschen und Vorstellungen der Mutter können die geburtsbegleitenden Maßnahmen sehr stark variieren. Die Hebamme entscheidet in Absprache mit dem Arzt, wann die Frau in den Kreißsaal aufgenommen wird.

2.2 Geburt

Die Schwangerschaft endet mit der Geburt des Kindes. In den allermeisten Fällen verläuft die Geburt termingerecht um die 40. Schwangerschaftswoche (SSW) und auf natürlichem Weg. In bestimmten Situationen kann oder will jedoch die Mutter das Kind nicht auf natürlichem Weg entbinden und es wird ein Kaiserschnitt (Sectio caesarea) durchgeführt.

2.2.1 Normale Geburt (Spontangeburt)

Die Geburt wird auch Entbindung oder Niederkunft genannt. Die normale Geburt verläuft in verschiedenen Phasen. In der **Eröffnungsphase** zieht sich die Gebärmutter in immer kleiner werdenden Abständen zusammen. Diese Kontraktionen nennt man **Wehen.** Meist veranlassen die ersten Wehen die werdenden Eltern, die Klinik oder das Geburtshaus aufzusuchen. Soll das Kind zu Hause zur Welt kommen, wird nach Einsetzen der Wehen die Hebamme gerufen. Die Wehen können mit der **Tokografie** (TG) in ihrer Länge und Häufigkeit aufgezeichnet werden, über die Stärke der Wehen lässt sich aber keine genaue Aussage treffen. Die Hebamme wird durch „Handauflegen" versuchen die Stärke der Wehen einzuschätzen. Die **Cardiografie** zeichnet die Herztöne auf. Wichtig ist die gleichzeitige Aufzeichnung von Wehen und Herztönen, um Herztonveränderungen im Vergleich mit den Wehen beurteilen zu können und gegebenenfalls weitere Maßnahmen einleiten zu können.

Gleichzeitig öffnet sich der Muttermund, durch den das Neugeborene treten muss. Anfänglich treten die Wehen in aller Regel in großen Abständen auf (zwei bis drei Wehen in 30 Minuten). Von regelmäßiger, effektiver Wehentätigkeit spricht man aber erst bei Abständen von etwa fünf Minuten. Die Eröffnungsphase kann unterschiedlich lang dauern. Bei erstgebärenden Frauen können 10 bis 12 Stunden vergehen, bevor die nächste Phase beginnt. Bei Frauen, die bereits Kinder entbunden haben, dauert die Eröffnungsphase sechs bis acht Stunden.

Die Wehen treten im Verlauf der Geburt in immer kürzeren Abständen auf. Am Ende dieser Phase – auch **Übergangsphase** genannt – nimmt die Frequenz nochmals deutlich zu, die Wehen werden stärker und schmerzhafter. Die letzten Zentimeter des Muttermundes gleiten über den Kopf des Kindes, der Muttermund ist nun vollständig eröffnet. Idealerweise tritt das kindliche Köpfchen von der Beckenmitte dann auf den Beckenboden der Mutter.

In dieser Phase platzt in der Regel die Fruchtblase (bei etwa 40 % der Geburten geschieht dies schon vor Wehenbeginn oder in einem früheren Stadium der Geburt) und das **Fruchtwasser** tritt aus der Scheide der Frau aus. Dieser Vorgang kann die Wehen verstärken. Um diesen Effekt zu nutzen, führen Geburtshelfer auch die Blasensprengung (Eröffnung der Fruchtblase) durch. Die Fruchtwasserfarbe wird begutachtet, da sie wichtige Hinweise (z. B. frühzeitiger Stuhlabgang des Kindes im Mutterleib) geben kann. Normalerweise ist das Fruchtwasser klar und geruchlos. Nach der vollständigen Muttermundöffnung (ca. 8 bis 12 cm, je nach Größe des Kopfes) beginnt die **Austreibungsphase**, in der die werdende Mutter ihr Kind aktiv aus der Scheide herauspresst. Liegt der Kopf des Kindes entsprechend tief, drückt er auf den Darm der Mutter. Dies löst den Reflex zum Pressen aus. Die Frau hat dann schon mehrere Stunden Geburtsarbeit hinter sich und ist möglicherweise sehr erschöpft. Sie ist in dieser Phase besonders auf die aktive Unterstützung des geburtshilflichen Teams angewiesen. Die Begleitperson (idealerweise der werdende Vater oder eine nahestehende Person) unterstützen in Form von motivierendem Zuspruch und „Da-Sein", können aber auch durch die Hebamme zur aktiven Unterstützung während des Pressens angehalten werden. Im Geburtsvorbereitungskurs erlernte und geübte Techniken kommen hier zur Anwendung.

Die Hebamme kontrolliert in regelmäßigen Abständen, inwieweit sich der Muttermund geöffnet hat bzw. wie weit die Geburt vorangeschritten ist. Das CTG zeichnet die kindlichen Herztöne und die Wehentätigkeit auf. So können Komplikationen für Mutter und Kind – wie schon erwähnt – frühzeitig erkannt und mit geeigneten Interventionen behandelt werden. Bei völlig normalem Geburtsverlauf genügen diese Kontrollen im Intervall und müssen nicht ständig durchgeführt werden.

Durch den starken Druck und die enorme Belastung auf den Damm kann die Haut nachgeben und einreißen. Damit es zu einer glatten und gut zu versorgenden Wunde kommt, wird häufig (zurzeit bei ca. 30 % der Geburten) präventiv ein sogenannter **Dammschnitt** durchgeführt, der kontrovers diskutiert wird. **Dammrisse** sind möglicherweise etwas schwieriger zu versorgen, heilen aber in der Regel schneller und mit weniger Beschwerden. Viele Hebammen setzen Öle und Dammmassagen ein, um Schnitte und Einrisse zu verhindern. Der Arzt oder die Hebamme schneiden bei einem Scheidendammschnitt in unterschiedlicher Länge nach median, lateral oder medio-lateral in den weichen Geburtskanal, damit der kindliche Kopf mehr Platz hat und eine unkontrollierte Dammverletzung ausbleibt.

Mit vorgewärmten Tüchern wird das Baby direkt nach der Geburt abgerieben, um grobe Verunreinigungen zu entfernen und einen Wärmeverlust zu vermeiden. Anschließend wird das Baby direkt auf den Bauch der Mutter gelegt. Kulturell bedingte abweichende Vorstellungen von dem Erstkontakt sollten akzeptiert werden. Damit das Baby warm und trocken bleibt, wird es mit einem frischen Tuch zugedeckt. Die Umgebungstemperatur muss der Situation angepasst sein, eventuell werden zusätzliche Wärmequellen eingeschaltet. Nach der Geburt ist es wichtig, die Kontaktaufnahme zwischen dem Neugeborenen und den Eltern zu ermöglichen bzw. zu unterstützen. Die Hebamme, der Arzt und die Pflegenden sollten sich bewusst im Hintergrund halten; sie bieten Unterstützung an, drängen sich aber nicht in den Vordergrund.

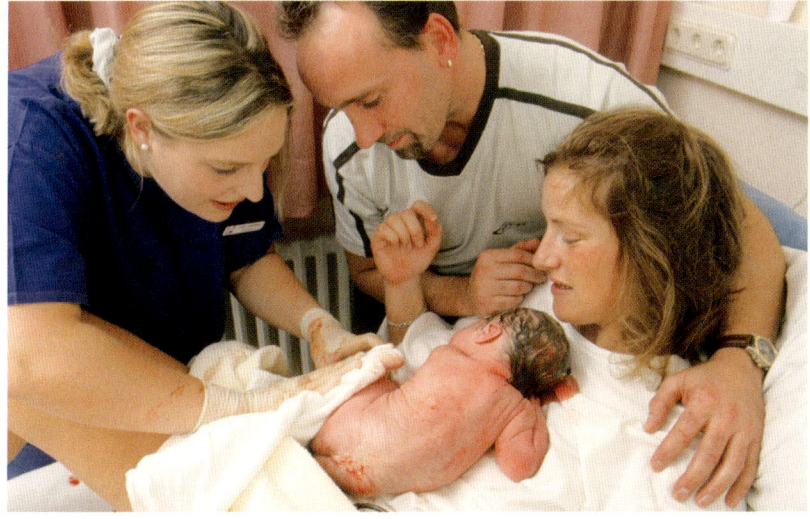

Nach der Geburt

Nach der Geburt wird sofort der Zustand des Kindes nach dem **Apgar-Score** einge-schätzt. Die Beobachtung und Beurteilung des Kindes kann – genau wie eine erste Inspektion – auf dem Bauch der Mutter stattfinden. Das Messen, Wiegen, Waschen und Anziehen des Babys hat Zeit, und später kann der Vater an den Maßnahmen beteiligt werden.

Der Apgar-Score dient der Zustandsbeurteilung des Neugeborenen nach der amerikanischen Ärztin Virginia Apgar. Hierbei wird nach einer, nach fünf und nach zehn Minuten das Kind nach einem Punktesystem bewertet. Für Herzschlag, Atmung, Muskeltonus, Hautfarbe, Reflexe werden je null bis zwei Punkte vergeben. Ein Kind mit sieben bis zehn Punkten bezeichnet man als le-bensfrisch, mit vier bis sieben als deprimiert und mit weniger als vier Punkten als schwer deprimiert. Werden sieben oder weniger Punkte gemessen, werden entsprechende Interventionen eingeleitet, um den Zustand des Kindes unmit-telbar zu verbessern.

Blutgruppe
Band 2, H 1.5.5

Sofort nachdem die Nabelschnur abgeklemmt wurde, wird i. d. R. aus der Nabel-schnur arterielles Blut entnommen, um pH-Wert, Partialdruck des Kohlendioxids, Partialdruck des Sauerstoffs und Werte des metabolischen Stoffwechsels zu bestim-men. Bei Rh-negativen Müttern wird auch die Blutgruppe des Kindes bestimmt. Ist das Kind Rh-positiv, erhält die Mutter innerhalb der nächsten 72 Stunden Anti-D-Immunglobulin, damit das mütterliche Immunsystem keine Antikörper produziert.

In der **Nachgeburtsphase** wird die Plazenta (Mutterkuchen) mit den Eihäuten aus-gestoßen. Diese werden auf Vollständigkeit untersucht. Diese Phase dauert ca. 10 bis 30 Minuten. Verbleiben Reste in der Gebärmutter, kann dies zu schweren Infek-tionen im Uterus und/oder Blutungen führen oder das Gewebe kann sich verän-dern. Ist die Plazenta nicht vollständig, wird eine Nachcurettage nötig. Musste ein Dammschnitt durchgeführt werden, wird er durch den Arzt unter Lokalanästhesie genäht. Um das sogenannte **Bonding** (engl. für Bindung) zu erleichtern, werden Mutter und Vater ermutigt, Blickkontakt mit dem Kind zu suchen und den Haut-kontakt zu halten. Das erste Anlegen an die Brust sollte innerhalb der ersten 30

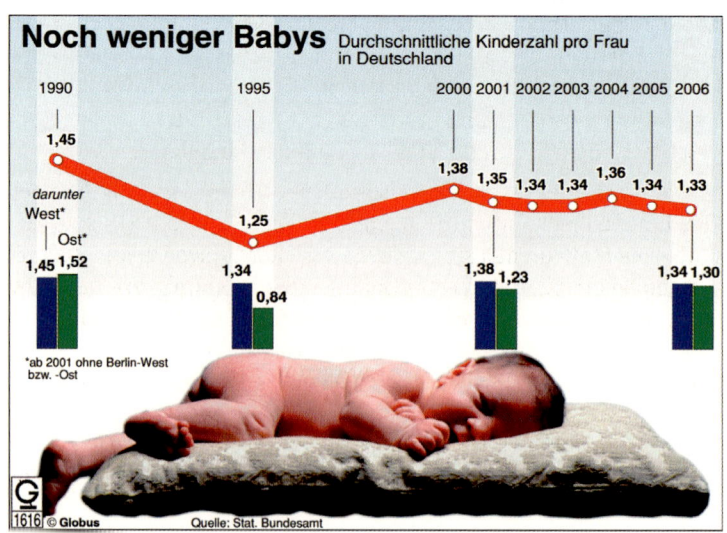

Noch weniger Babys Durchschnittliche Kinderzahl pro Frau in Deutschland

1990		1995	2000	2001	2002	2003	2004	2005	2006
1,45			1,38	1,35	1,34	1,34	1,36	1,34	1,33
1,45	1,52	1,34	1,38	1,23				1,34	1,30
		0,84							

darunter West*
Ost*

*ab 2001 ohne Berlin-West bzw. -Ost

1616 © Globus   Quelle: Stat. Bundesamt

Minuten ermöglicht werden. Dabei lässt man dem Kind Zeit, die Brust zu suchen, zu lecken und zu saugen, eventuell wird der Mutter Hilfe angeboten. Auch während der möglichen Nahtversorgung bei einem Riss oder Schnitt kann das Kind auf dem Bauch der Mutter bleiben.

Das Kind ist von seiner Geburt mehr oder weniger „geschockt", es braucht Schonung, liebevolle Zuwendung seiner Eltern, Wärme, gedämpftes Licht, eine entspannte, ruhige Atmosphäre und respektvolles Handling durch das Personal. „Die Geburt einer Familie" zu unterstützen, ist eine wichtige Aufgabe der Betreuenden, werden hier doch durchaus die Grundsteine für spätere Beziehungen gelegt.

Das Interesse der Eltern an Gewicht und Länge kann als Anlass für die genaue Inspektion genommen werden. Es ist schön, hierbei den Vater mit einzubeziehen und schon auf das korrekte Handling hinzuweisen. Das Kind wird von der Hebamme gewogen, die Körperlänge wird ermittelt, der Kopf- und Schulterumfang bestimmt und die Körpertemperatur gemessen (bei rektaler Messung kann dabei die Durchgängig des Anus geprüft werden). Nach möglichen Störungen, Verletzungen oder Fehlbildungen muss geschaut und der Gesamteindruck des Kindes erfasst werden.

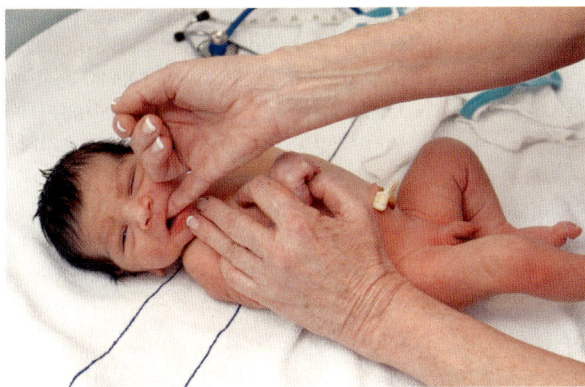

Untersuchung eines Neugeborenen

Die Hebamme beginnt mit der Erstuntersuchung in der Regel am Kopf. Sie achtet auf Fontanellen, Asymmetrie, schaut nach den Augen, Ohren, Nase und Mund und Hals, dem Abdomen, dem Thorax, der Wirbelsäule und dem Genitalbereich. Auch die Extremitäten, insbesondere die Hände und Füße, werden auf Fehlbildungen und Fehlstellungen untersucht. Nach der Inspektion der Nabelschnur wird der Nabelschnurrest endgültig versorgt. Dazu wird etwa zwei Zentimeter von der Haut entfernt eine Kunststoffklemme gesetzt und kurz darüber abgeschnitten.

In aller Regel wird der Nabelrest offen gelassen. Nun kann das Kind angezogen werden. Die Eltern haben jetzt Entscheidungen zu treffen. Obwohl bestimmte Präventionen empfohlene Maßnahmen sind, müssen die Eltern einverstanden sein. Es handelt sich zum einen um die sogenannte Gonoblennorrhoeprophylaxe nach Crede, die mit einer Gabe von ein bis zwei Tropfen einer 1%igen Silbernitratlösung in jedes Auge einer Augenentzündung durch Gonokokken entgegenwirken soll. Sie ist nicht mehr gesetzlich vorgeschrieben. Die Gabe wird kontrovers diskutiert und entweder weglassen oder durch Antibiotika ersetzt. Die Prophylaxe mit Vitamin K vermindert das Risiko einer Blutung, im schlimmsten Fall einer Hirnblutung, und wird in der Regel direkt nach der Geburt (U 1), bei der U 2 und der U 3 oral verabreicht.

Gesundheitsuntersuchung
Band 3, A 2 3.5

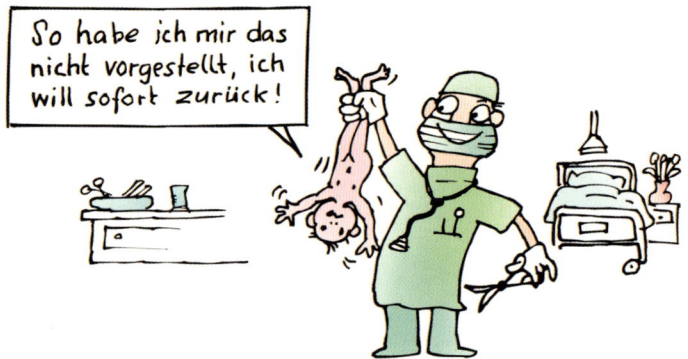

Zwei Stunden nach der Geburt können die Wöchnerin und ihr Kind nach genauer (möglichst Bed-side) Übergabe auf die Mutter-Kind-Station verlegt werden. Alle Befunde des Kindes und Ergebnisse wurden genau dokumentiert und im sogenannten „Gelben Heft" festgehalten. Darin werden Vorsorgeuntersuchungen bis zum elften Lebensjahr dokumentiert. Die Untersuchungen reichen von der U 1 bis zur U 11. Die Hebamme kann die U 1 durchführen, alle weiteren Untersuchungen sind Aufgabe eines Kinderarztes, werden aber auch gelegentlich vom Hausarzt durchgeführt.

Auf der Mutter-Kind-Station wird die junge Familie in aller Regel von Pflegekräften betreut. Je nach Einrichtung besuchen aber auch Hebammen täglich Mutter und Kind und geben Informationen und Hilfestellungen bei allen Fragen zu den Rückbildungsvorgängen, zum Stillen und zur Pflege des Neugeborenen.

Auf der Station sollte das häusliche Milieu möglichst nachempfunden werden, d. h., das Kind bleibt im Zimmer bei der Mutter (24-Stunden-Rooming-in), eventuell wird der Vater mit aufgenommen. Vorteile dieses Vorgehens sind:

♦ Mutter und Kind lernen sich ungestört kennen
♦ Bonding wird nicht gestört
♦ Entwicklung einer guten Stillbeziehung wird gefördert
♦ individuelle Beratung der Eltern wird möglich
♦ Bedürfnisse der Mutter werden frühzeitig erfasst (die Mutter „bemuttern", das Kind den Eltern belassen)
♦ Hilfsangebote durch die Pflegenden können gewährleistet werden (Bereichspflege mit Bezugspflegeperson)

Ambulante Geburt

Als nach 1950 ein großer Teil der Geburten (bis zu 95 %) nicht mehr zu Hause, sondern in Kliniken stattfand, verschwanden allmählich die letzten Riten rund um die Geburt, die in unserer Gesellschaft übrig geblieben waren. Der Brauch, im Kreise der Familie größtmögliche Aufmerksamkeit zu haben und für einen kurzen Zeitraum der Wöchnerin alle Pflichten abzunehmen (außer der, das jüngste Kind zu versorgen), wurde abgelöst durch die professionelle Versorgung in der Klinik. Zunächst konnten sich nur die Selbstzahler und Risikopatienten die Geburt und das Wochenbett in der Klinik leisten, doch allmählich übernahmen auch die gesetzlichen Kassen die Betreuung in der Klinik. Was zunächst so optimal aussah, hatte (und hat) auch seine Schattenseiten. Jede Maßnahme bezog sich auf die Sicherung des kindlichen Wohlbefindens. Aus hygienischen Gründen wurde das Neugeborene weitgehend von der Mutter getrennt. Man hatte Angst vor den „hochinfektiösen" Lochien (auch heute noch ein verbreiteter Irrtum). Das Stillen wurde dabei verlernt. Die Fertignahrung wurde immer verträglicher und bezahlbarer. Seit fast 30 Jahren – sicher auch durch den Einfluss der Frauenbewegung – geschieht eine kontinuierliche Rückbesinnung auf die natürlichen Fähigkeiten der Frau. Parallel zu diesen Entwicklungen stiegen die Kosten im Gesundheitswesen enorm. Zehn Tage Klinikaufenthalt für eine gesunde Wöchnerin sind heute nicht mehr bezahlbar. Außerdem konnte beobachtet werden, dass, je länger der Krankenhausaufenthalt war, desto häufiger Wundheilungsstörungen, Brustentzündungen usw. bei den Müttern, Trinkschwierigkeiten und Infektionen beim Neugeborenen auftraten.

Bei den Frauen stieg der „theoretische" Wunsch nach Hausgeburten, de facto blieb der Anteil der Hausgeburten bei 1 bis 2 %. Der Wunsch nach größtmöglicher Selbstbestimmung ließ sich mit dem Anspruch auf medizinische Betreuung und Sicherheit nicht vereinbaren. Das Resultat dieser Widersprüche war die ambulante Geburt. Frauen entbinden mit dem Anspruch auf optimale Betreuung durch Hebamme und Arzt in einer Klinik mit bestmöglicher Ausstattung (Kinderklinik, Intensivstation, Anästhesie) und gehen etwa drei Stunden später nach Hause, um dort von der Hebamme weiter betreut zu werden. Treten jedoch während der Geburt Komplikationen auf oder hat das Kind ausgeprägte Anpassungsstörungen, verbleiben Mutter und Kind zur Beobachtung länger in der Klinik.

2.2.2 Geburt durch Kaiserschnitt

Bei einem **Kaiserschnitt**, auch **Sectio caesarea** (vom lateinischen caesarea = kaiserlich und sectio = Schnitt), wird das Kind auf operativem Weg aus der Gebärmutter der Frau geholt. Ein Kaiserschnitt wird auch Schnittentbindung genannt, da der Unterbauch der Frau dazu aufgeschnitten werden muss.

Kaiser Justinian machte im 6. Jahrhundert die Schnittentbindung an Sterbenden und Toten zur gesetzlichen Pflicht. Die Bezeichnung **Kaiserschnitt** stammt jedoch erst aus dem 17. Jahrhundert. Ein Jesuitenpater wollte durch die neue Bezeichnung deutlich machen, dass der erste römische Kaiser auf diese Art und Weise auf die Welt gekommen sei.

Man spricht von einem **primären Kaiserschnitt,** wenn er geplant – vor Geburtsbeginn – durchgeführt wird. Die Indikationsstellung wird immer großzügiger, bis hin zum sogenannten „Wunschkaiserschnitt", bei dem die werdenden Eltern sich für die Art der Entbindung bewusst entscheiden, ohne dass eine medizinische Indikation dafür vorliegen würde. Ansonsten gelten Indikationen wie:

♦ absolutes Missverhältnis zwischen kindlichem Kopf und mütterlichem Becken

♦ Plazenta praevia (dem Muttermund vorliegende Plazenta)

♦ vorzeitige Ablösung der Nachgeburt

♦ Risikoschwangerschaften mit erheblicher Gefährdung für die Mutter (Vorerkrankungen, z. B. am Herzen, Krampfleiden) oder das Kind (sehr frühe Schwangerschaft, Fehlbildungen)

Bei einem **sekundären Kaiserschnitt** wird die Entscheidung zur Schnittentbindung während des eigentlichen Geburtsprozesses getroffen, z. B. wenn das Kind in fetalen Disstress gerät, es zu einem protrahierten (verlängerten) Geburtsverlauf kommt oder wenn sich unter der Geburt der Verdacht auf ein relatives Missverhältnis der anatomischen Gegebenheiten zeigt. Bei dieser Art des Kaiserschnitts – wie auch beim **Notkaiserschnitt** (wird nötig z. B. bei akuter Verschlechterung des Gesundheitszustands von Mutter und / oder Kind) – wird der operative Eingriff häufig in Vollnarkose durchgeführt. Beim geplanten Kaiserschnitt kann die Mutter nach Absprache mit dem Anästhesisten die Art der Narkose wählen (z. B. Rückenmarkanästhesie).

Geplante
Operationen
Band 4, G 2

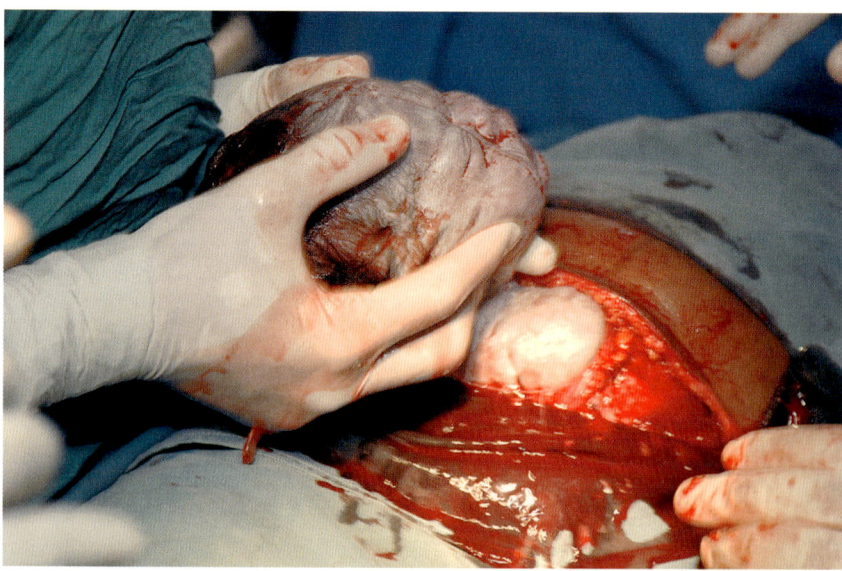

Entbindung durch Kaiserschnitt

Die Vorbereitung für die **Operation** findet in aller Regel am Vortag statt. Die schwangere Frau wird in der Klinik durch den Operateur und den Narkosearzt informiert. Die Operationsvorbereitungen entsprechen dem normalen Vorgehen einer geplanten Operation.

In aller Regel kann die Frau nach dieser Voraufnahme noch einmal die Klinik verlassen, um am Operationstag endgültig aufgenommen zu werden. Abhängig von der Organisationsform der Klinik wird die Organisation meist von der Hebamme und dem Kreißsaalarzt übernommen. Der Kinderarzt bzw. die Kinderklinik müssen informiert werden.

Am Tag des Eingriffs wird die Frau von der Hebamme in den Operationssaal gebracht und im Idealfall bis zur **Narkoseeinleitung** begleitet und betreut. Sofort nach Einleitung und Wirkung der Narkose wird das Kind sehr schnell durch einen Bauchschnitt von der Mutter entbunden. Dies muss stets sehr zügig geschehen, damit das Kind keine Narkosemedikamente über das Blut der Mutter aufnimmt. Das Kind wird der Hebamme übergeben, die noch im Operationssaal die **Erstuntersuchung** durchführt oder es dem Kinderarzt übergibt. Bei Teilnarkosen (die Mutter ist während des Eingriffs wach) und der Anwesenheit des Vaters kümmert sich die Hebamme zusätzlich um die werdenden Eltern.

Nach dem Eingriff wird die Mutter postoperativ im Aufwachraum oder dem Kreißsaal überwacht. Das Augenmerk liegt neben den Vitalzeichen, Schmerzen und Wachheitszustand hauptsächlich auf der Kontrolle der Gebärmutter, der Wunde und Blutungen. Während dieser Zeit wird das Neugeborene vermessen, gewogen und angezogen. Hatte die Mutter keine Vollnarkose, kann das **erste Anlegen** nun ohne Störung erfolgen. Die Hebamme wird dies wenn erforderlich unterstützen bzw. anleiten.

Die weitere postoperative Pflege erfolgt einige Stunden später auf der Wochenbettstation. Seit einigen Jahren haben sich die integrative Wochenbettpflege und die Zimmerpflege durchgesetzt.

Das heißt, dass Mutter und Kind von einer Pflegekraft versorgt werden und nicht wie früher das Kind von einer Kinderpflegerin und die Mutter von einer Pflegerin. Der Grundgedanke einer guten Wochenbettpflege ist bei der Versorgung des Neugeborenen eher die Hilfe zur Selbsthilfe als die Übernahme aller Maßnahmen durch die Pflegenden. Nach einigen Tagen können die Mutter und das Kind aus der Klinik entlassen werden. Die weitere Betreuung wird von einer ambulanten Hebamme übernommen.

Postoperative
Überwachung
Band 4, G 4.3

2.3 Gesunde Neugeborene

Als **Neugeborenes** bezeichnet man ein Kind nach der Geburt bis vier Wochen danach. Die Bezeichnung **Säugling** wird hingegen für das ganze erste Lebensjahr verwendet. Kinder, die nach der 37. Schwangerschaftswoche (SSW), aber vor der 42. SSW zur Welt kommen, werden darüber hinaus als **Reifgeborene** bezeichnet.

Gesunde neugeborene Kinder sind im Durchschnitt 3,2 Kilogramm (Mädchen) bis 3,3 Kilogramm (Jungen) schwer und ca. 49 cm (Mädchen) bis knapp 50 cm (Jungen) groß. Abweichungen nach unten und oben sind möglich.

2.3.1 Physiologische Hauterscheinungen

Häufig kommt es zu **Hautabschilferungen** am ganzen Körper, insbesondere aber an den Hand- und Fußgelenken und am Bauch. Die Schuppung kann sich von sehr klein und kaum zu registrieren bis zu zentimetergroßen, weißen Schuppen zeigen. In der Regel sind übertragene Kinder (nach der 42. SSW) – die ohne die schützende **Käseschmiere** in der Gebärmutter waren – besonders betroffen. Diese Erscheinungen haben nichts mit der späteren Hautbeschaffenheit zu tun und brauchen im akuten Stadium keine besondere Pflege. Selten reißt die Haut ein und muss dann behandelt werden. Etwa die Hälfte aller Neugeborenen wird mit **Milien** geboren. Dies sind 1 – 2 mm große weiß-gelbliche Zysten in den Talg- oder Schweißdrüsen. Diese Zysten sind nicht schmerzhaft oder behandlungsbedürftig.

> **Käseschmiere**
>
> Als Käseschmiere (vernix caseosa) wird das weißliche Talgdrüsensekret bezeichnet, das die Haut des neugeborenen Kindes bedeckt. Ab der 27. SSW wird die Käseschmiere gebildet. In der 36. SSW erreicht sie ihren Höchststand, bevor sie dann bis zur 40. SSW zunehmend verschwindet. Ein Rest bleibt jedoch bestehen, der erst bei Übertragung (Zeitüberschreitung des Geburtstermins über zwei Wochen) ganz verschwindet. Die Käseschmiere schützt das Kind vor einem Wärmeverlust.

2.3.2 Hormoneller Übertritt von der Mutter

Eine **Neugeborenenakne** als Folge der hormonellen Umstellung zeigt sich in aller Regel erst nach zwei bis drei Wochen, kann jedoch auch schon nach einigen Tagen auftreten. Die meist mit etwas Talg gefüllten Pusteln können sich entzünden. Das Erscheinungsbild ist der Akne bei Jugendlichen sehr ähnlich.

Eine weitere sehr häufige Erscheinung ist das **Erythema toxicum**. Hierbei zeigen sich über den ganzen Körper verteilt kleine weißliche bis gelbliche Pickel, die von einem erhabenen rötlichen Hof (Ödem) umgeben sind. Sie verändern schnell und häufig ihre Stelle. Besonders oft tritt diese „Pickelbildung" bei Kindern mit verstärktem Neugeborenenikterus auf. Eine Behandlung ist auch hier nicht erforderlich. Eine **Brustdrüsenschwellung** entwickelt sich um den 5. Tag sowohl bei Mädchen als auch bei Jungen. Die Schwellung kann bis zu drei Wochen anhalten und die Größe einer halben Walnuss erreichen, selten entleert sich sogenannte „Hexenmilch". Ein dicklicher weißer **Ausfluss** bei den neugeborenen Mädchen ist sehr häufig, blutiger Ausfluss wird selten beobachtet.

2.3.3 Anpassungsstörungen

Das Neugeborene muss nach der Geburt mit der Umstellung des Blutkreislaufs auch die Funktionen der Plazenta mit den Organen Haut, Lunge, Leber, Niere, Magen, Darm und dem zentralen Nervensystem übernehmen. Das führt oft zu Anpassungsstörungen, physiologischen Besonderheiten, die keinen Krankheitscharakter haben. Dazu zählt die physiologische **Gewichtsabnahme** von bis zu 10 % des Körpergewichts (hierbei ist zu beachten, ob das intrauterin gebildete Kindspech mit gewogen wurde oder ob das Kind nach der Geburt Mekonium abgesetzt hat).

Körpertemperaturschwankungen durch die noch nicht voll funktionierende Wärmeregulation zeigen sich u. U. in kühlen, marmorierten Händen. Eine unregelmäßige **Atmung** durch das noch nicht ausgereifte Atemzentrum ist häufig. Die Unreife der Niere kann zu Ödemen führen. Der **Magen-Darm-Trakt** muss sich an die Nahrung gewöhnen, das Fassungsvermögen, die Resorption der Nahrung und die Bildung von Verdauungsenzymen können anfänglich zu Problemen, wie z. B. Spucken, führen.

2.3.4 Pflege des Neugeborenen

Nabelpflege

Solange der Nabel trocken bleibt und mumifiziert, ist mit einer komplikationslosen Abheilung zu rechnen. Es ist unwichtig, ob kurz oder lang abgenabelt, Puder oder Essenz benutzt wird. Grundsätzlich sollte der Nabelstumpf bei jedem Windelwechsel inspiziert, die Ansatzstelle z. B. mit Calendula-Essenz abgetupft, die Nabelklemme bis zum Abfallen belassen (erleichtert die Pflege, nur bei starker Beschmutzung entfernen) und der Nabelschnurrest nicht „eingepackt" werden.

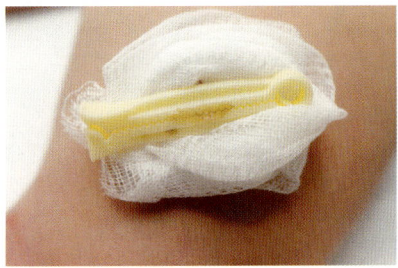
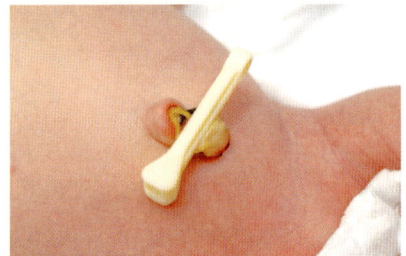

Nabelpflege

Körper- und Gesäßpflege

Zu viel Pflege- und Babykosmetik stehen in möglichem Zusammenhang mit späteren Allergien und Hauterkrankungen (die Industrie stellte sich aber darauf ein und bietet viele Produkte ohne Parfüm und Konservierungsmittel an). Das Ziel der Pflege ist das Erhalten der intakten, normalen, empfindsamen Säuglingshaut. Reinigung nur mit Wasser, bei hartnäckigen Verschmutzungen (Entfernen von Mekonium) kann – neben den von der Industrie angefertigten Produkten – Oliven- oder Mandelöl benutzt werden. Auch nach dem Baden (in aller Regel erst nach Abheilung der Nabelwunde) kann das Kind eingeölt werden (besser als Lotionen, weil der Wärmeschutz gewährleistet ist).

Die Nägel werden nur im Bedarfsfall geschnitten. In aller Regel reißen die ersten, weichen, überstehenden Nägel ein und ab. Die Nasenlöcher werden mit gedrehter Watte gereinigt, wenn sich Schleim- und Milchreste darin befinden, die unter Umständen auch die Nasenatmung behindern. Am Ohr wird nur die Ohrmuschel mit dem Waschlappen gesäubert, keine Wattestäbchen benutzen, um tiefer in das Ohr zu gelangen.

Handling

Zum Umgang mit dem Kind gehört auch das sogenannte Handling, mit dem das Heben, Tragen, Drehen, Lagern und Ankleiden des Neugeborenen bezeichnet wird. Die Aufgabe der Pflegenden ist es, die Eltern während des Klinikaufenthalts in die Grundzüge des Handlings einzuweisen.

Um das Kind aus dem Bett zu heben, fasst man es mit beiden Händen unter dem

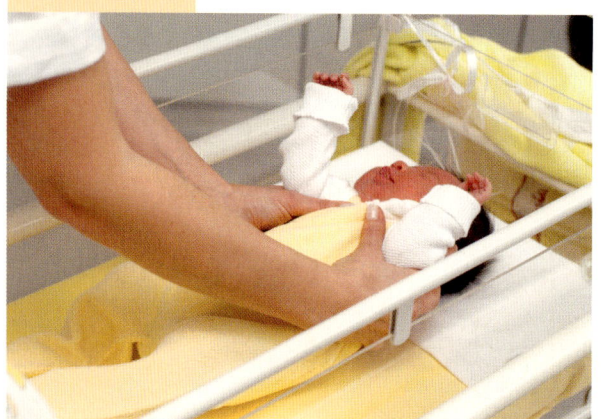

Rücken, die Fingerspitzen liegen unter demKopf; das Kind wird über die Seite aufgenommen. Zum richtigen Tragen wird das Kind im Wiege- oder Madonnengriff in der Armbeuge gehalten. Normalerweise liegt das Kind in Rückenlage im Bett. Zum Anziehen des Kindes werden die Ärmel bzw. Hosenbeine erst aufgewickelt, dann erst übergestreift. Vor dem Drehen auf den Bauch das entsprechende Ärmchen an die Seite legen und, ohne das Kind aufzunehmen, drehen. Die Handlungen werden entsprechend verbal kommentiert, um das Kind zur Mithilfe anzuregen.

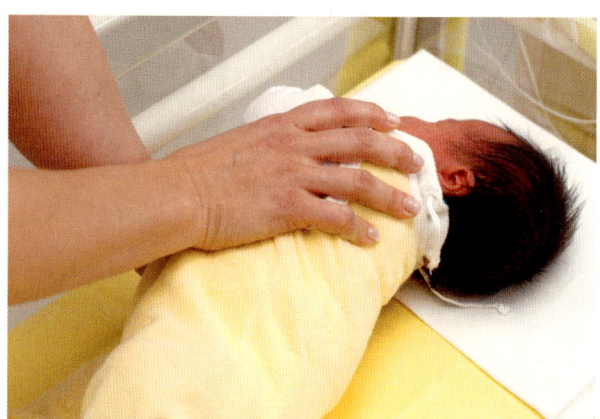

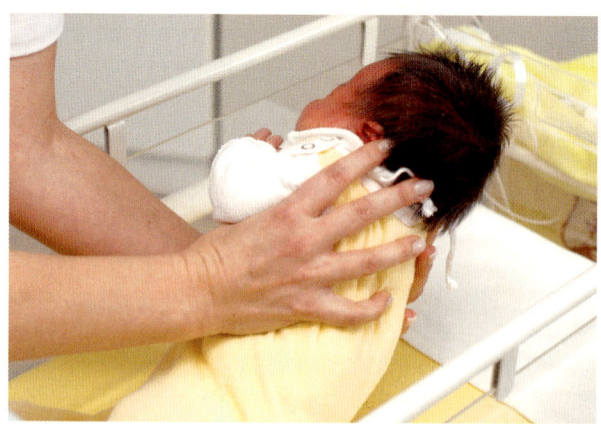

Handling eines Neugeborenen

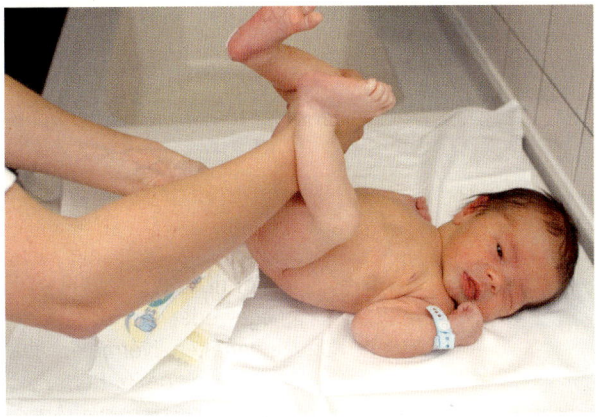

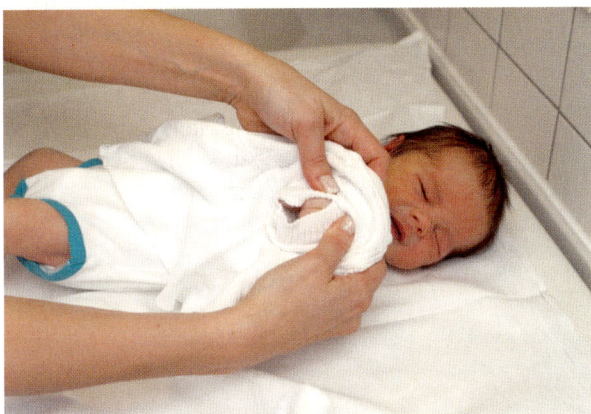

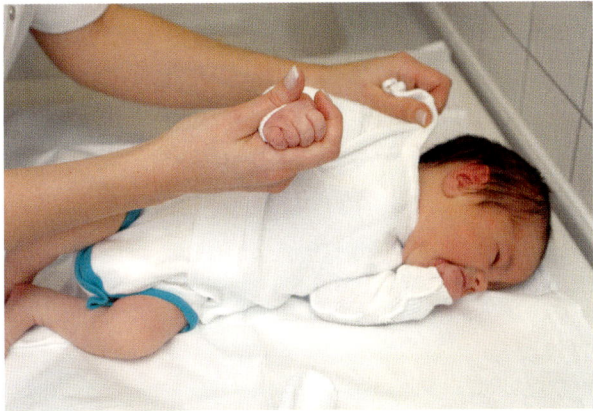

Handling eines Neugeborenen

2.3.5 Gesundheitsuntersuchung

Die erste Untersuchung des Neugeborenen erfolgt unmittelbar nach der Geburt durch die Hebamme oder den Gynäkologen. Im Anschluss an diese erste Untersuchung (U 1) können sich bis zum 13. Lebensjahr insgesamt zwölf weitere Untersuchungen anschließen.

Übersicht der Gesundheitsuntersuchungen von Kindern und Jugendlichen

Bezeichnung	Lebensalter	Untersuchung
U 1	unmittelbar nach der Geburt	Hautfarbe, Atmung, Tonus, Reflexe beim Absaugen, Herzschläge, Ödeme, Missbildungen
U 2	3. – 10. Lebenstag	Körpermaße, Reifungszeichen, Bauch-, Brust- und Geschlechtsorgane, Skelett, Sinnesorgane, Motorik und Nervensystem, Frage nach Schluckstörungen
U 3	4. – 5. Lebenswoche	wie U 2, zusätzlich Screening auf Hüftdysplasie
U 4	3. – 4. Lebensmonat	wie U 2, Ernährungszustand, Impfung
U 5	6. – 7. Lebensmonat	wie U 4
U 6	10. – 12. Lebensmonat	wie U 4, zusätzlich Hinweise auf Zahnhygiene, Impfung
U 7	21. – 24. Lebensmonat	wie U 4, Frage nach Schlafstörungen, Laufverhalten
U 7a	34. – 36. Lebensmonat	wie U 7
U 8	46. – 48. Lebensmonat	wie U 7
U 9	60. – 64. Lebensmonat	wie U 7, zusätzlich Sprachverständnis, Sprache, Infektionen, Impfung
U 10	6.–7. Lebensjahr	Konzentration, Schulleistung, Verhalten
U 11	9.–10. Lebensjahr	Konzentration, Schulleistung, Verhalten
J 1	13. – 14. Lebensjahr	Urin, Blut, Gehör, Impfschutz, allgemeine körperliche Untersuchung und Messung der Körperfunktionen

Die U 10 – J 1 werden nicht von allen Krankenkassen bezahlt.

2.4 Kranke Neugeborene

Bei der Geburt kann es – in Abhängigkeit zum Geburtsmechanismus – zu Verletzungen kommen. Diese können von sehr leicht und nicht behandlungsbedürftig bis schwerwiegend sein. Dass es zu mechanischen Verletzungen kommt, steht in Beziehung zu bestimmten Risikofaktoren. Mögliche Risikofaktoren können sein:

- Makrosomie (unverhältnismäßige Größe von Körperteilen)
- großer Kopf
- mütterliche Beckenanomalien
- regelwidrige Lagen (die Längsachse des Kindes betreffend = Schräg-, Quer- und Längslagen)
- verlängerte oder sehr rasche Geburt
- Zangen- und Saugglockenentbindungen

In den meisten Fällen heilen die im Folgenden beschriebenen Haut- und Weichteil-verletzungen ohne Komplikationen aus. Das Kind ist ansonsten gesund. Im Rahmen der Routineuntersuchungen wie oben beschrieben werden diese Kinder ebenfalls regelmäßig untersucht.

2.4.1   Hautverletzungen

Durch längeres Aufliegen im knöchernen Geburtskanal können sich **Druckstellen** in Form von livide verfärbten Arealen zeigen. Durch das Legen oder Abreißen von Kopfschwartenelektroden (zur genauen Überwachung der Herztöne des Ungebo-renen wird eine spiralförmige Elektrode in die Kopfschwarte des Kindes gedreht) kann es zu mehr oder weniger großen Hautverletzungen kommen. Bei einer Saug-glockenentbindung entstehen häufiger – insbesondere wenn die Glocke abreißt – Hautabschilferungen, das bedeutet unter Umständen eine großflächige Wunde, die sorgfältig beobachtet werden muss. Auch bei Zangenentbindungen kann es zu Druckmarken, in seltenen Fällen auch zu Nervenschädigung/Fazialisparesen, kom-men. Nicht selten sind kleine Schnitte, die dem Kind bei der Uteruseröffnung (beim Kaiserschnitt mit dem Skalpell) zugefügt werden.

2.4.2   Blutungen und Weichteilverletzungen

Nach vor- und frühzeitigem Blasensprung und verlängertem Geburtsverlauf kommt es zur sogenannten **Geburtsgeschwulst.** Durch den Druck und den fehlenden Schutz des Fruchtwassers kann an dem vorangehenden Teil des Kopfes eine teigige, ödematöse Schwellung entstehen. An der runden, meist livide verfärbten und deut-lich erhabenen Schwellung – die auch über die Schädelnähte hinausgeht – zeigen sich kleine, punktförmige Hautblutungen aufgrund der Stauung. Nach wenigen Stunden bis zu zwei Tagen ist die Schwellung verschwunden.

Einen Bluterguss zwischen Knochen und Knochenhaut nennt man **Kephalhäma-tom.** Diese Form der Schwellung ist immer eingegrenzt von den Schädelnähten und so von der Geburtsgeschwulst leicht zu unterscheiden. Die Menge der Einblutung liegt bei etwa 20 ml, innerhalb von Wochen wird die Flüssigkeit resorbiert. Doch ist oft noch nach Monaten am Schädelknochen eine Verdickung tastbar.

Sehr selten sind Blutungen, die sich oberhalb der Knochenhaut unter die Sehnen-platte ausdehnen und durchaus 100 ml und mehr betragen können. Man nennt diese **subaponeurotische Blutungen**. Unter der Kopfhaut ist eine schwappende Flüssigkeit zu tasten. Diese Form der Blutung bedarf häufig weiterer Maßnahmen. Neben einer Transfusion kann es nötig werden, die Blutungsquelle chirurgisch zu versorgen.

Die **Sternocleido-Blutung** ist eine weitere, eher seltene Blutung, die oft eine Behandlung nötig macht. Durch Zerrung bzw. Überdehnung am Kopf kommt es zu Einblutungen im Musculus sternocleidomastoideus (Kopfnickermuskel). Das Kind wird auffällig durch eine Schonhaltung, der Muskel ist als dicker – schmerzhafter – Strang tastbar. Es kann zu einer Muskelverkürzung und dauerhafter Schiefhaltung kommen. Nach ein bis zwei Wochen nach der Geburt ist deshalb eine krankengymnastische Behandlung einzuleiten, um Mobilitätseinschränkungen vorzubeugen.

Blutungen im Schädelinneren gehören zu den möglicherweise folgenreichsten Komplikationen. Die Diagnose erfolgt über Ultraschall. Auffällig werden die Kinder durch mögliche Blässe, Zyanose, Atemstörungen, Temperaturinstabilität, Krampfanfälle und Übererregbarkeit.

2.4.3 Verletzungen von Knochen und Knorpel

Die häufigste Geburtsverletzung ist die **Clavikelfraktur**, sie kommt insbesondere bei großen Kindern vor. Das Kind hat lagerungsbedingte und Berührungsschmerzen. Meist wird der Bruch aber erst bei Vorsorgeuntersuchung U2 entdeckt, wenn das Kallusgewebe als derber Knoten zu tasten ist. Die Heilung erfolgt spontan.

Oberarmfrakturen (auch andere Brüche im Bereich von Armen und Beinen) kommen sehr selten vor. Sie entstehen meist bei großen Neugeborenen in Kombination mit Armlösungen (die Geburt der Arme muss mit bestimmten Handgriffen unterstützt werden) bei Beckenendlagengeburten. Die Fraktur heilt innerhalb von Wochen spontan, der Arm wird eventuell ruhig gestellt. Verletzungen in Form von Epiphysenlösung, Schädeleindellungen sind ebenfalls selten.

Gesichts- und Schädelasymmetrien kommen bei etwa jedem 10. Neugeborenen vor, sie gleichen sich in der Regel aus. Fußanomalien kommen durch die eingeschränkte intrauterine Bewegungsmöglichkeit, insbesondere bei wenig Fruchtwasser, häufig vor. **Sichelfüße** und **Hackenfüße** werden mit Massage behandelt, in besonderen Fällen auch mit Fixations- oder Gipsverbänden. Auch **Klumpfüße** lassen sich durch orthopädische Versorgung gut behandeln, das Gleiche gilt für die **Hüftdysplasie**.

Unter einer Hüftdysplasie werden angeborene oder erworbene Fehlstellungen der Verknöcherungen des Hüftgelenks verstanden. Sie wird meist durch eine Abspreizhemmung erkannt (im Rahmen der U3 wird grundsätzlich zur Absicherung eine Ultraschalluntersuchung vorgenommen). Therapeutisch wird breit gewickelt oder eine Spreizhose angelegt, sodass eine gespreizte Beinhaltung erzielt wird. Physiotherapie und das Durchführen von Bewegungsübungen durch die Mutter zu Hause sind wichtige therapeutische Maßnahmen. Bei sehr schweren Luxationen kann operativ eine verstärkte Hüftpfanne konstruiert werden.

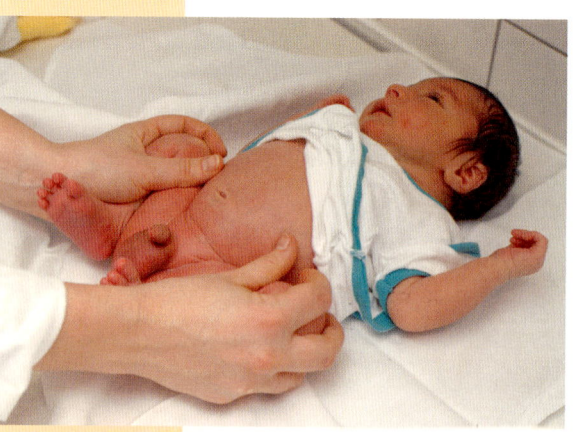

Untersuchung auf Hüftdysplasie

2.4.4   Atemstörungen

Durch Verlegung und Verengung z. B. des weichen Kehlkopfs, durch Fehlbildungen des hinteren Nasenabschnitts oder ein Struma kommt es zu einer erschwerten Einatmung. Die eigentlichen Atemnotsyndrome, hervorgerufen durch Surfactantmangel (meist bei Frühgeborenen mit unreifer Lunge), Mekoniumaspiration, Zwerchfellhernie oder Pneumothorax sind schwerwiegende Krankheitsbilder, die intensivmedizinische Behandlung erfordern, ebenso Apnoeanfälle durch Störungen der Hirnfunktion. Diese werden hervorgerufen durch z. B. Blutungen, Infektionen oder Sauerstoffmangel während der Geburt. Auch angeborene Herz- oder Lungenerkrankungen und -fehlbildungen sowie das Persistieren des Fetalkreislaufs zeigen unter Umständen das Bild einer akuten Atemstörung. Neugeborene, die diese Symptome zeigen, werden unmittelbar nach der Geburt durch die Kinderintensivärzte behandelt.

2.4.5   Erkrankungen und Fehlbildungen im Verdauungstrakt

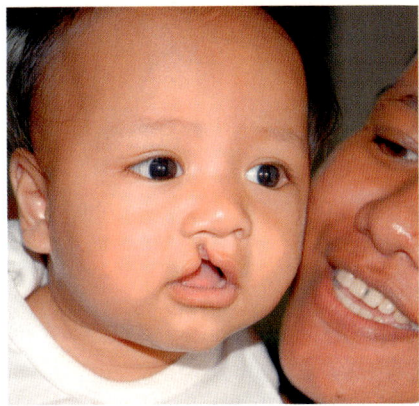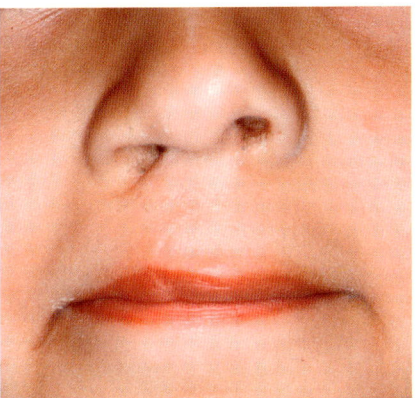

Lippen-Kiefer-Gaumenspalte

Zu den typischen Hemmungsmissbildungen (Stillstand der normalen Entwicklung in der Embryonalzeit) gehören die **Lippen-Kiefer-Gaumenspalten**. Die operative Korrektur in mehreren Schritten ist heute sehr erfolgreich.

Weitere Fehlbildungen sind die sogenannten Atresien. Darunter versteht man den angeborenen Verschluss von Hohlorganen.

Eine Ösophagusatresie (Speiseröhre ist stark verengt oder mündet in die Luftröhre) ist eine schwere Fehlbildung und zieht trotz erfolgreicher operativer Korrektur häufig dauerhafte Probleme nach sich. Auch bei angeborenen Atresien im Analbereich oder Dünndarm sind Operationen erforderlich. Die Gallengangatresie, bei der die Gallenwege der Leber keinen Anschluss an die großen Gallengefäße haben, zieht ohne Behandlung innerhalb weniger Monate eine Leberzirrhose nach sich. Lebertransplantationen gehören noch nicht zu den Routinemaßnahmen, wogegen ein Katheter den Abfluss der Galle in den Dünndarm ermöglicht.

Eine **Omphalozele** (Nabelschnurbruch) und die **Gastroschisis** (Fehlbildung der Bauchwand mit Vorliegen von Darmschlingen) werden heute meist per Ultraschall erkannt. Beide Bauchwanddefekte müssen sofort operiert werden, die Geburt muss per Kaiserschnitt erfolgen, um möglichst eine Verletzung der vor der Bauchwand liegenden Organe zu verhindern. **Leistenbrüche** müssen beim Neugeborenen fast immer operiert werden (dagegen gibt es beim **Nabelbruch** fast immer eine Spontanheilung). Eine gefährliche Komplikation ist das Einklemmen der Darmschlingen. Um das Perforieren und Nekrotischwerden dieser Darmschlingen zu verhindern, muss notfallmäßig operiert werden. Auch die Behandlung des **„Magenpförtnerkrampfs"** geschieht in der Regel operativ. Die Kinder fallen meist nach vier bis sechs Wochen auf, weil sie unter großem Druck erbrechen. Die Nahrung wird nur schwer an den Zwölffingerdarm und mit erheblicher Peristaltik weitergegeben.

Der **gastroösophageale Reflux** – hierbei fließt Mageninhalt zurück – ist nur in schweren Fällen mit Medikamenten oder Operationen behandlungsbedürftig. Meist erreicht man mit der entsprechenden Lagerung, dass der Mageninhalt weniger zurückfließt, d. h. die Kinder wenig erbrechen und gut gedeihen.

2.4.6 Weitere Erkrankungen und Fehlbildungen

Um Erkrankungen der Neugeborenen früh zu erkennen, werden sie gründlich untersucht. Zur Untersuchung gehören die automatischen Reaktionen, wie die Reflexe, das Verhalten und die sogenannten Leistungen, z. B. Saugen und Trinken.

Neurologische Alarmzeichen sind unter anderen abnormes Schreien, Apathie, Hypotonie, Zittrigkeit, Übererregbarkeit, konstante Asymmetrien in der Beweglichkeit, Blickabweichungen und erhebliche Fütterungsschwierigkeiten, aber auch Atemprobleme und Erbrechen. Bei den neurologischen Fehlbildungen seien die **Neuralrohrdefekte** (erste Entwicklungsstufe des zentralen Nervensystems) und der **Hydrozephalus** (Liquorabflussbehinderung mit Dehnung der Hirnventrikel) erwähnt.

Bei der Betrachtung und Beobachtung des Neugeborenen post partum (nach der Geburt) können auch Erkrankungen der Sinnesorgane sowie der Harn- und Geschlechtsorgane erkannt bzw. vermutet werden. Fehlbildungen und Entzündungen an Auge und/oder Ohr, anatomische Fehlbildungen an den Nieren (auch komplettes Fehlen beider Nieren) und den ableitenden Harnwegen, Harnwegsinfekte bis zum Nierenversagen oder Zysten sind möglich. Hier spielt die Diagnose per Ultraschall eine große Rolle.

Für die Pflegenden sind Fehlbildungen des Genitals leichter zu erkennen. Bei der **Hypospadie** liegt die Öffnung der Harnröhre beim Jungen am Unterrand der Eichel, beim **Kryptorchismus** sind die Hoden abnorm klein, es kommt vor, dass die Hoden noch nicht im Scrotum zu tasten sind, dass eine Flüssigkeitsansammlung in den Hodenhüllen zu erkennen ist **(Hydrozele)** oder dass das Kind eine **Phimose** (Vorhautverengung) hat. Fehlbildungen bei Mädchen sind eher selten. Ebenso selten sind Fehlbildungen der äußeren Geschlechtsorgane, bei denen sich das Geschlecht nicht eindeutig bestimmen lässt, sogenannte **Hermaphroditen** (Menschen mit weiblichem und männlichem Geschlecht).

Die häufigste Systemerkrankung des Skeletts ist die **Chondrodystrophie** (Kleinwuchs oder „Liliputaner"). Die **Glasknochenkrankheit** kommt selten vor, die Kinder kommen schon mit Knochenfrakturen auf die Welt.

Mongolenflecke (pigmentierte Stellen im Bereich des Iliosakralgelenks) verschwinden ebenso wie der Storchenbiss (an Nasenwurzel, Stirn oder Nacken) mit zunehmendem Alter und sind harmlos. Ausgedehnte flache **Hämangiome** mit verstärkter Pigmentierung können Hinweise für Fehlbildungssyndrome sein und sollten genaue Untersuchungen zur Folge haben. **Blutschwämmchen** wachsen meist im 1. Lebensjahr, um sich dann wieder zurückzubilden. Gelegentlich wird auch per Lasertherapie behandelt.

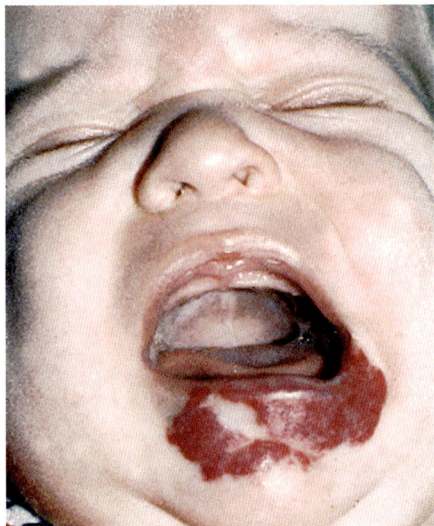

Hämangiome bei Neugeborenen

2.4.7 Neugeborenenikterus

Störungen im Bilirubinstoffwechsel sind häufig. Sehr viele Neugeborene werden gelb. Der physiologische Neugeborenenikterus beginnt am 2. bis 4. Tag, erreicht um den 6. Tag seinen Höhepunkt und überschreitet 12 mg/dl nicht. Hat ein reifes Neugeborenes zwischen der 25. und 48. Stunde Werte über 15 mg/dl, zwischen der 49. und 72. Stunde Werte über 18 mg/dl und nach 71 Stunden eine Bilirubinkonzentration von über 20 mg/dl, spricht man von einer therapiepflichtigen **Hyperbilirubinämie**. Es wird dann eine Fototherapie empfohlen.

Fototherapie
Band 4, F 4.4

Bei den heute häufig üblichen Frühentlassungen ist es wichtig, die Eltern auf diesen Umstand aufmerksam zu machen bzw. auf die Möglichkeit von Hebammenbetreuung hinzuweisen, wenn das Kind erst nach der Entlassung gelb wird. Um genaue Ergebnisse zu erhalten, wird in der Regel Fersenblut entnommen. Begünstigt wird die Hyperbilirubinämie insbesondere durch Unreife, Infektionen und Stoffwechselerkrankungen.

Schon bevor therapiepflichtige Werte festgestellt werden, kann man das Kind „lichttherapieren", d. h. beispielsweise das Bett an das Fenster stellen, für Wärme und Ruhe sorgen, regelmäßig füttern und zusätzlich Flüssigkeit anbieten. Eine besondere Form ist der **Muttermilchikterus**. Wenn andere Ursachen für eine verlängerte Gelbsucht ausgeschlossen sind, werden keine weiteren Maßnahmen erfolgen. Die Gelbfärbung nimmt physiologisch nach einiger Zeit wieder ab. Die schwerwiegende Folge eines stark erhöhten Bilirubinspiegels ist der **Kernikterus**, bei dem Bilirubin in das Gehirn übertritt und irreversible Schäden verursacht. Der Grad der Hirnschädigung ist wahrscheinlich abhängig von der Reife des Gehirns, der Höhe des Bilirubinspiegels und der zeitlichen Einwirkung. Diese Kinder werden einer Fototherapie unterzogen.

2.4.8 Stoffwechsel- und Infektionserkrankungen

Die meisten Stoffwechselerkrankungen werden durch einen Enzymdefekt verursacht. Bestimmte Stoffwechselvorgänge können nicht oder nur unzureichend erbracht werden. Die meisten Erkrankungen sind sehr selten, oft nicht heil-, aber therapierbar.

Beim Neugeborenenscreening im Laufe des 2. oder 3. Lebenstages wird in aller Regel Fersenblut auf eine Trockenblutkarte getropft und diese in ein Screeningzentrum geschickt. Es wird auf etwa 30 Erkrankungen untersucht. Die häufigsten sind:

- Phenylketonurie (den Kindern fehlt eine Enzymfunktion der Leber),
- MCAD-Mangel (eine Störung im Fettstoffwechsel),
- Galaktosämie (es befindet sich zu viel Zucker im Blut) und
- Hypothyreose (Schilddrüsenunterfunktion).

Die Plazenta stellt keine absolute Barriere für Krankheitserreger dar. Eine Röteln-Infektion der Mutter kann bis zur ca. 16. SSW zu einer Embryopathie (angeborene Missbildungen) führen. Erkrankt die Mutter während der Schwangerschaft an Varizellen und Zytomegalie kann dies zu Fehlgeburten oder fetalen Infektionen führen.

Krankheits-
erreger
Band 4, C 1.1

2.4.9 Genussgifte bzw. Drogen in der Schwangerschaft

Nikotin ist durch die gefäßverengende Wirkung häufig Ursache für eine intrauterine Mangelentwicklung. Selbst der übermäßigen Zufuhr von Kaffee und anderen koffeinhaltigen Getränken wird ein Einfluss auf Mangelentwicklungen zugeschrieben. Bei übermäßigem Alkoholkonsum kann es zu geistigen Retardierungen (verlangsamte Entwicklung), Extremitätenfehlbildungen und Mikrozephalie (Entwicklungsverzögerung des Kindes mit sichtbaren Symptomen wie fliehender Stirn u. a.) kommen. Auf Alkohol und Nikotin sollte in der Schwangerschaft völlig verzichtet werden.

Wenn die Mutter während der Schwangerschaft regelmäßig Drogen – z. B. Haschisch, LSD, Opiat, Kokain, Crack – konsumiert, gewöhnt sich das Kind daran und macht nach der Entbindung einen Entzug durch. Diese Kinder sollten immer in einem Perinatalzentrum mit angeschlossener Kinderklinik geboren werden. Denn neben den direkten Folgen, wie Fehlbildungen und Mangelentwicklungen, gibt es Probleme durch Mangelernährung und/oder Infektionen wie z. B. Hepatitis, Geschlechtskrankheiten der Mutter. Pflegerisch werden die Kinder engmaschig überwacht und z. B. auf Zeichen von Krampfanfällen hin beobachtet. Meist sind diese Kinder bei der Geburt sehr klein und noch unreif. Häufig müssen sie nach der Geburt intensivmedizinisch behandelt und überwacht werden. Der Drogenentzug des Kindes kann mit Medikamenten gelindert werden.

2.5   Frühgeborene

Etwa 7 % aller Neugeborenen in Europa werden zu früh geboren. Die allgemeingültigen Definitionen einer Frühgeburt beziehen sich auf das Schwangerschaftsalter. Als **Frühgeborene** werden daher Kinder bezeichnet, die vor der 37. SSW geboren werden.

2.5.1   Ursachen von Frühgeburten

Die Ursachen einer Frühgeburt sind unterschiedlich. Mehrlingsschwangerschaften und Erkrankungen der Mutter oder des Kindes, die eine vorzeitige elektive (geplante) Entbindung nötig machen, sind Ursachen für Frühgeburten, z. B. wenn die Mutter an einem HELLP-Syndrom (mit den Symptomen **H**ämolyse, **e**rhöhte **L**eberwerte, abfallende Thrombozyten/**L**ow **P**latelets; das HELLP-Syndrom ist eine Schwangerschaftserkrankung mit erhöhter Mortalitäts- und Morbiditätsrate für Mutter und Kind) erkrankt ist.

Andere Frühgeburten, die nicht geplant oder erwartbar sind, geschehen durch vorzeitige Wehentätigkeit, verfrühten vorzeitigen Blasensprung oder eine Zervixinsuffizienz. Die Ursachen hierfür sind sehr häufig genitale Infektionen, deren auslösende Keime in Richtung Uterus aufsteigen und Zervix, Eihäute, Fruchtwasser und Kind befallen können. Darüber hinaus wird angenommen, dass verschiedene psychosoziale Faktoren, wie vermehrte Stressbelastung in der Schwangerschaft oder schlechte sozio-ökonomische Verhältnisse, eine Frühgeburtlichkeit beeinflussen, indem sie über das Immunsystem eine aufsteigende Infektion begünstigen. Bei etwa der Hälfte aller Frühgeburten sind jedoch keine eindeutigen Ursachen erkennbar.

Bei den ersten Anzeichen einer drohenden Frühgeburt werden Maßnahmen zur Erhaltung der Schwangerschaft eingeleitet, indem Tokolytika (Wehenhemmung; meist durch ß-Sympathikomimetika) oder auch Antibiotika (zur Infektionsbekämpfung) verabreicht werden. Häufig wird eine vorzeitige Lungenreifung beim Ungeborenen durch Gabe von Glukokortikoiden an die Mutter erwirkt.

Ist eine Geburt vor Abschluss der 37. SSW nicht mehr aufzuhalten und werden Kinder zu früh geboren, ist es immer ratsam, die Frau vor der Geburt wenn möglich noch in ein Perinatalzentrum zu verlegen. Oft wird über den Geburtsmodus (vaginale Entbindung oder Kaiserschnitt) je nach Schwangerschaftsalter und Lage des Kindes diskutiert; es bestehen unterschiedliche Meinungen darüber, was für das Frühgeborene am besten ist.

Überleben von Frühgeborenen

Vor der 24. SSW wird meist keine Reanimation beim Frühgeborenen eingeleitet, es sei denn, das Kind zeigt Eigenaktivität (unter Umständen ist der Konzeptionstermin unklar und das Neugeborene ist doch älter). Ab der 25. SSW wird eine umfassende Reanimation eingeleitet, das Frühchen wird im Inkubator gepflegt und weiterbehandelt.

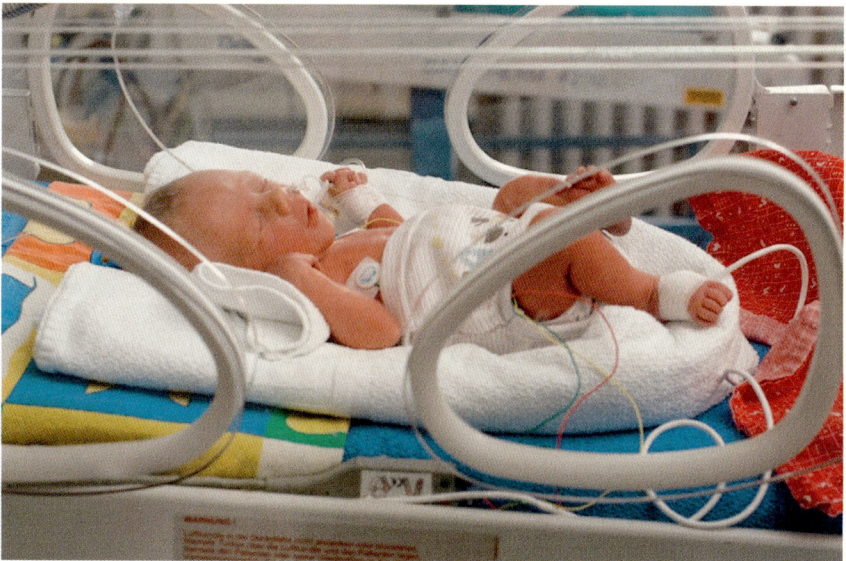

Frühgeborenes im Inkubator

2.5.2   Symptome

Frühgeborene unterscheiden sich von Reifgeborenen schon auf den ersten Blick. Sie sind sehr klein und mager, der Kopf scheint im Verhältnis zum Körper groß, ihre Extremitäten sind lang und dünn und meist ausgestreckt.

Die Gesichtszüge haben nicht die typischen babyhaften Züge (Kindchenschema: Pausbäckchen, Stupsnase), sondern wirken eher greisenhaft. Ihre Haut ist nicht rosig, sondern rot und durchscheinend, Blutgefäße sind klar abgezeichnet.

Sie haben noch ausgeprägt die Lanugobehaarung an Rücken und Gesicht. Ihre Ohrknorpel sind schwach ausgeprägt und ihre Fußsohlen und Handflächen kaum von Falten gezeichnet. Ihre Gelenke sind locker zu bewegen. Reflexe, wie der Greif-, Saug-, Schluck- oder Würgereflex, sind schwach ausgeprägt, ineffektiv oder fehlen noch ganz.

2.5.3   Pflege

Frühgeborene Kinder werden je nach Dauer der Schwangerschaft auf der Neugeborenenintensivstation oder bei fast vollständiger Schwangerschaftsdauer auf der Neugeborenenstation gepflegt. Die Pflege wird von examiniertem Pflegepersonal (auf der Intensivstation mit Fachweiterbildung) übernommen.

Minimal Handling

In der Frühgeborenenpflege ist man immer mehr dazu übergegangen, einen guten und individuell abgestimmten Ausgleich zwischen notwendiger Intensivmedizin und einer sanften Frühgeborenenpflege anzustreben. So hat man festgestellt, dass der Sauerstoffbedarf durch invasive, stresserzeugende Maßnahmen ansteigt und durch Reduzierung von negativem Stress (z. B. Schmerzen durch Blutentnahmen) die Beatmung oder Sauerstoffzufuhr früher abgesetzt werden kann.

Pflegemaßnahmen werden deshalb sanft durchgeführt und zeitlich auf die Wachphasen des Kindes abgestimmt, Routinemaßnahmen möglichst vermieden. Lange Ruhepausen sollen eine Selbstregulation des Kindes erlauben und so den Stress reduzieren. Der Reizüberflutung der Frühgeborenen wird durch die Reduktion der Geräuschkulisse und des Lichtpegels und durch sanfte Lagerung entgegengewirkt.

Lagerung

Frühgeborene liegen manchmal wochen- bzw. monatelang im Inkubator. Durch eine optimale Lagerung auf Fellen oder Wasserkissen, mit Tüchern, Kissen oder in einem „Nest" aus Lagerungskissen können eine störungsfreiere Entwicklung erreicht und die Vitalfunktionen besser unterstützt werden. Begrenzungen, die durch Lagerung für das Frühchen geschaffen werden, sorgen für vertraute Grenzen und damit seelisches Wohlbefinden. Durch regelmäßigen Lagewechsel kann Spannung abgebaut, können Druckstellen, Kontrakturen und zusätzliche Schmerzen verhindert werden. Durch z. B. Stufenlagerung kann die Atmung erleichtert werden. So wird die Voraussetzung für eine optimale Haltung und Bewegungsentwicklung geschaffen.

Kommunikation mit Kindern Band 5, A 6.1.2

Aktive Stimulation

Häufiger und ausgiebiger Körperkontakt mit den Eltern oder dem Pflegepersonal (z. B. auch im Tragetuch, „Känguruhing") ist wichtig für positive Sinneseindrücke und fördert die Entwicklung der Kinder. Pflegende und Physiotherapeuten fördern durch gezielte Anregungen die Atmung, die Motorik, das Saug- und Trinkverhalten, die Körperwahrnehmung, aber auch alle Sinne der Frühgeborenen. Positive Reize von außen werden durch Berührung, Geruch (Kleidungsstücke der Mutter im Inkubator) und Tonbandaufnahmen mit der Stimme der Mutter/Eltern oder intrauterinen Geräuschen wie Herzschlag der Mutter gesetzt.

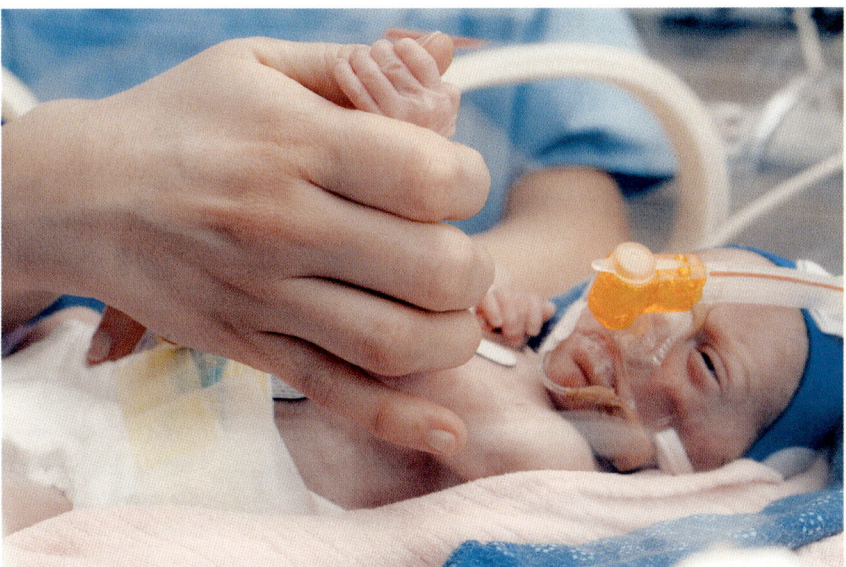

Aktive Stimulation

Kinästhetik-Infant-Handling

Kinaesthetics®
Band 2, F 2.3

Das Konzept des Kinästhetik-Infant-Handlings nimmt die natürlichen menschlichen Bewegungsmuster als Grundlage für tägliche Bewegungs- und Lagerungsverrichtungen, die am Frühgeborenen vorgenommen werden. Dadurch werden beim Hochnehmen, Umdrehen, Hinlegen, Wickeln, Baden und Tragen des Frühgeborenen dessen Bewegungswahrnehmung geschult und seine psychomotorische Entwicklung gefördert. Zudem vermittelt diese Art von „täglicher Handhabung" dem auf passive Bewegung angewiesenen Frühgeborenen Sicherheit (da es z. B. die Auslösung von unnötigen Reflexen vermeidet) und aktiviert seine Muskulatur.

2.5.4   Komplikationen

Die Probleme Frühgeborener resultieren aus der anatomischen und funktionellen Unreife ihrer Organe (vor allem Lunge, Gehirn und zentrales Nervensystem) und hängen stark vom Schwangerschaftsalter ab, in dem sie geboren werden. Je früher ein Kind geboren ist, desto größer sind sein Sterblichkeitsrisiko und bleibende Schädigungen (auch durch die Intensivbehandlung).

Eines der primären Probleme Frühgeborener ist der große Wärmeverlust **(Hypothermie)**, da ihnen das subkutane Fettpolster fehlt, sie eine sehr dünne Epidermis und im Verhältnis eine relativ große Körperoberfläche haben. Hierauf beziehen sich auch die ersten grundlegenden Reanimationsmaßnahmen (Vermeidung von Wärmeverlust), da Unterkühlung weiter gehend u. a. zu erhöhtem Sauerstoff- und Energieverbrauch führt und Atemstillstände provoziert. Zudem kommt es durch die leichte Durchlässigkeit der Haut zu Flüssigkeitsverlusten. Weitere bekannte Komplikationen sind die Atemstörungen Frühgeborener, die aufgrund der Unreife von Lunge und Atemzentrum im Gehirn häufig auftreten. Durch die Behebung der **insuffizienten Atmung** mithilfe der maschinellen Beatmung und konzentrierter Sauerstoffgabe kann es zu Beatmungsfolgeschäden wie Infektionen der Lunge, Retinopathien (Einblutungen in die Netzhaut mit nachfolgenden Sehstörungen) oder Lungenschädigungen kommen.

Ebenso kann sich das **kardiovaskuläre System** aufgrund der Unreife meist nur unvollständig an den neuen Blutkreislauf anpassen, woraufhin hypoxische Situationen (verminderte Sauerstoffsättigung im Blut) eintreten.

Es kommt vermehrt zu **Stoffwechselentgleisungen** in Form von Hypoglykämien (Unterzuckerung), Hypokalzämien (Abfall des Kalziumspiegels) und Hyperbilirubinämien. Oft sind das Saugen und Schlucken von Nahrung noch erschwert und aufgrund der Schwäche der Ausscheidungsorgane kommt es zu einer erschwerten Entleerung von Blase und Darm. Frühgeborene neigen zudem häufiger zu Infektionen, da ihr Immunsystem zum frühen Zeitpunkt der Geburt noch nicht genügend ausgebildet ist. Gefürchtet sind vor allem die Infektionen von Lunge oder Darm.

Die Weichheit von Knochen und die leichte Verletzlichkeit von Gewebe und Gefäßen können zu Verletzungen und Blutungen führen. Hier sind vor allem Hirnblutungen, die in der Folge zu Hirnschädigungen und neurologischen Folgeschäden führen können, von Belang. Neben der normalen Neugeborenenpflege (Nabelpflege, Körper- und Gesäßpflege) stehen in diesen Situationen die Überwachung der Vitalzeichen, die Kontrolle der maschinellen Beatmung, die Verabreichung der intravenösen Medikamente und die mögliche Gabe von Sondenkost im Vordergrund. Neben der intensiven Pflege der frühgeborenen Kinder benötigen die Eltern eine besondere Betreuung und Unterstützung in dieser Krisensituation.

2.5.5 Betreuung der Eltern

Eltern, die ihr Kind auf der Intensivstation besuchen müssen, stehen in einer stark belastenden Situation; sie sind ängstlich und gestresst, die Mutter ist noch geschwächt von der Geburt. Das Umfeld der Intensivmedizin, in das sie meist erstmalig eintreten, ist hoch technisiert, unruhig und bietet kaum Vertrautes.

Durch die Distanz zu ihrem Kind, das meist im Inkubator liegt und „verkabelt" ist, ist es schwierig, eine Eltern-Kind-Beziehung aufzubauen. „Ihr Kind" ist ihnen fremd und entspricht zudem auch nicht dem Bild eines typischen Babys. Je nach Ausprägungsgrad der intensivmedizinischen Unterstützung können Eltern am Anfang nur passiv sein und die Handlungen an ihrem Kind nur hilflos beobachten.

Für die Förderung der elterlichen Kompetenz in der Versorgung des Kindes und um den Beziehungsaufbau zu fördern, ist es wichtig, die Eltern so bald wie möglich in die pflegerische Versorgung mit einzubeziehen. Dies kann z. B. beim Wickeln, Baden oder Füttern sein, was irgendwann von den Eltern auch selbstständig übernommen werden kann.

Sobald ein Frühgeborenes nicht mehr beatmet werden muss, ist auch Körperkontakt durch **„Känguruhing"** möglich. Dabei wird das mit nur einer Windel bekleidete Baby den Eltern auf den nackten Oberkörper gelegt und zugedeckt, um so den fehlenden Hautkontakt nachzuholen. Für Eltern und Kind stellt dies Geborgenheit dar, fördert den Beziehungsaufbau, beruhigt und stärkt. Oft verbessern sich beim Känguruhen sicht- und messbar verschiedene Parameter (Herzfrequenz, O_2-Sättigungsbedarf, Hautfarbe) beim Frühgeborenen.

Kommunikation mit Kindern Band 5, A 6.1.2

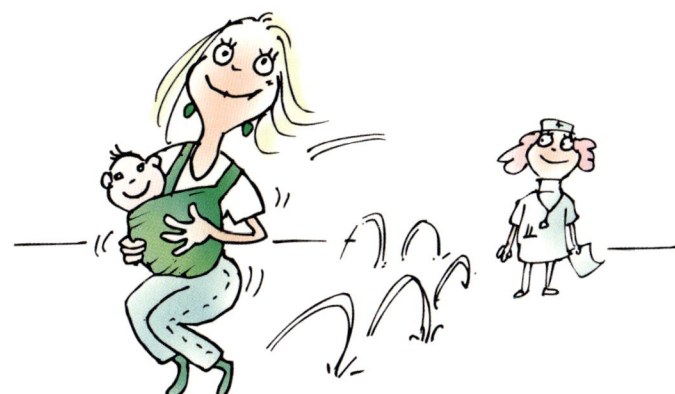

Auch für Frühgeborene stellt Muttermilch die beste Ernährung dar, weil sie ideal auf die Bedürfnisse angepasst und am besten verdaulich ist. Zudem kann Muttermilch zum Aufbau des noch schlecht gereiften Immunsystems beitragen, was adaptierte Säuglingsnahrung nicht bietet. Stillen fördert automatisch den wichtigen Hautkontakt zwischen Mutter und Kind und stärkt das Kompetenzgefühl der Frau, für ihr Kind adäquat sorgen zu können.

Sobald dies möglich ist und keine Notwendigkeit für forcierte Nahrungs- und Flüssigkeitszufuhr (über Infusion oder Magensonde) mehr besteht und darüber hinaus Atem- und Saugverhalten durch das Kind koordiniert werden können, sollte an einer Stillförderung gearbeitet werden. Es hat sich gezeigt, dass zum Teil schon sehr kleine Frühgeborene saugen und schlucken können, eventuell kann dies durch Sondenernährung oder alternative Fütterungsmethoden (fingerfeeding) unterstützt werden. Wichtig ist bei der Förderung des Stillprozesses eine Absprache zwischen Intensiv- und Wochenstation, damit die Zeiten für Mutter und Kind passen.

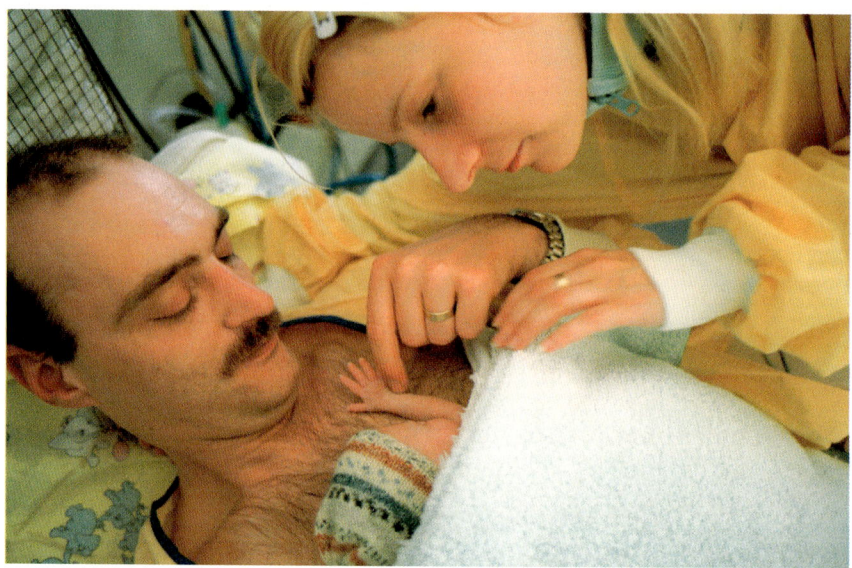

Känguruhing bei Frühgeborenen

Meistens gibt es für die Entlassung von Frühgeborenen keine bestimmte Gewichtsgrenze als Anhaltspunkt. Stattdessen sind der Gesundheitszustand und die Souveränität der Eltern in der Versorgung des Kindes ausschlaggebend. Zu bedenken ist bei der Entlassung, dass Eltern bis dahin nur unter erschwerten Bedingungen eine Bindung zu ihrem Kind aufbauen konnten und deshalb oft noch Unsicherheiten bestehen. Auch Ängste wegen erhöhter Restrisiken und Folgeschäden für das Frühgeborene sorgen bei Eltern für Unsicherheit in der Versorgung und können einen gesunden und vorbehaltlosen Umgang mit ihrem Kind stören. Hier sollte durch die Pflegenden der Fokus auf die Nachbetreuung gelegt werden, eventuell durch eine spezielle Pflegeüberleitungsstelle oder das Casemanagement.

Interdisziplinäre
Betreuung der
Frau
Band 3, A 1.5

2.6 Betreuung der Wöchnerin

Die Zeit nach der Geburt wird **Wochenbett** genannt. Daher bezeichnet man eine Mutter in den ersten Wochen nach der Geburt als **Wöchnerin**. Das Wochenbett (Puerperium) beginnt mit der Ausstoßung der vollständigen Nachgeburt (Plazenta) und dauert sechs bis acht Wochen.

In der Zeit des Wochenbetts bilden sich schwangerschafts- und geburtsbedingte Veränderungen und Verletzungen zurück; man spricht auch von **Rückbildung**. Es wird jedoch weder der anatomische noch der funktionelle Zustand erreicht, der vor der Schwangerschaft bestand.

Man unterscheidet das **Frühwochenbett** (die ersten zehn Tage nach der Geburt) und das **Spätwochenbett** ab dem 11. Tag nach der Entbindung. Die jeder Frau zustehende „Hebammenhilfe" konzentriert sich in aller Regel auf das Frühwochenbett. Das heißt, jede Frau wird in den ersten Tagen nach der Geburt regelmäßig von einer Hebamme in der Klinik oder zu Hause besucht. Die Mutter erhält Unterstützung bei der Versorgung des Kindes und bespricht auftretende Probleme mit ihr.

2.6.1 Körperliche Rückbildung

Bei der körperlichen Rückbildung unterscheidet man die extragenitalen von den genitalen Rückbildungsvorgängen. Bereits im Geburtsvorbereitungskurs erhalten die schwangeren Frauen wichtige Informationen über diese vielfältigen Veränderungen. So können gezielt Ängste abgebaut und die Frau zur aktiven Teilnahme an bestimmten Übungen motiviert werden.

Extragenitale Rückbildungsvorgänge

Der Körper der Frau verändert sich während der Schwangerschaft stark. Dies bezieht sich nicht nur auf die Genitalien, sondern auf den gesamten Körper. Der **Gewichtsverlust** nach der Geburt von etwa sechs Kilogramm erklärt sich durch das Kind selbst, Plazenta, Fruchtwasser, Blut und Schweiß. In der ersten Woche nach der Geburt vermindert sich das Körpergewicht um weitere drei bis fünf Kilogramm infolge erhöhter Flüssigkeitsausscheidung. Demzufolge beträgt der Gesamtgewichtsverlust 11 bis 12 Kilogramm. Frauen, die nach dieser Zeit noch deutlich mehr Körpergewicht zeigen, haben möglicherweise in der Schwangerschaft mehr Fettgewebe zugenommen.

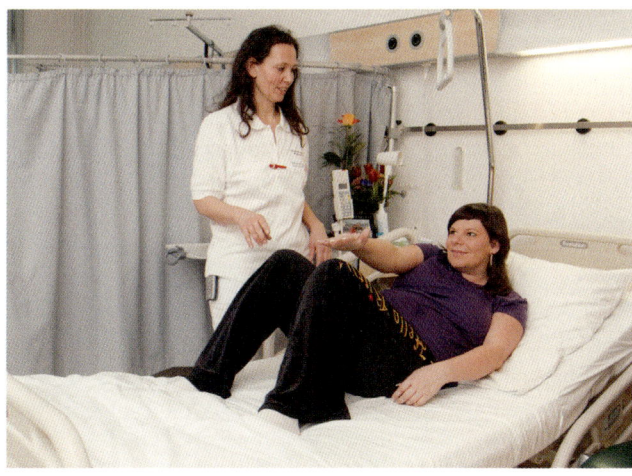

Rückbildungs-gymnastik

Noch immer gilt bei einigen Frauen die Meinung, in der Schwangerschaft müssten sie für zwei essen. Hier sind gezielte Informationen über Ernährung und Bewegung in der Schwangerschaft sowie die regelmäßige Gewichtskontrolle wichtig. Eine gezielte Gewichtsreduktion in der Stillzeit sollte jedoch vermieden werden.

Die **Atmung** wird im Wochenbett wieder zur Bauch-Brust-Atmung (die Schwangere hat am Ende der Schwangerschaft meist eine Brustatmung), eine vorhandene Kurzatmigkeit durch die Einschränkung des Atemvolumens (Zwerchfellhochstand) verschwindet nach der Geburt des Kindes.

Ernährung in der Schwangerschaft Band 3, A

Schwanger-
schaft
Band 3, A 1

Zwei bis drei Wochen nach der Geburt reguliert sich der Wassergehalt des Bluts (die zirkulierende Blutmenge erhöht sich während der Schwangerschaft um 1,5 bis 2 Liter) wieder. Die in der Schwangerschaft veränderten Blutwerte normalisieren sich und kehren zu den Ausgangswerten zurück.

Das in der Schwangerschaft nach oben verschobene Herz nimmt seine ursprüngliche Lage wieder ein. Der Blutdruck ist im Wochenbett eher niedriger als in der Schwangerschaft.

Venöse **Blutgefäßveränderungen** (verminderter Tonus) – besonders im Anogenital- und Beckenbereich sowie in den Beinen, was die Varizenbildung fördert – verändern sich wieder. Das heißt, der Tonus in den Gefäßen steigt wieder an, der Ausgangsstatus wird allerdings nicht wieder erreicht. Viele Frauen haben mit weiteren Schwangerschaften mehr oder weniger ausgeprägte Varizen oder Hämorrhoiden.

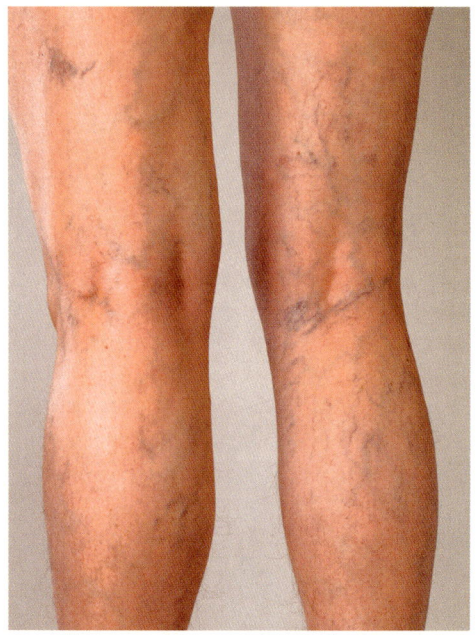

Varizenbildung während der Schwangerschaft

Auch im **Darm** kommt es zu einer Tonusabnahme (Einfluss von Progesteron). Dies wird durch falsche Ernährung und die Einnahme von Eisenpräparaten begünstigt und kann zur Verstopfung führen. Eine echte Obstipation im Wochenbett ist allerdings sehr selten. Die erste Stuhlentleerung sollte spätestens am dritten Tag nach der Geburt erfolgen. Die Wöchnerin sollte darüber informiert werden, dass durch den Stuhlgang bzw. das damit verbundene Pressen die Dammnaht nicht verletzt wird. So kann ihr die Angst vor dem ersten Stuhlgang genommen werden. Die normale Darmperistaltik stellt sich innerhalb von drei bis vier Wochen wieder ein.

Ausscheidung
Band 2, F 2

Das Gleiche gilt für die **Harnblase**. Im Frühwochenbett sollte die Harnblase – auch ohne Harndrang – alle drei bis vier Stunden entleert werden. Die Urinmenge muss beobachtet werden, um postpartales Harnverhalten – ausgelöst durch Ängste, Verletzungen, Ödeme u. Ä. – nicht zu übersehen. Außerdem unterstützt eine leere Blase die Kontraktionsfähigkeit des Uterus und vermindert das Risiko von Atonien (Erschlaffung der Uterusmuskulatur). In den ersten Tagen nach der Geburt ist die glomeruläre Filtrationsrate noch erhöht und es kommt zu einer Urinausscheidung von ca. drei Litern täglich. Auch hier dauert es etwa drei bis vier Wochen, bis sich die Nierenfunktion wieder normalisiert hat. Zusätzlich wird die Wöchnerin feststellen, dass sie auch verstärkt schwitzt. Sie fühlt sich wie in den „Wechseljahren".

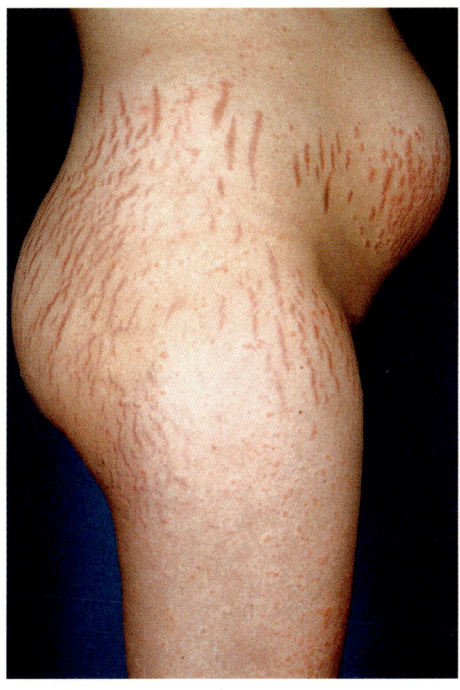

Die verstärkte **Pigmentierung der Haut** – insbesondere im Gesicht, den Mamillen, dem Anus und der Linea fusca (sie wird wieder zur Linea alba) – verblasst allmählich. Auch eventuelle Schwangerschaftsstreifen (Striae gravidarum) an Bauch, Brust, Hüften und Oberschenkel, die breit und rötlich sein können, werden kleiner und heller; sie verschwinden aber nicht mehr vollständig.

Schwangerschaftsstreifen

Das **Iliosacralgelenk** und die **Symphyse** waren durch hormonelle Einflüsse aufgelockert (die „Dehnbarkeit" konnte die Geburt erleichtern), der Beckengürtel festigt sich wieder. Manche Frauen tragen nach der Geburt eine andere Kleidergröße, auch wenn sie ihr Ausgangskörpergewicht wieder erreicht haben.

Die Bauchmuskulatur wird in der Schwangerschaft stark belastet. Das Auseinanderstehen der beiden geraden Bauchmuskeln kann nach der Geburt ein bis vier Querfinger betragen. Durch die Tonuszunahme der Muskulatur und gezielte Rückbildungsgymnastik bildet sich die Spalte meist innerhalb der nächsten sechs Monate zurück. Konstitution der Frau und Parität (Anzahl der Geburten) spielen bei der Rückbildung eine große Rolle.

Genitale Rückbildungsvorgänge

Unmittelbar nach der Geburt steht der Uterus etwa zwei bis drei Querfinger unter dem Nabel und ist von außen gut tastbar. Innerhalb von 24 Stunden befindet er sich in der Regel in Nabelhöhe, um sich dann täglich um einen Querfinger zu senken.

Nach etwa zehn Tagen ist er nach einer vaginalen Geburt nicht mehr zu tasten. Nach einem Kaiserschnitt dauert die Rückbildung durch die Narbe deutlich länger. Die Gebärmutter wiegt nach der Geburt ca. 1000 bis 1500 Gramm, nach sechs Wochen 70 bis 90 Gramm.

In den ersten Tagen zieht sich der Muttermund zusammen, nach etwa zehn Tagen ist der innere Muttermund nur noch so weit geöffnet, dass die Lochien abfließen können. Für die Rückbildung des Uterus sind die hormonellen Veränderungen (Wegfall der wachstumsfördernden Hormone) und die Nachwehen verantwortlich.

Etwa vier bis fünf Tage hat die Frau mehr oder weniger spürbare Nachwehen, die sich auf eine Dauerkontraktion aufsetzen. Die durch das Stillen (vermehrte Ausschüttung von Oxytocin) ausgelösten Kontraktionen nennt man **Stillwehen**. Stillen fördert somit auch die Uterusinvolution (Uterusrückbildung).

Die Wehen im Wochenbett bewirken eine Minderdurchblutung der Gebärmutter, die Verkleinerung der Plazentahaftfläche und somit eine Blutstillung und den Abfluss des Wundsekretes (= Lochialsekret). Die Vulva, die Scheide und der Beckenboden wurden bei der Geburt überdehnt. Es kam zu Ödemen und kleinen Einrissen, unter Umständen auch zu Hämatomen, selbst wenn kein Dammschnitt gemacht wurde oder größere Risse zu beobachten waren.

All diese Veränderungen müssen den Pflegenden und beratenden Fachpersonen bekannt sein, damit Information, Schulung und Beratung fundiert und personenorientiert stattfinden.

Übergabe
Band 2, A 4.1.2

Gute Anknüpfungspunkte und Ausgangssituationen für ein Beratungsgespräch bietet die Übergabe am Bett von der betreuenden Pflegeperson zur nächsten beim Schichtwechsel. Ausgangspunkt einer Beratung sollten jeweils die Fragen der Mutter sein.

Finden diese Informationsgespräche im Beisein von mehreren Pflegenden statt, können wichtige Informationen über offene Fragen und Ängste der Frau gesammelt werden, die dann eventuell in die Pflegeplanung aufgenommen werden.

Vorteil ist dann die einheitliche Vorgehensweise im Umgang mit der Frau. Denn ein Problem bei einem stationären Krankenhausaufenthalt nach der Geburt ist nach wie vor die Verunsicherung der Frauen durch die Meinungsvielfalt des Personals. Dies kann bei der Übergabe am Bett in Kombination mit einer sorgfältigen Dokumentation deutlich reduziert werden.

2.6.2 Stillen

Lange Zeit ging man davon aus, dass das Stillen über sechs Monate die Bereitschaft, an einer Allergie zu erkranken, deutlich mindert. Neuere Erhebungen stellen dies jetzt aber infrage. Doch zweifellos fördert das Stillen die Mutter-Kind-Bindung.

Eine Stillberatung sollte schon in der Schwangerschaft stattfinden, um mit der Mutter die Bereitschaft zum Stillen zu klären. Denn bis auf ganz wenige Ausnahmen ist jede Frau in der Lage, ihr Kind zu stillen. Primär wollen etwa 90 % der Frauen ihr Kind stillen, nach der Klinikentlassung tun es ca. 75 % voll, nach zwei Wochen 60 %, nach vier Monaten stillen noch 30 % der Frauen voll und nach einem halben Jahr nur noch 10 %. Die durchschnittliche Stilldauer liegt bei ungefähr 26 Wochen. Man kann beobachten, dass die Stillbereitschaft rückläufig ist.

Stillregeln:

◆ Das Kind kann bis zum Milcheinschuss – meist am 3. Tag – so oft angelegt werden, wie es mag.

◆ Ist die Bereitschaft zum Saugen eher gering, sollte alle drei bis vier Stunden Vormilch mit der Hand abgedrückt und dem Kind mit einem Löffel gefüttert werden.

◆ Auch nach dem Milcheinschuss und der Produktion von reifer Frauenmilch sollte das Stillen nach Bedarf des Kindes erfolgen.

◆ Nach ca. zwei Wochen lässt sich meist ein gewisser Rhythmus erkennen, die Stillabstände sind dabei oft unterschiedlich lang.

◆ Ideal ist es für die Mutter, wenn acht Stillmahlzeiten in 24 Stunden nicht überschritten werden.

◆ Es ist darauf zu achten, dass die Stillmahlzeiten keine „Nuckelaktionen" sind, sondern das Kind saugt und schluckt.

◆ Am Anfang ist das Stillen im Liegen für Mutter und Kind sehr bequem, später dann auch im Sitzen im sogenannten Madonnengriff, immer mit der Regel „Bauch an Bauch".

◆ Bei Milchstau kann aber auch die Football-Position (Kind wird wie ein Football unter dem Arm der Mutter gehalten) hilfreich sein.

◆ Ob ein Baby genügend Muttermilch getrunken hat, erkennt man – ohne andere Zufütterung, auch kein Wasser – in den ersten Tagen an mindestens drei nassen Windeln, später sollten es mindestens fünf sein.

◆ Scheidet das Kind Muttermilchstuhl aus (gelb, salbenartig oder zerhackt/wässrig und angenehm riechend), kann man grundsätzlich von einer ausreichenden Trinkmenge ausgehen.

◆ Stuhlabgänge zwischen siebenmal am Tag und einmal in sieben Tagen sind normal.

◆ In den ersten Tagen wird das Kind täglich gewogen (Kinder dürfen bis 10 % des Körpergewichts abnehmen), später genügen sporadische Gewichtskontrollen oder sehr gute Beobachtung.

◆ Vor und nach dem Anlegen zu wiegen, ist sinnlos. Die Beschaffenheit der Muttermilch ist so unterschiedlich, dass die Menge an sich nicht aussagefähig ist.

◆ Sollte eine Mutter Antibiotika nehmen müssen, wird der Arzt bei der Auswahl darauf achten, dass weiter gestillt werden kann.

◆ Außer bei Zytostatikaeinnahme gibt es kaum einen Grund, das Stillen einzustellen.

◆ Das Stillen in der Öffentlichkeit ist heute weitgehend akzeptiert, oft gibt es in öffentlichen Gebäuden und Restaurants auch Stillbereiche. Die Muttermilch kann abgepumpt werden und per Flasche gefüttert werden, z. B. wenn die Mutter bereits wieder arbeiten geht. Sie ist im Kühlschrank etwa einen Tag haltbar, eingefroren drei Monate. Die Mutter muss gut darauf achten, dass sie die Hygieneregeln einhält, die Milch ist sehr sensibel.

Beraten und
Begleiten
Band 5, A 5.2

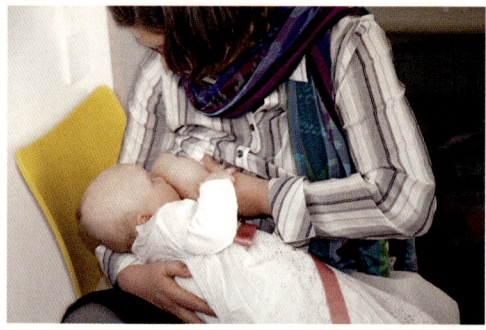

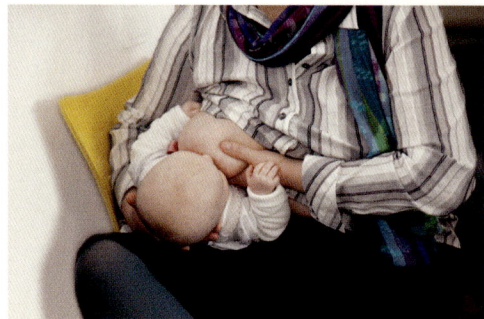

Kind zum Stillen anlegen

2.6.3 Ernährung der Mutter während des Stillens

Ernährung
Band 2, J 2

Während der Stillzeit entsteht bei vollem Stillen ein zusätzlicher **Energiebedarf** von 2,2 Mega-Joule (MJ)/Tag (530 kcal/Tag). Wird nach dem vierten Monat zugefüttert, so ergibt sich nur noch ein Mehrbedarf von 1,2 MJ/Tag (285 kcal/Tag).

In der Stillzeit wird eine Zulage von täglich 15 g **Protein** empfohlen. Durch Verzehr fettarmer Milchprodukte wird gleichzeitig ein Großteil des Kalziumbedarfs gesichert (z. B. zwei Scheiben Emmentaler liefern 17 g Protein und 620 mg Kalzium).

Mit einer vollwertigen Ernährung lässt sich der Bedarf an Vitaminen und Mineralstoffen auch in der Stillzeit mit der natürlichen Ernährung decken. Lediglich Jod sollte zusätzlich in Tablettenform weiter ergänzt werden. Wichtig ist eine reichliche **Trinkmenge**, um die für die Milchbildung notwendige Flüssigkeitsmenge aufzunehmen.

Je vielseitiger der Speiseplan der stillenden Mutter, desto größer ist die Gewähr, dass Mutter und Kind mit allen notwendigen Nährstoffen versorgt werden. Je nach Lebensmittelauswahl der Mutter verändert sich auch der Geschmack der Muttermilch. Hierdurch werden dem Kind ganz unterschiedliche Geschmackseindrücke geboten und dies erleichtert den Übergang auf spätere Beikost.

Allergie-
Prävention
Band 3, J 2.2.5

Es gibt keine wissenschaftlichen Untersuchungen, die bestätigen, dass das Weglassen bestimmter Lebensmittel Einfluss auf die Befindlichkeit des Säuglings hat. So sollten nur im Einzelfall Zitrusfrüchte bei Wundsein eines Säuglings eingeschränkt werden. Auch ein vermuteter Zusammenhang zwischen Blähungen und dem mütterlichen Verzehr von Hülsenfrüchten oder bestimmten Gemüsesorten ist nicht wissenschaftlich abgesichert. Es gibt Hinweise, dass Fisch in der mütterlichen Ernährung einen protektiven Effekt auf die Entwicklung atopischer Erkrankungen beim Kind hat.

Empfehlenswerte Lebensmittelmengen pro Tag [1]

Stillende	Grundbedarf*	Zulagen
Energie (pro Tag)	8,8 MJ/2100 kcal	2,2 MJ/530 kcal
Reichlich		
Getränke (ml)	1500	1000
Brot, Getreide (-flocken) (g)	260	100
Kartoffeln, Reis, Nudeln (g)	180	100
Gemüse (g)	250	100
Obst (g)	250	100
Mäßig		
Milch (-produkte) (g)	425	100
Fleisch, Wurst (g)	60	100 g/Woche
Fisch (g/Woche)	200	100**
Eier (Stück/Woche)	2 bis 3	–
Sparsam		
Öl, Margarine, Butter (g)	35	10
Fettreiches (Schokolade, Eiscreme, Chips)	–	–
Zuckerreiches (z. B. Fruchtgummi, Marmelade)	–	–

* nicht schwangere, nicht stillende Frauen ab 25 Jahre
** fettreicher Fisch z. B. Lachs, Hering, Makrele, Thunfisch

Die Empfehlungen für den Genuss von **Kaffee** liegen wie bei Schwangeren bei bis zu zwei bis drei Tassen pro Tag. Bei sehr empfindlichen Babys kann sich jedoch die anregende Wirkung von Koffein, auch aus schwarzem und grünem Tee, Colagetränken usw., bemerkbar machen. Gegen eine gelegentliche kleine Menge **alkoholischer Getränke** (kleines Glas Bier, Sekt oder Wein) ist nichts einzuwenden. Da Alkohol direkt in die Muttermilch übergeht, sollten Stillende keinen Alkohol kurz vor einer Stillmahlzeit trinken. Vom Rauchen wird auch in der Stillzeit abgeraten, da **Nikotin** in die Muttermilch übergeht. Auch das passive Rauchen schadet, deshalb sollten Kinder in einer rauchfreien Umgebung aufwachsen.

2.6.4 Wochenfluss (Lochien)

Nach Ablösung der Plazenta entsteht eine tiefe Wunde in der Gebärmutterwand. Bei der Heilung dieser Wunde entsteht Wundsekret – der sogenannte Wochenfluss oder fachsprachlich die Lochien.

Der Wochenfluss besteht hauptsächlich aus Gewebsresten, Blut, Leukozyten und Lymphe und verändert sich in Menge und Farbe mit fortschreitender Wundheilung. Grundsätzlich sind die Lochien nicht hochinfektiös, sondern lediglich keimbesiedelt, wie jedes andere Wundsekret auch.

Die Pflegenden beobachten den Wochenfluss auf Farbe, Menge, Geruch und Konsistenz. Am 1. Tag sind die Lochien blutig und ca. 300 ml, am 2. bis 3. Tag verringert sich die Menge deutlich um 200 ml, zwischen dem 4. und 7. Tag ist der Wochenfluss sehr reduziert, blutig-bräunlich oder blutig-serös, wird dann ab der 2. Woche spärlich und gelblich, um zwischen der 3. und 6. Woche nach der Geburt sehr hell zu werden und allmählich aufzuhören. Parallel zu den Lochien wird der Fundusstand der Gebärmutter kontrolliert. Der Uterus senkt sich – nach der Geburt in Nabelhöhe – um täglich einen Querfinger.

> Durch die Verlegung des Gebärmutterhalskanals oder als Folge einer Infektion kann es zu einem Lochienstau kommen. Symptomatisch zeigen sich Bauchschmerzen, Ausbleiben des Wundsekrets und häufig Fieber.
> Präventiv sind regelmäßiges Stillen (schüttet Oxytocin aus, das zur Kontraktion der Gebärmtter und zum Sekretabfluss führt) und Rückbildungsgymnastik.

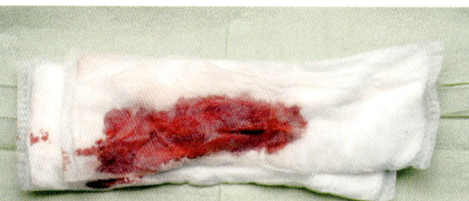

Lochien

2.6.5 Postpartale Verstimmung

Die Begriffe „Heultage" oder **„Babyblues"** bezeichnen einen Verstimmungs-zustand, der sich als eine vorübergehende emotionale Überempfindlichkeit mit Weinerlichkeit, Ängstlichkeit, Unruhe, Verletzlichkeit, Reizbarkeit, teilwei-se auch körperlichen Beschwerden wie z. B. Appetit- oder Schlafstörungen darstellt. Diese emotionalen Veränderungen setzen in der Regel ab dem 3. bis zum 15. postpartalen Tag ein und dauern zwischen Stunden und wenigen Tagen. Dieser Zustand ist deutlich von der behandlungsbedürftigen postpar-talen Depression zu unterscheiden.

Diese Verstimmungszustände sind bis zu einem gewissen Grad nach der Entbin-dung normal. Die genauen Ursachen sind nicht bekannt, endokrinologische Fakto-ren spielen aber eine Rolle. So wurde beobachtet, dass bei betroffenen Frauen vor der Geburt vergleichsweise hohe Konzentrationen von Progesteron nachzuweisen waren, die nach der Geburt besonders stark abfielen. Aber auch postpartal niedri-ge Östrogenwerte werden für die Weinerlichkeit verantwortlich gemacht, ebenso ein besonders niedriger Serumspiegel von Adrenalin und Noradrenalin. Neben den endokrinologischen und biochemischen Untersuchungsergebnissen ist auch die psychiatrische Eigen- und Fremdanamnese von Bedeutung. So sind Erstgebären-de häufiger betroffen als Frauen, die schon entbunden haben. Auch eine bereits während der Schwangerschaft aufgetretene depressive Stimmungslage erhöht die Wahrscheinlichkeit einer postpartal zu beobachtenden emotionalen Labilität. Nach ambulanten Geburten ist die Symptomatik seltener zu beobachten.

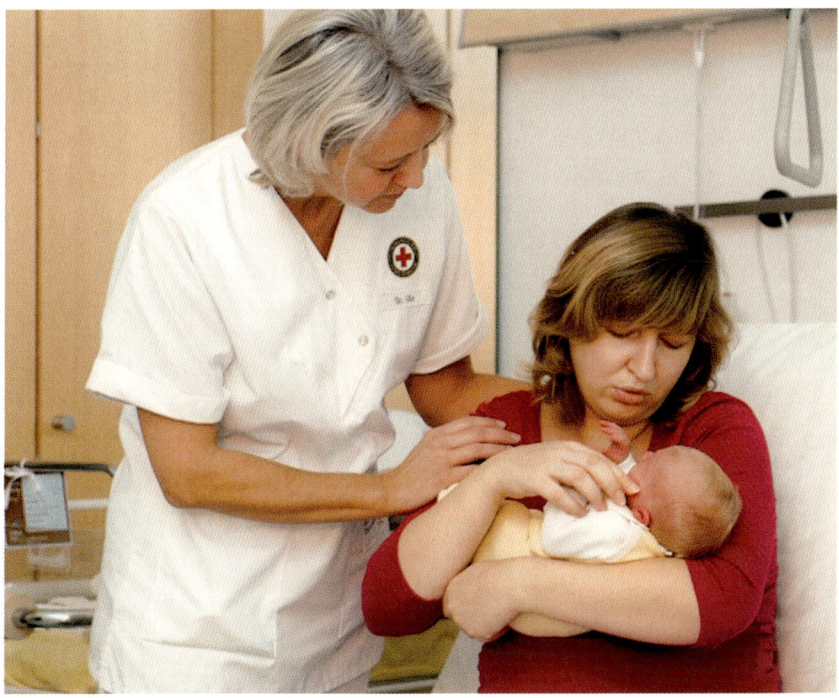

Postpartale Verstimmung

> Häufig werden die Begriffe **„postpartal"** und **„postnatal"** für den gleichen Zusammenhang benutzt. Dabei beziehen sich beide Begriffe auf die Geburt, unterschiedlich ist jedoch, ob die Geburt aus Sicht der Mutter oder aus Sicht des Kindes gemeint ist. Der Begriff „postpartal" bezieht sich immer auf die Mutter, wohingegen „postnatal" auf das Kind bezogen ist.

Ein Zusammenhang besteht wahrscheinlich auch zwischen dem Vorkommen von depressiven Episoden in der familiären oder eigenen Anamnese und dem Auftreten von „Babyblues". Das Verhältnis zur eigenen Mutter spielt möglicherweise eine Rolle. Ungünstige Lebensumstände, die wirtschaftliche Situation, ethnische Zugehörigkeit und Alter haben keinen entscheidenden Einfluss. Allerdings besteht ein Zusammenhang mit einem konfliktträchtigen Erleben der Schwangerschaft und der möglicherweise traumatisch erlebten Entbindung.

Ganz allgemein kann gesagt werden, dass etwa 80 % der Wöchnerinnen dieses relativ harmlose und kurze Syndrom erleiden. Der Zustand dauert manchmal nur wenige Stunden, maximal etwa eine Woche. Der Babyblues ist nicht therapiebedürftig.

Pflegende sollten mit Einfühlungsvermögen und Empathie den Müttern und der Situation begegnen. Sie sollten die Frauen über die verschiedenen möglichen Ursachen informieren. Auch der Zuspruch, dass dieser Zustand bis zu einem gewissen Maß den normalen Vorgängen nach einer Geburt entspricht, ist wichtig. Es sollen Gesprächsangebote gemacht werden, beispielsweise zu den Themen Geburtserlebnis, neue Lebensumstände, Veränderung der eigenen Rolle und der Partnerschaft und die Verantwortung für das Kind.

Wochenbettdepression (tritt auf bei 7–30 % der Mütter) oder **Wochenbettpsychose** (bei ein bis drei Müttern auf 1000 Lebendgeborene) hingegen sind schwere Erkrankungen und immer behandlungsbedürftig. Ein frühzeitiges Erkennen einer solchen Depression der Mutter ist Aufgabe des Behandlungs- und Pflegeteams.

Beraten und
Begleiten
Band 5, A 5.2

Die Frau sollte in jedem Gefühlsstadium dazu ermuntert werden, offen über ihre Gefühle zu sprechen. Dies sollte jedoch immer ohne Drängen und auf Freiwilligkeit beruhend geschehen. In vielen Fällen sind der gesellschaftliche Druck und die „Verpflichtung", sich über das und mit dem Kind zu freuen, groß. Daher verdrängen die Frauen häufig ihre unerwünschten Gefühle und versuchen alleine, aus dem Stimmungstief herauszukommen. Je früher der Frau professionelle Hilfe angeboten werden kann, desto früher klingen die Symptome eventuell wieder ab. Der Frau sollte ausreichend Gelegenheit gegeben werden, sich auch mit ihrem Partner über ihr Befinden austauschen zu können. Eine ungestörte Atmosphäre, um sich als Familie erleben zu können, sollte daher wann immer möglich gewährleistet werden.

2.6.6 Elternberatung

Die Beratung der Eltern sollte schon in der Schwangerschaft beginnen, am besten durch einen Geburtsvorbereitungskurs für Paare. Denn die – häufig als Krönung der Beziehung erwartete – neue Familienkonstellation stellt die Paare vor unerwartete Belastungen. In diesen Kursen sollte der Schwerpunkt auf dem neuen Familienmitglied (Signale des Kindes erkennen lernen) und der Veränderung der Partnerschaft zur Elternschaft liegen. Die jungen Eltern haben häufig noch keine eigene Erfahrung (z. B. durch Babysitting), leben nicht mehr in größeren Familienverbänden, in denen man von den Erfahrungen der anderen profitieren kann, und entwickeln häufig die Tendenz, sich selbst aufzugeben. Alles dreht sich um das Kind, die eigenen Bedürfnisse kommen zu kurz, die Erwartungen an den Partner sind da, werden aber nicht kommuniziert.

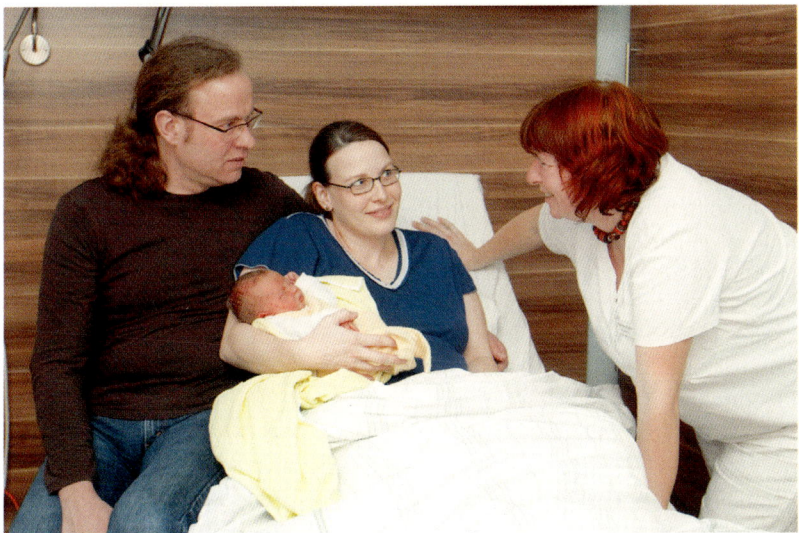

Elternberatung

Viele Kinder leiden z. B. in den ersten Monaten an starken Blähungen, die oft Ursache für heftiges und lang anhaltendes Schreien sind. Viele Eltern kommen in diesen Situationen schnell an die Grenzen ihrer Belastbarkeit und benötigen Unterstützung durch Fachpersonen in Form von Beratung und Schulung.

Die Eltern konzentrieren sich bei ihren Vorbereitungen z. B. auf Geburtsvorbereitung im üblichen Sinn, Säuglingspflege und andere Dinge. Durch das Überangebot von Kursen und Ratschlägen von Fachleuten wird die Intuition verdrängt. Auch hier beginnt wieder eine Spirale. Je stärker das Informationsangebot, desto größer kann die Gefahr sein, an den eigenen Fähigkeiten zu zweifeln. Gut sind sicher der Kontakt und die Betreuung durch eine Hebamme. Die Hebamme sollte in ihrem Umfeld über ein Netzwerk verfügen und den Eltern weitere Ansprechpartner nennen oder vermitteln können. Der Grundsatz „Hilfe zur Selbsthilfe" sollte die Begleitung von jungen Eltern leiten.

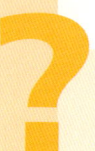

1 Wie wird eine schwangere Frau kurz vor der Geburt von der Hebamme oder Pflegefachpersonen vorbereitet? Nennen Sie mindestens vier Maßnahmen.

2 In welchen Phasen verläuft eine normale Geburt?

3 Was versteht man unter dem Apgar-Score?

4 Auf was achtet die Hebamme nach der Geburt bei einem gesunden Neugeborenen?

5 Wie unterscheiden sich primärer, sekundärer und Notkaiserschnitt?

6 Welche Veränderungen treten nach der Geburt bei der Frau auf? Nennen Sie mindestens sechs.

7 Wie verändern sich die Lochien im Laufe des Wochenbetts? Beschreiben Sie Menge und Aussehen.

8 Was versteht man unter dem „Babyblues"?

9 Welche Aspekte sollte eine Elternberatung unbedingt thematisieren und warum?

1 Erklären Sie Ihrer Mitschülerin im Rollenspiel, wie man
a) ein Neugeborenes richtig aus dem Bett hebt,
b) richtig trägt,
c) richtig anzieht.

2 Üben Sie im Rollenspiel die richtige Anlage eines Neugeborenen für das Stillen. Probieren Sie mehrere Positionen aus und notieren Sie die Vor- und Nachteile der jeweiligen Körperlage von Mutter und Kind.

3 Erstellen Sie ein Merkblatt mit allen relevanten Angaben im Zusammenhang mit Ernährungsempfehlungen in der Schwangerschaft und Stillzeit und stellen Sie es in der Gruppe zur Diskussion. Recherchieren Sie dazu auch im Internet.

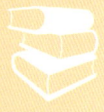

Geist, Christine / Harder, Ulrike / Stiefel, Andrea: Hebammenkunde. Lehrbuch für Schwangerschaft, Geburt, Wochenbett und Beruf. Hippokrates Verlag, Stuttgart 2007

Kasper, Heinrich: Ernährungsmedizin und Diätetik, Urban und Fischer, 2009

www.jod-fuer-zwei.de – Arbeitskreis Jod

I Kersting, Mathilde / aid / DGE: Schwangerschaft und Stillzeit, 2003.
DGE: Referenzwerte für die Nährstoffzufuhr, Bonn 2008

Nähe und Distanz

**Intimität wahren und
Sexualität leben**

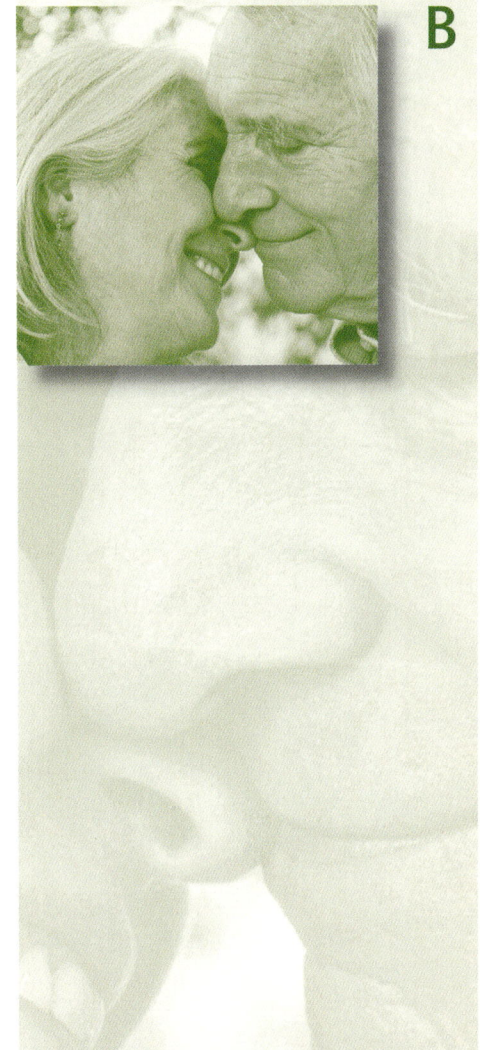

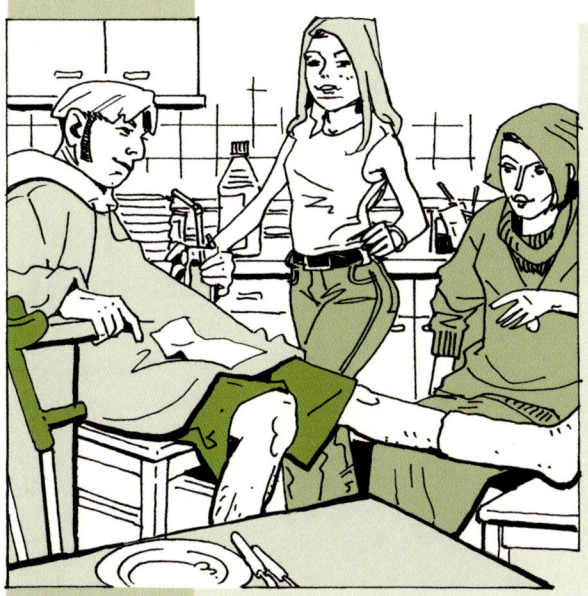

Pia sucht am Schultag nach ihren Freunden Olga und Tim. Als sie endlich Olga gefunden hat, fragt sie neugierig, ob Olga wisse, wo Tim steckt. Schließlich schrieben sie heute eine Klausur in chirurgischer Pflege. Olga sieht Pia überrascht an und sagt: „Ach du meine Güte, du weißt das ja noch gar nicht. Tim ist gestern beim Skateboarden ziemlich schlimm gestürzt. Er hat sich den linken Fußknöchel gebrochen, eine Rippe geprellt und diverse Schürfwunden. Er war erst ein paar Stunden auf der Notfallstation. Er konnte dann aber wieder nach Hause. Der Arzt hat ihn für eine Weile krankgeschrieben. Tim hat einen Stützverband am Fuß und muss an zwei Gehhilfen gehen." Pia ist sichtlich erschrocken und besorgt. Noch vor dem Unterricht ruft Pia Tim auf dem Handy an und die drei vereinbaren ein Treffen in den nächsten Tagen.

Einige Tage später besuchen Olga und Pia Tim zu Hause. Er öffnet den beiden selbst die Tür. „Dir scheint es ja schon wieder besser zu gehen", lässt Pia verlauten. „Na ja, geht so. Ich werde noch wahnsinnig mit diesen Dingern." Dabei zeigt Tim auf die beiden Gehhilfen. „Überall stoße ich an. Und oft kann ich das Gleichgewicht nicht richtig halten. Ziemlich unangenehm, die ganze Sache."

Olga wirkt nachdenklich und mit ihren Gedanken ganz woanders. „Hey, so schlimm ist es nun auch wieder nicht. Ich brauche die Stöcke ja nicht ewig." „Eben", erwidert Olga. „Wisst ihr, ich musste gerade an einen älteren Bewohner bei uns im Pflegeheim denken. Der hat schon als junger Mann durch einen Unfall ein Bein verloren. Seither hat er eine Beinprothese, mit der er wirklich gut zurechtkommt. Aber der muss die Prothese immer tragen. Wie das wohl ist, mit so einem künstlichen Ersatz am Körper?"

„Ich weiß, was du meinst", führt Pia fort. „Wir haben auf der Kinderstation im Moment ein kleines Mädchen. Die hat seit ihrer Geburt Probleme mit dem Darm und schon sehr früh musste ihr ein künstlicher Darmausgang angelegt werden. Stellt euch das mal vor."

1   Wie nehmen möglicherweise Patienten, die eine Beinprothese oder einen künstlichen Darmausgang haben, ihren Körper und ihre Sexualität wahr? Besprechen Sie sich in der Gruppe.

2   Wie können Pflegende Menschen mit den oben geschilderten Beschwerden angemessen unterstützen? Stellen Sie Vermutungen an.

1   Krankheit und Sexualität

Olga berichtet Pia und Tim von ihrem Einsatz auf einer chirurgischen Station. Heute sei bei einer Patientin der erste Beutelwechsel durchgeführt worden. Bei der Patientin wurde wegen eines Kolonkarzinoms ein künstlicher Darmausgang angelegt. „Ich konnte erst einmal gar nicht hinschauen, irgendwie war das schon ein bisschen eklig! Und der Frau ist das auch total schwergefallen, das war deutlich zu spüren. Obwohl meine Kollegin ganz einfühlsam und taktvoll mit ihr umgegangen ist, wollte die ihr Stoma überhaupt nicht sehen. Sie hat dann doch hingesehen, aber dann sind ihr die Tränen gekommen. Ich habe mich dabei ziemlich hilflos gefühlt. Was soll man denn da sagen, außer: Es ist halt jetzt so, da müssen Sie durch – aber dafür sind Sie jetzt doch auch Ihren Krebs los!"

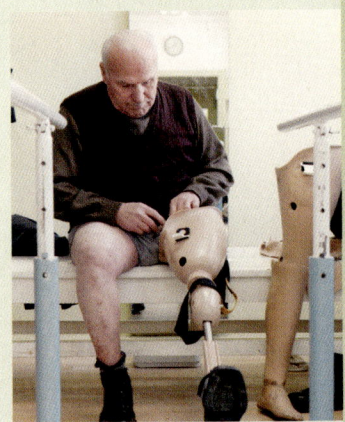

Verändertes Körperbild

1   Versuchen Sie sich in die Situation der Patientin hineinzuversetzen. Wie würden Sie sich fühlen?

2   Wie könnte der Pflegeablauf so gestaltet werden, dass er die Patientin dabei unterstützt, sich mit dem Stoma zu konfrontieren?

3   Könnten Sie sich auch trotz des Stomas attraktiv und begehrenswert fühlen?

4   Was könnte Ihnen dabei helfen, mit dem veränderten Körperbild umzugehen?

Störungen des sexuellen Erlebens und Verhaltens treten als **Begleit- oder Folgeerscheinung** vieler Erkrankungen auf und bedeuten für die Betroffenen oft eine erhebliche Einbuße an Lebensqualität, Selbstwertgefühl und Zufriedenheit in der Partnerbeziehung. Eine Vielzahl körperlicher Erkrankungen und die damit notwendig werdenden Behandlungsmaßnahmen haben direkte oder indirekte Auswirkungen auf das sexuelle Erleben und Verhalten. Zu den Krankheitsbildern zählen u. a.:

♦ schwere Allgemeinerkrankungen

♦ kardiovaskuläre Erkrankungen

♦ Stoffwechselerkrankungen

♦ gynäkologische Erkrankungen

♦ urogenitale Erkrankungen und Fehlbildungen

♦ Erkrankungen des Bewegungsapparats

♦ operative Eingriffe im Beckenbereich

♦ neurologische Erkrankungen

♦ psychiatrische Erkrankungen

Sexualität kann im Zusammenhang mit einer körperlichen Erkrankung in ganz unterschiedlicher Weise erlebt werden: Für manche tritt sie ganz in den Hintergrund, wird angesichts der Belastungen eher bedeutungslos, für andere symbolisiert sie Geborgenheit, Lebendigkeit und damit auch Hoffnung. Einschränkungen des sexuellen Erlebens und Verhaltens werden daher in ganz unterschiedlicher Weise erlebt.

> *Als ich gehört habe, dass ich durch die Operation sehr wahrscheinlich meine Erektionsfähigkeit verlieren werde, habe ich spontan gedacht: Dann lass ich mich nicht operieren. Das ist etwas, worauf ich unter keinen Umständen verzichten will.*
> ein 64-jähriger Patient mit Prostatakarzinom

> *Endlich habe ich einen Grund, um mich den Wünschen und Anforderungen meines Partners entziehen zu können.*
> eine 54-jährige Patientin mit Zervixkarzinom

Auch wenn die Aussagen der Sexualität des Mannes größere Bedeutung zusprechen, haben Frauen gleiche Bedürfnisse und können der sexuell aktivere Part in einer Beziehung sein.

Die eigenen lebensgeschichtlichen Erfahrungen spielen dabei eine wichtige Rolle: Menschen, die vor ihrer Erkrankung Freude an sexueller Aktivität fanden, versuchen in einer solchen Situation eher, ihre Sexualität aufrechtzuerhalten oder neue Formen von Zärtlichkeit und Körperkontakt zu entwickeln. Andere, die beispielsweise ihr Leben lang unter sexuellen Schuldgefühlen („Sexualität ist etwas Schmutziges"), einer Abneigung gegen Sexualität oder Gewalterfahrungen gelitten haben, sind eher froh, dass sie das Kapitel für sich abschließen können.

Im Folgenden werden die sexuellen Störungen, die im Zusammenhang mit verschiedenen Krankheiten auftreten können, näher beschrieben.

1.1 Diabetes mellitus

Diabetes
mellitus
Band 3, J 3

Erektionsstörungen sind die am häufigsten zu beobachtenden sexuellen Störungen bei Männern, die an Diabetes leiden. Manchmal ist die Erektionsstörung das erste Symptom, das dann zur Diagnose führt. Die Häufigkeit des Auftretens steigt mit dem Alter des Patienten, der Dauer der Erkrankung und dem Auftreten von Spätkomplikationen deutlich. Bei ca. 50 % der Menschen mit Diabetes besteht nach fünf Jahren der Erkrankung eine chronische Erektionsstörung; diese ist abhängig von der Qualität der Blutzuckereinstellung und dem Lebensalter. Die Massachusetts Male Aging Study (Feldman et al. 1994)[1] ergab für Betroffene ein dreifach höheres Auftreten von Erektionsproblemen als bei Gesunden; dazu treten diese Einschränkungen bei den Patienten deutlich früher auf als in der Allgemeinbevölkerung. Während die Erektionsstörung zu Beginn und bei schlechter Stoffwechseleinstellung reversibel ist, entwickelt sie sich bei mehrjährig Erkrankten meist als irreversibel.

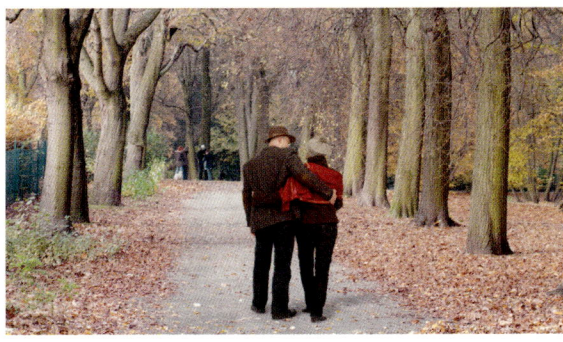

Intimität trotz Diabetes?

Erektionsstörungen können auch als Ausdruck einer problematischen Krankheitsbewältigung und Krankheitsakzeptanz verstanden werden. Hinweise auf das Vorliegen seelischer **Ursachen** sind:

♦ plötzliches Auftreten

♦ erkennbare situative Auslöser

♦ fehlende diabetische Komplikationen (z. B. andere neurologische Auffälligkeiten)

♦ kurze Erkrankungsdauer

♦ psychiatrische Krankheitsbilder wie Depressionen, Ängste, Alkoholabhängigkeit

Denkbar ist auch die ausschließlich psychogene Entwicklung einer Erektionsstörung im Sinne einer „Selffulfilling Prophecy" (sich selbst erfüllende Prophezeiung). In vielen Fällen sind jedoch organische und psychologische Faktoren eng miteinander verwoben und bilden ein komplexes Ursachenbündel.

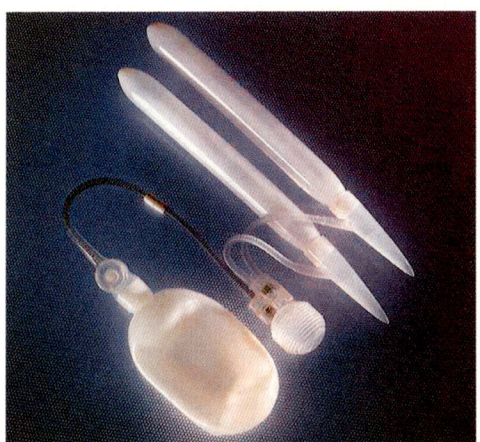

Zur **Behandlung** organisch bedingter Erektionsstörungen kommen unterschiedliche Methoden zum Einsatz: Viagra®, MUSE®, Vakuumpumpen, Schwellkörper-Auto-Injektionstherapie, Implantation von Schwellkörperprothesen sowie gefäßchirurgische Eingriffe. Bei psychogen bedingten sexuellen Störungen bieten sich sexualtherapeutische oder psychotherapeutische Verfahren an.

Schwellkörperprothese

Sexuelle Störungen bei Frauen mit Diabetes mellitus können alle Phasen des sexuellen Reaktionszyklus betreffen: vermindertes sexuelles Verlangen, Lubrikationsstörungen (unzureichende Befeuchtungsfunktion der Vagina), Erregungs- und Orgasmusstörungen. Die verringerte Orgasmusfähigkeit ist möglicherweise auf die diabetische Neuropathie und ihre Auswirkungen auf die Sensibilität zurückzuführen.

Wegen der Neuropathie ist dann eine „gewöhnliche" körperliche Stimulation häufig nicht ausreichend, um den Orgasmusreflex auszulösen. In manchen Fällen kann dann die Anwendung eines Vibrators während des Geschlechtsverkehrs oder der Masturbation hilfreich sein, um dadurch eine intensivere Stimulation zu erreichen.

1.2 Kardiovaskuläre Erkrankungen

Die „Massachusetts Male Aging Study" belegt, dass 28 % der Männer, die unter einer koronaren Herzerkrankung leiden und auf die Einnahme von Medikamenten angewiesen sind, eine vollständige Erektionsstörung aufweisen und ein Geschlechtsverkehr deshalb nicht mehr möglich ist. Nach einem Herzinfarkt verändert sich die Sexualität häufig nachhaltig – insbesondere die Angst vor einem Re-Infarkt beeinträchtigt das sexuelle Verhalten vieler Patienten. In einer Befragung gaben mehr als die Hälfte der befragten Herzinfarktpatienten, die nach einer entsprechenden Behandlung und Rehabilitation beschwerdefrei und leistungsfähig geblieben waren, ein vermindertes sexuelles Verlangen sowie Erektionsstörungen an. Diese Symptome sind häufig **psychogen** bedingt und Ausdruck der Angst der Patienten vor einer Überlastung ihres Herzens oder einem unmittelbaren „Liebestod".

Herzinfarkt Band 3, H 2.1

Gerade bei Herzinfarktpatienten ist das Verhalten des Partners von besonderer Bedeutung. Ein Partner, der befürchtet, dass sich wegen zu großer Anstrengungen beim sexuellen Verkehr ein Herzinfarkt wiederholen könne, wird einer Wiederaufnahme der sexuellen Beziehung eher beunruhigt entgegensehen. Dies gilt ebenso in Fällen von Überfürsorglichkeit, in denen der Patient für den gesunden Partner in den Zustand eines pflegebedürftigen Kindes zurückfällt. Es ist deshalb sinnvoll, bei der pflegerischen und medizinischen Beratung eines Herzinfarktpatienten den Lebenspartner mit einzubeziehen. Einige Autoren empfehlen, besonders ängstlich wirkende Partner zusehen zu lassen, wenn der Herzinfarktpatient ein **Belastungs-EKG** absolviert. Damit werde unmittelbar sichtbar, dass das Herz genügend Reserven habe, um auch die Belastungen eines Geschlechtsverkehrs unbeschadet zu überstehen.

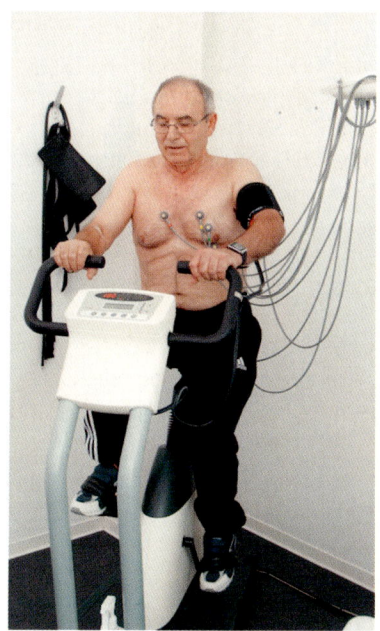

Testen der Belastungsfähigkeit

Eine gute Möglichkeit, sich mit diesem Thema auseinanderzusetzen, bietet der Aufenthalt in einer Rehabilitationsklinik im Rahmen einer **Anschlussheilbehandlung** (AHB). Therapieziele sind allgemein eine Krankheitsbewältigung und Angstreduktion sowie ein Gesundheitstraining zur Reduktion von Risikofaktoren – vor allem der Abbau von stressbedingtem Verhalten. Im Rahmen dieser Bearbeitung körperbezogener Besorgnisse kann eine gezielte Reflexion möglicher sexueller Ängste einbezogen werden. Obwohl die Untersuchungen der Studie nur an Männern vorgenommen wurden, gelten die Schlussfolgerungen wahrscheinlich ebenso für Frauen.

1.3 Neurologische Erkrankungen

Zahlreiche neurologische Krankheitsbilder können direkte oder indirekte Auswirkungen auf das sexuelle Erleben und Verhalten zeigen, u.a.

- Morbus Parkinson
- Multiple Sklerose
- Hypophysentumoren (Prolaktinom)
- zerebrale Schädigung (Hirnverletzung, Epilepsien)
- Hirninfarkte
- traumatische Querschnittsläsionen

1.3.1 Morbus Parkinson

Die durch die Erkrankung auftretenden Symptome der Hypo- bzw. Akinese, die verminderte Fähigkeit zur Ausführung feiner Bewegungen, Rigidität und Tremor beeinträchtigen auf unterschiedlichen Ebenen das sexuelle Erleben und Verhalten. Mit der Erkrankung häufig verbundene psychische Symptome wie Angst und/oder Depression können die Sexualität ebenso beeinträchtigen. Die Einschränkungen können dabei ganz unterschiedliche Bereiche betreffen: Patienten berichten über eine Verminderung des sexuellen Verlangens, Erregungs- und Orgasmusstörungen und eine Abnahme der sexuellen Befriedigung. Viele der bei der Therapie angewandten Medikamente beeinflussen gleichfalls die Sexualität: Werden in therapeutischer Absicht dopaminerge Substanzen verabreicht (z.B. L-Dopa), kann dies zu einer sexuellen Aktivierung führen und dadurch möglicherweise auch unerwünscht zu einer Belastung der Partnerschaft.

Parkinson
Band 3, F 2.3

1.3.2 Multiple Sklerose

Erste Hinweise auf das Vorliegen einer Multiplen Sklerose sind häufig **Sensibilitätsstörungen** und **Störungen der Motorik**, beispielsweise Lähmungserscheinungen der Extremitäten. Wenn auch die Zahl der Schübe zu Beginn der Erkrankung oft auf einen Schub pro Jahr oder alle paar Jahre beschränkt bleibt, ist der Verlauf in der Regel schleichend progredient und äußert sich in einer Vielzahl von motorischen, sensorischen und kognitiven Symptomen. Dabei ist zu betonen, dass es nicht „die" MS gibt. Man nennt sie daher auch „Die Krankheit mit den 1000 Gesichtern".

Multiple Sklerose
Band 3, C 2.8

In Bezug auf die Sexualität treten bei Männern am häufigsten Erektions- und Ejakulationsstörungen auf, daneben wird aber auch über ein verringertes sexuelles Verlangen bis hin zur sexuellen Aversion und Orgasmusstörungen berichtet. Bei Frauen zeigt sich ein breit gefächertes Spektrum an Problemen von Appetenzstörungen, sexueller Aversion, Erregungsstörungen, Schmerzen beim sexuellen Verkehr (Dyspareunie) und Orgasmusstörungen. Die Patientinnen beklagen dabei am häufigsten eine verminderte Appetenz, verminderte vaginale Lubrikation, Störungen der Orgasmusfähigkeit.

Lubrikation
Band 2, C 1.4.2

Bei Frauen wie bei Männern können sich Sensibilitätsstörungen im Genitalbereich entwickeln; daneben kann durch eine vermehrte Anspannung der Oberschenkelmuskulatur (Adduktorenspasmus) der Geschlechtsverkehr schmerzhaft oder gar nicht mehr möglich sein. Hier sind in einer Reihe von Fällen Antispastika erfolgreich einzusetzen. Zur Therapie bzw. **Rezidiv- und Progressionsprophylaxe** der Multiplen

Sklerose werden u. a. Glukokortikoide sowie Interferone eingesetzt. Beide Wirksubstanzen können einen negativen Einfluss auf die Sexualität ausüben. Blasenstörungen bewirken bei manchen Betroffenen Ängste vor einem unkontrollierten Urinaustritt während des sexuellen Verkehrs. Einschränkungen der Flüssigkeitsaufnahme und Entleerung der Blase unmittelbar vor dem Zusammensein mit dem Partner helfen dabei, diese Ängste zu reduzieren.

1.4 Rheumatische Erkrankungen

Unter dem Oberbegriff „rheumatische Erkrankungen" wird eine Vielzahl von Erkrankungen mit z. T. verschiedenen Entstehungsursachen zusammengefasst. Grundsätzlich können sich rheumatische Erkrankungen auf ganz unterschiedlichen Ebenen auf das sexuelle Erleben und Verhalten der Betroffenen auswirken. Eine Einschränkung der körperlichen Bewegungsfähigkeit durch Befall der Gelenke (z. B. Hüften, Knie) behindert stoßende Bewegungen beim Geschlechtsverkehr. Nackensteifigkeit oder schmerzende Kiefergelenke stören beim Oralverkehr, Schmerzen oder eine Steifigkeit des Handgelenks und der Fingergelenke beeinträchtigen die Möglichkeiten zur Selbstbefriedigung oder die Fähigkeit, den Partner zärtlich zu berühren.

Rheuma
Band 3, F 2.1

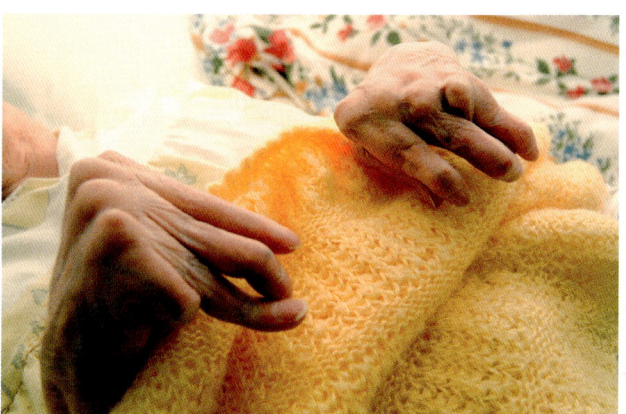

Wie Zärtlichkeit geben?

Beim **Sjögren-Syndrom** kommt es zu einem Versiegen der vaginalen Lubrikation und dadurch zu Schmerzen beim sexuellen Verkehr. Deformierungen der Gelenke verursachen Körperbildstörungen und damit häufig verbundene Schamgefühle. Medikamente können als unerwünschte Begleiterscheinung sexuelle Funktionsstörungen auslösen. Insbesondere die bei der rheumatoiden Arthritis häufig auftretende depressive Symptomatik hemmt das sexuelle Verlangen.

1.5 Krebserkrankungen

Die Konfrontation mit der Diagnose „Krebs" löst bei den Betroffenen und ihren Angehörigen in besonderer Weise Verunsicherung und Ängste aus. Gerdes (1984)[III] spricht von einem „Sturz aus der Wirklichkeit", der durch die Befundmitteilung ausgelöst wird. Daher ist die Frage gerechtfertigt: Können sexuelle Beeinträchtigungen wirklich von Bedeutung sein in einer Situation, in der die Patienten vollständig von der Bewältigung ihrer lebensbedrohlichen Erkrankung und der damit assoziierten Ängste beansprucht sind? Viele würden diese Frage sicher verneinen, und für die Mehrzahl der Patienten ist diese Einschätzung für den Zeitraum der Ersterkrankung und ihrer stationären Therapie zutreffend. „Krebs gilt als entsexualisierend", bringt es die amerikanische Autorin Susan Sontag auf den Punkt. Mit der Rückkehr in die „Normalität", in den Lebensalltag werden jedoch auch diese Bedürfnisse wieder bedeutsam − sei es durch das Auftauchen eigener Wünsche und Fantasien, durch die Erwartungen des Partners oder die ständige Konfrontation mit dem Thema Sexualität in der Umwelt.

1.5.1 Onkologische Therapieverfahren

Viele onkologische Therapieverfahren wirken sich direkt oder indirekt auf die Sexualität aus.

Chirurgische Therapie

Neben den unspezifischen Auswirkungen, die jeder größere chirurgische Eingriff mit sich bringt (z. B. Wundschmerzen), sind sexuelle Störungen überall da zu erwarten, wo Genitalorgane in Mitleidenschaft gezogen oder Nerven oder Blutgefäße geschädigt werden, die für die sexuellen Funktionen verantwortlich sind.

Strahlentherapie

Neben den unspezifischen Auswirkungen (z. B. akute oder chronische Müdigkeit, Fatigue-Syndrom) ist bei der Strahlentherapie insbesondere die Schädigung der männlichen und weiblichen Keimdrüsen (Hoden, Eierstöcke) wichtig. Sie kann indirekt durch eine ungewollte Streustrahlung oder durch direkte Bestrahlung der Genitalien ausgelöst werden. Bei Männern kann es zu einer vorübergehenden oder dauerhaften Hemmung der Spermiogenese (Samenproduktion), bei Frauen zu einer vorübergehenden oder dauerhaften Unfruchtbarkeit führen. Besonders betroffen sind Patienten nach Strahlentherapie von Becken, Leisten oder Oberschenkeln.

Strahlentherapie
Band 4, E 7

Chemotherapie

Während einer Chemotherapie ist durch ihre Auswirkungen auf das Allgemeinbefinden das sexuelle Verlangen häufig beeinträchtigt. Übelkeit und Brechreiz sowie Haut- und Schleimhautreaktionen können die Sexualität behindern. In Abhängigkeit von den angewandten Substanzen und deren Dosis kann es zu einer vorübergehenden oder dauerhaften Schädigung der Keimepithelien der Gonaden kommen, d. h. bei Männern zu einer Infertilität, bei Frauen zu einer Amenorrhö (Ausbleiben der Regelblutung) und Sterilität.

Chemotherapie
Band 4, E 6

Hormontherapie

Bei einigen Krebserkrankungen, deren Wachstumsverhalten durch Hormone beeinflusst wird, sind in bestimmten Krankheitsstadien Eingriffe in den Hormonhaushalt notwendig, z. B. beim metastasierten Prostatakarzinom (z. B. durch LH-Analoga) oder beim Brustkrebs (LH-RH-Analoga, Antiöstrogene, Aromatasehemmer). Ziel der Behandlung ist dabei, die körpereigene Hormonproduktion auf ein Minimum zu reduzieren oder die Hormonwirkung zu blockieren. Dadurch werden jedoch auch sexuelle Störungen wie Erektionsprobleme oder vaginale Trockenheit verursacht.

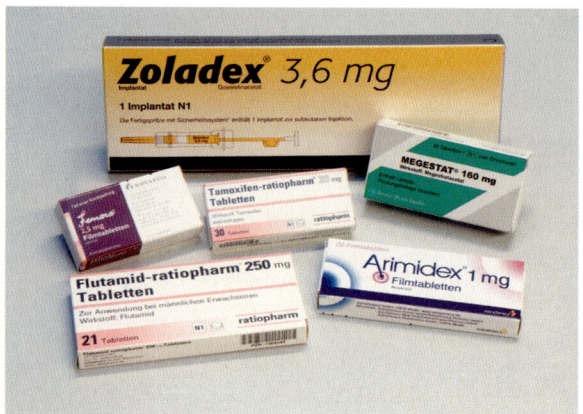

Hormonpräparate

1.5.2   Häufige Krebserkrankungen

In den folgenden Abschnitten werden häufige Krebserkrankungen und damit einhergehende sexuelle Störungen näher beschrieben. Eine ausführliche Darstellung findet sich bei Zettl & Hartlapp (2008)[IV].

Mammakarzinom

Mamma-
karzinom
Band 4, E 6.1

Die Brust wird von der Mehrzahl der Frauen als Symbol ihrer Weiblichkeit, der eigenen Identität und erotischen Potenz sowie als eine Quelle körperlicher Lustempfindungen erlebt. Die meisten von Brustkrebs betroffenen Frauen fühlen sich daher sowohl durch die Erkrankung als auch durch den bevorstehenden Eingriff bedroht.

> *Es sind nicht nur die Blicke der Männer auf meinen Busen – er ist auch für mich selbst ein Symbol meiner Weiblichkeit und meiner körperlichen Attraktivität.*

äußert dazu eine 42-jährige Frau.

Eine **Brustamputation** ist ein schwerwiegender Eingriff in das körperliche Selbsterleben und löst elementare Ängste aus. „Ich konnte mich danach nicht mehr als vollwertige Frau fühlen" – so die Beschreibung einer Betroffenen über die seelischen Auswirkungen ihrer Operation. Viele scheuen nach der Operation den Blick in den Spiegel, ziehen sich zunächst sexuell von ihrem Partner zurück und vermeiden es, sich dessen Blicken auszusetzen. Manche ziehen sich in ihrer Partnerschaft auf

Dauer sexuell zurück. Die Qualität der Beziehung scheint hier von großer Bedeutung: Je mehr gegenseitiges Vertrauen und Zuneigung vorherrschen, desto besser gelingt die Anpassung an die krankheitsbedingten Veränderungen.

Körperbildstörungen treten bei brusterhaltenden Eingriffen deutlich seltener als nach einer Mastektomie (Brustamputation) auf. Die positiven Effekte einer operativen Brustrekonstruktion auf das Selbsterleben und die Sexualität der Frauen werden durch eine Vielzahl von Studien bestätigt.

Die Sexualität einschränkende Faktoren nach einem Eingriff

Wund- und Narbenschmerzen	aufgrund der Durchtrennung von Nervenbahnen
Taubheit oder Überempfindlichkeit; Ausbreitung bis über die Innenseite des Oberarms und den Rücken möglich	vorübergehend oder dauerhaft
Mobilitätseinschränkung des Armes	durch Fibrosierungen und schrumpfende Narben, vor allem auch nach Strahlentherapie
Phantomschmerzen	die fehlende Brust wird schmerzhaft wahrgenommen
schmerzhafte Spannungszustände der Haut	durch Verlust von Hautgewebe und Muskulatur
nachlassende Verschieblichkeit der Brust bzw. der Haut	Verlust von Haut, Verklebungen der Haut mit der Unterhaut
Armlymphödem	auch durch Strahlentherapie; Ödem im Bereich der entfernten Lymphknoten oder des gesamten Arms

Regelmäßige gymnastische Übungen sowie krankengymnastische Behandlungen können diese Beschwerden schrittweise lindern. Funktionell hinderliche Narben können z. T. auch chirurgisch beseitigt werden. Die operative Therapie wie auch die Strahlentherapie im Bereich der Achsel haben in einer Reihe von Fällen ein **Armlymphödem** zur Folge. Die meisten Ödeme entwickeln sich in den ersten zwei bis fünf Jahren nach der Primärtherapie; es kann aber auch noch Jahre später auftreten. Die Häufigkeit ist abhängig von der Radikalität der Primärtherapie, von der Größe des Primärtumors und dem regionären Lymphknotenstatus. Die Einschränkung der Radikalität – insbesondere wenn nur der Wächterlymphknoten („sentinel node") entfernt wird – reduziert die Häufigkeit und Ausdehnung der Ödeme und verbessert dadurch die Lebensqualität.

Strahlentherapie Band 4, E 7.1

Bei bestehendem Armlymphödem lässt sich therapeutisch oft nur eine Reduzierung des Ödems erreichen. Daher erscheint eine frühzeitige Aufklärung über Möglichkeiten der Prävention bzw. symptomatischen Behandlung sinnvoll. Im Vergleich zu davon nicht betroffenen Frauen beschreiben sich diejenigen mit Lymphödem als in ihrer Sexualität zusätzlich beeinträchtigt.

Als häufigste akute, also während oder unmittelbar nach der Bestrahlung auftretende **Strahlenreaktion** kann es zu sonnenbrandähnlichen Symptomen wie Trockenheit, Rötung und Überwärmung der Haut mit Schuppungen oder nässenden Hautreaktionen kommen. In seltenen Fällen können feuchte Hautreaktionen mit Entzündungen oder Schmerzen verbunden sein. Eine ausführliche Beratung über die Möglichkeiten der Hautpflege während der Strahlentherapie ist unumgänglich notwendig. Es gibt Hinweise darauf, dass die präventive Verwendung von aus der Ringelblume (Calendula officinalis) gewonnenen Salbenpräparaten besonders erfolgreich und deutlich wirksamer als die anderer Substanzen ist.

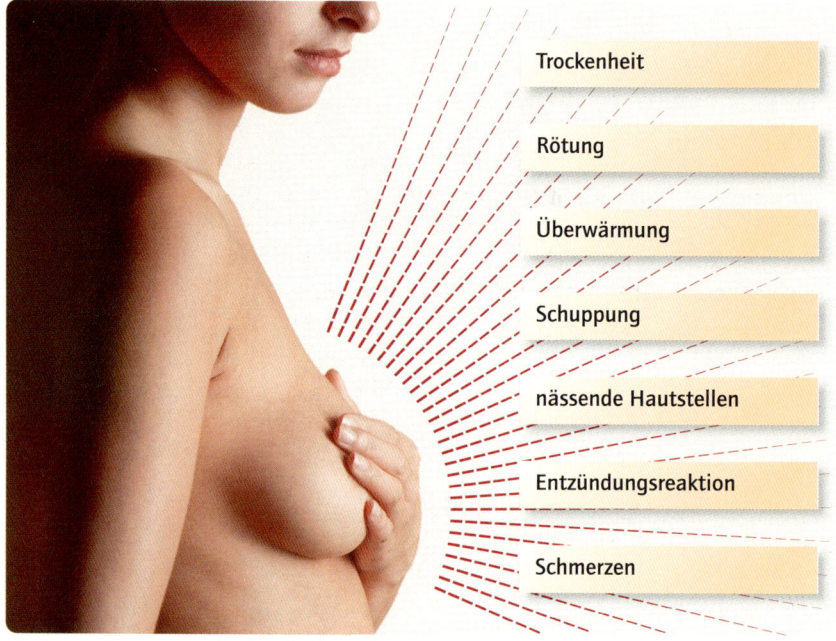

Hautveränderungen nach Strahlentherapie

Gelegentlich werden Hautverfärbungen beobachtet und können mit Schwellungen und Verhärtungen der Unterhaut verbunden sein. Weitere seltene Begleitreaktionen sind Verhärtungen und Formveränderungen der bestrahlten Brust sowie Wundheilungsstörungen im bestrahlten Gebiet bei späteren Verletzungen oder Operationen. Als Spätfolge kommt es im bestrahlten Bereich gelegentlich zu einer vermehrten Pigmentierung, zu Erweiterungen der Blutgefäße sowie zu Verhärtungen oder Schrumpfungen des Gewebes.

Eine **Chemotherapie** führt oft zu einer vorübergehenden Amenorrhö, die aber bei Frauen unter 40 Jahren häufig reversibel ist. Im Gegensatz zu einer alleinigen Hormon- und Strahlentherapie ist das Ausmaß sexueller Einschränkungen nach einer Chemotherapie vorübergehend deutlich erhöht.

Die **Hormontherapie** weist im Allgemeinen weniger Nebenwirkungen auf als eine Chemotherapie. Die so behandelten Frauen müssen aber mit den für die Wechseljahre typischen Symptomen wie Hitzewallungen, Schwitzen, Trockenheit der Scheide und dadurch verursachte Schmerzen beim sexuellen Verkehr rechnen. Gelegentlich kommt es zu Vaginalblutungen. Außerdem können Schlafstörungen, Depressionen sowie ein teilweiser oder vollständiger Verlust des sexuellen Begehrens auftreten.

Pflegerische Maßnahmen bei Chemotherapie Band 4, E 6.4

Vulvakarzinom

Die radikale Vulvektomie führt zumeist zu erheblichen Deformierungen und einer Verengung des Eingangs der Vagina (Introitus), die einen normalen Koitus unmöglich machen. Viele Frauen haben postoperativ keinen Geschlechtsverkehr mehr. Mehr als ein Drittel leidet an Schmerzen beim sexuellen Verkehr. Mit der Entfernung der Schamlippen und der Klitoris werden anatomische Strukturen geschädigt, die für das Lustempfinden von großer Bedeutung sind. Es wird daher für in dieser Weise operierte Frauen oft sehr schwierig sein, einen Orgasmus zu erreichen. Da andere Körperbereiche ihre Stimulationsfähigkeit behalten, ist manchmal auf anderem Wege eine befriedigende Sexualität möglich.

Beispiel: Eine 54-jährige Patientin nach Vulvektomie berichtet: „Ich habe nach der Operation erst einmal eine ganze Zeit gebraucht, bis ich überhaupt wieder an Sex denken konnte. Anfangs erschien es mir unvorstellbar, dass mich mein Mann überhaupt noch einmal berühren würde – so wund und verstümmelt, wie ich war. Nach einiger Zeit habe ich dann aber selbst versucht, herauszufinden, an welchen Körperstellen ich Berührungen noch als lustvoll empfinde. Erst als ich merkte, dass ich mich noch selbst befriedigen konnte, und mich wieder einigermaßen sicher fühlte, habe ich meinen Mann ermutigt, wieder zu mir zu kommen und mit mir zu schlafen. Er hat mir dann auch klargemacht, dass er mich weiterhin sehr attraktiv und sexy findet. Eine ganze Stunde lang hat er mir erzählt, was er an mir besonders anziehend findet: meine klaren grünen Augen, mein klassisches Profil, meine schlanke Taille, meinen Po. Wenn wir heute miteinander intim sind, denke ich nicht an das, was nicht mehr da ist, sondern konzentriere mich mit meiner Aufmerksamkeit auf die Stellen meines Körpers, an denen ich erregbar bin, und gebe mich dem hin. Ich genieße die Zärtlichkeiten meines Mannes und komme sogar manchmal zum Orgasmus, obwohl er für mich insgesamt an Bedeutung verloren hat."

Die Anwendung eines **Gleitgels** erweist sich in den Fällen als hilfreich, in denen Berührungen im Genitalbereich und besonders um die Austrittsstelle der Harnröhre Missempfindungen auslösen. Narbengewebe am Scheideneingang kann eine Stenose bedingen und dadurch Schmerzen beim sexuellen Zusammensein bewirken.

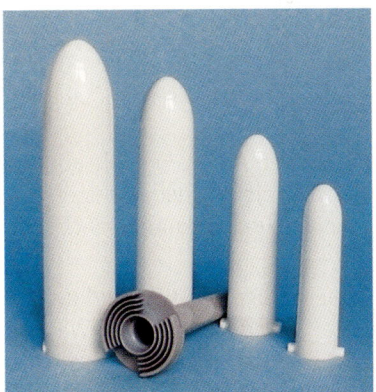

Diese Beschwerden werden u. U. durch die Anwendung eines **Dilatators** gelindert. In manchen Fällen besteht die Möglichkeit, durch die operative Einfügung eines Hauttransplantats eine zu enge Scheidenöffnung zu weiten.

Dilatatoren

Ist eine Strahlentherapie erforderlich, tritt als Nebenwirkung häufig eine entzündliche Veränderung der Vulva (Vulvitis) auf, die symptomatisch behandelt wird. Sie kann jedoch auch ein solches Ausmaß annehmen, dass die Strahlentherapie vorzeitig abgebrochen werden muss. Bis die Entzündung abgeheilt ist, werden Berührungen im Intimbereich in der Regel als schmerzhaft erlebt und behindern dadurch die Sexualität.

Vaginalkarzinom

Die Strahlentherapie führt häufig zu einer Verengung (Stenose) oder Verklebung des Lumens der Vagina, die den Koitus unmöglich macht. Nach operativem Vorgehen im zervixnahen Bereich werden als Folge der Verkürzung manchmal Schmerzen beim Koitus genannt, die sich jedoch durch häufigeren Verkehr von selbst zurückbilden können. Bei Frauen mit aktivem Sexualleben ist nach einem entsprechenden Beobachtungszeitraum eine plastische Rekonstruktion der Vagina als Zweiteingriff möglich.

Zervixkarzinom

Beim operativen Vorgehen entsteht eine Wunde am Scheidenstumpf, die in der Regel nach zwei bis drei Wochen problemlos verheilt. Außerdem kommt es zu einer Verkürzung der Vagina, die jedoch häufig keine Beschwerden verursacht oder sich durch häufigeren Verkehr von selbst korrigiert. Bei einem kombinierten chirurgischen und strahlentherapeutischen Vorgehen nimmt die Zahl dieser Nebenwirkungen deutlich zu. Eine Strahlentherapie beeinträchtigt die Sexualität auf unterschiedlichen Ebenen.

Intensität und Häufigkeit dieser Nebenwirkungen hängen von der Bestrahlungstechnik und -dosis sowie der Dauer der vaginalen Strahlenbelastung ab. Bei den unerwünschten Nebenwirkungen der Strahlentherapie sind auch die Auswirkungen auf Blase und Darm zu berücksichtigen. Chronische Entzündungen, Fistelbildungen und Schmerzempfindungen tragen ebenso zu einer Beeinträchtigung der Sexualität bei.

Symptomatisch empfehlen sich entzündungshemmende Ovula und **Sitzbäder** (z. B. mit Kamillosan), die durch Pflegende verabreicht oder vorbereitet werden. Zur Prävention einer Verengung bzw. eines Verschlusses sind die lokale Applikation östrogenhaltiger Salben sowie die Verwendung von Vaginaldilatatoren ab sechs Wochen nach Beendigung der Therapie sinnvoll. Ebenso hilft die Wiederaufnahme sexueller Aktivitäten dabei, diese Nebenwirkung zu begrenzen. Die häufig zu beobachtende Tendenz, den Koitus mehr als drei Monate hinweg nicht zuzulassen, begünstigt dagegen Verengungen der Vagina.

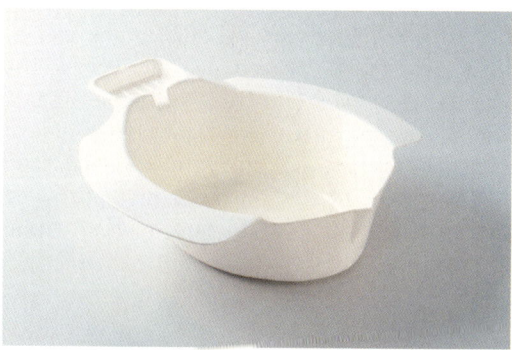

Wanne für Sitzbäder

Folgen einer Strahlentherapie im Gebärmutterhalsbereich

Beschwerden der Patientin	Erklärung
radiogene Kolpitis (strahlenbedingte Scheidenentzündung)	nach einer perkutanen Bestrahlung klingt diese Entzündung in der Regel nach wenigen Tagen ab, nach intravaginalen Radium-, Zäsium- oder Iridiumeinlagen kann sie über Wochen andauern und allmählich in einen teilweisen oder vollständigen Verschluss der Vagina (Obliteration) übergehen
Verengung und Verkürzung der Vagina	als direkte Folge der durchgeführten Operation
zystitische und proktitische Probleme	äußern sich in Beschwerden bei der Miktion und Defäkation
Darmkrämpfe	aufgrund von Dünndarmstenosen und Briden (Verwachsungsstränge), Fibrosen im kleinen Becken und Fistelbildungen im Bereich von Blase, Rektum, Dünndarm und Vagina
Tenesmen (schmerzhafter Stuhldrang) im Bereich des Rektums	selten

Endometrium-(Korpus-)Karzinom

Die Gebärmutter stellt für viele Frauen ein wichtiges Organ dar, insbesondere als der Ort bei Schwangerschaften, in dem das Kind geschützt und ernährt wird. Die **Hysterektomie** (operative Gebärmutterentfernung) bedeutet den Verlust der Fortpflanzungsfähigkeit und damit einen Einschnitt in das bisherige Körperselbst der Frau. Trotzdem scheint sich für die Mehrzahl der Frauen keine Einschränkung des sexuellen Erlebens zu ergeben, zumal durch das operative Vorgehen wesentliche (somatische) Quellen des Lustempfindens (Klitoris, Schamlippen, Scheideneingang) nicht beeinträchtigt werden. Bei komplikationsloser Wundheilung kann das normale Sexualleben nach etwa vier bis sechs Wochen wieder aufgenommen werden. Die Befunde der Untersuchungen zu den Folgen der Hysterektomie sind widersprüchlich; einige beschreiben negative Auswirkungen, andere zeigen keinen deutlichen Einfluss auf die Sexualität. In einer Reihe von Fällen kommt es sogar zu einer Verbesserung der Sexualität.

Ovarialkarzinom

Für die Entwicklung der sexuellen Appetenz sind Hormone, die Androgene, verantwortlich, die bei Frauen vor allem in der Nebennierenrinde gebildet werden. Die einseitige oder beidseitige Ovarektomie (Entfernung der Eierstöcke) führt deshalb nicht unbedingt zu einem mangelnden sexuellen Interesse. Allerdings führt der bei beidseitiger Ovarektomie verursachte Östrogenmangel u. a. zu einer erheblichen Störung der Erregungsphase, die sich in einer Atrophie und damit verbundenen mangelnden Erweiterungsfähigkeit und Lubrikation der Vagina bemerkbar macht.

Bei fehlender Behandlung (z. B. durch Femilind-Gel®) sind Schmerzen beim Koitus die Folge. Bei Frauen vor den Wechseljahren setzen postoperativ die typischen Beschwerden der Wechseljahre ein, die die Sexualität zusätzlich einschränken können, aber durch Hormongabe zu beheben sind.

Peniskarzinom

Der Zeitpunkt der Diagnosestellung ist von erheblicher Bedeutung für das therapeutische Vorgehen: je radikaler das Vorgehen, desto schwerwiegender sind die Auswirkungen auf die Sexualität des Mannes. Bei der **partiellen Penektomie** wird der distale Teil mit der Eichel entfernt. Bei manchen Patienten ist trotz dieses Eingriffs ein befriedigendes Liebesleben möglich; bei sexueller Erregung wird der verbliebene Teil des Gliedes steif und ist häufig groß genug für einen Koitus. Obwohl die Eichel als besonders empfindsames Organ fehlt, besteht trotzdem die Möglichkeit, einen Orgasmus und damit verbundenen Samenerguss zu erleben. Da bei der Frau die äußeren Geschlechtsorgane (insbesondere die Klitoris) und das untere Drittel der Scheide auf Stimulation besonders empfindsam reagieren, ist deshalb für sie auch trotz einer Penisteilamputation ihres Partners eine befriedigende Sexualität bis zum Orgasmus möglich. Ist der Vollzug eines Koitus nach totaler Penisamputation nicht mehr möglich, kann es für den Patienten hilfreich sein, den eigenen Körper neu zu „erforschen" und bisher vielleicht unbekannte erogene Zonen wie den Hodensack sowie die ihn umgebende Hautregion und den After zu entdecken, die sich zur sexuellen Stimulation eignen.

Beispiel: Ein 48-jähriger Patient berichtet: „Ich hatte von meinem Urologen gehört, dass sich die Prostata auch zur sexuellen Stimulation eignet. Ich habe diesen Vorschlag zunächst vollkommen verworfen – zum Teil, weil es mir selbst fremd erschien, zum Teil, weil ich mich schämte und es meiner Frau nicht zumuten wollte. Irgendwann habe ich es ihr dann aber doch erzählt, und sie war wesentlich bereitwilliger, das mit mir auszuprobieren, als ich dachte. Das erste Mal, als sie ihren Finger in meinen After einführte und meine Prostata vorsichtig massierte, überwogen eher die Schamgefühle und ein anfänglich unangenehmes Druckgefühl. Aber da mir meine Frau Mut machte, haben wir öfter damit experimentiert, und inzwischen ist diese Technik für uns beide zu einem wichtigen Teil unseres intimen Zusammenseins geworden."

Wird eine primäre oder adjuvante (ergänzende) **Bestrahlung** durchgeführt, kommt es manchmal zu vorübergehenden Ödembildungen in der Leistenregion sowie als Spätfolge zu einer Fibrosierung des Schwellkörpergewebes, die eine für eine Erektion ausreichende Blutfülle verhindert. Zum Schutz der Keimdrüsen gegen die bei der Behandlung anfallende Streustrahlung wird eine Bleikapsel verwendet. Trotzdem ist mit einer Beeinträchtigung der Spermienbildung durch Streustrahlung zu rechnen. Bei bestehendem Kinderwunsch ist deshalb ein zeitlicher Sicherheitsabstand nach der Strahlentherapie empfehlenswert.

Hoden-, Nebenhoden- und Samenstrangtumoren

Während eine einseitige Hodenentfernung in der Regel keine Auswirkungen auf die Sexualität haben wird, führt eine beidseitige **Orchiektomie** zu einem drastischen Abfall des Testosteronspiegels und damit zum weitgehenden Verlust des sexuellen Verlangens; eine adäquate Hormonsubstitution ist aber möglich. Nach einer retroperitonealen Lymphadenektomie (RLA) tritt häufig ein irreparabler Verlust der Ejakulationsfähigkeit ein. Die heute bekannten Metastasierungswege des Hodenkarzinoms erlauben es allerdings, statt einer radikalen beidseitigen Lymphadenektomie nur noch eine einseitige Sanierung vorzunehmen. Durch diese modifizierte einseitige Lymphadenektomie kommt es bei deutlich weniger operierten Patienten zu einem Verlust der Ejakulationsfähigkeit. Durch intraoperative Neurostimulation können diese Nervenfasern identifiziert und dargestellt werden. Dadurch ist heute in etwa 95 bis 100 % der Fälle ein Erhalt der antegraden Ejakulation möglich, ohne dass die Radikalität der Tumorchirurgie beeinträchtigt wird. Erektions- und Orgasmusfähigkeit werden durch den Eingriff in der Regel nicht beeinträchtigt. Grundsätzlich sollten Patienten mit bestehendem oder in Zukunft zu erwartendem Kinderwunsch wegen der möglichen postoperativen Ejakulationsstörung auf die Möglichkeiten einer präoperativen Samenspende und -konservierung hingewiesen werden, deren Kosten allerdings von den Betroffenen selbst getragen werden müssen.

Die perkutane Strahlentherapie der Lymphknoten kann je nach Dosis zu einer dauerhaften Azoospermie (fehlende Samenzellen im Ejakulat) führen, wenn der gesunde Hoden nicht ausreichend z. B. mit einer Hodenschutzkapsel abgeschirmt wird. Die durch die Chemotherapie verursachten Schäden am Keimepithel gelten in Abhängigkeit von Intensität und Dosis als reversibel.

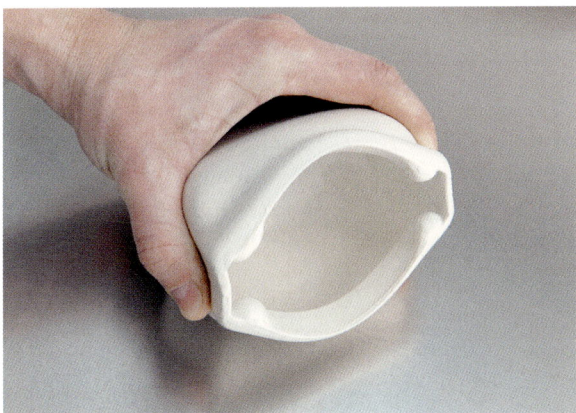

Hodenschutzkapsel für Strahlentherapie

Prostatakarzinom

Die Mehrheit der Patienten verliert nach der radikalen Prostatektomie die Fähigkeit zur Erektion. Bei einem Teil der Patienten (10 bis 15 %) kehrt die Erektionsfähigkeit durch die Regeneration von Nervenfasern des Nervus cavernosus in einem Zeitraum zwischen 6 und 18 Monaten zurück. Um diese spontane Regeneration zu unterstützen, ist eine frühe Behandlung mit Viagra und der Schwellkörper-Autoinjektionstherapie (SKAT) sinnvoll.

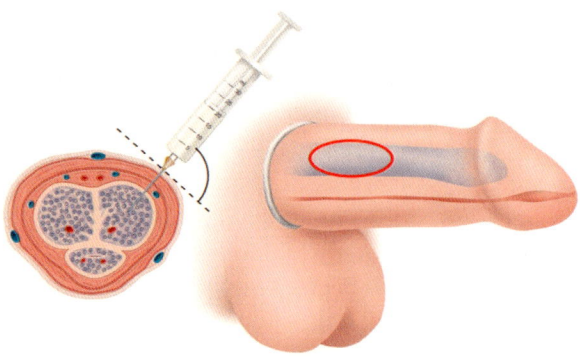

Schwellkörper-Autoinjektionstherapie (SKAT-Technik)

Das nervenschonende Operationsverfahren nach Walsh vermindert das Risiko einer postoperativ auftretenden Erektionsstörung, trotzdem bleibt ein im Einzelfall nur schwer abschätzbares Risiko bestehen. Ein Teil der Patienten ist jedoch in der Lage, bei entsprechender Stimulation trotz der radikalen Entfernung aller akzessorischen Geschlechtsdrüsen Orgasmen ohne Ejakulationen zu erleben. Auch wenn kein Eindringen in die Vagina mehr möglich sein sollte, kann also z. B. durch Streicheln des Gliedes ein Orgasmus herbeigeführt werden.

Nebenwirkungen der Bestrahlung nach Prostatakrebs

Beschwerden des Patienten	Erklärung
Strahlenzystitis mit Harnretention, Ausbildung eines Ödems von Penis und Hoden	in Abhängigkeit von der Dosis in ca. 30 bis 50 % der Fälle
akute oder chronisch entzündliche Veränderungen des Darms (Strahlenproktitis)	kann durch die Behandlung begleitende rektale Anwendung von entzündungshemmenden Suppositorien deutlich reduziert werden
Erektionsstörungen	treten oft erst mit zeitlicher Verzögerung nach ein bis zwei Jahren auf

Chronifizierung
Band 5, E 1.1

Die meisten Nebenwirkungen bilden sich jedoch in der Regel zurück; lediglich in etwa 4 bis 7 % der Fälle muss mit einer **Chronifizierung** gerechnet werden, die auch die Sexualität der Betroffenen dauerhaft beeinträchtigt (schmerzhafte Ejakulation usw.). Wird beim fortgeschrittenen Prostatakarzinom eine hormonelle Therapie erforderlich, ist mit einem weitgehenden Verlust des sexuellen Verlangens zu rechnen. Das Auftreten von Hitzewallungen ist bei bis zu 80 % der Patienten eine häufige unerwünschte Begleiterscheinung der endokrinen Therapie.

Im Zusammenhang mit der radikalen Prostatektomie muss auch die Möglichkeit einer Inkontinenz berücksichtigt werden. Unter einer – zumindest zeitweiligen – **Harninkontinenz** leiden die meisten Patienten. Sie ist in der Regel eine Belastungsinkontinenz und reversibel. Befragungen ergaben ein größeres Maß der Beeinträchtigung durch eine bestehende Inkontinenz – speziell in den Fällen, in denen die Patienten auf das Tragen einer Vorlage angewiesen waren – als durch die sexuelle Störung. Beides steht jedoch in einem unmittelbaren Zusammenhang: Es löst intensive Scham aus, „wie ein Kind Windeln tragen zu müssen". Die Patienten fühlen sich deshalb häufig sexuell wenig begehrenswert und meiden schon aus diesem Grund jeglichen intimen Kontakt mit dem Partner. Häufig ist die Inkontinenz wesentlich ausgeprägter, als es sich die Patienten nach dem präoperativen Aufklärungsgespräch vorgestellt hatten.

Harninkontinenz
Band 2, E 2.1.6

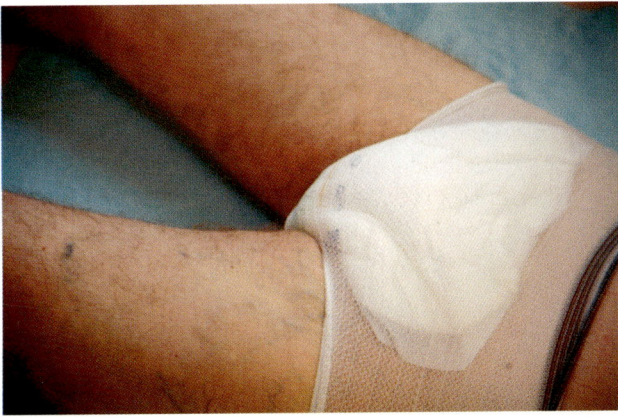

Inkontinenzversorgung und Sexualität

Zur Unterstützung des Blasenschließmuskels kann eine konsequente **Beckenbodengymnastik**, eventuell ergänzt durch Biofeedback, durchgeführt werden. Ein ähnlicher Trainingseffekt kann durch eine Elektrostimulation des Beckenbodens erreicht werden. Wesentlich ist die Stärkung des äußeren Schließmuskels, dessen Funktion – im Gegensatz zu der des inneren Schließmuskels – durch das Training beeinflussbar ist. Bleibt trotz intensiven Trainings eine stärkere Inkontinenz bestehen, ist eventuell die Implantation eines künstlichen Blasenschließmuskels angezeigt.

Kolorektale Karzinome

Bei der Behandlung eines kolorektalen Karzinoms wird in einer Reihe von Fällen die Anlage eines vorübergehenden oder dauerhaften künstlichen Darmausgangs (Stoma) nötig. Während das operative Vorgehen mit der Anlage eines Stomas für viele Chirurgen zum alltäglichen Handwerk zählt, bedeutet dies für die Betroffenen einen tief greifenden Einschnitt in ihr bisher geführtes Leben. Gerade in unserer westlichen Kultur hat die Reinlichkeitserziehung einen hohen Stellenwert; der Verlust der Sphinkterkontrolle ist daher für viele Menschen mit Schamgefühlen, Schmutz- und Geruchsängsten sowie der Furcht vor sozialer Ausgrenzung verbunden. Viele fühlen sich nicht mehr „salonfähig" und ziehen sich sozial zurück. Zeit alleine hilft nicht, um sich an die Folgen einer Stomaanlage zu „gewöhnen".

Stoma
Band 3, E 2.4

Probleme bei **Frauen** nach einer Stomaanlage:

♦ Schmerzen durch die Durchtrennung der Nervenbahnen, die den Mastdarm und die Analregion versorgen

♦ Schmerzen beim sexuellen Verkehr, besonders wenn die Wundnähte nach einem Verschluss des Enddarms bis in den Bereich des Scheideneingangs laufen

♦ Verlagerung der inneren Genitalorgane in die Wundhöhle, die lang andauernde Beschwerden auslöst; der Koitus wird dann wegen der fehlenden „Kissenfunktion" des Rektums als unangenehm oder schmerzhaft erlebt. Ein Stellungswechsel, bei dem die Frau während des Verkehrs auf ihrem Partner sitzt, kann diese Beschwerden vermindern, da sie dadurch den Winkel, die Eindringtiefe und die Heftigkeit der Bewegungen besser kontrollieren kann

♦ Bei Frauen, bei denen die Scheide im Rahmen der operativen Behandlung gerafft werden musste, können ebenso Schmerzen auftreten. Ein Dilatator schmerzt zu Beginn, ermöglicht aber später in vielen Fällen einen problemlosen Verkehr

♦ Orgasmusstörungen bei einigen Frauen

♦ Vaginalfisteln und -hernien können die Situation weiter erschweren.

Probleme bei **Männern** nach einer Stomaanlage:

♦ Schmerzen durch die Durchtrennung der Nervenbahnen, die den Mastdarm und die Analregion versorgen

♦ Erektions- und Ejakulationsstörungen trotz nervenschonender Operationsverfahren

♦ Läsionen von Samenleitern und -blasen; kurzfristige Funktionsverluste können schon durch einfache Dehnung der Nerven bei der Operation hervorgerufen werden

♦ vorübergehende sexuelle Funktionsstörung, beispielsweise durch eine vorübergehende Irritation der Nervenfasern, die sich selbstständig zurückbildet; im Einzelfall kann dieser Prozess aber auch bis zu zwölf Monaten in Anspruch nehmen

Appetenzstörungen sind meist psychogen verursacht, da das sexuelle Verlangen durch das operative Vorgehen nicht direkt beeinflusst wird. Einige Patienten berichten über das irritierende Gefühl, der natürliche Darmausgang sei noch vorhanden, andere leiden unter Schmerzen wie bei einem Schließmuskelkrampf, krampfartigem Stuhldrang sowie lokalen Schmerzempfindungen, die durch sexuelle Handlungen ausgelöst oder intensiviert werden können.

Beispiel: Irrigation

In dazu geeigneten Fällen sollten Patienten mit einem Deszendostoma auf die Möglichkeit der **Irrigation** hingewiesen werden. Durch eine regelmäßige Darmspülung mit Wasser bleibt der Stomaträger 24 bis 48 Stunden lang ausscheidungsfrei und benötigt keine Beutelversorgung. Das Erlernen dieser Technik sollte unter Anleitung eines erfahrenen Arztes, einer Pflegenden oder einer Stomatherapeutin erfolgen.

Das Einfüllen des Wassers in den Darm erfolgt über handelsübliche Irrigations-sets, die aus einem Wasserreservoir-Beutel, einer Zuleitung mit einem Drosselmechanismus zur Regulierung des Spüldrucks, dem Irrigationskonus sowie einem Klebebeutel zur Ableitung des Darminhalts bestehen. Gespült wird in der Regel mit 1 bis 1,5 l körperwarmer Flüssigkeit (Regel: 15 ml Wasser mal kg Körpergewicht = erforderliche Flüssigkeitsmenge; maximal jedoch 1 500 ml).

Das Wasser aktiviert die Dehnungsrezeptoren im Dickdarm und bewirkt dadurch eine Massenperistaltik mit einer kompletten Entleerung des Dickdarminhalts. Die Wassereinspülung erleichtert zusätzlich über eine gewisse Verflüssigung des Kots die Stuhlabsonderung. Am besten wird die Irrigation regelmäßig vormittags vorgenommen, wenn sich der Darm natürlicherweise in einer verstärkten Entleerungsbereitschaft befindet.

Nach einer erfolgreichen Irrigation ist in der Regel mit weiteren Darmentleerungen in den nächsten 24 bis 48 Stunden nicht zu rechnen. Das Verfahren führt auch zu einer deutlichen Reduktion der von vielen Patienten mit einem Stoma als peinlich empfundenen unkontrollierten Entleerung von Darmgasen: Der Patient kann die Stomaöffnung mit einer unauffälligen, sich nach dem Einführen selbst abdichtenden Stomakappe verschließen, die in unterschiedlicher Form und Funktionsweise im Sanitätsfachhandel erhältlich ist.

Das Verfahren der Irrigation ist nicht nur im Zusammenhang mit der Sexualität von Menschen mit einem Stoma von großer Bedeutung. In Absprache mit der Sto-matherapeutin sollten Pflegende die betroffenen Patienten auch im Hinblick auf die allgemeine **Lebensqualität** über diese Technik informieren bzw. die betroffe-nen Patienten darin anleiten und schulen. So besteht für die Personen, die ein Stoma tragen, die Möglichkeit, relativ unabhängig zu sein und beispielsweise ins Schwimmbad oder in die Sauna zu gehen, ohne dass man den sonst auffälligen Stomabeutel sehen würde.

Das Anleiten und die erste Hilfestellung bei noch ungeübten Patienten sind Auf-gaben der Pflege. Die Durchführung der Maßnahme sollte jedoch von erfahrenen Pflegefachpersonen übernommen werden. Patienten, die mit der Irrigation zu Be-ginn unangenehme Erfahrungen machen, akzeptieren möglicherweise diese Inter-vention weniger gut als solche, die mit geübter Hand angeleitet und unterstützt werden.

Nicht für alle Patienten ist die Irrigation allerdings geeignet. Menschen, die sich an das Stoma nicht gewöhnen können oder die es ablehnen, werden eventuell auch Mühe haben, diese Technik zu erlernen.

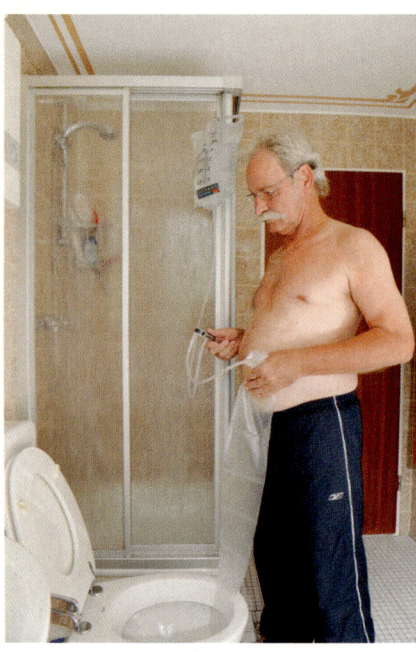

Irrigationstechnik

Dieses Verfahren bedeutet gerade auch für den Bereich der Intimität und Sexualität eine erhebliche Verbesserung der Lebensqualität. Bei anderen Lokalisationen des Stomas (Ileostomie bzw. Transversostomie) ist die Irrigationstechnik nicht indiziert, da hier mit häufigeren, unregelmäßigen und flüssigen bis breiigen Stuhlentleerungen gerechnet werden muss.

Außerdem sind folgende Faktoren als **Kontraindikationen** für eine Irrigation anzusehen:

♦ parastomale Hernie
♦ Prolaps oder Retraktion des Stomas
♦ Siphonbildung (Schleifenbildung des Dickdarms vor der Ausleitung)
♦ Zustand nach Radiatio des Bauchraums von mehr als 2 000 rad
♦ ausgeprägte Hypotonie
♦ Colon irritabile
♦ Morbus Crohn, Colitis ulcerosa
♦ familiäre Polyposis (FAP)
♦ Divertikulose/Divertikulitis

> Information und Beratung zum Thema Sexualität und Krankheit können, müssen aber nicht für jeden Kranken etwas Wichtiges sein. Aber auch von den Patienten, die unter krankheitsbedingten Einschränkungen der Sexualität leiden, sprechen viele dieses Thema von sich aus nicht an. Dem pflegerischen Gespräch „am Krankenbett" kommt hier eine besondere Bedeutung zu: Der Patient erlebt, dass er offen über sein sexuelles Problem sprechen kann und dabei verstanden wird. Pflegende dienen hier im Sinne eines „learning by doing" als Vermittler für die Kommunikation über Sexualität.

?

1 Bei welchen Krankheitsbildern ist mit einer Veränderung der Sexualität und im Erleben der Sexualität zu rechnen? Nennen Sie mindestens sechs Krankheitsbilder.

2 Mit welchen Schwierigkeiten ist im Rahmen eines Pflegegesprächs zu rechnen, wenn es um das Thema Sexualität und Krankheit geht? Wie können Pflegefachpersonen dieses Thema einfühlsam und verständlich ansprechen? Nennen Sie mindestens zwei Strategien.

3 Welche Auswirkungen auf die Sexualität hat die Krankheit Diabetes mellitus, unterteilt in Auswirkungen auf die weibliche und die männliche Sexualität?

4 Welche Auswirkungen haben die onkologisch-medizinischen Behandlungsmethoden wie chirurgischer Eingriff, Strahlentherapie, Chemotherapie und Hormontherapie? Nennen Sie zu jedem Behandlungsansatz mögliche Auswirkungen auf das sexuelle Erleben und das Verhalten der Betroffenen.

1 Erstellen Sie ein Merkblatt für Personen mit Herzerkrankungen und die möglichen Auswirkungen auf ihre Sexualität. Welche Informationen sollten an die Patienten weitergegeben werden? Besprechen Sie das Ergebnis in der Gruppe.

2 Erstellen Sie eine Pflegeplanung für eine Frau nach einer Mammaablatio mit dem Fokus auf die Sexualität. Welche Pflegeprobleme können Sie benennen? Welche pflegerischen Maßnahmen können angeboten werden?

3 Erstellen Sie eine Pflegeplanung für einen Mann nach einer Prostataentfernung mit dem Fokus auf die Sexualität. Welche Pflegeprobleme können Sie benennen? Welche pflegerischen Maßnahmen können angeboten werden?

Ducharne, Stanley / Gill, Kathleen: Sexualität bei Querschnittlähmung. Verlag Hans Huber, Bern 2006

www.deutsche-krebsgesellschaft.de Webseite der Deutschen Krebsgesellschaft mit vielen nützlichen Informationen für krebserkrankte Menschen und ihre Angehörigen

www.dmsg.de Webseite der Deutschen Multiple Sklerose Gesellschaft mit Informationen zum Thema Sexualität und Partnerschaft

2   Körperbildstörungen

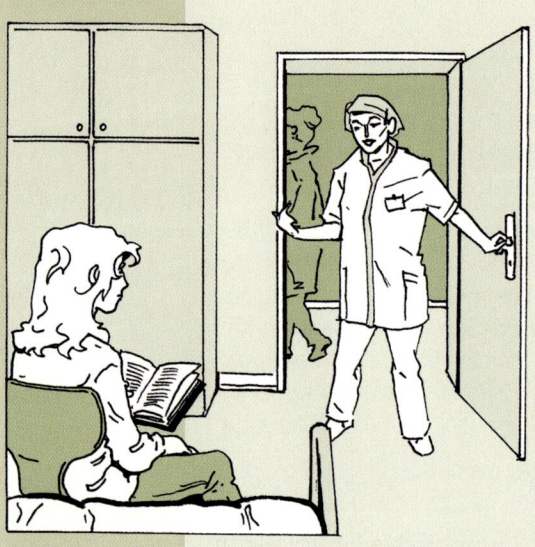

Olga pflegt auf der chirurgischen Station eine 24-jährige Patientin, die wegen des sechsten Rezidivs eines malignen Tumors im Bereich des rechten Gesäßes in die Klinik aufgenommen wurde. Der Tumor wurde erneut operativ entfernt sowie eine intraoperative Radiotherapie (IORT) durchgeführt. Durch die Tumorexzision mit großem Sicherheitsabstand kam es jedoch zu einer Schädigung des Nervus peronäus communis und in der Folge zu einer Spitzfußstellung mit Steppergang durch Lähmung der Dorsalextensoren von Fuß und Zehen: Die Patientin muss das Bein beim Laufen abnorm hochheben, um das Schleifen der Zehen auf dem Boden zu verhindern. Eine Schiene erleichtert ihr zwar das Laufen, sie fühlt sich jedoch trotzdem stark eingeschränkt. Bei der pflegerischen Übergabe hört Olga von ihrer Kollegin aus dem Frühdienst, dass die Patientin kaum ihr Zimmer verlasse, weil sie sich von ihrer Umwelt beobachtet fühle und sich wegen ihres schleppenden Ganges schäme. „Schau du doch mal, ob du die Patientin dazu ermutigen kannst, unter die Leute zu gehen. Schließlich wird sie ja auch bald entlassen und dann muss sie sowieso mit ihrer Einschränkung zurechtkommen!"

1   Sehen Sie Möglichkeiten, sich gegen den Zwang zur Schönheit abzugrenzen und den eigenen Körper so anzunehmen, wie er ist?

2   Wie würden Sie die Patientin dazu ermutigen, in die Öffentlichkeit zu gehen und sich den Blicken anderer Menschen auszusetzen, statt sich zu verstecken?

Zahlreiche körperliche Erkrankungen und deren Behandlung führen zu „einschneidenden" Veränderungen des Körperbildes, z. B. durch die Amputation einer Brust oder die Anlage eines künstlichen Darmausgangs. Umso wichtiger erscheint die aktive Auseinandersetzung mit dem durch den Unfall und/oder Operationen veränderten Körper. Pflegende leisten hier Unterstützung und leiten den Betroffenen entsprechend an.

Die klinische Erfahrung zeigt, dass krankheits- und/oder therapiebedingte Körperbildveränderungen nicht von alleine zur „Normalität" werden und sich die Betroffenen daran gewöhnen. In vielen Fällen kommt es stattdessen zu einer langfristigen Veränderung und Einschränkung der Lebensqualität und subjektiven Befindlichkeit.

2.1 Körperbild: eine Begriffsbestimmung

Der Begriff „Körperbild" – im englischen Sprachraum „body image" – wird in der Fachliteratur in unterschiedlicher Weise zur Beschreibung einer Vielzahl von leib-bezogenen Phänomenen benutzt. Er beinhaltet folgende Aspekte:

♦ Wahrnehmung und Wissen über den eigenen Körper

♦ die Fantasien, Gedanken, Gefühle, Einstellungen und Bewertungen sowie Bedeu-tungszuschreibungen zum eigenen Körper

Diese Aspekte sind persönlichkeitspsychologisch bedingt und unterliegen in hohem Maß **soziodemografischen Einflüssen** (z. B. Sozial- und Bildungsstatus). Für den Aspekt der Einstellungen und Bewertungen ist weiterhin der jeweilige kulturelle Hintergrund mit den spezifischen körperbezogenen sozialen Umgangsformen und normativen Determinanten besonders bedeutsam. Daneben ist im Gehirn das eige-ne Körperbild gespeichert, das von einer Symmetrie des Körpers ausgeht. Verändert sich die Symmetrie durch eine Operation oder durch einen Unfall, ist auch das Körperbild gestört.

2.1.1 Entwicklung des Körperbilds

Das Bild des eigenen Körpers entwickelt sich aus der Geschichte des jeweiligen Menschen und wird lebenslang immer weiter umgestaltet. Frühkindliche körper-liche Erfahrungen stellen dabei ein zentrales Fundament dar: Berührung, Berührt-werden und Empfindungen, die der Körper von seinen eigenen Muskeln, Sehnen und Gelenken empfängt, bilden die Grundlage des späteren Körperbildes.

Körper-
bewusstsein
Band 2, C 3.2.5

2.1.2 Körperbild und Kultur

In der westlichen Welt ist den letzten Jahren eine zunehmende Instrumentalisie-rung des Körpers zu beobachten, d. h., die Menschen setzen ihren Körper und seine Erscheinung ganz bewusst für bestimmte Zwecke ein. Exzessiv betriebenes Body-building, obsessive Essgewohnheiten oder Formen der Körperveränderung wie Täto-wierungen oder das Piercing dienen dazu, den Körper zum Selbst-Ausdruck zu be-nutzen, sich gegenüber anderen abzugrenzen, zu schockieren oder exhibitionistisch zur Schau zu stellen.

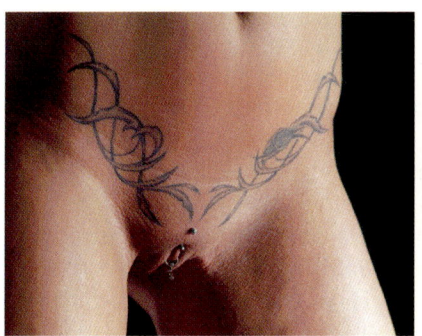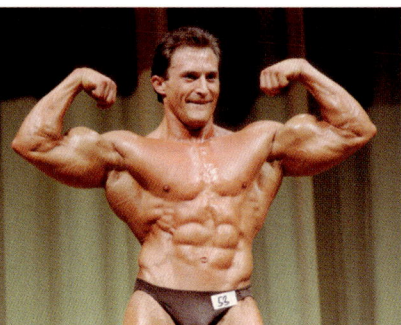

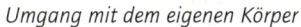

Umgang mit dem eigenen Körper

In der „Spaßgesellschaft" wird der eigene Körper dadurch zu einem „fun factor", den man beliebig formen kann. Dabei stehen die Menschen unserer Kultur unter einem gnadenlosen **Schönheitsdiktat**, das von Männern wie Frauen einen jugendlichen, straffen und attraktiven Körper einfordert. Aktuell gibt es z. B. vermehrt Anfragen junger Mädchen, die sich ihre kleinen Schamlippen (Labia minora) operativ verkleinern lassen möchten. Die öffentlichen Bekenntnisse von namhaften Filmschauspielern und anderen Personen des öffentlichen Lebens machen die plastisch-ästhetische Chirurgie mit ihren Behandlungsangeboten wie der Fettabsaugung (Liposuction) zunehmend gesellschaftsfähig.

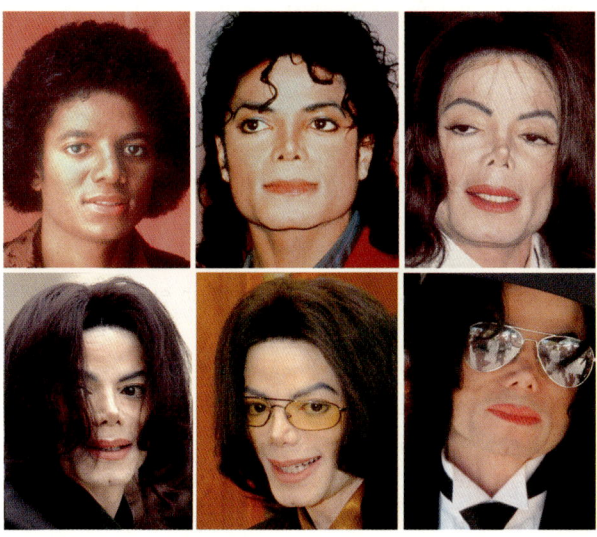

Schönheit um jeden Preis?

Unzufriedenheit mit dem eigenen Aussehen kann sich in Schamerleben äußern und langfristig zu einem geringen Selbstwertgefühl sowie damit einhergehenden Ängsten und sozialem Rückzug führen. So meidet vielleicht schon ein pubertierendes Mädchen gemeinsame Aktivitäten wie einen Schwimmbad- oder Saunabesuch, weil sich ihre Brüste stärker oder weniger entwickelt haben als die ihrer Mitschülerinnen.

Schamgefühle wirken dabei überfallartig und blockieren Denkprozesse. Die Scham wirkt wie ein Schock, der die höheren Funktionen der Hirnrinde zum Erliegen bringt. Die rechte Gehirnhälfte – zuständig für nonverbale, emotionale Aktivitäten – ist aktiviert. Der Betroffene befindet sich in einem Zustand existenzieller Angst, und unter der Angst werden andere, primitivere neuronale Systeme (insbesondere das autonome Nervensystem) aktiviert, während gleichzeitig höhere psychische Funktionen wie die Vernunft oder Möglichkeiten der Regulation von Gefühlen nur begrenzt verfügbar sind. Das Nervensystem ist darauf programmiert, der Angstquelle zu entkommen, und entwickelt den Impuls, sich zu verstecken, buchstäblich vom Erdboden zu verschwinden, oder anzugreifen und zu verteidigen.

Nervensystem
Band 2, C 1

> Schamgefühle sind äußerst quälend und schmerzhaft und können nicht einfach durch Bemerkungen wie „Sie brauchen sich nicht zu schämen" zum Verschwinden gebracht werden.

2.2 Körperbild und Krankheit

Veränderungen des Körperbilds können durch unterschiedliche Bedingungen verursacht werden, so beispielsweise durch:

♦ unmittelbare Veränderungen durch operative Eingriffe, z. B. eine Tracheostomie (Luftröhrenschnitt), Stomaanlage, Vulvektomie oder Extremitätenamputation

♦ überschießende Narbenbildungen (Keloide)

♦ akute und dauerhafte Veränderungen der Haut nach Strahlentherapie (Strahlendermatitis) mit Verfärbungen und Verhärtungen des Gewebes als unerwünschte Nebenwirkung von Medikamenten, z. B. Haarverlust durch eine Chemotherapie, die von den meisten Frauen als besonders belastend erlebt wird, oder die Ausbildung eines Cushing-Syndroms durch die Gabe von Kortikosteroiden

♦ Entwicklung einer akneartigen Entzündung der Haarwurzeln (Follikulitis) durch die Einnahme von Tyrosinkinase-Hemmern

♦ Gewichtszunahme durch eine Hormontherapie oder die Gewichtsabnahme durch eine tumorbedingte Kachexie

♦ Ausbildung eines Armlymphödems nach einer Mastektomie

♦ Funktionseinschränkungen nach einer Amputation oder nach einem Schlaganfall mit Hemiplegie

Schlaganfall
Band 2, H 3.4

Der objektive Befund, d. h. das Ausmaß der Körperbildveränderung, und das individuelle subjektive Empfinden können vollkommen unterschiedlich sein. Während eine Patientin beispielsweise mit den Folgen einer Mastektomie sehr gut umgehen kann, leidet eine andere schon unter den kaum auffallenden Narben einer brusterhaltenden Therapie. Bisher gibt es keine Hinweise, die bereits im Vorfeld erkennen lassen würden, ob sich ein Patient durch die auf ihn zukommenden Körperbildveränderungen in besonderer Weise beeinträchtigt fühlen wird.

2.2.1 Körperbildstörung bei Menschen mit Brandverletzungen

Menschen, die nach einem Brandunglück oder nach einem Unfall mit Feuereinwirkung durch die Verbrennungsnarben äußerlich stark sichtbare Veränderungen am Körper zeigen, leiden in einer ausgeprägten Form an Körperbildstörungen.

Zum einen kommt es durch die meist entstellenden Narbenbildungen zu Veränderungen des Selbstbewusstseins und des Empfindens der eigenen Schönheit, vor allem dann, wenn die Verbrennungswunden bzw. -narben im Bereich der einsehbaren Haut (Gesicht, Hals, Hände, Unterarme) auftreten. Zum anderen haben die Narben, die über Gelenke verlaufen, z. B. über das Ellenbogen- oder Kniegelenk, auch Auswirkungen auf die Beweglichkeit und die Mobilität des Körpers.

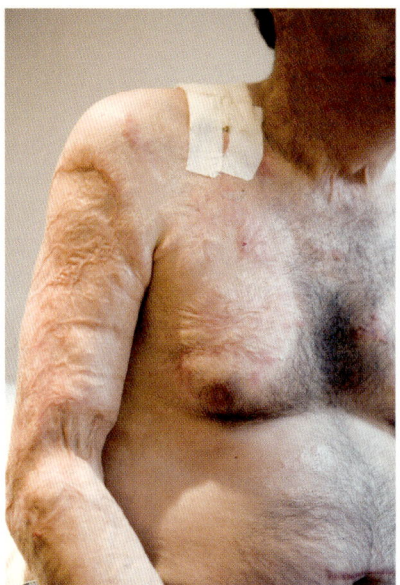

Die Betreuung von Menschen mit ausge-prägten Brandverletzungen sollte im inter-professionellen Team stattfinden. Dieses Team setzt sich aus Medizinern, Pflegen-den, Psychologen und eventuell aus So-zialarbeitern und Seelsorgern zusammen. Im Rahmen der Frührehabilitation sollte auf die veränderte Wahrnehmung des Körpers unbedingt geachtet werden. Die geplanten Maßnahmen sollen sich an den individuellen Bedürfnissen des Patienten orientieren.

Brandverletzter Patient

2.2.2 Dysmorphophobie

Unter einer **Dysmorphophobie** wird die Wahrnehmungsstörung des eigenen Leibs verstanden. Der Begriff wurde 1886 erstmals vom italienischen Neuro-logen Enrico Morselli verwendet.

Von den Patienten, die lernen müssen, ihren durch eine Erkrankung und/oder de-ren Behandlung veränderten Körper zu akzeptieren, ist eine andere Gruppe von Menschen zu unterscheiden, die sich immer wieder bei Ärzten oder in Kliniken mit der Bitte um einen kosmetischen Eingriff vorstellen.

Diese Menschen leiden an einem neurotisch bedingten, nicht existenten oder mini-malen Makel (z. B. einer als zu groß empfundenen Nase), wobei dies in vielen Fällen auch ihr Sozial- und Arbeitsleben beeinflusst und z. B. zu einem Rückzug bei den sozialen Kontakten führt.

Ein Patient äußert dazu:

> *Ich schäme mich einfach viel zu sehr, um so in die Öffentlichkeit zu gehen. Ich bin am liebsten nur abends unterwegs, weil ich in der Dunkelheit nicht so deutlich gesehen werden kann.*

In der Normalbevölkerung tritt die Dysmorphophobie mit einer Häufigkeit von 2 % auf, in schönheitschirurgischen Praxen und Kliniken sind etwa 7 bis 15 % der Hil-fesuchenden davon betroffen. Die durch den sozialen Rückzug bewirkte Isolation führt häufig zu einer depressiven Stimmungslage; viele Betroffene entwickeln zeit-weise Selbstmordgedanken.

Ein weiteres typisches Zeichen ist, dass die Beschwerden mehrere Körperregionen nacheinander betreffen können, so dass nach „erfolgreicher" operativer Korrektur eine nächste gewünscht wird und der Patient bereits nach kurzer Zeit wieder die alten, ihn quälenden Symptome aufweist. Da es sich um eine **neurotisch bedingte Störung** handelt, können die Betroffenen mit den von Pflegenden oder Ärzten vorgebrachten Argumenten fast nie von ihren Überzeugungen abgebracht werden.

Auffallend ist die Diskrepanz zwischen „objektivem Befund" (z. B. unauffällige Narbe) und der **subjektiven Befindlichkeit** des Betroffenen (z. B. hoher Leidensdruck bis hin zu Schmerzen in der betroffenen Körperregion).

2.2.3 Pflegerische Maßnahmen

Es gibt bisher keine etablierten und durch die Pflegeforschung wissenschaftlich überprüften Konzepte zur Hilfestellung bei Körperbildstörungen, die aus somatischen (körperlich verursachten) Krankheitsbildern und deren Behandlung resultieren. Bisher veröffentlichte Einzelfalldarstellungen enthalten eher unspezifische Empfehlungen.

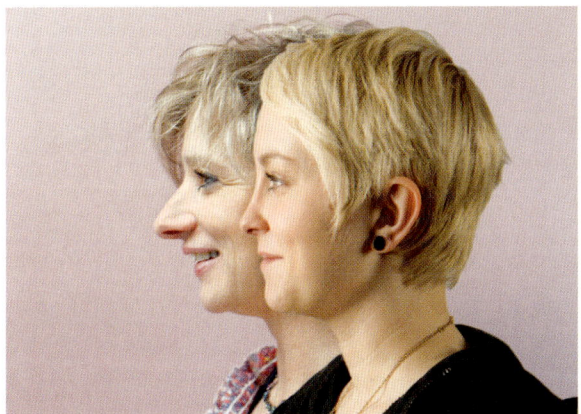

Schönheit hat viele Gesichter

Ein wichtiger Schritt besteht darin, sich kritisch mit dem gesellschaftlichen Ideal von makelloser Schönheit und Perfektion auseinanderzusetzen. Pflegende sollten sich über ihr eigenes Körperbild bewusst sein, dieses reflektieren und überprüfen, welche Vorstellungen über Schönheit bei ihnen vorhanden sind.

Im Umgang mit Patienten, die an einer Körperbildstörung leiden, sind Erfahrung und Einfühlungsvermögen wichtige Voraussetzungen, um pflegerisch erfolgreich zu sein. Pflegende können die Betroffenen bei der **Bewältigung der Situationen** wie folgt begleiten und unterstützen:

♦ zunächst die Empfindungen des Patienten annehmen, z. B. „Es ist vollkommen normal, dass Sie im Moment das Gefühl haben, dass Sie sich nie daran gewöhnen werden"; die Körperbildstörung nicht auszureden versuchen, nicht trösten

♦ dem Patienten die Möglichkeit geben und ihn dazu ermutigen, seinen Gefühlen von Trauer über den Verlust seines bisherigen Körperbildes Ausdruck zu verleihen, und ihn nicht vorschnell zu einer Anpassung zwingen

♦ dem Patienten in der therapeutischen Beziehung das Gefühl vermitteln, dass er trotz seiner Behinderung oder Einschränkung als Mensch akzeptiert wird

Anleiten
und schulen
Band 5, A 5.3

♦ beobachtetes Verhalten empathisch ansprechen und Informationsmaterial zur Verfügung stellen

♦ den Patienten auf ablehnende Reaktionen der Außenwelt vorbereiten und dazu Bewältigungsmechanismen vermitteln, z. B. dass in manchen Situationen Humor dazu beitragen kann, eine soziale Situation erträglicher zu gestalten

♦ systematische Anwendung eines Entspannungsverfahrens, z. B. Autogenes Training, Progressive Muskelrelaxation, Atementspannung

♦ Vermittlung an Selbsthilfegruppen, um das Gefühl der Isolierung („Ich bin der Einzige mit einer solchen Behinderung!") aufzuheben

♦ Empfehlung körpertherapeutischer Verfahren nach der Entlassung aus der Klinik, z. B. der Konzentrativen Bewegungstherapie (KBT) oder der Tanztherapie. Diese werden z. B. in Rehabilitationskliniken oder psychosomatischen Fachkliniken angeboten und führen u. a. dazu, das häufig auf das erkrankte Organ reduzierte Körpererleben wieder auf den ganzen Körper „auszudehnen" und bewusst zu machen („Mein Körper ist nicht nur die amputierte Brust!")

♦ Empfehlung eines Selbstsicherheitstrainings, um durch das verbesserte Selbstwerterleben das „Ertragen" der körperlichen Einschränkung zu erleichtern („Ich habe zwar eine Behinderung, aber ich bin trotzdem etwas wert und muss mich nicht meiner selbst schämen!")

♦ Angebot von Stil- und Farbberatung, Hinweise auf spezielle Kleidung für Frauen nach Brustamputation oder Menschen mit einem Stoma sowie spezielle Schminktechniken (Camouflage)

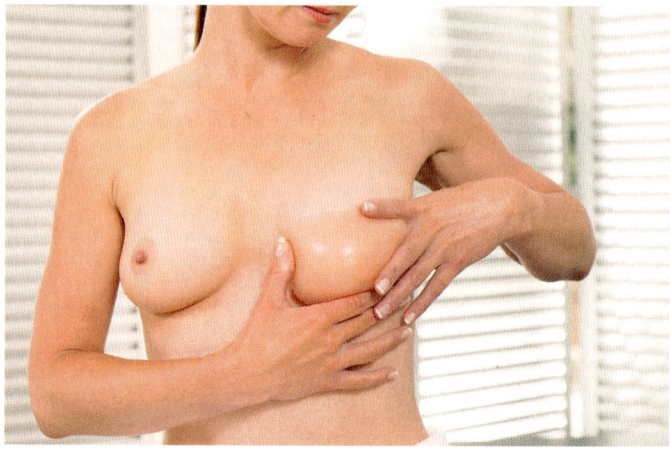

Hilfsmittel nach Eingriff ins Körperbild

Das Gespräch am Krankenbett ist oft bereits „Therapie". In manchen Fällen ist es die erste Aussprache über diese Probleme überhaupt und ermöglicht in der Folge eine gemeinsame Aussprache mit dem Partner. Die Pflegende wirkt hier im Sinne eines „learning by doing", d. h. als Vermittler/in für die Möglichkeiten eines offenen Gesprächs auch über solche angst- und schambesetzten Themen.

1 Welche Aspekte müssen vorhanden sein, um von einer Körperbildstörung sprechen zu können? Nennen Sie mindestens vier.

2 Wie beeinflusst die jeweilige Kultur des Menschen sein Schönheitsempfinden? Nennen Sie drei Beispiele.

3 Nennen Sie drei verschiedene Krankheiten, die mit einer Körperbildstörung einhergehen können.

4 Erklären Sie den Begriff Dysmorphophobie.

5 Nennen Sie mindestens sechs pflegerische Maßnahmen, die bei Patienten mit Körperbildstörungen durchgeführt werden können.

1 Planen Sie eine Diskussion in der Gruppe. Tauschen Sie sich über die Frage „Schönheitsoperation: Ja oder nein?" aus. Ein Mitglied Ihrer Gruppe leitet die Diskussion, ein anderes Mitglied notiert in Stichworten die wichtigsten Argumente der jeweiligen Diskussionspartner. Welches Bild bzw. welche Einstellungen überwiegen in der Diskussion und warum?

2 Sammeln Sie Informationsmaterial von Kliniken, die Schönheitsoperationen anbieten und durchführen. Bestellen Sie das Informationsmaterial direkt bei den Kliniken oder nutzen Sie das Internet. Auf welche Art und Weise sprechen die Werbeflyer bzw. das Werbematerial die potenziellen Kundinnen und Kunden an? Reflektieren Sie das Material kritisch und geben Sie eine Einschätzung ab.

3 Informieren Sie sich in einer Spezialklinik für brandverletzte Menschen über die Maßnahmen, die ergriffen werden, um die Körperbildstörung zu behandeln bzw. zu mildern.

4 Diskutieren Sie in der Gruppe über die Bedürfnisse von Menschen mit verändertem Körperbild und leiten Sie davon den möglichen pflegerischen Unterstützungsbedarf ab.

Salter, Mave: Körperbild und Körperbildstörung. Verlag Hans Huber, Bern 1998

3 Im falschen Körper: Transsexualität

Pia kommt vollkommen irritiert von ihrem Pflegeeinsatz zum Unterricht und berichtet von einer Unterhaltung mit einer 15-jährigen Patientin, die nach einem Verkehrsunfall mit einer Thoraxprellung, ausgedehnten Blutergüssen und einer Rippenserienfraktur in der chirurgischen Abteilung behandelt wird. „Als ich ihr gesagt habe, dass die ganzen blauen Flecken wieder weggehen werden, hat

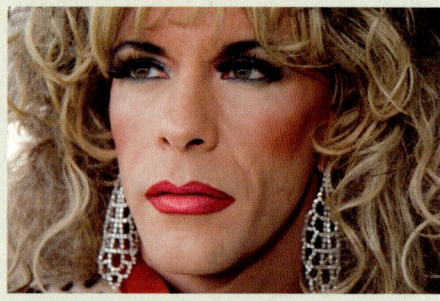

Transsexueller Mensch

sie gesagt, dass sei ihr eh egal. Sie könne ihren Körper sowieso nicht leiden. Als ich dann nachgefragt habe, wie sie das meine, hat sie erst mal gezögert. Und dann hat sie ganz vehement gesagt, sie habe noch nie ein Mädchen sein wollen. Sie habe sich immer mit Jungs gerauft und sei auf Bäumen rumgeklettert. Als sie dann in die Pubertät gekommen sei, habe sie nur noch geflucht. Am liebsten wäre sie das alles wieder los. Ich war erst einmal vollkommen sprachlos. Klar wusste ich, dass es so was gibt, aber dass sie ihren weiblichen Körper so vollkommen ablehnt, fand ich dann doch komisch."

1 Wie entwickelt sich das Gefühl, eine Frau bzw. ein Mann zu sein?

2 Was wissen Sie über Transsexualität?

3 Hätte Pia auf die Bemerkung der Patientin eingehen sollen? Was hätte sie darauf antworten können?

Unter **Transsexualität** wird nach der „Internationalen Klassifikation der Krankheiten" der WHO eine Form der Geschlechtsidentitätsstörung verstanden. In Abgrenzung davon wird unter dem Begriff der **Intersexualität** eine Sexualdifferenzstörung verstanden, bei der die Person genetisch und anatomisch keinem Geschlecht eindeutig zugeordnet werden kann.

Transsexuelle Menschen können sich nicht mit ihrem angeborenen biologischen Geschlecht identifizieren, sondern sie empfinden sich als dem Gegengeschlecht zugehörig. Sie fühlen sich „im falschen Körper". Die sexualmedizinischen Fachgesellschaften haben gemeinsam ein Stufenschema der Behandlung transsexueller Menschen entwickelt, an dem sich sowohl die Betroffenen als auch die behandelnden Ärzte und involvierten Pflegenden orientieren können.

Stufe 1: Psychotherapie

Die Psychotherapie dient zunächst der **Diagnosesicherung** und dem Ausschluss von differenzialdiagnostisch infrage kommenden Störungsbildern (z. B. Psychose) und unter Umständen unrealistischen Erwartungen bezüglich der Möglichkeiten und Folgen der medizinischen Behandlung. Ist die Diagnose der Transsexualität gesichert, sollte noch vor Beginn der Einleitung somatischer Therapiemaßnahmen mit einer ambulanten Psychotherapie begonnen werden. Darauf ist unbedingt zu achten, denn nur mit einer adäquaten Diagnostik und weiterer psychologischen Begleitung können die darauf folgenden Behandlungsschritte (Hormontherapie, geschlechtsangleichende Operation) zu Zufriedenheit und positiver Entwicklung der Betroffenen führen.

Die Psychotherapie dient im weiteren Verlauf der Überprüfung der inneren Stimmigkeit und Konsistenz des Identitätsgeschlechts sowie der Überprüfung der Lebbarkeit der gewünschten Geschlechtsrolle. Die Gespräche werden ergebnisoffen geführt; es besteht nicht das Ziel, das Bedürfnis nach Geschlechtsangleichung zu verstärken oder auszulösen. Fragen, die in diesem Zusammenhang wichtig werden, sind z. B. „Wie fühle ich mich, wenn ich in der von mir gewünschten Geschlechtsrolle in der Öffentlichkeit auftrete?" oder auch „Wie verändern sich meine Beziehungen zu anderen Menschen?"

Die Psychotherapie soll den gesamten weiteren Prozess der Geschlechtsangleichung begleiten; die Kosten dafür werden in der Regel auf Antrag von den gesetzlichen Krankenkassen übernommen.

Stufe 2: Alltagstest

Der Alltagstest beginnt in der Regel während der Psychotherapie und wird in enger Absprache mit dem Behandlungsteam geplant. Es gibt jedoch auch eine Reihe transsexueller Menschen, die schon eine mehr oder weniger lange Zeit in der Öffentlichkeit in ihrer gewünschten Geschlechtsrolle auftreten, bevor sie sich zu einer Behandlung entschließen.

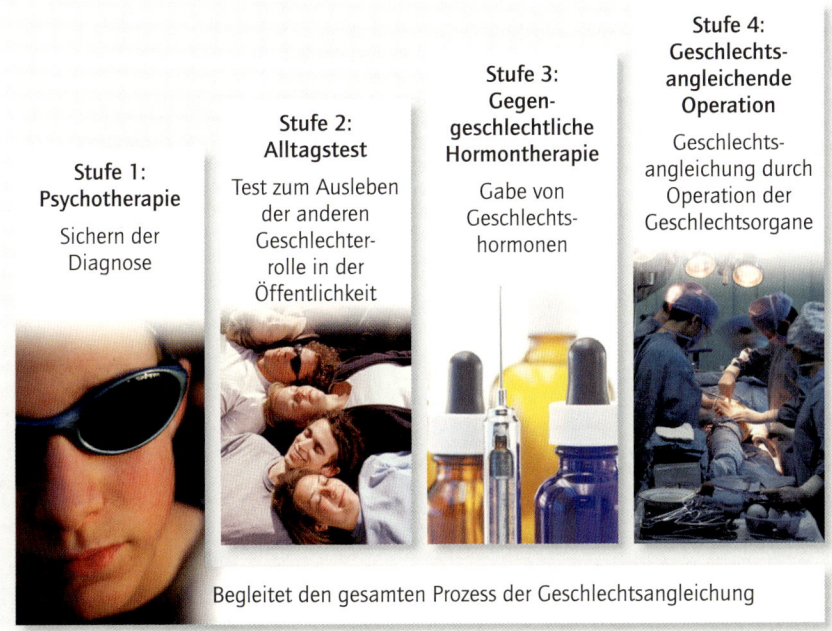

Stufe 1:
Psychotherapie

Sichern der
Diagnose

Stufe 2:
Alltagstest

Test zum Ausleben
der anderen
Geschlechter-
rolle in der
Öffentlichkeit

Stufe 3:
Gegen-
geschlechtliche
Hormontherapie

Gabe von
Geschlechts-
hormonen

Stufe 4:
Geschlechts-
angleichende
Operation

Geschlechts-
angleichung durch
Operation der
Geschlechtsorgane

Begleitet den gesamten Prozess der Geschlechtsangleichung

Stufenschema bei Transsexualität

Konkret besteht der Alltagstest darin, dass die Betroffenen nach und nach in allen Lebensbereichen in der gewünschten Rolle leben, also offensiv mit ihrer Transsexualität umgehen und sie nicht nur heimlich leben. Dazu zählen auch das familiäre Umfeld und die Berufswelt. Da der Alltagstest sozial verträglich und kein „Härtetest" sein soll, kann es im Einzelfall auch notwendig sein, beispielsweise bereits parallel zum Alltagstest eine **Epilation (Entfernung) der Barthaare** oder eine **Hormonbehandlung** durchzuführen. Zu diesem Zeitpunkt sind auch nach vorheriger Begutachtung juristisch die Änderung des Vornamens und des Personenstandes (Geschlechtszugehörigkeit) möglich.

Stufe 3: Gegengeschlechtliche Hormontherapie

Im Idealfall sollte die Hormontherapie frühestens ein Jahr nach dem Beginn der Psychotherapie und etwa sechs Monate nach Beginn des Alltagstests begonnen werden. Dies ist leider nicht die Regel, da sich manche Transsexuelle schon zuvor Hormonpräparate über das Internet besorgt und mit der somatischen Therapie begonnen haben. In manchen Fällen haben Betroffene auch bereits einen Gynäkologen oder Endokrinologen aufgesucht und ihn durch drastische Schilderungen ihrer Lebenssituation und ihres Leidensdrucks dazu „verführt", vorzeitig eine medikamentöse Behandlung zu beginnen. Wichtig ist aber, dass nicht durch die daraus resultierenden körperlichen Veränderungen ein unumkehrbarer Prozess in Gang gesetzt wird, ohne dass zuvor eine fundierte psychologische Diagnostik erfolgt ist. Eine schriftliche Bescheinigung des behandelnden Psychotherapeuten sollte deshalb vorliegen. Vor der Einleitung der Therapie ist eine Aufklärung über die Möglichkeiten und Grenzen sowie die potenziellen Nebenwirkungen der Hormonbehandlung notwendig.

Stufe 4: Geschlechtsangleichende Operation

Vor der geplanten Operation sollten folgende Schritte erfolgreich absolviert sein:

♦ begleitende Psychotherapie 18 bis 24 Monate
♦ erfolgreicher Alltagstest über ein bis zwei Jahre
♦ gegengeschlechtliche Hormontherapie über mindestens 6 bis 12 Monate

---

Sex-change-Operationen

In der Regel wird die operative Geschlechtsumwandlung in großen Krankenhäusern in der Abteilung für plastische Chirurgie durchgeführt. Pflegende, die dort eingesetzt sind, sollen sich von Beginn an darüber im Klaren sein, dass solche Sex-change-Operationen durchgeführt werden. Die präoperative Vorbereitung unterscheidet sich nicht wesentlich von der sonstigen operativen Vorbereitung mit Ausnahme der psychologischen Betreuung und Unterstützung.

Pflegende sollten unbedingt darauf achten, dass der Patient/die Patientin unmittelbar nach der Operation mit dem richtigen Geschlecht – als „Frau" oder „Herr" – angesprochen wird. Dies stärkt das Selbstbewusstsein der betroffenen Person und entspricht der korrekten juristischen Personnennung.

Je nach Eingriff (Brustaufbau, Scheidenkonstruktion, Entfernung des männlichen Geschlechts, Konstruktion des männlichen Geschlechts) werden postoperativ große Verbandwechsel nötig.

Die operativen Möglichkeiten zur Geschlechtsangleichung haben sich in den letzten Jahren durch stetig weiterentwickelte Techniken deutlich verbessert. Inzwischen werden in darauf spezialisierten Zentren ästhetisch und funktionell zufriedenstellende bis sehr gute Ergebnisse erzielt. Wie jeder Eingriff kann auch dieser Komplikationen nach sich ziehen und das gewünschte Ergebnis beeinträchtigen. Die Kosten werden von den gesetzlichen Krankenkassen übernommen, wenn die Transsexualität nach den oben genannten Regeln diagnostiziert und behandelt wurde. Zuvor muss jedoch die Kostenzusage der Krankenkasse vorliegen.

Eine weitere Möglichkeit der Unterstützung bei dem Wunsch nach einer Geschlechtsangleichung stellen Selbsthilfegruppen dar, die in vielen Städten existieren und sich regelmäßig zum Meinungsaustausch treffen. Sie sind heute fester Bestandteil unseres Gesundheitssystems. Sie bieten Betroffenen und deren Angehörigen, Freunden und Partnern sachlich fundierte Informationen und Erfahrungsaustausch zu allen Fragen, kompetente Beratung, Hilfe bei Problemen sowie Kontakt zu anderen Betroffenen. Da die Teilnehmer alle selbst Betroffene sind und die aus der Transsexualität resultierenden Schwierigkeiten aus eigenem Erleben kennen, bringen sie ein großes Verständnis auf für die damit in Zusammenhang stehenden Fragen und vermitteln auf Anfrage auch geeignete professionelle Hilfe (Ärzte, Therapeuten, Gutachter usw.).

Prä- und postoperative Pflege Band 4, G 2, G 4

Häufig ändern Menschen nach der Sex-change-Operation ihr bisheriges Leben auch in anderen Bereichen. Sie ziehen in eine andere Stadt und wechseln die Arbeitsstelle (soweit dies möglich ist). Der Wechsel des sozialen Umfelds erleichtert vielmals den Neuanfang für die betroffenen Personen.

1 Aus welchen Stufen besteht das Schema für die Behandlung von transsexuellen Personen? Nennen Sie die Stufen und erklären Sie die damit verbundenen Interventionen.

2 Wie sollten sich Pflegende nach der Sex-change-Operation den Patienten/ den Patientinnen gegenüber verhalten? Nennen Sie zwei wesentliche Punkte.

1 Informieren Sie sich bei Selbsthilfegruppen über deren Angebote für transsexuelle Menschen und erstellen Sie eine verständliche Übersicht für betroffene Personen.

2 Diskutieren Sie die Auswirkungen eines Sex-changing vor dem Hintergrund der gesellschaftlichen, körperlichen und sozialen Veränderungen für die Betroffenen.

Rauchfleisch, Udo: Transsexualität – Transidentität. Begutachtung, Begleitung, Therapie. Verlag Vandenhoeck & Ruprecht, Göttingen 2006

www.nakos.de Übersicht über Selbsthilfegruppen zum Thema Transsexualität

4   Sexualität von Menschen mit Behinderung

Pia betreut auf der Kinder- und Jugendstation im Klinikum Gutleben den 16-jährigen Peter Schreiner, der an einem Down-Syndrom leidet, und berichtet über ein Gespräch mit dessen Mutter. „Sie hat mir davon erzählt, dass sich ihr Sohn Peter nach der Schule oft in sein Zimmer zurückzieht, sich bäuchlings auf den Teppich legt und dann stoßende, beischlafähnliche Bewegungen macht. Sie sei dabei mehrfach aus Versehen in sein Zimmer gekommen, weil sie sein Stöhnen gehört und gedacht habe, es sei etwas nicht in Ordnung. Ihr sei klar, dass ihr Sohn sexuell erregt sei und sich selbst befriedigen wolle, aber damit irgendwie nicht zum Ziel komme. Meistens bleibe er atemlos, mit knallrotem Gesicht und vollkommen verschwitzt und frustriert liegen. Für den Rest des Nachmittags sei er dann wegen seiner schlechten Laune zu nichts mehr zu gebrauchen. Dann hat sie mich gefragt, ob ich eine Idee hätte, wie sie damit umgehen soll. Darauf hatte ich – ehrlich gesagt – überhaupt keine Antwort parat."

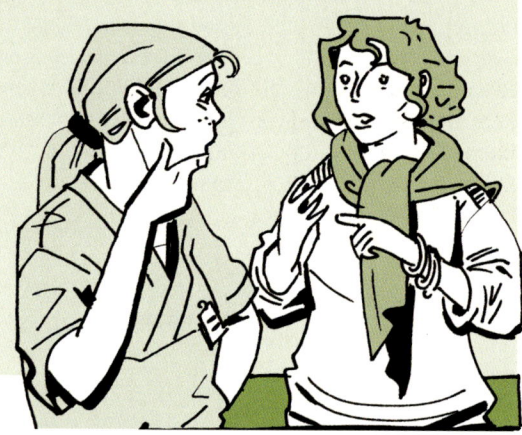

1   Peter ist wahrscheinlich wie viele Jungen mit einem Down-Syndrom so stark geistig behindert, dass er Hilfen braucht, um die Selbstbefriedigung zu lernen. Welche konkreten Hilfestellungen könnten Sie sich dabei vorstellen?

2   Ist die Mutter in dieser Situation der richtige „Ansprechpartner" oder wäre es nicht besser, der Vater oder eine andere Vertrauensperson würde den Jungen unterstützen?

3   Kinder und Jugendliche mit geistigen oder körperlichen Behinderungen haben manchmal Schwierigkeiten, einen positiven und unbefangenen Zugang zu ihrem Körper und zu der sich entwickelnden Sexualität zu entwickeln. Welche Hilfestellungen sind dabei durch Pflegende vorstellbar?

Bei der Auseinandersetzung mit der Sexualität von Menschen mit Behinderung sind körperliche und geistige Einschränkungen zu unterscheiden, die sich unterschiedlich auswirken und in Kombination miteinander auftreten können (Mehrfachbehinderung).

4.1   Körperbehinderungen

Unter dem Begriff „Körperbehinderung" werden alle angeborenen und/oder erworbenen dauerhaften Störungen von Körperfunktionen zusammengefasst. Im Allgemeinen wird der Begriff auf Behinderungsformen mit motorischen Störungen eingeengt. Da es sich dabei jedoch nur um einen Teilbereich möglicher Einschränkungen handelt, erscheint der Begriff „Behinderung durch körperliche Funktionsstörungen" zutreffender.

Dabei lassen sich zwei Gruppen von körperlich bedingten Sexualstörungen unterscheiden:

♦ **primäre Störung der Sexualentwicklung** durch Anlagevarianten der Genitalorgane, z. B. Fehlen der Hoden (Anorchie), chromosomale Abweichungen, Formen der Intersexualität

♦ Störungen der Sexualentwicklung als **Symptom oder Folge einer Körperbehinderung**, z. B. bei Zerebralparesen, Spina bifida

In Abhängigkeit vom Zeitpunkt des Auftretens und vom Ausmaß der Behinderung kann die psychosexuelle Entwicklung beeinträchtigt werden. So können bereits Probleme bei der Nahrungsaufnahme (z. B. Schluckstörung) die Beziehung zwischen Mutter und Kind früh belasten und Gefühle von Geborgenheit nur schwer entstehen lassen. Die psychomotorische Entwicklung kann durch Einschränkungen der sensiblen oder motorischen Fähigkeiten deutlich verändert ablaufen. Unter Umständen können bestimmte erotische Erfahrungen beim natürlichen Erkunden des eigenen Körpers nicht oder nur unzureichend gemacht werden. Gerade Kinder mit Spastiken erfahren bereits sehr früh durch die notwendig werdende intensive Krankengymnastik nach **Bobath** oder **Vojta**, dass körperliche Zuwendung und Nähe mit negativen Erlebnissen wie dem Empfinden von Ausgeliefertsein oder Schmerzen gekoppelt sein können.

Zum Teil ausgedehnte Aufenthalte in Krankenhäusern und spezialisierten Einrichtungen verursachen immer wieder Trennungserfahrungen und eine unzureichende konstante emotionale Zuwendung. Die in diesen frühen Entwicklungsphasen erworbenen Eindrücke und Erfahrungen beeinflussen das spätere sexuelle Erleben und Verhalten stark.

Spätestens mit dem Besuch von Kindergarten und Schule erleben sich Kinder durch die Reaktionen ihrer Umwelt als „behindert" und anders als andere Kinder. Mit dem Eintritt in die Pubertät und der Erfahrung, dass das eigene Körperbild, das Körperideal und die Wunschvorstellungen von dem gesellschaftlich geforderten Schönheitsideal abweichen, können weitere einschneidende Krisen erfolgen. Probleme mit Harn- und Stuhlinkontinenz verknüpfen sexuelle Erfahrungen mit zum Teil intensiven Schamgefühlen.

Die Ablösung vom Elternhaus findet wegen der Abhängigkeit von der elterlichen Fürsorge oft erst verspätet oder gar nicht statt, da die Jugendlichen zum Teil auf ihre Eltern angewiesen bleiben oder es den Eltern umgekehrt schwerfällt, ihre Kinder in die Selbstständigkeit zu entlassen. Das Training der regelmäßig notwendigen Verrichtungen des täglichen Lebens ist deshalb ein wichtiger Aspekt der Pflege und stellt eine zentrale Voraussetzung für ein späteres eigenständiges Leben dar.

Behinderungen
Band 5, G 1

Bobath
Band 2, F 2.2
Vojta
Band 5, H 4.4

Körperbehinderte Jugendliche sind oft ohne Unterstützung kaum dazu in der Lage, ihre sexuellen Vorstellungen, Wünsche oder Probleme zu formulieren. Entweder bleiben sie verschämt stumm oder sie kleiden ihre Aussagen in derbe Sprüche, die zu erkennen geben, wie wenig dieser Bereich „kultiviert" wurde. Mit dem Erwachsenwerden wird es nicht leichter: In weiten Teilen unserer Gesellschaft werden Menschen mit Behinderung noch immer als geschlechtslose, asexuelle Wesen betrachtet. In den Augen Gesunder werden Menschen mit Behinderungen leicht auf ihre Behinderung reduziert. Daher existieren für sie im Bereich Erotik und Sexualität kaum soziale Orientierungshilfen oder positive Rollenbilder. Der altersgemäße Austausch und die Partnersuche sind erheblich erschwert. Leicht erleben sich die Betroffenen als für andere unzumutbar, entwickeln dadurch kein stabiles Selbstwertgefühl und fühlen sich in ihren Möglichkeiten beeinträchtigt, offen auf einen anderen Menschen zuzugehen. Das Angewiesensein auf Hilfeleistungen im Alltag wie beim Aufstehen, An- oder Ausziehen oder dem Toilettengang lassen häufig nur ein brüchiges Gefühl für Intimsphäre und Körpergrenzen entstehen.

Schätzungen aus den USA gehen davon aus, dass Mädchen und Frauen mit Behinderung viermal so oft Missbrauchserfahrungen aufweisen wie nicht behinderte Frauen. Hat ein Missbrauch stattgefunden, machen viele Opfer mit Behinderung die Erfahrung, dass ihnen nicht geglaubt oder ihnen unterstellt wird, sie hätten es selbst so gewollt.

Bei Menschen mit einer leichten oder mittelschweren **Zerebralparese** sind in der Regel die hormonellen und neurologischen Voraussetzungen für den Ablauf der sexuellen Funktionen in vollem Umfang erhalten. So sind bei Männern Hautsensibilität, Erektions- und Ejakulationsfähigkeit vorhanden, mögliche Einschränkungen bestehen bei der Fruchtbarkeit. Bei Frauen bestehen in der Regel keine Einschränkungen. Probleme bestehen dagegen bei beiden Geschlechtern durch die Kontrakturen, Harn- und Stuhlinkontinenz.

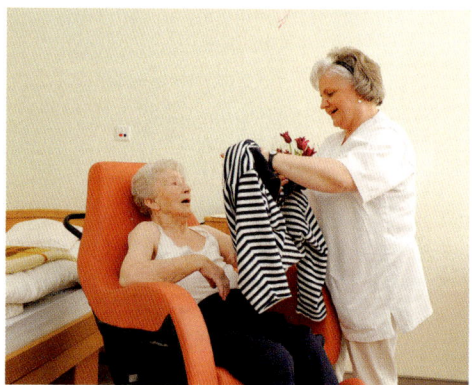

Hilfe bei eingeschränkter Bewegung

Die **Spina bifida** ist eine neurologische Erkrankung mit inkompletten oder kompletten neurologischen Einschränkungen, die im Wesentlichen von der Höhe der Spaltbildung im Rückenmark abhängig sind, d. h., ob sie thorakal, lumbal oder sakral lokalisiert ist. Es kommt zu einer Beeinträchtigung der unterhalb der Spaltbildung gelegenen Rückenmarkssegmente und der dadurch innervierten Teile der Muskulatur, der Hautsensibilität sowie der Funktionen von Harnblase und Enddarm. Bei Männern kommt es dadurch zu Einschränkungen der Hautsensibilität, der Erektions- und Ejakulationsfähigkeit sowie der Fruchtbarkeit. Bei Frauen bleiben Hautsensibilität und Fruchtbarkeit erhalten, allerdings kann die Sensibilität des Genitalbereichs beeinträchtigt sein oder gänzlich fehlen. Bei Männern ist bei Kinderwunsch ein frühzeitiges Einfrieren (Kryokonservierung) von Sperma sinnvoll.

Bei der **Pflege** sind vor allem eine regelmäßige **Physiotherapie** mit Kontrakturenprävention, entsprechende Lagerungen und ergotherapeutische Hilfsmittel notwendig. Was die Sexualität von Menschen mit Körperbehinderung häufig kennzeichnet, ist die Notwendigkeit einer gewissen Vorausplanung, z. B. der vorhergehende Gang auf die Toilette, die Einnahme bestimmter, z. B. die Entwicklung einer Erektion fördernder Medikamente oder die auf die jeweilige Behinderung abgestimmte Lagerung im Bett.

4.2   Geistige Behinderungen

Geistige Behinderungen bestehen häufig von Geburt an und prägen die seelische und soziale Entwicklung. Einschränkungen der emotionalen Entwicklung und/oder der kognitiven Funktionen können die Selbst- und Fremdwahrnehmung stören und die Beziehungsfähigkeit beeinträchtigen. Es gibt immer noch zu wenige integrative Kindergärten und Schulen, die den Kontakt mit gesunden, nicht behinderten Kindern ermöglichen. Die sexuelle Aufklärung findet oft nur eingeschränkt oder gar nicht statt, da es den Eltern schwerfällt, mit ihren Kindern offen darüber zu sprechen. Jugendlichen mit Behinderungen wird generell weniger Erfahrungsaustausch mit gleich- und gegengeschlechtlichen Gleichaltrigen mit oder ohne eine geistige Behinderung erlaubt. Eine ganzheitlich orientierte Pflege bedeutet dann, die Jugendlichen auf dem Weg zu einer eigenen Sexualität zu unterstützen, z. B. durch Aufklärungsgespräche.

1 Welche körperlichen und/oder geistigen Behinderungen können die sexuelle Entwicklung hemmen? Nennen Sie mindestens drei.

2 Wie können Pflegende Personen mit körperlicher und/oder geistiger Behinderung in ihrer Sexualität angemessen unterstützen?

Informieren Sie sich bei Organisationen und/oder Selbsthilfegruppen über Informationsmaterial zum Thema Sexualität und Behinderung.

Färber, Hans-Peter/Lipps, Wolfgang/Seyfarth, Thomas: Sexualität und Behinderung: Umgang mit einem Tabu. Attempto Verlag, Tübingen 2000

www.aktion-mensch.de Webseite der größten deutschen privaten Förderorganisation für Menschen mit Behinderungen

5 Strafbare sexuelle Handlungen

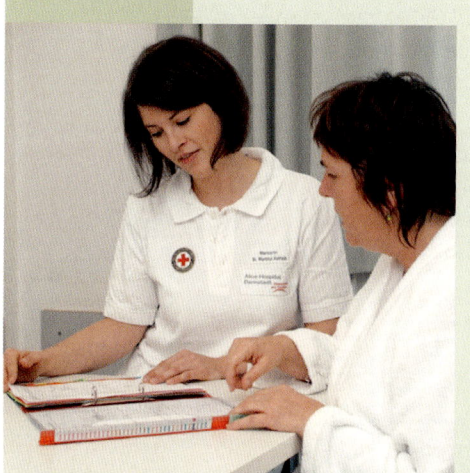

Olga soll die 36-jährige Hanna Gerber mit einem Morbus Crohn vor dem geplanten operativen Eingriff pflegerisch betreuen. Sie klärt die Patientin darüber auf, dass im Rahmen der Operationsvorbereitung ein Einlauf nötig ist, und fragt, ob sie damit einverstanden ist. Sie stimmt mit ganz leiser Stimme zaghaft zu, aber schon beim Richten der Pflegeutensilien fällt Olga der angstvolle Blick der Patientin auf. Olga bringt den jedoch erst einmal mit der bevorstehenden Operation in Verbindung. „Sie machen sich sicher Sorgen wegen der bevorstehenden Operation. Das kann ich gut nachempfinden. Möchten Sie vielleicht noch ein Gespräch mit dem zuständigen Arzt?", fragt sie, um die Patientin zu beruhigen. Aber Frau Gerber schüttelt den Kopf. Als Olga der Patientin helfen möchte, die Unterwäsche auszuziehen, spürt sie eine deutliche Abwehrbewegung. Frau Gerber presst die Beine fest aneinander und beginnt, schneller zu atmen.

1   Wie könnte eine einfühlsame Reaktion in diesem Moment aussehen?

2   Die beschriebene Abwehr bei der geplanten pflegerischen Handlung im Intimbereich kann ein Hinweis auf erfahrene sexuelle Gewalt sein. Wie sollte eine Pflegende darauf reagieren?

Sexuelle Gewalt ist ein häufiges Problem. Sie ist in allen gesellschaftlichen Schichten anzutreffen und betrifft Kinder, Jugendliche und Erwachsene beider Geschlechter. Obwohl die exakte Häufigkeit aufgrund der hohen Dunkelziffer nur schwer eingeschätzt werden kann, gehen Wissenschaftler davon aus, dass etwa 25 % aller Frauen im Verlauf ihres Lebens sexuelle Übergriffe erfahren.

Der dreizehnte Abschnitt des Deutschen Strafgesetzbuches (StGB) regelt „Straftaten gegen die sexuelle Selbstbestimmung". Die Straftaten werden in den §§ 174 bis 185 des StGB im Einzelnen dargestellt.

5.1 Sexueller Missbrauch

Als **sexueller Missbrauch** gilt eine Handlung, die an einer Person unter 14 Jahren vorgenommen wird. Diese ist nach § 176 StGB unter Strafe gestellt. Geahndet werden sowohl Handlungen, die ein Täter am Kind vornimmt, als auch solche, die der Täter von dem Kind an sich selbst vornehmen lässt. Das Einwirken auf ein Kind durch das Zeigen pornografischer Abbildungen, durch das Abspielen von Tonträgern pornografischen Inhalts oder durch entsprechende Reden wird ebenfalls bestraft. Der „**schwere sexuelle Missbrauch** von Kindern" wird in § 176a StGB definiert und beinhaltet den Vollzug des Beischlafs oder ähnliche, mit dem Eindringen in den Körper des Kindes verbundene sexuelle Handlungen.

Anlass für eine **ärztliche Untersuchung** zur Abklärung des Verdachts auf einen sexuellen Missbrauch bei Kindern sind häufig **Verhaltensauffälligkeiten** (z. B. Weglauftendenzen, Einschlaf- und Durchschlafstörungen), Auffälligkeiten im Spielverhalten, sexualisiertes Verhalten oder Essstörungen. Sehr kleine Kinder geben häufig Kopf- oder Bauchschmerzen an, wenn ein sexueller Missbrauch vorliegt.

Die Mutter bzw. die Eltern zögern allerdings häufig mit einer Anzeige und eine Untersuchung findet oft erst sehr lange Zeit nach dem Missbrauch statt, vor allem dann, wenn der Missbrauch von einer nahestehenden Vertrauensperson, z. B. dem Vater, verübt wurde.

Die körperliche Untersuchung bei Verdacht auf einen sexuellen Missbrauch setzt sich zusammen aus:

♦ der Erhebung des Allgemeinzustands
♦ der Erhebung des Genitalstatus

Vor der Untersuchung wird dem Kind – soweit möglich – der Untersuchungsvorgang genau erklärt. Kinder im **Vorschulalter** können während der Untersuchung auf dem Schoß einer Vertrauensperson sitzen, größere Kinder auf der Liege, aber immer in sitzender Position, um ein erneutes Erleben des Ausgeliefertseins zu vermeiden. Hierbei ist auf Zeichen von Angst oder starker Unruhe zu achten, vor allem in den Situationen, in denen nicht genau geklärt ist, wer den sexuellen Missbrauch begangen hat.

Kinder in der **Pubertät** können nach ihrem vorherigen Einverständnis auch auf einem gynäkologischen Stuhl untersucht werden. Um das Kind in den Untersuchungsvorgang mit einzubeziehen, kann ihm ein Handspiegel zum Mit-Beobachten gegeben werden.

Bei der **Allgemeinuntersuchung** sind insbesondere die Körperteile, die oft in sexuelle Aktivitäten mit einbezogen sind (Mund, Brustbereich, Gesäß, Oberschenkelinnenseiten) genau zu untersuchen. Bei der Untersuchung der weiblichen Genitalien werden die Klitoris, die Klitorishaut, große und kleine Schamlippen, Vulvaränder, der Urethralbereich, das Hymen, Inguinal- und Genitalbereich sowie der Anus einbezogen. Je nach Anamnese und Befund werden zusätzliche Untersuchungen erforderlich, z. B. mikrobiologische und virologische Kulturen, serologische Untersuchungen zum Ausschluss sexuell übertragbarer Krankheiten oder der Nachweis von Sperma. Ein intaktes Hymen schließt einen stattgefundenen sexuellen Missbrauch nicht aus. Als spezifische Befunde gelten alle Verletzungen im Anogenitalbereich ohne plausible Anamnese. Dazu gehören Hämatome, Quetschungen, Striemen, Einrisse, Verletzungen des Hymens sowie venöse Stauungen im Analbereich. Aber auch unspezifische Symptome wie Rötung, Fluor, Blutungen, Brennen oder Juckreiz können auf einen sexuellen Missbrauch hinweisen.

Kinder mit Missbrauchserfahrungen werden auf die körperliche Untersuchung in der Regel mit Angst reagieren. Pflegenden kommt dabei in ganz besonderer Weise die Aufgabe zu, eine möglichst angstfreie Atmosphäre zu schaffen. Dazu ist unter allen Umständen zu vermeiden, dass in irgendeiner Weise Zwang auf die Kinder ausgeübt wird, und darauf zu achten, dass das Tempo der Untersuchung dem Kind überlassen wird.

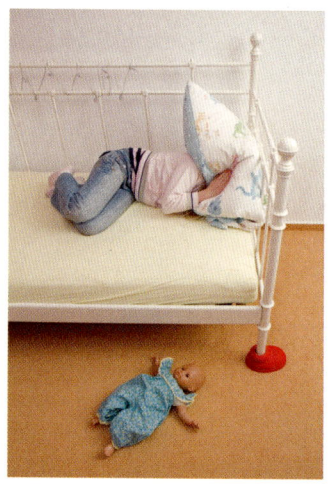

Zeichen sexuellen Missbrauchs

Kinder mit Missbrauchserfahrungen benötigen neben der unter Umständen notwendig werdenden medizinischen Betreuung auch eine weiter gehende psychotherapeutische Unterstützung, die durch Kinderschutzzentren, durch Kinder- und Jugendpsychotherapeuten oder durch eine Klinik für Kinder- und Jugendpsychiatrie erfolgt. Pflegende werden in der Regel frühzeitig auf Verhaltensveränderungen bzw. nicht anders erklärbare Verhaltensauffälligkeiten aufmerksam. Sie sollten dabei an die Möglichkeit eines sexuellen Missbrauchs denken, ohne dabei überzureagieren und jedes Verhalten auf diesen Grund zu reduzieren. Der falsche Missbrauchsverdacht ist für alle Beteiligten mit großen Belastungen verbunden. Daher sollte das Thema mit dem nötigen Einfühlungsvermögen, reflektiert und überlegt angegangen werden.

5.2 Sexuelle Nötigung, Vergewaltigung

Die **sexuelle Nötigung** ist eine Straftat, die sich gegen die sexuelle Selbstbestimmung richtet, d. h. jede sexuelle Handlung, die gegen den Willen der betroffenen Person durchgeführt wird. Eine **Vergewaltigung** liegt vor, wenn der Täter mit dem Opfer den Beischlaf vollzieht oder ähnliche sexuelle Handlungen an dem Opfer vornimmt oder an sich vornehmen lässt, die dieses besonders erniedrigen, insbesondere, wenn sie mit einem Eindringen in den Körper verbunden sind. Berücksichtigt werden dabei auch die Ausübung von Gewalt auf das Opfer und die Überwindung von Widerstand durch Drohung oder das Mitführen einer Waffe. Strafrechtlich werden diese Delikte von dem § 177 StGB erfasst, die **sexuelle Nötigung** und Vergewaltigung mit Todesfolge in § 178 StGB.

Während Frauen in Krankenhäusern häufig nach einer kurz zurückliegenden, akuten sexuellen Gewalttat zur Untersuchung und Behandlung kommen, sollte besonders in einer gynäkologischen Praxis daran gedacht werden, dass etwa 20 % aller Frauen in ihrer Kindheit und/oder als Erwachsene zu einem früheren Zeitpunkt sexuelle Gewalt erlebt haben. Viele Frauen suchen trotz chronischer Gewalterfahrung aufgrund befürchteter Eskalation, Zerstörung der Familie oder Wegnahme ihrer Kinder keinen Kontakt mit der Polizei oder Justiz. Sie fürchten soziale Isolation, finanzielle Not, aber auch das Gefühl, dem Druck eines Ermittlungs- und Gerichtsprozesses nicht standhalten zu können. Psychosomatische Krankheitsbilder wie unklare chronische Schmerzen (besonders im Unterleib), sexuelle Funktionsstörungen, Dysmenorrhö, Essstörungen, aber auch Symptome wie z. B. ein Waschzwang können auf einen oder mehrere sexuelle Übergriffe vor längerer Zeit zurückzuführen sein.

Pflegende können in fast allen Bereichen und Fachrichtungen mit Gewaltopfern konfrontiert werden. In manchen Fällen offenbart sich eine Patientin, wenn sich eine vertrauensvolle Beziehung im Rahmen der Pflege entwickelt, manchmal weisen aber auch Symptome wie Abwehrbewegungen beim Waschen im Genitalbereich oder beim Legen eines Blasenkatheters darauf hin. Wichtig ist immer eine von Einfühlung geprägte, geschützte Atmosphäre.

Die Ansprache der Thematik sollte in Anwesenheit von Begleitpersonen vermieden werden. Bei Frauen, die nicht oder nur unzureichend deutsch sprechen, ist die Einbeziehung von Familienangehörigen oder Bekannten als Übersetzer problematisch, denn es ist unklar, welche Rolle diese Personen in einem potenziell gewaltbesetzten Umfeld der Patientin spielen.

> Es ist sinnvoll, in der Klinik eine Liste von Hilfsorganisationen, Frauenhäusern und sogenannten Interventionsstellen griffbereit zu haben. Letztere gibt es in fast jedem Bundesland als Beratungsstellen speziell für den Problemkreis häusliche Gewalt. Mehrere Bundesländer und Landesärztekammern stellen kostenlose Broschüren zur Verfügung, in denen die wichtigsten Anlaufstellen für Frauen dargestellt sind.

1 Was versteht man unter sexuellem Missbrauch?

2 Was versteht man unter schwerem sexuellem Missbrauch?

3 Welche Anzeichen können auf einen sexuellen Missbrauch hinweisen? Nennen Sie mindestens fünf.

4 Was versteht man unter sexueller Nötigung?

5 Was versteht man unter einer Vergewaltigung?

> Informieren Sie sich bei ortsansässigen Organisationen über Hilfsangebote für Menschen nach sexuellen Übergriffen bzw. Vergewaltigungen. Erstellen Sie eine Übersicht.

Spangenberg, Ellen: Dem Leben wieder trauen. Traumaheilung nach sexueller Gewalt. Patros Verlag, Düsseldorf 2008

6 Sexualität und Pflege

Benny Friese, ein 16-jähriger Junge mit Down-Syndrom, befindet sich zur kardiologischen Abklärung in der Kinderklinik. Er mag Pia sehr und sucht dauernd ihre Nähe, wenn sie auf Station ist. Kaum betritt sie sein Zimmer, kommt er strahlend auf sie zugelaufen und will sich an sie drücken. Pia findet den engen Körperkontakt ziemlich „gewöhnungsbedürftig" und versucht, sich den Berührungen zu entziehen. Bennys Mutter, die das beobachtet hat, sagt später auf dem Gang zu ihr: „Pia, die Art, wie Benny Kontakt zu Ihnen aufnimmt, ist wahrscheinlich ungewohnt für Sie. Es wäre aber nett, wenn Sie sich trotzdem darauf einlassen könnten. Für Benny ist das einfach wichtig."

Am nächsten Schultag erzählt Pia ihre Erlebnisse Olga. Diese nickt zustimmend und erzählt ihrerseits von einem älteren Bewohner im Pflegeheim, der jeden Tag einen Einlauf möchte. Die Pflegenden erklärten dann immer, das sei nicht nötig. Woraufhin der Bewohner stets sehr ungehalten reagiere und sie beschimpfe.

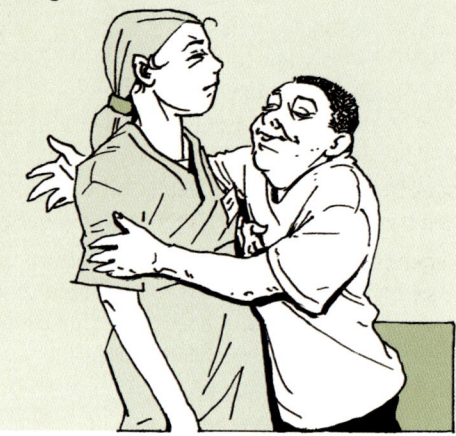

1 Pia und Olga stecken in einer Zwickmühle: Wie könnten sie sich verhalten?

2 In der Pflege geht es immer wieder um den Umgang mit Nähe und Distanz. Kennen Sie andere Situationen, in denen Sie mit widersprüchlichen Gefühlen konfrontiert werden? Wie reagieren Sie?

6.1 Beziehungsaufbau und Körperkontakt, Erotik in der Pflege

Pflegende werden immer wieder mit für sie verwirrenden Situationen konfrontiert, die sich alleine daraus ergeben, dass sie den Patienten in einer besonderen Weise nahekommen. Zahlreiche Pflegehandlungen erfordern die Aufnahme eines engen **körperlichen Kontaktes** zu den Patienten. Nicht selten ist dabei die teilweise oder ganze Entblößung des Körpers notwendig oder das Eindringen in Körperöffnungen wie Mund, Vagina oder Anus. Alleine das kann zu irritierenden Empfindungen und Fantasien auf beiden Seiten führen und so zum Verschwimmen der Grenzen zwischen **Sexualität und Pflege** führen. Dies gilt in besonderer Weise dann, wenn die zu pflegende Person etwa gleichaltrig ist oder auch als sexuell attraktiv und begehrenswert erlebt wird.

Beispiel: Auf einer Intensivstation für schwer Brandverletzte wird eine 18-jährige Schülerin nach einem Grillunfall behandelt. Wegen der dort durchgeführten offenen Wundbehandlung wird die Patientin nackt in einem Intensivbett gelagert und gepflegt. Der für sie zuständige Pfleger berichtet: „Egal, ob es sich um die Ganzkörperwaschung handelt, die Hautpflege oder auch Aufgaben wie das Legen des Blasenkatheters – du kommst der Patientin auf eine Weise nahe, die einen wirklich in Konflikte bringen kann. Ich weiß, dass diese Gefühle bei der Arbeit eigentlich nichts zu suchen haben – aber ich bin doch auch kein Neutrum!"

Es gibt keine „Goldene Regel", wie man mit solchen Situationen oder Gefühlen umgehen sollte. Natürlich ist es selbstverständlich, dass eigene Bedürfnisse nicht die Handlungen bestimmen dürfen und es in der Folge in irgendeiner Weise zu einem sexuellen Übergriff kommt. Bevor man aber in eine potenziell verführerische Situation kommt, sollte man besser den Patienten frühzeitig an eine andere Pflegende abgeben. In einem guten Team sollte das immer selbstverständlich möglich sein, ohne dass in der Folge darüber geredet oder gelästert wird.

Pflegende geraten aber auch umgekehrt im Umgang mit spezifischen Patienten in für sie schwer zu gestaltende Situationen. So können Patienten mit einem Frontalhirnsyndrom aufgrund der Verletzung der für die soziale Kontrolle bedeutsamen Hirnregion plötzlich sexuell vollkommen enthemmt sein und sich in einer für sie selbst und deren Angehörige vollkommen beschämenden Weise verhalten.

Andere Patienten verhalten sich in einer ganz offensichtlich sexualisierenden und aufreizenden Form. Dabei geht es jedoch oft gar nicht um das Sexuelle. Durch

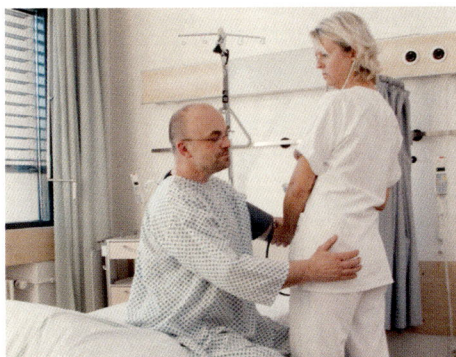

das aufreizende Verhalten soll der andere lediglich dazu verführt werden, Erwartungen, die ihm vom Patienten entgegengebracht werden, zu erfüllen, z. B. vermehrte Aufmerksamkeit. Sexualisierung zielt also nicht primär auf Lustgewinn, sondern auf Manipulation und Kontrolle des anderen.

Sexuelle Belästigung

Das Thema Pflege und Sexualität gestaltet sich unterschiedlich, je nachdem in welcher Institution der Gesundheitsversorgung gepflegt wird. In vielen Fällen schützen die Rahmensituationen z. B. eines Krankenhauses, wohingegen das Thema im Bereich der häuslichen Pflege einen anderen Stellenwert erhalten kann. Hier befinden sich die pflegebedürftigen Personen in der bekannten und persönlichen Umgebung. Vielfach wird die Pflege im Schlafzimmer durchgeführt. Hier kann die Abgrenzung zusätzlich erschwert sein.

6.2 Umgang mit verwirrenden Situationen

Professionelle Pflege findet in weiten Bereichen in Institutionen statt. Diese weisen generell einen restriktiven Rahmen auf und gewähren den Patienten kaum Rückzugsmöglichkeiten oder eine Privatsphäre. Eigentlich Intimes wird so öffentlich und Pflegende werden gewollt oder ungewollt Zeugen intimer Handlungen ihrer Patienten. Meist ist jedoch das Ende des Aufenthalts im Krankenhaus zeitlich absehbar und der Patient erlangt seine Privatsphäre zurück, wenn er nach Hause entlassen wird.

Störung der Intimität

Dies gilt in besonderer Weise für Pflegeheime, in denen die Bewohner in vielen Fällen nicht einmal ein Einzelzimmer zur Verfügung haben. Erschwerend kommt hinzu, dass es sich bei einem Aufenthalt im Pflegeheim nicht um einen zeitlich begrenzten Übergang handelt, sondern dass die meisten Personen dort den Rest ihres Lebens verbringen. Zunehmend mehr Einrichtungen bieten inzwischen Eheappartements an, in die sich Paare zurückziehen und in denen sie ihre Intimität in einem geschützten Rahmen leben können. In vielen Fällen ist dies aber nicht möglich und es hängt vom Personal des Heimes ab, inwieweit es versucht, auf die jeweiligen Bedürfnisse der Bewohner einzugehen, und ihnen beispielsweise Schlüssel für ihre Zimmer zur Verfügung stellt.

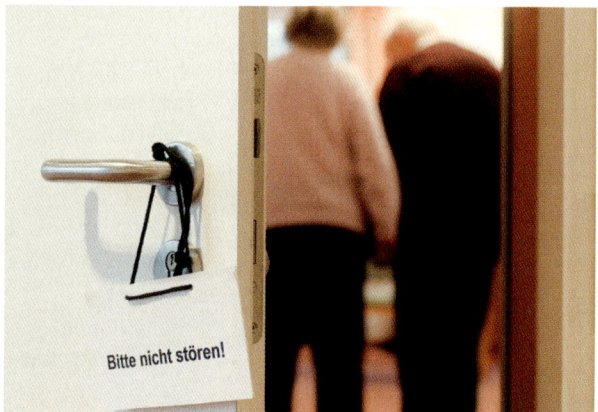

Intimität im Pflegeheim

Umgang mit Selbstbefriedigung

Selbstbefriedigung stellt eine der Möglichkeiten „normalen" sexuellen Verhaltens dar und ist (in der Regel) mit lustvollen Empfindungen und Gefühlen verbunden. Bei der Arbeit mit Menschen mit Behinderungen in Einrichtungen und Altersheimen werden Pflegende immer wieder ungewollt Zeugen dieser Handlungen und/ oder sind gefordert, in das Geschehen einzugreifen.

Beispiel: Manfred Klein, ein 74-jähriger Bewohner eines Altersheims, ist seit vielen Jahren verwitwet, wirkt sehr zurückgezogen und nimmt wenig Kontakt zu anderen Menschen auf. Sein Mitbewohner im Zimmer beschwert sich darüber, dass Herr Klein immer wieder nachts onaniere und dabei keine Rücksicht auf ihn nehme. Die Pflegenden kommen dadurch zunächst in einen Interessenkonflikt zwischen den sexuellen Bedürfnissen von Herrn Klein und den Bedürfnissen nach Schutz von dessen Mitbewohner. Wie sollen sich Pflegende hier verhalten? Es wäre keine gute Lösung, Herrn Klein zu disziplinieren und von seiner Selbstbefriedigung abzuhalten. Vor dem Hintergrund der aktuellen Lebenssituation stellt sie vielleicht eine der wenigen Möglichkeiten dar, dem für ihn deprimierenden Alltag zu „entfliehen" und in eine Traumwelt einzutauchen, in der er nach seinen Angaben auch seiner schon lange verstorbenen Frau begegnet. Wenn es die Zimmerbelegungssituation zulässt, wäre es besser, Herrn Klein in ein Einzelzimmer zu verlegen oder zu einem anderen Bewohner, der sich durch dessen Verhalten nicht so gestört fühlt.

Dass das Thema Selbstbefriedigung aber auch für die Pflegenden selbst eine Herausforderung darstellt, wird an folgender Äußerung von Schützendorf (1996)[V] deutlich:

> *Selbstverständlich bin ich dafür, dass jeder Mann so viel onanieren darf, wie er will, aber haben Sie schon einmal in frischen Samen gefasst, den ein Mann nach dem Erguss mit der Hand am Bettgitter abgewischt hat? Selbstverständlich gestehe ich jeder Frau das Recht auf Masturbieren zu, wann immer sie will. Nur nicht, wenn ich dabei bin. Können Sie es sich vorstellen, wie es ist, wenn Sie mit einer alten Frau alleine in deren Zimmer sind und diese ihre Hand im Rock verschwinden lässt, Sie von ihr mit einem seltsamen Ausdruck gemustert werden und die alte Frau anfängt, schwer zu atmen? Bei mir wird dann im Hals alles ganz eng. Ich ertrage das nicht, ich muss dann raus.*

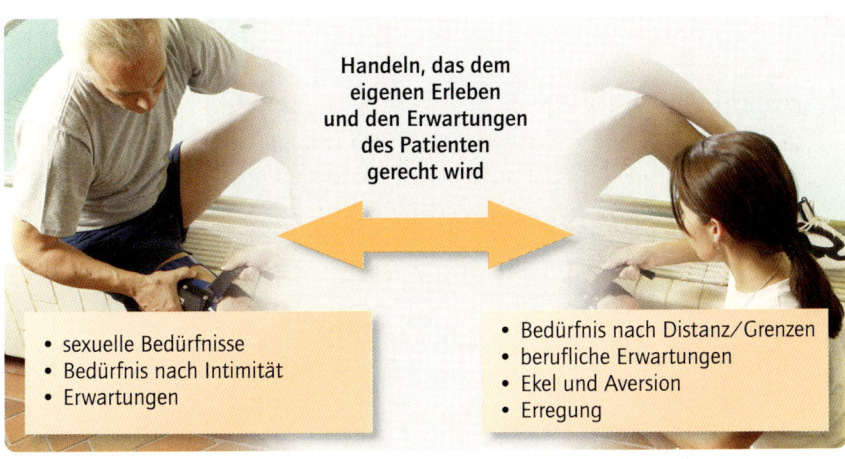

Unterschiedliche Bedürfnisse

Es geht also immer um die Abwägung zwischen den sexuellen Bedürfnissen der Patienten oder Heimbewohner – diesen einen möglichst großen Raum an Intimität zu ermöglichen – und den dazu im Widerspruch stehenden Bedürfnissen der Pflegenden nach Distanz und Schutz vor Grenzüberschreitungen. Pflegende sind immer wieder gefordert, im Pflegealltag widersprüchliche innere Gefühle, z. B. Ekel, Aversion, aber auch Erregung und äußere Anforderungen, z. B. berufliche Normen zu erkennen, kritisch zu reflektieren und mit ihnen so umzugehen, dass sich das eigene Handeln sowohl mit dem eigenen Erleben als auch den Erwartungen der Patienten möglichst weitgehend deckt.

1 Wie können sich pflegerische Handlungen auf das sexuelle Erleben von Patienten und Patientinnen auswirken? Nennen Sie mindestens zwei Beispiele.

2 Unter welchen besonderen Bedingungen müssen Bewohner und Bewohnerinnen ihre Sexualität und ihr Bedürfnis nach Berührung und Zärtlichkeit im Pflegeheim erleben?

3 Welche Arten von sexuellen Übergriffen können Ihnen in der täglichen pflegerischen Tätigkeit begegnen? Nennen Sie mindestens zwei.

1 Untersuchen Sie die Arbeitsabläufe auf der Station, auf der Sie gerade eingesetzt sind, aus der Perspektive eines Patienten und dessen Bedürfnissen nach Intimität. Beantworten Sie folgende Fragen: Welche Alltagsroutinen verhindern Intimität und wodurch könnte dem Patienten mehr Schutz gewährt werden, ohne die notwendigen Arbeitsabläufe der Pflegenden zu sehr einzuschränken?

2 Entwickeln Sie Reaktionsmöglichkeiten, wenn Patienten durch ihr Verhalten Ihre Grenzen überschreiten (z. B. ungewollte Berührungen). Wie könnten Sie darauf antworten?

Beier, Klaus / Bosinski, Hartmut / Hartmann, Uwe / Loewit, Kurt: Sexualmedizin. Verlag Urban & Fischer, Jena, 2. Aufl., 2005

Kleinevers, Sonja: Sexualität und Pflege. Bewusstmachung einer verdeckten Realität, Schlütersche Verlagsgesellschaft, Hannover, 2004

Pschyrembel Wörterbuch Sexualität. Verlag Walter de Gruyter, Berlin, 2003

I   Feldman HA, Goldstein I, Hatzichristou DG, Krane RJ, McKinlay JB: Impotence and its medical and psychosocial correlates: results of the Massachusetts male aging study. J Urol 1994, Jg. 151: 54–61

II   Ebd.

III   Gerdes, N. (1984): Der Sturz aus der normalen Wirklichkeit. In: Deutsche Arbeitsgemeinschaft für Psychoonkologie (Hrsg.) Ergebnisbericht der 2. Jahrestagung der Deutschen Arbeitsgemeinschaft für Psychoonkologie, Bad Herrenalb 1984

IV   Zettl Stefan, Hartlapp Joachim: Krebs und Sexualität. Ein Ratgeber für Krebspatienten und ihre Partner. Weingärtner, Berlin, 3. erw. Aufl., 2008

V   Schützendorf Erich: Ekel und Erregung: Konfrontation mit Sexualität in der Altenpflege. Altenpflege 1996, Jg. 21 (5): 350

Du hast Nerven

Berühren und berührt werden

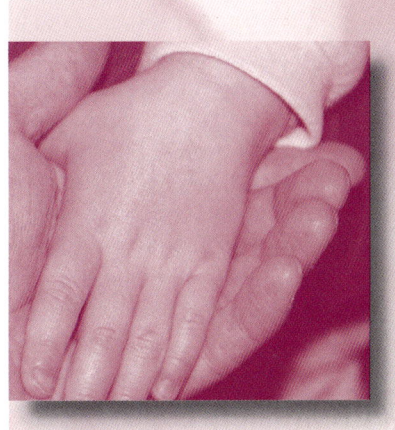

C

Tim arbeitet auf der neurochirurgischen Station im Klinikum Gutleben. Im Frühdienst ist er für die Pflege des 27-jährigen Peter Naumann zuständig, der einen
Fahrradunfall hatte. Da er ohne Fahrradhelm unterwegs war, hatte er sich bei
einem Sturz eine schwere Kopfverletzung zugezogen, die operativ versorgt werden musste. Zwei Wochen lag Peter Naumann auf der Intensivstation. Vor zwei
Tagen wurde er auf die Bettenstation verlegt. Der Patient benötigt viel Pflege
und Betreuung. Er ist in den meisten Aktivitäten des täglichen Lebens stark
eingeschränkt und auf pflegerische Unterstützung angewiesen. Gemeinsam mit
der Praxisanleiterin Sophie Klauser plant Tim am Vormittag die nötigen pflegerischen Interventionen. Zunächst hilft Tim dem Patienten bei der Körperpflege.
Dabei fällt auf, dass Herr Naumann seine Bewegungen noch sehr langsam ausführt und der koordinierte Ablauf ihm Schwierigkeiten bereitet. Für die Mobilisation holt Tim sich Hilfe, denn Herr Naumann ist noch sehr schwach und bei den
vielen Kabeln und Schläuchen ist es besser, wenn zwei Pflegende die Handlung
ausführen. „Kaum zu glauben, dass ein erwachsener, junger Mann so hilflos sein
kann", denkt Tim bei sich. Und als ob Sophie seine Gedanken erahnt hätte, sagt
sie im Flur: „Wenn Herr Naumann einen Fahrradhelm getragen hätte, wäre er
wahrscheinlich nicht so stark verletzt worden."

Noch immer mit den Eindrücken des Frühdienstes beschäftigt trifft Tim Pia auf
dem Klinikumsgelände. Bei einem Kaffee berichtet Tim von seinen Eindrücken.
Auch Pia sieht nachdenklich aus. „Wir haben im Moment ein siebenjähriges
Mädchen bei uns auf der
Station. Die kleine Eva ist
an einer Meningitis erkrankt.
Weißt du, normalerweise to-
ben die Kinder ja den ganzen
Tag, aber Eva liegt nur im
Bett und schläft. Die Eltern
machen sich große Sorgen,
aber die Ärzte sind sehr zu-
versichtlich, dass Eva die
Hirnhautentzündung bald
überstanden hat." Tim und
Pia sind sich einig: Menschen,
deren Krankheit das Gehirn
betrifft, sind sehr krank.

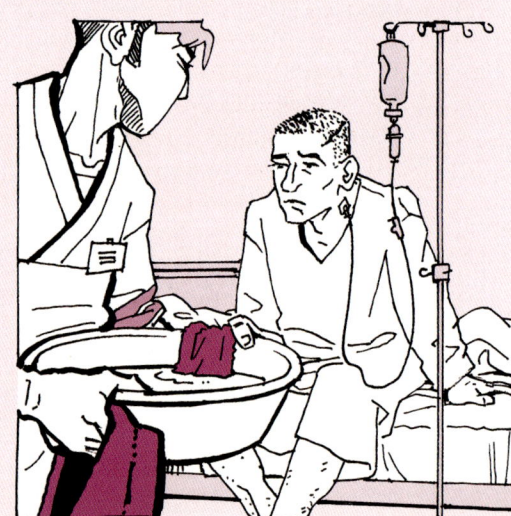

1 Vielleicht haben Sie auch schon Patienten mit einer Kopfverletzung gepflegt.
   Was fiel Ihnen dabei besonders auf?

2 Warum wohl benötigen Patienten, die eine Kopfverletzung oder eine Erkrankung des Gehirns haben, besondere medizinische und pflegerische Aufmerksamkeit? Beraten Sie sich in der Gruppe.

1 Sensibilitätsstörungen

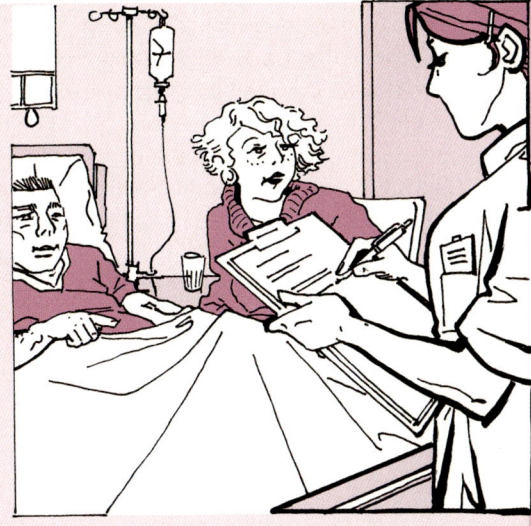

Olga arbeitet auf der neurologischen Station im Klinikum Gutleben. Die neurologische Pflege gefällt ihr sehr gut. Sie ist abwechslungsreich und interessant, auch wenn die Patienten oft an schweren Krankheitsbildern leiden. Sabine Wolf besucht an diesem Nachmittag ihren 35-jährigen Ehemann Kurt Wolf, der erst am Vormittag stationär aufgenommen wurde. Um die Pflegeanamnese zu vervollständigen, fragt Olga das Ehepaar, was sich genau in den letzten Tagen vor dem Klinikumseintritt zu Hause ereignet hat. Sie berichten, dass Herr Wolf die letzten Wochen, immer mit einer Erkältung und Bronchitis, mehrere Tage krank zu Hause war. Vor drei Tagen klagte der Patient dann über schmerzhafte Missempfindungen an den Händen und Füßen. Gestern dann bemerkte Kurt Wolf, dass ihm jede Bewegung schwerfiel und er bestimmte Gegenstände wie das Glas oder die Zahnbürste nicht mehr richtig festhalten konnte. Ohne die Hilfe seiner Frau konnte er gestern nicht einmal mehr vom Sessel aufstehen und sich ins Bett legen. Als dann am Morgen die Lähmungen stärker wurden und Herr Wolf auch das Atmen deutlich schwerfiel, rief seine Frau den Notarzt, der ihn sofort ins Klinikum einwies.

1 Vielleicht ist Ihnen schon einmal nach ungünstigem Sitzen oder Liegen ein Bein oder ein Arm „eingeschlafen". Wie fühlte sich das an?

2 In welchem Zusammenhang mit Ihrer pflegerischen Arbeit hatten Sie schon einmal mit Menschen, die an Sensibilitätsstörungen litten, zu tun? Berichten Sie in der Gruppe davon.

Sensibilitätsstörungen können im Zusammenhang mit verschiedenen Krankheitsbildern auftreten. In einigen Fällen sind diese Störungen von vorübergehender Natur, in anderen Fällen gehören diese Missempfindungen zur Krankheit und treten chronisch auf.

Pathophysiologisch kommt es aus verschiedenen Gründen zur Schädigung bzw. Beeinträchtigung der kleinsten, peripheren **Nervenendigungen**, z. B. durch Makro- und Mikroangiopathien, also eine Minderdurchblutung durch die Zerstörung der blutzuführenden Gefäße und eine Minderversorgung der kleinsten peripheren Nerven.

Nervensystem
Band 2, C 1

1.1 Polyneuropathie

Unter einer **Polyneuropathie** versteht man eine systemische Erkrankung der peripheren Nerven. Es können die sensiblen, die motorischen und/oder die vegetativen Nerven betroffen sein. Die Erkrankung geht mit einer Muskelschwäche und Gefühlsstörungen einher und kann sehr unterschiedliche Ursachen haben. Sie gehört zu den häufigsten behandlungsbedürftigen Beschwerden in der Neurologie. Man unterscheidet ca. 600 verschiedene Arten der Polyneuropathie.

1.1.1 Ursachen und Symptome

Meist können für eine Polyneuropathie (abgekürzt PNP) ein Diabetes mellitus (30%), Alkoholabusus (Missbrauch) (15%) oder toxische Stoffe (5%) verantwortlich gemacht werden. Auch fortgeschrittene Nierenschäden mit nachfolgender Urämie können zu Polyneuropathien führen. Bei vielen PNP bleiben die Ursachen jedoch unbekannt.

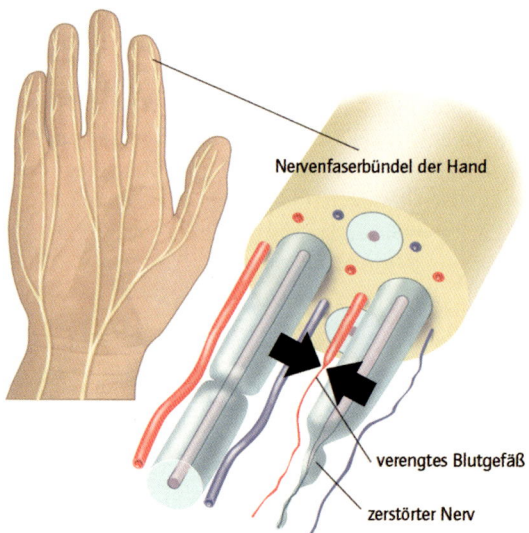

Nervenfaserbündel der Hand

verengtes Blutgefäß

zerstörter Nerv

Pathophysiologie der Polyneuropathie

Häufig klagen die betroffenen Personen über multiple **Lähmungen**, die nicht auf ein bestimmtes Gebiet beschränkt sind. Darüber hinaus geben sie sensible Störungen wie **Schmerzen**, **Parästhesien** oder Ausfall der Berührungsempfindung vor allem der Hände und Füße an. Auch vegetative Veränderungen lassen sich bei Polyneuropathien beobachten, z. B. eine **Zyanose** (Blauverfärbung von Haut und Schleimhaut) durch Gefäßlähmungen oder **starkes Schwitzen**.

Häufige Beschwerden bei Polyneuropathie

Kribbeln, Ameisenlaufen
pelziges oder Taubheitsgefühl (Patienten beschreiben dies als „wie auf Watte gehen") bis zur starken Gangunsicherheit und Sturzgefahr
Elektrisieren, Kälte- und/oder Wärmemissempfinden bis zum Verlust des Temperaturempfindens
Muskelzuckungen und -krämpfe
allgemeine Schwäche und Schwund der Muskulatur
verändertes Schmerzempfinden

Neurologische Untersuchungen Band 4, A 4.4

Da die Anzahl der bekannten Polyneuropathieformen so groß ist, werden sie sinnvollerweise in verschiedene Formen unterteilt. Möglich ist die **Einteilung** nach ursächlichen Faktoren, z.B. nach der Grunderkrankung, oder nach dem Verlauf. Beim Verlauf unterscheidet man:

♦ akute Form (Entwicklung in den letzten vier Wochen)

♦ subakute Form (Entwicklung bzw. Bestehen vier bis acht Wochen)

♦ chronische Form (Beschwerden bestehen über acht Wochen)

Nicht immer kann eine Polyneuropathie einfach diagnostiziert werden. Daher kommt der umfassenden medizinischen und pflegerischen **Anamnese** eine besondere Bedeutung zu. Die ausführliche persönliche Schilderung durch den Betroffenen, das Erfragen von Auffälligkeiten und bekannten Grunderkrankungen, die Angaben

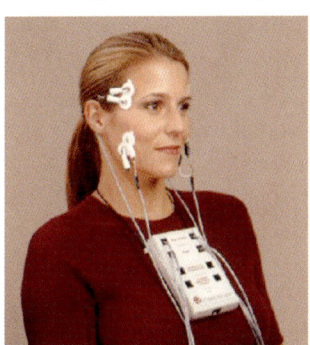

zu Ess- und Trinkverhalten sowie zum möglichen Medikamenten- und Drogenkonsum geben wichtige Hinweise. Um eine primäre Muskelerkrankung auszuschließen, können eine Elektromyografie und eine Elektroneurografie durchgeführt werden. Außerdem prüft der Neurologe die Reflexe.

Mit verschiedenen Blutuntersuchungen wird zunächst nach einer bisher unentdeckten Grunderkrankung (z.B. ein Diabetes mellitus) gesucht. Blutwerte zur Schilddrüsenfunktion, zum Vitaminstatus u.a. ergänzen die Angaben.

Elektromyografie

1.1.2 Pflege und Behandlung

Im Vordergrund steht zumeist die medizinische Behandlung der Grunderkrankung, so sollte der Blutzucker bei einem Diabetes mellitus möglichst optimal eingestellt sein. Besteht die Polyneuropathie aufgrund einer Alkoholabhängigkeit, sollte möglichst ein Alkoholentzug angestrebt werden. Da Menschen mit der Alkoholkrankheit häufig unter einem chronischen Vitamin-B-12-Mangel leiden und dieser Vitaminmangel das Entstehen einer Polyneuropathie begünstigen kann, soll der Betroffene eine ausgewogene und vitaminreiche Ernährung zu sich nehmen.

Menschen mit einer bestehenden Polyneuropathie sollten ernst genommen werden. Da die Beschwerden von außen nicht sichtbar sind, besteht ein höheres Risiko, dass die Beschwerden nicht wahrgenommen werden. Oft haben die Betroffenen bereits zahlreiche Erfahrungen mit Ärzten und Pflegenden und sind zu Experten ihrer Erkrankung geworden. Dieses Expertentum der Betroffenen sollte in den Pflege- und Beziehungsprozess einfließen und als wichtige Ressource verstanden werden.

Da die betroffenen Personen ein verändertes Temperaturempfinden haben, sollten physikalische Maßnahmen, wie die Anwendung von Wärme und Kälte, möglichst vermieden werden.

Durch die eingeschränkte Wahrnehmung über die Haut besteht darüber hinaus ein erhöhtes Risiko einer Hautschädigung bzw. eines Dekubitus (Druckgeschwür). Daher ist auf einen regelmäßigen Positionswechsel, vor allem bei Menschen, die immobil sind, zu achten. Die Sensibilitätsstörungen, die im Rahmen einer Polyneuropathie auftreten, lassen die Betroffenen auch im Alltag vielfältig eingeschränkt sein. Die veränderte Feinmotorik lässt einfache Alltagstätigkeiten zu herausfordernden Unternehmungen werden, z. B. eine Flasche aufzudrehen. Daher gehört das ständige Üben der Alltagsbewegungen und der Feinmotorik zur wichtigsten Therapie und zur Prävention. Die Betroffenen sollen verständlich und angemessen über ihr Krankheitsbild sowie über seinen Verlauf informiert werden. In pflegerischen Schulungs- und Beratungssprechstunden lernen die Betroffenen, mit ihren Symptomen umzugehen. Die betroffenen Personen sollen befähigt werden, ihren Alltag selbstständig zu gestalten und die wichtigsten präventiven Maßnahmen selbst durchzuführen, z. B. die regelmäßige Hautkontrolle. So können mögliche Folgeschäden frühzeitig erkannt und behandelt werden.

Thermotherapie Band 4, F 2

1.2   Bandscheibenvorfall

Der **Bandscheibenvorfall** (auch Diskushernie oder Diskusprolaps genannt) bezeichnet das Ausbrechen des weichen Kerns der Bandscheibe mit Druck auf die nahe gelegenen peripheren Nerven der Wirbelsäule mit nachfolgenden Beschwerden.

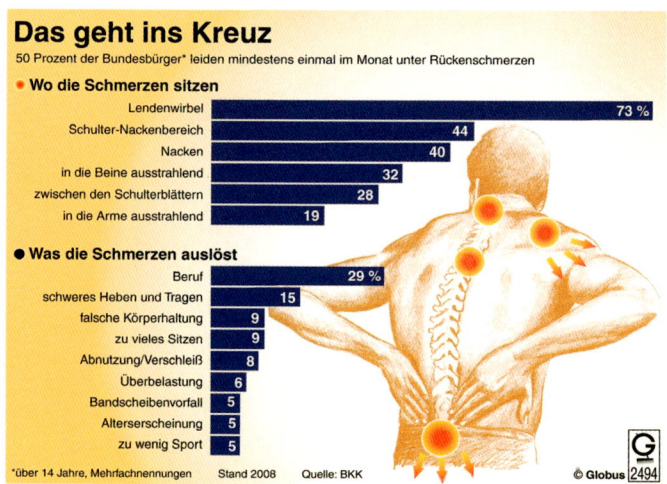

Das geht ins Kreuz

50 Prozent der Bundesbürger* leiden mindestens einmal im Monat unter Rückenschmerzen

● **Wo die Schmerzen sitzen**

Lendenwirbel	73 %
Schulter-Nackenbereich	44
Nacken	40
in die Beine ausstrahlend	32
zwischen den Schulterblättern	28
in die Arme ausstrahlend	19

● **Was die Schmerzen auslöst**

Beruf	29 %
schweres Heben und Tragen	15
falsche Körperhaltung	9
zu vieles Sitzen	9
Abnutzung/Verschleiß	8
Überbelastung	6
Bandscheibenvorfall	5
Alterserscheinung	5
zu wenig Sport	5

*über 14 Jahre, Mehrfachnennungen   Stand 2008   Quelle: BKK

© Globus 2494

1.2.1 Pathophysiologie

In den westlichen Industrienationen gehören die „Rückenschmerzen" zu den häufigsten Ursachen einer Arbeitsunfähigkeit. Sie gehören zu den Wohlstandserkrankungen und sind auf Fehlhaltungen bei sitzenden Tätigkeiten oder großen körperlichen Belastungen zurückzuführen. Zu pathologischen Veränderungen mit nachfolgenden Beschwerden kommt es dann, wenn die jahrelange Fehlhaltung oder Überbelastung auf den **weichen Kern** im Inneren der Bandscheibe so stark zunimmt, dass der Kern nicht mehr standhält und nach außen gedrückt wird. Häufig gehen dem akuten Ereignis des Bandscheibenvorfalls daher unterschiedlich lange Rückenschmerzen voraus. Auch nach jahrelang unbemerkten Veränderungen genügt dann oft ein Niesen oder Husten und die Bandscheibe „rutscht raus". Durch die anatomisch sehr engen Verhältnisse führt diese Verschiebung – je nach Größe der Vorwölbung – zu unterschiedlich starkem Druck auf die nahe gelegenen Nerven.

Die Nerven werden durch den Dauerdruck gereizt oder ganz eingeklemmt, was zu starken **Schmerzen** und **Lähmungen** führen kann. Je nachdem auf welcher Höhe der Wirbelsäule der Bandscheibenkern nach außen gedrückt wird und welcher Nerv betroffen ist, zeigen sich unterschiedliche Symptome in den oberen oder unteren Extremitäten. So spricht man von **zervikalen** (Halswirbelsäule) und **lumbalen** (Lendenwirbelsäule) Diskushernien.

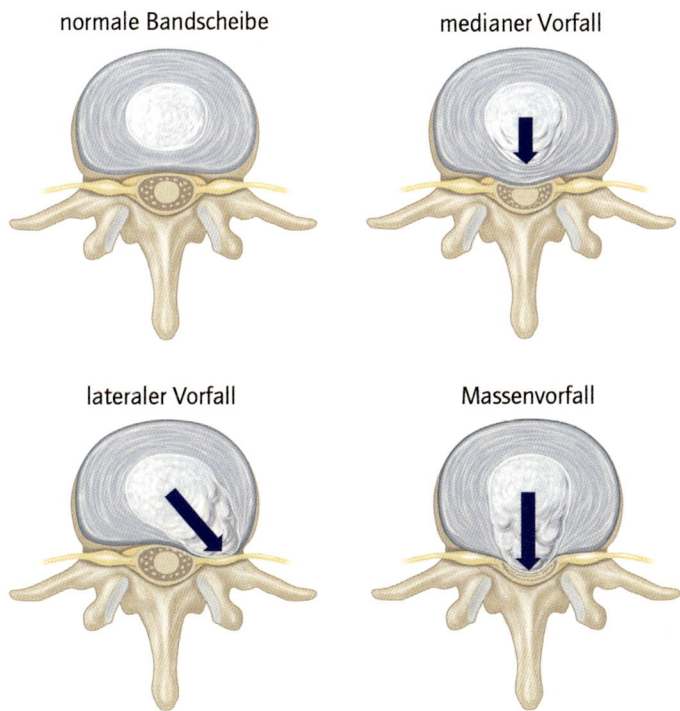

normale Bandscheibe   medianer Vorfall

lateraler Vorfall   Massenvorfall

Formen eines Bandscheibenvorfalls

1.2.2 Symptome und Diagnostik

Die betroffenen Patienten stellen sich mit sehr unterschiedlichen Beschwerden zunächst dem Hausarzt vor. Die Symptome reichen von eher schwachen Schmerzen in Hals- oder Lendenwirbelsäule bis zu stark ausstrahlenden Schmerzen über die ganze Arm- oder Beinlänge bis zu Sensibilitätsstörungen und motorischen Ausfällen. Häufig betroffen sind Menschen in sitzenden Berufen (Busfahrer, Büroangestellte), aber auch körperlich anstrengende Berufe wie Maurer oder Straßenarbeiter zeigen einen deutlich höheren Verschleiß der Wirbelsäule mit nachfolgenden Beschwerden. Selten zeigt sich eine Querschnittssymptomatik, d. h., dass beide Beine nicht oder nur unzureichend bewegt werden können. Befindet sich die Nervenschädigung auf Höhe der Nervenausgänge, die für die Innervation von Harnblase und Darm zuständig sind, kann es zum sogenannten **Cauda-Syndrom** kommen. Patienten mit einem Cauda-Syndrom können die Blasen- und Darmfunktion nicht mehr kontrollieren. Dies kann zur Inkontinenz, aber auch zu Entleerungsstörungen führen (z. B. Überlaufblase). In der Regel wird dann ein Blasenkatheter nötig. In diesem Fall ist eine Operation unverzichtbar und sollte möglichst schnell durchgeführt werden.

Diagnostisch werden eine neurologische **körperliche Untersuchung** (Reflexprüfung, Beweglichkeit, Schmerzempfindlichkeit bei bestimmten Bewegungen) sowie die **Anamnese** durchgeführt. Um einen Bandscheibenvorfall sicher festzustellen, wird eine **Computertomografie** oder eine **Magnetresonanztomografie** durchgeführt. In einigen Fällen wird zusätzlich die Wirbelsäule geröntgt. Auf dem Röntgenbild ist ein Bandscheibenvorfall jedoch nicht sichtbar; sie dient lediglich dem Operateur zur Orientierung bei möglichen Deformationen der Wirbelsäule.

1.2.3 Pflege und Behandlung

Zunächst wird versucht, die Beschwerden mit konservativen Mitteln zu lindern. Nicht immer ist eine stationäre Aufnahme in ein Krankenhaus nötig. Wird der Patient nicht stationär gepflegt und behandelt, muss er ausführlich über die Symptome einer akuten Verschlechterung informiert und entsprechend instruiert werden. Eine tatsächliche Schonung sollte auch zu Hause garantiert werden. Ältere, alleinstehende Menschen werden möglicherweise stationär behandelt.

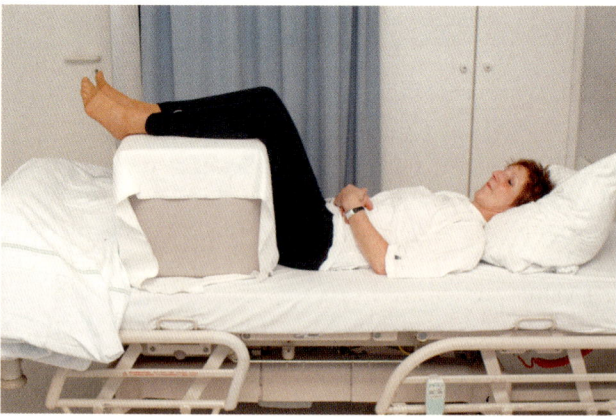

Stufenlagerung

Um den meist gereizten Nerv zu schonen, wird häufig in den ersten Tagen eine gelockerte Bettruhe verordnet. Um die untere Wirbelsäule optimal zu entlasten, empfiehlt sich die **Stufenlagerung**. Hierzu werden die Beine in der Hüfte und in den Knien geknickt und auf ein Kissen gelagert. Dabei wird die untere Wirbelsäule ein wenig auseinandergezogen, was häufig zu einer Schmerzlinderung führt. Der Betroffene sollte unbedingt über die richtige Liege-, Aufsteh- und Sitztechnik informiert und instruiert werden. Wichtigster Behandlungsansatz ist hier die Verhaltensveränderung. Schmerzstillende, abschwellende und entspannende **Medikamente** ergänzen die pflegerischen Lagerungs- und Schulungsmaßnahmen. An die subkutane Verabreichung von **Heparinen** sollte gedacht werden. Physikalische Maßnahmen sowie Instruktionen und Übungen der Physiotherapie ergänzen die meist interdisziplinäre Behandlung.

Heparine
Band 4, D 10.1

> Plötzlich auftretende Schmerzfreiheit kann auf eine Nervenwurzelschädigung hinweisen und eine sofortige Notoperation nach sich ziehen.

Im Umgang mit Menschen, die an einem Bandscheibenvorfall leiden, hat sich folgende **Regel** bewährt. „Liegen und Gehen sind besser als Sitzen und Stehen." Sie sollte wann immer möglich beherzigt werden.

1.2.4 Postoperative Pflege

Sollten Lähmungen auftreten und anhalten, muss über eine operative Versorgung nachgedacht werden, sonst können bleibende Schäden auftreten. Je nach Operationsmethode ist die Wirbelsäule nach ca. sechs Stunden stabil, d.h., dass der Patient danach „en bloc" auf die Seite gedreht werden kann bzw. nach weiteren sechs Stunden stehen kann. Sitzen sollte für die ersten Wochen möglichst vermieden werden. Auf ein Korsett sollte ebenfalls verzichtet werden, da es sonst zum Abbau der stützenden Rumpfmuskulatur kommen kann. Die vor der Operation bestehenden Beschwerden, insbesondere die **Sensibilitätsstörungen**, können auch wochen- bis monatelang darüber hinaus anhalten. Der geschädigte Nerv erholt sich langsam, meist jedoch vollständig.

Nach der Operation an der **Halswirbelsäule** kann bei Patienten mit unruhigem Schlaf eine Zervikal-Stütze aus starkem Schaumstoff angebracht sein. Physiotherapie und der anschließende Aufenthalt in einer Rehabilitationsklinik helfen dem Patienten bei der Rückkehr in seinen Alltag. Dort lernt der Betroffene rückenschonende Arbeits- und Bewegungsabläufe. Regelmäßige sportliche Betätigung – in langsam steigender Intensität – und gezielte Übungen zum Aufbau einer stabilisierenden Rückenmuskulatur sind wichtige präventive Maßnahmen, um ein **Rezidiv** (Rückfall mit erneuten Beschwerden bis hin zur möglichen Operation) zu verhindern. Der Patient sollte über seine Verantwortung und den einzunehmenden aktiven Part verständlich informiert werden. In seltenen Fällen ist eine Umschulung oder eine Frühberentung nötig.

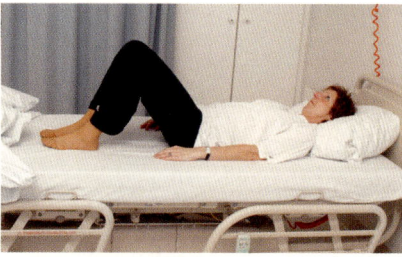 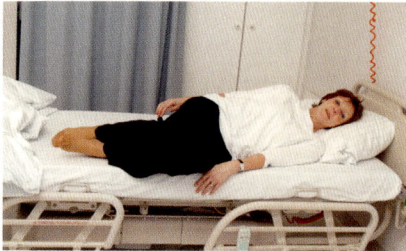

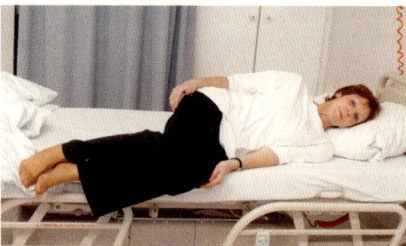 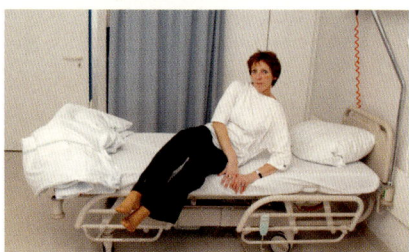

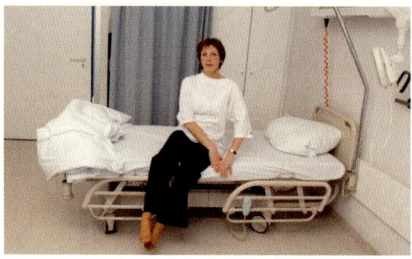 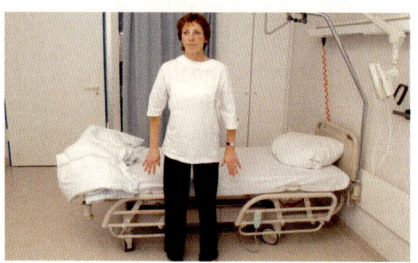

Drehen und Aufstehen nach einer Bandscheibenoperation

1 Auf welche Aspekte achten Sie bei der Pflege von Menschen mit einer Polyneuropathie ganz besonders?

2 Nennen Sie mindestens drei Ursachen einer Polyneuropathie.

3 Mit welchen Symptomen kündigt sich häufig ein Bandscheibenvorfall an und auf was achten Sie daher bei der Erhebung der Pflegeanamnese?

4 Beschreiben Sie den Unterschied zwischen einem medialen und einem lateralen Bandscheibenvorfall.

5 Nennen Sie vier pflegerische Schwerpunkte bei der konservativen Behandlung eines Bandscheibenvorfalls.

1 Probieren Sie das rückenschonende Drehen und Aufstehen zuerst selbst und dann an Ihren Kollegen aus. Notieren Sie die wichtigsten Punkte Ihres Vorgehens.

2 Recherchieren Sie im Internet über Rückenschulen und Rückengymnastik in Ihrer Umgebung und informieren Sie Ihre Gruppe über deren Angebote.

Firsching, Raimund/Synowitz, Hans Joachim/Wolf, Friedrich: Professionelle neurochirurgische und neurologische Pflege. Huber Verlag, Bern, 2003

Thomé, Ulrich: Neurochirurgische und neurologische Pflege. 2. Aufl., Springer Verlag, Heidelberg, 2003

2   Erkrankungen des zentralen Nervensystems

Die 10-jährige Eva-Marie Reimann geht seit einigen Monaten auf eine weiterführende Schule. Immer öfter klagt sie über Kopfschmerzen. Ihre Mutter geht mit ihr zum Optiker, da sie eine Sehschwäche und Überanstrengung als Ursache der Schmerzen vermutet. Der Optiker kann jedoch nichts feststellen. Als sich dann zwei Wochen später zu den Kopfschmerzen noch morgendliches Erbrechen, Übelkeit und Antriebslosigkeit einstellen, bringen die Eltern Eva-Marie auf die Kinder-Notaufnahme des Klinikums Gutleben. Bei den anschließenden Untersuchungen stellt der Arzt eine deutliche Beeinträchtigung des Wachheitszustands fest. Die Computertomografie, die von Eva-Maries Gehirn gemacht wird, zeigt einen großen Tumor. Die Eltern sind regelrecht geschockt und wenden sich mit ihren vielen Fragen auch an Pia. Pia ist zwar inzwischen im dritten Ausbildungsjahr, fühlt sich aber überfordert mit dieser Situation und bittet umgehend ihre Praxisanleiterin Susanne Starnke um Hilfe. Diese nimmt sich dann viel Zeit für die Eltern, die bereits vom Kinderarzt umfassend über das weitere Vorgehen informiert wurden.

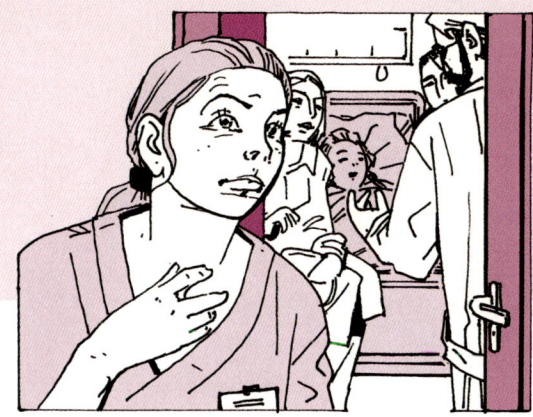

1   Hat sich Pia richtig verhalten oder hätte sie erst einmal versuchen sollen, ein Gespräch mit den Eltern zu führen? Diskutieren Sie in der Gruppe.

2   Häufig verarbeiten Kinder ihre Krankheit ganz anders als die Erwachsenen. Woran könnte das liegen? Gehen Sie die möglichen Ursachen in der Gruppe durch und besprechen Sie sich.

2.1   Schädel-Hirn-Trauma

Jede Verletzung des Schädels, bei der das Gehirn beteiligt ist, wird als **Schädel-Hirn-Trauma** (kurz SHT) bezeichnet. Nicht dazu gezählt werden die reinen Schädelfrakturen oder Wunden am Kopf.

Das Schädel-Hirn-Trauma (SHT) wird in der Regel durch einen Unfall oder einen schweren **Sturz** auf den Kopf verursacht. Im deutschsprachigen Raum sterben jährlich zwischen 5 000 und 10 000 Menschen in den ersten 30 Tagen nach dem erlittenen Trauma an den Folgen bzw. an den aufgetretenen Komplikationen. Circa 150 000 Menschen, die ein SHT erlitten haben (darunter häufig eine leichtere Form des SHT), können nach der Behandlung und Überwachung sowie der möglichst früh begonnenen und anschließend in einer Spezialklinik fortgeführten Rehabilitation – bei entsprechend schwerem Trauma – nach Hause zurückkehren. In vielen Fällen bleiben aber unterschiedlich ausgeprägt neurologische Ausfallserscheinungen bestehen.

2.1.1 Einteilung

Gehirn
Band 2, C 1.4.1

Ein SHT kann nach bestimmten Kriterien unterteilt werden. Zunächst ist die Unterscheidung in ein **gedecktes** oder ein **offenes** SHT möglich. Bei einem offenen SHT zerreißt die Dura mater, was häufig zu einem schlechteren Heilungsverlauf führt. Eine weitere Unterteilung ist nach der Dauer der Bewusstlosigkeit möglich. Die ist abhängig von der Schwere des erlittenen Traumas bzw. des Sturzes oder Unfalls.

Einteilung und Behandlung der Schädel-Hirn-Traumen

Gradeinteilung und Bezeichnung	Dauer der Bewusstlosigkeit	Symptome	Behandlung
leichtes SHT – Grad I commotio cerebri = Gehirnerschütterung	keine bis zu 15 Minuten	Übelkeit, Erbrechen, Schwindel, Kopfschmerzen, häufig retrograde Amnesie	möglichst Bettruhe für 24 h; neurologische Überwachung (i. d. R. stationär); Besserung der Symptome nach ca. 5 fünf Tagen
mittelschweres SHT – Grad II contusio cerebri = Gehirnprellung	15–30 Minuten	Übelkeit, Erbrechen, Schwindel, Kopfschmerzen, häufig retrograde Amnesie; evtl. Pupillendifferenz; keine Perforation der Dura mater	Bettruhe, neurologische Überwachung; je nach Verlauf intensivmedizinische Überwachung nötig; Symptome bessern sich nach ca. 30 Tagen
schweres SHT – Grad III compressio cerebri = Gehirnquetschung	länger als 30 Minuten	Gehirneinklemmung verursacht durch Blutungen oder Ödem; Patient ist bewusstlos, nicht ansprechbar, Verlust der Schutzreflexe; meist Pupillendifferenz	intensivmedizinische Überwachung; i. d. R. künstliche Beatmung und Sedation; häufig operative Versorgung der Blutung oder Entlastung; Hirndruckmessung je nach Schwere des Ödems

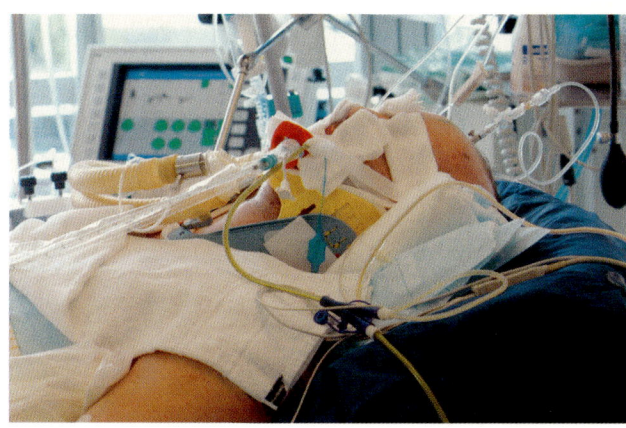

*Patient mit
Hirndrucksonde*

Eine weitere Möglichkeit der Einteilung ist die Glasgow Coma Scale (GCS). Danach wird ein SHT eingeteilt in:

♦ leichtes SHT; GCS 13–15

♦ mittelschweres SHT; GCS 9–12

♦ schweres SHT; GCS 3–8

Ein bestimmter Anteil der Personen mit einem SHT erwacht nicht mehr aus der Bewusstlosigkeit und ist fortan vollumfänglich auf Pflege und Unterstützung in allen Aktivitäten des täglichen Lebens angewiesen. Dieser Zustand wird als **Wachkoma** bezeichnet.

2.1.2 Diagnostik und Überwachung

Jeder Patient, der ein SHT erlitten hat, wird neurologisch durch den Arzt untersucht und anschließend pflegerisch überwacht. In schweren Fällen – bei Verdacht auf eine (ausgeprägte) Hirnverletzung mit Blutung und Ödem – wird ein Computertomogramm angefertigt, das in der Regel nach einigen Tagen (im Notfall auch einigen Stunden) wiederholt wird.

Das Überwachungsintervall und wie intensiv überwacht wird, ist abhängig von der Schwere des erlittenen Traumas. Neben der neurologischen Überwachung (Glasgow Coma Scale) werden auch die Vitalwerte Puls und Blutdruck ermittelt. Jede auffällige Veränderung der Vitalwerte und eine Verschlechterung der Bewusstseinslage müssen unverzüglich dem behandelnden Arzt gemeldet werden. Es könnte sich um eine akute Verschlechterung des Zustands handeln, der unmittelbares Handeln (z. B. Notfalloperation) erfordert.

2.1.3 Behandlung und Pflege

Die Art und der Umfang von Behandlung und Pflege sind abhängig von der Schwere des erlittenen Traumas. Patienten, die eine Gehirnerschütterung haben, sind üblicherweise nach wenigen Tagen symptomfrei und zeigen selten eine akute Verschlechterung. Je ausgeprägter das Trauma, desto aufwändiger die Behandlung.

Bewusstseinsstörungen
Band 4, B 2.1

Wachkoma
Band 5, F 3.3
Band 3, C 2.5

Computertomografie
Band 4, A 4.6.3

Patienten, die zu Beginn der 24-stündigen Überwachung symptomfrei und ohne Beschwerden sind, dürfen auf keinen Fall weniger sorgsam und regelmäßig überwacht werden. In der Akutphase auch eines leichten SHT kann es innerhalb kurzer Zeit zu starken Schwankungen des Bewusstseinszustands kommen.

2.2 Nicht traumatische Gehirnblutung

Bluthochdruck und Gefäßmissbildungen sind die häufigsten Ursachen einer nicht traumatischen (nicht auf einem Unfall oder einer Kopfverletzung beruhend) Gehirnblutung. Da eine Gehirnblutung an unterschiedlichen anatomischen Teilen des Gehirns auftreten kann, teilt man die Blutungen nach topografischen (örtlichen) Gesichtspunkten ein.

Zu den Gehirnblutungen werden gezählt:

♦ intrazerebrale Blutung
♦ Epiduralblutung
♦ Subduralblutung
♦ Subarachnoidalblutung

2.2.1 Intrazerebrale Blutung

Eine intrazerebrale Gehirnblutung wird auch als **Hirnmassenblutung** bezeichnet. Sie ist gekennzeichnet durch eine massive Einblutung in das Gehirngewebe.

Häufige Ursache ist ein hämorrhagischer Schlaganfall, bei dem es zu einer intrazerebralen Gefäßruptur kommt und Blut austritt. Auch im Rahmen einer systemischen Lyse (z. B. als Therapie bei einem ischämischen Schlaganfall oder Herzinfarkt) kann es zu einer Hirnmassenblutung kommen. Je nach Ausmaß der Blutung kann sich der Zustand des Patienten akut sehr verschlechtern. Zunächst werden Kopfschmerzen angegeben, Übelkeit bis zum Erbrechen (Hirndruckzeichen), abweichende Augenbewegungen zur Seite der Blutung (Déviation conjuguée) und mögliche Bewusstseinseintrübung bis zum Koma. Häufig treten Lähmungen auf der zur Blutung gegenüberliegenden Körperseite auf. Daher kann sich eine intrazerebrale Blutung klinisch zunächst als Schlaganfall zeigen.

Schlaganfall
Band 3, H 3.4

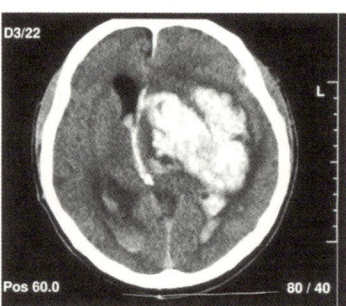

Intrazerebrale Blutung im Computertomogramm

Um sich möglichst schnell ein umfassendes Bild vom Zustand des Patienten zu machen, wird er klinisch durch den Arzt untersucht. Anschließend wird mit **bildgebenden Verfahren** (in der Regel ein Computertomogramm) das Gehirn dargestellt, um differenzial-diagnostisch einen Schlaganfall von der Blutung abzugrenzen. Je nach Ausmaß der Blutung werden verschiedene Therapien nötig. Bei ausgeprägten Blutungen muss zunächst dafür gesorgt werden, dass die **Vitalwerte** aufrechterhalten bleiben. Eine intensivmedizinische Überwachung sowie die Intubation werden in lebensbedrohlichen Situationen nötig. Anschließend wird der Blutungsherd chirurgisch entfernt und die Gefäßruptur behoben. Der Blutdruck soll möglichst konstant und nicht zu hoch gehalten werden (systolisch unter 150 mmHg), da bei hohem Druck mehr Blut aus dem Gefäß austritt. Häufig zeigen die Betroffenen einen erhöhten Hirndruck, da das Gehirn aufgrund der Blutung bzw. des raumfordernden Prozesses an den knöchernen Schädel stößt und so Druck auf das Gehirn ausgeübt wird.

> Die klassischen **Hirndruckzeichen** zeigen sich in Kopfschmerzen, Übelkeit und Erbrechen sowie einer Bewusstseinseintrübung. Die Pupillen sind erweitert (einseitig oder beidseitig) und reagieren träge auf Lichteinfall. Auch ein akuter Verwirrtheitszustand, Unruhe oder Krampfanfälle können auf einen gestiegenen Hirndruck hinweisen. Treten diese Zeichen bei einem Patienten auf, ist dies unverzüglich dem zuständigen Arzt zu melden und entsprechende Maßnahmen sind einzuleiten.

Zeigt sich im Computertomogramm (CT) nur eine kleine Blutung, kann diese auch konservativ behandelt werden. Meist erhält der Patient Bettruhe und wird engmaschig überwacht. Ein Kontroll-CT wird angefertigt. Verschlechtert sich der Zustand des Patienten (z. B. Abfall der GCS-Punkte), muss die Situation durch den Arzt neu eingeschätzt und Interventionen eingeleitet werden.

Glasgow Coma Scale
Band 4, 2.1.2

2.2.2 Epiduralblutung

> Die **Epiduralblutung** bezeichnet den Austritt von Blut in den Epiduralraum des Gehirns. Sie tritt häufig nach einem Schädel-Hirn-Trauma auf, in dessen Folge es zum Zerreißen einer Arterie kommt.

Je nach Ausprägung der Blutung können die Symptome sehr unterschiedlich ausfallen. Bei kleineren Blutungen klagt der Patient zu Beginn über keine Symptome. Dieses Intervall hält mehrere Stunden an und kann Patienten und Pflegende in trügerischer Sicherheit wiegen. In vielen Fällen kann es innerhalb weniger Stunden zu einer akuten Verschlechterung des Zustands kommen und der Betroffene trübt ein. Für eine sichere Diagnose wird ein CT angefertigt. Eine Epiduralblutung kann sich zu einem lebensbedrohlichen Zustand ausweiten und muss – bei akuter Verschlechterung – unmittelbar neurochirurgisch versorgt werden.

Zu den pflegerischen Aufgaben gehören die engmaschige **Überwachung** sowie die fachgerechte **Lagerung** des Betroffenen. Wird eine Operation nötig, wird der Patient zunächst auf der Intensivstation postoperativ überwacht. Auf der Bettenstation wird der Patient dann weiter postoperativ gepflegt. Meist erhält der Patient intraoperativ eine **Wunddrainage**, damit das Hämatom bis zwei Tage nach der Operation weiter abdrainiert wird. Die Drainage kann nach Verordnung des Arztes gezogen werden. Weitere Pflegemaßnahmen sind die Überwachung, die Mobilisation, die Unterstützung bei der Körperpflege (je nach Einschränkung des Patienten) und der Verbandwechsel der Kopfnaht.

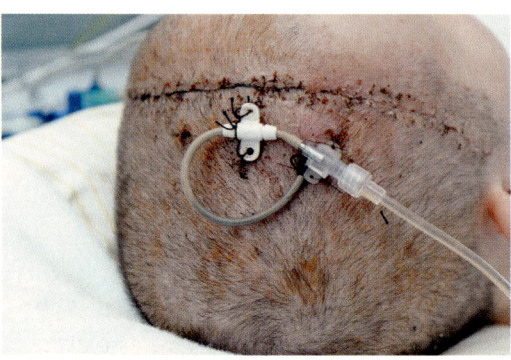

Patient mit Liquordrainage

2.2.3 Subduralblutung

Als **Subduralblutung** wird die langsame, venöse Sickerblutung in den Subduralraum des Gehirns bezeichnet. Sie geht mit einer allmählichen Symptomzunahme einher.

Patienten mit einer Subduralblutung sind häufig im Vorfeld gestürzt (**Sturz** kann mehrere Monate zurückliegen). Dies kommt verhältnismäßig häufig bei alten und bei alkoholkranken Menschen vor. Nach dem Trauma treten zunächst **Symptome** wie Kopfschmerzen, Persönlichkeitsveränderungen, Bewusstseinsveränderungen, aber auch Halbseitenlähmungen und Sprachstörungen auf. Wird die Anamnese sorgfältig durch den Arzt erhoben, wird in der Regel schnell klar, welches Gesundheitsproblem vorliegt. Diagnostisch wird eine **Computertomografie** durchgeführt, um eine andere Gehirnerkrankung oder -verletzung auszuschließen.

Therapeutisch wird ein kleines subdurales Hämatom meist konservativ behandelt, d. h., man wartet, bis sich die Blutansammlung von selbst aufgelöst (resorbiert) hat. Ein ausgeprägtes Subduralhämatom muss operativ entlastet werden. Die Patienten erhalten im Operationssaal ein sogenanntes **Bohrloch** (Loch durch die Schädeldecke am Ort der Blutung) und eine **Drainage**, mit der die Blutansammlung abfließen kann. Die Patienten sind anschließend engmaschig zu überwachen, da es nach Rückausdehnung des Gehirns zu Komplikationen kommen kann. Besonders gefährlich ist eine Subduralblutung bei Patienten, die antikoaguliert sind. Hier können sich die Symptome innerhalb Stunden stark verschlechtern, sodass unmittelbares Handeln erforderlich wird. So ist jede Veränderung im Zustand des Patienten umgehend dem zuständigen Arzt zu melden.

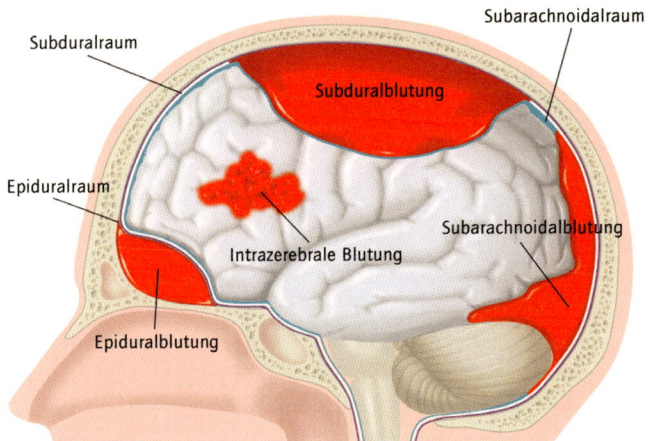

Lokalisation verschiedener Gehirnblutungen

2.2.4 Subarachnoidalblutung

Die **Subarachnoidalblutung** (abgekürzt auch SAB genannt) ist eine akute Blutung unter der Spinngewebshaut des Gehirns und tritt mit akuten Schmerzen auf. Meist ist ein **Aneurysma** (sackartige Ausstülpung eines Gefäßes) die Ursache.

Bevor es zur eigentlichen Blutung kommt, kann es zu **Sehstörungen** (Doppelbilder) kommen. Nicht selten geht der akuten Blutung einige Tage zuvor eine „Warnblutung" voraus. Wenn diese erkannt wird, verläuft die Behandlung oft positiv. Häufig wird ein Aneurysma als Zufallsbefund im Computertomogramm gefunden. Die Symptome einer Subarachnoidalblutung reichen von Übelkeit und Erbrechen, sehr starken Kopfschmerzen, Bewusstseinseintrübung, Hirndruckzeichen bis zur Tachy- oder Bradykardie. Die SAB ist ein lebensbedrohlicher Zustand, der unverzügliches Handeln erfordert.

Schweregrade der Subarachnoidalblutung nach Hunt und Hess

Schweregrad	Symptome
I	Kopfschmerzen, leichter Meningismus
II	schwerste Kopfschmerzen, deutlicher Meningismus, evtl. Hirnnervenausfall
III	Bewusstseinseintrübung (Somnolenz), psychische Veränderungen
IV	Bewusstseinseintrübung (Sopor), Hemiparese
V	Koma

133

Untersuchungen
Band 4, A 4

Zur Diagnostik wird notfallmäßig eine Computertomografie durchgeführt. Finden sich hier keine eindeutigen Blutungszeichen, kann eine **Lumbalpunktion** folgen. Ergänzt werden diese Untersuchungen durch eine transkranielle **Dopplersonografie.** Durch eine **Angiografie** kann in 90 % der Fälle die Blutung lokalisiert werden.

Therapie und Prognose hängen entscheidend davon ab, welchen Schweregrad die Blutung hat. Ein Aneurysma wird neurochirurgisch versorgt bzw. operiert. Je nach Schweregrad wird das blutende Gefäß geclipt oder mit Metallspiralen thrombosiert (sogenanntes **Coiling**). Darüber hinaus kann ein erhöhter Liquordruck mit einer lumbalen oder externen (nach außen abgeleiteten) Liquordrainage gesenkt werden.

Die Sterblichkeit der Patienten mit einer SAB liegt bei 8 bis 15 %. Zu den möglichen Komplikationen nach einer Operation zählen eine erneute Blutung oder eine Liquoransammlung mit nachfolgendem **Hydrocephalus**. Viele Patienten klagen nach überstandener Operation über Konzentrationsschwäche und eingeschränkte Hirnleistung unterschiedlicher Ausprägung.

Pflegerisch handelt es sich um meist komplexe Situationen, da die Patienten vor allem in der Akut- und postoperativen Phase in vielen Aktivitäten des täglichen Lebens stark eingeschränkt sind. Die Infektionsgefahr bei externer Liquordrainage ist groß.

2.3   Tumoren im Gehirn und Spinalkanal

Von **Hirntumoren** spricht man, wenn der Tumor vom Hirngewebe selbst (primärer Hirntumor) oder durch Metastasen (sekundärer Hirntumor) herrührt. Von **spinalen Tumoren** spricht man, wenn es im Rückenmark selbst, seinen Hüllen oder anderen Strukturen zu einem Gewebswachstum kommt. Meist sind spinale Tumoren gutartig.

In Deutschland werden im Jahr ca. 10 000 neu wachsende Hirntumoren gezählt. Zu den wichtigsten **Symptomen** und ersten Krankheitszeichen zählen:

Krampfanfall
Band 4, B 2.5

- **epileptische Anfälle:** sind oft die ersten Anzeichen für das Wachsen von benignen (gutartigen), aber auch malignen Tumoren
- **Kopfschmerzen:** durch das Dehnen der Meningen beim Bücken oder Pressen
- **Verhaltens- und Wesensänderungen:** zeigen sich oft in gemindertem Antrieb, „Abgestumpftsein" oder Reizbarkeit
- **intrakranielle Drucksteigerung:** durch ein Hirnödem oder Raum forderndes Wachstum

Die Symptome eines Gehirntumors können sehr unterschiedlich sein. Eine sorgfältig durchgeführte **Diagnostik** steht am Beginn der Behandlung. Mit bildgebenden Verfahren, wie Computertomografie oder Magnetresonanztomografie, wird das Gehirn auf pathologisches Gewebewachstum untersucht. Ergänzt werden diese Verfahren durch Laboruntersuchungen von Serum und Liquor. Letzte Gewissheit über die Bösartigkeit des Tumors gibt jedoch nur die histologische Untersuchung nach einer Hirnbiopsie.

Die Weltgesundheitsorganisation (WHO) klassifiziert Hirntumoren nach ihrer Malignität (Bösartigkeit). Nach der Empfehlung der WHO werden vier Grade unterschieden.

Einteilung der Hirntumoren

Gradeinteilung	Erklärung	Tumorenbezeichnung
Grad I	gutartiges Wachstum mit einer Überlebenszeit nach der Operation von mindestens fünf Jahren	pilozytisches Astrozytom, Meningeom, Neurinom, Hypophysenadenom
Grad II	maligner Tumor mit einer Überlebenszeit von drei bis fünf Jahren	Astrozytom II, Oligodendrogliom, Ependymom, Pineozytom
Grad III	maligner Tumor mit einer Überlebenszeit von zwei bis drei Jahren	anaplastisches Astrozytom, anaplastisches Oligodendrogliom, Plexuskarzinom
Grad IV	hochmaligner Tumor mit einer Überlebenszeit bis 18 Monate	Astrozytom IV, Medulloblastom, Meningosarkom, Glioblastom, malignes Lymphom

> **!**
>
> Bis zum Ergebnis der Untersuchungen steht der Patient durch seine **Ungewissheit** und seine Sorgen und Ängste unter starkem **Stress**. Mögliche Persönlichkeitsveränderungen können dies noch verstärken. Dem Patienten sollte möglichst mit **Ruhe und Empathie** begegnet werden. Auch das Angebot psychosozialer Unterstützung durch einen Experten sollte ausgesprochen werden.

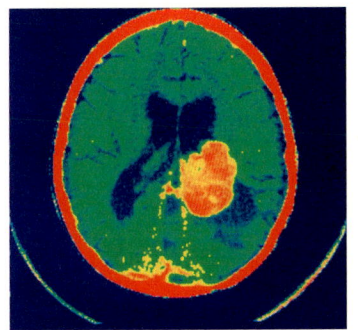

Ausgeprägter Hirntumor

Die **Therapie** richtet sich primär nach der Bösartigkeit und dem Ausmaß des Tumors aus. Gutartige Tumoren werden operativ entfernt, wenn ihre Lage diesen Eingriff erlaubt. Wie in der allgemeinen Onkologie stehen bei bösartigen Hirntumoren auch die operative Therapie, Strahlen- und Chemotherapie zur Verfügung. Meist wird vor der Operation Kortison verabreicht, was die Symptome bereits deutlich vor der Operation bessern kann. Je nach Lage und Filtration des Tumors in das Nachbargewebe ist die anschließende Operation mit erheblichen postoperativen Einschränkungen für den Patienten verbunden.

Die **pflegerischen Interventionen** orientieren sich vor der Operation am Grad der Einschränkung des Patienten. Da die Einschränkungen in den Aktivitäten des täglichen Lebens sehr unterschiedlich sein können, erfordern diese Pflegesituationen eine gute Pflegeanamnese und Pflegeplanung. Die Pflege kann von der teilweisen Unterstützung bis zur völligen Übernahme der meisten Aktivitäten, wie Körperpflege, Essen eingeben, Lagerungswechsel durchführen und Hilfe bei der Mobilisation, reichen. Da die Patienten ein erhöhtes Risiko pflegerischer Komplikationen haben, werden meist umfassende präventive Maßnahmen nötig.

Nach der Operation werden die Patienten in der Regel auf der Intensivstation überwacht und dort in den ersten Tagen pflegerisch und medizinisch versorgt. Neurochirurgische Pflegesituationen kennzeichnen sich zunächst durch ihre Komplexität aus. Die umfassende und engmaschige Überwachung von Kreislauf und Bewusstseinszustand gehört zu den primären pflegerischen Aufgaben. Darüber hinaus müssen die Infusionen kontrolliert sowie die verordneten Medikamente zuverlässig verabreicht werden. Ein besonderes Augenmerk liegt auf möglichen Drainagen (z. B. Liquordrainage), ihrer korrekten Lage (nicht abgeknickt) und der Fördermenge.

> Fördert eine **Liquordrainage** sehr viel, ist der zuständige Arzt darüber zu informieren. Das Gleiche gilt, wenn kein Liquor mehr gefördert wird.

Sonden und Drainagen Band 3, C 3.2

In der Regel wird den Patienten im Operationssaal ein Blasendauerkatheter gelegt. Bei bestimmten Hirntumoren kann es nach deren Entfernung zu einer stark erhöhten Urinausscheidung kommen. Man spricht in diesem Zusammenhang von einem **Diabetes insipidus.** Der Patient kann bis 20 Liter Harn in 24 Stunden ausscheiden. Auf eine möglichst ausgeglichene Bilanz ist zu achten; die nötige Flüssigkeit wird meist per Infusion zugeführt. Darüber hinaus muss das antidiuretische Hormon **(ADH)** medikamentös zugeführt werden. Im Normalfall reguliert sich die Ausscheidung nach einigen Tagen wieder.

> Da es sich bei vielen Hirntumoren um eine maligne Form handelt, müssen sich die Betroffenen nach der überstandenen Operation mit der Tatsache einer onkologischen Erkrankung auseinandersetzen. Häufig ist die Prognose so infaust (schlecht), dass die Patienten nur noch eine geringe verbleibende Lebenszeit haben. Die **psychosoziale Unterstützung** des Patienten und seiner Angehörigen ist hier von besonderer Bedeutung und Pflegende sollten die Interventionen auch auf diesen Bereich ausrichten.

Begleitung Sterbender und ihrer Angehörigen Band 5, E 4

Bei Symptomen, die einem Bandscheibenvorfall oder einer Querschnittlähmung ähneln, sollte auch an einen **Spinalkanaltumor** gedacht werden. Die meist langsam wachsenden Tumoren komprimieren das Rückenmark und führen zu folgenden Symptomen: Lähmungen je nach Lokalisation im Spinalkanal, Schmerzen, Sensibilitätsstörungen, Blasen- und Darmstörungen. Um die Diagnose zu sichern, wird eine Computertomografie oder eine Magnetresonanztomografie durchgeführt. Durch eine **Operation** können die i. d. R. gutartigen Tumoren entfernt werden. In einigen Fällen kommt es dann zu einer Querschnittsymptomatik, die sich bei konsequenter und regelmäßiger Physiotherapie zurückbilden kann.

2.4   Querschnittsyndrom

Unter einem **Querschnittsyndrom** versteht man alle traumatischen Einwirkungen auf das Rückenmark, die schwere Funktionsstörungen wie Lähmungen oder Sensibilitätsstörungen hervorrufen.

Durch Sport- und Verkehrsunfälle erleiden ca. 2 000 Menschen jährlich in Deutschland eine traumatische Querschnittlähmung. Über 60 % der betroffenen Personen zeigen schwere Zusatzverletzungen, ein sogenanntes **Polytrauma.** In weniger häufigen Fällen sind Schuss- oder Stichverletzungen die Ursache. Auch Tumoren der Wirbelsäule können ursächlich eine Querschnittlähmung erklären, die meist inkomplett ist. Zur besseren Unterscheidung werden die Querschnittlähmungen nach folgenden Kriterien eingeteilt.

Querschnitts-
lähmung
Band 5, G 3.1.1

Einteilung Querschnittlähmungen

nach der Ursache	traumatische Querschnittlähmungen
	nicht traumatische Querschnittlähmungen
nach der Geschwindigkeit ihrer Entstehung	akute Querschnittlähmungen
	chronische Querschnittlähmungen
nach dem Ausmaß der neurologischen Ausfälle	komplette Querschnittlähmungen
	inkomplette Querschnittlähmungen

Die Auswirkung einer Querschnittlähmung hängt entscheidend davon ab, in welcher Höhe das Rückenmark geschädigt ist. Je höher die Schädigung bzw. Verletzung liegt, desto schwerer ist der Patient in seiner Selbstständigkeit eingeschränkt. Befindet sich die Läsion in Höhe der Halswirbelsäule, spricht man von **Tetraplegie**. Der Patient ist außerstande, die Arme und Beine zu bewegen. Mitbetroffen ist häufig auch das Zwerchfell, was zu einer Beeinträchtigung bzw. Insuffizienz der Atmung führt. Diese Patienten versterben häufig am Unfallort oder müssen lebenslang maschinell beatmet werden.

Zu den **Leitsymptomen** einer Querschnittlähmung gehören:

♦ teilweiser oder kompletter Ausfall der Nervenfunktionen in dem betroffenen Rückenmarksegment mit schlaffer Lähmung

♦ Sensibilitätsausfälle bzw. -störungen und spastische Lähmungen in Regionen unterhalb der Läsion

♦ Stoffwechselstörungen der Haut

♦ Störung der Harnblasen- und Darmfunktion, je nach Höhe der Schädigung

Jeder Patient, der eine Querschnittsymptomatik entwickelt – egal welcher Ursache – ist unmittelbar ärztlich zu untersuchen. Es handelt sich um eine **Notfallsituation**. Geeignete Maßnahmen müssen daher sofort eingeleitet werden. Hierzu zählen auch die fachgerechte Erstversorgung am Unfallort und die spätere Einweisung in eine Spezialklinik.

Die **Diagnose** ergibt sich aufgrund der Anamnese, der neurologischen Untersuchung sowie der Ergebnisse der bildgebenden Verfahren. Je nach auslösender Ursache wird unterschiedlich behandelt. Besteht die Querschnittlähmung aufgrund eines spinalen Tumors, kann dieser möglicherweise neurochirurgisch entfernt werden. Als konservative **Behandlung** kann der Tumor bestrahlt oder mit Chemotherapie behandelt werden. Sind Entzündungen für die Querschnittsymptomatik verantwortlich, kann mit Antibiotika intravenös behandelt werden.

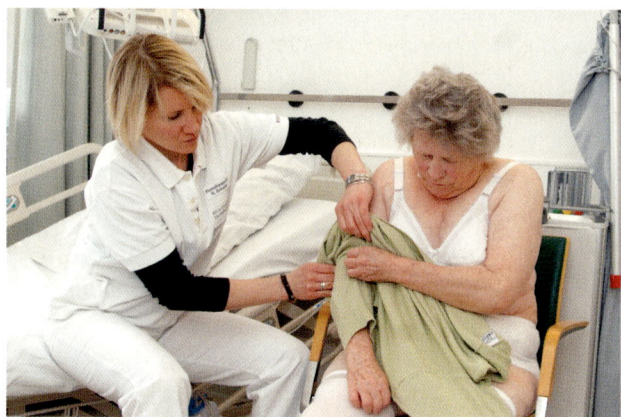

Training der Selbstständigkeit

Ist das Rückenmark nach einem Unfall oder Sturz durchtrennt, ist die Querschnittlähmung irreversibel. In diesen Fällen stehen die pflegerische Unterstützung – nach der intensivmedizinischen Versorgung in der Akutphase – zur Förderung des Selbstmanagements und die Anleitung aller Aktivitäten des täglichen Lebens an erster Stelle. Ziel der Therapie und Pflege sollte stets die bestmögliche **Rehabilitation** ins Berufsleben bzw. in den selbstständig zu bewältigenden Alltag sein.

Die pflegerischen Aufgaben sind vielfältig und meist sehr komplex. Zu den wichtigsten **pflegerischen Interventionen** gehören:

♦ regelmäßige Vitalzeichenkontrolle inklusive Atmung (vor allem in der Akutphase)
♦ Lagerung (möglichst in einem Spezialbett)
♦ Unterstützung bei der Körperpflege, je nach Einschränkung des Patienten
♦ Überwachung und Unterstützung bei der Ausscheidung (in der Akutphase erhalten die Patienten meist einen Dauerkatheter)
♦ psychosoziale Betreuung (eine Psychologin/ein Psychologe sollte unbedingt beigezogen werden)
♦ Hilfe bei der Mobilisation
♦ Anleitung und Hilfe im Umgang mit dem Rollstuhl
♦ Informationen zu Selbsthilfegruppen für den Patienten und seine Angehörigen
♦ Information an den Sozialdienst (weiterführende Behandlung, evtl. Umschulung)

2.5   Wachkoma

Das **Wachkoma** beschreibt den Zustand der funktionellen Entkoppelung der Großhirnrinde vom Stammhirn. Synonym wird auch der Begriff **apallisches Syndrom** verwendet. Apallisch bedeutet „ohne Hirnmantel".

Häufigste Ursachen eines Wachkomas sind ein ausgeprägtes Schädel-Hirn-Trauma, Blutungen oder hypoxische (durch Sauerstoffmangel bedingte) Hirnschäden. Durch die Störung zwischen Großhirn und Stammhirn kann es zu unterschiedlich ausgeprägten Symptomen/Einschränkungen bei diesen Patienten kommen. Meist sind sie komplett pflegebedürftig und Pflegende übernehmen alle Aktivitäten des täglichen Lebens. Es kommt zu folgenden Störungen:

♦ Störung des vegetativen Nervensystems mit z. B. starkem Schwitzen

♦ veränderter Schlaf-Wach-Rhythmus

♦ leerer Blick bzw. die Unfähigkeit, Menschen oder Gegenstände mit den Augen zu fixieren

♦ keine Reaktionen auf Außenreize, weder körperlich noch emotional

♦ keine erkennbare Motorik/Bewegungen, meist verbunden mit einem erhöhten Muskeltonus (Spastiken)

Entscheidung über das Lebensende von Wachkoma-patienten
Band 5, F 3.3

Vom Wachkoma abzugrenzen ist das sogenannte **Locked-in-Syndrom**. Pathophysiologisch kommt es zu einer beidseitigen Störung im Bereich der Brücke. Diese Schädigung hat zur Folge, dass es zur Unterbrechung von der Großhirnrinde zu den Hirnnervenkernen und den im Rückenmark verlaufenden Bahnen kommt. Von außen zeigen die Patienten ähnliche Symptome wie Menschen im Wachkoma, mit dem Unterschied, dass die vom Locked-in-Syndrom Betroffenen dabei bei vollem Bewusstsein sind.

Gehirn
Band 2, C 1.4.1

Mit dem Kinofilm „Schmetterling und Taucherglocke" wurde das Locked-in-Syndrom einem breiten Publikum bekannt gemacht. Der Film beruht auf der wahren Geschichte des französischen Chefredakteurs Jean Dominique Bauby, der im Alter von 42 Jahren nach einer Hirnstammblutung komplett gelähmt ist, aber seine Umwelt wach wahrnimmt. Mit geringer Bewegungsfähigkeit (vertikale Augenbewegung und Lidschluss) eines Auges diktiert er ein Buch, in dem er seine Gedanken mitteilt. Das Buch ist die Grundlage für den mehrfach preisgekrönten Film.

2.6   Epilepsie

Unter einer **Epilepsie** versteht man das wiederholte Auftreten von Krampfanfällen. Diese Störung des Gehirns entsteht durch die unkontrollierte elektrische Entladung von Nervenzellen.

Die Epilepsie ist schon sehr lange als Krankheit bekannt. Sie wurde teilweise als „heilige Krankheit" oder Besessenheit gedeutet. Bei vielen bekannten Persönlichkeiten wurden die Symptome beschrieben, z. B. bei Alexander dem Großen, Napoleon Bonaparte, Gajus Julius Cäsar oder bei Propheten in der Bibel.

Krampfformen Band 4, B 2.5.1

In Deutschland leiden ca. 400 000 Menschen an einer Epilepsie (Prävalenzrate). Jedes Jahr erkranken 20 000 Menschen neu an einer Epilepsie (Inzidenzrate).

Grundsätzlich werden Anfälle als Gelegenheitsanfälle (mit klarer Ursache, z. B. Fieber, Drogenkonsum oder Hirnerkrankung) von Anfällen im Rahmen der chronischen Epilepsie unterschieden.

Bevor die Diagnose einer Epilepsie (mit den Konsequenzen der Medikamenteneinnahme und möglicherweise Verbot bestimmter Berufe, wie Busfahrer oder Kranführer) gestellt werden kann, müssen andere – krampfauslösende – Faktoren ausgeschlossen werden. Zu diesen Faktoren gehört beispielsweise eine ausgeprägte Hypoglykämie (hypoglykämischer Schock).

Schockformen Band 4, B 2.2.1

Bei Menschen, die einen Krampfanfall erlitten haben, wird zunächst ein Computertomogramm angefertigt zum Ausschluss von z. B. Hirntumoren oder Metastasen, die ebenfalls einen epileptischen Anfall auslösen können. Im Verlauf wird dann ein EEG angefertigt, um die Anfallsbereitschaft des Gehirns zu beurteilen. In der Regel wird mit sogenannten **Provokationsmethoden** (Lichtreflexe, Geräusche oder Schlafentzug) ein Anfall unter EEG-Kontrolle herbeigeführt. Die zeitnahe Aufzeichnung der Hirnströme ermöglicht es dem Arzt, die Areale im Gehirn zu bestimmen, die eine niedrige Anfallsschwelle zeigen.

Elektrophysiologische Untersuchungen Band 4, A 4.4.7

Erst wenn Krampfanfälle mehrfach auftreten und keine verantwortliche Ursache gefunden werden kann, spricht man von einer Epilepsie. Die Epilepsie wird **medikamentös** behandelt, um Folgeschäden durch die Anfälle zu vermeiden (bei jedem Krampfanfall sterben Hirnnervenzellen ab). Eine Vielzahl von **Antiepileptika** steht heute zur Verfügung. Da aber viele dieser Medikamente Nebenwirkungen haben (Müdigkeit, Konzentrationsminderung), sollte die Indikation streng gestellt werden. Bei einer Dauergabe von Antiepileptika muss in regelmäßigen Abständen der Blutserumspiegel bestimmt werden, damit es zu keiner Über- oder Unterdosierung kommt.

Sollte trotz dieser Vorgehensweise (Veränderung der Lebensführung, Medikamente) eine inakzeptabel hohe Frequenz der Anfälle anhalten, können in bestimmten Fällen durch einen **operativen Eingriff** die Krampfherde im Gehirn entfernt werden. Diese Behandlung gilt jedoch als letzte Möglichkeit und sollte nur nach vorheriger strenger Indikationsstellung ins Auge gefasst werden.

Das Anfallsrisiko kann oft durch verbesserte **Lebensführung** verringert werden, dazu gehören: kein Alkohol, regelmäßiger Nachtschlaf, gesunde/vitaminreiche Ernährung und Vermeidung von individuellen Auslösern. Sollte ein Patient zu Beginn eines Anfalls eine Aura (Phase der veränderten Wahrnehmung) spüren, kann er durch schnelles Handeln (sich auf den Boden legen) der Sturzgefahr aus dem Weg gehen. Der **Patienteninformation, -schulung und -beratung** kommt neben den ärztlichen Informationen und Abklärungen eine besondere Bedeutung zu.

2.7 Entzündungen

Die Entzündungen des Gehirns **(Enzephalitis)** und der Gehirnhaut **(Meningitis)** können durch verschiedene Erreger hervorgerufen werden (z. B. Bakterien, Viren, Pilze, Protozoen). Im europäischen Raum sind viele Entzündungen durch ein Impfprogramm präventiv behandelbar (Tetanus, Polio, Tollwut usw.). Dennoch kommt es aufgrund anderer Ursachen immer noch zu Entzündungskrankheiten des zentralen Nervensystems. Eine bekannte – und gefürchtete – Hirnentzündung ist die **Frühsommer-Meningo-Enzephalitis** (FSME). Diese Hirn- und Hirnhautentzündung wird durch Zecken übertragen. Sie tritt gehäuft im Frühsommer auf, wenn die Zecken zahlreich im Wald, auf Wiesen und Gräsern zu finden sind. Menschen können sich präventiv gegen FSME impfen lassen. Auch nach einem Zeckenbiss sollte ein Arzt aufgesucht werden. Je nach Gebiet, in dem die Zecke aufgenommen wurde, besteht eine niedrige oder hohe Gefahr der Ansteckung und man impft nach dem Zeckenbiss. Außerdem sollte die Zecke mit einer speziellen Zeckenzange aus der Haut herausgezogen werden, damit die Zecke als Ganzes entfernt wird und keine Tieranteile in der Haut verbleiben.

Zu den häufigsten **Symptomen** der Entzündungen gehören:

♦ Kopfschmerzen
♦ Nackensteifigkeit (Meningismus)
♦ Lichtüberempfindlichkeit
♦ Übelkeit und Erbrechen
♦ Fieber
♦ Müdigkeit bis Somnolenz
♦ Lähmungen (bei ausgeprägter Symptomatik)

Mithilfe verschiedener Verfahren wird eine Entzündung des zentralen Nervensystems diagnostiziert. Im Liquor sind die Erreger nachweisbar, daher gehört die **Lumbalpunktion** zu den gängigen Diagnoseverfahren. Ergänzt werden die klinische Untersuchung sowie die Anamnese durch bildgebende Verfahren wie Computertomografie und Magnetresonanztomografie. In Einzelfällen kann auch ein EEG angefertigt werden.

Neurologische Untersuchungen Band 4, A 4.4

Behandelt werden die Entzündungen nach ihrer Ursache. Bei bakteriellen Entzündungen erhält der Patient Antibiotika. Ist die Ursache viraler Natur, wird eine antivirale Kombinationstherapie durchgeführt. Auch Antimykotika kommen zur Anwendung. Ansonsten wird symptomatisch behandelt, d. h., man gibt Medikamente gegen die Kopfschmerzen, senkt das Fieber, lässt den Patienten im abgedunkelten Zimmer. In der Akutphase sollte Bettruhe eingehalten werden. Patienten, bei denen Meningokokken als Erreger gefunden wurden, müssen bis 24 Stunden nach Therapiebeginn isoliert werden.

> Nach § 3 des Bundesseuchengesetzes besteht für Erkrankungen sowie für den Tod bei allen Formen von Meningitis/Enzephalitis eine **Meldepflicht**.

2.8 Multiple Sklerose

> Die **Multiple Sklerose**, die auch Enzephalomyelitis dissiminata genannt wird, ist eine chronisch verlaufende, entzündliche, demyelinisierende Erkrankung des zentralen Nervensystems.

Nervengewebe
Band 2, C 1.3.1

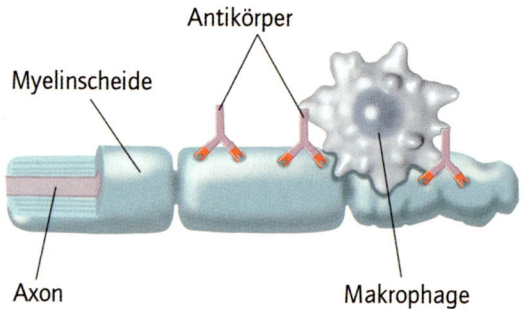

Myelin und Markscheiden

In Deutschland leben ca. 35 000 Menschen, die an einer Form der Multiplen Sklerose (MS) erkrankt sind. Die ersten Symptome treten häufig zwischen dem 20. und 40. Lebensjahr auf. Die Ursache ist bisher unbekannt. Genetische Faktoren scheinen aber eine große Rolle zu spielen. Frauen sind häufiger betroffen als Männer.

90 % der Symptome entwickeln sich in Schüben, die oft in ein bis zwei Tagen auftreten und sich nach und nach ganz oder teilweise zurückbilden. Als Erstes können Seh- und Sensibilitätsstörungen sowie Schwäche der Beine beobachtet werden. Später kommen Müdigkeit, halbseitige Gesichtsschmerzen und Lähmungen der Extremitäten hinzu. Im Verlauf von mehreren Jahren bilden sich dann ausgeprägte Lähmungen, Spastik, Ataxie, Inkontinenz und psychische Veränderungen aus.

Neurologische
Untersuchungen
Band 4, A 4.4

Bei Verdacht auf eine MS wird zunächst im CT oder im MRT nach Entzündungsherden der weißen Substanz gesucht. Intravenös verabreichtes Kontrastmittel lagert sich an den Entzündungsherden an und macht sie im CT-Bild sichtbar. Noch früher und deutlicher zeigt sich eine MS in der Kernspintomografie. Ergänzt wird dieser Befund durch eine Liquoruntersuchung (Suche nach Plasmazellen im Liquor), durch die neurologisch-klinische Untersuchung sowie durch die visuell evozierten Potenziale (VEP).

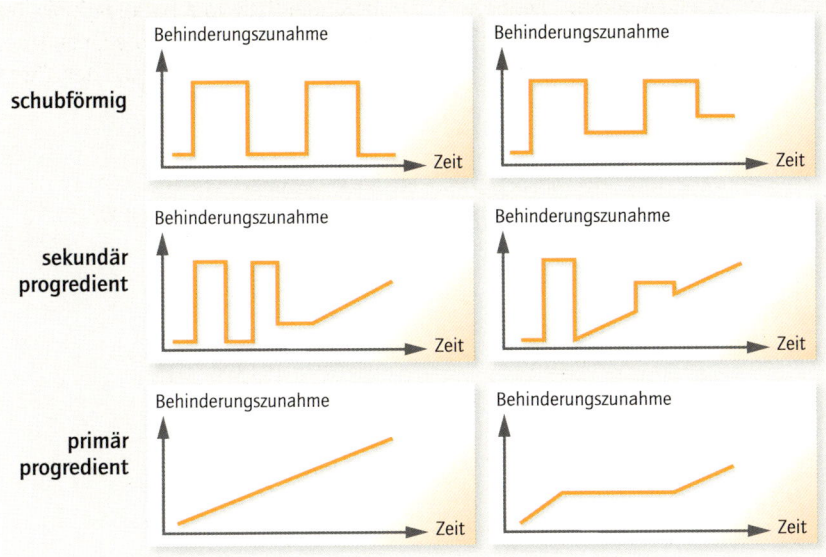

Verlaufsformen der MS

In der **Behandlung** einer MS müssen drei Therapiestränge unterschieden werden: Die Behandlung des **akuten Schubes**, die **Schubprävention** und die **symptomatische Therapie**. Für die Behandlung des akuten Schubes hat sich die Cortisontherapie bewährt. Die Patienten erhalten über fünf Tage 500 bis 1000 mg Cortison intravenös am Morgen. Die Symptome bessern sich schnell, wobei die Nebenwirkungen der Hoch-Cortison-Therapie beachtet werden müssen (Unruhe, Blutzuckererhöhung, periphere Ödeme). Bei sehr schweren Schüben oder rasch fortschreitendem Verlauf werden auch Zytostatika (z. B. Mitoxantron) eingesetzt. Um einen neuen Schub möglichst lange hinauszuzögern, werden Immunmodulatoren subkutan (jeden 2. Tag) oder intramuskulär (einmal wöchentlich) gespritzt. Ein bekanntes Präparat ist Betaferon.

Mit fortschreitender Krankheitsdauer muss zunehmend auch symptomatisch behandelt werden. Häufige Pflegeprobleme sind die Fatigue (chronische Müdigkeit), die spastischen Lähmungen und die damit verbundenen Schmerzen. Die Pflege des Menschen mit MS ist auf Gesundheitserhaltung ausgerichtet und symptomorientiert. Auf der Grundlage des konzeptionellen Modells „Aktivitäten und existenzielle Erfahrungen des Lebens" (AEDL) von **Monika Krohwinkel** wird dies nachfolgend an einigen Beispielen erklärt. In einem ganzheitlich-fördernden Pflegeprozess ist das Interesse der Pflegenden immer auf Ressourcen, Bedürfnisse und Probleme ausgerichtet. Nicht nur körperliche und offensichtliche Probleme in der Selbstpflege müssen berücksichtigt werden, sondern auch existenzielle Erfahrungen und Lebensverhältnisse der betroffenen Person. Umgebungsfaktoren sowie der individuelle Krankheits- und Gesundheitsprozess geben wichtige Anhaltspunkte für die Pflegeziele. Pflege bedeutet mehr als nur Unterstützung, nämlich: Umgebung gestalten, fördern und anleiten, beraten und leiten sowie für die Patienten handeln.

Krohwinkel unterscheidet 13 Bereiche der Aktivitäten und existenziellen Erfahrungen des Lebens (AEDLs).

AEDL
Band 1, F 1.4.3

Pflegeplan für einen Patienten mit Multipler Sklerose, exemplarisch an ausgewählten AEDL-Bereichen des konzeptionellen Modells

Bereiche	Interesse	Zielsetzung	Hilfestellung
1. Kommunizieren	Durch Doppelbilder, verschwommenes Sehen und teilweise undeutliche Aussprache sind für den Betroffenen die Gespräche oft peinlich und anstrengend.	Patient kommuniziert gerne und kann seinen Freundes- und Bekanntenkreis halten.	Aufklärung des Betroffenen und seines sozialen Umfeldes auch durch Informationsmaterial und Adressen von Selbsthilfegruppen
2. Sich bewegen	Motorische und sensible Störungen der Beine machen dem Menschen das Gehen anstrengend und unsicher.	Patient hat keine Angst und ist motiviert, durch alltägliches Training seine Fähigkeiten zu erhalten und evtl. nach einem Schub zu verbessern. Patient kann mit veränderter Umwelt und Hilfsmitteln umgehen. Er kann seine Spastik beherrschen.	Durch Anwesenheit Sicherheit geben, um Neues auszuprobieren. Wohnung evtl. so umstellen, dass sich der Patient immer irgendwo festhalten kann. Haltegriffe oder Gehhilfen anregen. Betroffenen zu möglichst großer Selbstständigkeit motivieren. Stufenlagerungen und Embryopositionen gegen die Streckspastik zeigen.
4. Sich pflegen	Im fortgeschrittenen Stadium ist der Pflegebedürftige oft an Rollstuhl und Bett „gefesselt". Durch Sensibilitätsstörungen und Bewegungseinschränkungen kann es zu Hautdefekten kommen.	Patient weiß, wann er sich entlasten muss, und hat intakte Haut. Betroffener holt sich Unterstützung für die Körperregionen, die er nicht selbst pflegen kann.	Patienten in Lagerungswechsel schulen, zeitlichen Bedarf aufzeigen und verdeutlichen (z. B. „immer wenn die Nachrichten im Radio kommen").
6. Ausscheiden	Gefahr von Harnverhalt, Überlaufblase und Blaseninfektion	So lange wie möglich Blasenfunktion ohne Gefahr einer möglichen Infektion erhalten. Patient kennt Gefahren und hat einen Ansprechpartner.	Betroffenen zur Verminderung der Infektionsgefahr zum Trinken anhalten und über Gefahren und Symptome aufklären. Patienten anleiten bei der Technik des Einmalkatheterisierens.

9. Sich beschäftigen, lernen und entwickeln	Durch die fortschreitende Erkrankung kann der Betroffene Aktivitäten und Hobbys teilweise nicht mehr ausüben. Immer wieder muss er neue Strategien und Handlungsmöglichkeiten in der Selbstpflege lernen.	Patient ist offen gegenüber Neuem, er macht die Erfahrung, dass er dadurch seine Selbstständigkeit erhalten kann.	Patienten immer wieder „auf die Suche nach seinen Fähigkeiten und Begabungen schicken" (z.B. Bücher, Sendungen und Infomaterial besorgen und empfehlen). Neue Techniken dem Patienten angepasst und Erfolg versprechend umsetzen.
11. Für eine sichere und fördernde Umgebung sorgen	Die Ataxie behindert den Betroffenen besonders beim Zähneputzen, Trinken und Essen. Verletzungsgefahr droht auch beim Gehen auf unebenen Flächen und beim Duschen.	Patient kann unter Anleitung selbstständig duschen, die Wohnung ist so gestaltet, dass es zu keinem Sturz kommt, und beim Hantieren im Gesicht ist er sicher.	Stolperfallen aus dem Weg räumen, evtl. barrierefreie Dusche anregen, Patient zeigen, wie er mit Duschsitz und Wandgriffen zurechtkommt. Durch möglichst stabile Sitzposition und Auflageflächen der Ellenbogen kann der Betroffene selbst sicher mit der Hand zum Mund gelangen.
13. Mit existenziellen Erfahrungen des Lebens umgehen	Die Diagnose MS ist für den Menschen ein schwerer Schock: „Welche Symptome bilden sich zurück? Kann ich wieder zur Arbeit? Welche der vielen Hobbys muss ich aufgeben?"	Patient weiß, dass die Prognose nicht so schlecht ist. 35 % der MS-Kranken sind 20 Jahre nach dem Ausbruch der Krankheit noch berufstätig (20 % jedoch schon verstorben).	Angst und Ungewissheit kann man nicht „wegreden" und nicht „wegschweigen". Fachkompetente Informationsgespräche und Schulungsangebote bringen dem Betroffenen die nötigen Hintergrundinformationen. Die Angehörigen werden nicht nur als Unterstützer, sondern als Motor für die Selbsterhaltung einbezogen.

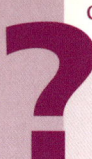

1 In welche Grade kann man ein Schädel-Hirn-Trauma einteilen und welches sind die jeweiligen Symptome?

2 Welche Formen der nicht traumatischen Hirnblutung kennen Sie? Nennen Sie mindestens drei.

3 Welche Schweregrade der Subarachnoidalblutung gibt die Einteilung nach Hunt und Hess vor?

4 In welche Formen können die Hirntumoren eingeteilt werden? Welche Aussagen lässt diese Einteilung über die Prognose zu?

5 Auf welche besonderen Aspekte der postoperativen Pflege achten Sie bei einem Patienten, der einen hirnchirurgischen Eingriff hatte? Nennen Sie mindestens vier Punkte.

6 Welche Faktoren müssen erfüllt sein, damit man von einer tatsächlichen Epilepsie sprechen kann?

7 Nennen Sie die häufigsten Ursachen (mindestens drei) für Entzündungen im Gehirn.

8 Welche Symptome zeigt ein Patient, der an einer Entzündung der Hirnhäute leidet? Nennen Sie mindestens fünf.

9 Aus welchem Grund wird bei einer Hirnentzündung in der Regel eine Lumbalpunktion durchgeführt? Wie würden Sie dies einem Laien/Patienten erklären?

10 Welche Symptome können Sie bei einem Patienten, der fortgeschritten an einer Multiplen Sklerose leidet, pflegerisch beobachten? Nennen Sie mindestens fünf.

1 Erstellen Sie eine umfassende Pflegeplanung für eine 45-jährige Patientin, die seit zehn Jahren an einer Multiplen Sklerose leidet und die Unterstützung in allen Bereichen des täglichen Lebens benötigt. Orientieren Sie sich dabei am Pflegemodell nach Orem (siehe Pflege lernen, Band 1).

2 Beschreiben Sie zehn umfeldbezogene Kriterien, die es der oben erwähnten Patientin leicht machen, nach dem Krankenhausaufenthalt in ihre Wohnung zurückzukehren. Stichwort: Wohnraumanpassung.

3 Erstellen Sie einen übersichtlichen und systematischen Überwachungs- und Dokumentationsbogen für Patienten, die einen Krampfanfall erlitten haben. Wie muss ein solcher Bogen für den stationären Gebrauch aussehen? Stellen Sie Ihren Entwurf in der Lerngruppe vor.

Firsching, Raimund / Synowitz, Hans-Joachim / Wolf, Friedrich: Professionelle neurologische und neurochirurgische Pflege. Huber Verlag, Bern 2003.
Masuhr, Karl, F. / Neumann, Marianne: Neurologie. Hippokrates-Verlag, Stuttgart 2007.
Poeck, Klaus / Hacke, Werner: Neurologie. Springer Verlag, Heidelberg 2006.

www.not-online.de – Schädel-Hirn-Verletzte in Not
www.pro-dsq.de – Deutsche Stiftung Querschnittlähmung
www.izepilepsie.de – Informationszentrum Epilepsie
www.dmsg.de – Deutsche Multiple Sklerose Gesellschaft

3 Pflege bei Erkrankungen des zentralen Nervensystems

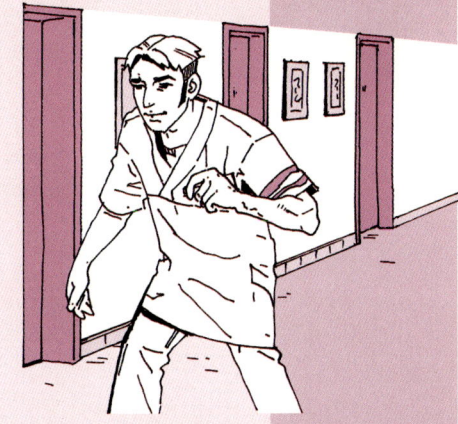

Der erste Tag auf der Station, Tim raucht der Kopf. Telefonisch meldet die Ambulanz am Vormittag einen neuen Patienten an. Die Praxisanleiterin Johanna Preiser wendet sich an Tim: „Möchtest du mit mir den neuen Patienten aufnehmen? Es handelt sich um einen 76-jährigen Mann, der sich bei einem Sturz den Unterarm gebrochen hat und Zeichen einer Gehirnerschütterung zeigt." Im Zimmer der Notaufnahme werden sie bereits erwartet. Christian Ruf liegt im Bett, der Unterarm ist mit einer Gipsschiene versorgt und nach der Begrüßung erhalten sie eine kurze Übergabe durch die Pflegende der Notaufnahme. Johanna fällt auf, dass sich Herr Ruf immer wieder an den Kopf fasst und das Gesicht verzieht. Sie erkundigt sich, wann Herr Ruf das letzte Mal etwas gegessen hat, worauf er antwortet: „Um acht das Frühstück, ich habe aber keinen Hunger bei dieser Aufregung!" Tim und Johanna bringen den Patienten auf sein Zimmer. Nach der pflegerischen Aufnahme bieten sie Herrn Ruf ein Mittagessen an. Eine Stunde später, als Tim ins Zimmer kommt, hat der Patient das wenige Essen, das er zu sich genommen hat, wieder erbrochen. Tim holt schnell Johanna zur Hilfe, sie stellt fest, dass die Sprache von Christian Ruf verwaschener klingt als zuvor und er rechts im Arm weniger Kraft zu haben scheint. Die Praxisanleiterin schätzt daraufhin die Situation neu ein und informiert unverzüglich den zuständigen Arzt.

1 Hätte Tim die Entwicklung dieser Situation vorhersehen können?

2 Wie beurteilen Sie das Vorgehen der Praxisanleiterin?

3 Möglicherweise haben Sie bereits ähnliche Erfahrungen gemacht. Berichten Sie von der jeweiligen Situation.

3.1 Beobachten und Beurteilen

Patienten mit neurologischen Krankheiten müssen in der Akutphase regelmäßig und systematisch überwacht werden. Dabei steht nicht nur das Erheben der Vitalparameter im Vordergrund, sondern die pflegerische Interpretation dieser Werte. In der Pflege zeigen sich sogenannte Leitsymptome, die bei vielen der Patienten mit neurologischen Krankheiten zu beobachten sind.

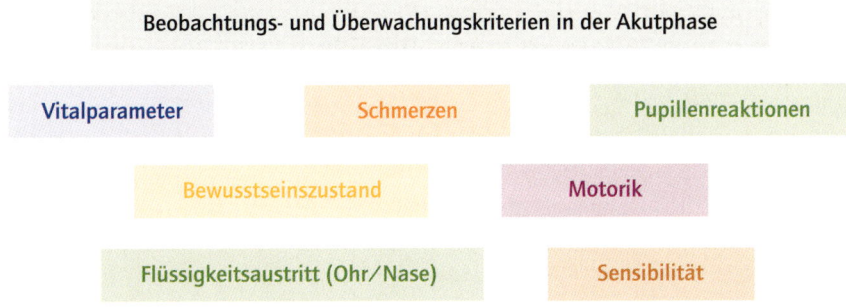

Beobachtungs- und Überwachungskriterien in der Akutphase

Vitalparameter Schmerzen Pupillenreaktionen

Bewusstseinszustand Motorik

Flüssigkeitsaustritt (Ohr/Nase) Sensibilität

Im Folgenden werden Beobachtungs- und Überwachungskriterien beschrieben.

Eine Schädigung des zentralen Nervensystems hat oft Einfluss auf die wichtigen **Vitalparameter** des Körpers, deshalb müssen im akuten Stadium Puls, Blutdruck, Blutzucker, Temperatur, Atmung und Sauerstoffsättigung im Blut überprüft werden.

> Ein erhöhter Blutdruck kombiniert mit einer verlangsamten Herzfrequenz kann auf einen **erhöhten Hirndruck** hinweisen.

Akute Schmerzen sind immer ein Warnsignal. Deshalb ist es wichtig, Schmerzen genau zu beobachten und zu erfragen. Tritt ein Kopfschmerz akut und stechend sowie kurze Zeit nach einer starken Anstrengung bzw. nach einem Sturz auf, liegt die Vermutung einer Gehirnblutung nahe. **Übelkeit** und schwallartiges **Erbrechen** treten häufig bei erhöhtem Hirndruck auf. **Schwindel** ist oft ein Anzeichen für schlechtes Zusammenarbeiten der einzelnen Sinnesmodalitäten wie Gleichgewicht, Sehen und Spüren. Meistens tritt Schwindel nach schnellen Bewegungen auf. Er verursacht oft Angst bei den Betroffenen.

Ein wichtiger Beobachtungsparameter ist die **Pupillenreaktion** bei Lichteinfall. Im Normalfall sind die Pupillen gleich groß und rund, bei Einfall von Licht werden sie schnell eng und bei Dunkelheit weit. Sollte eine Seite schneller als die andere reagieren oder sich nicht im vollen Umfang verengen, liegt der Verdacht einer Störung des Sehnervs durch erhöhten kranialen Druck nahe.

Bewusstsein
Band 4, A 2.5

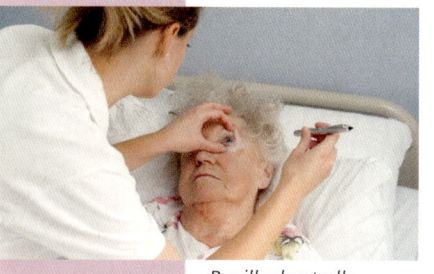
Pupillenkontrolle

Der **Bewusstseinszustand** kann von bewusstseinsklar bis bewusstlos – je nach Patientenzustand – reichen. Oft können Menschen mit Schädigungen des zentralen Nervensystems nicht mehr adäquat und in vollem Umfang auf ihre Bedürfnisse oder auf ihr Umfeld reagieren; sie sind müde oder abwesend. Sie können Gesprächen nicht folgen, es mangelt an Wachheit (Vigilanz). Häufig zeigen sich auch Auffälligkeiten im Orientierungsgrad. Ein andauerndes Nachfragen nach Ort und Zeit ist ein erster Hinweis auf eine Desorientierung. Einmal nicht zu wissen, welcher Wochentag ist, kann Zufall sein, die Jahreszeit sollte aber eindeutig benannt werden können. Von der Orientierung separat muss das Gedächtnis überprüft werden. Grundlegende Angaben wie Name und Wohnort sollten im Gedächtnis abrufbar sein.

Betreuungsrecht
Band 5, G 1.2.2

Patienten mit Erkrankungen des Nervensystems sind oft – aufgrund von bestehenden Lähmungen oder Verwirrtheit – in ihrer **Selbstpflegefähigkeit** stark eingeschränkt. Aufgrund einer möglichen Selbstgefährdung können Bettgitter oder Fixierungen nötig sein.

Die weitere pflegerische Beurteilung prüft die Beweglichkeit und das Empfinden **(Sensibilität und Motorik)**. Motorische Lähmungen können zentral (Gehirn und Rückenmark) bedingt sein oder periphere (zwischen Wirbelsäule und Zielorgan) Ursachen haben. Wenn die Muskelkraft gemindert ist, spricht man von einer **Parese**, bei komplettem Ausfall von einer **Plegie** oder **Paralyse**.

Ein deutlicher Gegenhalt beim Bewegen des Kopfes Richtung Brust tritt bei gereizten Hirnhäuten auf. Man spricht von **Nackensteifigkeit**. Diese kann durch eine Hirnhautentzündung oder bei starkem Druck auf die Hirnhäute durch eine

Subarachnoidalblutung oder Einklemmung des Gehirns (bei intrakraniellem Druckanstieg) verursacht werden. Die Prüfung der Nackensteifigkeit wird meist vom Arzt durchgeführt.

> **Intrakranielle Druckerhöhung**
>
> Verschiedene Ursachen können zu einer Erhöhung des Drucks im Schädel und dadurch auf das Gehirn führen. In den meisten Fällen ist eine raumfordernde Blutung oder eine zu hohe Produktion von Liquor oder Flüssigkeit (Hydrozephalus oder Hirnödem) dafür verantwortlich. Kann ein erhöhter intrakranieller Druck nicht entlastet werden, kann es zum „Einklemmungssyndrom" und dadurch zu irreversiblen Hirnschäden kommen. Eine erste Entlastung beginnt mit der Gabe von hoch dosiertem Kortison (Arztverordnung) und Oberkörperhochlagerung. Es muss sorgfältig darauf geachtet werden, dass der Kopf nicht auf die Seite abgeknickt gelagert wird, da es sonst zu vermindertem Blutrückfluss im Kopf kommen kann, was einen weiteren Druckanstieg zur Folge haben kann. Eventuell muss der Kopf mithilfe von Lagerungsmaterial (Kissen oder Handtüchern) gestützt werden. Auf das Wohlbefinden des Patienten ist dabei zu achten.

Subdural-
hämatom
Band 3, C 2.3.3

Pflegerisch relevant ist bei Patienten mit einem Schädel-Hirn-Trauma die Beobachtung auf **Flüssigkeitsaustritt** aus Ohr (Otoliquorrhoe) oder Nase (Rhinoliquorrhoe). Im Falle einer Schädelbasisverletzung tritt Liquor aus diesen Körperöffnungen aus. Aufgrund der Zusammensetzung der Flüssigkeit kann im Labor bestimmt werden, ob es sich bei der Flüssigkeit tatsächlich um Liquor oder um einfaches Sekret handelt. Ohr bzw. Nase sollten steril abgedeckt werden, bis der Arzt das weitere Vorgehen verordnet. In der Regel wird der Patient operiert, um das Leck zu schließen. Durch die erhöhte Infektionsgefahr werden Antibiotika nötig.

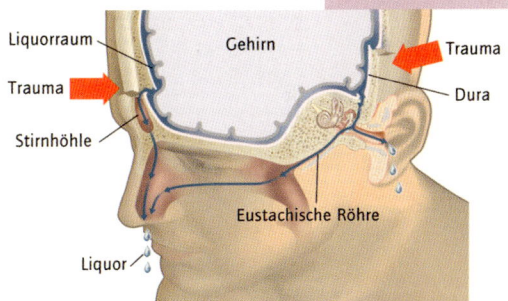

Otoliquorrhoe und Rhinoliquorrhoe

3.2 Sonden und Drainagen

Einige der Patienten, die an Erkrankungen des zentralen Nervensystems leiden, müssen neurochirurgisch versorgt, d. h. operiert werden. Viele dieser Patienten erhalten intraoperativ eine Drainage, z. B. um ein Subduralhämatom abzudrainieren.

Neben diesen Ablauf- bzw. Wunddrainagen kann eine kontinuierliche Überwachung des Hirndrucks nötig sein. Dies tritt in der Regel bei Patienten mit schweren Schädelverletzungen auf, die auf einer Intensivstation behandelt und gepflegt werden. Eine intraoperativ angelegte **Ventrikeldrainage** kann zur Druckentlastung und zur Druckmessung über den Patientenmonitor dienen. Auch durch eine epidurale Hirndrucksonde ist die Überwachung des intrakraniellen Drucks möglich. Wird eine kontinuierliche Liquorableitung nötig, wird die extern angelegte Drainage durch einen intern gelegten Shunt ersetzt. Er befördert den zu viel produzierten Liquor ins Herz oder in den Bauchraum.

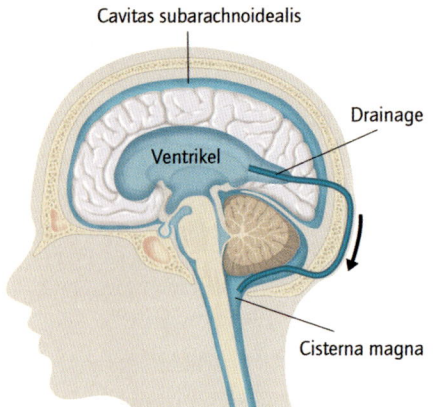

Cavitas subarachnoidealis

Drainage

Ventrikel

Cisterna magna

Externe Ventrikeldrainage

3.3 Pflegeinterventionen

Bobath-Konzept
Band 2, F 2.2

Bewegen und Positionieren des Patienten hat große Auswirkungen auf das Gehirn und den Heilungsprozess. Nicht nur sämtliche präventive Maßnahmen, sondern das Erlernen von Bewegungen mit dem neuen Körperschema steht dabei im Mittelpunkt. Hier kommen die Konzepte nach Bobath und das Lagern in Neutralstellung (z. B. nach Pieckenbrock) zum Tragen. Grundvoraussetzung für eine gute Lagerung – sei es für Ruhen oder als Ausgangsstellung für eine Aktivität – ist, dass genügend Lagerungsmaterial vorhanden ist. Bei Menschen, die eine spastische Lähmung zeigen, sollte die Rückenlage vermieden werden. Bei Hirndruck oder Sondenernährung soll jedoch der Oberkörper des Patienten hoch gelagert werden. Daher ist es sinnvoll, das ganze Bett schräg zu stellen. Bei einer Seitenlage würde sonst ein unerwünschter Knick im Rumpf des Betroffenen entstehen. So oft wie möglich sollte nach der Akutphase die Pflegehandlung dazu genutzt werden, den Patienten zu mobilisieren.

Bewegungs-
übergänge
gestalten/
Mobilisation
Band 2, F 2.3

Es ist wichtig, den Betroffenen immer wieder den Kontakt der Füße mit dem Boden zu ermöglichen und das Gefühl, dass der Körper von den Füßen getragen wird. Dies dient der Spitzfußprophylaxe und fördert die Wachheit. Lagerungen, die Ruhe und Entspannung bieten, sollten abwechseln mit aktiven Positionen, bei denen die Patienten ihre Rumpfaufrichtung trainieren und handeln können. Sind die Patienten bereits von sich aus aktiv, ist es besonders wichtig, ihnen den Umgang mit Rollstuhl und Gehhilfen genau zu erklären und sie dabei anzuleiten. Die Patienten sollten jedoch nicht überfordert werden, da die Gefahr falscher Bewegungsmuster oder überschießender Muskelaktivität besteht.

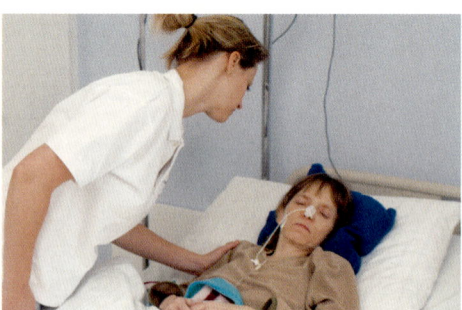

Die **Kommunikation** mit Menschen, die an Erkrankungen des zentralen Nervensystems leiden, kann erschwert sein, z. B. wenn der Patient nach der Hirnoperation an Sprachschwierigkeiten (Aphasie) leidet. Menschen, die darüber hinaus deutlich in ihrem Bewusstseinszustand eingeschränkt sind, benötigen eine besondere Art der

Aphasie
Band 5, B 1

Initialberührung zur Kontaktaufnahme

Erstkontaktaufnahme, bevor die Pflegehandlungen ausgeführt werden sollen. Wichtige Pflegehandlungen sind hier die Initialberührung und die Basale Stimulation.

Eine gute **Reizaufnahme** durch den Patienten ist wichtig für das Erkennen, Zuordnen und Planen einer Situation. Dies wiederum ist unumgänglich für logisches Handeln. Nach einer Hirnverletzung kommt es oft zu einer Störung des Situationsverständnisses oder zu Planungsstörungen. Das **Affolter-Modell®** beschreibt, wie der Betroffene durch deutliche Informationen Handlungsgrundlagen erhält. Dies wird über das Spüren von Berührung bzw. des eigenen Körpers gewährleistet.

Bei vielen Menschen, die an Erkrankungen bzw. Verletzungen des Gehirns leiden, stellen sich im Verlauf **Schluckstörungen** ein (z. B. bei Morbus Parkinson, Demenz, Multipler Sklerose). Diese Schluckstörungen können sich auch nach großen operativen Eingriffen im Gehirn einstellen.

Nach einem akuten Ereignis besteht in der Regel zunächst **Nahrungskarenz**, d. h., der Betroffene darf erst nach Rücksprache mit dem Arzt und eventuell durchgeführtem Schluckversuch oral Nahrung zu sich nehmen. Kann der Patient nicht schlucken, wird er zunächst über eine nasale Magensonde ernährt. Ist die Schluckstörung nicht reversibel, erhält der Betroffene eine perkutane endoskopische Gastrostomie (PEG). Diese Sonde führt von außen direkt in den Magen. Die Sondenkost wird als Bolus mit der Magensondenspritze oder mit einer Sondenpumpe verabreicht.

Häufig können die Patienten durch die Hirnschädigung die Situationen nicht einschätzen bzw. sind nicht in der Lage, die nötigen Handlungsschritte konzentriert und logisch aneinandergereiht auszuführen. Dieses Unvermögen hat Auswirkungen auf die **Nahrungsaufnahme**. Die Patienten sitzen vor dem Teller und können nicht mit dem Essen beginnen. Hier kommt ebenfalls das Affolter-Modell® mit dem Führen der Hände zur Anwendung.

Initialberührung
Band 2, C 3.1

Basale
Stimulation
Band 2, C 3.2

Affolter-Modell®
Band 5, H 4.1

Schluck-
störungen
Band 3, J 1

Enterale Sonden-
ernährung
Band 4, E 8

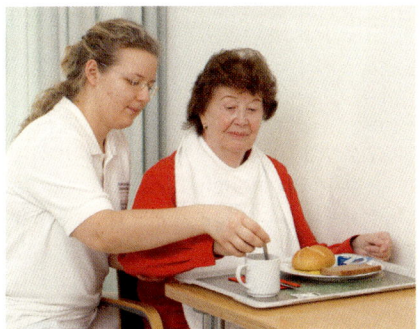
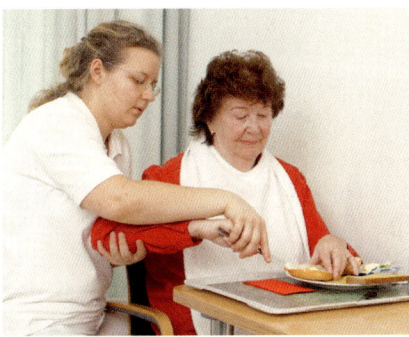
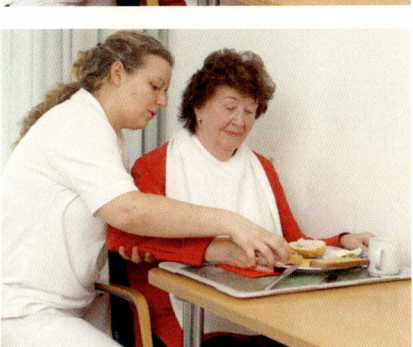
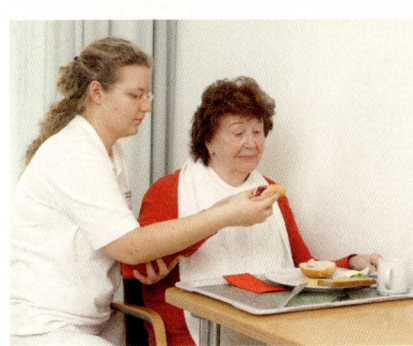

Führen des betroffenen Armes

Rehabilitation
und Akut-
phasen
Band 5, H 2.1

Jede pflegerische Handlung bei Patienten mit Erkrankungen des Gehirns bzw. des Nervensystems sollte sehr früh in Richtung Rehabilitation führen. So beginnt die Frührehabilitation bereits am ersten Tag im Krankenhaus, meist schon auf der Intensivstation. Indem dem Gehirn immer wieder eindeutige Reize angeboten werden, lernt das Gehirn diese Reize wieder zu verarbeiten und die richtigen Reizantworten zu geben. Dabei macht man sich das Prinzip der **Plastizität** (lebenslange Lernfähigkeit) des Gehirns zunutze.

Die Pflege von Menschen mit neurologischen und neurochirurgischen Erkrankungen kann sehr anspruchsvoll sein. Meist sind die Patienten stark in ihrer Selbstständigkeit eingeschränkt und auf umfassende Pflege und Hilfe von anderen angewiesen.

Pflegende
Angehörige
Band 5, H 5.2
Band 5, J 3.8.2

Neben den betroffenen Patienten muss sich die Pflege auch an die **Angehörigen** wenden. Häufig sind sie mit der Situation überfordert und fühlen sich stark verunsichert und eingeschüchtert. In Absprache mit dem Arzt sollen sie in den Behandlungs- und Pflegeprozess integriert werden, soweit dies von ihnen gewünscht wird. Eine Überlastung der Angehörigen ist häufig und muss durch Pflegende rechtzeitig erkannt werden. Pflegende sind auch aufgefordert, auf eine ausreichende und erfolgreiche **Selbstpflege** zu achten und so möglicherweise einem Burn-out vorzubeugen.

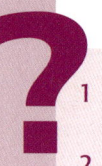

1 Welche Parameter beobachten und beurteilen Sie bei Patienten mit Erkrankungen des Nervensystems? Nennen Sie mindestens vier.

2 Aus welchem Grund wird bei einigen Patienten eine dauerhafte Liquorableitung über einen Shunt nötig?

3 Beschreiben Sie die Lage einer externen Ventrikeldrainage.

4 Nennen Sie die wichtigsten Prinzipien im Umgang mit Sonden und Drainagen bei Menschen, die am Kopf operiert wurden.

5 Was versteht man unter einer intrakraniellen Druckerhöhung?

1 Warum sollte bei Patienten mit Erkrankungen des Nervensystems auf die unter Frage 1 genannten Parameter besonders geachtet werden? Erklären Sie dies in einem 10-minütigen Vortrag Ihren Mitschülern.

2 Üben Sie an Mitschülern das therapeutische Führen eines Menschen, der an einer Hemiparese am rechten Arm leidet. Dokumentieren Sie die einzelnen Schritte und befragen Sie nach der Übung den „Patienten", wie er diese Führung empfunden hat.

Thomé, Ulrich: Neurochirurgische und neurologische Pflege. Springer Verlag, Heidelberg 2003

www.affolter.info – Arbeitsgemeinschaft Wahrnehmungsstörungen
www.bika.de – Arbeitsgemeinschaft Bobath-Pflege
www.lin-arge.de – Arbeitsgemeinschaft Neutrallagerung
www.dmgp.at – medizinische Gesellschaft für Paraplegie
www.fgq.de – Fördergemeinschaft der Querschnittgelähmten

4   Hormonstörungen

Tim arbeitet in der ersten Woche auf der neurochirurgischen Station im Klinikum Gutleben. Am Vormittag betreut er gemeinsam mit der Praxisanleiterin Sophie Klauser den 35-jährigen Torsten Schmitt, der an einem gutartigen Tumor der Hypophyse operiert wurde. Lange blieb die Krankheit bei ihm unentdeckt. Nach sorgfältigen Untersuchungen entdeckte man den Tumor und Herr Schmitt trat ins Klinikum Gutleben ein. Torsten Schmitt hat die Operation gut überstanden.

Als Tim am späten Vormittag ins Zimmer kommt, um die Vitalzeichen zu kontrollieren, fällt ihm auf, dass im Urinbeutel von Torsten Schmitt ungewöhnlich viel und sehr heller Urin ist. Tim überprüft den Stand der Infusionen und fragt den Patienten, ob er sehr viel getrunken habe. „Nein, ich habe aber immer mehr Durst", entgegnet dieser darauf. Obwohl es dem Patienten ansonsten gut zu gehen scheint – auch die gemessenen Vitalwerte sind normal –, beschließt Tim, Sophie Klauser über die große Ausscheidungsmenge zu informieren.

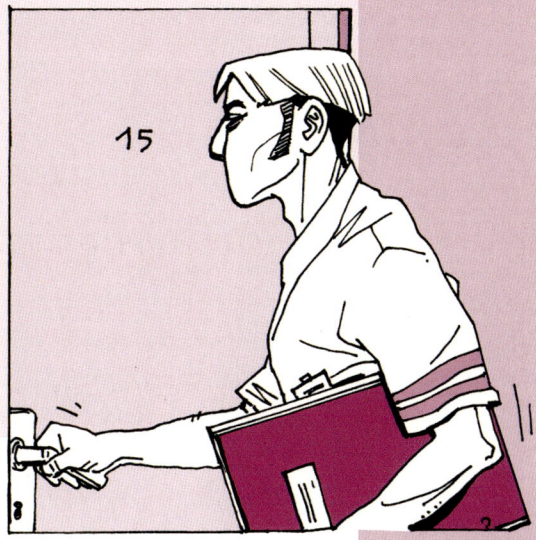

1 Beurteilen Sie die Vorgehensweise von Tim. Hätten Sie sich anders verhalten?

2 Vielleicht haben Sie bereits Patienten nach Hirnoperationen gepflegt. Auf was müssen Sie achten? Tauschen Sie sich in der Gruppe aus.

Endokrinologie bezeichnet die Lehre von den Hormonen, also von Botenstoffen, die gemeinsam mit dem Nervensystem für die Steuerung des Körpers zuständig sind. Im Vergleich zum Nervensystem sind die hormongesteuerten Regulationsvorgänge jedoch zumeist langsamer als die des rasch reagierenden Nervensystems. Aufgrund der komplexen Regelkreise und Rückkopplungen gehen Erkrankungen des Hormonsystems **(Endokrinopathien)** häufig mit einer Vielzahl von Symptomen einher.

Hormonsystem
Band 2, C 2

4.1   Erkrankungen des Hypothalamus-Hypophysen-Systems

Das Hypothalamus-Hypophysen-System ist die übergeordnete Instanz des Hormon-haushalts im menschlichen Körper. Pathologische Veränderungen im System zeigen sich meist an ausgeprägten Symptomen.

4.1.1   Diabetes insipidus centralis

Hypothalamus
Band 2, C 2.1

Dem Diabetes insipidus centralis („Wasserharnruhr") liegt ein Mangel an antidiure-tischem Hormon (ADH) zugrunde. ADH wird physiologisch ebenso wie Oxytocin vom Hypothalamus gebildet und im Hypophysen-Hinterlappen (HHL) gespeichert.

Von dort wird es bei Bedarf direkt ins Blut freigesetzt und sorgt an der Niere für eine Wasserrückresorption. Fehlt ADH, kommt es zu großen Wasserverlusten, die bis zu 20 Liter pro Tag betragen können. Mögliche **Ursachen** einer mangelnden ADH-Freisetzung sind Traumata oder postoperative Störungen, gut- oder bösartige Tumoren, Gefäßerkrankungen, entzündliche oder infektiöse Erkrankungen im Bereich der Sella turcica („Türkensattel") oder des Hypothalamus. Behandelt wird ein ADH-Mangel mit dem künstlich hergestellten wirkungsgleichen Medikament (Analogon) Desmopressin (Minirin®), das über die Nase verabreicht wird. Mit einer Pipette kann die Menge dosiert werden.

Symptome des Diabetes insipidus sind:

♦ persistierende Polyurie (vermehrte Harnausscheidung) mit Nykturie (nächtliches Wasserlassen) durch Asthenurie (Unvermögen der Harnkonzentrierung)

♦ Polydipsie (vermehrter Durst) mit vermehrtem Trinken

♦ trockene Haut und Schleimhäute

♦ morgendliches Durstfieber bei Kindern

♦ bei anhaltender Polyurie Entwicklung einer Hydronephrose (Erweiterung des Nierenbeckenkelchsystems)

Pflegerisch stehen die Überwachung der Vitalzeichen sowie die Beobachtung und sorgfältige Dokumentation der Ein- und Ausfuhr an erster Stelle. Oft wird eine **Bilanzierung** der zugeführten Flüssigkeit und der ausgeschiedenen Urinmenge im Abstand von 12 oder 24 Stunden verordnet.

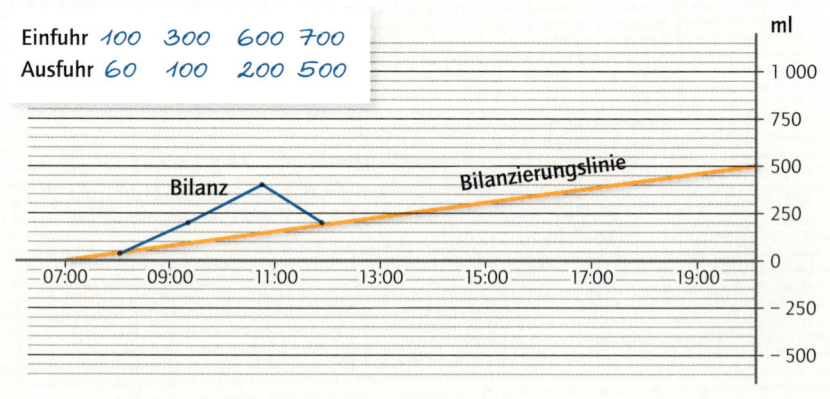

Bilanzierung der Ein- und Ausfuhr

Die Patienten sind über die Faktoren, die harnfördernd wirken, zu informieren. Die nasale Gabe des Medikaments wird ebenfalls von Pflegenden durchgeführt. In der Regel normalisiert sich die Ausscheidungsmenge nach ein paar Tagen bis wenigen Wochen und der Patient scheidet eine normale Urinmenge aus.

Medikamenten-verabreichung, Band 4, D 2.8

4.1.2 Akromegalie

Durch eine krankhafte Überproduktion des Wachstumshormons (somatotrophes Hormon, STH) kommt es im Kindesalter (also vor dem Schluss der Wachstumsfugen der Knochen) zu einem **Riesenwuchs („Gigantismus")**. Im Erwachsenenalter führt eine übermäßige Freisetzung des Wachstumshormons zu einer ausgeprägten Vergrößerung der Körperendglieder und der vorspringenden Teile des Körpers (Akren). Hierzu zählen Hände, Füße, Unterkiefer, Kinn, Nase und Augenbrauenwülste sowie die Geschlechtsteile. Auch die inneren Organe sind bei dieser Krankheit von einer Vergrößerung betroffen („Viszeromegalie"). Ursache dieser Erkrankung ist fast immer ein Wachstumshormon produzierender Tumor im Bereich des Hypophysenvorderlappens (Hypophysenvorderlappenadenom).

Hypophyse Band 2, C 2.2

Die Patienten erkranken vorwiegend zwischen dem 30. und 40. Lebensjahr. Insgesamt gehen die **körperlichen Veränderungen** schleichend voran, sodass die Diagnose in der Regel erst nach fünf bis zehn Jahren gestellt wird. Auffallend ist z. B., dass Handschuhe, Eheringe oder auch Hüte nicht mehr passen. Weitergehend kommt es z. B. zu vermehrtem Schwitzen (Hyperhidrosis), einer Vergröberung der Gesichtszüge („grobschlächtiges Aussehen"), Gelenkbeschwerden und unter Umständen zu einem Karpaltunnelsyndrom (Verengung des Karpaltunnels der Hand) mit entsprechenden Gefühlsstörungen (Parästhesien). Durch eine Größenzunahme der Zunge (Makroglossie) kommt es zu einer kloßigen Sprache, eine Vergrößerung des Herzens (Kardiomegalie) führt zur Entstehung einer Hypertonie (Bluthochdruck). Die zunehmende Raumforderung des Tumors führt zu entsprechenden Symptomen wie Kopfschmerzen, Sehstörungen, Libido- und Potenzverlust sowie Zyklusstörungen bei Frauen. Da das Wachstumshormon Insulin antagonistisch entgegenwirkt, kommt es zu einer Insulinresistenz, die zu einer gestörten Glukosetoleranz bis hin zur Ausbildung eines Diabetes mellitus führen kann.

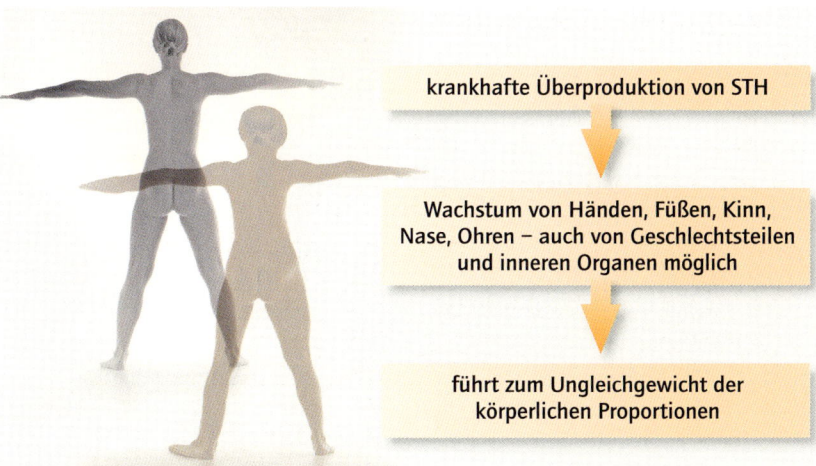

Patient mit Akromegalie

Postoperative
Pflege
Band 4, G 4

Therapie der ersten Wahl ist die operative Sanierung eines Tumors (Adenektomie), bei Therapieresistenz ergänzt durch eine medikamentöse Behandlung oder Strahlentherapie.

Pflegerisch werden die Betroffenen postoperativ betreut. Darüber hinaus ist die psychosoziale Unterstützung der Patienten wichtig, da sie meist einen langen Leidensweg bis zur Diagnose und Behandlung aufweisen. Formen der sozialen Isolation und gesellschaftliche Ausgrenzung durch die veränderte Körperform können zu Depressionen führen.

Depressionen
Band 5, C 4.1

4.2 Erkrankungen der Nebennieren

Aufbau
der Nieren
Band 2, E 1.1.1

Die Nebennieren sitzen kappenartig den Nierenoberpolen auf, haben jedoch funktionell nichts mit den Nieren zu tun. Sie werden unterteilt in das **Nebennierenmark**, in dem Katecholamine („Stresshormone") produziert werden, und die **Nebennierenrinde**, in der Glucocorticoide (Cortisol), Mineralcorticoide (Aldosteron) und Sexualhormone (Androgene) hergestellt werden. Eine Erkrankung der Nebenniere kann sowohl zu einer Überproduktion als auch zu einer verminderten Produktion von Nebennierenhormonen führen.

4.2.1 Morbus Addison (primäre Nebennierenrindeninsuffizienz)

Der Morbus Addison wurde nach dem Londoner Arzt Thomas Addison (1793 – 1860) benannt, der die Erkrankung 1855 zum ersten Mal beschrieben hat. Ursache des Morbus Addison ist eine Hypophysenvorderlappeninsuffizienz (Hypopituitarismus). Der Grund für diese Unterfunktion kann z. B. in einem zurückliegenden Trauma liegen. Auch Adenome können zu einer Insuffizienz des Organs führen. Häufig jedoch wird die Krankheit durch eine autoimmun-bedingte Entzündung der Nebennieren (Adrenalitis) ausgelöst. Eine akute Nebenniereninsuffizienz führt zur **„Addison-Krise"**, bei der es rasch zur Ausbildung eines Kreislaufversagens kommt. Ein nicht behandelter Morbus Addison führt zum Tod. In der Regel erkranken die Betroffenen im Alter von 40 Jahren mit einer weiten Streuung. Die Patienten kommen mit unterschiedlichen **Symptomen** zur stationären oder ambulanten Abklärung.

Zu den Beschwerden zählen insbesondere:

♦ allgemeines Schwächegefühl
♦ häufig auftretende Infekte
♦ ausgeprägte Müdigkeit
♦ Appetitlosigkeit, Erbrechen, Verdauungsprobleme
♦ Schwindel
♦ vermehrte Pigmentierung der Haut und Schleimhaut („Bronzehaut")

Die medikamentöse Behandlung besteht aus der oralen Zufuhr der fehlenden Hormone. Diese Behandlung muss lebenslang fortgeführt werden. Da die Krankheit relativ selten auftritt (fünf von 100 000 Menschen erkranken in Westeuropa) und in der Bevölkerung eher unbekannt ist, müssen die Patienten sorgfältig und verständlich durch den Arzt aufgeklärt werden.

Zu Beginn der Behandlung bzw. im Rahmen des Diagnoseprozesses sind die meisten Patienten auf **pflegerische Unterstützung** in allen Aktivitäten des täglichen Lebens angewiesen. Die beschriebenen Symptome schränken das Wohlbefinden der Betroffenen unterschiedlich stark ein. Die Überwachung der Vitalzeichen, die Unterstützung bei der Körperpflege und Ausscheidung sind Bestandteil der Pflegeplanung. Im Zuge der Entlassungsplanung werden die Patienten über die Medikamenteneinnahme informiert und möglicherweise pflegerisch beraten.

4.2.2 Morbus Cushing

Beim Cushing-Syndrom liegt ein Überschuss an Cortisol im Blut **(Hypercortisolismus)** vor. Die Ursache dafür liegt häufig in einer vermehrten Freisetzung des Steuerungshormons ACTH (Adrenocorticotropes Hormon) durch einen gutartigen Tumor (Adenom) der Hirnanhangsdrüse (Hypophyse). Auch andere Tumoren sind in der Lage, ACTH zu bilden und damit die Nebennieren zur vermehrten Cortisolproduktion anzuregen. Dies tritt z. B. beim Bronchialkarzinom auf. Auch Tumoren der Nebenniere selbst können zu einem Hypercortisolismus führen. Iatrogen (= durch eine Therapie ausgelöst) kann ein Cushing-Syndrom auch durch eine vermehrte medikamentöse Zufuhr von Glucocorticoiden bedingt sein.

Typische Symptome sind ein Vollmondgesicht (Facies lunata), Stiernacken sowie eine stammbetonte Adipositas („Stammfettsucht").

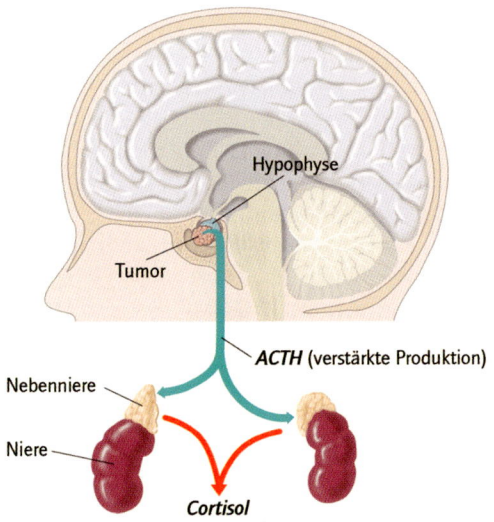

Pathologischer Regelkreis
bei Morbus Cushing

4.3 Erkrankungen der Schilddrüse

Erkrankungen der Schilddrüse kommen in Deutschland relativ häufig vor. In einer Screeninguntersuchung (Kontrolluntersuchung mit dem Ziel, krankhafte Veränderungen früh zu erkennen), bei der bundesweit über 96 000 Personen zwischen 18 und 65 Jahren untersucht wurden, hatten über 30 % der Untersuchten eine vergrößerte Schilddrüse und/oder Schilddrüsenknoten. Mit zunehmendem Lebensalter nahm die Häufigkeit von krankhaften Untersuchungsbefunden zu, ab dem 45. Lebensjahr konnte bei jedem zweiten ein krankhafter Organbefund nachgewiesen werden.

4.3.1 Diagnostik

Die Diagnostik einer Schilddrüsenerkrankung erfolgt durch die Anamnese des Patienten hinsichtlich seiner Beschwerden, die körperliche Untersuchung, eine Laborkontrolle der Schilddrüsenhormone und eventuell Antikörperbestimmung sowie eine Ultraschalluntersuchung des Organs.

Weiterführend kann zur Erkennung von stoffwechselaktiven und inaktiven Arealen, sogenannten **heißen** und **kalten Knoten**, eine Szintigrafie mit radioaktiv markiertem Jod durchgeführt werden. Stoffwechselminderaktive Knoten müssen weiter abgeklärt werden, da es sich in 5 bis 10 % der Fälle um einen bösartigen (malignen) Tumor handelt. Zur histologischen Untersuchung kann mittels einer Feinnadelbiopsie (FNB) eine Gewebeprobe entnommen werden.

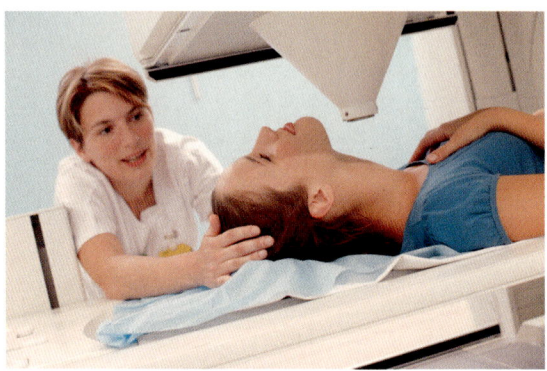

Szintigrafie der Schilddrüse

4.3.2 Struma

Die häufigste Erkrankung der Schilddrüse ist die **Struma** („Kropf"), eine Schilddrüsenvergrößerung, die zumeist aufgrund einer unzureichenden Jodzufuhr entsteht (alimentäre Jodmangelstruma). Jod, das der Körper selbst nicht bilden kann und das deshalb mit der Nahrung zugeführt werden muss, ist wichtig für die Synthese der Schilddrüsenhormone. Bei Jodmangel wird vom Hypothalamus vermehrt Thyroidea-stimulierendes Hormon (TSH) freigesetzt, was zu einer Vergrößerung des Organs und zur Ausbildung von Knoten führt.

Betroffene Patienten bemerken eine Größenzunahme der Schilddrüse z. B. durch Schluckbeschwerden oder eine Zunahme des Halsumfangs, in Extremfällen kann es durch die Verdrängung der Luftröhre zu Atembeschwerden kommen. Zusätzlich kann es zu einer Funktionsstörung der Schilddrüse kommen. Unterschieden werden bei den Funktionsstörungen der Schilddrüse die Schilddrüsenüberfunktion (**Hyperthyreose**) und die Schilddrüsenunterfunktion (**Hypothyreose**).

Die Therapie einer unkomplizierten Struma erfolgt durch Gabe von Schilddrüsenhormon und Jodid, bei komplizierter Struma (d. h. Beschwerden des Patienten durch die Größenzunahme, dem Vorliegen autonomer Areale oder Verdacht auf eine Tumorerkrankung des Organs) erfolgt eine Operation oder Radiojodtherapie. Hierbei wird dem Patienten radioaktives Jod verabreicht, das nur in der Schilddrüse aufgenommen wird und dort zu einer Zerstörung des überaktiven Gewebes führt. Zur Vermeidung eines Jodmangels können eine vollwertige Ernährung und die Verwendung von jodiertem Speisesalz beitragen, bei erhöhtem Bedarf werden vom Arzt zusätzlich Jodtabletten verordnet.

4.3.3 Funktionsstörungen

Symptome bei Schilddrüsenfehlfunktion

Hyperthyreose Schilddrüsenüberfunktion	Hypothyreose Schilddrüsenunterfunktion
Gewichtsverlust (bei gesteigertem Appetit), Durchfälle (Diarrhöen)	Gewichtszunahme (bei schlechtem Appetit), Kälteintoleranz, Verstopfung (Obstipation)
Hyperaktivität, Unruhe, Schwitzen, warme feuchte Haut, feinschlägiger Handtremor (zittern), Schlafstörungen	Ermüdbarkeit, Antriebsarmut, Konzentrations- und Gedächtnisschwäche, kalte trockene Haut, struppige trockene Haare, heisere Stimme
Muskelschwäche, schneller Herzschlag (Tachykardie), Herzrhythmusstörungen (z. B. Vorhofflimmern), Palpitationen („Herzklopfen")	langsamer Herzschlag (Bradykardie), Perikarderguss (Flüssigkeitsansammlung im Herzbeutel)
Augenzeichen (endokrine Orbitopathie)	Myxödem (aufgedunsenes Gesicht, Hände und Füße), periphere Ödeme (Wassereinlagerungen)

> Die Symptome einer Hyperthyreose ähneln den Zeichen der Prüfungsangst.

Die **Hypothyreose** ist die häufigste angeborene Stoffwechselstörung und tritt bei etwa einem von 3 000 Neugeborenen auf. Da es bei unbehandelter Hypothyreose zu schwerwiegenden Entwicklungsstörungen mit geistiger Retardierung (Kretinismus) kommt, wird standardmäßig zwischen dem 3. und 5. Lebenstag eine Kontrolle des TSH-Werts durchgeführt. Wird dabei eine Schilddrüsenunterfunktion festgestellt, so erfolgt eine lebenslange medikamentöse Hormonsubstitution.

Neugeborene
Band 3, A 2.3

4.3.4 Morbus Basedow

Bei der Autoimmunthyreopathie (Morbus Basedow) liegen Antikörper gegen TSH-Rezeptoren (TRAK) vor, die die Schilddrüse veranlassen, die Hormonproduktion immer mehr zu steigern. In der Folge kommt es zur Schilddrüsenüberfunktion (Hyperthyreose). Klinisch zeigt sich diese Erkrankung durch die typischen Symptome Schilddrüsenvergrößerung (Struma), hervortretende Augäpfel (Exophthalmus) und schnellen Puls (Tachykardie). Diese Symptomkonstellation wird nach dem Geburtsort des Entdeckers Carl von Basedow als Merseburger Trias bezeichnet. Behandelt wird der Morbus Basedow zunächst medikamentös, im Verlauf ist gegebenenfalls jedoch auch eine Radiojodtherapie oder operative Teilentfernung der Schilddrüse (subtotale Strumektomie) erforderlich.

Pflegerisch werden diese Patienten in der Klinik vor allem postoperativ betreut. Neben der Überwachung der Vitalzeichen ist nach der Operation auf eine mögliche Blutung aus der Operationswunde zu achten. Die Schilddrüse ist ein sehr gut durchblutetes Organ. Die Wundverbandkontrolle und die Frage nach Schmerzen oder zunehmenden Schluckbeschwerden sind pflegerische Aufgaben. In seltenen Fällen kann die Blutung nicht nach außen sichtbar erfolgen, sondern verlagert sich nach innen, sodass sie nicht auf den ersten Blick erkannt wird. Meist haben die Patienten in den ersten beiden postoperativen Tagen ein bis zwei Redon. Die Fördermenge ist zu beobachten und zu dokumentieren.

In der Regel beginnen die Patienten ein paar Tage nach der Operation mit der oralen Einnahme von Schilddrüsenmedikamenten. Die Patienten werden informiert, dass sie in der ersten Zeit nach der Operation nichts Schweres heben sollen und keinen Sport treiben sollen, bis die Narbe am Hals gut verheilt ist. Viele Frauen leiden an der meist großen und gut sichtbaren Narbe. Hier sind Informationen, wie die Narbe in der Anfangszeit kaschiert werden kann, oft hilfreich.

?

1 Welches Hormon fehlt beim Diabetes insipidus centralis?

2 Nennen Sie fünf Symptome der Akromegalie.

3 Welche Ursachen kann ein Morbus Addison haben?

4 Nennen Sie die Symptome der Hypo- und der Hyperthyreose.

1 Erstellen Sie ein leicht verständliches Merkblatt für Patienten, die an einem Morbus Cushing aufgrund der oralen Einnahme von Cortisonpräparaten leiden. Das Merkblatt soll informativ sein und sich an Laien richten. Stellen Sie sich Ihre Entwürfe im Plenum vor.

2 Üben Sie zu zweit ein pflegerisches Aufnahmegespräch, in dem die Symptome einer Patientin mit Hyperthyreose im Zentrum stehen. Wie fragen Sie verständlich nach den verschiedenen Symptomen? Erstellen Sie eine Checkliste für das pflegerische Erstgespräch.

www www.leben-mit-akromegalie.de – Webseite für betroffene Laien mit vielen Informationen zum Krankheitsbild

5 Aromatherapie

Olga hat Spätdienst auf der Pflegeabteilung des Se-niorenzentrums Gutleben. Als sie die Station betritt, nimmt sie sofort einen sehr angenehmen und beruhi-genden Duft wahr. Nach der Übergabe spricht Olga ihre Praxisanleiterin Ilka Schröder drauf an. „Sag mal, was riecht denn hier so gut?" Ilka Schröder überlegt kurz. „Ach, jetzt weiß ich, was du meinst. Frau Berg-mann ist doch häufig so unruhig. Nun hat ihre Toch-ter ein ätherisches Öl mitgebracht und wenige Trop-fen davon auf eine Kompresse gegeben, die jetzt ne-ben dem Bett von Frau Bergmann liegt." Olga schaut etwas überrascht und beschließt, sich das genauer anzuschauen. Als sie am Nachmittag die Bewohnerin aufsucht, sitzt diese tatsächlich ruhig und entspannt im Sessel. Olga spricht Frau Bergmann auf die Duft-kompresse an. „Lavendel ist einer meiner Lieblings-düfte", gibt Frau Bergmann zur Auskunft. Olga ver-steht zwar nicht ganz, wie das funktioniert. Sie freut sich aber, dass Frau Bergmann so zufrieden den Nachmittag verbringt.

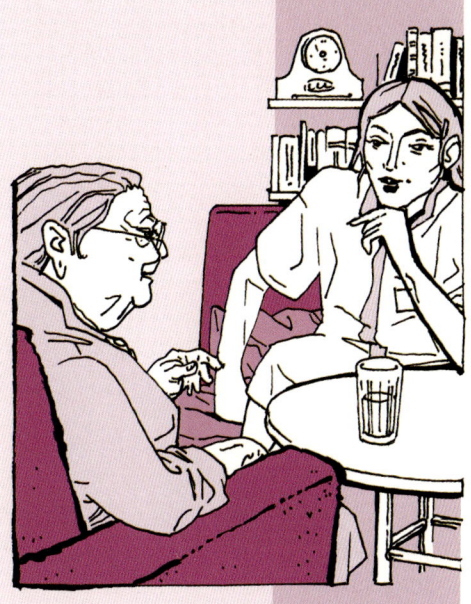

1   Was könnte für einen Einsatz von Düften in der Pflege sprechen, was dage-gen? Beraten Sie sich in der Gruppe.

2   Vielleicht kennen Sie die Aromatherapie bereits aus Ihren Praxiseinsätzen. In welchen Situationen kamen Düfte zum Einsatz? Berichten Sie Ihren Mit-schülern.

Aromatherapie bezeichnet die Anwendung ätherischer Öle zur Beeinflussung von Gesundheit und Wohlbefinden. Die Öle werden aus verschiedenen Pflan-zen und Bäumen gewonnen. **Ätherische Öle** sind natürliche Produkte, die durch Dampfsterilisation aus der Pflanze gewonnen werden. In der Aroma-therapie dürfen nur unverfälschte Öle verwendet werden.

5.1 Geschichte

Schon seit Urzeiten waren Menschen fasziniert und angetan von der Wirkung der Düfte (Aromen), die vielen Pflanzen, Gräsern, Harzen und Früchten entströmten. Schnell bemerkte man auch die wohltuende Wirkung mancher Düfte. Priester und Heiler ließen zu Heilzwecken oder auch zu kultischen Handlungen diverse Düfte verströmen. In fast allen Kulturen bediente man sich der Wirkung von Pflanzen-aromen. Im alten Ägypten wurden die aus Pflanzen gewonnenen Aromastoffe vor allem zum Einbalsamieren benutzt, und es ist bekannt, dass die antiseptische Wir-kung der ätherischen Öle dafür sorgt, dass noch nach Jahrtausenden das Gewebe der Einbalsamierten gut erhalten ist. Das chinesische Buch der großen Heilpflanzen beschreibt 350 Heilpflanzen und ist mit Sicherheit die älteste Heilpflanzenkunde der Welt. Das chinesische Wissen über die Verwendung und Heilwirkung von Pflanzen gilt als einzigartig. Auch im altindischen Ayurveda werden medizinische Anwendungen mit ätherischen Ölen beschrieben, hauptsächlich als Massagen. Der Arzt Hippokrates (460 – 377 v. Chr.) bekämpfte die Pest in Athen, indem er Räume mit aromatisierten Essenzen ausräucherte. Hildegard von Bingen (1098 – 1179) verwendete Lavendelöl in der Behandlung der Kranken. Seit dem 15. Jahrhundert sind verschiedene Essenzen aus Heilpflanzen den Apothekern bekannt.

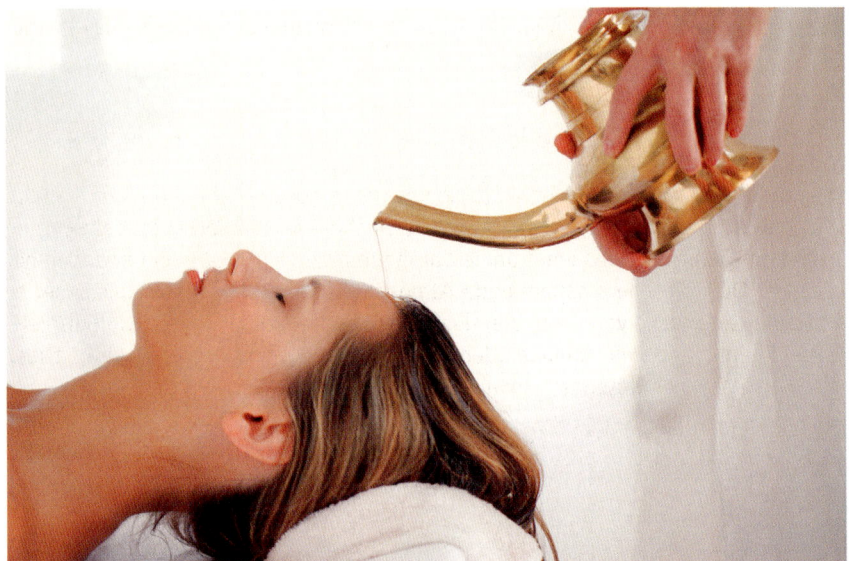

Entspannung durch Ölanwendung

Für die westliche Welt entdeckte der Chemiker René Maurice Gettefossé diese Methode während des Ersten Weltkriegs neu. Er experimentierte mit ätherischen Ölen und war verblüfft von deren Wirksamkeit. Schnell wusste man die desinfizierende und antiseptische Wirkung von Kamillen- oder Nelkenöl zu schätzen. Seine Erkenntnisse fasste er unter dem Begriff „Aromatherapie" zusammen.

Die **Pflanzenwelt** liefert jedoch nicht nur ätherische Öle. Viele der heute selbstverständlich angewendeten, pharmazeutisch hergestellten Medikamente haben einen pflanzlichen Ursprung:

- **Aspirin:** Das Ur-Aspirin wurde aus der Rinde der Silberweide gewonnen. Der Name des Inhaltsstoffes Salicylsäure erinnert an seine natürliche Herkunft.
- **Chinin:** Ursprünglich aus der Rinde des Cinchonabaumes gewonnen, wird es auch heute noch gegen Malaria eingesetzt. Der deutsche Name des Baums ist bezeichnenderweise Fieberrindenbaum.
- **Morphin/Codein:** Schon vor Jahrtausenden kannte man die schmerzstillende, halluzinationsfördernde Wirkung des Milchsafts aus der unreifen Kapsel der Schlafmohnfrucht.
- **Antibabypille:** Ihr Ursprung findet sich in der in Mexiko heimischen Yamswurzel.
- **Penicillin:** Dieses Heilmittel wird aus einem Schimmelpilz hergestellt.

Weltweit werden positive Erfahrungen in der Anwendung von ätherischen Ölen gemacht und gesammelt. Aber noch immer bestehen viele Vorbehalte gegen diese Maßnahme. Grund dafür ist meist ein unzureichendes Wissen über die Wirkung und die Sicherheit der Öle. Pflegende, die die Aromatherapie als Intervention bei Patienten einsetzen möchten, müssen über ausreichende Kenntnisse der Heilpflanzen, über Wirkungsweisen, Dosierung und mögliche unerwünschte Wirkungen verfügen. Auch Kenntnisse über Herkunftsort der Pflanzen, Anbaumethode und Herstellungsverfahren tragen zur sicheren Anwendung bei. Zwingende Voraussetzung ist daher die genaue Kennzeichnung des Öls. Ätherische Öle sollten immer nur nach genauer Indikation angewendet und nicht wahllos bei allen Patienten eingesetzt werden. Nur so kommen ätherische Öle sicher zur Anwendung und unterstützen die Gesundheit und das Wohlbefinden.

5.2   Wirkung der ätherischen Öle

Die moderne Forschung liefert verschiedene Erklärungsansätze für die Wirkung der Öle. Unbestritten sind die Wirkungen, die Gerüche über das sogenannte limbische System im Gehirn auf das emotionale Empfinden haben. So kann ein angenehmer Lavendel-Duft für eine entspannende Atmosphäre sorgen und beruhigen. Aber es gibt auch eine Reihe von Ölen, die nicht nur über ihr Aroma wirken, wie beispielsweise die Inhalation mit Kamille oder Eukalyptus bei Erkältungskrankheiten. Diese Öle haben eine keimtötende Wirkung und befreien die Atemwege.

Auch die krampflösende und beruhigende Wirkung des Fenchels ist bekannt. Pfefferminze ist ein altbewährtes Mittel gegen leichte Kopfschmerzen.

Aromaöle und ihre Wirkungen (Auswahl)

Aromaöl	Wirkung
Eukalyptus	antibakteriell (besonders bei Staphylococcus aureus, Streptokokken, Pneumokokken), antimykotisch (Candida), antiviral, antiphlogistisch
Latschenkiefer	antiseptisch, antiphlogistisch, leicht hyperämisierend (besonders die Atemwege), immunstimulierend
Kamille	entzündungshemmend, entspannend, beruhigend, schmerzlindernd, krampflösend
Lavendel	psychisch ausgleichend, beruhigend, schlaffördernd, schmerzlindernd
Pfefferminze	entzündungshemmend, desinfizierend, psychisch anregend, kühlend, durchblutungsfördernd
Melisse	entkrampfend, entblähend, antibakteriell, antiviral, beruhigend

Ätherische Öle verfügen über weitreichende **Eigenschaften**. Um die gewünschte Wirkung gezielt zu erreichen, muss das entsprechende Öl sorgfältig ausgesucht werden, da nicht jedes Aroma alle Wirkungen zeigt. Für die sichere Auswahl des ätherischen Öls ist unbedingt vertiefende Literatur zu sichten und heranzuziehen.

Die wichtigsten Wirkungen bestimmter Öle im Überblick sind:

◆ analgetisch (schmerzstillend): z. B. Gewürznelke bei Zahn- und Zahnfleischent-
zündungen; Menthol bei Kopfschmerzen

◆ antimykotisch (gegen Pilze wirksam): z. B. Zimt, Gewürznelke, Fenchel und Thymian

◆ antiphlogistisch (entzündungshemmend): z. B. Lavendel und Kamille

◆ antitoxisch (gegen Bakteriengifte): z. B. Kamille

◆ antiviral (gegen Viren): z. B. Melisse, Eukalyptus

◆ ausgleichend: z. B. Lavendel

◆ desodorierend: z. B. Salbei

◆ verdauungsfördernd: z. B. Koriander, Pfefferminze

◆ diuretisch: z. B. Wacholderbeere

◆ insektizid: z. B. Citronella

◆ mukolytisch (schleimlösend): z. B. Menthol, Eukalyptus

◆ sedierend: z. B. Melisse

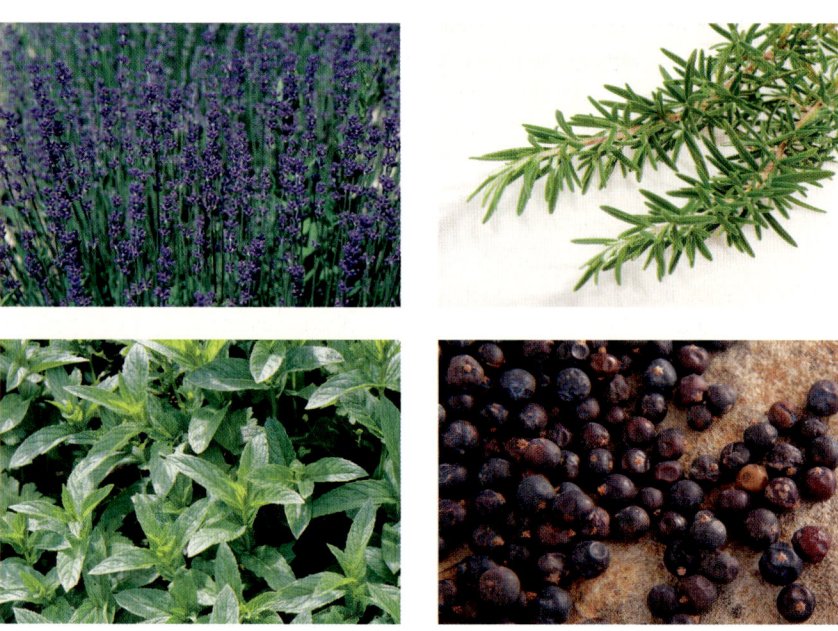

oben: Lavendel, Rosmarin; unten: Pfefferminze, Wacholderbeeren

5.3   Verabreichung von ätherischen Ölen

Die ätherischen Öle gelangen auf unterschiedlichen Wegen in den Körper. Sie können von innen und von außen angewendet werden:

◆ oral (durch den Mund): zur Einnahme, nur stark verdünnt

◆ nasal (durch die Nase): durch Inhalation, in der Duftlampe, bedingt auch im
Aromabad

◆ perkutan (durch die Haut): durch Massage mit Körperöl, im Aromabad

Grundsätzlich gelten für die Verabreichung und Anwendung von ätherischen Ölen die gleichen Richtlinien wie für andere Heilstoffe oder Medikamente. Auch wenn die Öle auf Pflanzenbasis hergestellt sind, können unerwünschte Nebenwirkungen auftreten. Bei einer **Überdosierung** kann eine Vergiftung mit tödlichem Ausgang auftreten. Daher gehören ätherische Öle nur in die Hände von erfahrenen Pflegefachpersonen oder von Aromatherapeuten.

Medikamente beschaffen und verabreichen
Band 4, D 2

5.3.1 Orale Verabreichung

Die innerliche Anwendung bedarf einer sorgfältigen Dosierung, da eine Überdosierung wegen der teilweise starken toxischen Wirkung sehr gefährlich werden kann. Alter, Geschlecht und Größe, aber auch die Zusammensetzung des Öls spielen bei der Bemessung der Dosis eine entscheidende Rolle. Daher müssen alle Inhaltsstoffe, die Konzentration und die Verdünnungsflüssigkeit des Öls bekannt sein. So bleibt die innerliche Anwendung häufig den erfahrenen Aromatherapeuten vorbehalten. Eine orale Verabreichung ist beispielsweise bei Erkrankungen des Darms denkbar. Das ätherische Öl muss mit einer Trägerlösung (Pflanzenöl) verdünnt und verabreicht werden. Auch flüssiger Honig eignet sich als Trägersubstanz.

Die **Einnahme** von ätherischen Ölen wird oft heftig diskutiert, da sie über den Dünndarm in die Leber aufgenommen und dort umgesetzt werden. So gelangt ein großer Teil nicht in den Organismus und landet oft nicht bei jenen Organen, bei denen sie eigentlich ihre Wirkung entfalten sollten. Dennoch werden sie beispielsweise gern kulinarisch genutzt, wie Basilikum, Estragon, Majoran, Anis, Salbei, Rosmarin, Thymian und Oregano oder in Tees.

Werden größere Mengen ätherischen Öls über den Mund aufgenommen, klagt der Betreffende über starkes Brennen im Mund und Rachen. Es kann zu Übelkeit, Erbrechen und Durchfall kommen. Bei extremer Überdosierung kann der Betroffene sehr schläfrig, nicht ansprechbar bis komatös werden. In dieser Notfallsituation ist umgehend der Arzt zu informieren und entsprechende Notfallmaßnahmen sind einzuleiten.

Vergiftung
Band 4, B 2.6

Die orale Verabreichung ist bei schwangeren Frauen und Kleinkindern kontraindiziert.

5.3.2 Nasale Verabreichung

Die **Inhalation** ist wohl die natürlichste Methode zur Aufnahme ätherischer Öle, da diese von den Pflanzen bereits ohne das Zutun des Menschen in die Umgebung abgegeben werden. Besonders sinnvoll ist die Inhalation zur Behandlung von Atemwegserkrankungen, wie z. B. Schnupfen oder Bronchitis. Durch die Aufnahme über die Schleimhäute tritt die Wirkung der Öle schnell ein, da eine direkte Verbindung zum Gehirn besteht. Die Anwendung ist darüber hinaus einfach und kann an jedem Ort der Pflege (Krankenhaus, Pflegeheim, ambulante Pflege) eingesetzt werden.

Inhalation
Band 4, F 3

Eine andere, weniger intensive Art der nasalen Verabreichung stellt die Duftlampe dar. Hier werden ein bis zwei Tropfen des entsprechenden Öls in Wasser gegeben. Die Duftlampe erwärmt durch ein Teelicht die Öl-in-Wasser-Mischung, sodass sie den Duft besser abgibt. Eine weitere Möglichkeit ist das Beträufeln einer Kompresse mit dem gewünschten Öl. In beiden Fällen soll das Öl sehr sparsam dosiert und stets darauf geachtet werden, dass es zu keiner Dauerbeduftung kommt. Ein Zuviel an Duft kann zu Kopfschmerzen und Übelkeit führen.

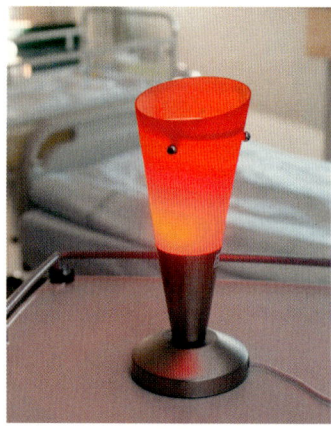

Duftlampe

5.3.3 Perkutane Verabreichung

Die wichtigste Methode der Aromatherapeuten auf dem Sektor der alternativen Gesundheitspflege ist die Aromatherapie-**Massage.** Die gesundheitsfördernde Wirkung der Massage verbindet sich so mit der Aromatherapie. Um eine Massage professionell und für den Betroffenen angenehm durchführen zu können, müssen die Grundgriffe der Massagetechnik beherrscht werden. Auch hier sind mögliche Kontraindikationen einer Massage zu beachten.

Die ätherischen Öle dringen mit Leichtigkeit durch die Haut ein. Dies wird durch die durchblutungsfördernde Wirkung der Massage oder der Hautreibung unterstützt. Beim Auftragen verteilen sich die Ölmoleküle in unterschiedlichem Maß im Gewebe und stimulieren Nerven, Blut- und Lymphsystem. Zeitgleich wirkt der Duft über die Nase auf das limbische System.

Wirkstoffwege ätherischer Öle

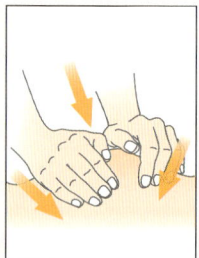

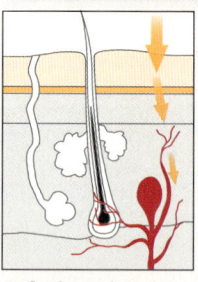

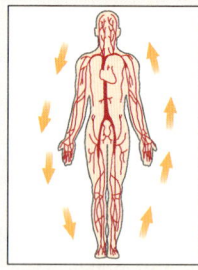

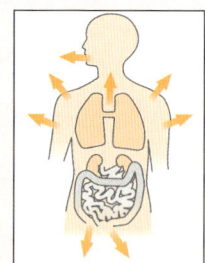

| Ätherisches Öl in Trägersubstanz wird auf die Haut aufgetragen und eingerieben. | Aufnahme des Wirkstoffs über die Hautdurchblutung in den Blutkreislauf | Wirkstoff verteilt sich über den Blutkreislauf im Körper. | Wirkstoff wird über den Darm, die Niere, die Lunge (Atmung) und Haut ausgeschieden. |

Neben den Essenzen steigert der Duft das Wohlbefinden und wirkt so nicht nur auf den Körper, sondern auch auf die Seele. Dies wird über die pflegerische Zuwendung und den Hautkontakt verstärkt. Die gängigste und sicherste Methode, ein ätherisches Öl auf die Haut aufzutragen, ist das Verdünnen in einem fetten Basis- oder Trägeröl (fette pflanzliche, kalt gepresste Öle, z. B. Sonnenblumen-, Sesam- oder Olivenöl). Stehen diese Öle als Trägersubstanzen nicht zur Verfügung, können auch geruchlose Körperlotionen benutzt werden.

Da die Massagegriffe professionell beherrscht werden müssen und aus Zeitmangel häufig eine längere perkutane Behandlung nicht realistisch ist, kann das Öl auch als **Einreibung** appliziert werden.

Beispiel: Rezeptvorschlag für die Einreibung bei trockenem Husten

Fünf Milliliter Eukalyptusöl mit zehn Milliliter kalt gepresstem Pflanzenöl (z. B. Sesam-, Oliven- oder Sonnenblumenöl) vermischen. Diese Mischung auf Brust und Rücken des betroffenen Patienten einmassieren. Die Mischung führt zum schnelleren Abhusten des Schleims aus den Bronchien. Alternativ können die ätherischen Öle auch in Vaseline eingerührt werden. Hier werden zehn Milliliter ätherisches Öl mit zehn Gramm Vaseline gemischt und gleichmäßig auf Brust und Rücken eingerieben. Die Maßnahme kann mit der atemstimulierenden Einreibung kombiniert werden.

Ätherische Öle können bei empfindlichen Personen allergische Reaktionen auslösen und wirken schon bei geringer Konzentration hautreizend. Deshalb vor der Behandlung immer einen **Allergietest** durchführen. Dafür wird ein Tropfen des Öls auf der sehr empfindlichen Innenfläche des Unterarms verrieben. Nach zehn Minuten wird der Patient auf mögliche Hautreizungen und unerwünschte Wirkungen (Rötung, Brennen, Schmerzen, Übelkeit) befragt und angeschaut. Zeigen sich keine dieser Zeichen, kann das Öl bedenkenlos auch auf Brust und Rücken angewendet werden.

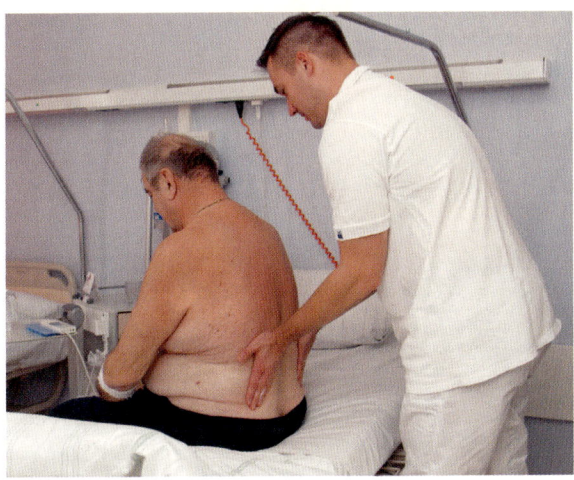

Einreibung als pflegerische Intervention

Die Einreibung sollte in ruhiger und ungestörter Atmosphäre durchgeführt werden. Nur so können die Öle ihre volle Wirkung entfalten, d. h., der betroffene Patient kann die Maßnahme mit allen Sinnen aufnehmen. Das Team ist über die geplante Intervention zu informieren. Hilfreich ist es, ein Schild mit „Behandlung – bitte nicht stören" an der Tür anzubringen.

5.4 Anwendung von ätherischen Ölen in der Praxis

Die Einsatzgebiete für ätherische Öle in der Pflege sind vielseitig. Sie ergänzen die Pflegeinterventionen in vielen Fachdisziplinen, z. B. in der

♦ Geburtshilfe

♦ Pflege alter Menschen

♦ palliativen Pflege bei sterbenden Menschen

5.4.1 Geburtshilfe

Während der **Schwangerschaft** können mögliche Beschwerden nur sehr eingeschränkt mit pharmazeutischen Medikamenten behandelt werden. So bleibt die Anwendung in der Geburtshilfe bei schwangeren Frauen und während der Geburt ausschließlich erfahrenen Aromatherapeuten und Ärzten vorbehalten. Im schlimmsten Fall kann die falsche Anwendung zur Gefährdung von Mutter und Kind bis zum Abort (Fehlgeburt) führen.

Verschiedene Beschwerden können in der Geburtshilfe mit ätherischen Ölen behandelt werden. Hierzu zählen beispielsweise

♦ Rückenschmerzen

♦ Obstipation

♦ emotionale Verstimmung

♦ Erschöpfung

♦ Prävention eines Dammrisses

♦ Schwangerschaftsübelkeit

Geburt
Band 3, A 2.2

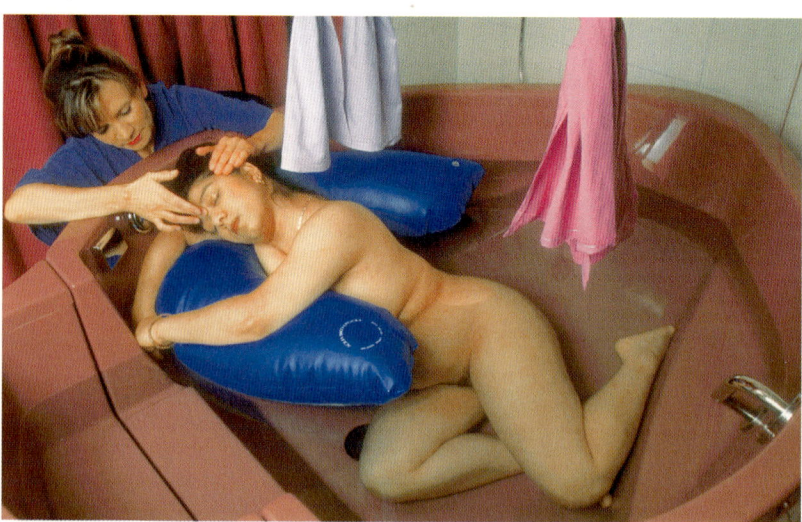

Aromatherapie in der Geburtshilfe

Eine schwangere Frau, die gezielt nach aromatherapeutischen Interventionen fragt, sollte an die zuständige Fachperson verwiesen werden. Inzwischen arbeiten viele Entbindungsstationen in Kliniken und Geburtshäusern mit Aromatherapeuten zusammen. Darüber hinaus verfügen zunehmend auch Hebammen über diese Zusatzqualifikation.

5.4.2 Pflege alter Menschen

In der Pflege von alten Menschen kann der aromatherapeutische Einsatz von ätherischen Ölen die grundlegenden Pflegeinterventionen sinnvoll ergänzen. Die **Dosierung** bei alten Menschen muss sehr sorgfältig gewählt werden, da die veränderte **Pharmakokinetik** der alten Menschen berücksichtigt werden muss. Durch die meist vorliegende Herzinsuffizienz transportiert das Herz das Blut, und somit den Wirkstoff, weniger schnell durch den Körper. Die Wirkung kann daher verzögert eintreten. Durch die häufig ebenfalls vorliegende Niereninsuffizienz scheidet der Körper die Wirkstoffe weniger schnell wieder aus, d. h., das Risiko einer Überdosierung ist größer, weil sich der Wirkstoff im Körper ansammeln kann. Bei alten Menschen sollte daher die Tropfenmenge halbiert werden.

Mögliche **Indikationen** von ätherischen Ölen bei alten Menschen sind:

♦ Verdauungsstörungen

♦ Kopfschmerzen

♦ Schlafstörungen

Schlaf
Band 5, K 3.1

Klagen alte Menschen über dauernde Müdigkeit während des Tages oder schlafen sie während des Essens ein, kann Lavendelöl die Schlafqualität verbessern. Dies konnte in Studien nachgewiesen werden.[1]

Neben der nasalen Verabreichung über eine Beduftung des Schlafraums können auch beruhigende **Halb- oder Teilbäder** angeboten werden, indem dem Badewasser wenige Tropfen der ätherischen Öle beigefügt werden.

Grundlagen
der Bäder-
anwendung
Band 4, F 2.3

Individuelle Vorlieben sind dabei jeweils zu erfragen. Viele alte Menschen haben sich früher häufig in der Natur aufgehalten. So sind ihnen die Düfte möglicherweise vertraut. Für andere ist diese Anwendung neu. So muss sorgsam geprüft werden, ob die Anwendung die gewünschte Wirkung erzielt. Tritt keine oder eine unerwünschte Wirkung ein, ist die Maßnahme umgehend zu beenden. Mögliche Kontraindikationen müssen im Vorfeld geklärt und mit dem Arzt abgesprochen werden. Nur so können die Öle sicher auch in der Pflege von alten Menschen angewendet werden.

5.4.3 Palliative Pflege

In der palliativen Pflege und Behandlung sind die Schmerzfreiheit bzw. -reduktion sowie eine größtmögliche Lebensqualität handlungsleitend. Häufig sind die Pflegesituationen gekennzeichnet durch Stress und Angst. Auch Depressionen des betroffenen Menschen und/oder seiner Angehörigen erschweren häufig den Pflege- und Beziehungsprozess. Hier können **stressmindernde** und **stimmungsaufhellende** ätherische Öle hilfreich Verwendung finden. Individuelle Vorlieben und Wünsche sind zu berücksichtigen. Patienten, die palliativ begleitet werden, profitieren möglicherweise auch von der entspannenden Wirkung vieler pflanzlicher Substanzen.

Palliative Care
Band 5, E 7.2

Pflegende arbeiten auch hier eng mit dem behandelnden Arzt und der Aromafachperson zusammen. Nicht eingesetzt werden sollte die Therapie bei offenen Wunden. Menschen, die blutverdünnende Mittel einnehmen, Menschen, die zu hohen Augeninnendruck haben, Patienten mit Herzrhythmusstörungen usw. müssen die intensive Anwendung von bestimmten ätherischen Ölen meiden. Bei Menschen mit epileptischen Anfällen ist ebenfalls Vorsicht geboten. Vertiefte Kenntnisse oder eine fundierte Ausbildung sind für die Aromatherapie unerlässlich. Vieles wird als Aromatherapie bezeichnet, was eigentlich nichts mit wirklicher Therapie zu tun hat, allenfalls mit der Parfümierung von Räumen.

1 Welche Verabreichungsarten ätherischer Öle kennen Sie?

2 Was müssen Sie unbedingt beachten, bevor Sie ein ätherisches Öl auf die Haut aufbringen?

3 Wie wirken die Duftstoffe auf den menschlichen Körper ein?

4 Wann dürfen ätherische Öle nicht bzw. nur bedingt angewandt werden?

5 Welche Einsatzmöglichkeiten bieten ätherische Öle

a) in der Geburtshilfe?

b) in der Pflege alter Menschen?

c) in der palliativen Pflege?

Nennen Sie jeweils zwei Indikationen.

1 Schauen Sie sich eingehend an Ihrem Praxisort um. In welchen Situationen könnte die Aromatherapie Anwendung finden? Diskutieren Sie Ihre Beobachtungen mit den Kolleginnen am Praxisort.

2 Beschäftigen Sie sich vertiefend mit den Wirkungen der verschiedenen ätherischen Öle. Recherchieren Sie dazu im Internet und in der weiterführenden Literatur. Erstellen Sie eine Übersicht für die Anwendung von ätherischen Ölen für die vier häufigsten Pflegeprobleme an Ihrem Praxisort.

McIntyre, Anne: Das große Buch der heilenden Pflanzen. Aromatherapie, Blütenessenzen, Homöopathie, Kräuterheilkunde. Irisiana Verlag, München 1998

Tisserand, Robert: Das Aromatherapie-Heilbuch. Wie Düfte heilen. Die Grundlagen der Aromatherapie. Bauer Verlag, Freiburg i. B. 1994

Price, Shirley / Price, Len: Aromatherapie. Praxishandbuch für Pflege- und Gesundheitsberufe. Huber Verlag, Bern 2003

Zimmermann, Eliane: Aromatherapie für Pflege- und Heilberufe. Ein Kursbuch für Ausbildung und Praxis. Sonntag Verlag, Stuttgart 2008

I   Price, Shirley / Price, Len: Aromatherapie. Praxishandbuch für Pflege- und Gesundheitsberufe. Huber, Bern 2003

Sich in seiner Haut wohlfühlen

Patienten mit Gesundheitsproblemen der Haut pflegen und unterstützen

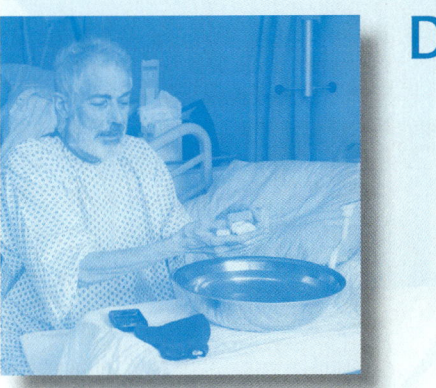

D

Olga, Pia und Tim fahren mit der Klasse der Pflegeschule Gutleben zu einer Berufsinformationsbörse. Ihre Schule wurde eingeladen, dort einen Informationsstand zum Thema „Gesundheits- und Pflegeberufe" zu betreuen. Sie möchten den Schülerinnen und Schülern der allgemeinbildenden Schulen den Beruf der Altenpflege, der Gesundheits- und Krankenpflege und der Kinderkrankenpflege vorstellen.

In der Klasse haben sie vorher einen Kurzvortrag über den Pflegeberuf erarbeitet, in dem sie die Rahmenbedingungen der Ausbildung vorstellen. Zunächst möchten sie jedoch vor dem Vortrag anhand eines Rollenspiels die Bedeutung und Komplexität der Körperpflege spielerisch darstellen. Dieses Thema der Pflege wurde ausgesucht, weil sich jeder darunter etwas vorstellen kann (alle Menschen führen Körperpflege durch) und es eine wichtige und grundlegende Tätigkeit der Pflegearbeit ist. Besonderen Wert legen Olga, Pia und Tim dabei auf die Formen der therapeutischen Körperwaschung.

Am Informationsstand der Schule möchten sie den Schülerinnen und Schülern der allgemeinbildenden Schulen die Möglichkeit geben, selbst Erfahrungen mit belebenden und beruhigenden Waschungen zu machen.

Schon bald herrscht großer Andrang am Stand. Die mitgebrachten Utensilien werden neugierig in die Hand genommen. Schon bald werden rege Gespräche über die verschiedenen Waschzusätze geführt. Und den drei Freunden wird wieder einmal klar, wie individuell die Vorlieben dabei sind. Dies können sie aus ihrer eigenen Erfahrung im Umgang mit den Patienten nur bestätigen.

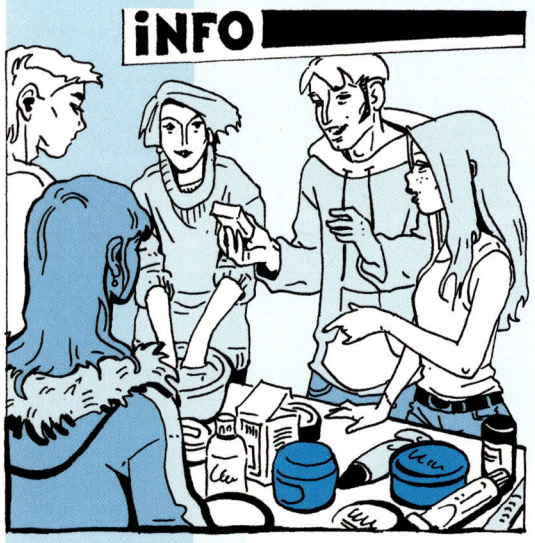

Eine Schülerin interessiert sich besonders für die Badezusätze und fragt, ob die auch problemlos bei Hauterkrankungen eingesetzt werden können. Als Olga auf die Hände der Schülerin schaut, bemerkt sie eine schuppige, gerötete und sehr trockene Haut.

1 Wie könnte das oben erwähnte Rollenspiel aussehen?

2 Wie sollte Olga auf die Frage der Schülerin reagieren? Diskutieren Sie in der Gruppe.

3 Vielleicht haben Sie schon Menschen mit Gesundheitsproblemen der Haut gepflegt. Welche Erfahrungen konnten Sie dabei sammeln?

1 Pflege bei Hauterkrankungen

Tim ist auf der medizinischen Station des Klinikums Gutleben eingesetzt. Während der zurückliegenden Ausbildungszeit konnte Tim bereits sehr viele Erfahrungen sammeln. So gehen ihm bestimmte pflegerische Tätigkeiten wie die Unterstützung bei der Körperpflege eines Patienten gut von der Hand. Nachdem er die Pflegeplanung und den Pflegebericht der vergangenen Tage sorgsam gelesen hat, macht sich Tim auf den Weg in das Patientenzimmer.

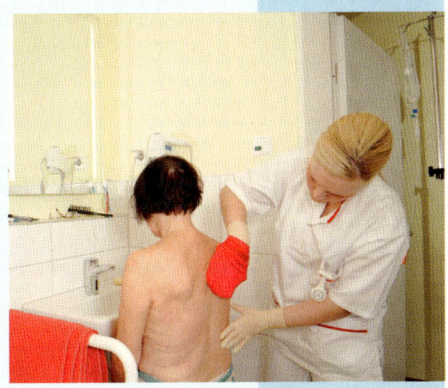

An diesem Morgen ist Tim verantwortlich für die Pflege von Peter Griener. Herr Griener ist 74 Jahre alt und Witwer.

Aufgenommen wurde der Patient wegen einer sich verschlechternden Herzinsuffizienz. Aus den Pflegeunterlagen weiß Tim bereits, dass Peter Griener an Psoriasis der Kopfhaut und am Ellenbogen leidet. Jetzt im Winter geht es ihm besonders schlecht, denn durch die Heizungsluft hat er sehr trockene Haut und die Psoriasis hat sich stark ausgebreitet.

Tim gibt dem Patienten pflegerische Unterstützung bei der Morgentoilette am Waschbecken. Dabei bemerkt Tim eine starke, glänzende Rötung im Leistenbereich des Patienten. Darauf angesprochen gibt Herr Griener an: „Ach, das habe ich schon seit ein paar Wochen. Und schauen Sie sich meine Zehen an. Dazwischen habe ich auch schuppige Haut. Ob das wohl auch Schuppenflechte ist?" Tim schließt die Pflegehandlung ab und sucht seine Praxisanleiterin auf, um die neu beobachteten Pflegeprobleme des Patienten mit ihr zu besprechen.

1   Körper- und Hautpflege haben auch immer Aspekte von Intimität. Wie sollten Pflegende mit diesem Aspekt umgehen? Diskutieren Sie in der Gruppe.

2   Wie würden Sie in der oben beschriebenen Situation vom hygienischen Standpunkt aus die Körperpflege gestalten?

1.1 Neurodermitis

Für die unter dem Begriff „Neurodermitis" bekannte Hauterkrankung werden verschiedene Synonyme verwendet, z. B. atopisches Ekzem. Atopisch bedeutet in diesem Zusammenhang Ortlosigkeit, d. h. nicht zuzuordnen. Der Begriff weist somit darauf hin, dass die Hauterkrankung nicht lokal begrenzt mit klaren Rändern auftritt, sondern sich flächenhaft und lokal unbegrenzt zeigt. Der Begriff Ekzem beschreibt, dass es sich um eine nicht ansteckende, meist juckende Entzündung der Haut handelt. Die Erkrankung verläuft schubweise und ist chronisch, also nicht heilbar. Der Begriff Neurodermitis ist am weitesten verbreitet und bekannt, aber eigentlich falsch, weil man bei der Wortschöpfung davon ausging, dass es sich um eine Nervenerkrankung handelt, die nur auf der Haut sichtbar ist.

1.1.1 Ursachen

Die Ursachen der Erkrankung sind bisher nicht eindeutig geklärt. Verschiedene Faktoren, die die Entstehung begünstigen oder auslösen, werden diskutiert. So nimmt man an, dass es eine genetische Veranlagung gibt, diese Krankheit zu entwickeln. Umweltreize, Stress und ein verändertes **Immunsystem** werden ebenfalls als beeinflussende Faktoren genannt. Festgestellt werden konnte bisher, dass die Barrierefunktion der Haut gestört ist und daher Umwelteinflüsse von außen (z. B. Textilien bzw. Kleidungsstücke auf der Haut) und innen (z. B. Nahrungsmittel) stärker auf die Haut einwirken. Zusätzlich leiden Betroffene oft unter einer Allergie, die durch exogene (z. B. Tierhaare) oder endogene Reize (z. B. Milchprodukte) ausgelöst werden kann.

Die Erkrankung tritt häufiger bei Kindern auf. Bei 60 % der Betroffenen tritt die Erkrankung im ersten Lebensjahr auf, bei 90 % bis zum fünften Lebensjahr. Bis zur Pubertät verringern sich die Symptome und bei 70 % der Betroffenen treten sie im Erwachsenenalter nicht mehr auf.

1.1.2 Symptome und Diagnostik

Es gibt typische Körperstellen, an denen die Krankheit auftritt, z. B. in den Armbeugen, in den Kniekehlen, auf den Augenlidern, am Hals und im Gesicht auf, aber auch alle anderen Hautpartien können betroffen sein. Die Hautveränderungen zeigen sich bei jedem Betroffenen in unterschiedlicher Ausprägung. Zu beobachten sind folgende Symptome:

- rote,
- schuppende,
- juckende,
- evtl. nässende Hautveränderungen.

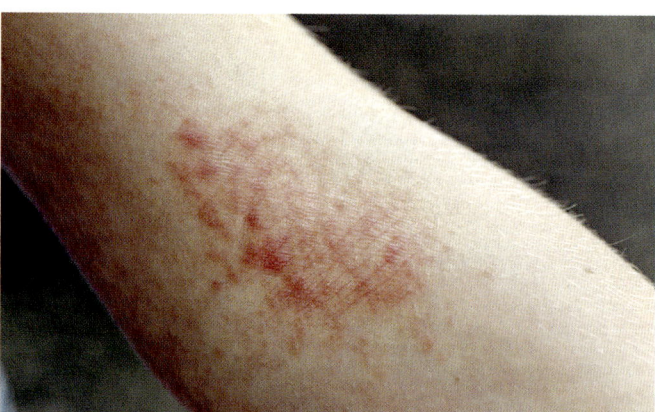

Neurodermitis

Bei nässenden Hautdefekten entstehen durch das eingetrocknete Sekret Krusten (**Milchschorf** bei Säuglingen). Durch die Krusten werden bakterielle Sekundärinfektionen begünstigt. Neben den nässenden Hautdefekten ist die Haut aber eher trocken.

Der **Juckreiz** ist ein besonderes Problem, weil durch das Kratzen der empfindlichen Haut weitere Hautirritationen auftreten und so ein Teufelskreis entsteht. Da der Juckreiz nachts besonders stark ist, kann er die Ursache für ein Schlafdefizit sein.

Die Diagnose der Neurodermitis wird klinisch gestellt, d. h., man sucht nach den typisch aussehenden Hautveränderungen und bestehendem Juckreiz. Eine umfassende Familien- und Sozialanamnese ergänzt die Befunde, die in der Regel zur Diagnose der Neurodermitis führen.

1.1.3 Therapie und pflegerische Maßnahmen

Es gibt keine ursächliche Therapie zur Behandlung der Neurodermitis, da die Ursache der Krankheit nicht bekannt ist. Die Behandlungsmöglichkeiten richten sich nach dem Schweregrad der Erkrankung. Es werden vier **Schweregrade** unterschieden:

♦ trockene Haut

♦ leichte Ekzeme

♦ moderate Ekzeme

♦ persistierende ausgeprägte Ekzeme

Entzündungshemmende **Medikamente** (Glukokortikoide), lokal oder systemisch, werden meist erst ab Stufe drei angewendet. Daneben stehen die Hautpflege, die Linderung des Juckreizes und individuelle Aspekte im Vordergrund.

Die **Hautpflege** soll die Barrierefunktion der Haut stabilisieren und der Austrocknung der Haut entgegenwirken. So wird verhindert, dass durch Einrisse weitere Hautprobleme entstehen. Für die Hautpflege stehen verschiedene Salben, Cremes oder Lotionen zur Verfügung. Die Anwendung richtet sich nach dem individuellen aktuellen Hautzustand. Meist werden Öl-in-Wasser-Emulsionen verwendet, bei sehr trockener Haut auch Wasser-in-Öl-Emulsionen. Eine weitere Möglichkeit zur Rückfettung der Haut sind Ölbäder.

Grundlagen der Bäderanwendung Band 4, F 2.3

Eine weitere Behandlungsmöglichkeit ist die **Lichttherapie.** Dabei wird die entzündungshemmende Wirkung von UV-Licht genutzt. Die Stärke und die Dauer richten sich nach dem Schweregrad der Neurodermitis. Bei Patienten, die Grad 4 der Erkrankung zeigen, kann ein Umzug in eine klimatisch besser geeignete Region in Erwägung gezogen werden. So ist die Belastung der Luft mit Allergenen in einer Großstadt deutlich höher als an der Nordsee. Weniger gravierende Veränderungen sind das Vermeiden von auslösenden Faktoren aus der Nahrung oder durch den Kontakt mit Tieren, ebenso die Umgestaltung des persönlichen Umfelds, z. B. Kleidung, die gut vertragen wird (z. B. Baumwolle), antiallergische Matratzen (Latex) und Bettwäsche.

Zur Behandlung des Juckreizes helfen spezielle Overalls (bei Kleinkindern) und Baumwollhandschuhe, die insbesondere in der Nacht ein unbewusstes Kratzen verhindern. Als systemische medikamentöse Therapie können Antihistaminika eingesetzt werden, die den Juckreiz lindern.

Als **Komplikationen** können Hautinfektionen mit Staphylococcus aureus oder Hefepilzen auftreten. Die Infektionen entstehen durch die veränderte Hautflora und schädigen zusätzlich die Haut. Durch die Neurodermitis wird die Haut geschädigt, dies führt zum Eindringen der Krankheitserreger, die dann wiederum die Haut schädigen und die Neurodermitis begünstigen.

Anleiten
und schulen
Band 5, A 5.3

Besondere individuelle Auslöser der Erkrankung sind psychische Faktoren, z. B. Stress und bei Kindern oft problematische Familienverhältnisse. Dabei kommt es unter Umständen zu einem Teufelskreis, bei dem die psychischen Belastungen der Auslöser für die Neurodermitis sind und die Neurodermitis ihrerseits zu psychischen Belastungen führt. Aus diesem Grund kann eine **psychische Therapie** zur Stabilisierung sinnvoll sein. Dabei soll der Betroffene lernen, positiven wie negativen Stress zu erkennen und zu vermeiden. Darüber hinaus können Entspannungstechniken und „Kratzalternativen" (z. B. Reiben oder Ablenkung) in den Sitzungen besprochen und geübt werden.

Die Pflege von Menschen mit Neurodermitis richtet sich nach den Bedürfnissen der Patienten und wird in Absprache mit ihnen durchgeführt. Chronisch kranke Menschen sind Experten ihrer Krankheit. Daher sollten individuelle Strategien des Einzelnen unbedingt auch berücksichtigt werden. Oft weiß nur der betroffene Mensch, was ihm am besten hilft.

Krankheits-
erreger
Band 4, C 1.1

Für eine optimale Therapie und Pflege ist es notwendig, die **Selbstkompetenz** des Betroffenen (bei Kleinkindern die der Eltern) zu fördern. Dazu werden Patientenschulungen angeboten, in denen entsprechende Informationen weitergegeben werden.

Neurodermitis ist bisher nicht heilbar. Aber durch die Behandlung können Phasen eintreten, in denen sich der Betroffene wie geheilt fühlt, weil keine Symptome oder andere Beschwerden der Krankheit erkennbar sind.

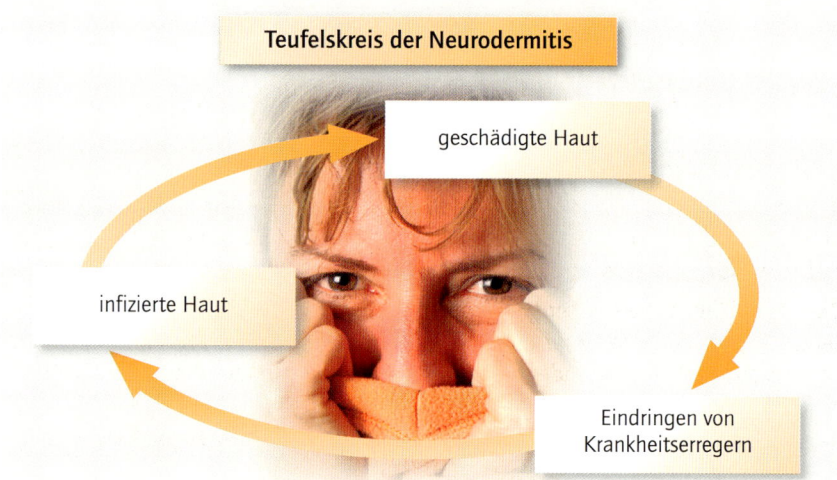

Teufelskreis der Neurodermitis

geschädigte Haut

infizierte Haut

Eindringen von Krankheitserregern

1.2 Hautkrebs

Unter dem Begriff **„Hautkrebs"** werden verschiedene Tumorenerkrankungen der Haut zusammengefasst. Man unterscheidet verschiedene Formen von Hautkrebs, die unterschiedlich häufig auftreten.

Bedingt durch Lichtschädigung (Ozonloch), übermäßige Sonnenbestrahlung zur Bräunung oder sehr lichtempfindliche Haut erkranken jedes Jahr in Deutschland mehr als 150 000 Menschen an weißem Hautkrebs.

Zum **weißen Hautkrebs** zählen

♦ das Basalzellenkarzinom

♦ das Stachelzell- oder Plattenepithelkarzinom.

Vorstufen des Letzteren sind aktinische Keratosen (spezielle Hautverhornung). An **schwarzem Hautkrebs** (malignes Melanom) erkranken im gleichen Zeitraum ca. 14 000 Menschen.

Haut
Band 2, D 1.2

Wie lange darf ich in die Sonne?

Hauttyp		Augenfarbe	Eigenschutzzeit der Haut bis zur Rötung
1	Sehr helle Haut, Sommersprossen, wird niemals braun		5-10 Min.
2	Helle Haut, wird mäßig braun		10-20 Min.
3	Helle bis hellbraune Haut, wird fortschreitend braun		20-30 Min.
4	Olivfarbene bis bräunliche Haut, wird tiefbraun		30-40 Min.

0113© **dpa•themendienst**   Quelle: Deutsche Krebshilfe

1.2.1   Hautbeobachtung

Je früher Hautkrebs erkannt wird, desto größer ist die Heilungschance, die bei bis zu 100 % liegen kann. Daher ist es wichtig, die Haut regelmäßig zu untersuchen und sorgfältig zu beobachten.

Dies geschieht bei vorhandener Selbstständigkeit durch den Patienten selbst. Pflegende haben hier eine unterstützende und anleitende Funktion. Im Rahmen der Körperpflege sollen Pflegende auch immer sorgfältig auf auffallende Veränderungen der Haut achten.

Des Weiteren ist die regelmäßige Vorsorgeuntersuchung beim Hautarzt als präventive Maßnahme eine wichtige Ergänzung.

Bevorzugte Stellen (Sonnenterrassen des Körpers), die besonders beobachtet werden müssen, sind:

♦ Kopf

♦ Stirn

♦ Nase

♦ Lippen

♦ Unterarme

♦ Hände

♦ Pigmentmale („Leberfleck") als Erkrankungsort für malignen Hautkrebs.

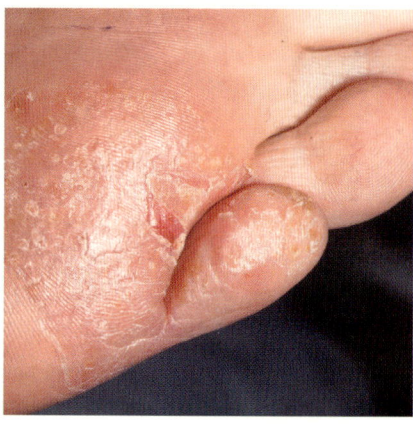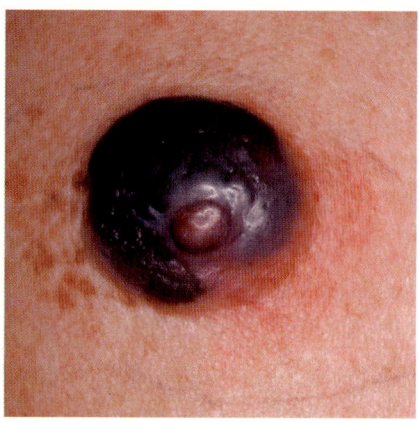

Weißer und schwarzer Hautkrebs

Da die sorgfältige und regelmäßige Beobachtung der bestehenden Hautauffälligkeiten von großer Bedeutung in der Früherkennung für alle Arten von Hautkrebs ist, wird seit einigen Jahren ein Hautscreeningverfahren von den Krankenkassen bezahlt.

Verdächtige Pigmentmale werden nach der sogenannten ABCDE-Regel beurteilt.

♦ **A**symmetrie: nicht rund oder oval

♦ keine regelmäßige **B**egrenzung (fransig, zackig, unscharf)

♦ unterschiedliche Färbung (**C**oloration), z. B. sehr dunkel, braun-schwarze Farbanteile

♦ Wachsen oder ein **D**urchmesser, der größer als 5 mm ist

♦ eine **E**rhabenheit (höckrige Oberfläche)

Darüber hinaus achtet der Arzt auch immer auf mögliche tastbare Verhärtungen, ob eine schlechte Heilung bei Verletzungen berichtet wird oder ob die Pigmentmale nässen, bluten und/oder jucken.

ABCDE-Beobachtung

Diese Beobachtung gilt besonders bei Menschen, die ein erhöhtes Hautkrebsrisiko zeigen. Dies sind jene, die:

– in ihrer Kindheit mehrere Sonnenbrände hatten

– eine helle Haut mit Sommersprossen haben

– rothaarig sind

– mehr als 40 größere Pigmentmale haben

– regelmäßig Solarien besuchen

– jahrelang übermäßiger Sonnenbestrahlung ausgesetzt waren

Grundsätzlich gilt: Jede Veränderung eines Pigmentmals ist ein Alarmsignal.

Bildgebende Verfahren Band 4, A 4.6

Zur weiterführenden Diagnostik (bei Verdacht auf malignes Melanom) können bildgebende Verfahren eingesetzt werden. Eine Biopsie wird wegen der möglichen Streuung der Tumorzellen nicht durchgeführt.

1.2.2 Therapie und pflegerische Maßnahmen

In Bezug auf Hautkrebs ist die Prävention zunächst die wichtigste therapeutische Maßnahme. Da der weiße und der schwarze Hautkrebs im Alter sehr viel häufiger auftreten, sollten insbesondere Menschen ab dem 40. Lebensjahr regelmäßig die Möglichkeit des Hautscreenings nutzen. Die routinierte Hautkontrolle durch die Pflegende, z. B. während der Körperpflege, sollte zur Selbstverständlichkeit der pflegerischen Prävention gehören.

Wurde ein Hauttumor festgestellt, wird dieser chirurgisch entfernt. In der Regel sind die Patienten nicht pflegebedürftig. Daher konzentrieren sich die pflegerischen Aufgaben auf die Beobachtung der Wunde bzw. der Wundheilung. Eventuell wurde die Wunde genäht. Der Verbandwechsel wird nach den bestehenden Standards durchgeführt.

Verbandwechsel
Band 4, H 5

Im Vordergrund stehen die pflegerische Beratung (z. B. Lebensstiländerung, selbstständige Hautbeobachtung, Alarmsignale) und die psychosoziale Unterstützung des Betroffenen. Auch wenn der Hautkrebs zu den Tumorenerkrankungen mit sehr guten Heilungschancen zählt, bleibt er dennoch eine maligne Erkrankung mit allen möglichen Komplikationen (Metastasenbildung) und Verläufen.

1.3 Schuppenflechte (Psoriasis)

Psoriasis ist eine gutartige chronisch-entzündliche Erkrankung der Haut, der Nägel und der Gelenke, die ca. 1 – 3 % der westlichen Bevölkerung betrifft. Im Rahmen dieser Autoimmunerkrankung kommt es zu einer beschleunigten und übermäßigen Verhornung der Haut, die sich vor allem an der starken Schuppung zeigt. Die Psoriasis kann alle Stellen des Körpers befallen, häufig jedoch tritt sie auf der Kopfhaut, an den Ohren sowie in Ellenbeugen und Kniekehlen auf. Die generalisierte (am ganzen Körper auftretende) Psoriasis wird auch **Psoriasis vulgaris** genannt.

1.3.1 Ursache

Ursache der Hauterscheinung ist eine Entzündungsreaktion der Haut, die ein überschießendes Wachstum von hautbildenden Zellen (Keratinozyten) bewirkt. Die Ursachen der Autoimmunreaktion sind bisher noch nicht vollständig geklärt.

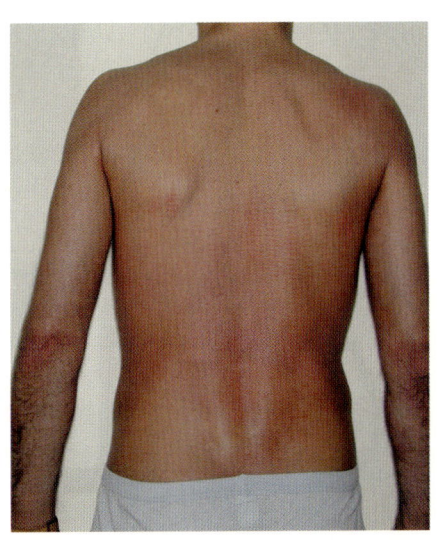

Psoriasis vulgaris

Eine genetische Disposition gilt jedoch als nahezu sicher. Grundsätzlich unterscheidet man zwei Arten der Psoriasis:

♦ Typ-1-Psoriasis (60 – 70 % der Fälle): sie setzt meist vor dem 40. Lebensjahr ein und tritt mit familiärer Häufung auf

♦ Typ-2-Psoriasis (30 – 40 % der Fälle): sie tritt erst nach dem 40. Lebensjahr hin und wieder auf

Männer und Frauen erkranken gleich häufig. Der Erkrankungsgipfel liegt im Alter von 20 – 30 Jahren.

Auslösende Faktoren bzw. Faktoren, die die Symptome verschlimmern, sind:

♦ Infektionen, vor allem mit Streptokokken, HIV

♦ Medikamente, z. B. Antikonzeptiva, Betablocker

♦ übermäßiger Alkoholgenuss

♦ Stress

Medikamente Band 4, D 1

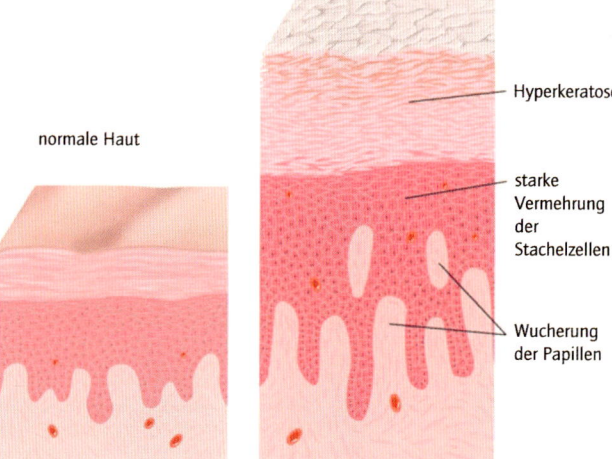

Psoriasis –
Zellzyklus von 4 Wochen auf 1 Woche reduziert

Hyperkeratose

starke Vermehrung der Stachelzellen

Wucherung der Papillen

normale Haut

Pathophysiologie der Psoriasis

1.3.2 Diagnostik

In der Regel ist kein spezielles Diagnoseverfahren nötig. Die Diagnose wird anhand der typischen Psoriasis-Zeichen gestellt. Im Vordergrund stehen hier die sogenannten Kratzphänomene. Zunächst lassen sich die Schuppen sehr einfach ablösen, vergleichbar mit dem Wachs einer Kerze **(Kerzenfleck-Phänomen)**. Nach Ablösung der Hautschuppe verbleibt eine dünne, glänzende Epidermisschicht **(Phänomen des letzten Häutchens)**. Wird dieses letzte Häutchen abgezogen, kommt es zu einer punktförmigen Blutung **(Phänomen des blutigen Taus** oder **Auspitz-Phänomen)**.

In seltenen Fällen und im Zweifelsfall kann eine histologische Untersuchung der Hautschuppen nötig sein. Sind bereits Gelenkbeschwerden vorhanden, können die Reaktionen der Entzündung serologisch im Blut nachgewiesen werden. In diesen Fällen kann auch eine Röntgenuntersuchung der betroffenen Gelenke sinnvoll sein.

1.3.3 Symptome

Psoriasis ist ein Kreislauf von Entzündung – Verhornung – Entzündung. Typische Zeichen der Psoriasis, die aber nicht bei jedem auftreten müssen:

♦ erythematöse Papeln, die sich rund darstellen und scharf gegen die umliegende Haut abgrenzen

♦ silbrig-weiße Schuppen, die meist glänzen und sich leicht von der Haut ablösen bzw. an der Kleidung hängen bleiben

♦ tritt die Psoriasis am Kopf auf, reicht sie meist 1 bis 2 cm über die Haargrenze hinaus und wird dort sichtbar; es besteht kein Haarausfall

♦ Juckreiz, der vor allem in der Phase der Entstehung, Abheilung und bei einer Superinfektion der Haut auftritt

♦ **Köbner-Phänomen:** kratzt sich ein Betroffener an zunächst gesunder Haut, kommt es bei ca. 20 % der Patienten an dieser Stelle nach ungefähr zwei Wochen zu neuen Psoriasisherden

♦ in 30 – 50 % der Fälle zeigen sich typische Veränderungen an den Nägeln; hierzu zählen insbesondere die gelblich-bräunlichen Verfärbungen der Nägel (sogenannte Ölflecke) und viele kleine Grübchen (sogenannte Tüpfelnägel)

♦ bei 5 – 10 % der Patienten kommt es im Verlauf der Krankheit zur Beteiligung der Gelenke **(Psoriasis arthropathica)**, die stark geschwollen und sehr schmerzhaft sind; neben den Finger- und Handwurzelgelenken können auch die größeren Gelenke der Extremitäten betroffen sein

Nehmen die Hautveränderungen über einen längeren Zeitraum stetig zu, spricht man von einem „Schub". Phasen der starken Symptome können sich mit Phasen der fast vollständigen Beschwerdefreiheit ablösen. Viele betroffene Patienten zeigen eine deutliche Verbesserung der Beschwerden in den Sommermonaten. Kälte, trockene Heizungsluft und Kleidung aus Wolle führen zu einer Verschlimmerung der Beschwerden im Winter.

1.3.4 Therapie

Da die Ursachen der Erkrankung nicht geklärt sind, besteht keine kausale Therapie. Ziel der Therapie ist die Reduktion der übermäßigen Hautverhornung. Die lokale Therapie wird auch **topische Therapie** genannt. Für die lokale Therapie werden Wirkstoffe direkt auf die psoriatischen Herde aufgebracht. Jene werden in Lotionen, Lösungen, Cremes, Salben, Schäumen aufgetragen.

Medikamentengabe über die Haut Band 4, D 2.9

Gleichzeitig empfiehlt sich eine Diät, die unter anderem scharfe Gewürze, Pfeffer, Nüsse, Konservierungsstoffe und Alkohol meidet.

Psoriasis vulgaris

Die Therapie der Psoriasis vulgaris richtet sich nach der Schwere der Erkrankung. Der Arzt entscheidet, ob eine lokale Therapie (Salben) der Haut ausreichend ist oder ob systemisch (in Form von eingenommenen Medikamenten) behandelt werden muss. Häufig werden beide Formen kombiniert. In der Lokalbehandlung haben sich vor allem Teerpräparate in Kombination mit einer UV-Lichttherapie bewährt.

Heliotherapie Band 4, F 4

Grundlagen der Bäderanwendung Band 4, F 2.3

Das Ablösen der Hautschuppen kann durch eine sogenannte **Keratolyse** bewirkt werden. Hierzu werden Harnstoffsalben oder niedrigprozentige Salicylsäure auf die Haut aufgetragen. Auch therapeutische Bäder können die Beschwerden lindern.

Der Einsatz von kortisonhaltigen oralen Medikamenten muss sorgfältig abgewogen werden, da sich meist nach Absetzen der Medikamente die Symptome verschlechtern. Bei stark ausgeprägter – generalisierter – Psoriasis und/oder bei einer Beteiligung der Gelenke wird das Immunsystem mit sogenannten Immunsuppressiva unterdrückt und so eine Verbesserung der Beschwerden bewirkt.

Nagelpsoriasis

Die Veränderungen der Nägel stellen in erster Linie ein kosmetisches Problem dar. Die Nagelpsoriasis spricht insgesamt schlecht auf eine Therapie an. Im Vordergrund steht somit die Vermeidung von mechanischen Reizen oder Verletzungen der Nägel. Die Nägel sollten möglichst kurz sein, um ein Einreißen der brüchigen Stellen zu vermeiden. In einigen Fällen kann ein schützender Nagellack aufgetragen werden. Bei sehr ausgeprägtem Befall können evtl. lokale Injektionen in die Nagelmatrix nötig werden.

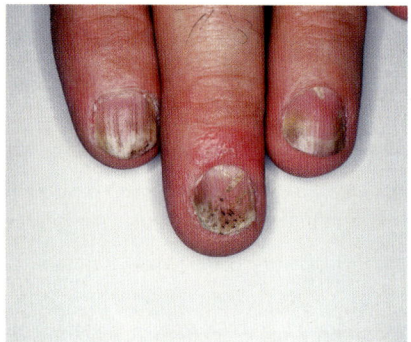

Nagelpsoriasis

Kopfhautpsoriasis

Bei mehr als 40% aller von Psoriasis Betroffenen ist auch die Kopfhaut beteiligt. Besonders häufig tritt dies bei Kindern auf. So ist die Kopfhaut oft der erste Ort, an dem sich die Erkrankung bei Kindern zeigt. In vielen Fällen sind auch die Ohren und der Nacken sowie Teile des Gesichts in Mitleidenschaft gezogen. Die Therapie besteht in der Reduktion der Schuppung, die mit einer lokalen Behandlung mit niedrigprozentiger Salicylsäure erreicht wird. Daneben kommen antientzündliche Shampoos zum Einsatz.

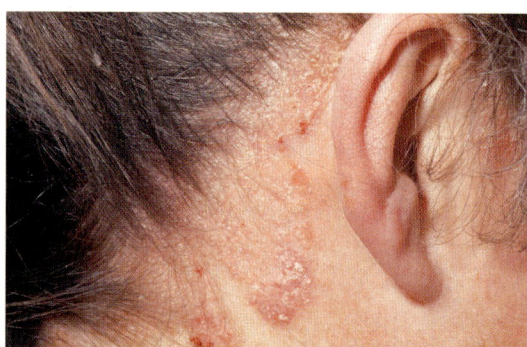

Kopfhautpsoriasis

Psoriasis im Bereich des Kopfs, der ja stets sichtbar ist, verursacht sehr viel mehr Leidensdruck als beim Befall bedeckter Körperstellen. Die psychosozialen Auswirkungen sind deshalb bei dieser Form der Psoriasis häufig besonders ausgeprägt. Eine begleitende psychotherapeutische Behandlung ist oft notwendig bzw. empfehlenswert.

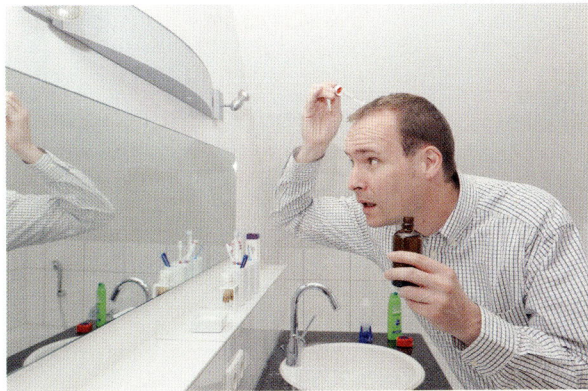

Lokale Behandlung

Jugendliche mit Psoriasis

Tritt die Psoriasis in der Pubertät auf, erleben die Betroffenen dies oft als besonders belastend, da sie sich vermehrt über das Äußere definieren. Die Psoriasis ist nicht infektiös bzw. ansteckend. Diese wichtige Information sollte weitergegeben werden, damit es beispielsweise im Sportunterricht nicht zu Stigmatisierung oder Ablehnung kommt. Frühzeitig sollen den Betroffenen mögliche Strategien, die die Beschwerden (Juckreiz) lindern, vermittelt werden.

1.4 Haut- und Schleimhautmykosen

Alle Erkrankungen, die durch Pilze verursacht werden, werden unter dem Sammelbegriff **Mykosen** zusammengefasst. Sind die Haut oder die Hautanhangsorgane betroffen, spricht man von **Dermatomykosen**. Grundsätzlich unterscheidet man Faden- und Sprosspilze als verursachende Erreger.

Die Pilze können unterschiedlich tief in die Haut eindringen bzw. die Hautschichten schädigen. Zu unterscheiden sind daher

♦ oberflächliche Mykosen

♦ tiefe Hautmykosen

♦ Systemmykosen

Verschiedene Hautpilzerkrankungen

Bezeichnung	Erklärung	Symptome
Tinea corporis	Pilzinfektion der Haut mit Ausnahme der Handflächen, Fußsohlen und Leistenregion	runde, erythematöse Hautveränderungen
Tinea pedis	Pilzinfektion der Füße und der Zehen	aufgequollene Haut, mehlstaubartige Schuppung
Onychomykose	Pilzinfektion der Nagelplatte und des Nagelbettes	weißlich-gelblich verfärbte, brüchige, meist deformierte Nagelplatten
Trichomykose	neben der Haut sind auch die Haarfollikel betroffen	scheibenförmige erythematöse Hautveränderungen
Kandidamykose	Pilzinfektion meist der Mundschleimhaut (Mundsoor)	weißlich, leicht abstreifbare Beläge, die sich auf geröteter Schleimhaut zeigen
genitale Kandidamykose	Pilzinfektion der Genitalschleimhaut, meist bei jungen Frauen	stark gerötete Genitalschleimhaut, starker Juckreiz, weißlicher Fluor

Verschiedene Erreger sind verantwortlich für die Beschwerden bzw. die sichtbaren Symptome. Dermatophyten sind für Pilzinfektionen auf der Haut an Kopf, Rumpf und Füßen verantwortlich (lateinisch = tinea). Hefepilze führen in erster Linie zu Infektionen der Schleimhaut im Genitalbereich (Vaginalmykose), Mundbereich (Mundsoor) oder im Bereich der Speiseröhre (ösophageale Mykose). Eine Ausbreitung/Streuung auf die inneren Organe ist möglich. Die Hefepilzart Candida spielt dabei eine zentrale Rolle. Sind innere Organe betroffen, spricht man auch von einer **systemischen Mykose**, die oft schwere Krankheitsverläufe zeigt und nicht selten – je nach betroffenem Organ – intensivmedizinisch behandelt werden muss (z. B. bei Patienten mit einer Pneumonie, die durch Pilze verursacht wurde).

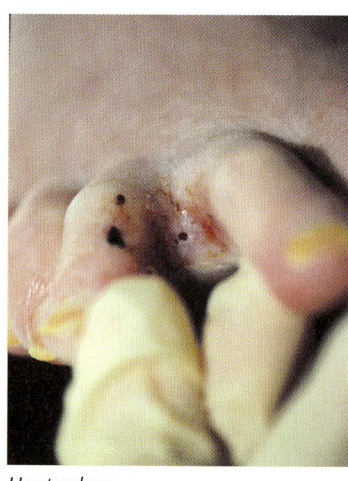

Grundsätzlich können zwei verschiedene Formen von systemischen Mykosen unterschieden werden. Von einer **primären Mykose** spricht man, wenn krank machende Sporen durch die Umwelt bzw. die Luft in z. B. die Lunge eines sonst Gesunden dringen und Beschwerden verursachen. Im Gegensatz dazu treten die **opportunistischen Mykosen** in der Regel nur bei immungeschwächten Patienten oder nach einer Chemotherapie und/oder Bestrahlung auf. Hier stellt die Immunschwäche des Betroffenen das Hauptrisiko für die Infektion dar.

Hautmykose

Ursachen – allgemein

Verschiedene Ursachen können die Entstehung von Pilzinfektionen auf der Haut fördern. In der Regel liegt eine **Verletzung** der Haut oder Schleimhaut vor, die ein Eindringen der Erreger erst möglich macht bzw. die schützende Barriere der Haut umgeht. Pilze siedeln sich bevorzugt in Bereichen der Haut an, in denen der natürliche **Säureschutzmantel** der Haut gestört ist. Zu diesen Bereichen zählen die Zehenzwischenräume, die Region unter der Brust bei Frauen und die Leisten. Durch übermäßiges Schwitzen und die Haut-auf-Haut-Lage kommt es hier vermehrt zur Pilzbesiedlung und zur nachfolgenden Infektion. Im Bereich der Füße zählen ebenfalls enges Schuhwerk und Socken aus Synthetik **(Wärmestau)** zu den Faktoren, die eine Pilzbesiedlung begünstigen.

Menschen mit einem **geschwächten Immunsystem** haben ein erhöhtes Risiko einer Pilzinfektion. Hierzu zählen HIV- bzw. AIDS-Erkrankte sowie Personen nach einer onkologischen Behandlung mit **Chemotherapeutika** und/oder **Bestrahlung**. Nach einer chemotherapeutischen Behandlung kommt es vor allem zur Infektion der Mundschleimhaut mit nachfolgenden schweren Problemen für die Betroffenen.

Auch die Einnahme von **Antibiotika** (oral oder intravenös) führt vermehrt zur Ausbildung von Pilzinfektionen. Häufig ist die Genitalschleimhaut betroffen. Eine Infektion im Darm ist jedoch ebenso möglich.

Diagnostik – allgemein

Um die Diagnose einer Pilzinfektion eindeutig stellen zu können, wird in der Regel mit sterilen Instrumenten eine Hautschuppe entnommen. Das so gewonnene Material wird mit Kalilauge behandelt, damit sich das Keratin spaltet. Anschließend kann eine Kultur angelegt werden. Befindet sich die Infektion im Nagel, wird ein Stück Nagel abgeschnitten, das direkt ohne Behandlung mit Kalilauge untersucht wird. Hier wird der Erregernachweis mit einer Methylenfärbung erbracht.

Symptome – allgemein

Je nach Entzündungsherd und Ort der Lokalisation zeigen sich unterschiedliche Symptome. In der Regel wird eine Pilzinfektion der Haut an den unregelmäßig begrenzten Herden bemerkt. Die Rötung kann von flammend-glänzend bis blass reichen. Die Ausbildung von Papeln ist möglich. Vor allem die Inguinalmykose zeichnet sich durch sehr stark gerötete, glänzende und mazerierte Herde aus. Häufig ist die infizierte Haut trocken und schuppt.

> Eine inguinale Pilzinfektion ist nicht immer einfach von einem Intertrigo abzugrenzen. Ein Intertrigo entsteht dort, wo Haut auf Haut liegt. Dies sind die Bereiche unter der Brust und in den Leisten. Häufig sind adipöse Personen betroffen, jedoch nicht ausschließlich. Ein Intertrigo stellt sich heller dar als ein Hautpilz. Selten wird ein Juckreiz beschrieben.

Hautpilz	Intertrigo
flammend-glänzende Rötung	weißlich-mazerierte hochrote Haut
Papeln möglich	meist nässend

Therapie – allgemein

Pilzerkrankungen sind sehr hartnäckig. Das bedeutet, dass die Behandelnden und vor allem der Patient viel Geduld für den Heilungsprozess aufbringen müssen. Vor allem die patientengerechte Anleitung und Schulung, um die Therapie auch zu Hause selbstständig und eigenverantwortlich durchführen zu können, ist von zentraler Bedeutung für den Behandlungserfolg. Informationen zur Körperhygiene, zum Wäschewechsel und wie die Kleidung gewaschen werden muss, damit alle Erreger abgetötet werden, sind ebenfalls wichtige Informationen, die an die Patienten weitergegeben werden müssen. Dabei müssen Pflegende stets beachten, dass eine Pilzinfektion ein mit Scham besetztes Thema ist. Je nachdem, wo die Infektion lokalisiert ist, wird der Intimbereich des Patienten berührt.

> Von zentraler Bedeutung im Rahmen der lokalen Mykosentherapie ist die ausreichend lange Behandlung mit Salben oder Lösung. Meist bessern sich die sichtbaren Symptome nach ein paar Tagen. Die Patienten – aber auch Pflegende – sind dann häufig versucht, die Behandlung nicht wie vom Arzt verordnet weiterzuführen. Dies setzt jedoch meist einen Teufelskreis in Gang. Die nur unzureichend behandelte Mykose flammt bereits nach kurzer Zeit wieder auf und verschlimmert sich. Schnell kann daraus ein chronischer Zustand mit Phasen von Behandlung, kurzzeitiger Besserung und erneuter Infektion entstehen. Daher muss unbedingt die vorgegebene Behandlungszeit der lokalen Anwendung eingehalten werden.

Antimykotika
Band 4, D 9.5

1.4.1 Genitalpilz

Der Genitalpilz kann neben einem starken Juckreiz auch Brennen und Schmerzen beim Wasserlassen verursachen. Diese Beschwerden führen die betroffenen Frauen in der Regel zum Frauenarzt. Die Haut an den äußeren Genitalien ist rot und geschwollen. Typisch ist auch ein unangenehm riechender **Ausfluss**. Auch Männer können von einem Genitalpilz betroffen sein. Bei ihnen sind Vorhaut und Eichel mit einem weißlichen Belag überzogen. Übertragen wird ein Genitalpilz hauptsächlich durch ungeschützten Geschlechtsverkehr. Eine Ansteckung durch die Benutzung öffentlicher Toiletten ist ebenfalls nicht ausgeschlossen. Zusätzlich können bereits bestehende Haut- oder Nagelpilzinfektionen durch **Schmierinfektion** im Genitalbereich ausbrechen. Das Tragen von synthetischer Unterwäsche kann das Wachstum von Pilzen im Genitalbereich fördern, da sie die Körperwärme und die Körperfeuchtigkeit weniger gut weiterleiten als Unterwäsche aus Naturfasern.

Therapie

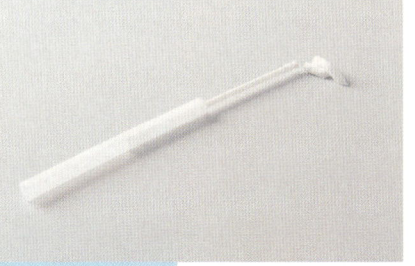

Applikator

Sämtliche Faktoren, die das Pilzwachstum begünstigen, müssen ausgeschaltet werden. Zur direkten äußerlichen Behandlung werden **Antimykotika**, in Form von Salben oder Cremes, direkt auf die Haut aufgetragen. Häufiger werden vaginale Infektionen mit vaginalen Zäpfchen oder in schweren Fällen mit Tabletten behandelt. Zum Einführen der Vaginalzäpfchen oder -salben wird oft ein sogenannter **Applikator** verwendet, der das Einführen erleichtert.

Die betroffenen Patienten werden durch die Pflegenden über bestimmte Regeln der Körperhygiene informiert. Dies soll stets einfühlsam und der Situation angemessen geschehen.

Liegt ein Genitalpilz vor, sollte möglichst auf Seifen oder Waschlotion verzichtet werden, da sie zu heftigem Brennen auf der infizierten Haut führen können. Meist stellt sich jedoch mit Wasser ein nur unzureichendes Sauberkeitsgefühl ein, sodass die Betroffenen eine individuelle Lösung anstreben. Um eine Sekundärinfektion mit **Kolibakterien** zu vermeiden, sollte wie sonst üblich die Waschrichtung von vorne nach hinten (von Vagina zum Anus) gewählt werden. Benutzte Waschutensilien (Waschlappen und Handtuch) sollten nur einmal zur Anwendung kommen. Hier empfiehlt sich die Verwendung von weichem Einmalmaterial.

> Bei Genitalmykosen ist unbedingt eine Partnerbehandlung erforderlich, um einem „Pingpongeffekt", also zahlreiche Re-Infektionen durch den Geschlechtsverkehr, vorzubeugen. Die betroffenen Patienten sind einfühlsam nach dem Partner zu befragen. Die Partnerbehandlung wird als Empfehlung mit der nötigen Dringlichkeit ausgesprochen. Dass sich der Partner/die Partnerin behandeln lässt, ist jedoch nicht verpflichtend. Im pflegerischen Gespräch sollten daher die Zusammenhänge und die möglichen Folgen verständlich und wertschätzend aufgezeigt werden.

1.4.2 Nagelpilz (Onychomykose)

Eine Pilzinfektion der Nägel ist häufiger, als man gemeinhin annimmt. Ca. 20 – 30 % der Personen über 40 Jahre leiden an einem oder mehreren Nägeln an einer Pilzinfektion. Zu den begünstigenden Faktoren zählen die gleichen, die eine Infektion der Zehenzwischenräume (Fußpilz) verursachen. Meist geht der Nagelinfektion eine Infektion der Zehen voraus.

Häufig bemerken Pflegende die Veränderung der Haut oder der Nägel im Rahmen einer unterstützenden Körperpflege, beim Duschen oder Baden des Patienten oder Bewohners. Der Patient sollte befragt werden, ob er die Veränderung bemerkt hat und wie lange sie bereits besteht.

Meist verläuft die Nagelinfektion nach dem gleichen Schema:

- langsamer Beginn, vom Nagelrand ausgehend
- weißlich-gelbliche Verfärbung an der betroffenen Nagelstelle
- Nägel werden porös, brüchig, reißen leicht ein und verdicken

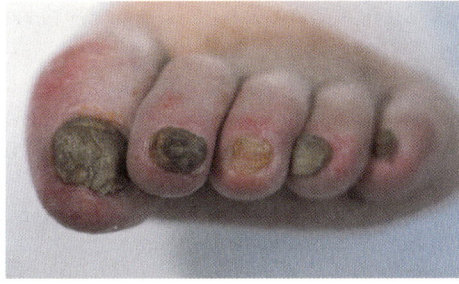

Nagelmykose

In der Regel ist zunächst nur ein Nagel betroffen. Wird dies nicht behandelt, breitet sich die Infektion weiter aus und zieht die nahe gelegenen Nägel ebenfalls in Mitleidenschaft.

Die **Therapie** der Nagelmykose gestaltet sich sehr langwierig und schwierig. Der betroffene Patient, die Pflegenden und der Arzt müssen viel Geduld mitbringen.

Zunächst kann eine **lokale Behandlung** versucht werden, dies vor allem dann, wenn nur Teile des Nagels oder einzelne Nägel betroffen sind. Zur Anwendung kommen vor allem antimykotische Lacke, die auf den befallenen Nagel aufgebracht werden. Um ein gutes Durchdringen der Nägel sowie eine gute Haftung des Lacks sicherzustellen, wird der Nagel regelmäßig mit einer Pfeile angeraut. Ein weiterer Effekt ist, dass der Nagel so weniger dick ist. In der Regel wird eine lokale Behandlung über sechs Monate und länger nötig.

Sind mehr als drei Nägel betroffen oder ist die Nagelmatrix ebenfalls infiziert (auch der nachwachsende Nagel ist bereits pilzartig verändert), wird in der Regel **systemisch** (mit oralen Antimykotika) behandelt. Diese Medikamente sind aggressiv und zeigen meist einen guten Erfolg. Leider sind sie mit Nebenwirkungen verbunden. Diese können von einer milden Übelkeit bis hin zu Blutbildveränderungen reichen. Im Rahmen einer oralen **Antimykotikatherapie** sollte daher in gewissen Abständen eine Kontrolle der Blutwerte erfolgen.

Antimykotika
Band 4, D 9.5

> Man kann sich beim Feilen von infizierten Nägeln durch den eigenen Nagelstaub erneut infizieren. Deshalb ist es wichtig, Haut und Nagelfeile nach jedem Gebrauch zu desinfizieren und eine eigene, nicht für den allgemeinen Gebrauch bestimmte Feile zu verwenden. Schuhe sollten regelmäßig, besonders in den Sommermonaten, desinfiziert werden. Strümpfe, Handtücher, Bettwäsche sollten bei 90 °C gewaschen werden, um so einer erneuten Infektion vorzubeugen.

1.4.3   Soormykosen

Bei bereits vorgeschädigter bzw. sehr trockener Haut können die Pilzerreger sehr viel einfacher in die Epidermis eindringen, als dies bei intakter und gesunder Haut der Fall ist. Vor allem Säuglinge, die mit handelsüblichen Windeln gewickelt werden, haben ein erhöhtes Risiko für die Entstehung von Soormykosen, also die Infektion mit dem Erreger **Candida albicans**.

Die Haut in den Hautfalten der Beine von Säuglingen ist sehr empfindlich, besonders wenn sich im Windelbereich Wärme und Feuchtigkeit stauen. Es kommt zu Rötung, Schwellung, Bläschen- und Pustelbildung bis hin zu offenen Hautstellen und Krusten. Von hier aus kann sich die Pilzinfektion schnell über den ganzen Gesäßbereich ausbreiten.

Säuglinge verfügen noch nicht über ein voll ausgebildetes Immunsystem. Dies bildet sich erst im Laufe der ersten Lebensjahre aus. Säuglinge, aber auch Kleinkinder, sind daher häufig ungeschützt den Erregern ausgesetzt und entwickeln eher eine Infektion als Erwachsene nach einem Angriff der Erreger.

Eine Infektion der Mundschleimhaut und des Windelbereichs **(Soordermatitis)** tritt im Neugeborenen- und Säuglingsalter sehr oft gemeinsam auf, da die Keime die gesamte Schleimhaut des Mundes und des Magen-Darm-Trakts besiedeln und über den Stuhl an die Haut im Anal- und Gesäßbereich gelangen. Die Gefahr einer Soorsepsis **(Kandidasepsis)** ist umso größer, je jünger das Kind ist. Bei Personen mit geschwächtem Immunsystem (z. B. bei einer HIV- oder AIDS-Infektion) können ebenfalls Soorinfektionen der Mundschleimhaut auftreten.

Symptome

Je nachdem, wo sich der Soor manifestiert, zeigen sich unterschiedliche Symptome. Ein Soor der Mundschleimhaut zeigt sich vor allem an den weißen, fest haftenden Belägen. Durch die entzündeten Stellen im Mund klagen die Betroffenen über Schmerzen beim Kauen und Schlucken. Dies vor allem bei sauren Speisen oder Zitrusfrüchten, aber auch beim Trinken von Fruchtsäften wegen der Säure.

Erreger
Band 4, C 1.1

Säuglinge trinken nicht ausreichend während des Stillens oder verweigern aus zunächst unerklärlichen Gründen die Flaschennahrung. Eine sorgfältige Inspektion von Mund, Wangentaschen und Zunge zeigt dann meist die typischen Symptome. Ein Soor im Windelbereich fällt durch eine hochrote, wunde Haut, besonders in den Hautfalten, auf. Die Hautveränderungen gehen meist mit einem weißlichen Schuppenrand einher. In schweren Fällen kommt es zu nässenden Stellen und zur Ausbildung von einzelnen Pusteln **(Satellitenherde)**.

> Bei allen Mykosen besteht die Gefahr der Übertragung durch die Schmierinfektion. Sie muss bei Säuglingen durch das Einhalten von gezielten **Hygienemaßnahmen** verhindert werden. Dazu gehören sterile Sauger, Schnuller, Händedesinfektion und das Tragen von Einmalhandschuhen beim Umgang mit Stuhl. Älteren Kindern sollen die Hygienemaßnahmen kindgerecht erklärt werden. Sie können unter Umständen gemeinsam eingeübt werden.

Therapie

In der Regel kann ein Soor gut lokal behandelt werden. Ein Soor der Mundschleimhaut wird mit der mehrmals täglichen Bepinselung mit einem **Antimykotikum** behandelt. Eine umfangreiche und gründliche Mundpflege ist dabei selbstverständlich. Die Patienten sollen in der Durchführung der Applikation und in den Hygieneregeln der Mundpflege unterwiesen werden. Dies stellt einen wesentlichen Faktor für die erfolgreiche Behandlung dar. Nach dem Bepinseln der Mundschleimhaut und der Zunge sollte zunächst keine Nahrung aufgenommen werden, damit die Lösung lange genug an der Schleimhaut haften kann und so besser wirkt.

Ein Soor im Gesäßbereich bzw. in den Hautfalten – bei Säuglingen meist entlang der Windelbündchen – wird lokal mit antimykotischen Salben, die ausreichend lange aufgetragen werden müssen, behandelt. In vielen Fällen empfiehlt es sich, den Säugling mit **Stoffwindeln** zu wickeln. Baumwollstoffe transportieren besser die Körperwärme und verhindern einen Wärmestau. Obwohl sich diese Methode möglicherweise für die Eltern aufwendiger gestaltet, ist es oft die einzige Möglichkeit, das erneute Auftreten der Beschwerden zu verhindern.

1 Was versteht man unter einer Neurodermitis und wie wird sie behandelt?

2 Wie unterscheiden sich der weiße und der schwarze Hautkrebs in der Entstehung und der Behandlung?

3 Was versteht man unter der ABCDE-Regel?

4 Was versteht man unter einer Psoriasis und welche Arten können auftreten?

5 Welche Veränderungen können Sie bei einer Beteiligung der Nägel im Rahmen einer Psoriasis-Erkrankung beobachten?

6 Unter welchen gesellschaftlichen und sozialen Problemen können Patienten mit einer Psoriasis leiden?

7 Was versteht man unter einer Mykose und welche Arten können auftreten?

8 Welche Faktoren begünstigen die Entstehung einer Soormykose bei erwachsenen Personen?

9 Von welcher Hautveränderung muss eine Pilzinfektion in der Leiste oder unter der Brust abgegrenzt werden?

1 Üben Sie im Rollenspiel die Situation „Unterstützung bei der Körperpflege" und integrieren Sie dort die sorgfältige Beobachtung der Haut. Achten Sie dabei besonders auf den Schutz der Intimsphäre. Besprechen Sie anschließend Ihr Vorgehen in der Gruppe.

2 Recherchieren Sie im Internet Informationsmaterial zum Thema „Hautkrebs". Beurteilen Sie das erhaltene Material auf seine Verständlichkeit und die mögliche Anwendung in der Praxis.

3 Erstellen Sie eine Pflegeplanung für eine erwachsene Patientin, die nach einer Chemotherapie eine Soorinfektion im Mund entwickelt hat. Formulieren Sie Pflegeprobleme, Pflegeziele und Pflegemaßnahmen.

Altmeyer, Peter / Reich, Stefanie: Hautkrebs – Das unterschätzte Risiko. Kohlhammer Verlag, Stuttgart 2006

Grevers, Gerhard / Haufschild, Timo / Polte, Michael: Hals-Nasen-Ohrenheilkunde, Augenheilkunde, Dermatologie. 3. Auflage. Elsevier Verlag, München 2006

www.derma.de Webseite der Deutschen Gesellschaft für Dermatologie mit Informationen für Fachpersonen und Patienten

www.krebsgesellschaft.de Webseite der Deutschen Krebsgesellschaft mit vielen nützlichen Informationen

www.neurodermitis-bund.de Webseite des Deutschen Neurodermitis Bundes mit Sitz in Hamburg

2 Therapeutische Körperwaschung

Olga ist nach zwei Wochen in der Pflegeschule wieder auf der Station im Pflegeheim Gutleben eingesetzt. An diesem Morgen ist sie für die Pflege von Christa Harms zuständig. Die 86-jährige Frau lebt schon lange im Heim. Vor zwei Jahren hat sie einen Schlaganfall erlitten und seither ist ihr Allgemeinzustand deutlich reduziert. An diesem Morgen ist Frau Harms besonders müde und zu nichts zu motivieren. „Vielleicht

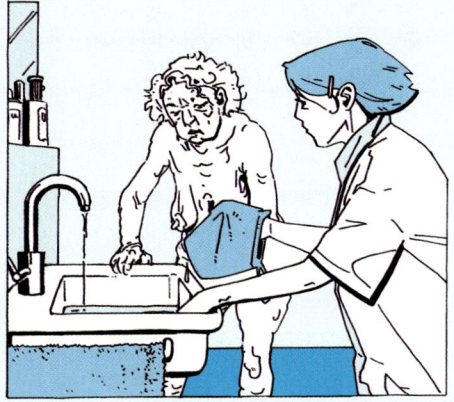

kann ich bei Frau Harms ja mal eine anregende Körperwaschung durchführen", denkt Olga bei sich. Im zurückliegenden Schulblock haben sich die Lernenden mit den besonderen Arten der Körperwaschung auseinandergesetzt und Olga war sehr beeindruckt von den vielen Möglichkeiten. Olga richtet sich alle benötigten Materialien und führt in Ruhe die Körperpflege durch. Nach der Intimpflege im Bett mobilisiert Olga Christa Harms ans Waschbecken und führt dort die Körperpflege fort. Als Olga die Bewohnerin anschließend an den Tisch begleitet, um dort das Frühstück einzunehmen, hat Olga den Eindruck, dass Frau Harms wacher und aufmerksamer wirkt. Olga freut sich über ihren Erfolg und beschließt, am Nachmittag ihren Freunden davon zu erzählen.

1 Was halten Sie davon, eine Körperwaschung therapeutisch einzusetzen? Diskutieren Sie in der Gruppe.

2 Wie wirkt wohl die Waschung, die Olga in der Lernsituation angewendet hat? Stellen Sie Vermutungen an.

Die Körperpflege ist eine Aktivität des täglichen Lebens, die dazu beiträgt, dass der Mensch sich sauber, gepflegt und frisch fühlt. Die Körperpflege wird morgens nach dem Schlafen durchgeführt, manchmal auch abends oder bei Bedarf.

Im folgenden Abschnitt werden Formen der Körperpflege beschrieben, die dieses Ziel nicht primär haben, sie verfolgen vielmehr ein therapeutisches Ziel. Der **„Wohlfühl-Aspekt"** steht dabei an erster Stelle. Dies wird vielleicht besonders dadurch deutlich, dass bei einigen therapeutischen Formen der Körperpflege keine Intimpflege durchgeführt wird.

Die therapeutische Körperpflege zeigt, welches fachpflegerische Potenzial in einer körperpflegerischen Verrichtung steckt. Einige Formen der therapeutischen Körperpflege gehen auf das Konzept der **Basalen Stimulation®** zurück.

Basale
Stimulation
Band 2, C 3.2

Ein entscheidender Faktor für die Wirkung einer therapeutischen Körperpflege, besonders bei der belebenden, entspannenden und stimulierenden Körperpflege nach Bobath, ist, dass der Patient das Angebot immer wieder und in der gleichen Form erfährt. Nur so kann er sich darauf einstellen und die Therapieziele können erreicht werden.

Die therapeutische Körperpflege wird hier als **Ganzkörperwaschung** im Bett beschrieben. Zum Teil ist es auch möglich, die Waschung am Waschbecken durchzuführen. Bei einer therapeutischen Waschung ist zu beachten, dass sie meistens länger dauert als eine normale Körperpflege, nämlich ca. 30–40 Minuten. Der erhöhte Zeitaufwand relativiert sich aber im Verlauf der weiteren Pflege.

Die therapeutische Waschung wird nicht mit anderen Pflegeverrichtungen, z. B. einem Verbandwechsel, verbunden. Die Waschung sollte von nur einer Pflegeperson durchgeführt werden, damit der Patient nur eine Berührungsqualität erfährt und sich daran gewöhnen kann. Zum Drehen des Patienten kann eine zweite Pflegeperson geholt werden.

Körper-
behaarung
Band 2, D 2.4.2

Bei einigen Formen der therapeutischen Waschung wird die **Haarwuchsrichtung** beachtet, weil dadurch der Patient besonders stimuliert werden kann.

Jedes Haar ist mit einem Nerv verbunden, so spüren wir z. B. einen Windzug. Bereits im Mutterleib werden die Körperhaare des Fetus vom Fruchtwasser umspült und in Bewegung gesetzt. Dadurch wird ein Impuls ausgelöst, der über sensorische Nervenbahnen zum Gehirn weitergeleitet wird und so die Körperwahrnehmung ermöglicht. Durch die Wahrnehmung können Körpergrenzen erfahren werden und ein zusammenhängendes Bild vom Körper kann im Gehirn entstehen. Nach der Geburt bleibt diese Wahrnehmung erhalten, wenn auch die Berührungsqualität eine andere wird (kein Fruchtwasser mehr, sondern Hände). Trotzdem empfindet der Mensch eine Berührung in Körperhaarwuchsrichtung als angenehm und entspannend; ein Streichen gegen die Haarwuchsrichtung ist nicht unangenehm, wirkt aber eher anregend.

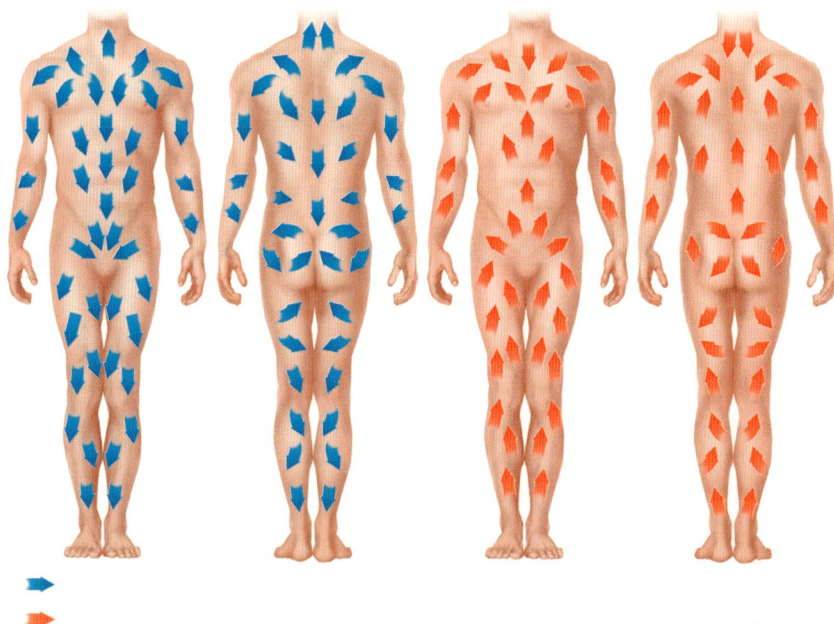

Waschung mit (blau) der und gegen (rot)
die Haarwuchsrichtung

Möchte man eine **belebende Körperwaschung** durchführen, wäscht man also entgegen der Haarwuchsrichtung und bei einer beruhigenden Körperwaschung mit der Haarwuchsrichtung.

Haut
Band 2, D 1.2

Die Haare gehören zur Haut, die das größte Organ des Körpers und das Bindeglied zwischen Körper und Umwelt darstellt. Über die Haut werden Reize aufgenommen und Körperreaktionen sichtbar (z. B. Erröten). Die Reize werden durch verschiedene Rezeptoren in der Haut aufgenommen und über sensorische Nervenbahnen zum Gehirn weitergeleitet.

Drucksensoren in der Haut nehmen z. B. Berührungen auf. Dabei stellt die Berührung durch eine fremde Hand einen stärkeren Reiz dar als die Berührung durch die eigene Hand. Der Reiz kann als angenehm, aber auch als unangenehm empfunden werden.

Thermorezeptoren in der Haut nehmen Kälte und Wärme auf. Ein warmes Empfinden führt im Allgemeinen zur Entspannung des Körpers, ein kaltes Empfinden führt dagegen zur Anspannung. Bei der Körperpflege wird dieses Empfinden durch das Waschwasser ausgelöst. Bei ca. 37 – 38 °C wird eine entspannende Reaktion ausgelöst, kühleres Waschwasser führt zur Anspannung.

Möchte man ein entspannendes Gefühl hervorrufen, muss besonders bei lang andauernden Waschungen darauf geachtet werden, dass das Wasser immer die richtige Temperatur hat. Dies ist besonders beim Rücken zu beachten, da er eine sehr empfindliche Region des Körpers ist. Wenn der Rücken mit bereits ausgekühltem Wasser gewaschen wird, kommt es zu einer starken Anspannung des Körpers. Eine Ausnahme gibt es bei Menschen mit niedrigen systolischen Blutdruckwerten von unter 100 mmHg. In diesem Fall sollte etwas kühleres Wasser (34 – 35 °C) verwendet werden.

2.1 Material zur Körperwaschung

Durch verschiedene Materialien kann die **Berührung** verstärkt werden – ein Aspekt, der zum Teil bereits im Alltag Anwendung findet, z. B. durch einen Massagehandschuh oder eine Handbürste. Bürsten führen leicht zu Mikroverletzungen der Haut, daher sollten sie nur sehr bedingt eingesetzt werden. Waschhandschuhe rutschen oft leicht von der Hand und verändern so die Wahrnehmung. Daher hat sich eine Frotteesocke als Waschlappen im Pflegealltag bewährt. Patienten mit Wahrnehmungseinschränkungen (z. B. bei blinden Menschen) sollte man zunächst die Möglichkeit geben, das Material zu ertasten und zu erspüren.

Daneben werden die normalen Waschutensilien benötigt. Bei verschiedenen Waschungen werden Zusätze verwendet, sodass auf die patienteneigenen Seifen oder Duschmittel verzichtet werden soll, um die Wirkung nicht zu schmälern. Durch die gezielte Verwendung kann bei der Pflege eine therapeutische Wirkung erzielt werden.

2.2 Durchführung der therapeutischen Waschung

Vor der Durchführung der therapeutischen Körperwaschung werden die Kolleginnen über die Maßnahme informiert, damit sie nicht störend das Zimmer betreten. Zusätzlich ist es sinnvoll, einen Zettel an der Zimmertür anzubringen, damit auch

Initialberührung
Band 2, C 3.1

andere die Intervention nicht stören. Zur Begrüßung kann es nützlich sein, zusätzlich zur verbalen Begrüßung Hautkontakt mit deutlichem Druck (nicht zu flüchtig) aufzunehmen, z. B. durch das Ergreifen der Hand des Patienten oder eine Berührung an der Schulter **(Initialberührung)**.

Anschließend wird der Patient informiert, egal in welchem Bewusstseinszustand er sich befindet. Nur so kann der Patient oder die Bewohnerin sich darauf einstellen. Während der therapeutischen Körperwaschung wird wenig oder gar nicht gesprochen, damit der Patient sich auf seine Wahrnehmungen konzentrieren kann. Wenn möglich sollte die Intimsphäre mit einem Sichtschutz gewahrt werden. Die Waschung wird von einer Person durchgeführt. Nur wenn nötig, z. B. für den Positionswechsel oder zum Beziehen des Betts, wird Hilfe angefordert. Das bedeutet auch, dass die Pflegeperson ihre Handlung so gut vorbereiten muss, dass sie sie nicht unterbrechen muss. Wann immer möglich, sollte der Patient die Möglichkeit erhalten, Wassertemperatur, Waschmaterialien und anderes selbst zu erspüren.

Für viele Menschen spielen die verwendeten Substanzen eine entscheidende Rolle, um sich wohlzufühlen; besonders der Geruch der Seife oder des Duschgels. Aus diesen alltäglichen Erkenntnissen lassen sich bereits zwei therapeutische Aspekte der Körperwaschung ableiten: die gezielte Verwendung von Düften (z. B. Aromatherapie) und die Verwendung von Substanzen, die die physiologischen Hauteigenschaften unterstützen bzw. wiederherstellen.

2.2.1 Basische Körperwaschung

Haut
Band 2, D 1.2

Die Haut hat einen physiologischen **Säureschutzmantel (pH-Wert 5,5)**, um sich vor krank machenden Bakterien und Pilzen zu schützen.

Nach dem Waschen mit alkalischer Seife reguliert die gesunde Haut ihren pH-Wert wieder auf diesen Wert. Dieser Vorgang dauert etwa 30 Minuten. Neben der Körperpflege kann auch die Ernährung den Säureschutzmantel verändern. Durch die Lebens- und Ernährungsgewohnheiten kommt es bei vielen Menschen zu einer Übersäuerung des Bindegewebes.

Hier setzt das Konzept der basischen Körperwaschung an. Das Konzept basiert auf der Idee, über die Haut ausgeschiedene saure Stoffwechselprodukte zu neutralisieren und somit die Haut von **Stoffwechselschlacken** zu befreien. Das Konzept ist nicht unumstritten. Befürworter sind der Meinung, dass eine kurzfristige, therapeutische Anwendung etwa im Rahmen eines Basenbades oder einer basischen Ganzkörperpackung sinnvoll ist. Bei einer durchschnittlichen Einwirkungsdauer von 30 Minuten und längeren Zeitabschnitten zwischen den Anwendungen kann man davon ausgehen, dass bei dieser Maßnahme Stoffwechselschlacken mobilisiert und teilweise ausgeleitet bzw. neutralisiert werden. Im Anschluss an solche Behandlungen sollte der hauteigene pH-Wert von ca. 5,5 mittels hautneutraler Pflegemittel wiederhergestellt werden.

2.2.2   Belebende Körperwaschung

Das primäre Ziel dieser Körperwaschung ist die Belebung, Vitalisierung oder Anregung des Menschen. Deshalb ist es sinnvoll, diese Form der Körperwaschung eher am Morgen durchzuführen, aber selbstverständlich sind auch andere Tageszeiten möglich.

Die **Indikation** für diese Form der Körperpflege stellt sich bei Personen, die

♦ auffallend schläfrig,

♦ inaktiv,

♦ hypoton,

♦ somnolent,

♦ bewusstlos sind oder

♦ eine depressive Stimmungslage zeigen.

Nicht erfolgen sollte sie bei Patienten, die desorientiert und unruhig sind.

Durchführung

Die Wassertemperatur sollte ca. 10 °C unter Körpertemperatur liegen (23 – 28 °C, je nach Wunsch des Patienten). Eine niedrigere Wassertemperatur fördert die Aufmerksamkeit des Patienten. Des Weiteren sollte ein Waschhandschuh gewählt werden, der an der Oberfläche eher rau ist. Der Waschlappen sollte tropfnass sein. Eine Waschlotion wird nur verwendet, wenn der Patient es ausdrücklich wünscht. Die Hände werden ruhig, langsam und mit deutlichem Druck geführt. Die Waschung erfolgt immer **gegen** die Haarwuchsrichtung. Die Waschung beginnt am Körperstamm, dann Arme und Beine (von distal nach proximal), dabei werden Hände und Füße deutlich betont und eventuell direkt in das Wasser getaucht. Das Abtrocknen erfolgt **gegen** die Haarwuchsrichtung mit einem rauen Handtuch.

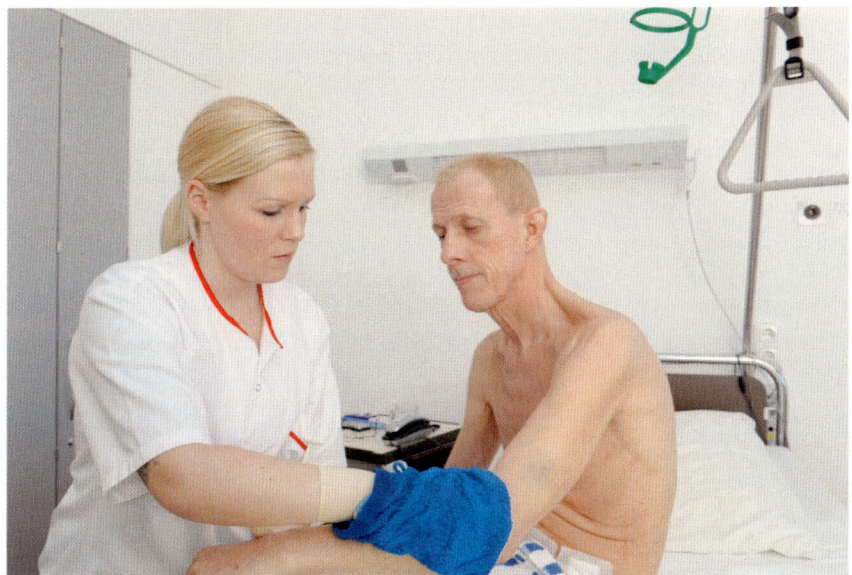

Belebende Körperwaschung

2.2.3   Entspannende Körperwaschung

Das primäre Ziel dieser Körperwaschung ist die **Entspannung** und **Beruhigung** des Menschen. Deshalb ist es sinnvoll, diese Form der Körperwaschung am Abend durchzuführen, aber selbstverständlich sind auch andere Tageszeiten möglich. Weitere **Ziele** sind:

♦ Senkung der Herzfrequenz

♦ Reduzierung des Muskeltonus

♦ Senkung des Blutdrucks

♦ Bewusstmachen des Körperbilds

♦ Lösen der Angstzustände

Die Indikation für diese Form der Körperwaschung stellt sich bei Patienten mit folgenden Gesundheitsproblemen:

♦ auffallende Unruhe (Hyperaktivität)

♦ Ängstlichkeit

♦ Einschlafstörungen

♦ Schmerzzustände

♦ erhöhter Muskeltonus

♦ Verlust des Körperbilds

Durchführung

Das Zimmer sollte eine angenehme Atmosphäre (Geruch) und Wärme haben. Die Wassertemperatur sollte höher als die Körpertemperatur und für den Patienten oder die Bewohnerin angenehm sein (36 – 40 °C). Die konstant hohe Wassertemperatur muss beachtet werden (eventuell warmes Wasser nachgießen). Waschzusätze können nach Wünschen des Patienten verwendet werden. Sie sollten pH-neutral sein. Es kann auch mit reinem Wasser gewaschen werden. Der Waschlappen sollte gut ausgewrungen und angenehm weich sein. Jeder Waschvorgang wird zwei- bis dreimal wiederholt. Die Waschung erfolgt in Haarwuchsrichtung. Der Körper wird beim Waschen nachmodelliert. Die Waschung erfolgt langsam, in ruhiger Atmosphäre. Die Berührungen werden mit spürbarem Druck ausgeführt. Oberflächliche leichte Berührungen würden ein Abwehrverhalten auslösen und sollten vermieden werden. Die Waschung beginnt an den Schultern und Armen. Von der Schulter den Arm des Patienten bis zu den Fingern in Haarwuchsrichtung waschen. Das **Gesicht** kann der Patient selbst waschen, es kann auch eine geführte Waschung oder eine komplette Übernahme durch die Pflegeperson erfolgen. Bei der Übernahme werden beide Gesichtshälften gleichzeitig mit zwei Waschlappen von oben nach unten (orale Stimulation) gewaschen. Bei der Waschung des **Brustkorbs** und des Bauchs werden folgende Bereiche bedacht:

♦ vom Schlüsselbein zur Schulter

♦ von der Achsel zur Brust

♦ von der Außenseite des Stamms sternförmig Richtung Nabel

Die **Oberschenkel** werden an der Vorderseite mit beiden Händen von der Darmbeinkante bis zur Kniekehle gewaschen. Ab dem Knie wird das ganze Bein umfasst und in Richtung des Fußes bis zu den Zehen gewaschen (von proximal nach distal). Der Patient kann sich jetzt selbstständig auf die Seite legen oder wird von

Körperpflege
durchführen
Band 2, D 3

den Pflegenden gedreht. Der **Rücken** wird symmetrisch von der Außenseite des Stamms in Richtung zur Wirbelsäule, vom Schulterbereich zum Lendenwirbelbereich gewaschen. Zum Schluss werden die Rückseiten der Oberschenkel von der Kniekehle zum Analbereich gewaschen (von distal nach proximal). Der Anal- und Genitalbereich wird bei der beruhigenden Körperwaschung nicht gewaschen. Das **Abtrocknen** erfolgt nach jeder Waschung einer Körperregion, damit der Patient nicht friert. Dabei wird die jeweilige Region nur in Wachstumsrichtung der Körperhaare zwei- bis dreimal langsam – mit dem gleichen Druck wie bei der Waschung – mit einem weichen Handtuch oder Badetuch abgetrocknet. Die Waschung kann auch als Teilwaschung durchgeführt werden.

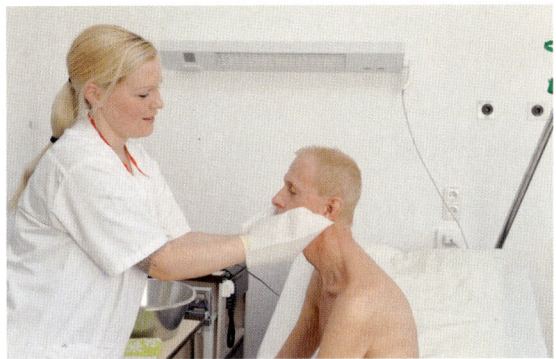

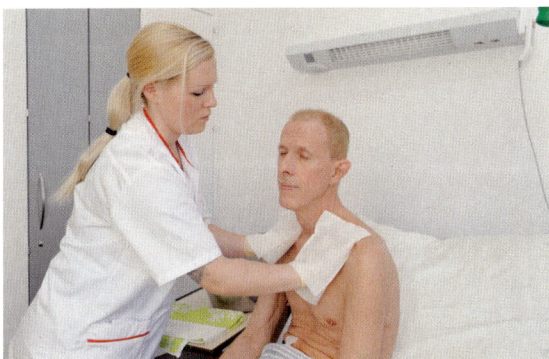

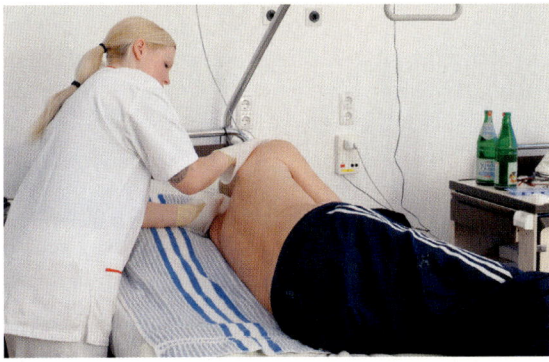

Entspannende Körperwaschung

2.2.4   Geruchsreduzierende Körperwaschung

Die **Indikation** zu dieser Form der Körperwaschung stellt sich bei Menschen, die unter einem starkem Körpergeruch leiden. Somit ähnelt sie der normal täglich durchgeführten Körperwaschung. Das Therapeutische dieser Waschung ist, dass spezielle Mittel verwendet werden, die den Körpergeruch behandeln, aber nicht überdecken.

Die Indikation für diese Form der Körperwaschung kann sich bei Patienten mit folgenden Gesundheitsproblemen stellen:

♦ starkes Schwitzen

♦ Stoffwechselerkrankungen

♦ Lebererkrankungen

♦ Nierenerkrankungen

♦ Krebserkrankungen

♦ sterbende Menschen

♦ bei Einnahme von Medikamenten, die den Körpergeruch verändern

Zur **Durchführung** wird ein Waschwasser aus drei Esslöffeln Essig, z. B. Apfelessig, (keine Essigessenz) und vier bis fünf Litern Wasser hergestellt. Die Wassertemperatur sollte unterhalb der Körpertemperatur liegen. Die Form der Waschung ist eine beruhigende Wäsche. Der Anal- und Genitalbereich wird nicht gewaschen. Beim Abtrocknen wird die Haut nur trocken getupft. Nach der Körperpflege wird die Hautpflege mit einer Wasser-in-Öl-Emulsion durchgeführt.

2.2.5   Schweißreduzierende Körperwaschung

Die **Indikation** zu dieser Form der Körperwaschung stellt sich bei Menschen, die unter vermehrter Schweißabsonderung leiden. Auch diese Form der Körperwaschung ähnelt der normalen Körperwaschung und verfolgt das Ziel, sich frisch und wohlzufühlen. Das Therapeutische dieser Körperwaschung ist, dass spezielle Mittel verwendet werden, die die vermehrte Schweißabsonderung behandeln und nicht nur möglichen Körpergeruch, der dadurch entsteht, überdecken.

Zur **Durchführung** wird ein Waschwasser aus einem Liter Salbeitee und vier Litern Wasser hergestellt. Die Wassertemperatur liegt unterhalb der Körpertemperatur. Die Form der Waschung ist eine beruhigende Wäsche. Der Anal- und Genitalbereich wird nicht gewaschen. Beim Abtrocknen wird die Haut nur trocken getupft. Nach der Körperwaschung erfolgt keine Hautpflege. Da Salbei viel Gerbsäure enthält, kann man diese Waschung auch bei infektionsgefährdeten Patienten durchführen. Salbei trocknet die Haut eher aus. Daher sollte diese Art der Waschung nicht zu häufig durchgeführt werden.

2.2.6   Fiebersenkende Körperwaschung

Die **Indikation** zu dieser Form der Körperwaschung ist eindeutig. Auch diese therapeutische Körperwaschung ähnelt einer normalen Körperwaschung bei Fieber, wenn der Patient erfrischt werden soll. Das Besondere an der fiebersenkenden Körperwaschung ist der Waschzusatz.

Zur **Durchführung** wird ein Waschwasser aus einem Liter Pfefferminztee und vier Litern Wasser hergestellt. Die Wassertemperatur liegt 5 °C unter der Körpertemperatur. Die Form der Waschung ist eine beruhigende Wäsche. Der Anal- und Genitalbereich wird nicht gewaschen. Das Besondere ist auch, dass der Patient nicht abgetrocknet wird, weil durch die Verdunstung des Wassers auf der Haut die ätherischen Öle der Minze einen besseren kühlenden Effekt (Prinzip der Verdunstungskälte) bewirken können.

2.2.7 Stimulierende Körperwaschung nach Bobath

Bobath
Band 2, F 2.2
Schlaganfall
Band 3, H 2.4

Diese Form der Körperwaschung wird bei Menschen durchgeführt, die aufgrund eines Schlaganfalls eine Halbseitenlähmung erlitten haben. Das primäre Ziel dieser Körperwaschung ist, die **Körperwahrnehmung** des Patienten anzuregen. Theoretische Grundlage dieser Form der Körperwaschung ist, dass die Nerven nicht genau in der medialen Körpermitte enden, sondern dass die Nervenenden der rechten Körperhälfte in die linke, die der linken Körperhälfte in die rechte fortlaufen. Durch die Form der Waschung von der nicht betroffenen Seite zur betroffenen Seite des Körpers sollen Nerven stimuliert werden, die in die betroffene Seite hineinragen und dadurch der Spastik entgegenwirken und eventuell die Wahrnehmung revitalisieren.

Durchführung

Die Pflegende stellt sich an die betroffene Körperseite und beginnt an der nicht betroffenen Körperseite, wäscht dann mit sanftem Druck zur taktilen Stimulation zur betroffenen Seite. Der Berührungsdruck sollte intensiv wahrnehmbar sein, etwa in der Mitte wird der Druck verstärkt. Die Waschbewegungen sollten langsam erfolgen. Man beginnt im **Gesicht**. Gerade weil der Patient nicht jede Berührung wahrnimmt, ist es wichtig, dass die Pflegende ihn ständig informiert, welche Körperregion sie jetzt wäscht. Soweit möglich, sollte der Patient diese Bewegungen selbst durchführen (mit der gesunden Hand die betroffene Seite, z. B. den Oberkörper, waschen), wenn das nicht möglich ist, führt die Pflegende die Hand des Patienten. In der gleichen Weise werden Rücken und Beine gewaschen.

Stimulierende Körperwaschung nach Bobath

?

1 Welche Arten der therapeutischen Waschung kennen Sie?
  Nennen Sie mindestens drei.

2 Wie kann durch eine therapeutische Waschung eine anregende
  bzw. entspannende Wirkung erzielt werden?

3 Wie unterscheidet sich die normale Körperwaschung von der
  geruchsreduzierenden Waschung?

4 Nach welchem Prinzip funktioniert die fiebersenkende Waschung?

5 Welche Ziele verfolgt die stimulierende Körperwaschung nach Bobath?

1 Skizzieren Sie zu einer therapeutischen Waschung Ihrer Wahl ein Informationsgespräch zwischen Pflegeperson und Patient oder Bewohnerin. Auf welche
  Aspekte achten Sie dabei besonders? Begründen Sie Ihre Aussagen und diskutieren Sie in der Gruppe.

2 Führen Sie eine beruhigende und eine belebende Waschung bei einer Mitschülerin, einem Mitschüler durch und tauschen Sie sich über die Erfahrungen aus,
  die Sie als zu Pflegender, als zu Pflegende gemacht haben. Überlegen Sie dabei
  insbesondere, welche Konsequenzen Sie für den Umgang mit Patienten und
  Bewohnern daraus ziehen.

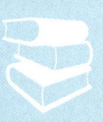

Bährle-Rapp, Marina: Springer Lexikon Kosmetik und Körperpflege. Springer Verlag, Berlin
  2007

Nydahl, Peter / Bartoszek, Gabriele: Basale Stimulation: Neue Wege in der Pflege Schwerst-
  kranker. Elsevier Verlag, München 2008

www www.basale-stimulation.de Webseite des internationalen Fördervereins zur Basalen Stimulation mit vielen Informationen rund um das Thema

Menschen bei der Ausscheidung unterstützen

Patienten mit Krankheiten des Ausscheidungssystems pflegen und begleiten

E

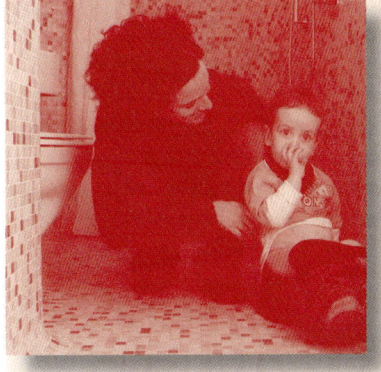

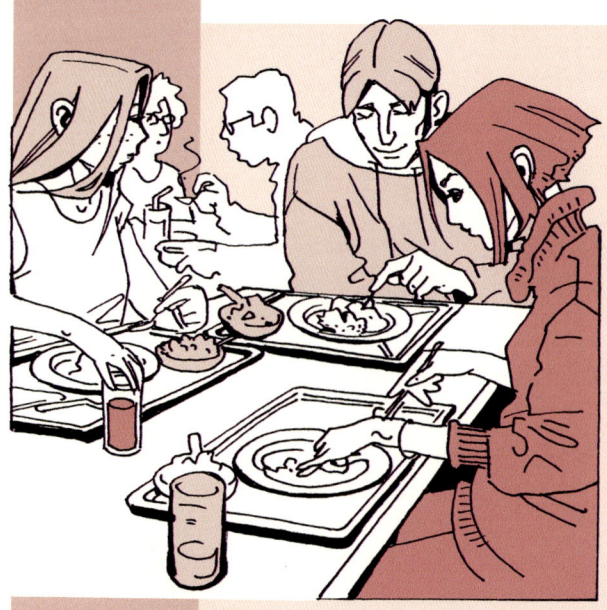

Pia, Olga und Tim treffen sich vor der Schule. An diesem Tag soll eine umfassende Klausur zum Thema Ausscheidungen geschrieben werden. Alle drei sind ziemlich nervös. Tim sucht schon zum dritten Mal an diesem Morgen die Toilette auf. „Man könnte meinen, du hast Probleme mit der Harnausscheidung", bringt Pia lächelnd hervor. „Sehr witzig", entgegnet darauf Tim gereizt. Nach der Klausur treffen sich Pia, Tim und Olga und essen zusammen zu Mittag. „Schon beeindruckend, wie viel wir als Pflegende zum Thema Ausscheidung wissen müssen. Findet ihr nicht?" „Also ich bin ganz froh, dass wir uns mit diesem Thema so umfassend im Unterricht befasst haben", entgegnet Olga auf Tims Bemerkung. „Ich betreue im Seniorenheim häufig ältere Menschen, die ganz unterschiedliche Pflegeprobleme im Zusammenhang mit der Ausscheidung haben. Eine Frau beispielsweise klagt immer über heftigen Juckreiz. Aber auf der Haut habe ich immer nichts Auffälliges gesehen. Jetzt weiß ich, dass sie das hat, weil ihre Nieren nicht mehr richtig arbeiten. Solche Zusammenhänge finde ich immer spannend und auch wichtig für unsere Arbeit."

Pia schaut schon die ganze Zeit ganz nachdenklich auf ihren Teller. „Wisst ihr, auf unserer Station ist gerade der dreijährige Lewis. Der muss ständig ins Krankenhaus. Er hat eine angeborene Darmkrankheit und wird zu Hause von seiner Mutter und einer Pflegenden eines ambulanten Kinderpflegedienstes versorgt. Die Mutter macht das bestimmt sehr gut. Aber immer wieder kommt er mit Infekten oder anderen Komplikationen in die Klinik. Stellt euch mal so ein Leben vor." Jetzt wird auch Tim zunehmend still. „Ja, ich glaube, ich weiß, was du meinst. Gestern habe ich eine junge Patientin in den OP gebracht. Auf dem Weg dorthin wusste ich gar nicht, was ich mit ihr reden soll. Wir beide wussten nämlich, dass sie nach der Operation einen künstlichen Darmausgang haben wird. Und das möglicherweise für den Rest ihres Lebens."

1   Wie sieht die Lebenssituation von Menschen mit Gesundheitsproblemen der Ausscheidung wohl aus? Stellen Sie Vermutungen an.

2   Wie können Pflegende Menschen mit Gesundheitsproblemen der Ausscheidung fachkompetent unterstützen und was steht dabei wohl im Vordergrund? Diskutieren Sie in der Gruppe.

1 Pflege bei Erkrankungen der Niere und der harnableitenden Organe

Tim arbeitet auf der medizinischen Station im Klinikum Gutleben. Am Vormittag übernimmt er gemeinsam mit der Praxisanleiterin Ina Thomsen die Pflege der 72-jährigen Linn Beck. Frau Beck wurde mit hohem Fieber, reduziertem Allgemeinzustand und starken Schmerzen in der Nierengegend eingeliefert. Die Patientin erhält eine umfassende medikamentöse Therapie, erholt

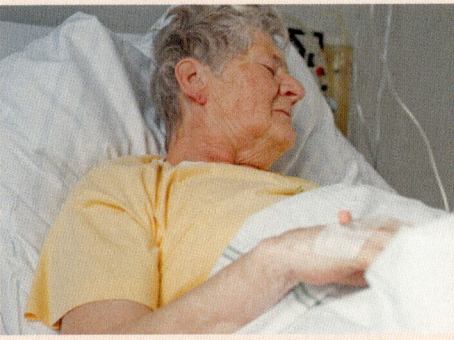

sich aber nur langsam. „Wenn ich gewusst hätte, was eine harmlose Blasenentzündung alles anrichten kann, dann wäre ich bestimmt schon viel früher zum Arzt gegangen. Dabei habe ich immer wieder mal eine Blasenentzündung."

1 Auf welche Bereiche sollte Tim die Pflege ausrichten? Diskutieren Sie in der Gruppe.

2 Welche Informationen sind für Frau Beck besonders wichtig? Stellen Sie Vermutungen an.

1.1 Infektionen

Infektionen der Harnblase und des harnableitenden Systems sind häufig. Ein Harnwegsinfekt kann primär erworben sein oder in Zusammenhang mit einem Blasenkatheter auftreten **(nosokomiale Infektion)**. Im Folgenden werden die Infektionen des Harnsystems anatomisch aufsteigend beschrieben.

1.1.1 Urethritis

Als Urethritis wird die Entzündung der Schleimhaut in der Harnröhre bezeichnet, auch als Harnröhrenentzündung bekannt.

Die unspezifischen Harnröhrenentzündungen sind neben der gonorrhoischen Urethritis selten. Sie werden meist hervorgerufen durch grampositive und gramnegative Bakterien, Mykoplasmen oder Trichomonaden. In seltenen Fällen kann ein Pilzbefall vorliegen. Die häufigste Ursache sind instrumentelle Eingriffe.

Harnableitende Organe
Band 2, E 1.3

Symptome und Behandlung

Symptomatisch treten bei einer Urethritis ein beständiges Jucken und Brennen in der Harnröhre, ein brennender Schmerz beim Wasserlassen und ein Ausfluss aus der Harnröhre auf. Die Diagnostik umfasst die Untersuchung des frisch gelassenen Urins zum Nachweis von Trichomonaden, das Anfertigen von Ausstrichen zum Ausschluss einer Gonorrhö und die kulturelle Untersuchung auf Mykoplasmen. Die Behandlung richtet sich nach den Befunden der Diagnostik und verspricht in der Regel schnelle Besserung.

Urin
Band 4, A 3.2

1.1.2   Zystitis

Als Zystitis wird eine Infektion der Harnblase bezeichnet. Betroffen sind mehr Frauen, was sich durch die anatomische Länge der weiblichen Harnröhre und das dadurch einfachere Eindringen von Keimen erklären lässt. Als chronische Zystitis bezeichnet man eine Blaseninfektion, die länger als zwei Wochen besteht. Ursache einer chronischen Zystitis sind oft Abflussstörungen wie z. B. eine Harnröhrenstenose oder Blasentumoren.

Bei Frauen ist die **Zystitis** die häufigste Infektionskrankheit überhaupt. Bei Männern ist sie seltener, aber komplizierter; gehäuft ab dem 50.–60. Lebensjahr, verursacht durch die dann häufigen Prostatavergrößerungen. Harnwegsinfektionen im Kindes- und Jugendalter können hingegen auf Missbildungen der ableitenden Harnwege hindeuten. Zu den Ursachen zählen:

Krankheits-
erreger
Band 4, C 1.1

- Keimbesiedelung: Bakterien (meist Escherichia coli), Pilze (meist Candida albicans), Parasiten
- iatrogen, z. B. nach Katheterisierung oder Zystoskopie
- prädisponierender Faktor: kurze Urethra bei Frauen und das vulvonale (Bereich der Vulva) Gebiet
- prädisponierendes „Trauma": Geschlechtsverkehr
- hormonelle Faktoren: Klimakterium
- psychogene Einflüsse wie z. B. Partnerverlust, starker Stress
- Strahlentherapie bei Zervix-, Rektum-, Prostatakarzinom (= radiogene Zystitis)
- Störung der lokalen Abwehr durch z. B. Zytostatikabehandlung, AIDS, Diabetes mellitus
- Blasentumor, -stein, -fremdkörper
- Harnabflussstörungen mit und ohne Restharnbildung
- Urethrastriktur, -tumor, -verletzung, -fistel, -divertikel, Prostataadenom
- Fremdkörper (dabei vor allem Katheter; die Wahrscheinlichkeit einer Bakteriurie steigt mit jedem Tag um ca. 10 %)
- Allergien (allergische Zystitis)

Symptome und Behandlung

Die Symptome der akuten Zystitis sind:

- Druckschmerz in der Blasengegend
- Dysurie: erschwerte Harnausscheidung
- Algurie: schmerzhafte Harnausscheidung
- Urge-Symptomatik: Drang, die Toilette schnell aufsuchen zu müssen
- Pollakisurie: häufige Harnausscheidung mit kleinen Urinmengen
- evtl. schmerzhafte Hämaturie
- terminaler Miktionsschmerz
- ggf. Fieber

Die Behandlung umfasst Maßnahmen zur Fiebersenkung, Steigerung der Flüssigkeitsaufnahme auf ca. 2,5 – 3 Liter pro Tag eventuell mit Infusionen, Urinkontrollen mit Antibiogramm, antibiotische Behandlung (einmalige Gabe oder 3 –10 Tage, je nach Keimart), Spasmolyse.

Veränderung der Körpertemperatur
Band 2, H 2.3.3

Antiinfektiva
Band 4, D 9

1.1.3 Pyelonephritis

Als **Pyelonephritis** wird die Entzündung des Nierenbeckens bezeichnet, die meist mit der Beteiligung des Nierenparenchyms einhergeht. Man unterscheidet die akute und die chronische sowie eine primäre und sekundäre Pyelonephritis.

Merkmale der primären und sekundären Pyelonephritis

Primäre Pyelonephritis	Sekundäre Pyelonephritis
Sie entsteht durch eine hämatogene Bakterienstreuung, ausgehend von einem Herd außerhalb der Urogenitalorgane oder auch durch Schleimhautverletzungen von Harnröhre und Blase. Bei der primären Entzündung sind die ableitenden Harnwege zunächst anatomisch und funktionell intakt.	Infektion tritt als Folge anderer Leiden auf, z. B. Harnabflussstörung, Steinleiden, einer Blasenentleerungsstörung. Begünstigende Faktoren wie Diabetes, chronischer Arzneimittelmissbrauch, Missbildungen der ableitenden Harnwege, Schwangerschaft, Kollagenosen, Steine, Reflux, äußere und innere Harnableitungen und Fremdkörper (z. B. Katheter) können die Entstehung unterstützen. Die sekundäre Pyelonephritis kann in eine chronische Form übergehen.

Symptome und Behandlung

Bei der **akuten Pyelonephritis** besteht hohes Fieber mit Schüttelfrost, Klopfschmerz des Nierenlagers, häufig eine Dysurie sowie eine Pollakisurie. Außerdem besteht ein starkes Durstgefühl bei belegter und trockener Zunge. **Chronische Verläufe** haben einen schleichenden, symptomärmeren Verlauf. Ein allgemeines Krankheitsgefühl, rasche Ermüdbarkeit, Durst, Anämie sowie gastrointestinale Symptome können vordergründig sein. Eine sinnvolle **Behandlung** erfordert neben der genauen Untersuchung die Feststellung der verursachenden Erreger sowie ein Antibiogramm. Weiterhin sollte die Flüssigkeitszufuhr auf ca. zwei Liter pro Tag gesteigert werden, eventuell mit Infusionen. Sinn dieses Vorgehens ist eine gute Durchspülung der Harnwege zur Ausschwemmung von Bakterien. Bevor eine medikamentöse Behandlung begonnen wird, muss eine Abflussstörung der ableitenden Harnwege ausgeschlossen werden. Es handelt sich dann um eine sekundäre Pyelonephritis und zunächst muss die Abflussbehinderung beseitigt werden. Diese Beseitigung muss schnell und nachhaltig erfolgen (mittels Harnleiterschienung durch einen DJ- oder Mono-J-Katheter, Nephrostomie = Urinableitung nach außen vom Nierenbecken durch die Haut), um den Stau der betroffenen Niere zu beheben und diese so vor nachhaltiger Schädigung zu bewahren. Die Nierenschädigung kann jedoch so weit voranschreiten, dass die betroffene Niere entfernt werden muss (Nephrektomie). Neben diesen Maßnahmen zur Infektbekämpfung stehen weitere Interventionen wie Fiebersenkung, Flüssigkeitsgabe und Unterstützung bei allen Aktivitäten des täglichen Lebens im Vordergrund.

Infektionswege bei einer Pyelonephritis

Infektionsweg	Beschreibung
hämatogen	Durch den Blutkreislauf werden meist die parenchymatösen Organe (Nieren, Prostata, Hoden) befallen. Beispiele für eine hämatogene Form sind: Nierentuberkulose oder Nierenkarbunkel, das von einer Hautinfektion herrühren kann. Unabhängig davon kann auch bei einer akuten Infektion der Nieren und Prostata eine hämatogene bakterielle Streuung auftreten.
aufsteigend	Häufig bis zum 12. Lebensjahr. Ca. 80 % dieser Infektionen treffen Frauen. Nach dem 20. Lebensjahr erneuter Anstieg der Infektion, wieder mehr bei Frauen. Da der Urin ein guter Bakteriennährboden ist, kann in allen Fällen, in denen die Blase nicht restlos entleert wird, eine aufsteigende Infektion entstehen.
lymphogen	Vom Dickdarm aus über Lymphbahnen auf die Harnwege. Auch bei Entzündungen des weiblichen Genitals werden Nieren- und Blaseninfektionen angetroffen; direktes Übergreifen von einem anderen Organ aus, z. B. können Abszesse im Bauchraum (perityphlitischer Abszess, Divertikulitis) auf die Harnorgane übergreifen.

1.1.4 Urosepsis

Unter einer Urosepsis versteht man das Eindringen von Krankheitserregern über das Harnsystem ins Blut mit nachfolgend schwerem Krankheitsbild. Dabei erfolgt eine akute aszendierende, obere Harnwegsinfektion (Niere) meist durch gramnegative Erreger (Escherichia coli in 70 % der Fälle). Eine darauf folgende Keiminvasion in die Blutbahn führt zur Urosepsis, die häufig durch einen endotoxinbedingten septischen Schock kompliziert wird.

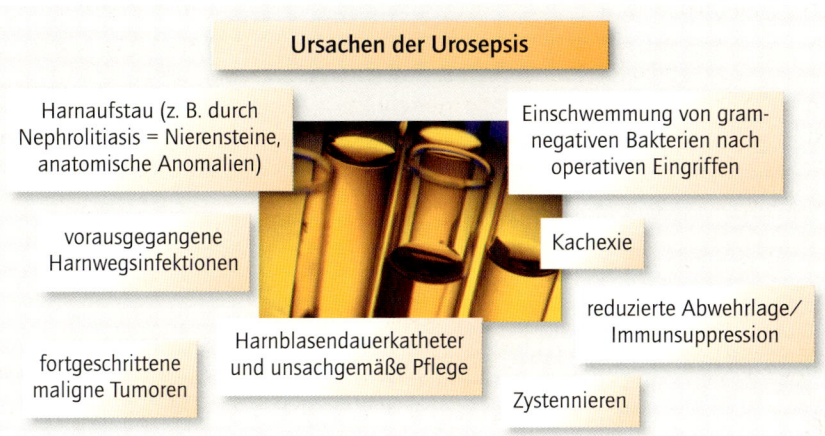

Ursachen der Urosepsis

Harnaufstau (z. B. durch Nephrolitiasis = Nierensteine, anatomische Anomalien)

Einschwemmung von gram-negativen Bakterien nach operativen Eingriffen

vorausgegangene Harnwegsinfektionen

Kachexie

reduzierte Abwehrlage/ Immunsuppression

fortgeschrittene maligne Tumoren

Harnblasendauerkatheter und unsachgemäße Pflege

Zystennieren

Symptome und Behandlung

Die Patienten leiden an hohem Fieber, starken Schmerzen in der Flanken-/Nieren-gegend. Die Betroffenen zeigen einen reduzierten Allgemeinzustand, sind müde und erschöpft. Die Urosepsis ist ein schweres Krankheitsbild. Die Patienten müssen in der Akutphase intensivmedizinisch überwacht, therapiert und gepflegt werden.

Die **Behandlung** der Urosepsis orientiert sich an den Symptomen. Primär werden nach vorliegendem Antibiogramm Antibiotika intravenös verabreicht (Anpassung und Dosisreduzierung bei erhöhtem Kreatinin). Bei Harnaufstau wird ein normaler Harnabfluss als wichtigste therapeutische Maßnahme angestrebt, eventuell zunächst als Akutmaßnahme die Anlage einer perkutanen Nephrostomie. Des Weiteren erfolgt eine symptomangepasste Therapie: Volumensubstitution, Fiebersenkung, Ausgleich einer metabolischen Azidose, kreislaufstabilisierende Maßnahmen, Forcierung der Diurese sowie die genaue Flüssigkeitsbilanzierung.

1.2 Pflegerische Maßnahmen

Im Vordergrund der pflegerischen Maßnahmen stehen je nach Krankheitsbild die **Überwachung** und Unterstützung des Patienten. Die regelmäßige Kontrolle der Vitalparameter inklusive Temperatur und Schmerzhöhe kennzeichnet die Interventionen (regelmäßiges Schmerzassessment). Die vollständige bzw. teilweise Übernahme der **Selbstpflegefähigkeiten** je nach Zustand des Patienten ist ein weiterer wichtiger pflegerischer Eckpunkt. Dabei müssen seine Ressourcen erhalten werden. Hierzu zählen insbesondere die Unterstützung bei der Körperpflege (z. B. fiebersenkende Waschung), Hilfe bei der Mobilisation sowie bei der Nahrungsaufnahme und Ausscheidung. Oftmals ist die orale Flüssigkeitszufuhr durch den reduzierten Allgemeinzustand erschwert. In der Regel erhält der Patient die Flüssigkeit als Infusion. Der intravenöse Zugang wird für die Antibiotikaverabreichung genutzt. Ein weiterer Punkt ist die regelmäßige und pünktliche Verabreichung der Medikamente. Der Patient ist auf mögliche Nebenwirkungen der verabreichten **Medikamente** (insbesondere Antibiotika) zu beobachten.

Manche Patienten empfinden lokale **Wärmebehandlungen** z. B. bei einer Zystitis als wohltuend, dabei sind aber Kontraindikationen zu beachten. Zusammengefasst kann man sagen, dass sich die pflegerischen Maßnahmen stark an den Symptomen und am Zustand des Patienten orientieren müssen.

1.3 Nephrotisches Syndrom

Das nephrotische Syndrom ist ein Sammelbegriff für eine Vielzahl von Erkrankungen, die die Nierenkörperchen (Glomeruli) betreffen. Es kommt zu einer veränderten Eiweißausscheidung über die Niere.

Ein nephrotisches Syndrom kann prinzipiell bei jeder Nierenerkrankung auftreten, welche die Glomeruli befällt. Werden die Glomeruli im Rahmen einer Erkrankung (z. B. Glomerulonephritis, diabetische Glomerulosklerose, Nierenvenenthrombose, Infektionserkrankungen wie z. B. Malaria und Lues, Plasmozytom, Medikamentennebenwirkungen bei einigen Antiepileptika, Quecksilberverbindungen, Röntgen mit Kontrastmittel) geschädigt, kommt es zu einer pathologischen Eiweißdurchlässigkeit in den Nierenkörperchen und damit zu einem Verlust von Serumproteinen (insbesondere Albumin). Darüber hinaus werden die Tubuluszellen, die dieses Eiweiß resorbieren, stark geschädigt.

Aufbau der Nieren
Band 2, E 1.1.1

Die Dimensionen des Albuminverlustes können erheblich sein. Die Albuminausscheidung eines gesunden Menschen beträgt < 30 mg/24 h. Beim nephrotischen Syndrom steigt die Albuminausscheidung auf bis zu 3,5 g/24 h an.

Das nephrotische Syndrom zeigt folgende **Symptome:**

♦ massive Ödeme, vorzugsweise im Bereich der Augenlider und der unteren Extremitäten
♦ Gewichtszunahme von bis zu mehr als 20 % des normalen Körpergewichts
♦ im Verlauf oder bei ausgeprägten Fällen kommt es zu Aszites, Pleuraergüssen, Penis- und Skrotalödemen, Hydrops, Anasarka, Hirnödem
♦ erhöhte Infektneigung durch den Verlust von Immunglobulin
♦ erhöhte Thromboseneigung durch den Verlust von Anti-Thrombin III, einem Bestandteil des Gerinnungssystems
♦ leicht eingeschränkte Nierenfunktion (mäßig erhöhtes Serumkreatinin)

Medizinisch werden die Patienten von den Nephrologen betreut und behandelt.

Die **Therapie** setzt sich aus folgenden Komponenten zusammen:

♦ Diagnose und Behandlung der Grunderkrankung

♦ Ausschwemmen durch Diuretika bei ausreichender Nierenfunktion

♦ Thromboseprophylaxe

♦ eventuell Infektbekämpfung durch Antibiotika

♦ eventuell Gabe von Kortikosteroiden (Rückgang der Proteinurie)

Thrombose-
prophylaxe
Band 2, K 3.2

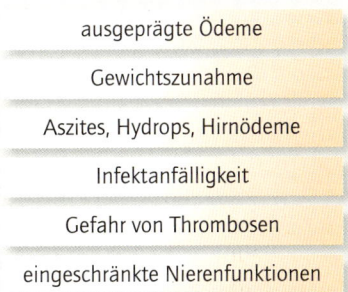

ausgeprägte Ödeme

Gewichtszunahme

Aszites, Hydrops, Hirnödeme

Infektanfälligkeit

Gefahr von Thrombosen

eingeschränkte Nierenfunktionen

Nephrotisches Syndrom

Die Pflegenden bieten den betroffenen Patienten angemessene Unterstützung und individuell geplante **Interventionen** an. Meist sind die Patienten geschwächt und benötigen Hilfe in allen Aktivitäten des täglichen Lebens, z. B. der Körperpflege.

Neben der **Überwachung der Vitalzeichen** muss die Ein- und Ausfuhr mit einer Flüssigkeitsbilanz überwacht und dokumentiert werden. In einigen Fällen wird vom Arzt eine **Einfuhrbeschränkung** verordnet. Es empfiehlt sich, am Patientenbett die hingestellten bzw. angebotenen Flüssigkeitsmengen zu notieren und nach 12 oder 24 Stunden in die **Bilanz** mit einzurechnen. Der Bilanzierungszeitraum kann auch kürzer sein, je nach Funktionsleistung der Niere. Der Patient, die an der Pflege beteiligten Personen und Angehörigen sollten über diesen „Trinkmengenzettel" informiert werden.

Körperpflege
durchführen
Band 2, D 3
Überwachung
des Patienten
Band 4, A 2

In Absprache mit der **Ernährungsberatung** wird eine kochsalzarme und eiweißreiche Ernährung angeboten. Hintergrund dieser Maßnahme ist die Gefahr von entstehenden Pleuraergüssen. Durch die verminderte Eiweißkonzentration im Blut kommt es zum Übertritt von Flüssigkeit aus der Zelle ins Gewebe. Im Falle einer Flüssigkeitsansammlung im Pleuraspalt kann sich die Atmung massiv und damit vitalbedrohend verschlechtern. Ansonsten ist die medizinische Behandlung von Patienten mit nephrotischem Syndrom sehr symptomorientiert. Handlungsleitend ist der jeweilige Zustand des Patienten und die medizinischen und pflegerischen Maßnahmen werden darauf abgestimmt. In der **Pflegeplanung** werden die individuellen Pflegeprobleme und geeignete Maßnahmen schriftlich festgehalten.

1.4 Niereninsuffizienz

Allgemein bedeutet eine Niereninsuffizienz das Versiegen der tubulären und glomerulären Nierenleistung. Das Leitsymptom einer Niereninsuffizienz ist eine Oligurie/Anurie. Die Niereninsuffizienz wird nach dem zeitlichen Ablauf unterschieden in ein akutes Nierenversagen (reversibel) und ein chronisches Nierenversagen (irreversibel).

Medikamentenanpassung bei Niereninsuffizienz

Ein sehr wichtiger Aspekt bei der Niereninsuffizienz ist, dass zahlreiche Medikamente in ihrer Dosierung angepasst werden müssen. Dabei kann es nötig sein, sowohl die normale Erhaltungsdosis als auch das normale Dosierungsintervall zu modifizieren. Eine Dosisanpassung ist umso notwendiger, je geringer die therapeutische Breite des Medikamentes ist und je ausgeprägter sich die Niereninsuffizienz zeigt. Hinweise über Dosisanpassungen enthalten die „Waschzettel" oder die Rote Liste.

1.4.1 Akute Niereninsuffizienz

Eine akute Niereninsuffizienz entsteht durch eine kritische Minderperfusion der Niere (prärenales Nierenversagen) und/oder durch direkte toxische Schädigung der Tubuluszellen. Beide Faktoren führen zu einem akuten Funktionsverlust mit (oligurisch, anurisch akutes Nierenversagen) oder ohne (normal bis polyurisch akutes Nierenversagen) Beeinträchtigung der Filtrationsleistung.

Zur wichtigsten **Ursache** der akuten Niereninsuffizienz bzw. eines akuten Nierenversagens zählt der Kreislaufschock (Blutdruck systolisch ca. < 80 mmHg), der durch verschiedene Ereignisse auftreten kann, z. B. Dehydration (postoperative gastrointestinale Verluste), Verbrennungen, Polytrauma oder eine Sepsis.

Schockformen
Band 4, B 2.2

Darüber hinaus können medikamentös-toxische und allergische Reaktionen durch z. B. Sulfonamide, Penicilline, Rifampicin, ein Nierenversagen verursachen. Die Tubulusnekrose, verursacht durch Kontrastmittel, Medikamente oder eine Hämolyse (Zerfall von Erythrozyten) oder Rhabdomyolyse (Zerfall von Muskelzellen), kann ebenfalls ein akutes Nierenversagen auslösen.

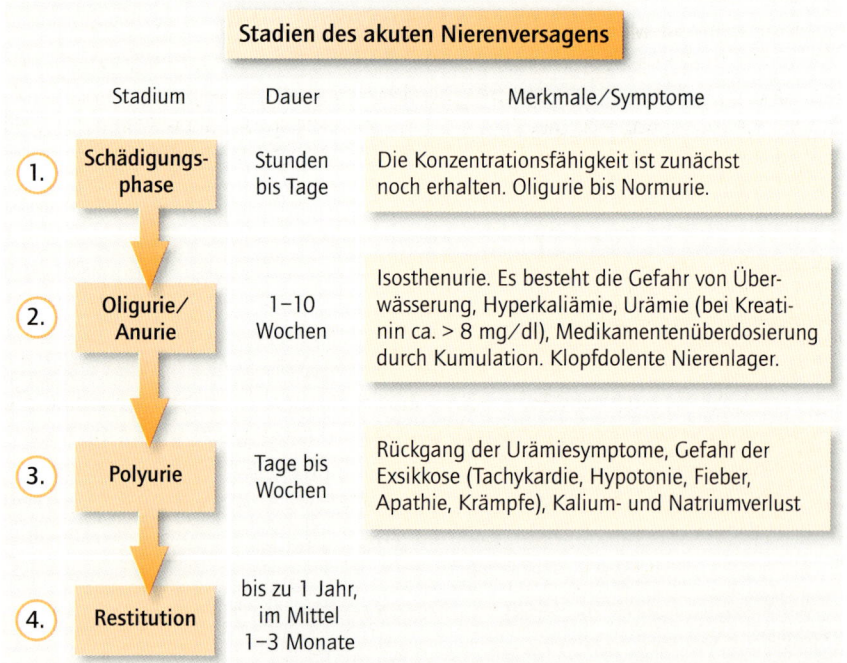

Stadien des akuten Nierenversagens		
Stadium	**Dauer**	**Merkmale/Symptome**
1. Schädigungsphase	Stunden bis Tage	Die Konzentrationsfähigkeit ist zunächst noch erhalten. Oligurie bis Normurie.
2. Oligurie/Anurie	1–10 Wochen	Isosthenurie. Es besteht die Gefahr von Überwässerung, Hyperkaliämie, Urämie (bei Kreatinin ca. > 8 mg/dl), Medikamentenüberdosierung durch Kumulation. Klopfdolente Nierenlager.
3. Polyurie	Tage bis Wochen	Rückgang der Urämiesymptome, Gefahr der Exsikkose (Tachykardie, Hypotonie, Fieber, Apathie, Krämpfe), Kalium- und Natriumverlust
4. Restitution	bis zu 1 Jahr, im Mittel 1–3 Monate	

In den ersten Tagen sind in der Regel neben der Grunderkrankung keine **Symptome** erkennbar, später dann:

♦ rasche Ermüdbarkeit, Erschöpfungszustände

♦ Übelkeit

♦ Gewichtsverlust

♦ im Verlauf Somnolenz

♦ Zeichen der Überwässerung wie Ödeme, Atemnot (evtl. Lungenödem)

♦ Blutuntersuchung: Erhöhung der Retentionswerte (Kreatinin, Harnsäure, Harnstoff), Elektrolytverschiebungen (Kalium ansteigend), Veränderung der Blutgase (Azidose), evtl. Entzündungszeichen

Die **Therapie** des akuten Nierenversagens richtet sich nach der grundlegenden Ursache:

♦ Ausgleich von Flüssigkeitsdefizit und Elektrolyten bei Volumenschock

♦ Kreislaufstabilisierung, in der Regel unter intensivmedizinischer Überwachung

♦ Absetzen auslösender Medikamente

♦ Versuch, die Nierenfunktion anzutreiben, z. B. mit Furosemid, Dopamin unter strenger Flüssigkeitsbilanzierung

♦ bei nicht beherrschbarer Überwässerung, Kalium ca. > 6,5 mmol/l (je nach klinischer Symptomatik), ausgeprägter Azidose, Urämie, sehr raschem Kreatininanstieg muss frühzeitig eine Nierenersatztherapie erwogen werden

♦ Flüssigkeitsbilanzierung und Elektrolytkontrolle engmaschig

♦ Infektprophylaxe

♦ Temperaturkontrolle

♦ kaliumarme Kost

Die **pflegerischen Maßnahmen** richten sich nach der Schwere des Krankheitsbildes und nach dem Maß der Pflegebedürftigkeit. Der Gesundheitszustand des akut Kranken kann sich sehr schnell und drastisch verändern. Regelmäßige Überwachung, Verabreichung der Medikamente, Unterstützung bei allen Aktivitäten des täglichen Lebens und das Vermitteln von Sicherheit und Zuwendung kennzeichnen die Pflege.

Überwachung des Patienten Band 4, A 2

Körpertemperatur Band 2, H 2.3

1.4.2 Chronische Niereninsuffizienz

Bei der chronischen Niereninsuffizienz (CN) tritt eine über Jahre fortschreitende Einschränkung der Nierenfunktion auf. Letztlich endet diese Einschränkung in einer Urämie.

Die häufigsten **Ursachen** für eine CN sind die chronische Pyelonephritis und die chronische Glomerulonephritis. Des Weiteren sind Zystennieren, diabetische Nephropathie, maligne Hypertonie (Hypertonie mit Endorganschäden an den Nieren) und die Nierenschädigung durch chronischen Medikamentenmissbrauch Ursachen einer CN.

Durch die CN und später die unweigerlich auftretende Urämie sind nahezu alle Funktionen des Organismus beeinträchtigt. Dies zeigt sich an folgenden Symptomen:

- **Herz-Kreislauf:** Hypertonie, Perikarditis, Rhythmusstörungen, Myokardverkalkung, Kardiomyopathie (krankhafte Veränderung des Herzmuskels)
- **blutbildendes System:** Anämie, Blutungsneigung
- **Knochen:** renale Osteopathie, entstanden durch eine Vitamin-D-Stoffwechselstörung, Knochenschmerzen, Hypokalzämie
- **Lunge:** Pleuritis, Lungenödem, Pneumonie
- **Säure-Basen-Haushalt:** Azidose
- **Gehirn:** Kopfschmerzen, Konzentrationsschwäche, Koma, Depressionen, zerebrale Krämpfe, Hyperreflexie der Sehnen
- **Magen-Darm-Trakt:** Übelkeit, Erbrechen, Durchfall, Pankreatitis, Gastritis, Blutungen des Magen-Darm-Traktes
- **peripheres Nervensystem:** Polyneuropathie, Verlust der Tiefensensibilität, Muskelschwäche, Parästhesien, Paresen
- **Elektrolyt- und Wasserhaushalt:** Hypo- oder Hyperkaliämie, Hypokalziämie, Hyperphosphatämie, Hypermagnesiämie, Hyponatriämie, Überwässerung
- **endokrines System:** Hypogonadismus (Unterfunktion der männlichen Keimdrüsen), Libidoverlust, Impotenz, Amenorrhö (Ausbleiben der Monatsregel)

Stadien der chronischen Niereninsuffizienz

Stadium 1	Volle Kompensation, die Kreatinin-Clearence ist eingeschränkt. Kreatinin zunächst normal, erhöht sich aber bei einer Clearencverminderung um 50 %. Hypertonie und Hyperparathyreoismus sind möglich.
Stadium 2	Kompensierte Retention. Die Retentionswerte erhöhen sich. Es entwickeln sich keine klinischen Urämiesymptome.
Stadium 3	Dekompensierte Retention; Urämiesymptome treten auf. Durch eine entsprechende Therapie kann das Stadium 3 in das Stadium 2 zurückgeführt werden.
Stadium 4	Terminale Niereninsuffizienz; irreversibles Nierenversagen mit nachfolgendem Tod

Die **Behandlung** der CN ist symptomatisch und richtet sich sowohl nach dem Zustand des Patienten als auch nach den Laborbefunden. Die Medikamentendosierungen müssen angepasst werden. Eine Einschränkung der Natriumaufnahme ist nur bei erhöhtem Blutdruck und/oder Ödemen nötig. Die Flüssigkeitsbilanz muss überwacht werden. Infekte müssen konsequent antibiotisch behandelt werden. Besteht eine Hyperkaliämie, müssen kaliumreiche Lebensmittel gemieden werden. Die tägliche Eiweißzufuhr sollte 40 g nicht unterschreiten. Da eine CN immer in ein terminales Nierenversagen mündet, muss der Betroffene rechtzeitig darauf vorbereitet werden, dass ein Weiterleben eines Tages nur noch mit der Dialyse oder mit einem Nierentransplantat möglich ist.

1.5   Nierenkolik

Als **Nierenkolik** wird ein krampfartiger Schmerz in der Nierengegend bzw. im Bauchraum bezeichnet. Liegt die Ursache des Schmerzes im Harnleiter, spricht man auch von einer Harnleiterkolik.

Eine Nieren- oder Harnleiterkolik tritt i. d. R. einseitig auf. **Ursache** ist eine akute Harnabflussstörung durch z. B. Steine, Koagel beim Nierenzellkarzinom, Nierenbecken- und/oder Harnleitertumoren oder abgehende nekrotische Papillen bei der Nierenpapillennekrose. Je nach Sitz der Störung ist der Kolikschmerz auf die Nierengegend beschränkt oder strahlt in den Harnleiterverlauf aus. Bei einem anatomisch tiefen Sitz der Abflussstörung zieht der Schmerz in Leiste, Blase, Hoden, Rücken, Labien oder die Oberschenkelinnenseite. Begleiterscheinungen einer Kolik sind das reflektorisch bedingte Erbrechen und der Blähbauch mit ileusähnlichen Symptomen. Die betroffenen Patienten zeigen klinisch ein schweres Krankheitsbild.

Die **medizinische Behandlung** richtet sich nach der verursachenden Krankheit und dem Schweregrad der Beschwerden. Bei einer akuten Kolik kann der Kolikschmerz durch die Gabe starker Analgetika intravenös gelindert werden. Dies bedarf der ärztlichen Verordnung. Weiterhin können Spasmolytika und Diuretika (Vorsicht bei Patienten mit Harnverhalt) verabreicht werden. Der größte Anteil kolikauslösender Steine geht spontan ab, d. h., sie lösen sich von selbst aus der betroffenen Stelle und werden mit dem Urin ausgeschieden. Bei ausbleibendem Steinabgang sind weitere Maßnahmen, wie z. B. eine Steinentfernung durch eine transurethal eingeführte Schlinge, extrakorporale Stoßwellenlithotripsie oder eine Operation, erforderlich.

Bei den **pflegerischen Maßnahmen** stehen die Schmerzerfassung, die Überwachung der Vitalzeichen, die Kontrolle der Ausscheidung und die Verabreichung verordneter Medikamente im Vordergrund. Besondere Aufmerksamkeit gilt der Körpertemperatur. Im Verlauf des Steinleidens kann es zu Infektionen bis zur Urosepsis kommen.

Infektionen der Niere Band 3, E 1.1

Wichtig sind solche pflegerischen Maßnahmen, die die Steinabgänge fördern und somit Nierenkoliken vermeiden. Hierzu zählen:

♦ hohe Flüssigkeitszufuhr (Vorsicht bei Patienten mit Herz- und/oder Niereninsuffizienz)

♦ Herumlaufen, Hüpfen und Treppensteigen (durch die Erschütterung wird der Steinabgang gefördert)

♦ Urin sammeln und sieben: Jede Urinportion wird durch eine großflächige Kompresse in einen entsprechend großen Behälter gegossen; abgegangene Steine werden gesammelt und deren Anzahl und Größe dokumentiert. Der Patient ist über diese Maßnahme zu informieren. Im Einzelfall kann der Patient dieses Vorgehen unter Anleitung selbstständig durchführen.

In Pflegegesprächen und im Rahmen der pflegerischen Beratung erklären Pflegende, wie Patienten präventiv einer erneuten Nierenkolik bzw. der Steinbildung vorbeugen können. Wichtige Informationen, die an die Patienten weitergegeben werden, sind:

- viel trinken (täglich mindestens zwei Liter; Vorsicht bei Herz- und/oder Niereninsuffizienz)
- bei bekannten Steinen: Diät je nach Steinanalyse
- Veränderung des pH-Wertes im Urin, je nach Steinart alkalisieren oder ansäuern
- frühzeitige Behandlung vorhandener Infekte
- sofern im ableitenden Harntrakt Obstruktionen vorhanden sind, sollten diese operativ korrigiert werden, um einen ungehinderten Abgang von Konkrement und Steinen zu gewährleisten

1.6 Prostatahypertrophie

Die **Prostatahypertrophie** (Wachstum der Vorsteherdrüse) lässt sich in eine benigne und in eine maligne Form unterteilen. Bei einer **benignen Prostatahypertrophie** (BPH, auch: Prostatahyperplasie, Prostataadenom, benignes Prostatasyndrom) handelt es sich um eine gutartige Vergrößerung der um die Harnröhre liegenden paraurethralen Drüsen in der Transitionalzone (Übergangszone verschiedener Gewebsarten) der Prostata.

Die Ursache dieser Wucherung ist noch nicht vollständig geklärt. Als wahrscheinlichste Vermutung wird eine Änderung des Hormonstoffwechsels der Prostata selbst angenommen. Eine BPH beginnt bei den meisten Männern im Alter von 40 bis 45 Jahren. Zwischen dem 60. und 70. Lebensjahr werden bei 75 % aller Männer Vergrößerungen der Prostata gefunden.

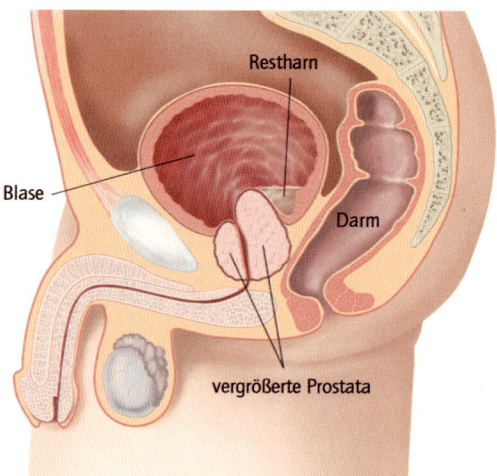

Pathologie der Prostatahypertrophie

1.6.1 Benigne Prostatahypertrophie

Die klinischen Symptome der BPH unterscheidet man in drei Stadien. Je nachdem, in welchem Stadium sich die Krankheit befindet, werden unterschiedliche Behandlungen bzw. medizinische Maßnahmen nötig. Zunächst unterziehen sich die Patienten verschiedenen **diagnostischen Verfahren**. Nach der Anamneseerhebung wird eine rektale Untersuchung durchgeführt. Dabei werden die Größe und die Konsistenz der Prostata festgestellt. Die Prostata tastet sich im Normalfall homogen und glatt. Knotige Veränderungen, unsymmetrische Lage usw. legen den Verdacht eines Karzinoms nahe. Bei der rektalen Untersuchung darf nicht vergessen werden, dass der Grad der Entleerungsstörung nicht abhängig ist von der Größe der Prostata. Auch eine kleine Drüse kann die Ursache einer Blasenentleerungsstörung sein. Weiterhin wird eine Harnstrahlmessung (Uroflowmetrie) durchgeführt. Sie lässt eine wesentliche Aussage über den Grad der Abflussbehinderung zu.

Die Sonografie erfolgt abdominal oder transrektal. Beurteilt werden die Größe der Prostata sowie der Restharn. Die transrektale Sonografie ermöglicht eine genauere Größenbestimmung der Prostata sowie das Erkennen von Strukturveränderungen.

Urologische Untersuchungen
Band 4, A 4.2

Sonografie
Band 4, A 4.6.4

Stadien und Therapie der benignen Prostatahypertrophie

Stadium und Beschwerden	Therapie
Stadium 1: Reizstadium häufiges Wasserlassen, besonders nachts, keine Restharnbildung, stärkere Muskelarbeit der Blase, da beim Wasserlassen vermehrt gepresst werden muss; Harnstrahlstärke nimmt ab; verzögerter Miktionsbeginn; verlängerte Miktionszeit	konservative Maßnahmen zur Beschwerdenlinderung. Spasmolytika und Wärme sowie Behandlung mit Pflanzenpräparaten. Meiden von kalten oder alkoholischen Getränken, regelmäßige körperliche Bewegung, regelmäßige Blasen- und Darmentleerung
Stadium 2: Restharnstadium beginnende Erlahmung der Blasenmuskulatur mit zunehmender Restharnbildung (100–150 ml); rezidivierende Harnwegsinfekte; Zunahme der Miktionsfrequenz	OP-Indikation in Abhängigkeit von Beruf, Alter, subjektiven Beschwerden und objektiven Befunden. Die Operation erfolgt entweder als transurethrale Elektroresektion (TUR-Prostata) oder als offene Operation (Adenomektomie) je nach Größe der Prostata.
Stadium 3: Rückstauungsstadium zunehmender Restharn (>150 ml); dadurch erschöpft sich die Muskulatur, es kommt zur Überlaufblase. Die Blase ist ständig prall gefüllt und lediglich der Harn, der noch zusätzlich in die volle Blase gelangt, wird als Überlauf abgepresst, sodass oft ein ständiges Harnträufeln besteht. Harnwegsinfekte; Harnstauungsniere, Niereninsuffizienz, Endstadium: Urämie	Man entlastet zunächst die Harnblase und Niere durch Einlage eines Dauerkatheters oder eines suprapubischen Katheters. Nach Besserung der Stauung und der Retentionswerte erfolgt eine operative Therapie wie in Stadium 2.

1.6.2   Maligne Prostatahypertrophie

Als **maligne Prostatahypertrophie** wird ein Prostatakarzinom bezeichnet. Dieses Karzinom ist in 95 % der auftretenden Fälle ein Adenokarzinom, ausgehend von den Epithelzellen der Prostatadrüsen. Das Prostatakarzinom ist eine der häufigsten bösartigen Erkrankungen des Mannes. Es wird etwa mit dem 50. Lebensjahr zunehmend häufiger.

Die **Ursachen** des Prostatakarzinoms sind weitgehend unbekannt. Wichtig scheint eine androgene Stimulation zu sein, da bei Eunuchen das Prostatakarzinom so gut wie nie vorkommt. Zudem werden im Karzinomgewebe Steroidrezeptoren nachgewiesen. Des Weiteren führt eine Androgenverringerung im Körper zu einer Schrumpfung der Prostata und in etwa 80 % zur Rückbildung des Prostatakarzinoms. Auch chemische und diätische Einflüsse werden diskutiert. Als gesichert gilt eine familiäre Häufung. Brüder und Söhne von am Prostatakarzinom erkrankten Männern sind ca. dreimal häufiger betroffen und erkranken in der Regel bis zu zehn Jahre früher.

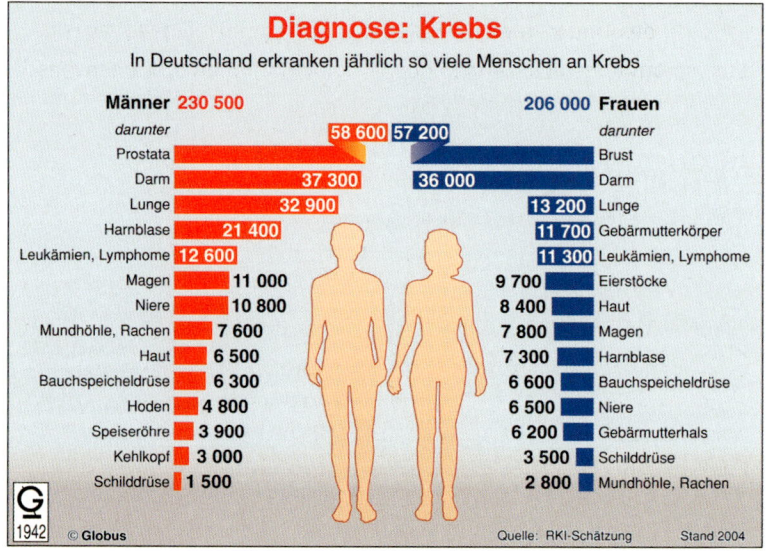

Das Prostatakarzinom zeigt im Frühstadium keine **Symptome**. Ursache dafür ist, dass es in den meisten Fällen entfernt von der Harnröhre in den „äußeren Randbezirken" der Prostata entsteht. In diesem Stadium ist das Karzinom bereits durch Früherkennung wie die digitale rektale Untersuchung, die transrektale Sonografie und die Bestimmung des prostataspezifischen Antigens (PSA) sehr gut erkennbar und der Befund durch Biopsieren der Prostata abzusichern. Wächst das Karzinom weiter, führt dies zur Harnstrahlabschwächung und häufigem, vor allem nächtlichem Wasserlassen.

Die **Metastasierung** des Prostatakarzinoms setzt sehr früh ein. Neben einer Infiltration der umliegenden Lymphknoten treten Metastasen vorwiegend im Bereich der Lendenwirbelsäule und im Becken auf. Deshalb sind tiefe Rückenschmerzen, Ischiasbeschwerden oder ziehende Schmerzen im Beckenbereich bei Männern über 45 Jahren stets auch prostatakarzinomverdächtig. Je nach Ausdehnung und Lokalisation des Karzinoms können noch weitere Symptome wie Hämaturie, Hämatospermie, Oligoanurie, Lymphödeme der unteren Extremitäten, Allgemeinsymptome (Blässe, Anämie, Gewichtsverlust, Inappetenz) und eine Urämie auftreten.

Je nach Tumorstadium, Differenzierung des Karzinoms, Allgemeinzustand, Alter des Patienten sowie vorhandenen Begleiterkrankungen werden zwei **Therapieansätze** verfolgt:

♦ lokal begrenztes Prostatakarzinom: lokale Therapie (operative Behandlung und/ oder Strahlentherapie)

♦ fortgeschrittenes Prostatakarzinom: systematische Therapie (in der Regel antiandrogene Behandlung)

Operativ wird eine radikale **Prostatektomie** durchgeführt. Dabei wird die Prostata mit der Prostatakapsel vollständig entfernt. Ebenso werden die Samenblasen komplett entnommen. Bei der antiandrogenen Behandlung wird die vollständige Eliminierung der Androgene (männliche Geschlechtshormone) angestrebt. Da die meisten Prostatakarzinome hormonsensibel sind, kommt eine hormonelle Behandlung als palliative Maßnahme infrage. Mit dieser Behandlung wird in der Regel keine Lebensverlängerung, wohl aber eine Verbesserung der **Lebensqualität** durch die Volumenreduktion des Tumors und die Reduktion der Tumorbioaktivität erzielt.

Vor allem die operative Therapie kann folgende **Komplikationen** bzw. unerwünschte Nebenwirkungen nach sich ziehen:

♦ Inkontinenz

♦ erektile Dysfunktion

♦ Zeugungsunfähigkeit

♦ Nachblutungen

♦ Strikturen

♦ Nebenhodenentzündungen

Prostatakarzinom und Sexualität Band 3, B 1

Konsequenzen für Urinausscheidung und Sexualität

Häufiges Wasserlassen in kleinen Portionen, verstärkt in der Nacht, gehört zu den häufigen Beschwerden. Viele Patienten klagen über die Planungsschwierigkeit von Einkaufstouren entlang öffentlicher Toiletten oder bei längeren Autofahrten, Flugreisen, Zugfahrten. Es kann durch Komplikationen zu einem akuten Harnverhalt mit der Notwendigkeit einer ärztlichen Betreuung (Einlage eines Dauerkatheters) kommen. Die Konsequenzen für die **Sexualität** sind sehr vielfältig. Diese reichen von Schmerzen und Harnträufeln beim Prostataadenom bis zur Impotenz und Gynäkomastie (Brustwachstum beim Mann) bei einer hormonellen Behandlung eines Karzinoms. Bei der operativen Behandlung ist, neben der sicheren Impotenz, die erektile Dysfunktion eine schwere Nebenwirkung. Während die Libido durch die Operation nicht beeinflusst wird, die Orgasmusfähigkeit häufig erhalten bleibt, der Samenerguss stets verloren geht, ist die Fähigkeit zur Gliedversteifung vom Operationsumfang abhängig. Direkt rechts und links neben der Prostatakapsel befinden sich Nervengeflechte, die eine Gliedversteifung erst möglich machen. Werden diese Geflechte beschädigt oder mit der Prostatakapsel entfernt, verliert der Patient die Fähigkeit zur Erektion. Angestrebt wird immer eine nerverhaltende Operation, wobei der Erhalt eines Nervengeflechtes die Chancen auf Erektionsfähigkeit deutlich erhöht.

1.6.3 Pflegerische Maßnahmen

Die Pflege von Männern, die an einer Prostatahypertrophie leiden, ist abhängig vom Ausmaß der Beeinträchtigung und von der Art der Prostatahypertrophie. Bei der BPH stehen die Vorbereitung auf mögliche Untersuchungen sowie das **Vermitteln von Sicherheit** im Vordergrund. Dabei sollten Pflegende auch auf mögliche Ängste fokussieren. Informierende Pflegegespräche und der Hinweis auf die Krebsprävention sind weitere wichtige Punkte. Bei Beschwerden wie Harnträufeln oder häufigem Harndrang sollten die verschiedenen Produkte einer Inkontinenzversorgung angemessen und einfühlsam mit dem Patienten besprochen werden. Falls möglich sollten die Ehefrauen bzw. Partnerinnen in den Prozess mit einbezogen werden. Vorher sollte die Einwilligung des Patienten dazu eingeholt werden.

Wurde eine maligne Form der Hypertrophie diagnostiziert, verschieben sich die Pflegeprioritäten. Der Patient sieht sich nun mit einer lebensbedrohlichen Krankheit konfrontiert. Neben der Vorbereitung auf die Diagnosemaßnahmen sowie der prä- und postoperativen Pflege stehen Pflegegespräche im Vordergrund. Nach der ärztlichen Aufklärung richtet sich die Pflege an den Bedürfnissen des Patienten aus. Der Hinweis auf Selbsthilfegruppen sowie der frühe Einbezug eines Psychologen sind empfehlenswert.

Harninkontinenz
Band 2, E 3.3

Krankheit und
Sexualität
Band 3, B 1

Prä- und post-
operative Pflege
Band 4, G

1.7 Blasenkatheter

Viele Krankheiten der Nieren und der ableitenden Organe machen eine zeitweilige oder dauerhafte künstliche Ableitung des Harns nach außen notwendig. Diese Ableitung erfolgt über einen **Blasenkatheter**, der durch die Harnröhre eingeführt wird. Er besteht aus einer Spitze, einem Schaft und einem Ableitungstrichter.

Bei diesem Verfahren können Komplikationen und Infektionen auftreten. Deshalb sollte das Legen des Blasenkatheters nur durch erfahrene Pflegende, die mit der Legetechnik und der erforderlichen Asepsis sowie mit der Katheterhygiene vertraut sind, durchgeführt werden.

Zu den **Katheterisierungsarten** gehören:

- Dauerkatheterisierung (transurethral): bei fortwährender Entleerung der Blase über einen längeren Zeitraum
- Einmalkatheterisierung: bei Entleerung der Harnblase bei akutem Harnverhalten oder einer Restharnbestimmung
- intermittierende Katheterisierung: bei regelmäßiger Blasenentleerung durch mehrmalige Einmalkatheterisierungen (ca. 3 – 5 Katheterisierungen tgl.), die der Patient selbstständig durchführen kann, z. B. Patienten mit einer sogenannten „spastischen Blase" oder Patienten mit Multipler Sklerose

Indikationen:

- kontinuierliche Entleerung der Blase vor oder nach lang andauernden operativen Eingriffen
- akute und chronische Beschwerden und Störungen bei der Blasenentleerung (Hanverhalt)

- Anurie (Urinausscheidung < 100 ml pro Tag), zur Kontrolle der Ausscheidungsmenge, Geruch und augenscheinliche Farbe des Urins
- bakteriologische Untersuchung des Urins
- intensivpflichtige Patienten
- strenge Flüssigkeitsbilanzierung

Keine Indikation ist die Inkontinenz, denn die betroffenen Personen können mit alternativen Methoden angemessen versorgt werden.

Harninkontinenz
Band 2, E 3.3

> Die Behandlung mit einem transurethralen Blasenkatheter birgt Risiken für die Patienten und kann langfristig insbesondere bei Inkontinenz zu beträchtlichen Folgeschäden führen (aufsteigende Infektionen). Trotz des hohen Zeitaufwandes bei der Pflege bei Inkontinenz wird der Einsatz von Dauerkathetern deshalb als Behandlungs- und Pflegefehler gewertet.

1.7.1 Legen eines transurethralen Blasenkatheters

Das Legen eines transurethralen Blasenkatheters ist zwar eine pflegerische Tätigkeit, muss aber ärztlich angeordnet werden. Bei Veränderungen in der Harnröhre oder bei einer vergrößerten Prostata wird der Blasenkatheter von einem Arzt gelegt. Auch die Einschätzung der Pflegenden zur Pflegesituation sowie zur physischen und psychischen Verfassung des Patienten spielt bei der Entscheidung für oder gegen den Einsatz eines transurethralen Blasenkatheters eine wichtige Rolle.

Um die Maßnahme schmerzfrei, unbelastend für den Patienten und unter sterilen Bedingungen durchführen zu können, sollten dafür zwei Pflegende zur Verfügung stehen: Eine Pflegekraft mit entsprechender Erfahrung führt den Katheterschlauch ein, während die andere assistiert, die Materialien anreicht und bei Bedarf beruhigend auf den Patienten einwirkt. Ruckartige Bewegungen oder Anspannungen der Patienten können die Durchführung der Maßnahme erschweren.

> Das Legen eines Blasenkatheters ist ein Eingriff in die Intimsphäre des Patienten. Er sollte grundsätzlich über das Ziel und die Durchführung der Maßnahme aufgeklärt und um Einverständnis gebeten werden.

Vorbereitung

Hatte der Patient kurz zuvor Stuhlgang, muss eine Intimpflege durchgeführt werden. Reinigungs- und Versorgungsarbeiten, die gleichzeitig mit der Maßnahme im Zimmer verrichtet werden, stören den Patienten und lenken die Pflegenden bei ihrer konzentrierten Arbeit ab. Geöffnete Fenster produzieren Zugluft und sollten vorher geschlossen und eventuell mit einem Sichtschutz versehen werden.

Die verschiedenen Katheter bestehen zum Teil aus hochallergenen Stoffen wie Latex, Silikon oder PVC-Kunststoffen. Die Frage nach möglichen Allergien kann den Patienten vor zusätzlichen Beschwerden bewahren. Bei Bedarf werden dann Katheter aus anderen Materialien genutzt.

Nach vorheriger Feucht-Wischdesinfektion werden die benötigten Materialien auf einer gereinigten Arbeitsfläche, einem Pflegewagen oder einem Tablett in Reichweite bereitgestellt. Gute Lichtverhältnisse sind unverzichtbar.

Benötigte **unsterile Materialien** sollten vorbereitet werden:

♦ Händedesinfektionsmittel

♦ Einmalschürze

♦ flüssigkeitsundurchlässige Einmalunterlage

♦ Einmalhandschuhe und griffbereit liegende Ersatzhandschuhe

♦ Abwurfbehälter

♦ Lagerungskissen

♦ Material für die Intimpflege

Sterile Materialien (möglichst im sterilen Katheterset):

♦ Ballonkatheter (weitere in Reserve), in unterschiedlicher Art und Charrière (Maßeinheit für den äußeren Durchmesser des Katheters)

♦ ein Paar sterile Handschuhe, ein zweites Paar als Ersatz

♦ eventuell steriles Lochtuch zum Abdecken der Genitalien

♦ steriles Tuch zur Ablage der benötigten Materialien, meist wird die Verpackungsinnenseite des sterilen Kathetersets genutzt

♦ sechs Tupfer, eine Kompresse, eine Pinzette

♦ Schleimhautdesinfektionsmittel (ggf. Jodallergie beachten)

♦ steriles Gleitmittel

♦ 10er-Spritze (8–10 ml Aqua destillata) zum Blocken des Katheters nach Kathetereinführung

♦ alternativ kann ein steriles Einmal-Katheterset benutzt werden

♦ ein geschlossenes Urinableitungssystem

♦ Urinauffangschale, Gefäß für mikrobiologische Untersuchungen

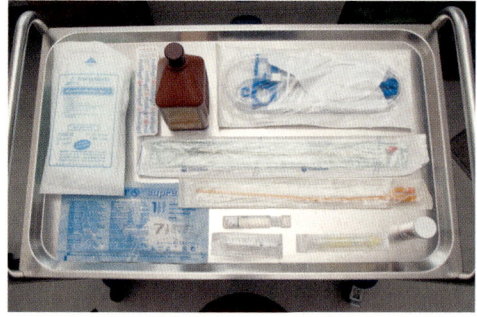

Steriles Kathetermaterial

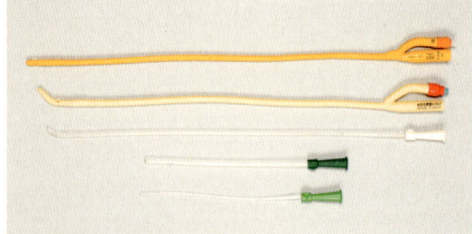

Verschiedene Katheter

Zur Katheterblockung keine Kochsalzlösung (NaCl 0,9 %) verwenden. Kochsalz kann im Katheterballon kristallisieren und den Katheterkanal verstopfen. Auch Leitungswasser ist ungeeignet.

Je nach Größe und Gestalt des Patienten kann eine erfahrene Pflegekraft zwischen verschiedenen Kathetergrößen auswählen. Katheterart und Charrière werden nach Einlage in der Patientenakte dokumentiert. Folgende Richtgrößen sollten beachtet werden:

Frauen: Charrière 12–16 (Nelaton)

Männer: Charrière 14–18 (Nelaton- oder Tiemannkatheter); Tiemannkatheter haben eine leicht gebogene Spitze, die das Einführen und die Überwindung der anatomischen Enge der männlichen Harnröhre erleichtert

Kinder: Charrière 6–10 (Nelaton)

Die Vorgehensweisen bei Frauen und Männern unterscheiden sich in der Legetechnik. Gewisse Grundsätze der Hygiene und des Ablaufs sollten jedoch immer eingehalten werden:

♦ wann immer möglich, die Maßnahme durch zwei Pflegende durchführen (eine Pflegende führt den Katheter ein, die andere assistiert)

♦ Patient informieren und eventuell Intimpflege durchführen

♦ Patient, soweit möglich, bequem auf den Rücken lagern

♦ feuchtigkeitsundurchlässige Unterlage unter das Gesäß legen

♦ Patient möglichst bis kurz vor der eigentliche Maßnahme zudeckt lassen

♦ hygienische Händedesinfektion durchführen

♦ Verpackung, Katheterset und Dauerkatheter öffnen

♦ Assistenz deckt Patient auf und überprüft die Lage

♦ steriles Tuch aus dem Katheterset zum Teil unter das Gesäß des Patienten legen

♦ sterilen Verpackungsteil des Katheterset als sterile Arbeitsfläche nutzen

♦ Schmerzäußerungen immer ernst nehmen. Bei starken Schmerzen den Vorgang abbrechen und Arzt informieren

Eigenschutz und Personalhygiene Band 1, J 3

Durchführung bei der Frau

♦ Patientin möglichst in flacher Rückenlage, Beine angewinkelt und leicht gespreizt positionieren, hilfreich kann eine etwas erhöhte Beckenlage sein

♦ Händedesinfektion durchführen, danach sterile Handschuhe überziehen

♦ große Schamlippen mit Schleimhautdesinfektionsmittel reinigen, mit jeweils einem sterilen Tupfer, Wischrichtung beachten (von der Symphyse zum Anus)

♦ Schamlippen mit Daumen und Zeigefinger (bei Rechtshändern mit der linken Hand und umgekehrt) spreizen

♦ kleine Schamlippen in gleicher Vorgehensweise desinfizieren

♦ Harnröhrenöffnung mit einem sterilen Tupfer desinfizieren

- letzten Tupfer im Vaginalbereich platzieren (so ist die vaginale Öffnung abgedeckt und die Gefahr einer Fehlplatzierung des Katheters geringer)
- Katheter steril mit der führenden Hand fassen, dabei evtl. den Katheter in Schlingen um die Finger legen, damit dieser nicht die Beine oder andere unsterile Körperpartien berührt
- Katheter in die Harnröhre einführen, (zu diesem Zeitpunkt die Patientin möglichst mit einbeziehen und sie bitten, tief einzuatmen; dabei konzentriert sie sich auf die Atemtechnik; durch diese kurze Ablenkung verkrampft sie sich nicht und empfindet die Prozedur als nicht so unangenehm), Katheter weiter in die Harnröhre vorschieben, bis Urin fließt
- beim Einführen des Katheters keine Kraft anwenden, bei spürbarem Widerstand Vorgang abbrechen
- eventuell Urinprobe auffangen
- das Urindrainagesystem mit dem Katheter verbinden
- Katheter noch etwas weiter vorschieben
- Katheter blocken, vorsichtiges Zurückziehen, bis ein leichter Widerstand spürbar wird
- eventuell erneute Intimpflege durchführen
- Urindrainagesystem an der Bettkante platzieren und befestigen, Zug auf das Schlauchsystem vermeiden, immer unterhalb des Blasenniveaus befestigen, darauf achten, dass durch die Lage des Schlauchsystems keine Druckstellen verursacht werden
- Patientin wieder in eine bequeme Lage bringen
- Materialien entsorgen
- Arbeitsflächen reinigen
- Hände desinfizieren
- Maßnahme mit Uhrzeit, ggf. Auffälligkeiten, Charrière und Katheterart dokumentieren

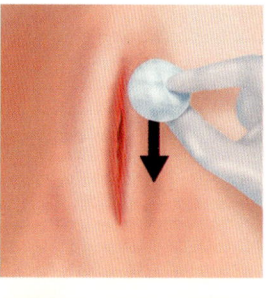 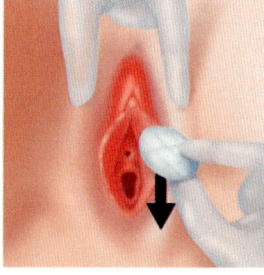

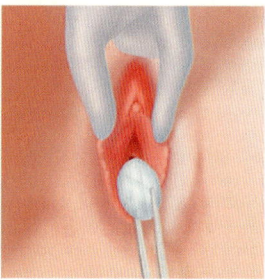 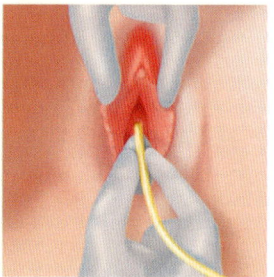

Katheterlegen bei der Frau

Durchführung beim Mann

♦ Patienten in möglichst flacher Rückenlage, Beine gestreckt und leicht gespreizt, lagern

♦ Lochtuch über den Penis streifen, so dass die Hoden abgedeckt sind

♦ Händedesinfektion, danach sterile Handschuhe überziehen

♦ Vorhaut bis hinter die Glanzfurche zurückstreifen

♦ Harnröhrenöffnung desinfizieren, dabei die Harnröhrenöffnung leicht spreizen, die Eichel dreimal hintereinander mit je einem neuen sterilen Tupfer von distal (Spitze) nach proximal (Glansfurche) desinfizieren

♦ Lokalanästhestikum bzw. Gleitmittel steril in die Harnröhre einführen (Penis zeigt zur Zimmerdecke)

♦ Einwirkzeit des Lokalanästhetikums beachten, evtl. Penis kurz auf steriler Unterlage ablegen

♦ Blasenkatheter entnehmen, möglichst weit vorne anfassen, so dass er gut und sicher in der Hand liegt und in die Urethraöffnung einführen (Penis zeigt nach oben)

♦ Katheterende zwischen Klein- und Ringfinger der führenden Hand klemmen (alternativ Katheter mit einer Pinzette führen)

♦ Penis (zur Raumdecke) strecken, den Katheter in die Harnröhre schieben, bis zum Widerstand

♦ den Penis leicht senken (fußwärts)

♦ den Katheter weiter einführen, bis Urin abfließt (den Katheter niemals mit Gewalt schieben)

♦ evtl. Urinprobe auffangen, Urindrainagesystem mit Katheter verbinden

♦ den Blasenkatheter noch ca. 2 – 3 cm weiter einführen

♦ Spritze mit Aqua destillata in das Ventil drücken und den Katheterballon füllen, (Erwachsene 8 – 10 ml, bei Kindern 5 – 6 ml verwenden)

♦ nach der Blockung den Katheter vorsichtig zurückziehen, bis ein leichter Widerstand spürbar ist

♦ Vorhaut gewissenhaft wieder vorstreifen

♦ weitere Maßnahmen wie bei der Frau

Männliche
Geschlechts-
organe
Band 2, B 1.4.3

Harnwegsinfektionen zählen zu den häufigsten nosokomialen (eine im Krankenhaus erworbene Infektion) Erkrankungen. Größtenteils sind diese auf Katheterisierungen zurückzuführen. Jede transurethrale Katheterisierung kann das Eindringen von Keimen ermöglichen.

Um die Gefahr einer Infektion zu minimieren, ist folgende Vorgehensweise notwendig:

♦ transurethrale Verweilkatheter nur bei eindeutiger Indikation legen, Einmalkatheterisierung unter konsequent sterilen Bedingungen oder suprapubische Urinableitung bevorzugen

♦ Katheter unter aseptischen Bedingungen legen

♦ nur geschlossene, sterile Urindrainagen verwenden

♦ Händedesinfektion vor und nach Manipulationen am Katheter und urinableitenden System

♦ Verbindung zwischen Urindrainagesystem und Katheter möglichst nicht trennen. Ist dies unvermeidbar, die Verbindungsstelle vor dem erneuten Anschluss desinfizieren, dabei das Ansatzstück nach unten geneigt halten oder das Urindrainagesystem erneuern

♦ Urinentnahme nur an der Punktionsstelle des Urindrainagesystems durchführen, vorher die Punktionsstelle desinfizieren, Einwirkzeit des Desinfektionsmittels beachten

♦ Medikamentenzufuhr in die Blase (Instillation) nur bei spezieller Indikation und Arztanordnung – nicht zur Infektionsprävention – vornehmen

♦ Urindrainagesystem nie über dem Blasenniveau befestigen

♦ Katheter nie abklemmen, ein Harnstau kann eine Keimvermehrung fördern

♦ zur Vermeidung von Inkrustationen Harnröhrenöffnung und Katheter täglich im Rahmen der normalen Körperpflege reinigen

♦ bei der Entleerung des Urinbeutels immer mit Handschuhen arbeiten, eine Verschmutzung der Umgebung mit Urin vermeiden, nach Entleerung die Ablassvorrichtung des Urinbeutels wieder in die Lasche schieben

**Urinentnahme
Band 4, A 3.2**

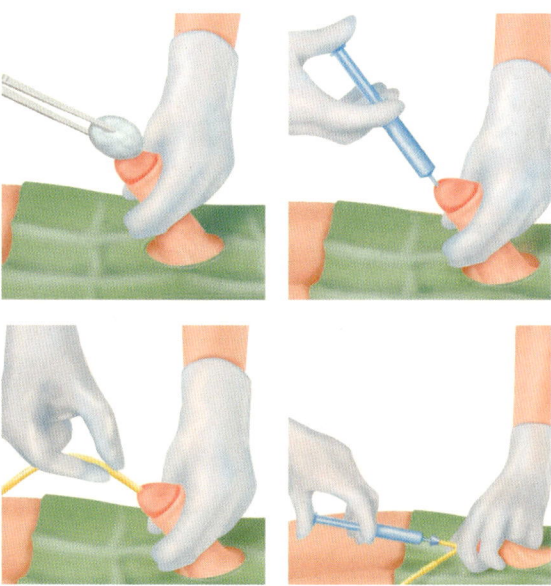

Katheterlegen beim Mann

1.7.2 Suprapubischer Blasenkatheter (SPK)

Ein **suprapubischer, perkutaner Katheter** (suprapubisch = oberhalb des Schambeins) wird durch einen Urologen oder erfahrenen Chirurgen als minimalinvasiver Eingriff durch die Bauchdecke in die Blase gelegt. Eine SPK-Anlage ist zu erwägen, wenn die Verweildauer eines transurethralen Katheters länger als fünf Tage betragen würde. Der suprapubische Blasenkatheter wird auch suprapubische Fistel (SPF) genannt.

SPK-Anlagen können über einen längeren Zeitraum in der Blase verbleiben, je nach Material zwischen acht und zwölf Wochen. Ein vorheriger Wechsel erfolgt nur, wenn starke Verkrustungen am Katheter oder Obstruktionen vorliegen. Mechanische Verletzungen und Infektionsgefahren sind wesentlich geringer als beim transurethralen Blasenkatheter. Ein besserer Schutz des Intimbereichs ist ebenfalls gegeben. Der SPK wird von Patienten eher toleriert und subjektiv nicht als Störung empfunden. Ihr Sexualleben wird durch den vorhandenen SPK nicht beeinträchtigt, weil der Intimbereich davon unberührt bleibt. Ferner ist ein suprapubischer Katheter zu therapeutischen Zwecken, wie beispielsweise bei neurogenen (von den Nerven ausgehend) Blasenentleerungsstörungen, Stenosen (Verengungen der Harnröhre), Prostatavergrößerungen (Prostatahypertrophie) und Harnröhrenverletzungen, oder zu diagnostischen Zwecken, z. B. zur Messung der Urinspeicherfunktion oder der Blasenentleerungsfunktion, geeignet.

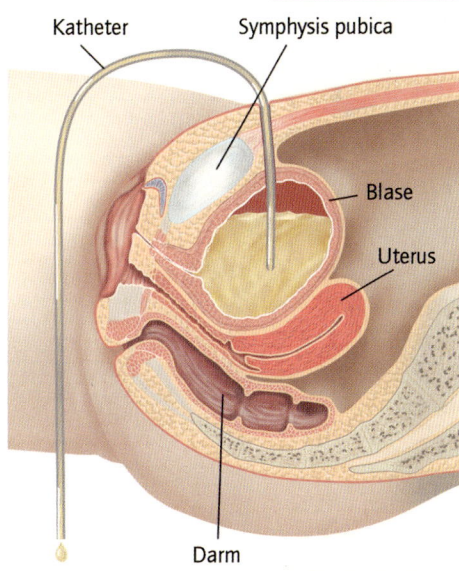

Lage eines suprapubischen Katheters im Bauchraum

Das Legen eines suprapubischen Katheters ist ausschließlich ärztliche Aufgabe und darf nicht an Pflegende delegiert werden. Eine SPK-Anlage ist kontraindiziert bei Patienten mit Gerinnungsstörungen, z. B. durch gerinnungshemmende Medikamente (Antikoagulantien), bei Makrohämaturie (sichtbares Blut im Urin), Schwangerschaft, Unterbauch- und Blasentumoren, Hauterkrankungen, z. B. Pilzerkrankungen wie Mykosen, im Bauchbereich oder einer unzureichend gefüllten Blase (< 150 ml).

Vorbereitung des Materials

Für das Legen eines suprapubischen Katheters muss eine aufspaltbare Punktionskanüle (großlumige Hohlnadel, zur Katheterführung bis in die Blase) genutzt werden. Nach erfolgter Punktion spaltet der Arzt diese Kanüle und entfernt diese. In der Blase verbleibt lediglich der flexible Katheter. Mögliche Varianten sind der Katheter mit selbstaufrollender Spitze oder der Ballonkatheter. Katheter und Punktionskanüle sind auch als Set (mit/ohne Fixierplatte) von unterschiedlichen Anbietern erhältlich. Darin befindet sich ein Teil des Katheters bereits im Trokar, wodurch sich das Lumen des Trokars während der Punktion nicht mit Gewebe füllen kann.

225

Folgende **Materialien** werden auf einer sterilen Arbeitsfläche bereitgelegt:

♦ Hände- und Hautdesinfektionsmittel

♦ Einmalrasierer

♦ Lokalanästhetikum (1 %)

♦ sterile 10-ml-Spritze und Nadeln zur Infiltrationsanästhesie

♦ steriles Lochtuch

♦ sterile Handschuhe, ggf. ein Ersatzpaar bereitlegen

♦ steriles Einmalskalpell (spitze Form)

♦ kleines Wundversorgungsset, sterile Tupfer

♦ sterile Kanülen (möglichst 8–10 cm lang), mehrere 5-ml- und 10-ml-Spritzen

♦ Nahtmaterial (Hautfaden, nicht resorbierbar, ggf. Fixierplatte)

♦ steriler Nadelhalter

♦ ein steriles Urinableitungssystem

♦ steriles Untersuchungsröhrchen, sterile Kanülen (1er- und 12er-Kanülen), sterile 10-ml-Spritzen zur Abnahme der Urinproben

♦ Verbandmaterial

♦ Abwurfbehälter

Urin
Band 4, A 3.2

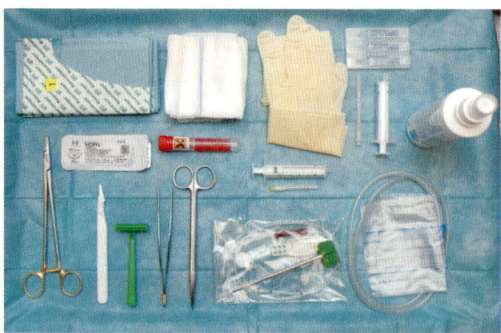

Material zum Legen eines suprapubischen Katheters

Vorbereitung des Patienten

Der Patient wird durch den Arzt über die Maßnahme sowie über mögliche Risiken aufgeklärt. Seine Zustimmung wird eingeholt. Ist der Patient nicht ansprechbar, müssen die Angehörigen bzw. gesetzlichen Betreuer informiert und um Einverständnis gebeten werden.

Um Komplikationen zu vermeiden, müssen vor dem Eingriff Antikoagulantien, je nach Medikament, ein bis mehrere Tage vorher abgesetzt werden. Eine vorherige Labordiagnostik ist erforderlich, um den Gerinnungsstatus und das Blutbild zu prüfen.

Gerinnungs-
beeinflussende
Medikamente
Band 4, D 10

Die **Punktion** kann nur mit gefüllter Blase erfolgen. Es gibt verschiedene Methoden, die Harnblase zu füllen. Liegt bereits ein transurethraler Katheter, kann dieser kurzfristig abgeklemmt werden. Durch orale Flüssigkeitszufuhr (0,5 – 1,0 l Wasser/Tee) oder Infusionsgabe wird die Blase aufgefüllt, bis sie oberhalb der Symphyse ertastbar ist. Eine Ultraschalluntersuchung vom Arzt kann aufzeigen, ob die Blase ausreichend gefüllt ist. Alternativ kann die Blase über den liegenden Blasenkatheter (retrograd mit 300 – 500 ml steriler Lösung) gefüllt werden. Dabei muss jedoch das geschlossene Kathetersystem diskonnektiert werden. Die Möglichkeit dieser Blasenbefüllung ist daher gut abzuwägen.

In der Regel kann eine suprapubische Katheteranlage in Operationsräumen, Krankenhaus-Ambulanzen oder in dafür vorgesehenen Räumen (meist in urologischen Kliniken) durchgeführt werden. Bewohner aus Pflegeheimen und auch ambulant zu Pflegende werden für diesen Eingriff ins Krankenhaus eingeliefert.

Ein sauberes Behandlungsumfeld ist selbstverständlich. Behindernde Kleidung wird dem Patienten ausgezogen, ggf. ein Patientenhemd übergezogen. Der übrige Körper des Patienten ist bedeckt. Eventuell muss der Unterbauch mit einem Einmalrasierer enthaart werden. Bei der Lagerung des Patienten achtet die Pflegende darauf, dass möglichst eine gestreckte Rückenlage eingenommen wird. Die Harnblase befindet sich damit in einer günstigen, ventralen (bauchseitigen) Position.

Durchführung durch den Arzt

♦ Hände desinfizieren, sterile Handschuhe überziehen

♦ gesamtes Punktionsgebiet großzügig desinfizieren (Schambeinoberrand bis unterhalb des Nabels), danach mit einem sterilen Lochtuch abdecken

♦ Lokalanästhesie

♦ Probepunktion der Harnblase, ggf. Inzision der Punktionsstelle, Ablaufsystem mit dem Katheter verbinden (Größe des Katheters: 10er-Ch., Länge: 65 cm, er hat eine aufrollende Spitze oder einen blockbaren Ballon mit mehreren „Katheteraugen" zur Urinableitung)

♦ nach erfolgter Punktion und Sichtung von Urin im Katheter den Katheter bis zur festgelegten Markierung weiter vorschieben

♦ Trokar entfernen, aufsplitten und vom Katheter trennen – dabei auf die richtige Lageposition des Katheters achten

♦ Katheter mit Naht an der Bauchdecke fixieren bzw. Ballonkatheter blocken

♦ erneute Desinfektion der Punktionsstelle, Katheter ggf. in die Fixierplatte einlegen und steril verbinden

♦ Zug auf den Katheter vermeiden, „Pflasterzügel" anbringen

♦ Urinprobe an der vorgegebenen Abnahmestelle entnehmen

Achtung: beim ersten Urinablassen vorsichtshalber nicht zu schnell vorgehen (zunächst nur 500 ml – 1 000 ml). Bei zu schnellem Ablassen des Urins kann die Blase zu schnell kleiner werden, was zu starken Schmerzen führen kann. Insbesondere bei Patienten, die sich verbal nicht äußern können, ist auf Schmerzreaktionen zu achten.

Ein liegender transurethraler Blasenkatheter wird mit einem Stöpsel verschlossen und aus Sicherheitsgründen meist weitere 24 Stunden belassen. Funktioniert der SBK ohne Probleme, kann der Blasenkatheter entblockt und gezogen werden.

Nach dem Legen des Katheters kann der Patient, ggf. mithilfe der Pflegenden, seine Kleidung anziehen und eine bequeme Lage

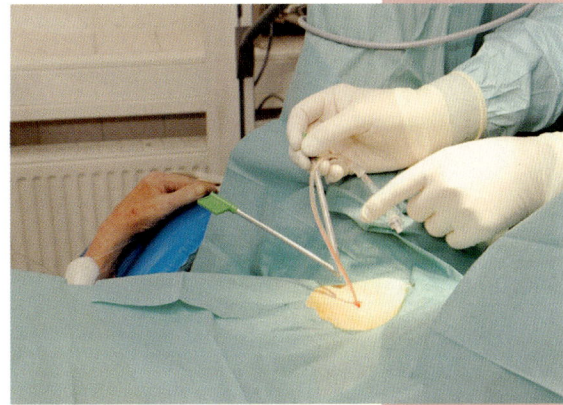

Legen eines suprapubischen Katheters

einnehmen. Das benötigte Material wird standardgemäß entsorgt. In den nächsten Stunden muss der Patient überwacht werden: Kontrolle der Ausscheidung (Menge und Farbe des Urins), Verbandkontrolle vornehmen – auf Blutungen und Leckagen achten, ggf. Vitalzeichenkontrolle. Beschwerden, z. B. Unterbauchschmerzen, müssen unverzüglich dem Arzt gemeldet werden. Der Patient sollte nach dem Eingriff für ein paar Stunden Bettruhe einhalten.

Soll nach der Kathetereinlage bei einem Patienten mit neurogener Harnblase Blasentraining durchgeführt werden, muss der Katheter abgeklemmt werden. Bei Harndrang kann der Patient über die Harnröhre Urin lassen. Nach der Miktion (natürliche Urinentleerung der Blase) wird die Klemme am Katheter geöffnet, um den verbleibenden Restharn zu messen.

Pflege bei suprapubischem Katheter

Die Punktionsstelle wird nach aseptischen Regeln steril verbunden. Der Verbandwechsel erfolgt zunächst alle zwei Tage durch eine erfahrene Pflegefachkraft. Bei Entzündungszeichen an der Punktionsstelle (Rötung oder Schwellung) ist der Arzt zu informieren. In diesem Fall sind tägliche Verbandwechsel sowie Inspektionen der Einstichstelle erforderlich. Häufig kommt in diesem Fall nach ärztlicher Anordnung desinfizierende Salbe zum Einsatz. Wundbeobachtung und Verbandwechsel werden sorgfältig dokumentiert.

Verbandwechsel
Band 4, H 5

Beim Verbandwechsel immer auf die richtige Lage des Katheters und Lagerung des Patienten achten. Der Katheter darf nicht abknicken, das Lumen nicht durch die Fixierungsnaht eingeengt werden. Auch darf der Katheter nicht unter Zug stehen. Der Urinbeutel wird aufgrund des Infektionsrisikos nicht vom Katheter getrennt und auch nicht über dem Blasenniveau platziert.

Für den Verband eignen sich insbesondere durchsichtige Folienverbände. Dabei ist darauf zu achten, dass sich keine „feuchten Kammern" (Feuchtigkeitsansammlungen zwischen Haut und Folienverband) bilden, denn in diesem feuchtwarmen Milieu wachsen Keime schnell. Eine Inspizierung der Punktionsstelle ist möglich, ohne dass der Verband unnötigerweise entfernt werden muss. Auch das Baden und Duschen ist durch die Benutzung des Folienverbands kein Problem.

> Folienverbände sind teurer als normale Verbände, weshalb sie selten von den behandelnden Ärzten verschrieben werden. Einfache Mullkompressen kommen dafür umso häufiger zum Einsatz.

Der Verbandwechsel wird in der Patientenakte dokumentiert (Zustand der Einstichstelle und ggf. Besonderheiten). Auch eine fortlaufende Dokumentation und Kontrolle vom Liegetag des Katheters ist notwendig, um rechtzeitig den Katheterwechsel durchführen zu können.

Wechsel bzw. Entfernung eines suprapubischen Katheters

Für den Wechsel des Katheters stehen gebrauchsfertige Sets zur Verfügung. Der Arzt schiebt den neuen Katheter durch den vorhandenen Punktionskanal vor, was bei unauffälligen Wundverhältnissen in der Regel problemlos und schnell verläuft. Im Krankenhaus steht dem Arzt beim Wechsel eines suprapubischen Katheters ein Ultraschallgerät zur Kontrolle zur Verfügung.

Aus Kostengründen werden in der ambulanten Pflege kaum Wechselsets genutzt. Hier werden oftmals Blasenkatheter (Nelatonkatheter) verwendet, die durch das vorhandene Loch eingeführt werden. Solche Katheterwechsel werden in Delegation auch durch examiniertes Pflegepersonal vorgenommen. Unerlässlich sind die hygienische Händedesinfektion und das Arbeiten mit sterilen Materialien.

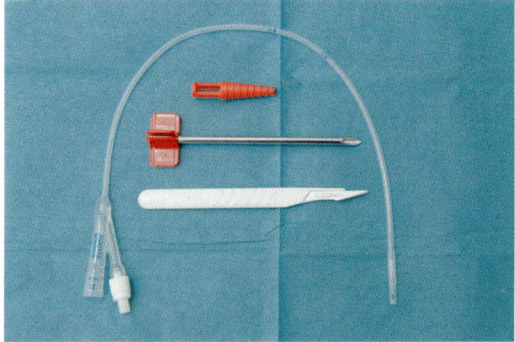

Gerichtetes Wechselset

Die Blase muss beim Wechsel des suprapubischen Katheters nicht komplett gefüllt sein. Etwas in der Blase verbliebener Urin erleichtert den Wechsel und das Abfließen des Urins über den neuen Katheter. Bei spontanem Herausfallen des suprapubischen Katheters muss unverzüglich ein neuer Katheter gelegt werden. Schon nach ein bis zwei Stunden kann der Kanal für einen neuen Katheter nicht mehr durchlässig sein. Um Infektionen zu vermeiden, muss bis zur erneuten Katheteranlage die Punktionsstelle mit sterilen Kompressen abgedeckt werden.

Kann der Katheter endgültig entfernt werden, ist es ausreichend, die Wunde mit Mullkompressen kurz zu komprimieren und anschließend mit einer desinfizierenden Salbe und sterilem Tupfer zu verbinden. Die Punktionsstelle wächst in wenigen Tagen von selbst zu.

1.8 Blasenspülung

Blasenspülung: Reinigung der Harnblase mit einer Spülflüssigkeit, die mittels eines Spülsystems oder einer Blasenspritze durch den Katheter in die Harnblase eingeführt wird.

Harnableitende Organe
Band2, E 1.3

Diese Maßnahme dient der Spülung des Blasenverweilkatheters, beispielsweise bei Blutungen aus Prostata, Harnblase oder Nierenbecken. Weiterhin werden Spülungen der Blase bei Erkrankungen der Blasenschleimhaut sowie zur Instillation von medikamentenhaltigen Lösungen angewandt. Blasenspülungen kommen häufig in der Urologie, beispielsweise nach Operationen an der Niere und dem harnableitenden System, zur Anwendung.

> Blasenspülungen werden **als therapeutische Maßnahmen ärztlich angeordnet** und niemals routinemäßig oder präventiv vorgenommen. Jede Spülung oder Instillation birgt durch das diskonnektierte System die Gefahr einer Harnwegsinfektion. Steriles Arbeiten ist unerlässlich.

Blasenspülungen können bei bestimmten Erkrankungen zu Komplikationen führen, die weitere medizinische Behandlungen zur Folge haben. Blasenspülungen sind daher **kontraindiziert** bei:

♦ Urethritis (Schleimhautentzündungen der Harnröhre)

♦ Harnröhrenstrikturen (Lumeneinengung)

♦ Epididymitis (Entzündung des Nebenhodens)

♦ Verdacht auf Blasenperforation (Durchlochung der Blase)

♦ Schrumpfblase (verkleinerte Harnblase als Endzustand einer chronischen Entzündung)

> Die Spüllösungen sollten körperwarm und so lange appliziert werden, bis die Spülflüssigkeit (physiologische Kochsalzlösung) klar zurückläuft. Spüllösungen dürfen nur benutzt werden, wenn die Lösungen vorher klar und die Einzelverpackungen unbeschädigt sind. Verpackungen und deren Verfallsdatum unbedingt vorher kontrollieren.

1.8.1 Einsatz von Spülkathetern

Spülkatheter sind dreiläufige Katheter. Sie bestehen aus einem Ballonfüllkanal, der am Ansatz mit einem Ventil für die „Blockerspritze" ausgestattet ist, dem Urinablaufkanal und einem Kanal für den Spülzulauf. Durch diesen Zulauf wird die Spüllösung in die Blase eingebracht. Spüllösungen können mittels Blasenspritze, einer einzelnen Spüllösungsflasche oder als Dauerspülung mittels eines Überleitungs-Spülsystems erfolgen. Die dafür eingesetzten Katheter bestehen wahlweise aus silikonbeschichtetem Latex oder aus Vollsilikon. Sie verfügen über zwei übereinanderliegende Ablaufaugen und auf der Rückseite befindet sich das Spülauge. Der Ballon kann mit 50 ml Wasser geblockt werden. Die mittlere Öffnung ist immer der Urinablauf, der seitliche ist der Spülzulauf.

Wenn Blasenspülungen unumgänglich sind, sollte die **intermittierende** (unterbrochene, wiederholt mit kleinen Mengen Spülflüssigkeit) Blasenspülung bevorzugt werden. Hierzu sind Spülkatheter und ein geschlossenes Spülsystem zu verwenden. Die Spüllösungen müssen steril sein.

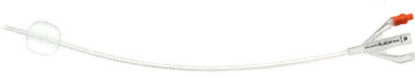

Spülkatheter

Bei einer einmaligen Blasenspülung können dreiläufige Katheter aus silikonbe-schichtetem Latex verwendet werden. Kommt ein Spülkatheter über einen längeren Zeitraum zum Einsatz, sind Spülkatheter aus Vollsilikon erforderlich. Die Aufrecht-erhaltung des geschlossenen Spülsystems ist zwar von Vorteil, erschwert jedoch eine exakte Bilanzierung. Die Gefahr der Blasenüberfüllung durch nicht bemerkte Abflussbehinderungen ist hier ebenfalls gegeben. Bei der permanenten Spülung fließt die Spüllösung über den Zulauf des Katheters in die Blase. Von dort wird sie über den mittleren Schenkel in den Sammelbehälter abgeleitet. Zu beobachten sind Einlaufmenge, Einlaufgeschwindigkeit und Verweildauer der Spülflüssigkeit. Spül-katheter werden oftmals intraoperativ in Verbindung mit urologischen Eingriffen eingelegt.

Beobachtung des Urins
Band 2, E 2.1

1.8.2 Durchführung

Benötigte **Materialien**

- Händedesinfektionsmittel
- sterile Blasenspritze mit passendem Ansatz
- sterile Spüllösung (möglichst körperwarm, außer bei Blutungsneigung)
- sterile Nierenschale, Einmalnierenschalen bereitstellen
- Einmalhandschuhe
- Einmalunterlage
- Desinfektionsmittel
- Abwurfbehälter

Vorbereitung des Patienten

Der Patient wird über Anlass, Durchführung und Risiken der geplanten Maßnahme informiert. Seine Zustimmung muss für eine Blasenspülung vorliegen. Wie beim Legen eines Blasenkatheters wird die Intimsphäre des Patienten gewahrt, indem ein Sichtschutz aufgestellt wird und/oder Mitpatienten ggf. aus dem Zimmer gebeten werden. Den Patienten bequem auf den Rücken lagern, Unterkörper frei machen und einen Nässeschutz unter das Gesäß legen. Bis die notwendigen Materialien gerichtet sind, sollte der Pa-tient wieder zugedeckt werden. Schutzschürze überziehen und die hygienische Händedesinfektion durchführen.

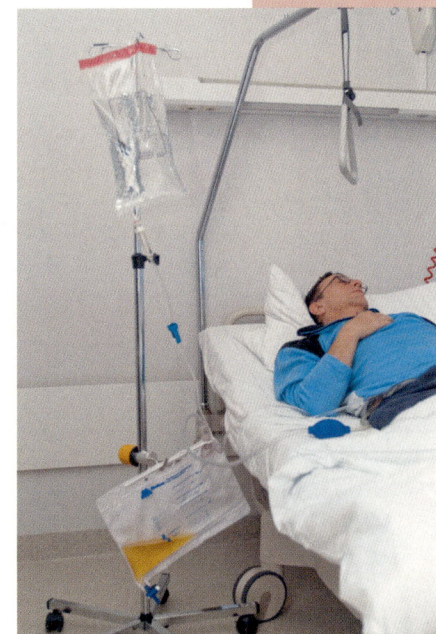

Kontinuierliche Spülung

Einmalige Spülung

♦ Spülflüssigkeit mittels Blasenspritze steril aufziehen

♦ Nierenschale unter den Katheteransatz platzieren

♦ Katheter vom Schlauchsystem diskonnektieren

♦ Blasenspritze steril ansetzen

♦ Spülflüssigkeit langsam, ohne Gewalteinwirkung, in die Blase einbringen

♦ Flüssigkeit ablaufen lassen oder mit der Spritze langsam ohne starken Sog zurückziehen

♦ eventuell Flüssigkeit verwerfen und neue klare Spülflüssigkeit aufziehen und installieren

♦ Vorgang wiederholen, bis die Spülflüssigkeit klar und frei von Beimengungen ist

♦ die aseptische Arbeitsweise unbedingt beachten

> **!**
>
> Die Indikation zur Spülung mit offenem System ist äußerst streng zu stellen und nur anzuwenden, wenn sonst keine Interventionen zur Verfügung stehen.

Geschlossene Spülung

♦ Spülflüssigkeit evtl. vorwärmen (außer bei Blutungen)

♦ Urin abfließen lassen, Spülsystem vorbereiten und an die Aufhängungsvorrichtung anbringen, Bilanzierungsdokumentation vorbereiten

♦ Ablaufschlauch unterhalb des Katheters abklemmen und Spülflüssigkeit einfließen lassen, dabei die einfließende Menge beachten bzw. die Rollklemme so einstellen, dass die gewünschte Fließgeschwindigkeit eingestellt ist

♦ während des Einlaufens die Schmerzensäußerungen oder andere Reaktionen des Patienten beobachten

♦ Spülflüssigkeit nicht zu hoch aufhängen, da sonst ein zu starker Druck beim Einlaufen entsteht

♦ Rollklemme schließen

♦ Klemme am Abflussschlauch öffnen und Urin und Spülflüssigkeit ausfließen lassen, danach diese Klemme wieder schließen

♦ Vorgang wiederholen, bis die Spüllösung klar zurückfließt, bzw. nach Verordnung fortfahren

Bei einer **kontinuierlichen** Spülung fließt die Spülflüssigkeit fortlaufend über einen Spülkatheter in die Blase. Die Spülflüssigkeit wird direkt über den abführenden Schenkel in den Auffangbehälter abgeleitet. Da die Flüssigkeit unmittelbar wieder abfließt, wird die Blasenschleimhaut nur in einem begrenzten Radius um das Katheterauge herum gespült. Es besteht die Gefahr der Blasenüberfüllung bei unbemerkter Abflussbehinderung. Die Pflegenden müssen zwar nicht ständig anwesend sein, aber regelmäßig das Befinden des Patienten und die Spülung kontrollieren. Der Patient muss über die eventuell auftretenden Probleme während der Spülung informiert werden und dazu angehalten werden, sich zu melden, falls Beschwerden auftreten. Wichtig ist die kontinuierliche und möglichst exakte Bilanzierung und Dokumentation der Spülung. Bei Patienten mit kontinuierlicher Spülung muss auf eine bequeme und hindernisfreie Lagerung geachtet werden.

1.9 Urostoma

> Unter einem Urostoma versteht man die chirurgisch geschaffene vorüberge-hende oder dauerhafte Urinableitung nach außen. Sie dient vorübergehend der Entlastung des harnableitenden Systems oder wird dauerhaft nötig, wenn die Harnblase entfernt werden muss.

Zu den **Indikationen**, die Harnblase zu entfernen, zählen:

♦ interstitielle Zystitis (chronische Entzündung der Blasenwand)

♦ radiogene (nach Bestrahlung) und durch Tuberkulose bedingte Schrumpfblase

♦ neurogene Blasenentleerungsstörung (auf Wunsch bei jungen Patienten, die diese Alternative einem suprapubischen Katheter vorziehen)

♦ therapieresistente Dranginkontinenz

Bei einer radikalen **Zystektomie** werden neben der Harnblase auch die männlichen Adnexe (Prostata und Samenblasen) oder die weiblichen Adnexe (Ovar, Tube, vordere Vaginalwand und Uterus) entfernt. Indikationen für eine radikale Zystektomie sind maligne Tumorerkrankungen der Blase. Man unterscheidet bei der Anlage eines Urostomas zwischen zwei Verfahren:

♦ kontinente Harnableitung (Urin wird portionsweise abgeleitet)

♦ inkontinente Harnableitung (Urin wird kontinuierlich abgeleitet)

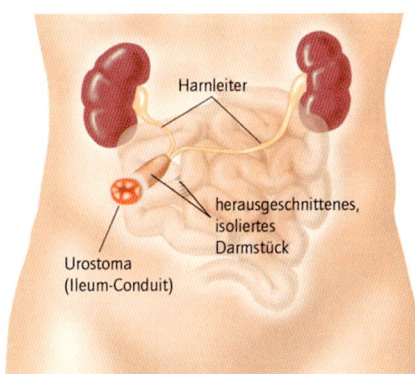

Urostomaanlage

1.9.1 Präoperative Pflege

Die präoperative Pflege ist stark abhängig von der Art des geplanten Urostomas. Neben allgemeinen Operationsvorbereitungen wie Darmreinigung, Verträglich-keitstests mit verschiedenen Stomaversorgungssystemen, gründlicher Aufklärung, Üben des Handlings zur Stomaversorgung ist besonders die präoperative **Stoma-markierung** bedeutend. Während der Operation ist es nicht möglich, Hautfalten oder den Kleidungssitz abzuschätzen. Deshalb muss präoperativ eine Stomamar-kierung erfolgen.

Präoperative
Pflege
Band 4, G 2

Dabei müssen folgende Kriterien erfüllt werden:

♦ Markierung sollte von einer erfahrenen Person durchgeführt werden

♦ Patient muss das Stoma im Stehen und Sitzen gut sehen können

♦ Lagekontrolle im Stehen, Sitzen, Vorbeugen und Liegen – Hautfalten dürfen im geplanten Stomabereich nicht auftreten

♦ Behinderung durch Kleidung (z. B. Hosenbund) vermeiden

♦ fern von Knochen, Narben, Falten – möglichst eine glatte Fläche von 10 cm x 10 cm

♦ bei geplanter Bestrahlung: Stomalage außerhalb des geplanten Bestrahlungsfeldes

Körperbild
und Krankheit
Band 3, B 2.2

Neben der korrekten Stomamarkierung steht die **psychosoziale Unterstützung** im Vordergrund der pflegerischen Maßnahmen. Die Anlage eines Urostomas ist mit tief greifenden Veränderungen des Körperselbstbildes verbunden. Die Patienten sollen einfühlsam und angemessen auf die Zeit nach der Operation vorbereitet werden. Pflegeinformationsgespräche und Aspekte der Patientenschulung (z. B. selbstständige Versorgung des Stomas) sind Eckpfeiler.

1.9.2   Postoperative Pflege

Da die postoperative Pflege von der Art des Stomas abhängt, werden die Pflegemaßnahmen anhand der gängigsten Urostomata erläutert.

Harnleiterhautfistel

Unter einer **Harnleiterhautfistel** versteht man die Auslagerung des Harnleiters direkt an die Hautoberfläche. Diese Art Stoma wird als „inkontinentes" Stoma bezeichnet, das i. d. R. durch einen Auffangbeutel mit klebender Grundplatte versorgt wird.

Die Patienten werden nach hausinternem Standard postoperativ gepflegt. Hierzu zählen die **Überwachung** der Vitalwerte inklusive der **Schmerzerfassung** und **Bilanzierung,** das **Infusionsmanagement,** die **Mobilisation** und der **Kostaufbau.** Nach der Operation besteht die Gefahr der Stomaenge mit Urinstauung der betreffenden Niere und möglicher Pyelonephritis. Deshalb ist postoperativ eine genaue Beobachtung und Dokumentation der Urinmenge und -konsistenz wichtig. Ein gut passendes, individuell zugeschnittenes Stomaversorgungssystem ist besonders wichtig. Zum einen soll die Haut um das Stoma geschützt werden. Zum anderen gewinnt der Patient durch ein gut sitzendes und dichtes Versorgungssystem Sicherheit im Alltag. Dies fördert die Akzeptanz des Stomas und erleichtert den Umgang damit.

Postoperative
Pflege
Band 4, G 4

Ein Urostoma ist eine bewusst angelegte offene Wunde, die Regeln des aseptischen Verbandwechsels sind selbstverständlich einzuhalten. Der Patient ist auf Entzündungszeichen hin zu beobachten (Überwachung der Körpertemperatur, Wundbeobachtung). Ziel der Pflege ist die Förderung der Selbstständigkeit und Lebensqualität.

Conduit (englisch: künstlich gelegtes Rohr)

Das Stoma besteht meist aus Ileum, nach Bestrahlungen wird ein Conduit häufig aus dem Kolon gebildet. Dabei wird ein ca. 10 cm langes Darmstück entnommen und der Darm wieder aneinandergefügt. Das Darmstück wird auf der einen Seite blind verschlossen. Aus der anderen Seite wird ein Stoma, ähnlich einem Anus praeter, angelegt und auf der Hautoberfläche ausgeleitet. Die Harnleiter werden mit dem ausgeschalteten Darmstück verbunden; der Urin kann abfließen. Dieses Stoma wird als inkontinente Urinableitung bezeichnet. Die postoperative Pflege besteht auch hier darin, eine entstehende Stomaenge schnell zu bemerken, um einen Urinaufstau in die Nieren zu vermeiden. Allerdings ist bei einem Conduit die Gefahr einer Stomaenge durch die Stomagröße erheblich geringer. Eher treten Engen an den Uretereinpflanzungsstellen im ausgeschalteten Darm auf. Deshalb ist eine Kontrolle der Ein- und Ausfuhrbilanz sehr wichtig. Auf eine korrekte Stomaversorgung muss sehr viel Wert gelegt werden.

Pouch (englisch: Beutel oder Tasche)

Es gibt unterschiedliche Poucharten (z. B. Mainz-Pouch I und II, Kock-Pouch) mit diversen Abwandlungen und Modifikationen. Allen Poucharten gemeinsam ist das Verwenden von Darmanteilen, sowohl ausgeschaltete als auch nicht ausgeschaltete (Mainz-Pouch II). Alle Pouch gelten als kontinente Harnableitungen oder kontinente Harnreservoire mit intermittierender Katheterableitung. Postoperativ zeigen Pouchanlagen viele Komplikationsmöglichkeiten wie:

♦ Engen an den Uretereinpflanzungsstellen

♦ Stomastenose

♦ Stomainsuffizienz mit Inkontinenz

♦ Reflux in die Niere mit Pyelonephritisgefahr

♦ Schleimtamponaden

♦ Katheterisierungsprobleme

Neben der **postoperativen Pflege** müssen die Patienten auf diese Komplikationen hin beobachtet und überwacht werden. Eine Bilanzierung von Ein- und Ausfuhr, Kontrolle der Blutkreatininwerte und der Blutgase, Ultraschallkontrollen der Nieren und eine Kontrolle der Urinkonsistenz sind deshalb postoperativ sehr wichtig. Die nötigen Maßnahmen sind mit dem Arzt abzusprechen.

1.9.3 Komplikationen

Neben den oben genannten Komplikationen gibt es noch weitere potenzielle Probleme bei einem Urostoma:

♦ Wundheilungsstörungen

♦ Harnwegsinfektionen

♦ Verletzung von Nachbarorganen

♦ Darmverschluss, Darmfisteln

♦ Lymphfisteln

♦ Hernien

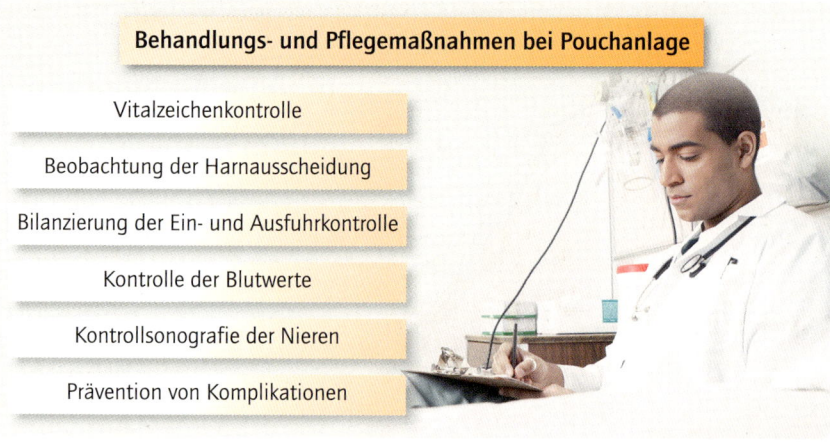

Behandlungs- und Pflegemaßnahmen bei Pouchanlage

Vitalzeichenkontrolle

Beobachtung der Harnausscheidung

Bilanzierung der Ein- und Ausfuhrkontrolle

Kontrolle der Blutwerte

Kontrollsonografie der Nieren

Prävention von Komplikationen

Beim Kontakt von Urin mit Darmsegmenten, die in den Harntrakt eingeschaltet sind, kann es zu Stoffwechselstörungen kommen, z. B. Ansäuerung des Blutes, chronische Durchfälle, Knochenentkalkung oder verminderte Vitaminaufnahme. Bei einem Pouch kann die vermehrte Schleimbildung eine Tamponade begünstigen, die zu Anurie, Nierenaufstau, Pyelonephrose und dem Verlust der Niere führt. Bei einzelnen Patienten mit Mainz-II-Pouch kommt es in der Nacht durch die Entspannung des Beckenbodens zum gelegentlichen Urinverlust. Bei Männern werden im Rahmen der Blasenentfernung auch die Prostata und die Samenleiter entfernt. Das hat die Zeugungsunfähigkeit zur Folge. Sind die Nervengeflechte neben der Prostata beschädigt oder wurden sie entfernt, stellt sich auch der Verlust der Gliedversteifung ein.

Bei Frauen führt eine radikale Zystektomie (Entfernung der Harnblase, des Uterus und der Eierstöcke) zur Unfruchtbarkeit und in manchen Fällen zu Störungen des Sexualempfindens.

Krankheit
und Sexualität
Band 3, B 1

1.9.4 Bedeutung für den Patienten

Die Anlage eines Urostomas ist für die Patienten sehr einschneidend. Denkt man an die vorangegangene Harnblasenentfernung, sind Empfindungsstörungen und bei Männern der mögliche Verlust der Erektionsfähigkeit nachhaltig für das weitere Leben. Die Versorgung des Urostomas schafft im täglichen Alltag viele Probleme, z. B. bei Bauchschläfern, sportlicher Betätigung, Besuch eines Schwimmbads, einer Sauna und sexueller Aktivität. Andere Folgen hat ein kontinentes Stoma (Pouch). Hier muss der Patient eine **Selbstkatheterisierung** in bestimmten Zeitintervallen durchführen, da die Füllungsmenge eines Pouches beschränkt und ein Gefühl für die „volle Blase" nicht mehr vorhanden ist. Das bedeutet, dass der Patient Material dabeihaben und einen Ort finden muss, an dem er die Selbstkatheterisierung in Ruhe durchführen kann. Auch die Entsorgung des Materials und des Urins muss möglich sein. Die Selbstkatheterisierung muss ein- bis zweimal in der Nacht durchgeführt werden, was zu einer Schlafunterbrechung und eventueller Müdigkeit am Tag führt.

1.10   Hämofiltration

Unter **Hämofiltration (HF)** versteht man ein extrakorporales Verfahren (Blut wird außerhalb des Körpers gereinigt), das ersatzweise die Filterfunktion der Nieren übernimmt. Die Schlackenstoffe (harnpflichtige Substanzen des Blutes) werden über eine semipermeable Membran (Hämofilter) ultrafiltriert. Der Vorgang entspricht dem Abpressen des Glomerulumfiltrats in den Nierenkörperchen. Das benötigte Druckgefälle wird bei der heute üblichen **venovenösen Hämofiltration (CVVH)** über eine zwischengeschaltete Pumpe hergestellt.

Aufbau
der Nieren
Band 2, E 1.1.1

Vor- und Nachteile der Hämofiltration

Vorteile	Nachteile
keine Wasser- und Dialysegerätaufbereitung nötig	effektivere Entfernung von harnpflichtigen Substanzen (z. B. Kreatinin, Harnstoff) beim Dialyseverfahren. Eine HF in Verbindung mit Prädilution (= Zuführung der Substitutionslösung vor dem Filter) und großzügigem Austauschvolumen kann die Unterschiede reduzieren.
schneller und flexibler Einsatz des Gerätes	höhere Materialkosten der HF als bei Dialyseverfahren
Behandlung mehrerer Patienten nacheinander mit einem Gerät möglich	Durch Entstehung von Sekundärmembranen vermindert sich die Durchlässigkeit des Filters. Durch die Anwendung höherer Blutflussraten kann diese Problematik nicht ausgeschaltet, aber verbessert werden.
nur die Anwendung von gebrauchsfertigen Einmalmaterialien (Schlauchsystem) und eine Wischdesinfektion des Gerätes sind erforderlich	
schonender und somit weniger kreislaufbelastender Flüssigkeitsentzug	
bessere Beherrschbarkeit von möglichen Blutdruckschwankungen	

237

Eine Hämofiltration wird vorgenommen bei Patienten mit

♦ Überwässerung infolge massiver kardialer Insuffizienz (Lungenödem)

♦ akutem Nierenversagen

♦ Oligurie oder Anurie

♦ schweren Polytraumen oder nach postoperativen Eingriffen beim Anstieg der harnpflichtigen Substanzen im Blut und möglichen Vergiftungserscheinungen

♦ Hyperkaliämie (erhöhter Kaliumspiegel im Serum ab > 6,0 mmol/l und mehr)

♦ extremem Alkoholmissbrauch (Alkoholintoxikation)

Da das gewonnene Ultrafiltrat verworfen wird, entstehen bei den Patienten hohe Flüssigkeitsdefizite, die durch Zufuhr von bestimmten Infusionslösungen ausgeglichen werden müssen. Während einer Hämofiltration ist eine Antikoagulantientherapie erforderlich. Der Patient sollte bei dem Verfahren möglichst ruhig liegen, damit die Hämofiltrationsnadel nicht verrutscht.. Bei sehr unruhigen Patienten ist eine zusätzliche Sedierung unumgänglich. Patienten, die eine Hämofiltration benötigen, weisen insgesamt ein schweres Krankheitsbild auf, sodass zu der intensivmedizinischen Versorgung auch ein Beatmungsverfahren erforderlich sein kann.

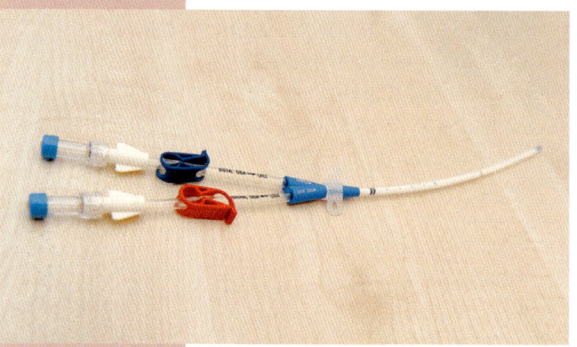

Dialysekatheter

Um eine Hämofiltration durchführen zu können, sind bestimmte großlumige Gefäßzugänge erforderlich. Ein möglicher kurzzeitiger Gefäßzugang, z. B. beim akuten Nierenversagen, ist über einen speziellen zentralvenösen Katheter, beispielsweise einen mehrlumigen Shaldon-Katheter, möglich.

1.11 Hämodialyse

Die **Hämodialyse** (auch Dialyse oder „Blutwäsche" genannt) ist ein intermittierendes, außerhalb des Körpers angewandtes (extrakorporales) Blutreinigungsverfahren. Die Hämodialyse (HD) ist die gebräuchlichste Behandlungsmethode bei akuter Niereninsuffizienz oder im fortgeschrittenen Stadium bei chronischem Nierenversagen.

Das Blut wird durch ein Schlauchsystem des Dialysegerätes geleitet. Dabei umströmt das Dialysat das Blut in einem Filter. Durch das physikalische Prinzip der **Osmose** (Teilchen wandern vom Ort der hohen Konzentration zum Ort der niedrigen Konzentration) werden in diesem Filter über eine semipermeable (halbdurchlässige) Membran die harnpflichtigen Substanzen aus dem Blut entfernt. Dialyseflüssigkeiten sind speziell aufbereitete, sterile Lösungen mit Elektrolytanteilen, Puffersubstanzen (für einen ausgeglichenen Säure-Basen-Haushalt) und ggf. Glukosezusätzen, mit denen das Blut wieder angereichert und wichtige Blutwerte wieder korrigiert werden können. Das „gereinigte" Blut wird dem Patienten wieder zugeführt.

Um die Bildung von Thromben (Blutgerinnseln) während der Dialyse zu vermeiden, wird das Blut heparinisiert. Die Heparingabe kann, je nach Anordnung, als Heparin-Bolus oder über Perfusor gegeben werden. Üblicherweise sind bis zu drei Dialysebehandlungen pro Woche erforderlich, um die harnpflichtigen Substanzen im Blut gleichbleibend zu regulieren.

> Bei dialysepflichtigen Patienten muss operativ ein spezieller Dialysezugang angelegt werden. Üblicherweise erhalten die Patienten einen Brescia-Cimino-Shunt (auch Cimino-Brescia-Fistel genannt). Ein Shunt ist eine Art Kurzschließung zwischen Arterie (z. B. Arteria radialis) und Vene (z. B. Vena cephalica). Dieser wird auch AV-Fistel genannt.

1.11.1 Komplikationen der Hämodialyse

Komplikationen bei der HD treten nur selten auf. Durch die modernen, hochsensiblen Dialysegeräte werden Komplikationen frühzeitig erkannt. Da die Patienten an den dialysefreien Tagen kaum Flüssigkeit ausscheiden, müssen die Patienten bis zur nächsten Dialysesitzung ihre Trinkmengen einschränken. Dem Körper wird an den Dialysetagen je nach ärztlicher Verordnung und Einschätzung der Patientensituation (z. B. bei deutlicher Überwässerung) sehr viel Flüssigkeit entzogen. Durch einen zu schnellen Flüssigkeitsentzug und eine Verschiebung im Elektrolythaushalt kann es zu Komplikationen kommen wie z. B. Blutdruckabfall, Bewusstseinsstörungen, passageres Hirnödem mit Kopfschmerzen, Muskelkrämpfe, Erbrechen, Schwindel bis hin zu Herzrhythmusstörungen. Diese Symptome werden unter dem **Dysequilibrium-Syndrom** zusammengefasst. Durch die notwendige Heparinisierung kann es zu Blutungen kommen. Ebenso kann der Shunt thrombosieren (Verschluss des Gefäßes) und dadurch funktionsuntüchtig werden. Darüber hinaus können allergische Reaktionen gegen Membranbestandteile auftreten. Mangelnde Hygiene kann zu Shunt-Infektionen, bis hin zu Abszessbildung und Sepsis führen.

1.11.2 Pflege und Patientenberatung

Die Betreuung der Patienten während der Dialyse ist speziell ausgebildetem Pflegepersonal vorbehalten. Für die Betreuung gilt:

- Patienten, die sich mit ihrer Erkrankung auseinandersetzten und ihre krankheitsbedingten, körperlichen Veränderungen gut kennen, als Experten ihrer Krankheit betrachten und ernst nehmen
- notwendige Beratung insbesondere bei Patienten, die erst seit Kurzem dialysepflichtig sind. Wissensdefizite über die Krankheit und die Behandlungsmethoden erkennen und beheben
- mögliche Wesensveränderungen des Patienten beachten, die durch einen Anstieg der harnpflichtigen Substanzen verursacht werden können
- Patientenschulungen zur selbstständigen Durchführung der täglichen Blutdruck- und Gewichtskontrollen
- Ernährungsberatung im Beratungsprozess berücksichtigen, beispielsweise müssen sich die Patienten an eine salz- und kaliumarme Kost sowie an eine niedrige Trinkmenge gewöhnen

Chronisch Kranke pflegen Band 5, E 1.2

- psychische Probleme, die durch die Abhängigkeit von der Dialyse entstehen, ansprechen und entsprechende Hilfsangebote vermitteln
- Pflege des Dialysezugangs/Shunts: Kontrolle auf Rötungen, Schwellungen und Hämatome. Weiterhin tägliche Funktionskontrollen durch Abtasten (Palpation) und Abhören mittels Stethoskop, ein hörbares Rauschen unter dem Shunt ist normal
- tägliche Begutachtung des Shunts und der Hautregion, auf Infektionszeichen achten, auftretende Schmerzen, Hämatome, Auffälligkeiten dokumentieren und den Arzt informieren
- tägliche Reinigung der Hautregion mit Wasser und Seife, nochmals direkt vor der Dialyse
- Patienten darüber informieren, dialysefreie Tage zur ausgiebigen Hautpflege zu nutzen, für eine Rückfettung und Geschmeidigkeit der Haut sorgen
- Hypotension (dauerhaft niedriger Blutdruck) durch Volumenmangel vermeiden

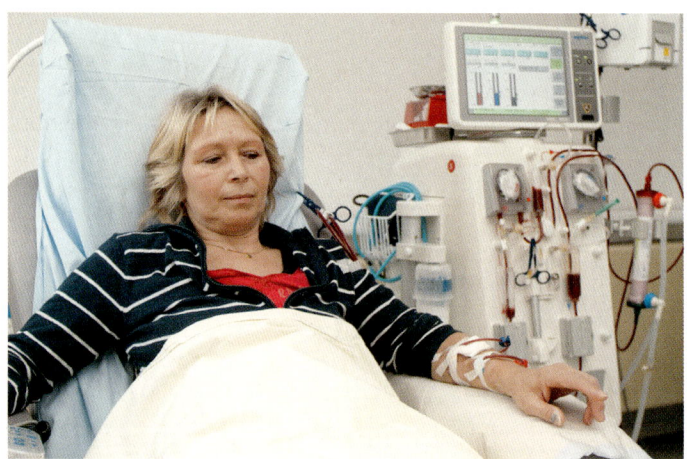

Patientin an der Dialyse

Blutdruckmessungen dürfen nicht an der Shuntseite vorgenommen werden. Der durch die Blutdruckmanschette verursachte Druck kann zu Gefäßerweiterungen der umliegenden Venen führen und sich dadurch negativ auf den Shunt bis hin zum Gefäßverschluss auswirken. Auch darf die Shuntanlage oder der betroffene Arm nicht zur Blutabnahme genutzt werden. Druckausübende Verbände oder einschnürende Kleidung müssen am Shuntarm ebenso vermieden werden. Eine ausführliche und für den Patienten verständliche Information ist erforderlich.

1.11.3 Dialyse in einem Zentrum und Heimdialyse

Dialysezentren sind ambulante Einrichtungen, die sich häufig an Krankenhäuser mit nephrologischen Abteilungen angliedern oder von niedergelassenen Nephrologen geleitet werden. Die Patienten besuchen das Dialysezentrum zu festgelegten Zeiten. Berufstätigen wird die Möglichkeit geboten, ihre erforderlichen Dialysetermine auch außerhalb der Arbeitszeit wahrzunehmen.

Die Patienten werden durch ein interdisziplinäres Team aus Medizinern, Fachpflegepersonal und Psychologen betreut. Sozialarbeiter werden mit einbezogen, wenn Patienten unter besonderen Belastungen stehen oder Hilfe in sozialen Angelegenheiten benötigen. Auch die Zusammenarbeit und der Informationsaustausch mit dem technischen Personal, das die Wartung der Geräte und Anlagen übernimmt, sind für die umfassende Versorgung und Sicherheit der Patienten unverzichtbar.

Ein großer Vorteil des Dialysezentrums ist die ständige Anwesenheit des spezialisierten und erfahrenen Fachpersonals. Menschen, die von der Dialyse abhängig sind und darüber hinaus unter schweren Begleiterkrankungen leiden (z. B. Hypertonie, Durchblutungsstörungen, Diabetes mellitus), sollten in einem Dialysezentrum behandelt werden. Sie können dort auch die Möglichkeit nutzen, soziale Kontakte zu knüpfen, die sich durch oftmals gleiche Dialyserhythmen der Patienten ergeben können.

Seit einigen Jahren wird für Pflegende in Dialyseeinrichtungen eine zweijährige Fachweiterbildung angeboten, die mit einer Prüfung endet.

Weiterhin bietet sich für Menschen, die sich trotz der Abhängigkeit von der Dialyse in einem insgesamt stabilen körperlichen und psychischen Zustand befinden, die Möglichkeit einer Hämodialyse zu Hause. Diese sorgfältig zu treffende Entscheidung wird von dem behandelnden Nephrologen gemeinsam mit dem Patienten, dessen Lebenspartner oder -partnerin oder einer festen Bezugsperson getroffen. Vor Einführung der Heimdialyse müssen die dafür erforderlichen Voraussetzungen geschaffen werden:

♦ intensives Schulungsprogramm für den Patienten und die Bezugsperson

♦ Platz für das Dialysegerät und die erforderlichen Materialien im häuslichen Bereich. Das erforderliche Gerät wird dem Patienten gestellt

♦ Anwesenheit einer zweiten Person während der Dialyse zur Sicherheit des Patienten

♦ Erreichbarkeit eines telefonischen Bereitschaftsdienstes des zuständigen Dialysezentrums

Eine andere Variante bietet sich für Patienten, bei denen die häusliche Begleitung oder die räumlichen Voraussetzungen für die Heimdialyse fehlen: die **Limited-Care-Dialyse.** Sie ist für Patienten geeignet, die unter Überwachung des pflegerischen und ärztlichen Personals die Dialyse eigenständig durchführen können.

Kontakte zu Selbsthilfegruppen sind den Patienten und ihren Angehörigen eine Hilfe. Dort ist ein Erfahrungsaustausch über Probleme, die durch die Erkrankung entstanden sind (z. B. Dialyse im Urlaub), möglich.

Peritonealdialyse

Die Peritonealdialyse ist neben der Hämodialyse eine weitere Form der künstlichen Blutwäsche. Hier wird das Blut nicht wie bei der Hämodialyse außerhalb des Körpers durch einen speziellen Filter, sondern innen durch das Bauchfell (Peritoneum) des Patienten als körpereigene Filtermembran gereinigt. Sie ist ebenfalls eine geeignete Therapie bei Patienten mit chronischer Niereninsuffizienz.

Durch einen in die Bauchwand genähten Katheter wird mehrmals täglich Dialyseflüssigkeit in die Bauchhöhle geleitet. Die Dialyseflüssigkeit umgibt das gut durchblutete Bauchfell und verbleibt dort für einige Stunden. Nach dem Prinzip der Osmose (Konzentrationsausgleich von Flüssigkeiten) werden harnpflichtige Substanzen und überschüssige Flüssigkeit aus dem Blut über das Bauchfell von der Dialyseflüssigkeit aufgenommen. Das Bauchfell verfügt also über Poren und Öffnungen, die die Schadstoffe in die Flüssigkeit im Bauchraum übertreten lassen.

Nach einigen Stunden wird die mit Schlackenstoffen angereicherte Flüssigkeit über den Katheter abgelassen und entsorgt. Neue Flüssigkeit kann wieder einfließen. Vorteil der kontinuierlichen ambulanten Peritonealdialyse (CAPD) ist die selbstständige Durchführung vom Patienten. Er kann Zeit und Ort der Anwendung (drei- bis fünfmal am Tag) nach seinen individuellen Bedürfnissen gestalten. Auch ist der Zeitverlust durch den wegfallenden Fahrweg für den Patienten geringer. Patienten, die den Umgang mit der Peritonealdialyse erlernen und die notwendigen Regeln beachten, können ein relativ beschwerdefreies Leben führen. Zwar bietet die Peritonealdialyse gegenüber der Hämodialyse die schonendere Entgiftung, doch ist sie weniger effektiv und daher nicht für jeden Patienten geeignet.

Eine weitere Art der Peritonealdialyse ist die automatische Peritonealdialyse (APD). Hier übernimmt ein Dialysegerät den automatischen Austausch der harnpflichtigen Substanzen in den Nachtstunden – somit ist der Patient tagsüber kaum eingeschränkt.

Aufbau des Verdauungssystems
Band 2, J 1.1
Harnbereitung in der Niere
Band 2, E 1.1.2

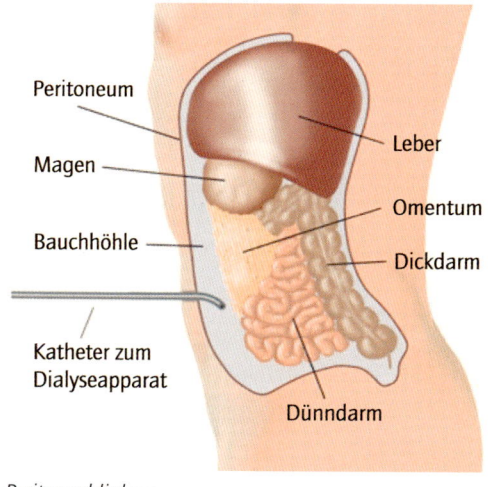

Peritonealdialyse

Die Entscheidung für eine Peritonealdialyse bedeutet ein hohes Maß an Eigenverantwortung. Patienten und die Angehörigen werden vor der ersten Behandlung intensiv geschult. Spezielle Hygienerichtlinien müssen eingehalten und Dialyseflüssigkeiten sowie die Katheteraustrittsstelle sorgfältig inspiziert und behandelt werden. Besonders sorgfältig muss der Arzt oder die Pflegende die Katheteraustrittsstelle auf Entzündungszeichen und Austritt von Sekret überprüfen. Dieser sensible Bereich kann sich leicht infizieren und zu einer Bauchfellentzündung (Peritonitis) führen. Eine Infektion ist besonders ernst zu nehmen und muss sofort behandelt werden.

Bei intakter Haut reicht es aus, den Verband alle ein bis zwei Tage zu wechseln; die Stelle wird desinfiziert, anschließend mit sterilen Tupfern getrocknet und wieder verbunden. Tägliches Duschen ist mit wasserdichten Folienverbänden möglich, oder die Austrittsstelle des Katheters muss erneut verbunden werden. Bei Hautreizungen im Bereich der Katheteraustrittsstelle muss der behandelnde Arzt konsultiert werden.

1.12 Besonderheiten beim Kind

Die häufigsten Nierenerkrankungen im Kindesalter sind:

♦ angeborene Zystennieren (ein- oder beidseitig): durch Vererbung bedingte Veränderungen der Nieren mit flüssigkeitsgefüllten Kammern oder Bläschen, die die Nierenfunktion je nach Ausmaß der Veränderung erheblich einschränken. Die Krankheit verläuft chronisch, kann nicht medikamentös behandelt werden und führt in den meisten Fällen zur Dialysepflicht. Im Rahmen der Kontrolluntersuchungen werden diese Veränderungen meist erkannt und durch die Sonografie diagnostiziert.

Hämodialyse
Band 3, E 1.10

♦ angeborene zu kleine oder nicht angelegte Nieren: Je nach Ausprägung sind die Kinder mehr oder weniger eingeschränkt. Bei nicht angelegten Nieren sind die Kinder sofort dialysepflichtig. Sind sonst alle Anteile des Harnsystems angelegt, wird eine baldige Nierentransplantation angestrebt. Ist nur eine Niere angelegt, übernimmt dieses Organ die Aufgaben alleine, was meist ohne Einschränkung für das Kind funktioniert.

Daneben bestehen andere Erkrankungen im Kindesalter, denen medizinisch und pflegerisch begegnet werden kann. Im Folgenden werden sie in tabellarischer Übersicht zusammengestellt.

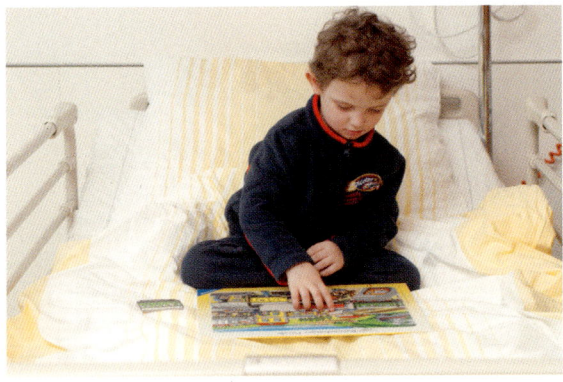

Kind mit Nierenerkrankung

Krankheiten der Nieren und harnableitenden Organe im Kindesalter

Erkrankung	Symptome	Behandlung	Pflege
Entzündungen der Harnwege und Nieren	**Neugeborene:** Gewichtsverlust durch Nahrungsverweigerung, Erbrechen, Durchfall, blassgraue Hautfarbe, Ikterus, Hyper- oder Hypothermie, oft Sepsis **Säuglinge/Kleinkinder:** Fieber, Bauchschmerzen, Ernährungsstörung mit Gewichtsverlust, aufgetriebenes Abdomen, übelriechender Urin **ältere Kinder:** Erbrechen, Appetitlosigkeit, Fieber, Bauch- und Nierenlagerschmerzen, übelriechender Urin, Dysurie, Pollakisurie	Entzündungen der Harnwege und der Nieren werden meist antibiotisch behandelt. Eine symptomatische Behandlung (bei Fieber, Appetitlosigkeit) ergänzt diese Maßnahmen. Meist haben die Kinder in der akuten Phase Bettruhe, was oft präventive Maßnahmen nötig macht.	gründliche Genital- und Analhygiene, vollständige Blasenentleerung lokale Nässe- und Kältereize und allgemeine Auskühlung vermeiden lokale Wärmeanwendung bei Appetitlosigkeit häufiger Nahrung anbieten; Wunschkost; kleine Portionen; eventuell parenterale Ernährung Schmerzerfassung und eventuell Schmerzmittelgabe nach ärztlicher Verordnung
Glomerulonephritis: Entzündung der Nierenkörperchen (Glomeruli) oft postinfektiöse Erkrankung nach akuter Infektion	– Fieber, Müdigkeit, Abgeschlagenheit, Appetitlosigkeit, Bauch- Flanken-, Kopfschmerzen, Übelkeit, Erbrechen, Blässe – blutiger oder brauner Urin – Ödeme im Gesicht und um die Augen – Oligourie bis Anurie, Proteinurie – Urämie – Hypertonie – Krämpfe durch Hirnödem oder hypertensive Enzephalopathie (Sammelbegriff für Gehirnerkrankungen)	Die Glomerulonephritis wird antibiotisch behandelt. In schweren Fällen kann das Kind vorübergehend dialysepflichtig werden. Je nach Ausprägungsgrad der Glomerulonephritis zeigt sich ein schweres Krankheitsbild. Das Kind ist in allen Aktivitäten stark eingeschränkt.	strenge Bettruhe, solange Ödeme und Hypertonie bestehen; größeren Kindern die Anordnung erklären, Beschäftigung im Bett anbieten: Spiele, Puzzle, Bücher, eiweißarme Diät, bei Appetitlosigkeit häufig kleinere Mahlzeiten anbieten, eventuell parenterale Ernährung Wärmeanwendung gute Hautpflege: ödematöse Haut infiziert sich leicht nach Abklingen der Symptome vorsichtig belasten, vor Kälte schützen, Wärme auf die Nierengegend
Hämolytisch-urämisches Syndrom (HUS): hämolytische Anämie, Thrombozytopenie und Nierenfunktionseinschränkung kennzeichnen das HUS	– Gastroenteritis mit Erbrechen, Bauchkoliken und blutigen Stühlen – Hautblässe, Petechien (Hautblutungen) an Haut und Schleimhäuten – evtl. Hepatomegalie – Oligo- bis Anurie, Hypertonie – zerebrale Symptome: Krampfanfall, Somnolenz – bei Überwässerung Gefahr der Enzephalopatie und Krampfanfälle		häufige Überwachung der Vitalparameter inklusive Bewusstseinslage (GCS) überprüfen, Flüssigkeit bilanzieren und Gewicht kontrollieren

!

Ständiges Harnträufeln, ein schwacher Urinstrahl, Restharn, eine große Harnblase, eine nicht erklärbare kindliche Hypertonie, Elektrolytstörung und erhöhte harnpflichtige Substanzen im Blut können Hinweise auf einen komplizierten Harnwegsinfekt bei Kindern sein. Kinder sind daher in besonderer Weise auf diese Symptome zu beobachten.

Bei Kindern, die dialysepflichtig sind, wird oft die Peritonealdialyse bevorzugt. Komplikationen sind neben der Obstruktion des Katheters die Peritonitis. Durch sorgfältige und hygienisch einwandfreie Wechsel der Dialysebeutel, die richtige Implantation (Einlage) des Katheters und die sorgfältige Pflege inklusive des Verbandwechsels an der Kathetereintrittsstelle kann diese Gefahr verringert werden.

?

1 Welche Infektionen der Nieren und harnableitenden Organe kennen Sie? Nennen Sie mindestens vier.

2 Nennen Sie vier Ursachen einer Zystitis.

3 Wie unterscheidet sich eine primäre von einer sekundären Pyelonephritis?

4 Definieren Sie den Begriff Urosepsis.

5 Was versteht man unter einem nephrotischen Syndrom?

6 Wie unterscheiden sich die akute und chronische Niereninsuffizienz?

7 In welche Stadien lassen sich die akute und die chronische Niereninsuffizienz unterteilen?

8 Über welche Aspekte sollten Männer nach einer radikalen Prostatektomie informiert werden? Nennen Sie drei Bereiche.

9 Nennen Sie mindestens drei Indikationen für die Einlage eines Blasendauerkatheters.

10 Bei welchen Patienten ist die Einlage eines suprapubischen Katheters kontraindiziert?

11 Welche Indikationen gibt es für eine Blasenspülung?

12 Wie wird eine geschlossene Blasenspülung fachgerecht durchgeführt?

13 Welche Formen des Urostomas gibt es?

14 Nach welchem physikalischen Prinzip funktioniert die Hämodialyse?

15 Welche Indikationen für die Hämodialyse kennen Sie?

16 Wie unterscheiden sich die Hämodialyse und die Hämofiltration im Hinblick auf Vorbereitung, Indikation und Durchführung?

17 Was versteht man unter einer Peritonealdialyse?

18 Wo liegen die Gefahren bei der Durchführung einer Peritonealdialyse?

19 Welche Erkrankungen der Nieren und harnableitenden Organe bei Kindern kennen Sie? Nennen Sie mindestens drei.

20 Nennen Sie mindestens fünf Symptome der kindlichen Glomerulonephritis.

1   Erstellen Sie als Gruppenarbeit eine pflegerische Informationsbroschüre für Männer mit benigner Prostatahypertrophie. Auf welche Aspekte legen Sie dabei besonderen Wert? Begründen Sie Ihre Aussagen.

2   Erstellen Sie eine Checkliste für das Legen eines Blasendauerkatheters. Die Checkliste führt die benötigten Materialien sowie das genaue Vorgehen – unterschieden nach Männern und Frauen – auf. Stellen Sie sich Ihre Checklisten gegenseitig vor und bewerten Sie diese auf Praxistauglichkeit.

3   Üben Sie im Rollenspiel ein pflegerisches Informationsgespräch zum Thema „Einlage eines Blasendauerkatheters" bei einem fiktiven Patienten. Eine dritte Person gibt kollegiales Feedback über die Gesprächsgestaltung und die Vermittlung der Inhalte.

4   Erstellen Sie ein Merkblatt über die Pflege bei einem Patienten mit einem suprapubischen Katheter. Auf welche Aspekte achten Sie dabei besonders? Stellen Sie sich das Merkblatt gegenseitig in der Gruppe vor und geben Sie sich eine Rückmeldung.

5   Informieren Sie sich bei einer Selbsthilfegruppe für Menschen mit einem Urostoma über das Beratungsangebot für betroffene Personen und stellen Sie dies in der Klasse vor.

6   Recherchieren Sie Informationsmaterial für Eltern von nierenerkrankten Kindern und schätzen Sie das Material auf Verständlichkeit und Praxistauglichkeit ein.

Hoehl, Mechthild/Kullik, Petra (Hrsg.): Gesundheits- und Kinderkrankenpflege. Thieme Verlag, Stuttgart 2008

Lauber, Annette/Schmalstieg, Petra: Wahrnehmen und Beobachten. Thieme Verlag, Stuttgart 2007

Panther, Michael/Reichert, Natascha: Chirurgie Orthopädie Urologie. Kurzlehrbuch für Pflegeberufe. Thieme Verlag, Stuttgart 2007

Wächter, Claudia (Hrsg.): Fallbuch Kind. Vernetzt denken – Pflege verstehen. Elsevier Verlag, München 2009

www.junge-nierenkranke.de – Webseite des Vereins Junge Nierenkranke e. V. mit Informationen für Betroffene und deren Angehörige

2 Pflege bei Erkrankungen des Darms

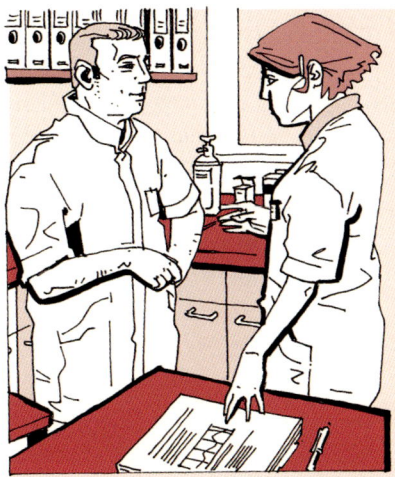

Olga absolviert im letzten Jahr ihrer Ausbildung den Praxiseinsatz auf der septisch-chirurgischen Station im Klinikum Gutleben. Im Spätdienst ist sie gemeinsam mit dem Praxisanleiter Rainer Faes für den 35-jährigen Michael Hartmann zuständig. Der Patient leidet an einer Colitis ulcerosa. Nach vielen Therapieversuchen hat man sich nun entschlossen, Michael Hartmann zu operieren. Ein künstlicher Darmausgang soll helfen, den entzündlichen Darm zu schonen, damit die chronische Entzündung abheilen kann. Olga soll ihn nun auf die morgige Operation vorbereiten und bespricht mit ihrem Praxisanleiter die nötigen pflegerischen Maßnahmen.

Glücklicherweise wurde in der theoretischen Ausbildung gerade das Thema der chirurgischen Pflege behandelt, sodass sich Olga entsprechend an der Planung beteiligen kann. „Ich finde, Herr Hartmann ist sehr gefasst, dafür dass er morgen so einen großen Eingriff vornehmen lassen muss", wendet sich Olga an Rainer Faes. „Ja, nicht sehr viele Patienten können so gut damit umgehen. Ich glaube aber trotzdem, dass Herr Hartmann auch Angst hat und dass wir ihn entsprechend unterstützen müssen. Oft zeigen gerade jüngere Patienten nicht wirklich, was in ihnen vorgeht."

1 Auf welche Zeichen sollte Olga in Bezug auf mögliche Angst bei Herrn Hartmann achten?

2 Versetzen Sie sich in die Lage des Patienten; wie würde es Ihnen möglicherweise am Vorabend einer so großen Operation gehen? Tauschen Sie sich in der Gruppe aus.

2.1 Ileus

Ileus leitet sich aus dem Griechischen ab und bedeutet „voll Schlamm" bzw. „einschließen", „zusammendrängen". Der Ileus – auch Darmverschluss genannt – ist eine Unterbrechung der Darmpassage und kann sowohl den Dünn- als auch den Dickdarm betreffen. Er ist als lebensbedrohliche Erkrankung einzustufen und bedarf meist einer Krankenhauseinweisung und nicht selten einer Operation.

Man unterscheidet zwei Ileusformen:
♦ mechanischer Ileus: Stauung des Darminhaltes
♦ paralytischer Ileus: Lähmung der Darmmuskulatur

2.1.1 Symptome und Ursachen

Plötzlich auftretende heftige krampfartige Bauchschmerzen, Übelkeit, Erbrechen und verändertes Stuhlverhalten können Symptome eines Ileus sein. Bei einem Dünndarmileus finden sich zahlreiche Spiegel (Luftansammlung im Bauch, sichtbar durch bildgebende Verfahren) und frühes Erbrechen in der Anamnese. Bei einem Dickdarmileus zeigt sich ein Trommelbauch (stark aufgetriebenes Abdomen) und spätes Erbrechen in der Anamnese. Die Patienten sind jeweils im Allgemeinzustand stark reduziert und fühlen sich sehr krank. Der Appetit ist stark vermindert oder fehlt ganz. Je nach Ursache des Ileus tritt Fieber auf.

Dünn- und Dickdarm Band 2, J 1.2.8, 1.2.9

Ursache eines mechanischen Ileus ist ein **mechanisches Hindernis** innerhalb oder außerhalb des Darmlumens.

Dieses **Hindernis** kann entstehen durch:

- mechanische Verstopfung (Obturation):
  - Mekonium (beim Säugling auch Mekoniumileus genannt – wird hervorgerufen durch zähen Neugeborenenstuhl und ist ein typisches Symptom für eine Mukoviszidose = angeborene Stoffwechselerkrankung, auch zystische Fibrose genannt)
  - einen Fremdkörper im Darm, z. B. verschluckter kleiner Gegenstand
  - Gallenstein von erheblicher Größe (dieser gelangt über eine Fistel in das Darmlumen und kann einen Gallensteinileus hervorrufen); diese Form des Ileus ist selten
- entzündliche oder gewachsene Verengung (Obstruktion):
  - Morbus Crohn
  - gut- oder bösartiger Darmtumor
- Verlegung, Abklemmung (Strangulation):
  - Bridenileus entsteht durch einen Verwachsungsstrang (Bride), dieser klemmt den Darm zu
  - ein eingeklemmter Eingeweidebruch (Inkarzeration), z. B. bei Leistenbruch
  - Verdrehung des Darms (Volvulus), führt zur Abschnürung und Unterbrechung der Blutversorgung (Strangulationsileus)
  - Invagination (Einstülpung) eines Darmteils in einen anderen, dies kann eine Verlegung, Einengung und Unterbrechung der Blutversorgung herbeiführen

Beim **paralytischen Ileus** liegt eine Lähmung der Darmmuskulatur vor, die verhindert, dass der Darminhalt weitertransportiert werden kann.

Diese **Lähmung** kann entstehen durch:

- Entzündungen der Bauchhöhle (Peritonitis): Darmperforation, postoperative Komplikation, Durchwanderungsperitonitis
- Vergiftungen: Opiate, Harnvergiftung (Urämie)
- Durchblutungsstörungen des Darms: Mesenterialinfarkt

> Der Ileus zählt zu den gefährlichsten Erkrankungen im Bauchraum. Jeder mechanische Ileus kann zum paralytischen Ileus werden und wird dann gemischter Ileus genannt.

2.1.2 Behandlung

Der Hausarzt weist bei Verdacht auf Ileus in der Regel sofort ins Krankenhaus ein.

> Ein nicht erkannter Ileus kann zu schwersten Komplikationen und lebensbedrohlichen Zuständen führen. Daher gilt der Grundsatz: „Über einem Ileus darf die Sonne nie auf- noch untergehen."

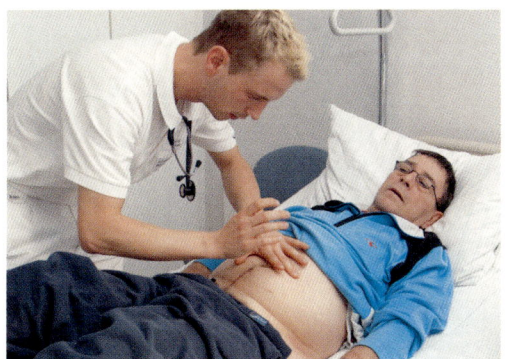

Ärztliche Untersuchung

Diagnostisch werden folgende **Untersuchungen** durchgeführt:

- Abtasten des Bauches auf Druckschmerz mit der Fragestellung: tastbarer Tumor, Bruchpforten?
- Auskultation (Abhören): einen mechanischen Ileus erkennt man an einer Hyperperistaltik (vermehrte Darmgeräusche) und metallisch klingenden Darmgeräuschen; der paralytische Ileus ist erkennbar durch die sogenannte Toten- oder Grabesstille im Darm (keine Darmgeräusche)
- Sonografie: sichtbar werden eine Pendelperistaltik, d.h., der Darm pendelt hin und her, oder Darmschlingen, die übermäßig mit Luft oder Flüssigkeit gefüllt sind
- rektale Untersuchung: gesucht wird nach Blut im Enddarm, Ertastung eines Tumors
- Röntgenuntersuchung: Abdomenleeraufnahme im Stehen oder Linksseitenlage; im Falle eines Ileus sieht man einen Flüssigkeitsspiegel und eine darüberliegende Luftsichel; in einigen Fällen wird ein Kontrastmitteleinlauf nötig, um die Höhe bzw. Lage des Hindernisses zu ermitteln

Bildgebende
Verfahren
Band 4, A 4.6

- Computertomografie, falls erforderlich

Wurde ein mechanischer Ileus festgestellt, muss der Patient operiert werden. Je nach Ursache wird ein anderes operatives Verfahren nötig. Diese können beispielsweise sein:

- Adhäsiolyse: operatives Lösen von Verwachsungen, i. d. R. durch eine Laparaskopie möglich
- Teilentfernung des Darms bei Strangulationsileus
- Bypassoperation bei nicht operablem Tumor als Passagehindernis – die Engstelle wird durch einen anderen Darmabschnitt umgangen

Stoma
Band 3, E 2.4

- Ausleitung des Darms durch Anlage eines künstlichen Darmausgangs

Ein paralytischer Ileus wird meist konservativ, d.h. ohne Operation behandelt. Mit Medikamenten intravenös wird versucht, die Darmperistaltik anzuregen und die Paralyse (Lähmung) aufzuheben.

2.1.3 Komplikationen

Schockformen
Band 4, B 2.2.1

Je nach Ausmaß und Dauer des Ileus sowie der Behandlungsart können Komplikationen auftreten. Bei konservativer Therapie kann es beispielsweise zum Volumenmangelschock kommen, da einige Liter Flüssigkeit durch den Darm nicht resorbiert werden oder der Patient durch Erbrechen viel Flüssigkeit verloren hat.

Nach einer Operation können eine Peritonitis, ein Abszess oder Wundheilungsstörungen auftreten. Verwachsungen von Darmschlingen und anderen Organstrukturen sowie ausgeprägte Narbenbildung am Darm können zum erneuten Verschluss führen.

2.1.4 Pflegerische Maßnahmen

Der Arzt informiert den Patienten über die Diagnose und das weitere Vorgehen. Pflegende erklären ihr Handeln jeweils verständlich vor jeder pflegerischen Maßnahme. Je nach Art des Ileus und der ärztlichen Entscheidung, ob eine konservative oder operative Therapie gewählt wird, sind folgende Maßnahmen grundsätzlich einzuleiten:

Überwachung
Band 4, A 2

♦ Unterstützung des Patienten bei den Aktivitäten des täglichen Lebens je nach Gesundheitszustand (teilweise bis vollständige Übernahme)

♦ Überwachung der Vitalwerte

♦ Nahrungskarenz und parenterale Ernährung bzw. Flüssigkeitszufuhr über einen venösen Zugang

Magensonde
Band 4, E 8.2.1

♦ Legen einer Magensonde zur Entlastung des Magens bei häufigem Erbrechen und zur Prävention einer Aspirationspneumonie

♦ Schmerzmittel verabreichen nach Verordnung

Beobachtung
von Aus-
scheidung
Band 2, E 2

♦ keine Einläufe oder orale Abführmittel bei einem mechanischen Ileus – Gefahr der Darmperforation (Durchbruch der Darmwand, Darminhalt gelangt in die freie Bauchhöhle)

♦ Beobachten und Bilanzieren der Ausscheidungen (Menge, Farbe, Konsistenz)

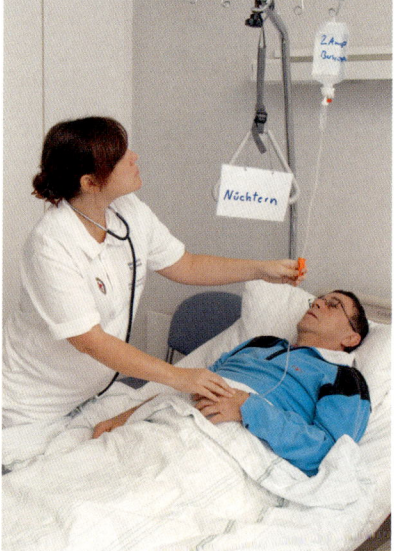

Pflege bei Patienten mit Ileus

Patienten, die operiert werden müssen, werden nach den hausinternen Richtlinien bzw. dem Standard auf den Eingriff vorbereitet. In einigen Fällen wird eine **Notfalloperation** nötig, da innerhalb kürzester Zeit das mechanische Hindernis behoben werden muss. Trotz schneller Vorbereitung und Koordinieren verschiedener Abläufe müssen die Bedürfnisse des Patienten (z. B. Information, Sicherheit, Hilfe bei den Ausscheidungen) hier besonders beachtet werden.

Um Komplikationen möglichst zu verhindern, werden **präventive pflegerische Maßnahmen** eingeleitet, z. B. das Abmessen und Anlegen von Antithrombosestrümpfen. Wenn möglich sollten Patienten auf die postoperative Pflege vorbereitet werden (Instruktion zur Atemtherapie oder zur postoperativen Mobilisation).

Je nach Operationsverlauf und -dauer wird der Patient anschließend auf der Intensivstation, im Aufwachraum oder auf der Station überwacht. Die postoperative Überwachung und Pflege richtet sich nach den hausinternen Richtlinien und Standards.

Nach ein bis zwei Tagen kann die Magensonde meist entfernt werden. Bis dahin wird der Patient parenteral mit Infusionen ernährt. Der Kostaufbau beginnt mit wenigen Schlucken Tee und wird je nach Arztanordnung oder Standard der Einrichtung fortgesetzt. Während des Kostaufbaus ist auf Zeichen der Übelkeit und Erbrechen zu achten. Nach ein bis zwei Tagen sollte der Patient Stuhlgang abgesetzt haben. Nach Rücksprache mit dem Arzt werden die Verdauung fördernde Maßnahmen eingeleitet.

Notfalloperationen
Band 4, G 1

Prophylaxen
Band 2, K

Postoperative Pflege
Band 4, G 4

Abführende Maßnahmen
Band 3, E 3

2.2 Morbus Crohn

Morbus Crohn ist eine chronische, in Schüben verlaufende Erkrankung des Verdauungstraktes. Sie verursacht geschwürige Entzündungen, und zwar am häufigsten am Übergang zwischen Dünn- und Dickdarm, sie können jedoch im gesamten Verdauungstrakt vom Mund bis zum Darmausgang auftreten. Wegen des gehäuften Vorkommens in der Endschlinge des Dünndarms wird sie auch „Ileitis terminalis" genannt. Die Ausbreitung ist ungleichmäßig, entzündete und gesunde Abschnitte wechseln sich ab. Das Erkrankungsalter liegt im jungen Erwachsenenalter zwischen dem 16. und 35. Lebensjahr und nach dem 60. Lebensjahr. Männer und Frauen erkranken gleich häufig.

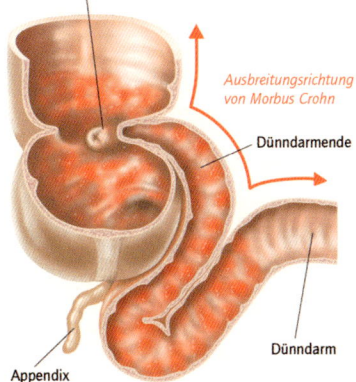

Übergang Dünndarm-Dickdarm

Ausbreitungsrichtung von Morbus Crohn

Dünndarmende

Dünndarm

Appendix

Befallene Darmabschnitte bei Morbus Crohn

2.2.1 Symptome und Ursachen

Das häufigste Symptom eines Morbus Crohn ist der Durchfall meist für mehr als sechs Wochen. Abdominelle Beschwerden und/oder Gewichtsverlust sind die zweithäufigsten Symptome. Allgemeine Krankheitssymptome wie Fieber, Müdigkeit, Abgeschlagenheit, Appetitlosigkeit oder Unverträglichkeit gegen bestimmte Nahrungsmittel können auftreten.

Malabsorptionssymptome (Störung der Aufnahme von Spaltprodukten der Nahrung aus dem Darmlumen in die Blut- und Lymphbahnen) sind ebenfalls mögliche Symptome. Bei Kindern kann in manchen Fällen eine Verzögerung des Wachstums auftreten.

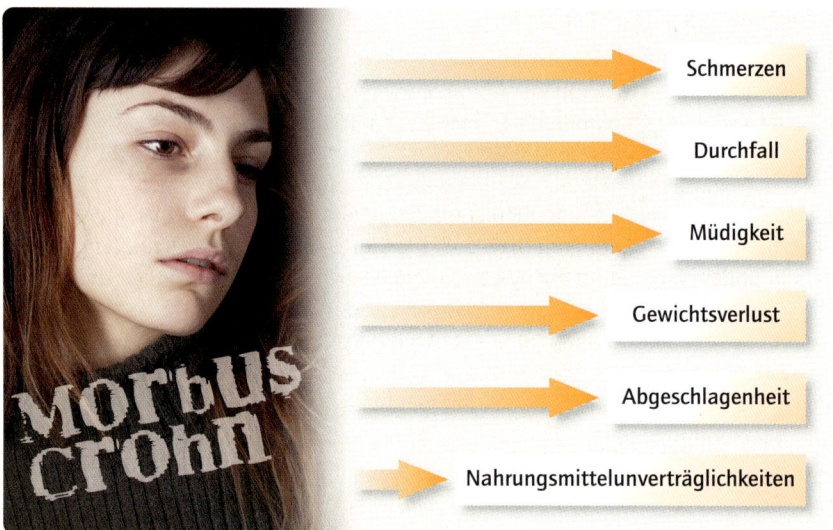

Symptome bei Morbus Crohn

Meist ist die **Ursache** des Morbus Crohn unbekannt. Bis heute wird darüber spekuliert. Bekannt ist, dass sehr viele an Morbus Crohn Erkrankte ein bestimmtes **Gen** (HLA-B27) tragen, was auf eine genetische Veranlagung hindeuten kann. Sehr wahrscheinlich liegt dem Morbus Crohn eine Störung des Immunsystems zugrunde, da Medikamente, die auf das Immunsystem wirken, sehr gut wirken. Psychische Faktoren werden kaum noch als Ursache diskutiert, da der Nachweis bisher ausblieb. Relativ sicher ist hingegen, dass psychische Faktoren wie Stress, Angst und Depression einen ungünstigen Einfluss auf den Verlauf der Erkrankung haben.

2.2.2 Diagnostik und Behandlung

Das **Diagnoseverfahren** ist umfangreich und setzt sich aus verschiedenen Komponenten zusammen:

♦ die klinische, **körperliche Untersuchung** durch den Arzt: Bauchschmerzen oder tastbare Verhärtungen im Bauch können Hinweise auf eine chronisch entzündliche Darmerkrankung geben. Weiterhin wird eine Inspektion oral, perineal (den Darm betreffend) und digital-rektal durchgeführt. Bei Kindern und Jugendlichen ist die Bestimmung von Länge, Gewicht und Wachstumsverlauf im Vergleich zu nationalen geschlechtsspezifischen Referenzen notwendig

- **Untersuchung auf eine chronische oder akute Entzündung:** Anämie, Flüssigkeitsdefizit, Mangelernährung. Laborparameter C-reaktives Protein (CRP) und Blutbild. Empfohlen werden mikrobiologische Tests auf infektiöse Durchfallerreger inklusive Clostridium-difficile-Toxin (grampositive Stäbchen, die in der normalen Darmflora vorkommen und erst bei Immunschwäche durch z. B. Antibiotikatherapie Toxine bilden können, die zu einer gefährlichen Durchfallerkrankung führen können).

- **Röntgenuntersuchung** des Darms zeigt vorhandene Stenosen oder Fisteln. Sowohl Dünn- als auch Dickdarm müssen durchleuchtet werden.

- Sonografie des Bauches und zur weiteren Lokalisation der Entzündungsherde können auch Untersuchungen wie Computertomografie (CT) oder Magnetresonanztomografie (MRT) erfolgen.

- Bei Verdacht auf Morbus Crohn ist eine **Darmspiegelung** (Ileokoloskopie) erforderlich mit Entnahme von Gewebeproben zur histologischen Sicherung und Abgrenzung gegenüber anderen Erkrankungen, wie z. B. Colitis ulcerosa.

Bildgebende Verfahren Band 4, A 4.6

Medikamentöse Therapie

Der Morbus Crohn kann bis heute nicht medikamentös oder chirurgisch geheilt werden. Eine Reihe von **Medikamenten** soll in erster Linie die Darmentzündung unterdrücken, indem sie das Immunsystem hemmen und eine Entzündung verhindern. Zur medikamentösen Therapie werden entzündungshemmende Substanzen wie 5-Amino-Salicylsäure (5-ASA) (Salofalk, Asacol, Pentasa, Claversal) und Kortikosteroide eingesetzt. Immunsuppressiva wie Azathioprin, Methotrexat oder Ciclosporin werden bei schwereren Krankheitsverläufen angewendet.

Sondenernährung Band 4, E 8

Im akuten Schub muss der Patient eventuell parenteral ernährt werden, um zum einen das Flüssigkeitsdefizit auszugleichen und zum anderen den Darm ruhig zu stellen. Nach langsamem Kostaufbau vielleicht auch über die Stufe enterale Ernährung per Sonde kann anschließend elementare Kost wie z. B. Astronautenkost verabreicht werden.

Chirurgische Therapie

Eine kurative chirurgische Behandlung existiert nicht. Je nach Schweregrad können einzelne befallene Darmabschnitte entfernt werden. Indikation zur chirurgischen Therapie sind meist Komplikationen wie Ileus, therapiebedürftige Fisteln und Abszesse oder auch das Versagen der konservativen (medikamentösen) Therapie oder die Beteiligung des Urogenitaltrakts (Fistel von Harnblase zum Darm). Mögliche Operationen – wobei die Indikation sehr individuell gestellt werden muss – sind:

- **Strikturoplastik:** Wenn an einer oder mehreren Stellen im Darm Stenosen (Engstellen) vorhanden sind, wird das verengte Darmstück längs aufgeschnitten und quer vernäht. Bei dieser Methode werden keine Darmabschnitte entfernt.

- **Abszessaufdeckelung, Fadendrainage von perianalen Fisteln:** Bei vielen an Morbus Crohn Erkrankten entstehen im Bereich des Enddarms Abszesse aufgrund von Fisteln – es bilden sich feine Gänge vom Enddarm in das umliegende Gewebe, meist durch den Schließmuskel. Diese Gänge enden blind im Weichteilgewebe und dort sammeln sich z. B. Stuhlreste und Bakterien, die zu Eiteransammlungen (Abszessen) führen. Die Fistel wird operativ entfernt, gespalten oder eine Fadendrainage angebracht, damit sich keine neuen Abszesse bilden.

◆ **Darmsegmentresektion:** Bei Befall großer Darmabschnitte werden diese entfernt und der Restdarm durch Darmnaht miteinander vernäht. Die häufigste Darmresektion erfolgt am Übergang von Dünn-/Dickdarm (Ileozökalresektion – das terminale Ileum, Zäkum und zum Teil das Colon ascendens werden entfernt), weil hier der Befall von Morbus Crohn am häufigsten ist. Es wird jedoch **kein** Stoma nötig.

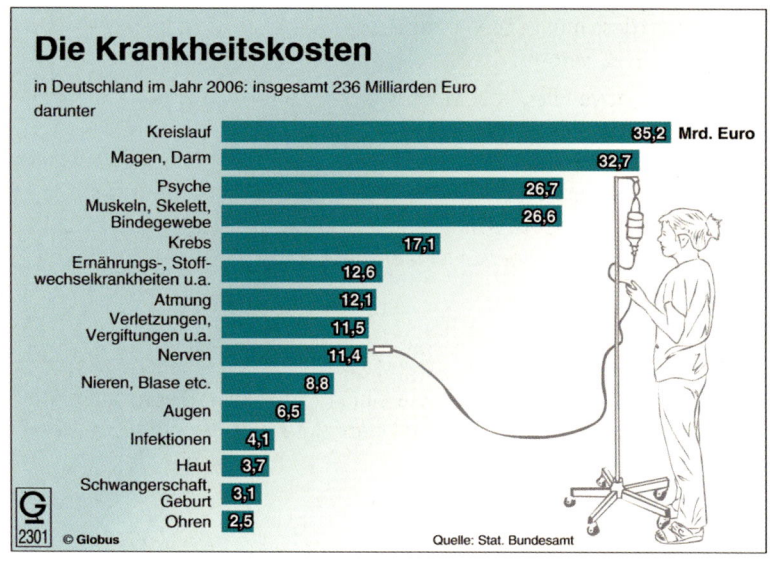

Die Krankheitskosten

in Deutschland im Jahr 2006: insgesamt 236 Milliarden Euro
darunter

Kreislauf	35,2 Mrd. Euro
Magen, Darm	32,7
Psyche	26,7
Muskeln, Skelett, Bindegewebe	26,6
Krebs	17,1
Ernährungs-, Stoffwechselkrankheiten u.a.	12,6
Atmung	12,1
Verletzungen, Vergiftungen u.a.	11,5
Nerven	11,4
Nieren, Blase etc.	8,8
Augen	6,5
Infektionen	4,1
Haut	3,7
Schwangerschaft, Geburt	3,1
Ohren	2,5

2301 © Globus   Quelle: Stat. Bundesamt

Teure Darmkrankheiten

2.2.3 Komplikationen

Die Behandlung von Patienten mit Erkrankungen des Magen-Darm-Trakts ist teuer. Im Verlauf der Erkrankung können verschiedene Komplikationen auftreten, die in aller Regel den Darm betreffen. Ein **Ileus** kann durch Narbenbildung oder entzündliche Schwellung entstehen. Die Schwellung kann konservativ behandelt werden. Je nach Ausmaß des Verschlusses muss operiert werden.

Eine **Perforation** der Naht mit nachfolgender Peritonitis ist lebensbedrohlich und muss zeitnah operiert werden.

Im Krankheitsverlauf entwickelt mehr als ein Drittel aller Patienten mindestens eine **Darmfistel**. Fisteln sind spontan entstandene Verbindungen (röhrenförmige Gänge) zwischen einem Hohlorgan und der Körperoberfläche (äußere Fistel) oder einem anderen Hohlorgan (innere Fistel). Sie heilen sehr schlecht und treten rezidivierend auf. Eine Form der Fistel ist z. B. die enterovesikale Fistel (Verlauf zwischen Darm und Harnblase). Diese Fistelart muss operativ behandelt werden. Eine perianale Fistel (meist um den Schließmuskel herum) ist eine sehr häufige Komplikation bei Morbus Crohn.

Ileus
Band 3, E 2.1

2.2.4 Pflegerische Maßnahmen

Wird die Erkrankung konservativ behandelt, steht an erster Stelle der pflegerischen Maßnahmen die Unterstützung und Anleitung bei den Aktivitäten des täglichen Lebens. Die **Information** an die Patienten über die regelmäßige Einnahme der Medikamente ist eine wichtige pflegerische Intervention. Eine Änderung des

Lebensstils sollte ebenso bedacht werden wie eine Anpassung der **Ernährung**, die in Absprache mit der Ernährungsberaterin erfolgt. Der Betroffene sollte in empathischen Gesprächen über seine Krankheit informiert werden. Er soll sich ernst genommen fühlen. Angebote wie z. B. eine **psychologische Betreuung** oder Kunst- und Beschäftigungstherapie können den Patienten in der Akutphase, aber auch im Verlauf in seiner Krankheitsbewältigung unterstützen. Informationen über und Kontakt zu **Selbsthilfegruppen** sollten hergestellt werden, wenn dies vom Patienten gewünscht wird. Diese mündlichen Informationen können mit geeignetem Informationsmaterial ergänzt werden.

Die prä- und postoperative Pflege bei Morbus Crohn richtet sich nach dem geplanten Eingriff und unterscheidet sich nicht wesentlich von den pflegerischen Maßnahmen nach anderen Darmoperationen. Je nach Ausprägung der entzündlichen Darmabschnitte und Ausmaß der operativen Darmentfernung wird ein Stoma (künstlicher Darmausgang) nötig. Bereits vor der Operation ist der Patient darüber einfühlsam und verständlich – möglichst im Beisein der Angehörigen – zu informieren und aufzuklären.

Prä- und postoperative Pflege, Band 4, G

> Auf hausinterne Pflege- und Behandlungsstandards oder Behandlungspfade sollte unbedingt geachtet werden. Diese sind für den Behandlungsprozess verbindlich und sollten von jedem an der Pflege Beteiligten eingehalten werden.

Das Gespräch wird meist gemeinsam mit der Stomatherapeutin, dem Arzt und der zuständigen Pflegenden geführt. Inhalt dieses Gesprächs sollten notwendige Informationen über das Stoma, seine Anlage und die selbstständige Übernahme der Pflege durch den Patienten sein. Vor allem soll auf die Ängste und Sorgen des Patienten eingegangen werden.

Stoma
Band 3, E 2.4

Die postoperative Pflege besteht aus der Überwachung der Vitalwerte des Patienten, Kontrolle der Ausscheidung, Schmerzerfassung und Verabreichung von Schmerzmitteln nach Arztanordnung oder nach Schmerzmanagementkonzept. Drainageflüssigkeiten werden bilanziert und die Drainagen können je nach Arztanordnung nach einigen Tagen entfernt werden. Falls eine Magensonde liegt, wird diese meist ein bis zwei Tage nach der Operation entfernt. Die Mobilisation erfolgt zeitnah unter Durchführung aller notwendigen präventiven pflegerischen Maßnahmen.

Pflegerische Prävention
Band 2, K

2.3 Colitis ulcerosa

Colitis ulcerosa ist eine chronische und meist in Schüben verlaufende Erkrankung des Dickdarms unbekannter Ursache. Sie breitet sich kontinuierlich vom Mastdarm/Rektum unterschiedlich weit im Dickdarm aus. Das Erkrankungsalter liegt zwischen dem 20. und 40. Lebensjahr. Männer und Frauen erkranken gleich häufig.

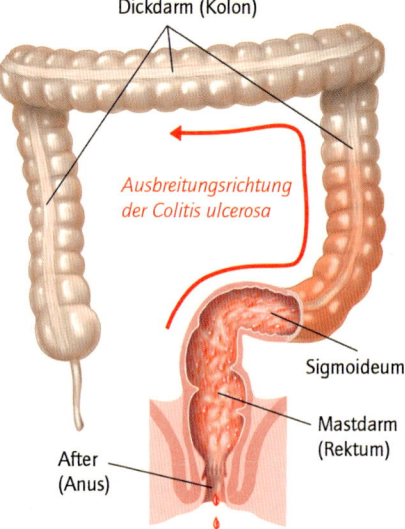

Befallene Darmabschnitte bei Colitis ulcerosa

2.3.1 Symptome und Ursachen

Am Anfang klagen die Patienten über unspezifische Beschwerden wie Schleimbeimengungen im Stuhl, häufiger Stuhldrang und leichte Bauchschmerzen. Diese Zeichen können wieder abklingen und lassen nicht gleich auf eine Colitis ulcerosa schließen. Bei weiterer Ausbreitung der Entzündung werden die Beschwerden heftiger und die Patienten quält vor allem der häufige blutige Durchfall (Leitsymptom). Die Häufigkeit des Durchfalls kann bis zu 40-mal täglich betragen. Dieser Umstand macht eine normale Alltagsgestaltung fast unmöglich. Patienten, die in die Klinik eingewiesen werden, sind häufig sehr erschöpft und zeigen Symptome einer Hypovolämie. Dies zeigt sich oft an einer trockenen Haut, an einem positiven Hautfaltentest und einer trockenen Zunge.

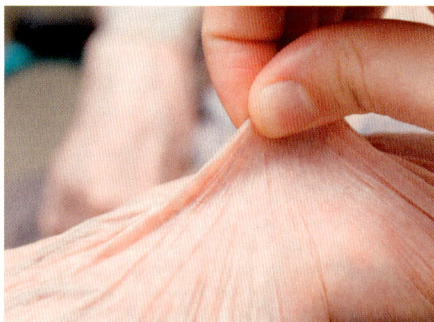

Positiver Hautfaltentest

Die **Schwere der Erkrankung** kann an den Allgemeinsymptomen – Fieber, Anämie (Blutarmut durch den Blutverlust im Stuhl), erhöhte Herzfrequenz (meist bedingt durch den Blutverlust und Hypovolämie) – und den blutigen Durchfällen abgeleitet werden. Von einer leichten Erkrankung kann ausgegangen werden, wenn die Zahl der Durchfälle unter viermal am Tag liegt und die Allgemeinsymptome gering sind. Eine schwere Erkrankung liegt vor, wenn die Allgemeinsymptome ausgeprägt sind und die Stuhlabgänge blutig und häufiger als sechsmal am Tag vorkommen.

Im **akuten Schub** klagen die Patienten über starke krampfartige Unterbauchbeschwerden, Appetitlosigkeit und Gewichtsverlust. Andere mögliche Symptome außerhalb des Darms:

♦ schmerzhafte Veränderung der Haut an der Unterschenkelstreckseite

♦ Schmerzen in Knie- und Sprunggelenken

♦ Entzündungen an den Augen

Besteht die Colitis ulcerosa über Jahre und weist sie einen ausgedehnten Befall auf, erhöht sich das Risiko, an Dickdarmkrebs zu erkranken.

Die **Ursachen** der Colitis ulcerosa sind nicht bekannt. Es wird davon ausgegangen, dass eine genetische Disposition (familiäre Häufung) vorliegt. Aber nicht jedes Kind eines an Colitis ulcerosa erkrankten Elternteils muss zwangsläufig auch betroffen sein. Die Entzündung geht fast ausnahmslos vom Enddarm aus und kann von dort die darüberliegenden Darmabschnitte entzündlich befallen.

Bezeichnung der Colitis ulcerosa und Lokalisation

Bezeichnung	Lokalisation im Darm
Proktitis	nur das Rectum ist befallen
Proctosigmoiditis	Enddarm und angrenzendes Sigma sind befallen
linksseitige Colitis	Befall der linken Dickdarmhälfte
Pancolitis oder totale Colitis	gesamter Dickdarm ist betroffen

2.3.2 Diagnostik und Behandlung

Die Diagnose wird aufgrund der klinischen Symptomatik und des typischen Verlaufs gestellt. Im Rahmen der Diagnostik werden verschiedene Untersuchungen durchgeführt:

♦ **Anamnese und klinische Untersuchung:** Durchfall mit Schleim- und Blutbeimengungen und schubartiges Auftreten geben Hinweise auf eine Colitis ulcerosa, ergänzt durch Appetitlosigkeit und Gewichtsverlust. Druckschmerzen im Unterbauch können bei der klinischen Untersuchung auftreten.

♦ **Laborchemisch** geben ein erhöhtes C-reaktives Protein (CRP), eine beschleunigte Blutsenkung und hohe Leukozytenzahlen Hinweise auf einen entzündlichen Prozess. Da diese typischen Entzündungsparameter auch bei anderen Erkrankungen, wie z. B. bakterieller oder viraler Magen-Darm-Infektion, auffällig sein können, muss diese durch eine Stuhlprobenuntersuchung ausgeschlossen werden.

Gewinnen von Stuhlproben
Band 4, A 3.3

♦ **Endoskopie:** Die Untersuchung der Dickdarmschleimhaut mittels Darmspiegelung ist die wichtigste Untersuchungsmethode, denn hier können Schleimhautveränderungen wie Schwellung und Rötung gut erkannt werden. In der Regel werden Gewebeproben (Biopsien) entnommen und in die Pathologie zur feingeweblichen Untersuchung gegeben.

♦ **Sonografie:** Darstellung entzündeter und verdichteter Darmabschnitte

♦ **bildgebende Verfahren**, falls erforderlich

Biopsien
Band 4, A 3.7

> Durch die ähnlichen Symptome und unterschiedlichen Erscheinungsbilder der Krankheiten M. Crohn und Colitis ulcerosa ist die **Biopsie der Darmschleimhaut** eine wichtige Möglichkeit, die beiden Krankheiten voneinander abzugrenzen und eine sichere Diagnose stellen zu können.

Eine Colitis ulcerosa ist nicht heilbar. Die **Therapie** zielt daher auf folgende Bereiche ab:

♦ die Entzündung auf lange Sicht zu stoppen

♦ eine dauerhafte Remission (zeitweises oder dauerhaftes Beheben der Symptome)

♦ Lebensqualität zu verbessern und die Arbeitsfähigkeit der meist noch jungen Patienten zu erhalten

♦ Teilnahme am sozialen Leben zu ermöglichen

Hormone der
Nebennieren
Band 4, D 6.1

Auch medikamentös wird die Colitis ulcerosa behandelt. Zur **Entzündungshemmung** werden **5-ASA-Präparate** (5-Aminosalicylsäure), z. B. Mesalazin, eingesetzt – und zwar in Form von Tabletten, Suppositorien und Klysmen. Wenn die Erkrankung ausschließlich den Enddarm befallen hat, werden in der Regel Zäpfchen oder Einläufe gewählt. Innerhalb von zwei Wochen rechnet man mit einer deutlichen Verbesserung. Tritt diese nicht ein, sollte frühzeitig eine andere Therapieform gewählt werden. Bei starken Schüben soll nicht mit 5-ASA-Präparaten therapiert werden.

Glukokortikoide (Steroid- oder Kortisonpräparate, z. B. Prednisolon, Prednison oder Budesonid) stellen aufgrund ihrer starken entzündungshemmenden Wirkung eine wichtige Säule in der Behandlung der Krankheit dar. Sie sollten jedoch nicht als Dauertherapie eingesetzt werden, da sie starke Nebenwirkungen haben können.

Steroide wirken schnell, eine Besserung ist binnen weniger Tage zu verzeichnen. Diese Medikamente werden bei Schüben von geringer bis schwerer Aktivität eingesetzt. Die Wirkung der meisten Steroide ist systemisch, d. h., sie wirken auf den gesamten Organismus, während Budesonid ausschließlich lokal auf die Darmschleimhaut wirkt. Nach gezielter Behandlung mit Steroiden ist es notwendig, diese Medikation langsam auszuschleichen, da der Körper erst bei entsprechend tiefem Kortisolspiegel körpereigenes Kortison bildet.

2.3.3 Komplikationen

Die Colitis ulcerosa ist ein schweres Krankheitsbild, in dessen Verlauf es zu verschiedenen Komplikationen kommen kann:

♦ **massive Darmblutung:** diese kann in vielen Fällen durch Verabreichung einer Bluttransfusion ausgeglichen werden, in seltenen Fällen muss der Bereich des betroffenen Darmabschnitts operiert werden

♦ **toxisches Megakolon:** eine massive Aufweitung des Dickdarms, die mit heftigen Blähungen und starken Schmerzen einhergeht, mit Gefahr einer Sepsis

♦ Gefahr, an **Dickdarmkrebs** zu erkranken, insbesondere bei einer Krankheitsdauer von mehr als zehn Jahren. Zur Vorbeugung wird daher eine jährliche Darmspiegelung empfohlen.

In seltenen Fällen können Komplikationen außerhalb des Darms entstehen wie:

♦ Gelenkentzündungen

♦ Entzündungen am Auge

♦ Entzündungen der Gallenwege (häufiger bei Männern)

♦ Leberschädigungen

♦ Hautveränderungen

Ileoanaler Pouch

Für viele Patienten mit Colitis ulcerosa mit schweren Schüben und bei Komplikationen wie Auftreten eines toxischen Megakolons oder bei Darmkrebs kann es notwendig werden, den gesamten Dickdarm zu entfernen (Kolektomie). Früher wurde dies mit der Anlage eines endständigen Ileostomas operiert. Heute besteht die Möglichkeit einer Kolektomie, bei der eine Verbindung (Anastomose) zwischen Anus und Dünndarm (Ileum) hergestellt wird – der sogenannte **ileoanale Pouch.** Dies bedeutet die Anlage eines Reservoirs aus Dünndarmschlingen mit dem Ziel, die Kontinenz (willkürliche Stuhlentleerung durch den natürlichen Darmausgang) auch bei entferntem Dickdarm zu erhalten. In diesem Reservoir sammelt sich Dünndarmstuhl; die sofortige Entleerung wird hinausgezögert. Zur Entlastung der Pouchnähte wird ein Ileostoma angelegt, das nach ca. drei Monaten meist wieder zurückverlegt wird. Die Operation ist ein sehr schwerer Eingriff, der sowohl eine sorgfältige Indikationsstellung als auch einen erfahrenen Chirurgen voraussetzt. Die Vorbereitung sollte aus einem Informationsgespräch mit dem Chirurgen bestehen, ergänzt durch die Kontaktaufnahme zu anderen, bereits operierten Patienten – dies ist beispielsweise möglich durch die Vermittlung der Deutschen Morbus Crohn/Colitis ulcerosa Vereinigung – DCCV – e. V.

2.3.4 Pflege

Die **pflegerische Überwachung** sollte in der Akutphase unmittelbar nach Aufnahme auf Station erfolgen:

♦ Temperaturkontrolle

♦ Atmung, Blutdruck, Puls

♦ Schmerzen erfragen, Schmerztherapie in Rücksprache mit dem Arzt beginnen

♦ Zeichen der Dehydration bzw. Flüssigkeitsverlust erkennen und dokumentieren

♦ Gewicht täglich kontrollieren

♦ Stuhlfrequenz erfragen und beobachten

Im Rahmen der Pflegeanamnese wird der Pflege- und Unterstützungsbedarf ermittelt und die **Pflegeplanung** erstellt:

♦ Hautpflege/Wundversorgung Stoma, sofern erforderlich

♦ je nach Zustand und Mobilität des Patienten (akuter Schub) sollten Dekubitus-, Pneumonie- und Thromboseprophylaxe erfolgen

♦ Hilfestellung bei der Körperpflege

Pflegeprozess
Band 1, E 1

- besondere Pflege der Analregion mit Schutzcreme oder -film, falls z. B. Rötungen, wunde Stellen, Schmerzen vorliegen
- Unterstützung bei der Mobilisation

Bei schwerem Verlauf mit starkem Flüssigkeitsverlust sollten zunächst Flüssigkeit und hochkalorische „Kost" (Infusionen) parenteral zugeführt werden. Wenn der Patient wieder essen und trinken kann, hochkalorische, ballaststoffarme Kost (enteral) anbieten, eventuell Astronautenkost. Bei an Kolitis erkrankten Patienten können Milch- und Milchprodukt-Unverträglichkeiten vorliegen oder Allergien gegen Konservierungsmittel. Der Patient sollte dazu ausführlich befragt und entsprechende Kost in der Küche angefordert werden. Wenn Unsicherheiten auftreten, kann die Ernährungstherapeutin hinzugezogen werden.

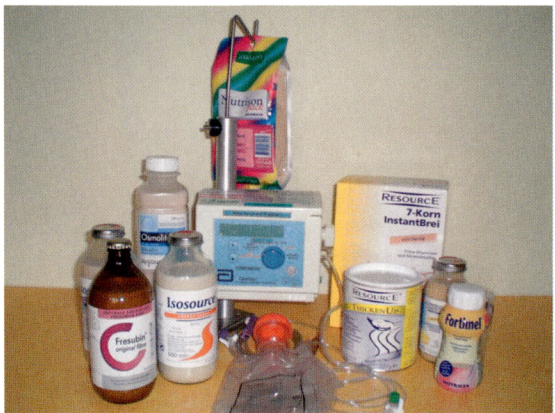

Sondenkost

Der **psychosozialen Unterstützung** kommt in der Pflege von an Colitis ulcerosa erkrankten Personen eine besondere Bedeutung zu. Die Patienten und die Erkrankung sollen unbedingt ernst genommen werden. Wie bei an Morbus Crohn erkrankten Patienten ist es ratsam, Pflegegespräche zu führen und Anleitung und Beratung zu Fragen der Ernährung, Entspannung und Hinweise auf Selbsthilfegruppen anzubieten.

Nach chirurgischer Therapie oder schwerem klinischem Verlauf sollten Pflegende die Patienten auf die Möglichkeit der Anschlussheilbehandlung in Kliniken, die spezialisiert sind auf Magen-Darm-Erkrankungen, aufmerksam machen und den Sozialdienst frühzeitig in den Behandlungsprozess einbeziehen.

2.3.5 Bedeutung für den Patienten

An Colitis ulcerosa zu erkranken, bedeutet, stark im täglichen Leben eingeschränkt zu sein. Sich vorzustellen, bis zu 40-mal täglich die Toilette aufsuchen zu müssen, lässt erahnen, welch hoher Leidensdruck auf den Betroffenen lastet. Oft von Müdigkeit und Abgeschlagenheit geplagt und kaum arbeitsfähig zu sein, belastet die Betroffenen sehr. Deshalb ist es elementar für den Patienten, einen guten Haus- oder Facharzt (Gastroenterologe) an seiner Seite zu haben – der immer ansprechbar ist und mit dem ein Behandlungskonzept ausgearbeitet wird. Der Patient selbst muss ein guter Beobachter werden und erste Anzeichen eines akuten Schubs

Gesprächs-
formen
Band 5, A 5

wahrnehmen, um dann schnellstmöglich seinen Arzt aufzusuchen. Kontakt zu anderen Betroffenen in Selbsthilfegruppen kann hilfreich sein. Der Patient benötigt zu Anfang viele Informationen und diese sollten alle am Behandlungsprozess beteiligten Personen ihm zur Verfügung stellen. Nach einigen Jahren ist der Patient meist der beste „Experte" im Umgang mit seiner Krankheit. Pflege wirkt unterstützend und orientiert sich an den Bedürfnissen und Ressourcen des Patienten.

2.4 Stoma (künstlicher Darmausgang)

Der Begriff „Stoma" stammt aus dem Griechischen und bedeutet „künstlich geschaffener Spalt, Mund oder Öffnung". Ein Enterostoma (auch künstlicher Darmausgang) ist eine operativ geschaffene Öffnung eines Darmteils durch die Bauchwand, die zur Ausleitung von Ausscheidungen dient. Je nach Darmabschnitt wird z. B. von Ileostoma (Dünndarm) oder Kolostoma (Dickdarm) gesprochen. Synonym wurde auch der Begriff Anus praeter verwendet.

2.4.1 Indikation

Aus verschiedenen Gründen wird die Anlage eines Stomas nötig. Ein Stoma kann entweder vorübergehend als Entlastung des Darms und zum Abklingen einer sonst nicht beherrschbaren Entzündung angelegt werden oder dauerhaft sein. Zu den häufigsten Indikationen eines dauerhaft angelegten Stomas zählen:

- **Karzinome:** Kolorektale Karzinome (Kolon- und Rectumkarzinom) sind die häufigsten Grunderkrankungen, die eine Stomaanlage nötig machen.
- **Präkanzerose** wie die familiäre Polyposis (FAP). Bei dieser Erbkrankheit wird der Darm massenhaft mit Polypen befallen. Diese Polypen entarten in 100 % der Fälle. Vor dem Erreichen des 20. Lebensjahrs ist daher oft die Entfernung des betroffenen Darmabschnitts (Kolektomie) indiziert. Da meist ein großer Darmabschnitt entfernt wird, ist häufig ein Stoma unumgänglich.
- **Kolondivertikulose:** meist im Sigma lokalisierte Erkrankung, mit primär nicht malignen (bösartigen) Ausstülpungen der Darmwand, die eine Stomaanlage notwendig machen kann. Nicht selten können Divertikel perforieren und zu einer notfallmäßigen Aufnahme – als „akutes Abdomen" aufgrund einer Peritonitis – in die Klinik führen.
- **Morbus Crohn** und **Colitis ulcerosa**

2.4.2 Stomaarten

Abhängig von der Indikation sind verschiedene Arten einer Stomaanlage möglich. Für die postoperative Pflege und die anschließende selbstständige Übernahme der Stomaversorgung ist es von zentraler Bedeutung, in welcher Höhe des Darmabschnitts das Stoma nötig wird. Grundsätzlich lassen sich vier verschiedene Stomalokalisationen unterscheiden.

Stomaarten

Bezeichnung	Erklärung
Ileostomie Stomaanlage in Höhe des Dünndarms	zweithäufigste Stomaart; der Dünndarm wird an die Hautoberfläche ausgeleitet; meist als doppelläufiges Stoma; dient lediglich der temporären Ableitung bei Ruhigstellung des Kolons, z. B. bei Colitis ulcerosa oder nach tiefen Resektionen als Anastomosenschutz (Darmenden); endständig nur nach Entfernung des Dickdarms
Coecostomie (Stomaanlage in Höhe des Zäkums); rechter Unterbauch	meist passager (vorübergehend) angelegt; bei Notfalloperation z. B. bei Tumoren mit drohendem Ileus und schlechtem Allgemeinzustand des Patienten
Transversostomie (Stomaanlage in Höhe des Querdarms)	doppelläufig, häufig zeitlich begrenzt; als Anastomosenschutz, um den Darm nach akuten entzündlichen Prozessen wie Diverticulitis oder bei Stenose und Ileus ruhig zu stellen
Kolostomie Stomaanlage in Höhe des Dickdarms	häufigste Stomaart; der Dickdarm wird an die Hautoberfläche ausgeleitet; kann rückgängig gemacht werden; endgültig nur nach Rektumamputation; bei einer Operation nach Hartmann wird der erkrankte Teil des Darms entfernt, das untere Ende verschlossen, das obere als Stoma ausgeleitet; Rückverlegung nach ca. drei bis fünf Monaten in vielen Fällen möglich

Künstliche Darmausgänge sind im ganzen Verlauf des Dünn- und Dickdarms möglich. Unterschieden werden „doppelläufige" und „endständige" Stomata. Das doppelläufige Stoma wird durch eine Darmschlinge, die durch die Bauchdeckenöffnung über Hautniveau geleitet und anschließend an der Vorderwand der Schlinge eröffnet. So entstehen zwei Öffnungen mit einem zuführenden (oralen) und einem abführenden (aboralen) Schenkel. Das endständige Stoma wird meist bei einer Rektumresektion oder einer Operation nach „Hartmann" endständig ausgeleitet.

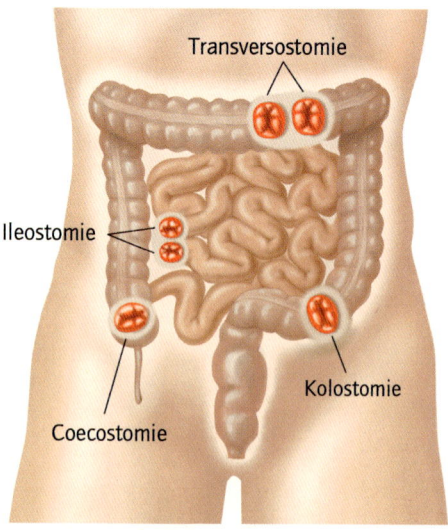

Stomalokalisationen

Operation nach Hartmann

Unter einer Operation nach Hartmann (Pariser Chirurg, 1860–1925) – auch Diskontinuitätsresektion nach Hartmann genannt – versteht man eine Resektion des Colon sigmoideum, ohne die Kontinuität wiederherzustellen. Es wird keine Anastomose (operativ angelegte Verbindung zwischen zwei Darmabschnitten) versucht, sondern der zuführende Dickdarmanteil – Colon descendens – wird als endständiges Stoma ausgeleitet.

Der abführende Rektumschenkel verbleibt in der Bauchhöhle und wird zunächst „blind" verschlossen. Dieses Verfahren wird als Notfalleingriff z. B. bei einer Peritonitis oder einem Ileus angewendet. Eine primäre Anastomose des erkrankten oder entzündeten Dickdarms wird vermieden. Nach Ausheilung der Peritonitis nach ca. zwei bis drei Monaten kann die Anastomosierung („Aneinandernähen" der beiden Darmstümpfe) vorgenommen werden – Kontinuitätswiederherstellung –; das Stoma wird wieder zurückverlegt.

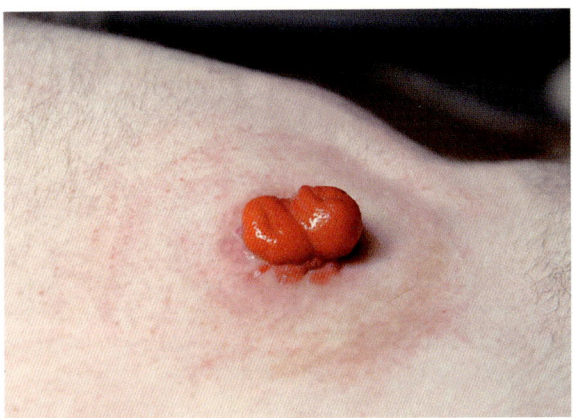

Doppelläufiges Stoma

Interprofessionelles Team

Für jeden Patienten, der mit geplantem künstlichem Darmausgang operiert werden muss, ist die Situation sehr außergewöhnlich und bringt häufig großen Stress und Angst mit sich. Hier ist es besonders wichtig, dass alle an dem Prozess beteiligten Personen (Operationsplanung und Vorbereitung, postoperativer Verlauf, Rehabilitation) professionell handeln. Während eines Klinikaufenthalts oder bereits in der prästationären Phase (Erstgespräch mit dem behandelnden Arzt, Anästhesiesprechstunde) stehen neben den notwendigen medizinischen und pflegerischen Leistungen ergänzende Angebote von Mitarbeitern wie z. B. Physiotherapeuten, Ernährungsberatern, Sozialarbeitern oder Case-Managern und Psychologen für die Patienten zur Verfügung. Es ist die Aufgabe der Pflegeperson, mit dem Patienten herauszuarbeiten, welche professionelle Hilfe in welcher Phase der Erkrankung und des Klinikaufenthaltes notwendig werden könnte. Die Berufsgruppen tauschen sich je nach Organisation der Institution z. B. in Frühbesprechungen oder Fallkonferenzen über die aktuelle Situation und den individuellen Bedarf des Patienten aus.

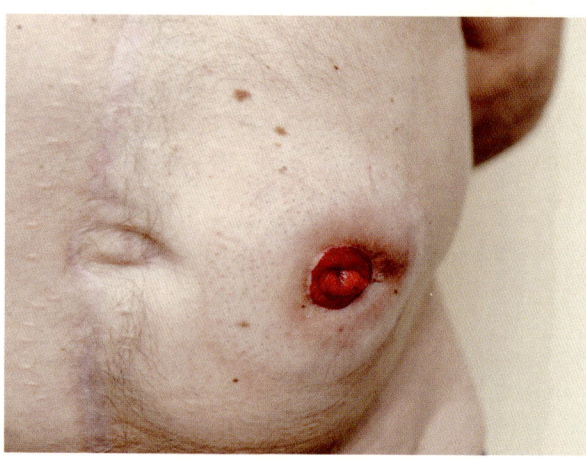

Endständiges Stoma

2.4.3 Bedeutung für den Patienten

Die psychische Belastung von Patienten, die ein Stoma haben, ist enorm. Hinzu kommt der oft schlechte Allgemeinzustand, der sich durch die kräftezehrende Krankheit erklären lässt. Viele ungeklärte Fragen und große Verunsicherung kennzeichnen die Pflegebeziehung. Die einschneidende neue Situation wirkt sich auf fast alle Lebensbereiche aus. Insbesondere sind hier die Ernährung, die Körperpflege, das soziale Leben, sportliche Aktivitäten und die Sexualität zu nennen. Der Patient muss in kurzer Zeit viele neue Informationen aufnehmen, verstehen und annehmen. Ein Prozess, der nicht immer ohne Schwierigkeiten abläuft. Viele Patienten können die Stomaanlage nicht annehmen und fühlen sich entstellt. Normalerweise findet die Ausscheidung alleine an einem stillen Ort statt. Menschen, die ein Stoma haben, werden sichtbar mit ihrer Darmausscheidung konfrontiert. Sie leiden in der ersten Zeit durch den verändert aussehenden Körper an einer **Körperbildstörung** und können sich mit dem Körper nicht in gewohnter Art und Weise identifizieren. Zu Veränderungen des Körperbildes kann es durch zahlreiche Faktoren kommen, die unter anderem psychosozialer, kultureller, entwicklungsbezogener, pathologischer oder behandlungsbezogener Natur sein können. Die neue Situation muss schrittweise vom Patienten angenommen und akzeptiert werden. Probleme, die nach der Anlage eines Stomas auftreten, können prägend sein und die Akzeptanz des Stomas maßgeblich beeinflussen. Viele Patienten empfinden das Stoma als **Behinderung** und entwickeln starke Ängste, z. B. nicht mehr ins Schwimmbad oder in die Sauna gehen zu können. Auch Angst vor Ablehnung durch andere Menschen begleitet den Patienten. Frühzeitige und zielgerichtete Informationen über mögliche Unterstützungsangebote können helfen, die Situation zu bewältigen. Falls möglich sollten die **Angehörigen** in diesen Prozess miteinbezogen werden.

2.4.4 Präoperative Pflege

Die präoperative Pflege besteht zum einen aus der Vorbereitung wie noch ausstehende Untersuchungen, Aufklärung über die Operation und Narkose und zum anderen aus der Betreuung und Kommunikation mit dem Patienten. Gespräche sind für den Patienten von großer Bedeutung, da sie Sicherheit vermitteln. Eine Stomatherapeutin sollte von Beginn des Prozesses den Patienten mit begleiten. Vor dem Erstkontakt sollte der Patient umfassend und verständlich über seine Erkrankung und

Körperbildstörung
Band 3, B 2

die mögliche Anlage eines Stomas informiert sein. Der Patient kann beispielsweise schon über die Möglichkeiten der Versorgung des Stomas informiert werden. Der Patient signalisiert in der Regel durch Fragen oder Zurückhaltung, wie viel Informationen er im jeweiligen Stadium des Behandlungs- und Pflegeprozesses braucht.

Der präoperativen Stomaanzeichnung kommt eine besondere Bedeutung zu, da die Selbstversorgung des Patienten hinterher entscheidend davon abhängt. Wird der Stomaort zunächst von der bevorstehenden Operation vorgegeben, können die genaue Lage im Sitzen und Stehen sowie mögliche Hautfalten vor der Operation berücksichtigt werden.

Lokalisation des Stomas

Stomaart	Lokalisation
Ileostomie	rechter Unterbauch
Transversostomie	rechter oder linker Oberbauch
Sigmakolostomie	linker Unterbauch

Das Stoma sollte idealerweise

♦ oberhalb oder unterhalb der Taille (Bauchfalte) liegen,

♦ nicht in der Nähe von Narben, Falten, Nabel und Knochenvorsprüngen angelegt werden,

♦ im Bereich des Rectusmuskels liegen (da die Bauchdecke dort am stabilsten ist),

♦ die Kleidung des Patienten, z. B. Hosen- oder Rockbund, berücksichtigen,

♦ vom Patienten zu sehen sein.

Die Lage muss im Stehen bestimmt und im Sitzen und Liegen kontrolliert werden. Die Stomamarkierung wird vom Operateur und/oder von der Stomatherapeutin eingezeichnet.

2.4.5 Postoperative Pflege

Der operierte Patient wird nach den hausinternen Richtlinien bzw. vorhandenen Standards nach der Operation überwacht. Die Kontrolle der Vitalzeichen und Schmerzen, die Beobachtung der Infusionseinfuhr und der Harnausscheidung sowie die postoperative Mobilisation gehören zu den pflegerischen Aufgaben.

Da das Stoma nicht mit einem großen Verband verdeckt ist, wird der Patient bei der Mobilisation und/oder der Körperpflege unmittelbar mit dem künstlichen Darmausgang konfrontiert. Pflegende sollten auf Zeichen der körperlichen und psychischen Überanstrengung achten, die Intervention möglicherweise abbrechen und zu einem späteren Zeitpunkt wiederholen.

Das **ideal angelegte Stoma** liegt über Hautniveau (ragt 1–2 cm über Hautniveau hinaus) in einer runden Inzision (rund ausgeschnitten) mit resorbierbarem Nahtmaterial und ist mit subkutanen Nähten eingenäht. In den ersten Tagen nach der Operation wird der Patient eventuell auf der Intensiv- oder Wachstation gepflegt. Das Stoma muss in der ersten Zeit ganz besonders beobachtet werden.

Postoperative Beobachtungskriterien bei einer Stomaanlage

Beobachtungskriterium	Beobachtungszeichen
Durchblutung Stoma	Schleimhautfarbe zeigt, ob die Durchblutung gewährleistet ist; gräulich schmierige Beläge sind ein Zeichen für nekrotisches Gewebe; der Arzt ist unverzüglich zu informieren.
Kontrolle der Darmausscheidung	Je nach präoperativer Vorbereitung mit oder ohne Darmreinigung ist schnell oder erst nach einigen Tagen mit Stuhl zu rechnen. Mehrere Tage ohne Stuhl sind tolerabel – Voraussetzung ist, dass die Darmperistaltik (Darmgeräusche vorhanden?) funktioniert. Auf ärztliche Verordnung können Laxantien über das Stoma die Verdauung anregen.
Dichtigkeit der Stomaversorgung	Solange die Versorgung (Stomaplatte und -beutel) dicht ist und der Patient kein Jucken oder Brennen angibt, besteht keine Notwendigkeit zum Wechsel von Platte und/oder Stomabeutel.
Hautirritationen um das Stoma und/oder unter der Wachsplatte	Kontrollen der Haut bei Versorgungswechsel

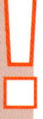

> Das Stoma wird mit einem System versorgt, das meist aus zwei Teilen besteht. Die Basisplatte liegt um das Stoma herum. Sie dient dem Halt des Stomabeutels, der entweder aufgeklebt oder mit einem Clipsystem befestigt wird. Diese Einheit wird **Stomaversorgung** genannt.

Die Stomaversorgung muss in der postoperativen Phase besondere Anforderungen erfüllen:

♦ Die Durchblutung muss durch den Beutel kontrollierbar sein.

♦ Das Stoma sollte austastbar sein, d. h., es muss fühlbar sein, dass das Stoma nicht unter Hautniveau gerutscht ist oder ob es angeschwollen ist.

♦ Die Ausscheidung ist in der ersten Zeit dünnflüssig.

♦ Bei doppelläufigen Stomata muss auf die Größe des Reiters geachtet werden; der Reiter wird um die hochgezogene Darmschlinge gelegt und verhindert, dass sie zurückgleitet.

♦ Allergien auf Material müssen erkannt werden.

Aufgrund dieser Anforderungen sollte nach der Operation noch im Operationssaal ein sogenannter postoperativer Beutel angelegt werden. Dieses relativ große zweiteilige System besitzt einen Deckel zum Öffnen.

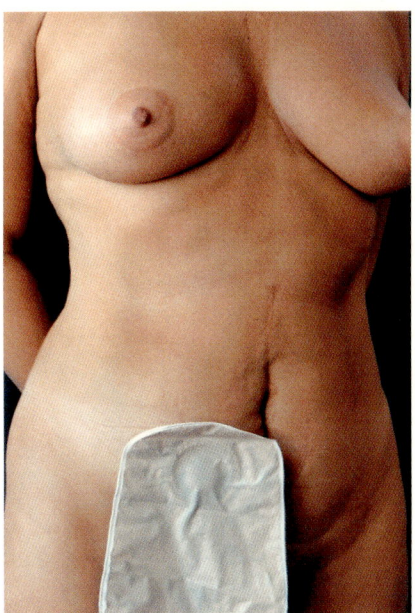

Postoperative Versorgung des Stomas

2.4.6 Stomapflege

In der Regel wird die Stomapflege in den ersten Tagen nach der Operation im Bett durchgeführt. Die Mobilisation ist zwar möglich, aber langes Stehen und Sitzen kann in vielen Fällen noch sehr schmerzhaft und anstrengend sein. Vor der pflegerischen Intervention sollten die Schmerzen erfragt und je nach ärztlicher Verordnung Schmerzmittel verabreicht werden. Unbedingt im Zimmer mit mehreren Patienten einen Sichtschutz zur Wahrung der Intimsphäre aufstellen. Gehfähige Mitpatienten beim Versorgungswechsel jeweils aus dem Zimmer bitten.

Grundsätzlich gilt: Gereinigt werden müssen nur verschmutzte Hautpartien. Es gelten die Prinzipien der septischen Wundreinigung von außen nach innen. Dabei ist zu beachten, dass so wenig wie möglich und so viel wie nötig gereinigt wird.

Das Stoma selbst benötigt keine Reinigung. Es ist nicht zu vergleichen mit einer Wunde. Es handelt sich um ausgeleitete Darmschleimhaut. Zur Reinigung sollten weiche Vlies- oder Mullkompressen und nur Wasser verwendet werden, keine Lotionen, Syndets o. Ä. – diese können den pH-Wert der Schleimhaut verändern.

Schmerzen
Band 5, E 2

Septischer
Verbandwechsel
Band 4, H 5.4.2

> Nicht zu verwenden sind Benzin, Äther, Alkohol, Öle, Ölbäder, fetthaltige Salben, Zellstoff oder Toilettenpapier.

Wichtig ist darüber hinaus, auf die regelmäßige **Nachrasur** (mit Einmalrasierer oder elektrischem Rasierer, dabei das Stoma mit einer Kompresse abdecken, um Verletzungen zu vermeiden) der peristomalen Haut zu achten. Besonders bei männlichen Patienten kann der Bauchbereich stark behaart sein. Stehen gebliebene Haare können zu Undichtigkeiten der Versorgung führen. Das Entfernen der Basisplatte kann schmerzhaft sein, wenn dabei Haare mit ausgerissen werden. Dies kann im Verlauf zu **Haarbalgentzündungen** führen.

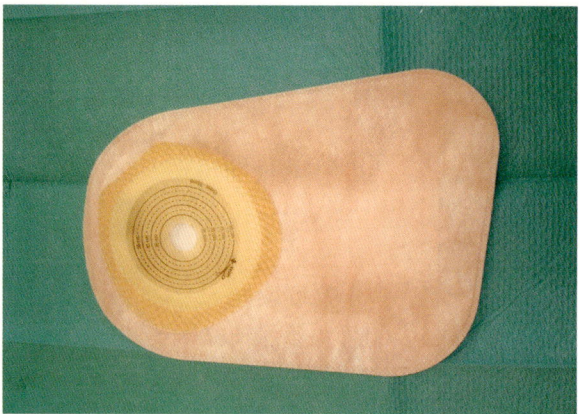

Einteiliges Stomaversorgungssystem

Die Stomaversorgung sollte erneuert werden, wenn z. B. bei einem einteiligen System der Beutel gefüllt ist, die Versorgung undicht geworden oder die Verschmutzung von außen sehr stark ist. Der Patient sollte mitentscheiden. Versorgungssysteme werden von vielen Herstellern angeboten. Ganz unabhängig davon werden die Systeme je nach Stuhlkonsistenz ausgewählt. So sind z. B. geschlossene Beutel mit integriertem Filter bei dickbreiigem Stuhl und Ausstreifbeutel bei dünnem, flüssigem Stuhl zu bevorzugen. Die Beutelöffnung bzw. der Ausschnitt aus der Basisplatte muss der Größe des Stomas entsprechen. Es darf keine Haut ungeschützt sein.

Folgende **Materialien** sind bei einem Versorgungswechsel notwendig:

♦ unsterile Mullkompressen

♦ Abwurfbeutel (evtl. Wäscheklammern)

♦ warmes Wasser und Seife zur Reinigung der peristomalen Haut

♦ Handschuhe

♦ Einmalrasierer

♦ Messschablone

♦ Schere

♦ Filzstift oder Kugelschreiber

♦ Stomaversorgung (bestehend aus Basisplatte und Beutelsystem oder als einteiliges System)

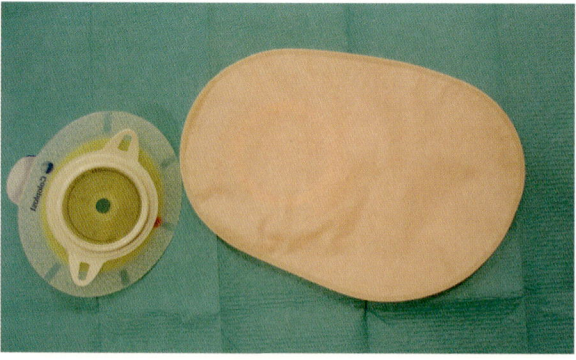

Zweiteiliges Stomaversorgungssystem

Normalerweise wird alle zwei bis fünf Tage die Versorgung gewechselt. Einteilige Systeme werden täglich gewechselt. Besonders wichtig bei der Durchführung ist es, die umliegende Haut um das Stoma gut zu schützen. Dies gilt insbesondere bei einem Ileostoma (Dünndarmausleitung). Durch die Verdauungsenzyme ist der Dünndarmstuhl sehr aggressiv und kann zu starken Hautreizungen führen. Hier ist besondere Sorgfalt auf die Hautabdeckung zu legen. Bei Bedarf können folgende Mittel verwendet werden:

♦ Pflasterentferner, zum besseren Ablösen der Basisplatte

♦ Hautschutzcreme

♦ Hautschutzlösung

♦ Stomapaste, Modellierstreifen, Stomahesive®-Puder oder Ringe (Hautschutzringe helfen durch ihre konvexe, nach außen gewölbte und flexible Form, die Versorgung dicht aufzukleben)

In den ersten Tagen wird der **Wechsel des Stomasystems** durch die Pflegenden oder die Stomatherapeutin übernommen. Schrittweise soll der Patient an diese Tätigkeit herangeführt werden mit dem Ziel, den Wechsel selbstständig durchführen zu können. So kann eine weitgehende Unabhängigkeit erzielt und die Lebensqualität des Patienten verbessert werden. Aspekte der Patientenschulung sind hier von zentraler Bedeutung.

Anleiten und schulen Band 5, A 5.3

Ein Versorgungswechsel wird in folgenden Arbeitsschritten durchgeführt:

♦ Information des Patienten über die geplante Maßnahme

♦ Sichtschutz bereitstellen oder Mitpatienten aus dem Zimmer bitten

♦ Fenster und Türen schließen

♦ benötigte Materialien bereitstellen

♦ Handschuhe anziehen

♦ Entfernen der Basisplatte

♦ Haut beobachten und eventuell reinigen

♦ Reinigung des Stomas mit feuchten Kompressen

♦ auf Blutungs- oder Entzündungszeichen achten

♦ Ausmessen des Stomas mit der Messschablone

♦ Basisplatte ausschneiden oder Platte mit exakter Größe verwenden

♦ Haut komplett mit der Versorgung abdecken

♦ bei zweiteiligem System Platte festkleben und Beutel auf der Platte mit Clip befestigen

♦ eventuell vorhandene Luft vorher aus dem Beutel drücken

♦ Dichtigkeit des Systems prüfen

♦ benötigte Materialien entsorgen

♦ Stomabeutel auf keinen Fall im Abfallbehälter des Patientenzimmers belassen

♦ Fenster öffnen bzw. lüften

♦ nach Bedarf sparsam Raumerfrischer benutzen

♦ Pflegemaßnahme und Beobachtung dokumentieren

2.4.7 Komplikationen

Komplikationen am Stoma und damit verbundene Versorgungsprobleme treten häufig auf. Unterschieden wird in pflegerische und medizinische Komplikationen.

Während des Versorgungswechsels soll auf pflegerische Komplikationen geachtet werden, um sie möglichst schon im Vorfeld zu vermeiden. Die Komplikationen sind meist mit unangenehmen Konsequenzen für den Patienten verbunden, da Ausscheidungen ein schambesetztes Thema sind.

Komplikationen und ihre Ursachen

Komplikation	Ursachen
Allergie	Patient reagiert auf Klebeflächen, Beutelfolie, Hautschutzartikel, auf Seife oder Reinigungsmittel; das Material sollte gewechselt werden
unzureichende Stomaversorgung, Stuhl läuft aus dem Stoma	der Beutel bzw. die Basisplatte wurde zu groß/klein ausgeschnitten, dadurch können Undichtigkeiten entstehen
unsachgemäße Pflege	Reinigung der Haut nicht korrekt falsche Pflegematerialien wie Äther, Benzin, Salben, die die Haut schädigen können; keine Rasur um das Stoma herum
Veränderungen in der Stomaumgebung	Bauchfalten, die durch Gewichtsverlust oder -zunahme entstanden sind; starkes Schwitzen, z. B. bei sportlichen Aktivitäten Retraktion des Stomas (Stoma liegt unter Hautniveau) infolge Gewichtszunahme, Nekrose oder Wundheilungsstörung

Wurde das Stoma chirurgisch nicht richtig angelegt (z. B. das Stoma liegt im Bauchschnitt, in der Flanke oder die Bauchnaht und das Stoma liegen zu dicht beieinander), können sich daraus medizinische Komplikationen ergeben.

Unterschieden wird in Früh- und Spätkomplikationen. Zu den **Frühkomplikationen** gehören:

◆ **Stomaödem:** In der ersten Zeit nach Anlage ist ein Ödem normal, es sollte aber langsam abklingen, sonst liegt ein anderer Grund für eine Stauung vor, weil z. B. die Bauchdeckenöffnung zu eng ist oder durch Zunahme des intraabdominellen Drucks bei inoperablen Tumoren.

◆ **Stomanekrose:** Beobachtung der Schleimhautdurchblutung ist sehr wichtig – rosige Farbe heißt gut durchblutet, schmierige, gräuliche Beläge bedeuten nekrotisches Gewebe. Achtung: sofort den Arzt informieren. Meist wird der Verlauf weiter beobachtet. Wenn die Nekrose nur oberflächlich ist, löst sich diese meist von selbst. Liegt eine Totalnekrose vor (Stoma ist unter Hautniveau gesunken), wird entschieden, ob eine Neuanlage des Stomas erforderlich ist. Pflegerisch kann auf die Durchblutung nicht eingewirkt werden, die Ursache liegt entweder

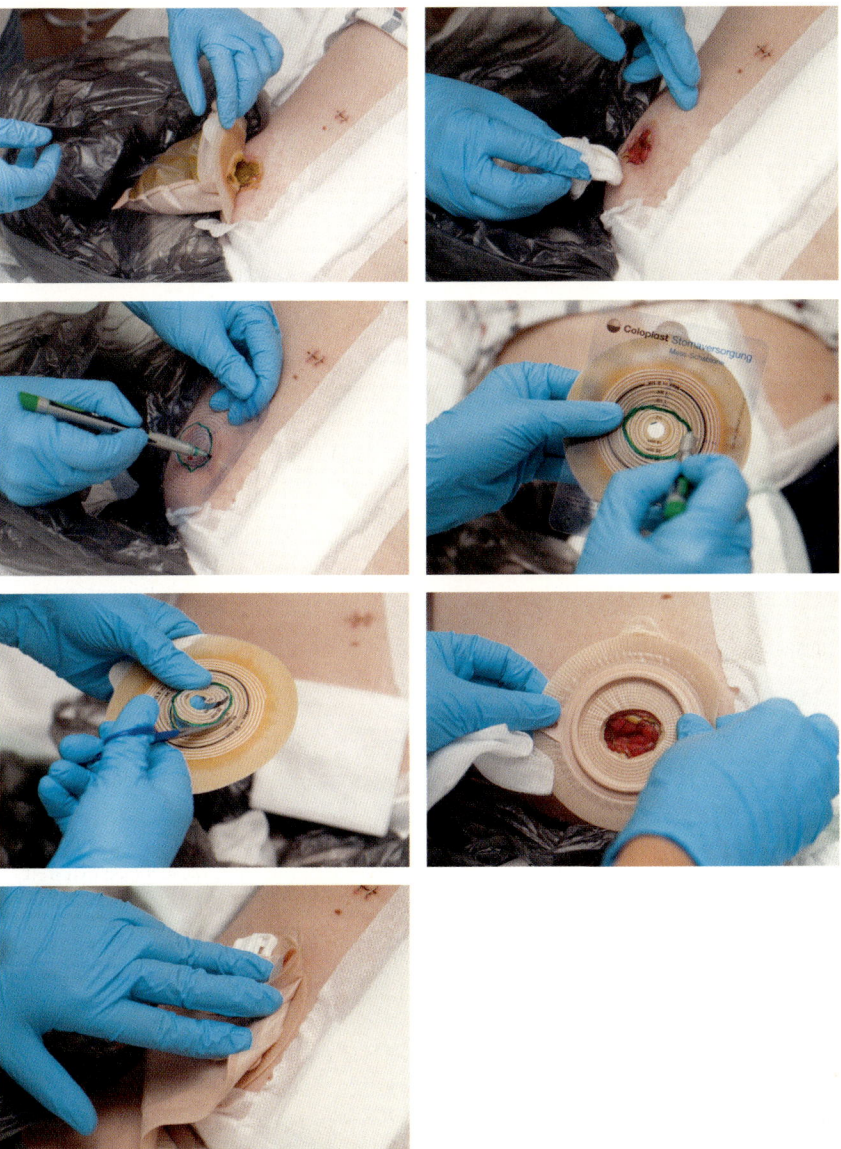

Wechsel des Stomasystems

in der Grunderkrankung (wie z. B. Diabetes mellitus) oder in der operativen Versorgung, z. B. darin, dass die Nahttechnik zu aggressiv ist oder der Darm zu stark unter Spannung steht.

♦ **Retraktion:** Stoma liegt unter Hautniveau oder unterhalb der Versorgung. Mögliche Ursachen sind starke Gewichtszunahme, unter Zugspannung angelegtes Stoma, unzureichende Fixierung des Darms in der Bauchwand oder postoperative Wundheilungsstörungen und Nekrosen. Die Retraktion stellt ein großes Versorgungsproblem dar – es werden konvexe ein- oder zweiteilige Versorgungen eventuell mit Unterstützung von Pasten oder Ringen angewendet.

Zu den **Spätkomplikationen** gehören:

♦ **Hernie** (Bruch): auch parastomale (um das Stoma herum) Hernie genannt. Die Bauchdecke wölbt sich sehr stark hervor. Eine Hernie kann durch z. B. starke körperliche Belastung mit Überbeanspruchung der Bauchdecke, Bindegewebsschwäche, aber auch zu groß angelegte Austrittspforten, erhöhten intraabdominellen Druck durch häufiges Niesen oder starke Gewichtszunahme entstehen. Je nach Ausmaß und abhängig davon, ob der Bruch eingeklemmt ist, wird operiert oder konservativ behandelt. Beispielsweise kann ein Mieder angelegt werden. Diese werden in medizinischen Warenhäusern auf Maß mit „Loch" für das Stoma angefertigt. Weiterhin sollte schweres Heben und Tragen (über 20 kg) vermieden werden.

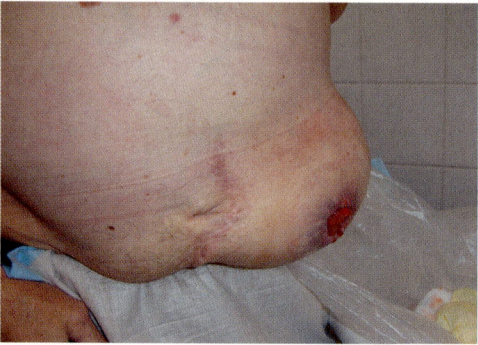

Hernie

♦ **Prolaps:** Tritt der Darm weit aus der Bauchdecke hinaus („rüsselförmig" ab 3 bis 5 cm), spricht man von einem beginnenden Prolaps. Ursache kann ein erhöhter intraabdomineller Druck oder eine zu große Faszienlücke sein. Je nach Größe des Prolapses wird operativ korrigiert.

♦ **Stenose:** eine starke Verengung des Ausgangs, die häufig infolge von narbiger Abheilung nach Nekrosen, Retraktionen oder entzündlichen Prozessen rund um das Stoma entstehen kann. Ist die ungehinderte Stuhlausscheidung möglich, wird keine erneute Operation nötig. Wenn Beschwerden (Stuhlentleerungsstörungen, Bauchkrämpfe) auftreten, wird in der Regel eine operative Stomakorrektur durchgeführt. Meist erfolgt eine Neuanlage an anderer Stelle, da die Korrekturen am stenosierten Stoma nicht auf Dauer die Situation verbessern.

2.4.8 Ernährung

Spezielle Ernährungsvorschriften für Menschen, die ein Stoma tragen, existieren nicht, jedoch sollten bestimmte Empfehlungen beachtet werden. Für Menschen, die ein Ileostoma tragen, gibt es wichtige Ernährungsgrundsätze.

> Es gilt, dass Patienten mit einem Ileo- und Kolostoma Speisen meiden sollten, die sie bereits vor der Operation nicht vertragen haben. Sie können stärkere Reaktionen auslösen als zuvor.

272

80 % der Patienten mit einem Kolostoma können alles essen. Speisen, die vermehrt Blähungen verursachen, werden höchstwahrscheinlich von den Betroffenen gemieden. **Patienten mit einem Colostoma** sollten besonders beachten, dass,

♦ Eier, Fisch und Zwiebeln starke Gerüche erzeugen können – Deo-Tropfen oder -Sprays können in dieser Situation hilfreich sein

♦ Nahrungsmittel wie z. B. Kohl, Kraut, Hülsenfrüchte, Kohlensäure in Getränken stark blähend sind und vor gesellschaftlichen Verpflichtungen vermieden werden sollten, da „Windabgang" aus dem Stoma hörbar ist und nicht eingehalten werden kann

♦ falls nötig, Kohlefilter benutzt werden können

Patienten mit einem Ileostoma sollten besonders beachten:

♦ Alkohol kann zu Durchfall führen

♦ Fruchtsäfte und scharfe Gewürze lassen den Stuhl noch aggressiver werden und können Hautreizungen zur Folge haben

♦ der Flüssigkeitsverlust durch den dünnen Stuhl muss ausgeglichen werden – viel trinken

♦ der Elektrolythaushalt kann verschoben sein, durch den hohen Verlust von Salzen im Dünndarmstuhl – eine erhöhte Substitution von Elektrolyten und regelmäßige Laborkontrollen sind nötig

♦ faserhaltige Nahrungsmittel wie Spargel, Obstschalen, aber auch Nüsse meiden, weil sie häufig zu Verdauungsstörungen führen

♦ die Dünndarmausleitung kann zur verminderten Vitamin-B12-Resorption führen; es muss eventuell substituiert werden

♦ die Resorption oraler Medikamente kann reduziert sein, z. B. reichen bei gebärfähigen Frauen Ovulationshemmer als Verhütungsmittel nicht aus, da die vollständige Resorption nicht gesichert ist; es ist stets zu beachten, ob Medikamente unverdaut im Beutel zu finden sind

♦ frühzeitiges Abendessen verhindert die als lästig empfundene Stuhlausscheidung in der Nacht

Allgemein wird Personen mit einem Stoma in der Anfangszeit empfohlen, ein **Ernährungstagebuch** zu führen. Es erweist sich häufig als sinnvoll, dieses Tagebuch bereits in der Klinik zu beginnen und die Patienten entsprechend anzuleiten und zu schulen.

Anleiten und schulen Band 5, A 5.3

Dort werden die individuellen Beobachtungen über die zugeführten Nahrungsmittel und die Stuhlkonsistenz und -menge notiert. Speisenunverträglichkeiten sollten früh registriert und dokumentiert werden. So kann während des Kontrolltermins beim Arzt auf diese Beobachtungen zurückgegriffen und gemeinsam mit der Ernährungsberaterin überlegt werden, wie der Speiseplan verändert bzw. angepasst werden kann.

2.4.9   Bedeutung für den Patienten

Häufig empfinden die Betroffenen das Stoma als Behinderung. Sie haben Ängste, wie z. B. nicht mehr ins Schwimmbad, in die Sauna gehen zu können oder Angst vor Ablehnung anderer Menschen. Fragen nach der Möglichkeit, sexuelle Beziehungen führen zu können bzw. mit einem Stoma Sexualität leben zu können, begleiten den Patienten.

Bei der **Entlassung** aus dem Krankenhaus sollten wenn erforderlich Hilfe und Unterstützung durch einen ambulanten Pflegedienst empfohlen und organisiert werden. Auch die Angehörigen sollen noch während des Aufenthalts geschult und angeleitet werden, wenn dies gewünscht wird. Der sichere Umgang mit der Stomaversorgung hilft dem Patienten, seine Selbstständigkeit zunehmend zurückzugewinnen. Dies fördert auch das Selbstvertrauen im Umgang mit der Situation. Rehabilitationsmaßnahmen sind vor der Entlassung aus dem Krankenhaus zu besprechen und zu beantragen, wenn solche vom Patienten gewünscht werden oder der Behandlungsplan diese ermöglicht.

Für die Pflegenden ist die Situation besonders herausfordernd, da die Betroffenen einen sehr individuellen Umgang benötigen. Den Pflegenden und den Stomatherapeuten obliegt die Aufgabe, herauszufinden, welches die primären Probleme sind. Dies können die Angst vor der Entlassung, die Reaktion der Umwelt, die Angst vor der technischen Versorgung sein. Beobachtung und offene Fragen sind pflegerisch hier der erste Schritt. Aktives Zuhören und Beraten sind weitere wichtige Interventionen.

> **Kinder**
>
> Auch Säuglinge und Kinder oder deren Eltern werden mit der Situation konfrontiert, ein Stoma versorgen zu müssen. Bei Kindern kann es aufgrund folgender Erkrankungen zu einer Stomaanlage kommen: anorektale Fehlbildungen, Morbus Hirschsprung, Mekoniumileus beim Neugeborenen sowie andere Darmerkrankungen, z. B. Morbus Crohn oder Colitis ulcerosa.

2.5   Anorektale Fehlbildungen

Analatresie bezeichnet eine Form der anorektalen Fehlbildungen (Fehlbildung, den Enddarm oder After, Anus betreffend). Es ist eine angeborene Fehlbildung, bei der die Öffnung des Rektums/Anus nicht vorhanden oder unkorrekt angelegt ist. Häufig besteht eine abnorme Verbindung (Fistel) zwischen dem Enddarm und dem Damm, der Scheide oder den Harnwegen. Die Schließmuskulatur kann ganz oder teilweise fehlen.

Zur Häufigkeit finden sich Angaben von einer Erkrankung auf 2 500 – 5 000 Neugeborene. In vielen Fällen weisen Kinder mit Analatresie weitere Fehlbildungen z. B. an der Speiseröhre oder an den Harnwegen auf. Bei der **Erstuntersuchung** unmittelbar nach der Geburt wird festgestellt, dass den Kindern der Anus fehlt. Es kann zu Stuhlentleerung an untypischen Stellen wie durch die Harnröhre oder Scheide kommen. Wenn der Stuhl nicht austreten kann, zeigen die betroffenen Kinder das klinische Bild eines Ileus.

Analatresie kann bereits in der Schwangerschaft diagnostiziert werden, aber eine gesicherte **Früherkennung** existiert nicht. Im dritten Trimenon der Schwangerschaft können durch Sonografie erweiterte Darmabschnitte gesehen oder ein Blindsack erkannt werden. Typische Begleitfehlbildungen (z. B. der Nieren, Geschlechtsorgane, des Herzens, der Wirbelsäule, des Magen-Darm-Traktes) können beobachtet werden. Eine gesicherte Diagnose wird erst nach der Geburt möglich.

Über mögliche **Ursachen** dieser Entwicklungsstörung gibt es keine ausreichenden Erkenntnisse. Es liegen Hinweise auf teratogene Einflüsse vor, d. h. von Substanzen, die von außen zugeführt werden, wie z. B. Retinolsäure, Antrazykline oder Thalidomid. Weiterhin gibt es genetische Krankheiten, bei denen eine anorektale Fehlbildung als eines von mehreren Merkmalen auftreten kann (z. B. Down-Syndrom, Currarino-Syndrom, Towes-Brocks-Syndrom).

Normale
Geburt
Band 3, A 2.2.1

Früher wurde in „hohe", „mittlere" und „tiefe" Formen der Analatresie unterteilt, womit der Abstand des Darmendes zum nicht angelegten Darmausgang gemeint war. Heute wird nach den Leitlinien der „Deutschen Gesellschaft für Kinderchirurgie" der Begriff **„anorektale Fehlbildungen"** verwendet. Je nach Verlauf und Mündung einer vorhandenen Fistel werden diese klassifiziert. Die Fistel kann am Damm, in der Harnröhre oder in der Harnblase usw. münden.

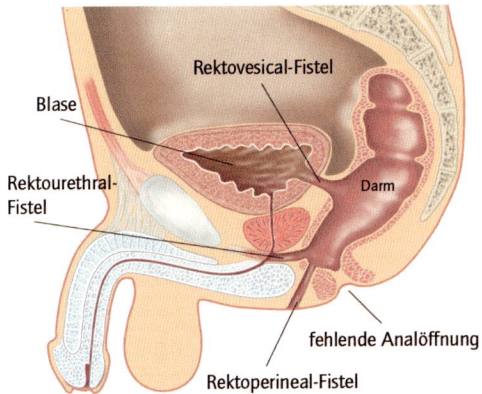

Lokalisation möglicher Fehlbildungen

Formen der anorektalen Fehlbildung nach Geschlecht

Fehlbildung bei Mädchen	Fehlbildung bei Jungen
mit rekto-perinealer Fistel – mündet zwischen Analgrübchen und Scheidenvorhof	mit rekto-perinealer Fistel – mündet vor dem Analgrübchen in der Haut des Damms, Hodensacks oder Penis
mit rekto-vestibulärer Fistel – mündet in den Scheidenvorhof	mit rekto-vesikaler Fistel – mündet in den Blasenhals
mit rekto-vaginaler Fistel – mündet in die Scheide	mit rekto-urethraler Fistel – verläuft vom Rektum entweder zur oberen oder unteren Harnröhre
kloakale Fehlbildung – Darm, Scheide und Harnröhre münden in einen gemeinsamen Kanal, Länge des Kanals kann variieren. Bei mehr als 3 cm sind die Folgen und Behandlung sehr komplex	

nach SoMA e. V. [1]

!

> Es gibt auch Formen der anorektalen Fehlbildung ohne Fistel. Der Dickdarm endet blind, ohne eine Verbindung zur Haut oder anderen Organen.

Am ersten Lebenstag wird die anorektale Fehlbildung festgestellt (perineale Inspektion). Weitere **Untersuchungen** schließen sich an, z. B. Sonografie des Bauchraumes, der Nieren / ableitenden Harnwege, des Rückenmarks und des Herzens, Röntgenaufnahmen von Bauch, Kreuz- und Steißbein. Aufgabe der Pflegenden ist es, die Kinder auf die Untersuchungen jeweils nach den hausinternen Richtlinien vorzubereiten und die Kinder eventuell während der Untersuchungen zu betreuen.

Untersuchungen
Band 4, A 4

Eine **Urinanalyse** zeigt, ob sich Stuhl im Urin befindet. Dies kann ein Hinweis auf eine rekto-urethrale Fistel sein. Nach genauer Diagnosestellung ist es notwendig, die Eltern ausführlich aufzuklären und die Behandlung zu besprechen. Je nach Form der Fehlbildung müssen ein bis drei **Operationen** erfolgen. Die erste Operation wird meist in den ersten drei Lebenstagen durchgeführt. Bei einer leichten Form mit perinealer Fistel wird der Enddarm an die richtige Stelle gebracht. Bei komplexeren Formen wird am ersten oder zweiten Lebenstag vorübergehend ein Kolostoma angelegt. Die eigentliche Operation (das Wiederherstellen oder auch Bilden der analen Öffnung) wird **Durchzugsoperation** genannt. Ihr gehen weitere Diagnoseverfahren voraus. Im distalen Kolostogramm wird mit Kontrastmittel, das in den unteren Dickdarm eingebracht wird, die Streckenlänge zwischen Enddarmblindsack und der eigentlichen Öffnung an der Haut dargestellt, ob eine Fistel vorhanden ist und wo diese genau verläuft. Die Durchzugsoperation (auch PSARP = posterior-sagittal-anorektale Plastik genannt) wird in der Regel im ersten Lebensjahr durchgeführt. Das Stoma wird nach einigen Monaten wieder zurückverlegt. Pflegerisch steht zu diesem Zeitpunkt die postoperative Pflege im Vordergrund.

Postoperative
Pflege
Band 4, G 4

Circa zwei Wochen nach der PSARP-Operation ist es erforderlich, die Analöffnung aufzudehnen **(Bougierung)**, um einer narbigen Verengung vorzubeugen und die Aftergröße eines gleichaltrigen Kinds herzustellen. Diese Bougierung erfolgt zunächst täglich mit sogenannten Hegar-Stiften, die in verschiedenen Größen steigernd eingesetzt werden. Die Eltern führen nach entsprechender Anleitung dieses Aufdehnen selbst durch. Für die Kinder ist dies vermutlich sehr schmerzhaft und die Eltern sollten ausführlich vom Arzt oder Pflegenden informiert und angeleitet werden.

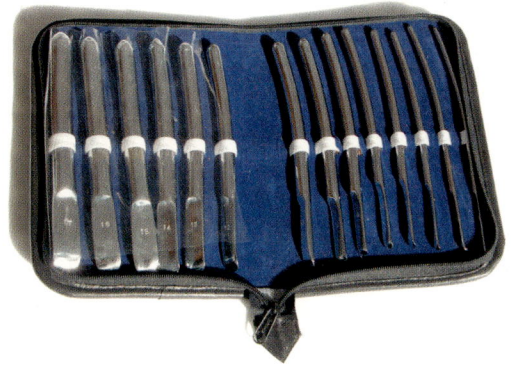

Hegar-Stifte zur Bougierung des Darms

Die Prognose zur vollständigen Heilung ist abhängig von der Schwere der Fehlbildung. Das operative Herstellen eines Schließmuskels ist sehr aufwendig und wird in der Regel von Ärzten mit Erfahrung auf diesem Gebiet in speziellen Zentren durchgeführt.

Die meisten Kinder sind im Alter von drei bis fünf Jahren kontinent, sind also in der Lage, Stuhl und Urin zu halten. Probleme mit der Stuhlentleerung können dennoch auftreten. Häufig tritt eine Obstipation auf, die aber gut behandelt werden kann.

Obstipations-
prophylaxe
Band 2, K 4.1

2.6 Megakolon

Eine massive Erweiterung des Dickdarms (geht meist mit Obstipation einher), die nicht durch Verlegung des Darmlumens (Obstruktion) entstanden ist, bezeichnet man als Megakolon. Ist ein Megakolon angeboren, nennt man dies Megacolon congenitum, heute eher unter dem Begriff Morbus Hirschsprung bekannt. Formen des erworbenen Megakolons sind das akute, chronische oder toxische Megakolon.

Morbus
Hirschsprung
Band 3, E 2.7

Das **akute Megakolon** kann durch einen mechanischen Ileus entstehen. Bleibt dieser schmerzfrei, kann sich der Darmteil vor der Engstelle ballonartig aufweiten. **Symptome** sind das Ausbleiben des Stuhlgangs über mehrere Tage und ein stark geblähtes Abdomen. Der Allgemeinzustand verschlechtert sich und es kann zum Erbrechen kommen. In der Regel muss operiert werden: Entfernen des Passagehindernisses und eventuell des überdehnten Teils und meist auch des entzündlich veränderten Darmabschnitts.

Megakolon		
Akutes Megakolon	**Chronisches Megakolon**	**Toxisches Megakolon**
Obstipation	chronische Obstipation	starke Bauchschmerzen
aufgeblähtes Abdomen		klinisches Bild eines akuten Abdomens
Verschlechterung des Allgemeinzustandes		Schockzeichen
		lebensbedrohlicher Zustand

Das **chronische Megakolon** (auch funktionelles Megakolon genannt) ist gekennzeichnet durch chronische Verstopfung infolge einer Stenose. Meist entsteht es durch einen Tumor. Zur Beseitigung der chronischen Verstopfung ist eine Operation nötig.

Bei Klein- oder Schulkindern kann durch chronische Verstopfung bei z. B. Analrhagaden (Einriss der Analschleimhaut, schmerzhaft, kann mit Blutung einhergehen) oder lokale entzündliche Prozesse (Proktitis) ein Megakolon entstehen. Der Stuhl wird hart und manchmal aufgrund von Defäkationsschmerzen zurückgehalten. Dies kann zur Aufweitung des Darmlumens führen. Das Megakolon bildet sich nach Behandlung mit Abführmitteln und Einläufen meist von alleine wieder zurück.

Das **toxische Megakolon** kann eine lebensbedrohliche Komplikation einer Kolitis mit Dilatation über 6 cm und systemisch septisch-toxischer Auswirkung auf den Körper sein. Ursache ist meist die Colitis ulcerosa, seltener die infektiöse Kolitis. Neben kolikartigen starken Bauchschmerzen zeigen sich typische Anzeichen eines akuten Abdomens: Der Bauchbereich ist schmerzhaft gespannt (Peritonismus), die Patienten haben hohes Fieber mit Schüttelfrost, sind kaltschweißig und tachykard (Schocksymptomatik). Durch die geschädigte Darmwand gelangen Bakterien und giftige Bestandteile des Nahrungsbreis in das Blut und führen dort zu einer Sepsis.

> Das toxische Megakolon stellt eine seltene, aber typische Komplikation der Colitis ulcerosa dar.

Die **Diagnose** wird durch eine Röntgenaufnahme gesichert (Abdomen-Leeraufnahme). Die **Therapie** des Megakolons kann entweder konservativ oder operativ sein.

- **konservativ:** Unter Monitorüberwachung auf der Intensivstation wird der Darm durch ein Darmrohr entlastet, Flüssigkeit intravenös zugeführt, der Elektrolythaushalt stabilisiert und versucht, unter Gabe von Antibiotika und Glukokortikoiden die Toxine zu beseitigen. Sollte sich eine Besserung binnen 48−72 Stunden nicht einstellen, wird operiert.

- **operativ:** Entlastung des Dickdarms durch Anlage eines Ileostomas (vorübergehend) oder Proktokolektomie (Entfernung von Dickdarm und Rektum mit Ileostomaanlage)

Abführende Maßnahmen Band 3, E 3

2.7 Morbus Hirschsprung

Der Darm hat als einziges Organ ein eigenes Nervensystem, das Reflexe völlig ohne Teilnahme des Gehirns oder Rückenmarks vermitteln kann. Im Dünndarm sind über 100 Millionen Nervenzellen, diese arbeiten ohne Einschränkung autonom weiter, selbst wenn keine einzige Verknüpfung mehr mit dem Gehirn oder Rückenmark besteht.

Im Zusammenhang mit kindlichen Darmerkrankungen zählt der Morbus Hirschsprung zu den wichtigsten Erkrankungen. Beim Morbus Hirschsprung sind die Ganglienzellen im Enddarm nicht angelegt, was mit einer dauerhaften Engstellung des Darmabschnitts einhergeht und dadurch zur massiven Verstopfung bis zum Darmverschluss führen kann. Bei etwa 350 000 Neugeborenen im Jahr leiden 150 Kinder an dieser Krankheit. Jungen sind viermal häufiger betroffen als Mädchen. Ein erhöhtes familiäres Risiko spricht für eine Vererbung der Krankheit. Kinder, die am Down-Syndrom leiden, haben ein höheres Risiko, an einem Morbus Hirschsprung zu erkranken.

Ein Morbus Hirschsprung zeigt folgende **Symptome**:

♦ verzögerter Abgang von Mekonium
♦ keine Stuhlentleerung oder nur nach Manipulation mit Finger oder Thermometer
♦ bei gestillten Kindern fallen die Beschwerden erst nach dem Abstillen auf, weil diese Kinder nicht täglich Stuhl entleeren
♦ der Stuhl ist sehr hart; manchmal wird etwas flüssiger Stuhl entleert (der an den festen Teilen vorbeigelaufen ist, dem Kind aber keine Entlastung bringt)
♦ die Zugabe von Milchzucker ist erfolglos; es sind wiederholt Einläufe nötig, es kommt zur Aufweitung und Blähung des Bauchs
♦ aufgetriebenes Abdomen
♦ bei der rektalen Untersuchung durch den Arzt kommt es zur explosionsartigen Entleerung des Stuhls

Das **diagnostische Verfahren** wird bei Verdacht, dass ein Morbus Hirschsprung vorliegt, begonnen und setzt sich aus verschiedenen Untersuchungen zusammen:

♦ Rektummuskelbiopsie oder Saugbiopsie (schonender vor allem beim Säugling) zur Bestimmung der Ganglienzellen
♦ Kolonkontrasteinlauf: Darstellung des engen Segments im Megakolon
♦ Rektummanometrie: mithilfe einer Sonde (wird ca. 10 cm eingeführt), an deren Spitze sich ein aufblasbarer Ballon befindet, werden die Druckverhältnisse im Enddarm gemessen

Die **Behandlung** eines Morbus Hirschsprung ist häufig sehr langwierig und für die ganze Familie sehr belastend. Um die Passagestörung des Enddarms zu umgehen, wird häufig ein Kolostoma nötig.

In vielen Fällen wird eine parenterale Ernährung mit einem umfassenden Infusionsprogramm nötig, da die Kinder häufig aufgrund der Stuhlentleerungsstörungen an Appetitlosigkeit leiden.

Verdauungssystem
Band 2, J 1.2

Stoma
Band 3, E 2.4

Infusionstherapie
Band 4, E 4

Die Kinder werden dann zu Hause durch den ambulanten Kinderpflegedienst und die Eltern versorgt und gepflegt. Nach Erholung des geweiteten Darms und erfolgter Gewichtszunahme des Kinds wird das betroffene aganglionäre Darmsegment operativ entfernt. In vielen Fällen geht die Krankheit mit kindlichen Entwicklungsstörungen einher.

Die **pflegerischen Maßnahmen** sind abhängig vom Allgemeinzustand, dem Alter und der Ausprägung der Krankheit des Kinds. Im Folgenden werden die wichtigsten Maßnahmen genannt.

♦ Darmentleerung fördern durch Darmrohr oder Einlauf

♦ falls enterale Ernährung möglich ist, häufige kleine Mahlzeiten anbieten

♦ Oberkörperhochlagerung, zeitweilig mit Knierolle zur Entspannung der Bauchdecke und Erleichterung der Atmung

♦ bei beginnendem Ileus und der Unmöglichkeit enteraler Ernährung (Nahrungskarenz) dicke Magenablaufsonde zur Dekompression des Darms legen; die Fördermenge der Magensonde muss in der Flüssigkeitsbilanz berücksichtigt und ggf. durch intravenöse Flüssigkeitszufuhr ausgeglichen werden

♦ intravasale Zugänge (Venflon oder zentraler Venenkatheter) sowie die parenterale Ernährung (Infusionsprogramm) überwachen

Kind im Krankenhaus Band 2, A 2.2

Prä- und postoperative Pflege Band 4, G 2 und 4

Wird die Anlage eines künstlichen Darmausgangs (Stoma) nötig, sind die Kinder nach hausinternem Standard auf die Operation vorzubereiten. Die Eltern sind angemessen und verständlich über den geplanten Eingriff durch den Arzt zu informieren. Nach der Operation kann in den ersten Stunden nach dem Eingriff die Überwachung im Aufwachraum nötig sein. Die postoperative Pflege richtet sich nach den Bedürfnissen und nach dem Zustand des Kinds.

?

1 Welche Formen des Ileus gibt es?

2 Nennen Sie mindestens vier Untersuchungen, die zur Diagnose eines Ileus durchgeführt werden sollen.

3 Nennen Sie mindestens drei Unterschiede zwischen einem Morbus Crohn und einer Colitis ulcerosa.

4 Nennen Sie mindestens zwei Gemeinsamkeiten zwischen einem Morbus Crohn und einer Colitis ulcerosa.

5 Welche pflegerischen Maßnahmen werden a) bei Patienten mit Morbus Crohn und b) bei Patienten mit Colitis ulcerosa nötig? Nennen Sie jeweils mindestens drei.

6 Was versteht man unter einem ileoanalen Pouch?

7 Definieren Sie den Begriff Stoma.

8 Nennen Sie mindestens drei postoperative Beobachtungskriterien für das Stoma.

9 Welche Materialien benötigt man für einen Stomaversorgungswechsel?

10 Was versteht man unter einer Analatresie?

11 Was versteht man unter einem Megakolon und welche Arten kennen Sie?

12 Was versteht man unter einem Morbus Hirschsprung?

1　Erstellen Sie für Patienten mit Morbus Crohn oder Colitis ulcerosa ein Merkblatt, das die Patienten über alle wesentlichen pflegerischen Aspekte der Krankheit informiert. Stellen Sie die Ergebnisse in der Gruppe vor.

2　Informieren Sie sich bei den Selbsthilfegruppen bzw. Vereinigungen für Darmerkrankte über das Unterstützungsangebot für Patienten.

3　Üben Sie den Wechsel einer Stomaversorgung in der Gruppe. Besorgen Sie sich alle nötigen Materialien und führen Sie die pflegerische Intervention an einer Mitschülerin durch. Beschreiben Sie anschließend die einzelnen Schritte: Wie sind Sie vorgegangen? Wie haben Sie sich bei dieser Pflegehandlung gefühlt? Wie hat sich die Mitschülerin („Patientin") gefühlt? Reflektieren Sie kritisch diese Handlung.

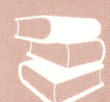

Gruber, Gabriele/Droste, Werner: Sektorenübergreifender Leitfaden Stomatherapie für Krankenhäuser und ambulante Nachsorger. Schlütersche Verlagsgesellschaft, Hannover 2006

Hoehl, Mechthild/Kullik, Petra (Hrsg.): Gesundheits- und Kinderkrankenpflege. Thieme Verlag, Stuttgart 2008

Hollister: Ich bin Max und hab' ein Stoma. Ein Ratgeber für Kinder. Kostenlos unter hollister. deutschland@hollister.com

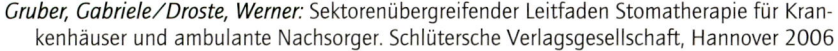

www.dccv.de Deutsche Morbus Crohn/Colitis ulcerosa Vereinigung (DCCV) e.V.

www.kompetenznetz-ced.de Kompetenznetz Darmerkrankungen

www.ilco.de Deutsche ILCO – Selbsthilfeorganisation für Stomaträger und Menschen mit Darmkrebs

www.soma-ev.de Selbsthilfe-Organisation SOMA e.V.

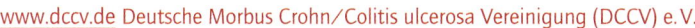

3 Abführende Maßnahmen

Olga pflegt im Seniorenzentrum die 86-jährige Ida Schneider. Die Bewohnerin lebt seit ihrem Schlaganfall vor drei Jahren in der Einrichtung und fühlt sich dabei wohl. Lediglich der erschwerte Stuhlgang beeinträchtigt ihr Wohlbefinden. Mit dem schon bekannten Problem wendet sie sich an diesem Morgen an Olga. „Heute Abend hätte ich gerne einen Fruchtwürfel, damit ich morgen früh auf die Toilette kann." Olga nickt zustimmend und erwidert: „Ich werde es in der Kurve vermerken. Und achten Sie bitte unbedingt darauf, dass Sie genügend trinken, Frau Schneider."

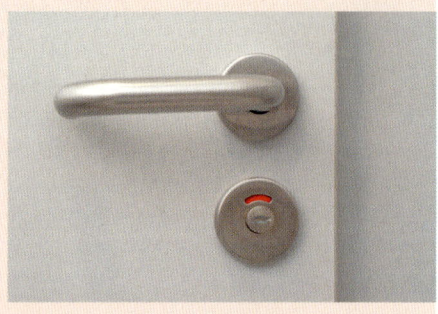

Am gleichen Vormittag ist Tim für die Pflege der 42-jährigen Beate Moser zuständig. Die Frau wurde mit einer allgemeinen Schwäche und Anämie zur Abklärung ins Klinikum eingewiesen. Im Rahmen der Diagnostik sucht man eine Blutungsquelle und Frau Moser soll am nächsten Morgen eine Darmspiegelung erhalten. Tim bespricht mit der Praxisanleiterin Ina Thomsen das weitere Vorgehen. „Frau Moser muss für die Untersuchung einen sauberen Darm haben. Daher muss sie kräftig abführen. Ab heute Nachmittag ist sie nüchtern und trinkt diese abführende Lösung. Morgen früh erhält sie dann noch einen Einlauf." „Ist das wirklich nötig?", denkt Tim bei sich.

1 Wie unterscheiden sich die beiden pflegerischen Situationen?
2 Die Vorbereitung auf die Untersuchung von Frau Moser ist aufwendig. Was rechtfertigt wohl dieses Vorgehen?

Obstipationsprophylaxe
Band 2, K 4.1

Abführende pflegerische Maßnahmen werden in verschiedenen Situationen nötig. Die häufigste Indikation im pflegerischen Alltag ist die **Obstipation**. Dabei gilt der Grundsatz: Prävention ist die beste Behandlung.

3.1 Nicht medikamentöse Maßnahmen

Die nicht medikamentösen Maßnahmen werden häufig als Obstipationsprävention angewendet. Sie können aber ebenso eine bestehende Obstipation beseitigen. Die Maßnahmen können in der Regel von den Pflegenden angeboten werden, sollten jedoch mit dem zuständigen Arzt abgesprochen werden.

Therapie bei Obstipation
Band 4, D 5.2

Die Einnahme von sogenannten **Quellmitteln** unterstützt die Stuhlausscheidung. Sie führen durch die Wasseraufnahme der Quellstoffe zu einem erhöhten Darmvolumen und führen so zur Darmentleerung. Ganz wichtig dabei ist die ausreichende bis leicht erhöhte Zufuhr von Flüssigkeit. Quellmittel, die ohne ausreichend Flüssigkeit verabreicht werden, können die Obstipation verstärken. Zu den gängigsten nicht medikamentösen Mitteln gehören Leinsamen, Kleie und Agar-Agar. Diese Interventionen sollten frühzeitig und präventiv eingesetzt werden.

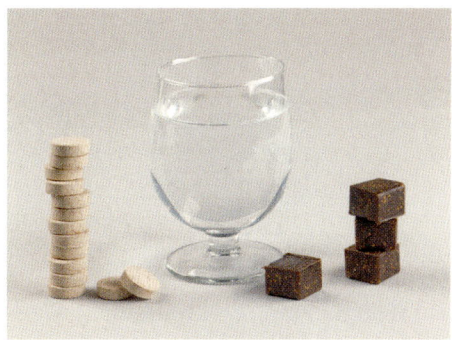

Natürliche Abführmittel

3.2 Orale medikamentöse Maßnahmen

In manchen Fällen erzielen die natürlichen Abführmittel nicht die gewünschte Wirkung und die Obstipation muss mit oralen Abführmitteln behandelt werden. In anderen Fällen muss der Patient für eine Untersuchung oder Operation am Darm vorbereitet werden. Diese Vorbereitung sieht in der Regel auch eine sorgfältige Darmreinigung vor. Je nach Situation stehen unterschiedlich starke abführende Maßnahmen zur Verfügung. Der Arzt verordnet in Absprache mit dem Patienten und je nach gewünschtem Abführergebnis ein geeignetes Mittel.

> Der Patient sollte unbedingt vor der Maßnahme über wirksame bereits früher eingenommene Mittel befragt werden. In vielen Fällen wissen die Patienten sehr genau, welches Mittel ihnen bei der Darmentleerung hilft.

Zu den wichtigsten **Indikationen** für medikamentöse Abführmaßnahmen zählen:

♦ nicht mit natürlichen Mitteln behandelbare Obstipation

♦ bei Patienten, die regelmäßig Opioide als Schmerzmittel nehmen

♦ bei Menschen mit Querschnittlähmung bzw. Hemiplegie und erschwertem Stuhlgang

♦ Röntgenaufnahme des Darms

♦ vor einer Darmspiegelung

♦ vor einer Darmoperation

Endoskopische Untersuchungen Band 4, A 4.5

Als Abführmittel stehen beispielsweise zur Verfügung:

♦ **Lactulose:** süßlich schmeckender Sirup (Zweifachzucker); der Zucker kann vom Darm nicht aufgenommen werden, führt aber zu einer Wasserabgabe aus der Darmschleimhaut in den Darm und weicht so den Stuhl auf

♦ **Abführtee:** in der Regel aus Sennesblättern; führt in acht bis zehn Stunden zur Darmentleerung und kann abends verabreicht werden; schmeckt leicht bitter und wird daher von einigen Patienten abgelehnt

♦ **Abführtropfen:** je nach Grad der Obstipation und Körpergewicht des Patienten werden ca. 10 Tropfen verabreicht; die Wirkung tritt nach 10–12 Stunden ein; Abführwirkung je nach Dosierung und Gewohnheitseffekt

♦ **Rizinusöl:** wird aus den Samen des Wunderbaums gewonnen; wird wegen der unangenehm öligen Konsistenz häufig von Patienten abgelehnt; wirkt innerhalb von zwei Stunden und ist stark abführend

♦ **Bitter- und Glaubersalze:** werden in Wasser aufgelöst verabreicht; lösen bei vielen Patienten aufgrund des bitteren Geschmacks starke Ekelgefühle bis hin zum Würgen und Erbrechen aus. Die Trinklösung kann mit wenigen Tropfen Zitronensaft geschmacklich leicht verbessert werden. Salze haben eine sehr stark abführende Wirkung und werden ausschließlich als Vorbereitung für Untersuchungen oder Operationen am Darm verabreicht. Salze sind auch geeignet, um den Darm vollständig vor einer Fastenkur im Rahmen des Heilfastens vorzubereiten.

> Bei stark abführenden Maßnahmen muss stets bedacht werden, dass durch die erhöhte Darmpassage und die erhöhte Ausscheidungsfrequenz (z. B. bei den Salzen) auch verabreichte **Medikamente** schnell über den Darm ausgeschieden werden, ohne dass möglicherweise der Wirkstoff vom Körper aufgenommen werden könnte. Patienten, die mit stark abführenden Maßnahmen behandelt werden, sollten darüber informiert und das Vorgehen mit dem Arzt besprochen werden.
>
> Unklare Bauchbeschwerden stellen eine **absolute Kontraindikation** für abführende Maßnahmen dar. Solange die Ursachen z. B. für ein akutes Abdomen nicht einwandfrei geklärt werden konnten, dürfen diese Mittel nicht verabreicht werden.

3.3 Rektale medikamentöse Maßnahmen

Neben der oralen Gabe können abführende Maßnahmen auch rektal verabreicht werden. Bei leichter Obstipation können **Abführzäpfchen** angewendet werden, um den Defäkationsreiz auszulösen. Kontraindiziert sind Zäpfchen bei Patienten nach einer Operation im unteren Darmabschnitt, bei starken Hämorrhoiden oder einer Analfissur. Die Wirkung eines Zäpfchens tritt nach 15 – 60 Minuten ein.

Als weitere Maßnahme kann ein **Klistier** verabreicht werden. Mit einem Klistier besteht die Möglichkeit, eine bestimmte Menge an Flüssigkeit in den Enddarm einzubringen. Durch diesen Reiz wird der Darm zur Entleerung angeregt. Bei einem sogenannten **Mikroklyst** werden ca. 5 ml Flüssigkeit rektal verabreicht. Bei einem **Klysma** wird mehr Flüssigkeit rektal verabreicht, hier liegt die Menge bei 200 bis 300 ml.

> Häufig erhalten die Patienten vor einer geplanten Operation im Rahmen der **präoperativen Vorbereitung** ein Klysma. So wird die unwillkürliche Stuhlentleerung im Operationssaal vermieden.

Rektale Gabe von Medikamenten Band 4, D 2.4

Operationsvorbereitung Band 4, G 2.2.2

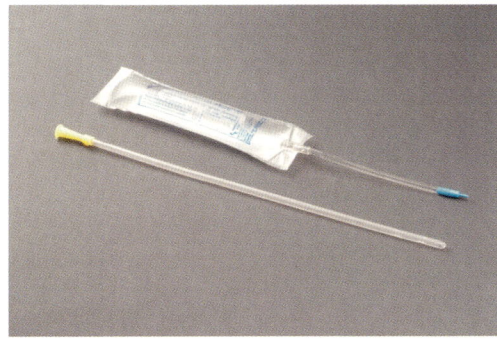

Klysma

Um die Wirkung eines Klysmas zu erhöhen, kann dies auch über ein zuvor einge-führtes **Darmrohr** verabreicht werden. Folgende Schritte sind dabei zu beachten:

♦ Patient über die geplante Maßnahme und ihren Zweck informieren

♦ Intimsphäre durch Sichtschutz wahren

♦ benötigtes Material richten: Klysma, Darmrohr, Vaseline, Handschuhe, Steckbe-cken (wenn Patient Bettruhe hat), Zellstoff oder Toilettenpapier, Müllabwurf

♦ falls möglich, den Patienten mit leicht angezogenen Beinen auf die linke Seite lagern (weiche Bauchdecke und anatomischer Verlauf des Darms)

♦ Unterlage als Nässeschutz einbetten

♦ Gesäß des Patienten frei machen

♦ Handschuhe anziehen

♦ Darmrohr auspacken und das erste Drittel mit Vaseline einschmieren

♦ Darmrohr unter sanft drehenden Bewegungen in den Anus einführen

♦ Patient auf Unwohlsein oder Schmerzen beobachten

♦ Darmrohr so weit wie möglich vorschieben

♦ Klysma am Darmrohr ansetzen und mit mäßigem Druck die Flüssigkeit über das Darmrohr in den Darm applizieren

♦ Patient dazu auffordern, die Flüssigkeit möglichst zu halten

♦ nach vollständiger Verabreichung der Flüssigkeit Darmrohr vorsichtig herauszie-hen und in den Abwurf geben

♦ falls möglich, kann der Patient aufstehen und bei entsprechendem Stuhldrang die Toilette aufsuchen

♦ bei Bettruhe Patient auf das Steckbecken setzen

♦ Rufanlage soll in Reichweite gelegt und das Zimmer verlassen werden

♦ die benötigten Materialien wegräumen

♦ die Maßnahme sowie deren Erfolg oder Nicht-Erfolg dokumentieren

In einigen Fällen gelingt das Vorschieben des Darmrohrs besser, wenn der Patient aufgefordert wird, aktiv zu pressen. Treten während der Klysmagabe Schmerzen oder akutes Unwohlsein auf, ist die Maßnahme sofort abzubre-chen und der Arzt zu informieren.

Soll die zugeführte Flüssigkeitsmenge erhöht bzw. ein größerer Darmabschnitt erreicht werden, kann ein **Einlauf** (auch **Reinigungseinlauf** genannt) notwendig sein. Die Flüssigkeit kann mittels gebrauchsfertiger Sets oder mit einem Irrigator zugeführt werden.

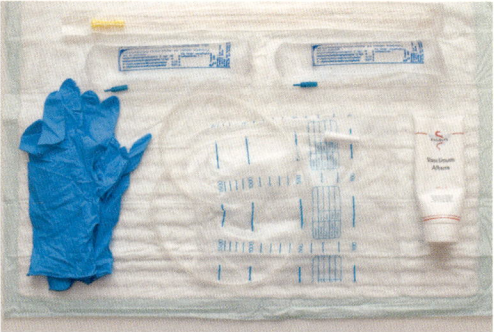

Einlaufset

Ein Einlauf wirkt über drei verschiedene Mechanismen. Zum einen wird durch die rektale Zufuhr der Flüssigkeit ein **mechanischer Reiz** ausgelöst. Darüber hinaus kann ein **osmotischer Reiz** erzielt werden, indem der Einlaufflüssigkeit ein Zusatz beigemischt wird, z. B. ein Esslöffel Kochsalz auf einen Liter Wasser. Ein zusätzlicher **thermischer Reiz** zur Darmentleerung kann durch eine 3 – 4 Grad kältere Flüssigkeit als Körpertemperatur erzielt werden.

Die **Menge der Flüssigkeit** des Einlaufs ist abhängig vom Alter des Patienten sowie von Größe und Körpergewicht. Als Orientierung können folgende Flüssigkeitsmengen gelten:

Säuglinge: 30 – 50 ml

Kleinkinder 100 – 300 ml

Schulkinder bis ca. 16 Jahren: 300 – 500 ml

Erwachsene: 1000 – 2000 ml

Alte Menschen: 1000 – 2000 ml je nach Allgemeinzustand und Möglichkeit, die Flüssigkeit zu halten

Die gebrauchsfertigen Sets haben den Vorteil, dass der Flüssigkeitsbeutel direkt mit einem Schlauchsystem verbunden ist. Der Beutel kann mit warmem Wasser befüllt werden und an einen in der Höhe angepassten Infusionsständer gehängt im Zimmer platziert werden. Das Schlauchende kann mit dem zuvor eingeführten Darmrohr verbunden werden. Die **Vorgehensweise des Einlaufs** gleicht dem Vorgehen bei der Klysmaverabreichung mittels Darmrohr mit folgenden Abweichungen:

◆ benötigte Materialien bereitstellen: Einlaufbeutel oder Irrigator, Darmrohr, Vaseline, evtl. Schutzschürze, Handschuhe, Nässeschutz, Steckbecken (bei Patient mit Bettruhe), evtl. Péanklemme, Zellstoff oder Toilettenpapier, Abwurfbehälter

◆ Lagerung des Patienten wie oben beschrieben

◆ Darmrohr einführen wie oben beschrieben

♦ Einlaufschlauch mit Darmrohr verbinden

♦ Flüssigkeit langsam einlaufen lassen, dabei immer wieder Pausen machen, damit sich die Flüssigkeit im Darm gut verteilen kann und es zu keinen druckbedingten Schmerzen kommt

♦ falls der Einlaufschlauch kein Regulationssystem hat, kann der Schlauch mit der Péanklemme geschlossen und geöffnet werden

♦ nach Einlauf der Flüssigkeit kann das Darmrohr entfernt werden und der Patient entweder die Toilette aufsuchen oder das Steckbecken benutzen

♦ die Materialien werden weggeräumt

♦ die Maßnahme sowie deren Erfolg oder Nicht-Erfolg wird dokumentiert

---

Beispiel: Hebe- und Senkeinlauf

Als Variante des beschriebenen Einlaufs kann nach Einlauf der Flüssigkeit der Einlaufbeutel unter das Patientenniveau gebracht werden, sodass die Flüssigkeit wieder aus dem Darm in das Schlauchsystem zurückfließt, um es erneut in den Darm zu befördern, indem der Beutel wieder über Patientenniveau gehoben wird. So kann die Flüssigkeit im Darm hin- und hergeschwenkt werden. Dies fördert zusätzlich die Darmperistaltik und die Wirkungsweise des Einlaufs kann erhöht werden.

Neben der Darmreinigung kann ein Klysma oder ein Einlauf auch notwendig werden, wenn rektal **Medikamente** verabreicht werden sollen. Dies kann beispielsweise bei der Gabe von Resonium A zur forcierten Kaliumausscheidung (Patient leidet an einer Hyperkaliämie) über den Darm nötig sein.

Je nach Anforderung an die Darmentleerung kann eine **retrograde Darmspülung** (rückwärts, vom After her) notwendig werden. Eine Darmspülung kann unter Umständen für den Patienten durch die große Volumenzufuhr in den Darm belastend sein. Sie wird als Vorbereitung für eine umfassende Darmuntersuchung oder -operation nötig. Sie stellt eine Alternative zur oralen Verabreichung der Spüllösung dar, z. B. wenn der Patient die Lösung aufgrund von Schluckstörungen nicht trinken kann.

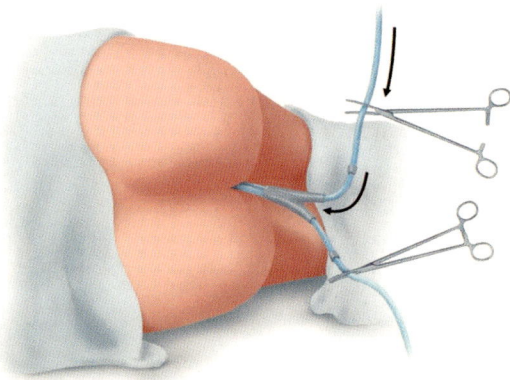

Darmspülung

Patienten, die mit einer Darmspülung auf eine Untersuchung oder Operation vorbereitet werden, dürfen am Ende der Maßnahme nur klare Flüssigkeit über den Darm ausscheiden. Die Patienten sind darüber zu informieren. Ihnen sollte die Bedeutung der vollständigen Darmreinigung erklärt werden. Kann in der vorgegebenen Zeit keine vollständige Darmreinigung erzielt werden, ist der Arzt darüber zu informieren. Häufig muss dann vor der Untersuchung nochmals der Darm mit einem Einlauf gereinigt werden. Im schlimmsten Fall kann die Untersuchung nicht durchgeführt werden, da der Arzt die Darmschleimhaut nicht ausreichend einsehen und beurteilen kann. Der Patient muss erneut einbestellt und auf die Untersuchung vorbereitet werden. Dies sollte möglichst durch die gründliche Durchführung der Darmreinigung vermieden werden.

> Die Darmausscheidung ist ein schambesetztes Thema. Normalerweise sucht man die Toilette alleine und unter Ausschluss der Öffentlichkeit auf. Daher sollen die abführenden Maßnahmen einfühlsam und der Situation angemessen durchgeführt werden. Auf die Intimsphäre des Patienten ist stets zu achten. Wann immer möglich, sollten Abführmaßnahmen bei Patientinnen von weiblichen Pflegekräften und bei Patienten von männlichen Pflegenden durchgeführt werden. Besonders bei Patienten mit Migrationshintergrund ist auf eine verständliche Information zu achten.

1 Welche Arten der abführenden Maßnahmen kennen Sie?

2 Was würden Sie einer Patientin, die aufgrund einer verordneten Bettruhe an Obstipation leidet, aus pflegerischer Sicht zur Behebung empfehlen? Bisher litt die Patientin nicht an einer Obstipation.

3 Was versteht man unter einem Klistier?

4 Welche Indikationen können ein Klistier nötig machen?

5 Wie groß ist die Flüssigkeitsmenge, die bei einem Einlauf a) einem Säugling, b) einem Schulkind und c) einem alten Mensch verabreicht werden soll?

6 Welche Kontraindikationen für rektale Abführmaßnahmen kennen Sie?

1 Erstellen Sie eine praxistaugliche Checkliste für die Durchführung eines Reinigungseinlaufs. Auf welche Aspekte achten Sie dabei besonders? Begründen Sie Ihre Aussagen.

2 Üben Sie im Rollenspiel ein Pflegeinformationsgespräch, in dem ein Patient über die geplante Durchführung eines Reinigungseinlaufs informiert werden soll. Wie beginnen Sie ein solches Gespräch? Welche Begriffe verwenden Sie bevorzugt, welche meiden Sie eher? Diskutieren Sie in der Gruppe das mögliche Vorgehen.

| SoMA e. V. – Selbsthilfeorganisation für Menschen mit Anorektalfehlbildungen. Broschüre: Anorektale Fehlbildung, Informationen für Patienten, Angehörige und Fachleute. 2009

Wieder auf die Beine kommen

Patienten mit Erkrankungen des Bewegungsapparates pflegen und unterstützen

F

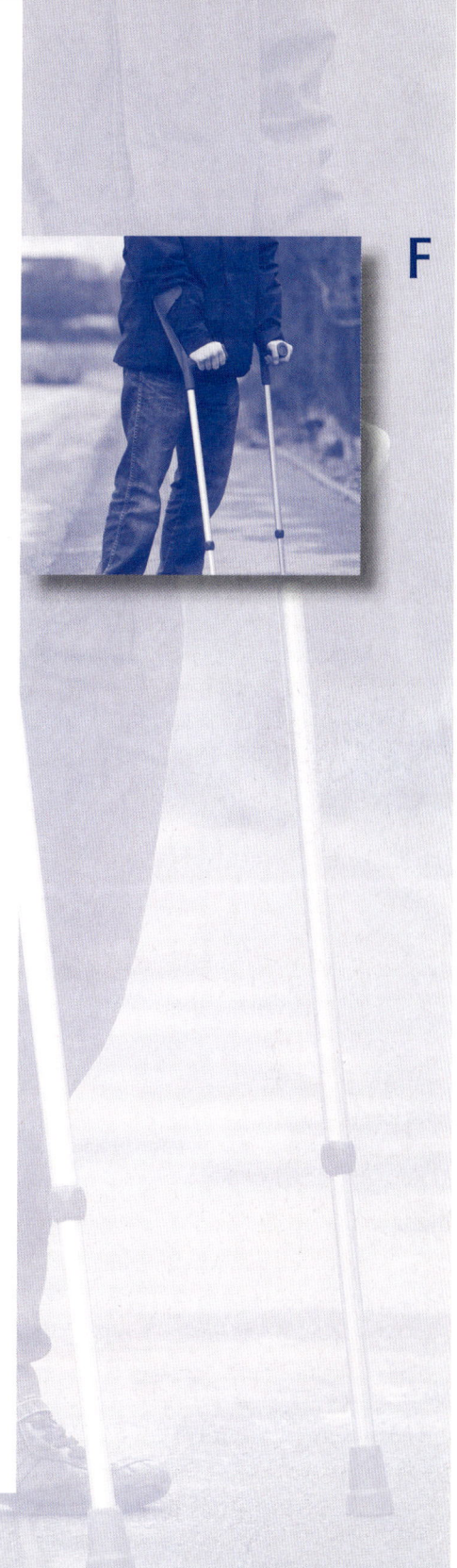

Olga ist froh, sich für die Arbeit im Seniorenzentrum Gutleben entschieden zu haben. Hier kann sie am Alltag der Bewohner teilnehmen und durch ihren Einsatz viel zur Verbesserung der Lebensqualität in ihrer Wohngruppe beitragen.

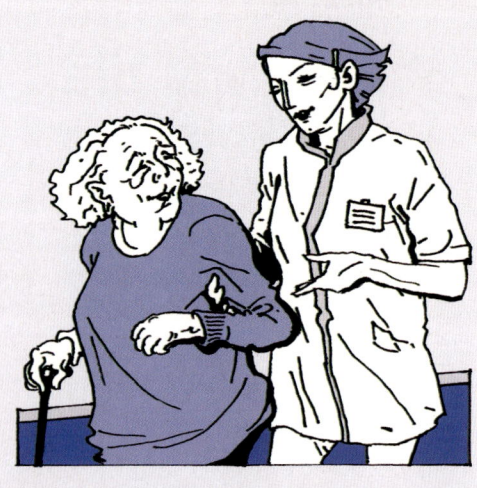

Am meisten freut sich Olga darüber, wenn die Bewohner noch viel selbstständig unternehmen und bei den kulturellen und sozialen Angeboten der Einrichtung mitmachen können. Renate Kahlmann musste aufgrund ihrer sich verschlimmernden Parkinson-Erkrankung in die Einrichtung umziehen. Frau Kahlmann benötigt Hilfe und Unterstützung in vielen Belangen ihres Alltags. Olga hat den Eindruck, dass sich die Bewohnerin wohlfühlt.

Andere Bewohner wiederum sitzen den ganzen Tag in ihrem Zimmer oder im Gemeinschaftsraum, den sie nur mit Unterstützung durch die Pflegenden verlassen können. Sie wirken oft deprimiert und antriebsarm.

„Oft habe ich den Eindruck, dass diese Bewohner die Klingel ohne richtigen Grund benutzen. Das nervt manchmal, aber dann merke ich, dass sie nur eine kleine Ansprache brauchen und sich dann wieder besser fühlen", offenbart Olga ihrer Praxisanleiterin. Gemeinsam sprechen sie darüber, wie sehr die fehlende Mobilität die Lebensqualität von Menschen negativ beeinflussen kann. „Hätte Arno Fuchs bedingt durch seine fortgeschrittene Arthrose nicht so starke Schmerzen bei jeder Bewegung, wäre er bei den Sonntagsfrühstücken in der Kirchengemeinde sicher ein beliebter Hahn im Korb."

1   Würden Sie den Einzug eines alten Menschen wegen zunehmender Immobilität in eine Pflegeeinrichtung unterstützen? Diskutieren Sie in der Gruppe.

2   Welche Bedeutung hat die Bewegungsfähigkeit für den Menschen? Stellen Sie Vermutungen an.

3   In welchen Situationen waren Sie schon einmal in Ihrer Bewegungsfähigkeit eingeschränkt? Berichten Sie von Ihren Erfahrungen in dieser Zeit.

1 Pflege bei Erkrankungen des Bewegungsapparates

Tims Einsatz beim ambulanten Pflegedienst Lenzen gestaltet sich aufregender, als er vermutet hat. Eines Morgens findet er die 84-jährige Erna Wolter auf dem Boden liegend in ihrem Wohnzimmer vor. Als Tim der Patientin beim Aufstehen helfen will, schreit diese vor Schmerzen auf; sie kann ihr Bein kaum noch bewegen. Tim weiß, dass Erna Wolter schon seit längerer Zeit an starken Schmerzen in Knochen und Gelenken leidet. „Das ist wieder mein Rheuma", erklärt Frau Wolter dann und nimmt

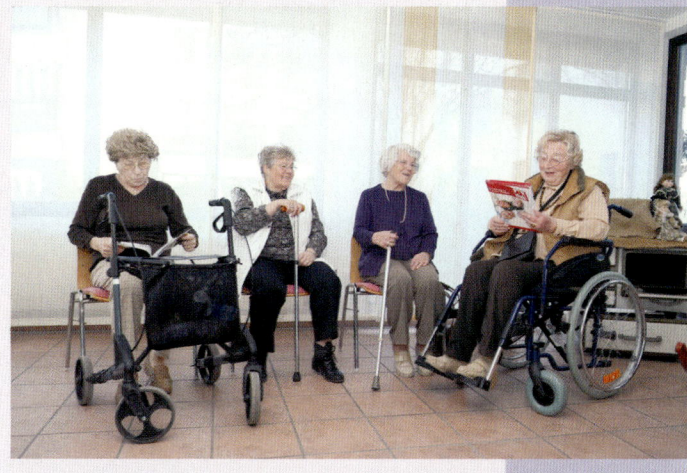

Ärztliche Hilfe im Alter

ihre Schmerzmittel. Trotzdem ruft Tim diesmal den Notarzt, der sie ins Klinikum Gutleben einweisen lässt. Dort wird eine Femurfraktur festgestellt. Außerdem leidet die Patientin an Osteoporose, die durch Frau Wolters mangelnde Bewegung weit fortgeschritten ist. Erna Wolters begreift: „Wäre ich mal wegen der Schmerzen schon früher zum Arzt gegangen. Hätte ich gewusst, welche Gefahren bei meiner Erkrankung drohen, wäre ich vorsichtiger gewesen und hätte mir den Sturz vielleicht erspart. Vielleicht werde ich jetzt für den Rest meines Lebens nicht mehr richtig laufen können", äußert sich die Patientin besorgt.

1   Überlegen Sie in der Gruppe, welche Formen der Bewegungseinschränkungen insbesondere bei alten Menschen häufig vorkommen. Tauschen Sie sich in der Gruppe aus.

2   Hat Tim sich in der geschilderten Situation richtig verhalten? Diskutieren Sie in der Gruppe.

3   Wie würden Sie mit Erna Wolters und ihren Bedenken, nicht mehr laufen zu können, umgehen?

1.1 Frakturen

Der Begriff **Fraktur** (lat. fractura: „Bruch") bezeichnet eine Unterbrechung der Struktur eines Knochens oder Gelenks. Dabei entstehen mindestens zwei **Fragmente** (Bruchteile des Knochens), die durch eine **Frakturlinie** (Bruchspalte) getrennt sind. Im Alltag wird eher von einem Knochenbruch gesprochen.

1.1.1 Ursachen von Frakturen

Knochengewebe
Band 2, F 1.3.2

Etwa die Hälfte aller Menschen bricht sich im Laufe ihres Lebens mindestens einmal einen Knochen. Dabei ist die Verletzungsrate bei Kindern und älteren Menschen etwas höher. Von allen Frakturen wird ungefähr die Hälfte durch einen Sturz verursacht, weitere häufige Ursachen sind äußere Gewalteinwirkung (z. B. Unfälle) und Sportverletzungen. Damit ist die Fraktur eine der häufigsten Verletzungen, die behandelt werden muss.

Es wird unterschieden in **traumatische Frakturen** und **Spontanfrakturen**. Traumatische Frakturen werden durch Gewalteinwirkung (Trauma) von außen verursacht, z. B. einen Unfall. Dabei wird entweder

♦ die Biegungstoleranz des Knochens überschritten (Biegungsfraktur)

♦ ein Gelenk über seine Möglichkeiten hinaus gedreht (Spiralfraktur)

♦ der Knochen zu stark gestaucht (Kompressionsfraktur).

Spontanfrakturen entstehen dagegen

♦ durch eine unphysiologische Dauerbelastung des Knochens (Ermüdungsfraktur) oder

♦ als Folge einer erkrankten Knochenstruktur, z. B. Osteoporose.

Eine äußere Einwirkung hat bei diesen Frakturen nicht unbedingt vorgelegen.

1.1.2 Differenzierung von Frakturen

Es gibt zahlreiche Unterscheidungskriterien für Frakturen, die den Ärzten helfen, das Ausmaß des Schadens festzustellen und die richtige Behandlungsmethode auszuwählen.

Die **Lokalisation** und die **Stabilität** eines Bruches spielen eine große Rolle. Durch eine Lokalisation wird festgestellt, welcher Knochen, z. B. der Oberschenkelknochen, und welche Stelle des Knochens, z. B. der Knochenschaft, gebrochen ist. Die Stabilität zeigt die Bewertung der Beweglichkeit der Knochenfragmente gegeneinander:

♦ stabil: Die Bruchstücke des Knochens können sich nicht frei gegeneinander bewegen, weil das umgebende Gewebe, z. B. die Knochenhaut, intakt ist oder die Stücke verkeilt sind.

♦ instabil: Die Bruchstücke sind frei gegeneinander beweglich.

Die **Frakturlinie** (Bruchstelle) kann unterschiedlich verlaufen. Entweder ist eine waagerechte (Querfraktur), eine schräge (Schrägfraktur) oder eine zerfaserte Linie erkennbar. Bei letzterer handelt es sich in der Regel um einen Defektbruch, bei dem auch Knochensubstanz verloren geht.

Die Anzahl der Fragmente kann Aufschluss darüber geben, ob es sich um einen einfachen Bruch, mehrfachen Bruch (Etagenbruch, Doppelbruch) oder um einen Trümmerbruch handelt.

Krankheits-
erreger
Band 4, C 1.1

Bei einem **offenen Bruch** gibt es eine offene Wunde. Haut und Weichteile (Muskeln und Gewebe) sind beschädigt und manchmal ist auch der Knochen sichtbar. Bei diesen Brüchen ist die Gefahr einer Infektion besonders hoch, da Bakterien von außen in die Wunde und den Knochen eindringen können (Osteomyelitis). Häufig wird daher ein operativer Eingriff und eine antibiotische Therapie veranlasst.

Geschlossene Brüche haben keine offene Wunde. Ohne diese Eintrittsstelle für Keime ist die Infektionsgefahr gering.

Schweregrade einer offenen Fraktur

Grad 1	Haut ist vom Knochen von innen nach außen durchgespießt worden, ohne dass die Weichteile erheblich verletzt wurden	
Grad 2	Haut ist von außen nach innen bei nur geringer Weichteilverletzung verletzt worden	
Grad 3	ausgedehnte Eröffnung der Fraktur mit einer starken Weichteilschädigung (Muskeln, Sehnen, Nerven und Gefäße) sowie mehrfacher Knochenfragmentierung	
Grad 4	teilweise oder komplette Amputation	

Weitere Formen von Frakturen sind beispielsweise:

♦ Fissuren: Durch äußere Einwirkung entsteht ein Spalt im Knochen („Sprung"), wobei der Knochen nicht vollständig durchtrennt wird. Fissuren werden häufig am Schädeldach festgestellt.

♦ Flake fracture (Splitter-Fraktur): Kleine Teile der Gelenkfläche (häufig Knie- oder Sprunggelenk) sind abgesplittert. Ohne eine Therapie kann eine Flake fracture langfristig zu einer starken Arthrose führen.

♦ Epiphysenverletzungen: Die bei Kindern noch nicht verknöcherte Wachstumsfuge (Epiphyse) wird verletzt. Eine fehlende Therapie kann zu gestörtem Knochenwachstum und Fehlstellungen führen.

♦ Grünholzfraktur: Durch Biegung entsteht ein unvollständiger Bruch, bei dem die Knochenhaut (Periost) ganz oder teilweise erhalten bleibt. So elastisch ist die Periost jedoch nur im Kindesalter.

Frakturen bei Kindern Band 4, B 3.2.3

Schock
Band 4, B 2.2

Jeder Bruch hat eine Blutung im Bereich der Fraktur zur Folge, da umliegendes Gewebe, Gefäße und Nerven ebenfalls verletzt werden. Ein Blutverlust von mehr als einem Liter kann zum Kreislaufschock führen. Deshalb gehört zu jeder klinischen Untersuchung eine Prüfung der motorischen Funktion, der lokalen Sensibilität und des Pulsstatus. Mit sehr hohem Blutverlust verbunden sind in der Regel Frakturen im Beckenbereich, Oberschenkelbrüche oder Lendenwirbelfrakturen.

Knochengewebe
Band 2, F 1.3.2

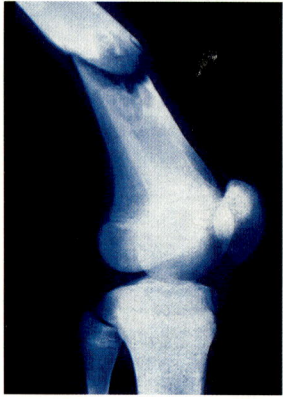

Fraktur im Röntgenbild

Primäre und sekundäre Frakturheilung

Eine Fraktur heilt durch die **Osteoblasten** (knochenbildende Zellen) und bestimmte Bindegewebszellen, die das Knochengewebe neu bilden. Bei diesem Heilungsprozess wird von einer primären Frakturheilung gesprochen. Voraussetzung dafür ist, dass die Knochenfragmente zunächst exakt gerichtet werden **(Reposition)**, damit die Bruchenden in anatomischer Stellung fugenlos adaptiert sind. Anschließend wird der Knochen konsequent ruhig gestellt **(Retention)**, bis die Osteoblasten bei guter Durchblutung die Bruchstelle komplett überbrückt haben. Liegen diese Voraussetzungen nicht vor, z. B. eine Richtung der Knochenfragmente ist bei komplizierten Frakturen nicht fugenlos möglich, setzt eine sekundäre Frakturheilung ein. Aus dem umliegenden Weichteilgewebe dringen kleine Blutgefäße in den Frakturspalt ein, aus denen wiederum Bindegewebszellen heraustreten. Diese wandeln das Hämatom, welches den Knochenspalt ausfüllt, in Bindegewebe (**Kallus:** knorpeliges Zwischengewebe) um. Durch Kalkeinlagerungen im Kallus wird der Knochen wieder hart und belastbar.

Die **Heilungsdauer** ist abhängig von der Durchblutung der Bruchstelle und dem Alter der Patienten. Es gilt folgende Faustregel:

Erwachsene: Heilung der Bruchstelle im oberen Bereich sechs, im unteren Bereich 12 Wochen, bei Kindern nur halb so lang. Eine Operation des Bruchs ist bei komplizierten Brüchen zwar oft notwendig, reduziert die Heilungsdauer aber nicht.

Konservative Behandlung von Frakturen

Um eine Fraktur ruhig zu stellen, ist die **Gipsbehandlung** das häufigste Verfahren. Bei frischen Frakturen werden in der Regel Gipsschienen verwendet bzw. eine Spaltung des Gipsverbands vorgenommen, um Druckschäden oder Durchblutungsstörungen vorzubeugen. Nach der Gipsbehandlung wird regelmäßig die Motorik, Durchblutung und Sensibilität der betroffenen Extremität kontrolliert, außerdem Beweglichkeit und Sensibilität der freiliegenden Finger und Zehen sowie Schwellung, Hautfarbe und Temperatur. Äußert ein Patient Beschwerden, muss der Ursache unbedingt nachgegangen werden. Erst bei älteren Brüchen und bei Abschwellung des Frakturbereiches wird ein zirkularer Gipsverband angelegt.

Postoperative Verbände Band 4, G 4.9

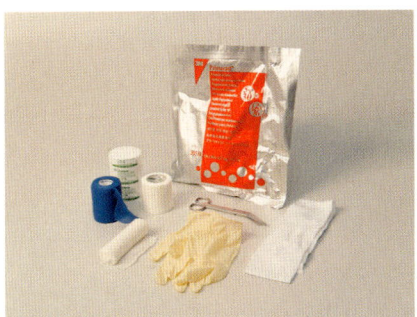
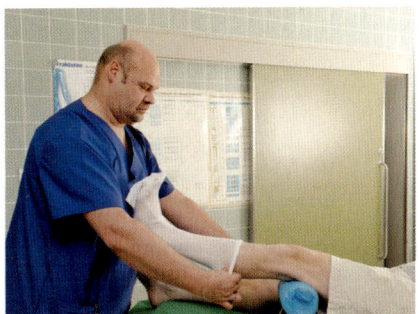
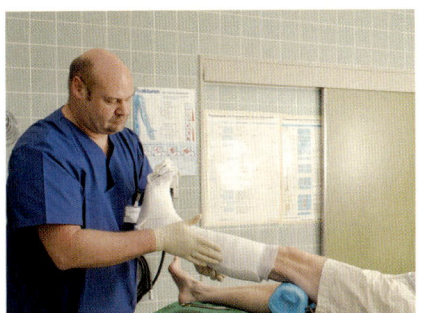
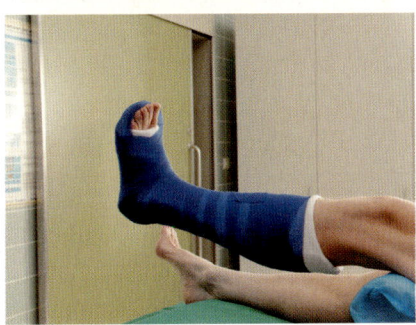

Anlage eines Gipsverbands

Operative Behandlung von Frakturen

Ist es nicht möglich, eine Fraktur durch einen Gips ruhig zu stellen, z. B. bei hochgradig offenen Frakturen oder Frakturen mit Gelenkbeteiligung, wird eine **Osteosynthese** (operative Retention) durchgeführt. Dabei findet eine Richtung der Knochenfragmente statt, die durch den Einsatz von metallischen Implantaten, z. B. Platten, Schrauben, Drähten, stabilisiert wird. Auch ein **Fixateur externe** (Spanner, Festhalter von außen) kommt bei einer Osteosynthese häufig zum Einsatz. Mit einer Metallkonstruktion wird die Fraktur außerhalb des Körpers ruhig gestellt. Dabei besteht die Gefahr einer sogenannten Pin-Track-Infektion an den Eintrittstellen der Metallkonstruktion in die Haut.

Der Patient ist anschließend übungsstabil und darf die betroffene Extremität über 20 kg belasten. In der Regel werden nach 3 – 6 Monaten die Metallteile wiederum operativ entfernt, können unter Umständen aber auch länger bzw. dauerhaft belassen werden (besonders bei sehr alten oder schwerkranken Menschen oder bei Osteoporose).

Störungen der Frakturheilung

Art der Störung	Ursache und Symptome	Therapie
Pseudoarthrose: ausbleibende Überbrückung des Frakturspalts durch Knochengewebe. Die Heilung ist verzögert	mangelnde Retention mangelnde Durchblutung Infektionen Diabetes mellitus Einnahme von Medikamenten, z.B. Kortison Schmerzen	Osteosynthese, je nach Ursache
Osteomyelitis: Entzündung des Knochenmarks	Bakterien gelangen durch den Frakturspalt in den Knochen, z.B. durch mangelnde Sterilität während einer Osteosynthese oder bei offenen Frakturen Entzündungszeichen/Fieber	konsequente Retention und Hochlagerung operatives Entfernen des Entzündungsherds. Saug-Spül-Drainage verlegt Antibiotika in hohen Dosen
Sudeck-Dystrophie: Weichteil- und Knochenveränderungen durch Stoffwechsel- und Durchblutungsstörung. Bei ausbleibender Therapie setzt eine Mangelernährung aller Gewebsschichten und des Knochens ein	Wahrscheinliche Fehlregulation des Nervensystems und der Gefäße im Anschluss an eine Reposition Schmerzen und leichte Blaufärbung der Haut, dann Schmerzfreiheit und Abbau der Weichteile. Entkalkung auf dem Röntgenbild erkennbar	Ruhigstellung und Hochlagerung entzündungshemmende und Durchblutung fördernde Medikamente Physiotherapie
Kompartment-Syndrom: Kompressionssyndrom durch arterielle und venöse Blutungen	häufig durch Hämatome, Ödeme oder falsche Verbände. Schmerzen und Bewegungseinschränkungen	Druckentlastung und die Entfernung der Gipsverbände

Bewegungshilfsmittel
Band 2, F 2.1.3

Prä- und postoperativ pflegen
Band 4, G

1.1.3 Rehabilitation und Pflege bei Frakturen

Die physiotherapeutische Behandlung findet in der Regel bereits im Krankenhaus statt, wenn die Fraktur ruhig gestellt wurde. Sie setzt zunächst in der aktiven Bewegung aller Extremitäten an, die nicht von der Fraktur betroffen sind. Der Patient soll möglichst alle Aktivitäten des täglichen Lebens selbstständig ausführen. Wenn die Fraktur abgeheilt ist, wird auch der betroffene Bereich durch Physiotherapie und Rehabilitationsmaßnahmen zur vollen Funktionsfähigkeit geführt.

> Häufig erhalten Patienten nach einer Osteosynthese eine **Redondrainage** (Plastikschlauch zum Absaugen von Wundflüssigkeit nach einer Operation). Zur Schmerzreduktion und Vermeidung von Schwellungen werden Coolpacks auf den Gips gelegt.

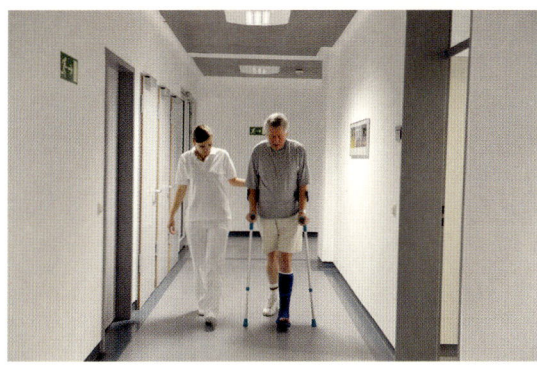

Gehhilfen

1.2 Fraktur des Oberschenkels

Die **Femurfraktur** ist eine schwere Verletzung. Der Oberschenkel bietet viel Platz für Hämatome, und es kann rasch zu einem großen Blutverlust kommen. Die Patienten kommen daher häufig in einem Schockzustand in die Klinik. Je nachdem, auf welcher Höhe der Oberschenkel verletzt wird, handelt es sich um eine

♦ Fraktur des Femurkopfs

♦ Hüftnahe Fraktur (Fraktur des Schenkelshalses oder der Trochanterregion)

♦ Fraktur der Femurschafts

♦ Fraktur des knienahen Femurs.

Die Fraktur des Oberschenkelhalses ist eine häufige Verletzung bei älteren Menschen: Von den über 65-Jährigen sind durchschnittlich 600 bis 900 von 100.000 Menschen betroffen.

1.2.1 Ursachen

Die häufigsten Ursachen von Femurfrakturen sind Stürze und Unfälle. Sie können eine Fraktur allein auslösen oder im Zusammenhang mit einer Vorschädigung stehen, die den Knochen schwächt und empfindlicher gegenüber Stößen macht. Dazu gehören z. B. **Knochenmetastasen** und die **Osteoporose**. Bei einer bestehenden Krebserkrankung siedeln sich Tumorzellen (Metastasen) in der Knochenstruktur an. Diese führen zu einem verstärkten Abbau der umgebenden Knochenzellen und schwächen diese dadurch. Die Häufigkeit ist abhängig von der Art des Tumors.

Osteoporose: umgangssprachlich auch Knochenschwund. Im gesamten Skelett wird Knochensubstanz abgebaut und die Knochenstruktur zerstört. Die Knochendichte nimmt ab und das Risiko einer Fraktur steigt massiv.

1.2.2 Diagnostik und Behandlung

Häufig lässt schon die Art des Sturzes oder Unfalls eine Fraktur vermuten. Starke Schmerzen und Funktionsverlust sowie eine Verkürzung und Außenrotation des betroffenen Beins sind weitere Hinweise. Das Röntgenbild auf zwei Ebenen liefert aber den tatsächlichen Beweis und lässt Rückschlüsse auf den Bruchmechanismus und andere Faktoren zu.

> **!** Bei Femurfrakturen ist das Risiko von Begleitverletzungen der Nerven und Gefäße besonders hoch.

Behandlungsmethoden

Die bevorzugte Behandlungsmethode ist die **Operation**. Dort kommen unterschiedliche Verfahren der Osteosynthese zum Einsatz. Die Marknagelung macht sofort die volle Belastung möglich, während der Einsatz von Platten keine volle Belastung zulässt. Die Heilungszeit ist mit 4 – 6 Monaten und mehr sehr lang. Die operative Entfernung der Metallteile kann sogar erst nach 2 – 3 Jahren erfolgen.

Ein externer **Fixateur** wird bei Femurfrakturen nur selten verwendet. Dabei wird der Bruch operativ geschraubt und die Schrauben außerhalb in einem Gestell fixiert. Diese Methode ist für den Femur jedoch nicht stabil genug und muss oft nach kurzer Zeit durch eine stabilere Fixation ersetzt werden.

Eine weitere Behandlungsmethode ist die konservative Behandlung mittels einer **Extension** („Thomas-Splint", „Russel-Traction"). Dabei wird das gebrochene Bein des liegenden Patienten in einer Zugvorrichtung fixiert, Gewichte und Schienen halten Knochen und Gelenke in der richtigen Stellung. Diese Art der Behandlung erfolgt, wenn die Gefahr einer Fragmentverschiebung durch die Anspannung der Muskeln sehr hoch ist. Diese Methode wird noch bei Kindern angewendet und bei Erwachsenen nur dann, wenn eine Operation nicht möglich ist.

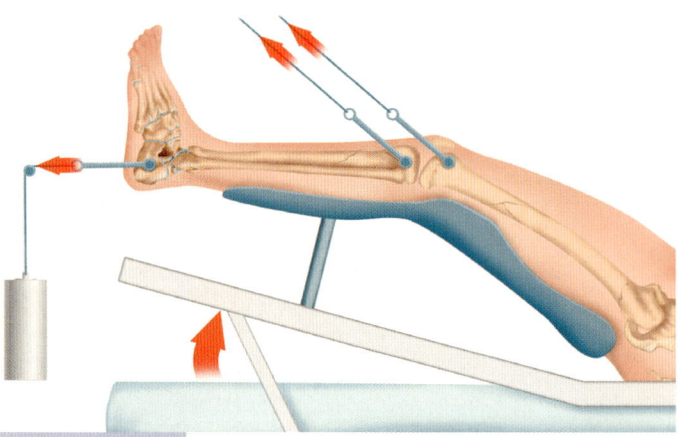

Extensionsverfahren

Bei Oberschenkelhalsbrüchen ist eine Operation unumgänglich. Dabei sind zwei verschiedene Eingriffe möglich.

- ◆ **Kopferhaltende Osteosynthese:** Die Fixation erfolgt z. B. mit Schrauben oder Platten. Die Methode zieht eine lange Heilungsphase nach sich. Daraus ergeben sich viele mögliche Komplikationen: Die Thrombose- und Pneumoniegefahr steigt, die Lage der Wunde erschwert eine regelmäßige Umlagerung und eine späte Mobilisation erhöht das Risiko einer dauerhaften Bettlägerigkeit. Um diese Probleme zu vermeiden, wird oft eine Prothese eingesetzt.

- ◆ **Femurkopfprothese** (Ersatz des abgebrochenen Femurkopfs): Wird eine Prothese eingesetzt, kann der Patient sofort nach der Operation wieder aufstehen. Viele Risiken lassen sich verringern und der Krankenhausaufenthalt verkürzt sich. Da nur der Femurkopf ersetzt wird und nicht auch die Gelenkpfanne, besteht später die Gefahr einer Pfannenarthrose, vor allem in Kombination mit bestehender Gelenkschwäche oder Knochen- bzw. Knorpelerkrankungen.

1.2.3 Komplikationen

Eine unmittelbare Komplikation einer Femurfraktur ist die **Fettembolie**. Dabei gelangen Fettzellen (aus geschädigten Weichteilstrukturen oder dem Knochenmark) in die Blutbahn und verursachen eine Embolie.

Eine weitere Komplikation bei Femurfrakturen ist die **Refraktur**, die vor allem nach einer zu frühen Entfernung des Plattenmaterials auftreten kann. Pseudoarthrosen sind ebenfalls möglich. Sie entstehen durch instabile Bruchspalten oder eine unzureichende Blutversorgung wegen der Platten bzw. Nägel. Eine erneute Operation kann die Heilung ermöglichen. Eine eher seltene Komplikation sind Fehlstellungen wie die Innenrotationsfehlstellung des Fußes. Bei einem offenen Bruch und nachfolgender Operation besteht die Gefahr einer Infektion.

Der Oberschenkelhalsbruch ist für ältere Leute ein großes Problem. Diese Verletzungen heilen sehr schlecht, denn zur ungünstigen Lage kommen häufig vorher bestehende Durchblutungs- oder Gerinnungsstörungen. Die Gefahr einer **Hüftkopfnekrose** ist hoch, da die Blutversorgung unterbrochen ist. Zu beachten ist dabei, dass diese Komplikation bis zu einem Jahr nach dem Sturz auftreten kann.

1.2.4 Pflegerische Maßnahmen

Die Überwachung und Beobachtung der Wunde gehört zu den Hauptaufgaben der Pflegenden. Die **Wundversorgung** richtet sich nach der Art der Operation.

Bei der Verwendung von Platten oder Marknägeln ist die Wundversorgung einfacher als bei einem externen Fixateur. Von diesem führen Schrauben durch Haut und Muskeln zum Knochen, daher ist hier das Infektionsrisiko sehr hoch und die Versorgung durch das Gestell erschwert. Schwellungen an der Bruchstelle werden begleitend mit Kühlelementen versorgt.

Die Art und der Zeitpunkt der **Mobilisation** des Patienten sind abhängig von der gewählten Behandlungsmethode. Bei einer Plattenosteosynthese ist keine volle Belastung des Beins möglich, die Marknagelung lässt eine volle Belastung des Beins zu. Übungen zum Erhalt und zur Kräftigung der Muskulatur und der Gelenke werden von der Physiotherapie durchgeführt. Die Höhe der Belastung wird jeweils vom Arzt angeordnet und darf nicht überschritten werden. Hier ist eine gute Beratung des Patienten durch die Pflegenden bzw. Physiotherapeuten notwendig, damit der Patient die maximal mögliche Belastung selbst gut einschätzen kann und nicht überschreitet.

Verbandwechsel
Band 4, H 5

Beispiel: Abschätzung der Belastungsfähigkeit

Dies kann dem Patienten wie folgt vermittelt werden: Der Patient setzt im Stehen den Fuß des betroffenen Beines auf eine handelsübliche Körperwaage und kann selbst erfahren, wie sich die vom Arzt angeordnete maximale Belastung, z. B. der Druck von 10 kg, auf diesem Bein anfühlt.

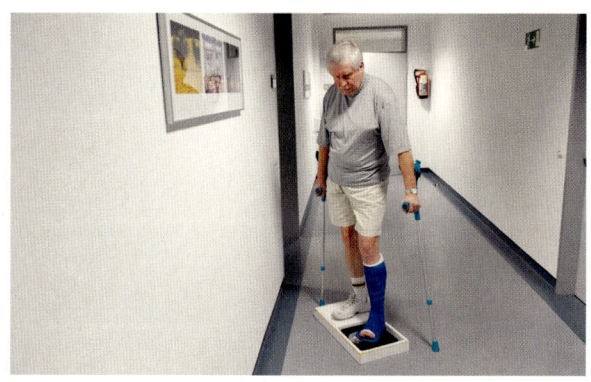

Belastungsfähigkeit fühlen

Beim Oberschenkelhalsbruch ist postoperativ die Mobilisation entscheidend für den Heilungsverlauf. Nach Absprachen mit Ärzten und Physiotherapeuten kommt der aktiven und passiven Bewegung ein besonderer Stellenwert zu, um eine dauerhafte Bettlägerigkeit (Immobilität) zu vermeiden. Je nach Frakturtyp und Behandlung wird das Gehen an zwei Unterarmstützen möglichst schon unter Vollbelastung der betroffenen Extremität angestrebt. Dabei wird der Verlauf der Rehabilitation regelmäßig röntgenologisch kontrolliert. Häufig kommen die Magnetfeldtherapie und die Lymphdrainage als Maßnahme der Ödemprävention und -behandlung der betroffenen Extremität zur Anwendung.

Mobilisation
Band 4, G 5.2

> Eine wichtige pflegerische Tätigkeit in der Heilungsphase von Femurfrakturen ist die Durchführung der präventiven Maßnahmen.

Grundlagen
pflegerischer
Prävention
Band 2, K 1

Weitere Hilfe und Unterstützung kann bei der **Körperpflege** nötig werden. Je nach Einzelfall, z. B. Operationsart (Belastung erlaubt oder nicht), Verlauf der Operation oder Vorerkrankungen, ist der Patient in unterschiedlichem Maße auf Hilfe angewiesen.

Wichtig ist die regelmäßige **Beobachtung, Dokumentation** und **Evaluation** des Patientenzustands und der Pflege. Dabei müssen Pflegende dem Betroffenen „Hilfe zur Selbsthilfe" leisten, damit er schon während der Heilungsphase die größtmögliche Selbstständigkeit zurückerlangen kann.

Entlassungs-
management
Band 5, J 2

Durch die Dokumentation des gesamten Heilungsverlaufs sind Pflegende in der Lage, die Situation ihrer Patienten einzuschätzen. Wird schon während des Klinikaufenthaltes deutlich, dass auch danach Hilfe notwendig ist, leitet die Pflegende entsprechende Maßnahmen ein bzw. informiert den Sozialdienst der Klinik.

> Die Pflegeziele stimmen mit den Zielen der Rehabilitation bei Frakturen weitestgehend überein. Dazu gehören
> – Linderung postoperativer Beschwerden
> – Wiederherstellung von Selbstständigkeit und Mobilisation
> – Vermeidung von Folgeerkrankungen
> – Information des Patienten
> – Sicherstellung der weiteren Versorgung.

1.3 Frakturen am Unterarm

Da der Unterarm aus zwei Knochen besteht, der **Elle** (Ulna) und der **Speiche** (Radius), sind Brüche hier häufig komplex. Selten ist nur ein Knochen betroffen. Der Unterarm muss gemeinsam mit dem Handgelenk komplexe Bewegungen ausführen. Alle alltäglichen Dreh- und Umwendbewegungen gehen aus dem komplizierten Zusammenspiel der Knochen hervor. Daher ist es sehr wichtig, Fehlstellungen und damit Funktionseinbußen vorzubeugen.

Wie bei den meisten Frakturen ist die Ursache einer Unterarmfraktur der Sturz. Die Gefahr eines Bruchs ist am größten, wenn jemand bei ausgestrecktem Arm auf die flache Hand fällt. Dieser Reflex kommt häufig vor, wenn jemand nach vorn oder zur Seite fällt und sich auffangen möchte, z. B. beim Stolpern oder bei einem Sturz mit Inline-Skates. Ist nur einer der beiden Knochen betroffen, klagt der Patient lediglich über Schmerzen. Sind beide Knochen gebrochen, ist meistens eine abnorme Beweglichkeit erkennbar und der Patient muss den Arm in der Regel mit seinem gesunden Arm stützen. Die häufigste Form der Unterarmfraktur ist die **Colles-Fraktur** (Speichenfraktur nah am Handgelenk mit einer Verschiebung der Frakturfragmente).

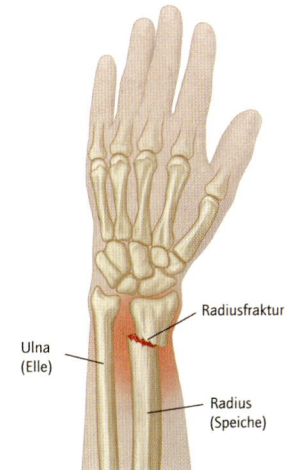

Ulna (Elle)

Radiusfraktur

Radius (Speiche)

Colles-Fraktur

1.3.1 Diagnostik und Behandlung

In der Diagnostik kommt das Röntgen zur Anwendung. Der eindeutige Befund bestimmt die weitere Behandlung.

Um Fehlstellungen und Kontrakturen zu vermeiden, wird eine Osteosynthese bevorzugt, mit der die physiologische Stellung der Knochen(fragmente) sichergestellt werden soll. Beim Erwachsenen kommt oft die Plattenosteosynthese, bei Kindern Spickdrähte zum Einsatz. Möglich ist außerdem der externe Fixateur.

Ist der Bruch stabil und sind die Fragmente nicht verschoben, kann auch konservativ mit einer Gipsschiene behandelt werden. Dann besteht jedoch nachträglich das Risiko, dass sich die Fragmente verschieben und unter Umständen später operiert werden muss. Deshalb ist eine konsequente Kontrolle des Heilungsverlaufs notwendig. Eine Operation liefert dagegen sichere Ergebnisse.

Gefürchtete Komplikationen bei der Behandlung von Unterarmfrakturen sind die Verdrehung bzw. Fehlstellung der Knochenfragmente, was zur Versteifung des Unterarms oder zu einer Pseudoarthrose führen kann. Auch ein Kompartment-Syndrom kann die Folge sein.

1.3.2 Pflegerische Maßnahmen

Verbandwechsel
Band 4, H 5

Nach der Operation übernehmen Pflegende die Wundversorgung nach Anordnung des Arztes. Ist die Extremität noch geschwollen, wird sie in der Regel hoch gelagert und gekühlt. Der Verband wird bei normaler Wundheilung alle zwei Tage gewechselt, wobei auf Entzündungen und Hämatome geachtet wird.

Durchblutung, Motorik und Sensibilität werden regelmäßig kontrolliert. Hat ein Patient einen externen Fixateur, müssen Pflegende die Besonderheiten bei der Versorgung beachten: Infektionsgefahr und erschwerte Zugänglichkeit der Operationswunden.

Eine Osteosynthese macht den sofortigen Gebrauch des Armes möglich, dennoch kann es sein, dass Patienten Hilfe bei Aktivitäten wie der Körperpflege, dem An- und Auskleiden oder auch der Zubereitung von Speisen benötigen, weil sie den Arm schonen (sollen). Wenn es sich um eine Fraktur des vorrangig genutzten Arms handelt, braucht der Patient meist etwas länger, bis er die Koordination des anderen Armes entsprechend trainiert hat, um mit diesem die Alltagshandlungen selbstständig ausführen zu können.

Ist der Bruch gelenknah, ist eine kurzfristige, relative Funktionseinbuße möglich. Pflegende unterstützen die Patienten und leiten sie kontinuierlich in ihrer Selbstständigkeit an. Der Unterstützungsbedarf ist abhängig von der Anamnese und dem Alter des Patienten. Gelenk- und Kraftübungen, die die Physiotherapie vorgibt bzw. mit dem Patienten trainiert, führen Pflegende weiter.

1.4 Frakturen bei Kindern

Die Knochen eines Kindes sind noch verhältnismäßig weich und elastisch, so dass statt eines Bruches auch eine Verbiegung bzw. Verstauchung des Knochens möglich ist („Grünholzfraktur"). Im Kindesalter heilt ein Bruch auch wesentlich schneller als bei einem Erwachsenen, da das kindliche Wachstum die Zellerneuerung und den Heilungsprozess beschleunigt.

1.4.1 Diagnostik und Behandlung

Auch bei Kindern sind der Funktionsausfall und das Röntgenbild sichere Nachweise für eine Fraktur. Es müssen jedoch die typischen kindlichen **Wachstumsfugen** (Epiphysenfugen) von den Bruchspalten unterschieden werden.

> Komplikationen (z. B. Versteifungen und Ödeme) kommen im Kindesalter seltener vor. Fehlstellungen nach einer Fraktur werden durch das Wachstum in vielen Fällen ausgeglichen, d. h., je jünger das Kind mit der Fraktur ist, desto besser „wächst sich die Fehlstellung heraus".

Die Behandlung bei Oberschenkel- und Schienbeinfrakturen erfolgt bevorzugt konservativ. Methoden sind bei kleinen Kindern die Extension und später bei älteren Kindern die Lagerung mit gebeugten Hüften und Knien, z. B. auf einem „Weberbock". Auch ein Gipsverband, z. B. bei Unterarmfrakturen, ist üblich.

Operationen werden dagegen sparsam eingesetzt. Osteosynthesen werden nach Möglichkeit erst nach dem Ende der Wachstumsphase oder bei besonderen Problemen durchgeführt, z. B. bei komplizierten Gelenkbrüchen. Verschiedene Drähte,

Schrauben und Platten kommen in diesen Fällen zum Einsatz. Diese sollten aber nur ausnahmsweise und mit angepasster Größe verwendet werden.

Schenkelhalsbrüche bergen die Gefahr einer **Kopfnekrose**. Bei Kindern ist das Risiko höher als bei Erwachsenen, allerdings verringert in diesem Fall eine sofortige Operation das Risiko massiv.

Ellbogenfrakturen können zu einer ischämischen **Muskelnekrose** führen. Diese entsteht durch die unterbrochene arterielle Zirkulation.

1.4.2 Pflegerische Maßnahmen

Häufig können Kinder das Krankenhaus nach der Primärbehandlung wieder verlassen, z. B. mit einem Gipsverband. Ist ein stationärer Aufenthalt nötig, z. B. bei einer Extension oder nach einer Operation, benötigen die Kinder altersabhängig Hilfe und Anleitung bei den Verrichtungen des täglichen Lebens. Den Kindern sind die geplanten Maßnahmen altersgerecht zu erklären. In einigen Fällen können die Eltern ebenfalls stationär aufgenommen werden. Häufig übernehmen sie dann bestimmte Tätigkeiten und unterstützen die Pflegenden.

Kinder im Krankenhaus Band 2, A 2.2

> Kleinere Kinder können die Lokalität und Intensität von Schmerzen und Funktionsminderung noch nicht eindeutig benennen. Deshalb sollten Äußerungen und Klagen in diese Richtung unbedingt ernst genommen werden.

Mit Kindern kommunizieren Band 5, A6

1.5 Erkrankungen des kindlichen Bewegungsapparats

Viele Erkrankungen des Bewegungsapparats im Kindesalter sind angeboren **(kongenital)**. Diese Fehlbildungen sind bei der Geburt bereits vorhanden. Sie treten meist im ersten Lebensjahr in Erscheinung, wie z. B. Skoliose oder Entwicklungsstörungen wie der Kleinwuchs.

Perinatale Krankheiten entstehen im Zusammenhang mit der Geburt und sind oft sofort erkennbar, z. B. Traumata während der Geburt. Es gibt unterschiedliche erworbene und akute Erkrankungen. Dazu gehören beispielsweise Frakturen, Infektionen, Tumore und neuromuskuläre Erkrankungen.

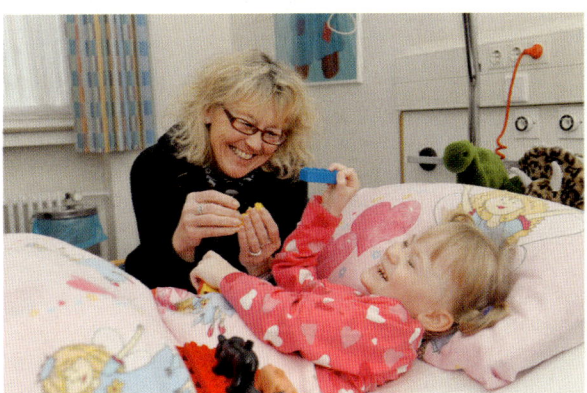

Bezugspersonen bei Kindern

1.5.1 Skoliose

Die **Skoliose** (griech. skolios: „krumm") ist eine fixierte seitliche Verkrümmung der Wirbelsäule, die mit einer Rotation der Wirbelsäule um die eigene Achse einhergeht. Die sogenannte S-Form der Wirbelsäule entsteht durch die Bildung von einander gegenläufigen Bögen, die sich gegenseitig kompensieren.

Eine Skoliose weist in der Regel eine Primär- und eine Sekundärkrümmung auf. Die Primärkrümmung mit stärker ausgeprägten Deformierungen und Verdrehungen liegt meist im Brustwirbelsäulenbereich.

Unterschieden werden kann zwischen Skoliosen im Wachstumsalter, symptomatischen Skoliosen im Erwachsenenalter und Haltungsskoliosen. Haltungsskoliosen entstehen aus unphysiologischen Körperhaltungen. Symptomatische Skoliosen bei Erwachsenen sind kaum **progredient** (fortschreitende Verschlechterung einer Krankheit bzw. eines Krankheitsverlaufs) und häufig erworben, z. B. durch Verletzungen, Infektionen oder Kontrakturen.

Die Skoliose kann angeboren sein, beispielsweise bei deformierten Wirbelkörpern. Auch Systemerkrankungen oder ein Ungleichgewicht der Muskulatur bei einer Lähmungsskoliose kommen als Ursache in Frage. Bei 90 % der Skoliosen ist die Ursache unbekannt, man spricht von einer sogenannten **idiopathischen** Skoliose. Sie kommen bei Mädchen etwa viermal häufiger als bei Jungen und meistens in Phasen vermehrten Skelettwachstums vor, z. B. bei pubertären Wachstumsschüben.

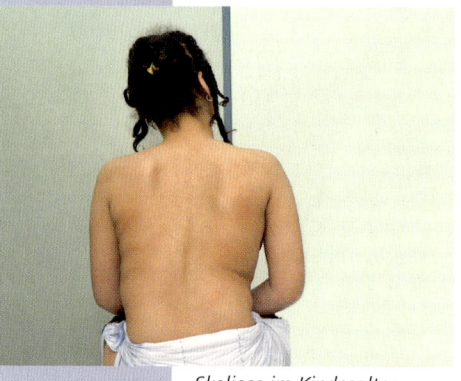

Die Verkrümmung der Wirbelsäule ist ab einem gewissen Ausmaß äußerlich sichtbar. Eltern entdecken die „Schiefe" bei ihren Kindern häufig zuerst, da sich die Verkrümmung auch als eine Asymmetrie der Schultern und Hüften zeigt. Eine Versteifung ist ebenfalls möglich, Schmerzen dagegen treten in den wenigsten Fällen auf.

Skoliose im Kindesalter

Liegt eine Verkrümmung der Wirbelsäule mit mehr als 70° vor, besteht die Gefahr einer Leistungseinschränkung von Herz und Lunge. Auch Lähmungen sind möglich.

Diagnostik und Behandlung

Die äußerlich sichtbare Asymmetrie der Schultern und Hüften ist ein eindeutiges Symptom, das Eltern oft dazu bewegt, einen Kinderarzt oder Orthopäden aufzusuchen. Dieser kann mit Hilfe einer großformatigen Wirbelsäulenstandaufnahme, bei der unterschiedliche Beinlängen durch die Unterlage von Brettchen ausgeglichen werden, die Diagnose ermöglichen und das Ausmaß beurteilen.

In vielen leichten Verläufen der Skoliose (Verbiegung bis zu 20°) ist keine Behandlung nötig, weil die Patienten keine Beschwerden oder keine körperlichen Auffälligkeiten haben. Der individuellen Betrachtung der Verläufe kommt daher eine große Rolle zu. Ist der Verlauf progredient, muss abhängig von Alter und Krümmungswinkel eine gestaffelte Behandlung erfolgen.

Je nach Schweregrad des Verlaufs wird zunächst konservativ mit Gymnastik behandelt, um die Muskulatur zu stärken. Dann folgt ein „Skoliose-Korsett", das die Kinder lange und dauerhaft tragen müssen (bei einer Verbiegung von 20° bis 50°). Der letzte Schritt ist die Operation (bei einer Verbiegung größer als 50°). Sie erfolgt hauptsächlich aus kosmetischen Gründen. Ausgeprägte Beschwerden und Behinderungen, z. B. funktionelle Störungen wie die Fehlhaltung, sind nur bei starker Progredienz die Folge. Bei der Operation werden die Wirbel gerichtet und mit Schrauben, Stäben und Gewinden versteift (Spondylodese). Diese Korrektur ist ein umfassender und schwerwiegender Eingriff: Durch die Nähe zu den Nerven und dem Rückenmark droht im schlimmsten Fall eine Querschnittslähmung.

Um eine optimale Korrektur der Skoliose zu erreichen, wird oft vor der Operation ein Traktionsverfahren eingesetzt. Mit dem sogenannten **Halo-Schwerkraft-Verfahren** wird die Wirbelsäule über einen am Schädel befestigten Metallring in einem Zeitraum von ca. drei bis vier Wochen mit zunehmenden Gewichten gestreckt. Die Eintrittsstellen der Schrauben können sich jedoch leicht infizieren. Auch klagen die Patienten oft über Kopfschmerzen.

> Häufig werden das Selbstbewusstsein und das Körperbild der Kinder gerade in der Pubertät durch die subjektiv empfundene „Verunstaltung" negativ beeinflusst. Psychische Störungen können die Folge sein.

Pflegerische Maßnahmen

Zu Beginn und bei leichteren Fällen der Skoliose ist nicht immer ein Klinikaufenthalt nötig. Im ambulanten Bereich können Pflegende beim Anlegen des Korsetts assistieren und die Eltern anleiten. Das Korsett muss regelmäßig kontrolliert und neu angepasst werden, um Hautreizungen oder Druckstellen vorzubeugen.

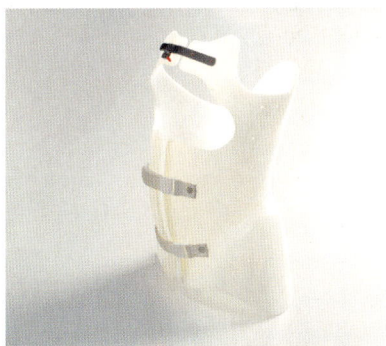

Korsett

Wichtig sind nach der Operation die detaillierten Absprachen mit dem Arzt bezüglich der Wundversorgung und Mobilisation, um die Heilung nach der schweren Operation zu unterstützen.

Verbandwechsel
Band 4, H 5

In den ersten Wochen nach der Operation sind lediglich Spannungsübungen der Muskulatur sinnvoll. Später folgen Bewegungsübungen und nach etwa einem Jahr können die Kinder wieder am Leistungs- oder Schulsport teilnehmen.

Bei allen Maßnahmen müssen Pflegende die Eltern einbeziehen und anleiten, häufig übernehmen diese (soweit möglich) die Pflege des Kindes, so dass sich Pflegende auf die Aspekte der Wundversorgung und Mobilisation konzentrieren können. Ist die Wunde reizfrei verheilt und das Kind kann wieder sicher gehen und Treppen steigen, ist die stationäre Behandlung in der Regel beendet.

Kinder im Krankenhaus Band 2, A 2.2

1.5.2 Hüftdysplasie

> Unter einer **Hüftdysplasie** wird eine angeborene Reifestörung verstanden, bei der die Gelenkpfanne der Hüfte zu flach ist und der Gelenkkopf von der Pfanne nicht genügend überdacht und gehalten wird. Dadurch wird das Hüftgelenk instabil und kann sich auskugeln bzw. ausrenken. Ist das Hüftgelenk ausgerenkt, spricht man von einer **Hüftluxation**.

Etwa 2 % aller Neugeborenen leiden an dieser Fehlentwicklung, dabei sind Mädchen achtmal häufiger betroffen als Jungen.

Als **Ursachen** kommen unterschiedliche Faktoren in Frage. Die Vererbung spielt eine Rolle, aber auch der Hormonhaushalt der Mutter während der Schwangerschaft und die Stellung der Gelenke des Kindes bei der Geburt können eine Hüftdysplasie begünstigen.

Risikofaktoren, die eine Hüftdysplasie zusätzlich begünstigen:

♦ häufige Hüfterkrankung in der Familie

♦ Frühgeburt

♦ Geburt mit Kaiserschnitt, Beckenend- oder Steißlage

♦ zusätzliche Fehlbildungen beim Kind im Bereich der Füße, Wirbelsäule oder Beine

Deutliches **Symptom** bei Neugeborenen ist eine Abspreizhemmung. Liegt ein gesundes Baby auf dem Rücken, sollten seine Oberschenkel bei gebeugten und gespreizten Hüften die Unterlage berühren. Berührt ein Oberschenkel nicht die Unterlage, weist das auf eine mögliche, mindestens einseitige Dysplasie hin. Auch asymmetrische Hüften oder Bewegungsarmut der Beine können ein Hinweis sein.

Diagnostik und Behandlung

Wichtig ist die Früherkennung der Fehlbildung zeitnah nach der Geburt, um rechtzeitig handeln zu können. Denn nach einigen Monaten festigt sich die Hüfte und die Behandlung wird schwieriger.

> Bei Verdachtsfällen in den ersten Lebenstagen ist neben der Abspreizhemmung auch das „**Schnapp-Phänomen**" als diagnostisches Verfahren geeignet. Es zeigt die Instabilität des Hüftgelenks: Der Arzt versucht vorsichtig, das Gelenk durch gezielten Druck auszukugeln. Beim Einrenken macht das Gelenk ein deutliches Schnapp-Geräusch.

Schweregrade der Hüftdysplasie bei Kindern

Schweregrad	Ursache	Behandlung
Verzögerung der Hüftreife	Hüftpfanne ist zu klein und zu steil angelegt	Oberschenkel und Hüften werden durch eine Reifungsorthese in eine Beuge-Spreizstellung gebracht
Hüftsubluxation (unvollständige Hüftverrenkung)	Hüftkopf und -pfanne berühren sich noch, sind aber nicht komplett miteinander verbunden.	Reposition und Retension, anschließend Reifungsorthese
Hüftluxation (vollständige Hüftver- oder -ausrenkung)	Hüftkopf liegt nicht mehr in der nicht komplett entwickelten Hüftpfanne	Reposition und Retension, anschließend Reifungsorthese in längeren Zeitabschnitten als bei der Hüftsubluxation

Innerhalb der ersten Monate kann die Sonografie genutzt werden, um die noch knorpeligen Hüften des Neugeborenen darzustellen. Ab dem dritten Monat kann die Sonografie nicht mehr genutzt werden, da die kindlichen Hüften sich verfestigen. Ab diesem Zeitpunkt muss zur Diagnose geröntgt werden. Es ist sehr wichtig, dass der Arzt dabei nach standardisierten Verfahren arbeitet, damit tatsächlich interpretierbare Bilder entstehen.

Bildgebende Verfahren Band 4, A 4.6

Behandlungsziel ist je nach Zustand des Gelenks die Einrenkung, Stabilisierung oder Nachreifung des Gelenks. Die Behandlung folgt einem gestuften Verfahren.

Mit zunehmender Symptomschwere nimmt die Behandlungsintensität zu:

♦ **Retentionsbehandlung:** Bei der Säuglingspflege müssen Eltern und Pflegende eine breite Wickelmethode anwenden, die die Stellung des Gelenkkopfes in der Gelenkpfanne begünstigt. Dabei sollten die Beine des Babys nach außen gedreht und gespreizt werden. Diese Methode hilft, wenn keine Luxation vorliegt bzw. einer Luxation vorgebeugt werden soll.

Auch die Tragetechnik der Eltern kann sich positiv auswirken. Dazu sollten die Eltern das Baby häufig seitlich auf der Hüfte tragen, da dann die Beine des Babys ebenfalls gespreizt sind.

♦ **Reposition bei Luxation:** Spezielle Hilfsmittel, also „Spreizvorrichtungen" wie Spreizhöschen, -kissen und -bandagen oder ein Becken-Bein-Gips (auch „Fettweis-Gips"), fixieren das Hüftgelenk in einer physiologischen Stellung. Diese Behandlung kann mit regelmäßigen Kontrolluntersuchungen ambulant durchgeführt werden.

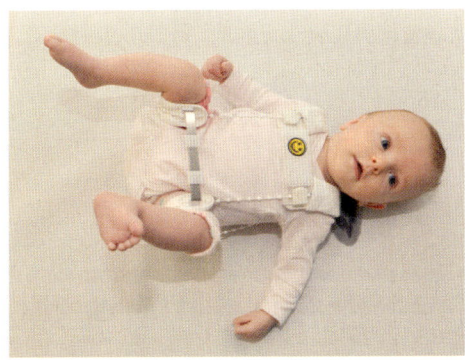

Baby mit Spreizhose

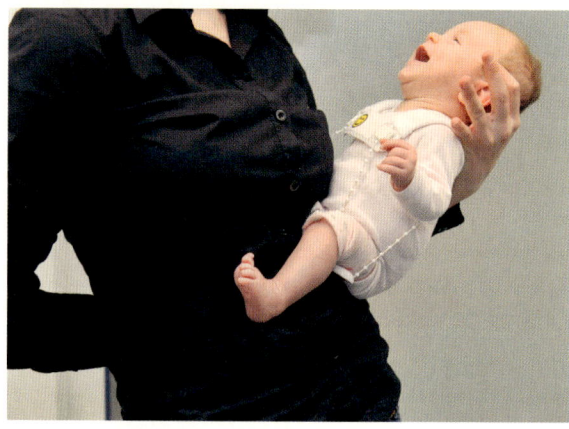

Tragetechnik bei Hüftdysplasie

- **Extensionsbehandlung:** Ein Seilzugsystem mit Gewichten und Schienen wird dazu an den Beinen des Babys befestigt. Das Seilzugsystem ist in einem Gerüst eingespannt und variabel einzustellen, es stellt die Position der Hüfte richtig und streckt Muskeln und Bänder, bis der Gelenkkopf mittig in der Gelenkpfanne liegt bzw. sich einrenkt und sich dort festigt. Dieses Verfahren wird bei einem Krankenhausaufenthalt über mehrere Wochen mehrere Stunden täglich angewendet.

- **Operation:** Diese soll den Endzustand des Hüftgelenks nach der Wachstumsphase langfristig verbessern, also das Wachstum normalisieren. Es gibt verschiedene Operationen. So können bei dem Eingriff z. B. Hindernisse in der Gelenkpfanne entfernt oder die Gelenkpfannen verschoben bzw. gekippt werden, um eine physiologische Stellung zu erreichen.

Eine Folge der Hüftdysplasie können Deformierungen der Hüfte sein. Dazu gehören z. B. Veränderungen des Schenkelhalses oder des Gelenkpfannengrunds. Auch Hüftkopfnekrosen bei unsachgemäßer Manipulation sind möglich. Im frühen Erwachsenenalter kann die Fehlstellung des Gelenks zu einer Coxarthrose führen.

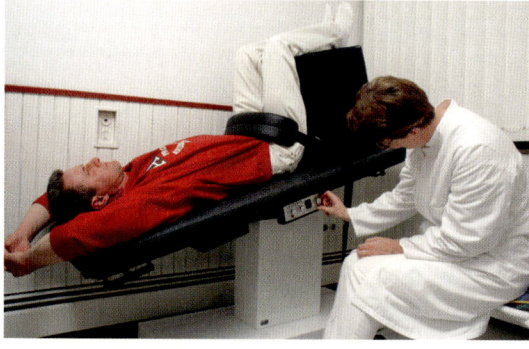

Extensionsbehandlung

Pflegerische Maßnahmen

Gesundheitsuntersuchung Band 3, A 2.3.5

Bei Neugeborenen ist die genaue Beobachtung des Kindes wichtig. Dazu gehört neben den Vitalparametern die Motorik. Es kann sein, dass den Pflegenden oder den Eltern beim Wickeln des Babys die Abspreizhemmung auffällt. Diese Beobachtung muss dokumentiert und weitergegeben werden.

Speziell die Verwendung der breiten Wickelmethode und Tragetechnik kann sich zu Beginn noch günstig auf die Gelenke des Säuglings auswirken. Pflegende sollten auch die Eltern darin anleiten und darüber informieren. Wenn eine Hüftdysplasie diagnostiziert ist, legen Pflegende die verordneten Hilfsmittel an und instruieren die Eltern, damit diese sie auch anwenden können.

Wurde das Kind operiert, übernehmen Pflegende zusätzlich zu den üblichen Pflegemaßnahmen die postoperative Wundversorgung nach ärztlicher Anordnung und die weitere Verwendung von eventuell nötigen Hilfsmitteln, z. B. ein Becken-Bein-Gips zur Stabilisierung.

1 Welche Anzeichen weisen auf eine Fraktur hin?

2 Welche Risiken bestehen bei einer offenen Fraktur und wie können diese verringert werden?

3 Erläutern Sie den Unterschied zwischen primärer und sekundärer Fraktur-heilung.

4 Wann sollte in der Regel mit der Mobilisation eines Patienten nach einer Fraktur begonnen werden?

5 Welche Komplikationen treten häufiger bei Femurfrakturen auf?

6 Welche ist die am häufigsten vorkommende Unterarmfraktur? Beschreiben Sie ihre Entstehung.

7 Was versteht man unter einer Osteosynthese?

8 Welche Unterschiede weisen Frakturen bei Kindern, Erwachsenen und alten Menschen auf?

9 Welche äußeren Merkmale deuten bei Kindern auf eine Skoliose hin?

10 Wie erkennt man früh eine Abspreizhemmung beim Säugling?

11 Welche Behandlungsformen sind bei einer Hüftdysplasie möglich?

1 Nach einer langen, aber erfolgreichen Behandlung ihrer Femurfraktur kann Frau Wolters (siehe Lernsituation) das Krankenhaus wieder verlassen und nach Hause zurückkehren. Stellen Sie eine Liste auf, welche Überleitungsmaßnahmen getroffen werden müssen und welche Hilfeleistungen bzw. Informationen Frau Wolter benötigt, um möglichst selbstständig wieder zu Hause leben zu können.

2 Stellen Sie sich ein besorgtes Elternpaar im Rollenspiel vor, bei dessen Neugeborenem eine Hüftdysplasie festgestellt wurde. Überlegen Sie in der Gruppe, wie Sie die Eltern beruhigen können. Erstellen Sie eine Übersicht mit Informationen und Pflegetipps, die die Eltern zur selbstständigen Versorgung ihres Kindes benötigen.

Paetz, Burkhard: Chirurgie für Pflegeberufe. Thieme Verlag, Stuttgart 2009

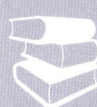

2 Pflege bei eingeschränkter Mobilität

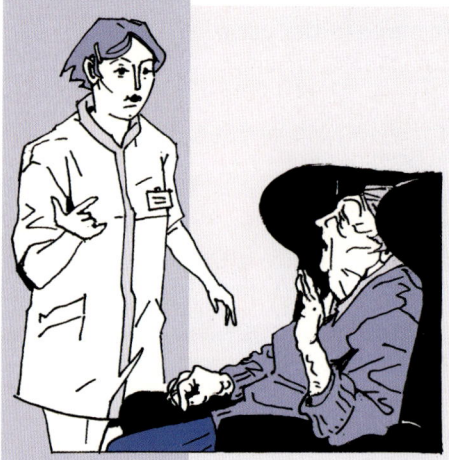

Olga fällt schon seit längerer Zeit auf, dass Frederike Müller sich in ihrem Verhalten und ihrer Bewegung verändert hat. Die sonst so fröhliche und kommunikative Heimbewohnerin wirkt deprimiert, weint viel und spricht kaum noch mit ihren Tischnachbarinnen. Während Frau Müller früher viel innerhalb und außerhalb des Heimes spazieren gegangen ist und kleine Einkäufe im heiminternen Kiosk unternommen hat, sitzt sie jetzt nur noch in ihrem Ohrensessel. „Jetzt werde ich richtig alt", scherzt Frederike Müller, ohne selbst darüber lachen zu können. Wenn Olga die Bewohnerin zum Gehen motivieren möchte, reagiert sie fast panisch, bewegt sich ungeschickt und droht zu stürzen.

Auch Peter Hartmann hat Mühe beim Laufen. Als es an diesem Vormittag zu schneien beginnt, kann sich der Bewohner gar nicht freuen. „Jetzt wird mein Rheuma wieder schlimmer", gibt er zu bedenken. „Dabei bin ich doch so gern unterwegs."

Olga beschließt ihre Praxisanleiterin zu fragen, wie man die Situation der beiden alten Menschen verbessern könnte.

1 Vielleicht haben Sie auch schon alte Menschen in Pflegeeinrichtungen gepflegt und begleitet. Aus welchen Gründen waren die eventuell in ihrer Bewegung eingeschränkt? Stellen Sie Vermutungen an.

2 Wie könnte Olga mit ihrem bisherigen Wissen die Situation der Bewohnerin und des Bewohners verbessern? Machen Sie Vorschläge und diskutieren Sie deren Umsetzung.

2.1 Rheuma

Der Begriff **Rheuma** (griech. rheumatismos: „fließender Schmerz") umfasst nahezu alle Krankheiten, die den Bereich des Bewegungsapparates, z. B. Gelenke, Knochen, oder Muskeln, betreffen. Ausgenommen werden verletzungsbedingte Erkrankungen oder jene, die durch tumoröse Veränderungen ausgelöst werden. Korrekt ist daher die Bezeichnung „Rheumatische Erkrankungen".

2.1.1 Ursachen und Formen

Im Alltag sprechen viele Leute von „Rheuma", was jedoch als medizinische Diagnose für die Symptome nicht ausreichend ist. Meist ist mit Rheuma eine **Arthritis** (Gelenkentzündung) oder eine **Arthrose** (degenerative Gelenkerkrankung) gemeint. Beide Erkrankungen haben unterschiedliche Ursachen. Bei den Arthrosen sind die entzündlichen Prozesse an den Gelenkknorpeln häufig als Folge von Abnutzungserscheinungen der Gelenke durch Fehl- und Überbelastungen überwiegend im Alter eines Menschen zu betrachten, während bei der Arthritis die Entzündung durch eine Autoimmunreaktion auch bis dahin nicht vorgeschädigte Gelenke angreift. Aus einer Arthrose kann langfristig eine Arthritis werden, wenn eine medizinische Behandlung der Arthrose nicht wirksam ist.

In der großen **Gruppe der rheumatischen Erkrankungen** werden thematisch acht Klassen identifiziert:

♦ entzündliche Gelenkerkrankungen, z. B. rheumatoide Arthritis, juvenile rheumatoide Arthritis. Diese Form der entzündlichen Arthritis tritt im Jugendalter mit Schmerzen und Fieberschüben auf

♦ Spondylopathien, z. B. Arthopathia psoriatica. Die Erkrankung hängt mit einer bestehenden Psoriaris (Schuppenflechte) zusammen. Hier ist vor allem die Wirbelsäule betroffen

♦ Ablagerung von Stoffwechselprodukten, z. B. Gicht. Bei Gicht lagern sich Harnsäurekristalle in den Gelenken an

♦ Gelenkverschleiß, z. B. Arthrose

♦ Stoffwechselerkrankung der Knochen, z. B. Osteoporose. Die Erkrankung führt zu einem Abbau der gesamten Knochenmasse und zu einem höheren Frakturrisiko

♦ Bindegewebserkrankungen, z. B. Polymyositis. Hier schwächen Entzündungen die Skelettmuskulatur

♦ nicht gelenkbezogene Erkrankungen, z. B. Raynaud-Syndrom. Bei dieser Erkrankung verengen sich die Gefäße der Extremitäten in regelmäßigen Abständen und verursachen damit Durchblutungsstörungen

♦ Weichteilrheumatismus, z. B. Tennis-Ellenbogen. Eine häufige Überlastung schädigt die Sehnen oder führt zu einer Entzündung

Erkrankungshäufigkeit

Mehr als 25 % der Bevölkerung ist dauerhaft am Bewegungsapparat erkrankt. Einige Zahlen der Deutschen Rheumaliga: 5 Millionen Menschen sind von Arthrose betroffen, davon die sind die meisten über 60 Jahre alt. Unter 0,8 Prozent der Bevölkerung leiden an rheumatoider Arthritis, dabei sind Frauen dreimal so häufig betroffen wie Männer und das Risiko steigt bei zunehmendem Alter. Ungefähr 15 000 Kinder und Jugendliche unter 18 Jahren leiden an juveniler rheumatoider Arthritis.

Die **rheumatoide Arthritis** (auch rheumatische Arthritis oder veraltet: chronische Polyarthritis) ist eine entzündliche Gelenkerkrankung. Dabei entzündet sich die **Synovialis** (Gelenkinnenhaut) und fängt an zu wuchern. Es entsteht entzündliches Bindegewebe, das in den Knochen und später auch in den Knorpel eindringt und ihn schädigt. Die Synovialis produziert entzündliches Sekret, das wiederum einen schmerzhaften **Gelenkerguss** verursachen kann. Betroffen sind dabei anfangs vor allem die kleinen Gelenke der Extremitäten, später auch andere Gelenke. Ergebnis ist häufig eine weitgehende Zerstörung der Gelenke und damit einhergehende Behinderung.

Gelenke
Band 2, F 1.5

Die Ursachen sind unbekannt. Einige Faktoren stehen aber in Verdacht, das Auftreten der Erkrankung zu beeinflussen. Hierzu zählen bestimmte Gene, immunologische Mechanismen, weibliche Hormone und Infektionen.

> Die rheumatoide Arthritis wird zu den Autoimmunerkrankungen gezählt. Eine Autoimmunreaktion (hier richten sich die Abwehrzellen des Körpers gegen körpereigene Zellen und greifen diese an) bewirkt im Körper unterschiedliche Reaktionen. Die Autoimmunreaktion des Körpers kann nicht nur in den Gelenken, sondern auch in benachbarten Bereichen oder Organen chronische Entzündungen verursachen.

2.1.2   Symptome

Die Betroffenen klagen über Schmerzen, im Anfangsstadium in den kleinen Gelenken (Finger, Zehen), später dann in den großen, z. B. in den Schultern.

Zum Hauptsymptom Schmerz kommen Schwellungen der Gelenke und eine daraus entstehende geringere Beweglichkeit, die Gelenksteifheit. Diese tritt meistens am Morgen nach der Nachtruhe bzw. nach Ruhephasen auf und wird als **Morgensteifheit** bezeichnet. Bei einigen Betroffenen zeigen sich sogenannte **Rheumaknoten** an den Finger- und Ellenbogengelenken. Weitere Zeichen für eine Entzündungsreaktion im Körper können ein allgemeines Krankheitsgefühl, Schwäche, chronische Müdigkeit und Fieber sein.

In einem späteren Stadium tritt eine starke **Deformierung** der Gelenke auf, die den Betroffenen zunehmend behindert, z. B.

♦ Knopflochdeformität: Beugekontraktur im Mittelgelenk

♦ Schwanenhalsdeformität: Mittelgelenke in den Fingern überstrecken sich und beugen sich gleichzeitig im Endgelenk

♦ Ulnardeviation: Die Finger spreizen sich zunehmend nach außen ab

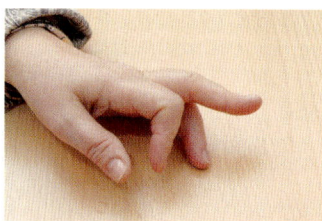
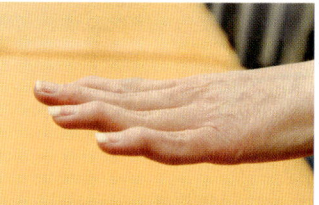
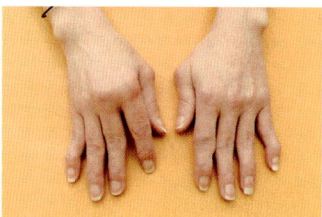

Gelenkveränderungen

Die Krankheit kann schubweise verlaufen, d. h., für gewisse Zeit klagt der Betroffene besonders über Schmerzen, während zu anderen Zeiten relative Symptomfreiheit herrscht.

2.1.3 Diagnostik

Bei der Untersuchung werden mehrere Verfahren genutzt, um Veränderungen am Gelenk darzustellen:

Blutuntersuchungen

Folgende Blutwerte verändern sich häufig bei rheumatoider Arthritis:

♦ Rheumafaktoren: IgM, IgG zu 80 % bei bestehender Arthritis, CCP-Antikörper zur Früherkennung

♦ Antinukleäre Antikörper (ANA) bei 20 – 40 % nachweisbar

♦ Blutsenkgeschwindigkeit (BSG) als Zeichen einer Entzündung

♦ Plasmaviskosität als Alternative zur BSG

♦ C-reaktives Protein (CRP) als Entzündungszeichen

♦ Leukozyten, Thrombozyten

Blut
Band 2, H 1.5
Bildgebende Verfahren
Band 4, A 4.6

Bildgebende Verfahren

Bildgebende Verfahren und sichtbare Veränderungen bei rheumatoider Arthritis:

♦ **Arthroskopie:** Eine Arthroskopie ist eine Spiegelung der Gelenkhöhle. Diese Untersuchung findet am häufigsten am Knie statt. Bei einer rheumatoiden Arthritis kann das Gelenk vergrößert sein und Knorpelschäden aufweisen.

♦ **Röntgenuntersuchung:** Dieses Verfahren ist essentiell bei rheumatischen Erkrankungen. Sichtbar sind auf der Aufnahme Weichteilschwellungen der betroffenen Gelenke und vergrößerte Gelenkhöhlen, später Knochenerosionen und ein verkleinerter Gelenkspalt durch den Gewebeuntergang.

♦ **Kernspintomografie:** Die Kernspintomografie ist eine strahlungsarme, aber teure Alternative zur Röntgenuntersuchung und Arthroskopie. Sie ermöglicht die Abbildung der gewünschten Strukturen und kann auch Knorpelschäden darstellen.

Verlaufsstadien

Stadium	Beschreibung
Stadium 1	leichte Gelenkschwellung, keine Veränderungen im Röntgenbild, praktisch keine Funktionsstörung
Stadium 2	starke, akut entzündliche Gelenkschwellung mit starken Schmerzen. Muskelatrophie (Muskelschwund). Erste Knochenschäden. Deutliche Funktionsstörungen durch Schmerzen
Stadium 3	erhebliche Gelenk-, Knorpel- und Knochenzerstörung. Fehlstellungen und Subluxation (Ausrenkung). Starke Funktionsbehinderung
Stadium 4	keine Entzündungszeichen mehr; Endstadium mit schwerer Gelenkzerstörung, Ausrenkung

2.1.4   Behandlung und Therapie

Eine ursächliche Behandlung der Krankheit ist nicht möglich, da die Ursachen nicht bekannt sind. Daher wird häufig symptomatisch therapiert. Hier ist es wichtig, die persönlichen Krankheitsverläufe zu beachten.

> Eine Rheuma-Erkrankung ist nicht lebensbedrohlich, führt aber bei ausbleibender Spontanheilung (ca. 15 % der Fälle) zu erheblichen Bewegungseinschränkungen und chronischen Schmerzen, in schweren Fällen sogar zur Invalidität der Betroffenen. Wie bei vielen chronisch verlaufenden, unheilbaren Krankheiten können die Betroffenen im Verlauf eine Depression entwickeln.

Medikamentöse Therapie

Analgetika
Band 4, D 8

Im Rahmen der medikamentösen Therapie werden üblicherweise **Analgetika** verabreicht, außerdem **nicht-steroidale Antiphlogistika, Kortikosteroide** und **Antirheumatika**. Der Arzt wählt nach Abwägung der Neben- und Wechselwirkungen aus den verschiedenen Arzneimittelklassen die jeweils passenden Medikamente aus.

Medikamentöse Behandlung (Beispiele)[l]

Medikamentengruppe	Wirkstoffe
Analgetika	Nicht-opioid: Paracetamol, Metamizol Opioid: Codein, Tramadol, Morphin
Nicht-steroidale Antiphlogistika	Diclofenac, Ibuprofen
Kortikosteroide	Prednisolon
Antirheumatika	Basismedikamente: Auranofin, Cloroquin, Sulfasalazin, Methotrexat Immunsuppressiva: Leflunomid Biologische Medikamente: Adalimumab Diese neuen Medikamente sind künstlich hergestellte Eiweiße, die die Botenstoffe der Entzündungsreaktion hemmen.

Physikalische Therapie

Physikalische Therapie
Band 4, F 1

Auch die physikalische Therapie bietet Möglichkeiten. Dazu zählt das Kühlen in akuten Phasen, um die Entzündungszeichen zu reduzieren (Schwellung, Überwärmung). Wohltuend sind in diesem Fall kühlbare Gelpacks, sie lassen sich formen und dem Gelenk anpassen. Ziel der Behandlung ist die Förderung und Erhaltung der Selbstständigkeit der Patienten.

Da Bewegungen im Wasser sehr gelenkschonend sind, empfiehlt sich die Wassergymnastik, z. B. in Gruppen. Solche Angebote finden sich in regionalen Gruppen der Deutschen Rheumaliga.

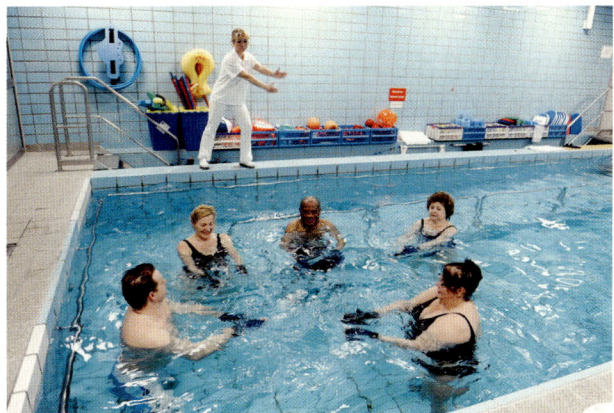

Gelenkschonende Bewegung im Wasser

Operative Methoden

In einem späten Krankheitsstadium und bei ungünstigem Verlauf wird in einigen Fällen eine Operation nötig. Je nach Ausprägung und Stadium der Krankheit wird ein Gelenkersatz nötig. Ist das Hüftgelenk betroffen, wird operativ eine **TEP** (Totale Endoprothese) eingesetzt.

Ein weiterer Eingriff ist die **Arthrodese** (dauerhafte Gelenkversteifung). Dabei werden Gelenke (meist der Finger- oder Sprunggelenke) operativ durch Schrauben verbunden und damit unbeweglich. Der Nachteil ist die Fehlbelastung der übrigen Gelenke und die eingeschränkte Beweglichkeit, wenn mehrere Gelenke befallen sind.

Pflege bei Total-
endoprothese
Band 4, G 5.2

Chronisch
krank sein
Band 5, E 1.1

2.1.5 Pflegerische Maßnahmen

Die pflegerische Hauptaufgabe besteht vor allem in der genauen **Beobachtung** und **Unterstützung** der Betroffenen. Dazu müssen die Auswirkungen erfasst werden, die sowohl die chronische Erkrankung als auch die akuten Schübe auf den Patienten haben und entsprechende Schritte eingeleitet bzw. durchgeführt werden.

Rheumatoide Arthritis kann sich auf alle Bereiche des täglichen Lebens auswirken und schränkt Betroffene mitunter sehr plötzlich stark ein. Häufig ist Hilfe bei der **Körperpflege** nötig. Trotzdem sollten Pflegende nur dort helfen, wo es nötig ist, denn bei Gelenkerkrankungen gilt: „Wer rastet, der rostet." Zusätzlich zu den allgemeinen Aspekten unterstützender Pflege kommen bei der rheumatoiden Arthritis noch andere Aspekte dazu.

Leidet der Patient unter Morgensteifheit, muss der Pflegende ihm mehr Zeit lassen, um „in Gang" zu kommen. Bei Bewegungseinschränkungen ist es wichtig, dem Patienten Zeit einzuräumen. Das gilt sowohl für die Körperpflege als auch beim Gehen. Im hektischen Pflegebetrieb wird dies oft übersehen und die Betroffenen werden in ihren Bedürfnissen nicht angemessen und personenorientiert unterstützt.

Bei einer Arthritis, die die Fingergelenke betrifft, können Schwierigkeiten beim Schließen von Knöpfen und Reißverschlüssen auftreten. Auch andere Tätigkeiten, die den gezielten Umgang mit kleinen Gegenständen erfordern, sind unter Umständen erschwert oder nicht mehr möglich, z. B. das mundgerechte Vorbereiten von Mahlzeiten. Hier können Pflegende Hilfe anbieten oder sich gemeinsam mit dem Patienten Alternativen überlegen.

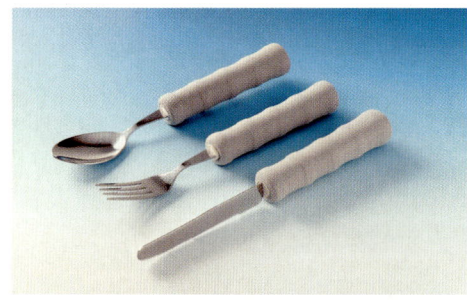

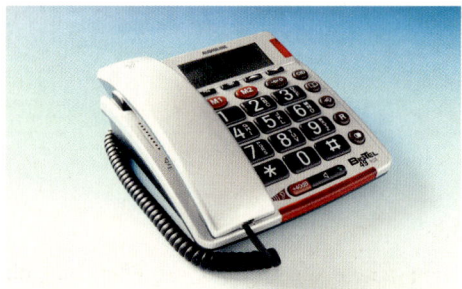

Hilfen im Alltag

Willigt ein Betroffener ein, Pullover statt Strickjacken zu tragen, ist vielleicht weniger Hilfe nötig, und er fühlt sich nicht so abhängig. Größere Knöpfe zu verwenden oder einen Anhänger am Reißverschluss zu befestigen, der das Greifen und damit das Schließen erleichtert, ist ein möglicher Kompromiss. Durch den fortschreitenden Verlauf der Krankheit ist das Risiko sehr hoch, dass die Betroffenen später stark in ihrer Beweglichkeit behindert sind und dadurch großer Hilfebedarf in allen Bereichen entsteht.

Es ist wichtig, dass Pflegende die Pflegeplanung regelmäßig evaluieren und ihre Beobachtungen dokumentieren, denn die rheumatoide Arthritis verläuft schubweise. Auch wenn ein Patient bisher kaum Hilfe nötig hatte, kann es sein, dass er sich von einem auf den anderen Tag nicht mehr allein anziehen kann. Das darf nicht ignoriert werden, sondern kann auf eine akute Phase der Arthritis hinweisen. Das Gleiche gilt umgekehrt. Ist ein akuter Schub abgeklungen, ist der Betroffene unter Umständen wesentlich selbstständiger als noch vor wenigen Tagen. Er sollte aktiv in seiner Selbstständigkeit gefördert und unterstützt werden.

Versorgung mit Hilfsmitteln

Pflegende müssen auf bedarfsgerechte Hilfsmittel achten und diese früh und sinnvoll einsetzen. Braucht der Patient angepasste Schuhe, die den schmerzenden Zehen Erleichterung bringen? Kann eine Schiene das Handgelenk entlasten? Sind Gehhilfen nötig?

Inzwischen stehen viele Hilfsmittel zur Verfügung, die den Betroffenen den Alltag erleichtern und ihre Selbstständigkeit unterstützen. Es gibt Rückenbürsten mit speziellen Griffen, angepasstes Geschirr und austauschbare Türknaufe und -griffe, die speziell für Menschen mit (Finger-) Gelenkerkrankungen entwickelt wurden. Dennoch muss die Hilfsmittelversorgung laufend geprüft und angepasst werden: Treten Deformierungen (z. B. an den Händen) auf, sind andere Hilfsmittel nötig, wie z. B. Gehhilfen mit Unterarmauflagen anstatt Gehstöcke.

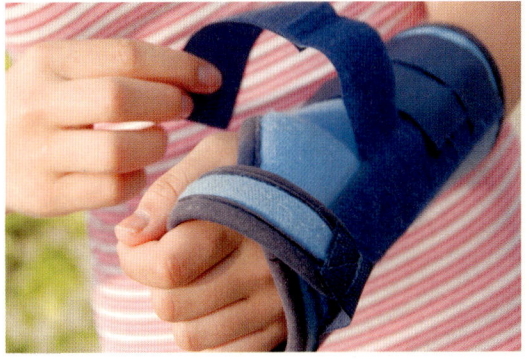
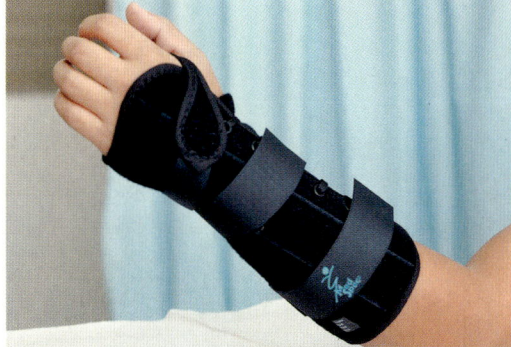

Handgelenkschiene

Mitwirken bei der medikamentösen Therapie

Im Rahmen des pflegerischen Therapiemanagements überprüft die Pflegende, ob die verordneten Schmerzmittel für die Schmerzbehandlung des Patienten ausreichen oder ob eventuell die Dosis oder die Wirkstoffgruppe geändert werden muss. In Absprache mit dem Arzt und dem Patient soll die Schmerzmitteltherapie dann angepasst werden.

Voraussetzung für die Prüfung der Schmerzmittelwirksamkeit ist die regelmäßige Schmerzerfassung. Unter Umständen ist eine Überwachung der medikamentösen Therapie nötig.

Pflegende sollten beobachten, ob der Patient seine Medikamente allein vorbereiten und einnehmen kann. Möglicherweise gehört das Herausdrücken von kleinen Tabletten aus dem Blister zu den Dingen, die nicht ohne Hilfe möglich sind.

Kommunikation

Pflegende sollten den Betroffenen in seinem Wissen über die Krankheit unterstützen, damit dieser seine Erkrankung versteht und aktiv bei der Pflege mithelfen kann. Bestandteile der Patientenedukation sind Information, Schulung und Beratung. Alle Anteile können durch Pflegende vermittelt werden.

> Bei chronischen Krankheiten gilt: Der Betroffene ist Experte seiner Krankheit. Er weiß am besten, was ihm hilft und wann sich sein Befinden verändert. Das Selbstmanagement des Patienten soll aktiv durch die Pflegenden unterstützt und gefördert werden. Pflegende sollen Situationen nutzen, in denen sie etwas von den Erkrankten lernen können, z. B. bestimmte Mobilisationstechniken oder andere Tricks im Alltag.

Durch Informationen (in Form von Info-Broschüren) wird ein Betroffener befähigt, selbst Maßnahmen zur Linderung zu ergreifen, z. B. auch zu Hause Kühlkissen zu nutzen. Für viele Betroffene kann es hilfreich sein, Kontaktadressen zu erhalten (z. B. zu Selbsthilfegruppen, der Rheumaliga oder örtlichen Rheumagruppen sowie weiterführenden Unterstützungsangeboten).

Schmerzen
Band 5, E 2

Anleiten
und schulen
Band 5, A 5.3

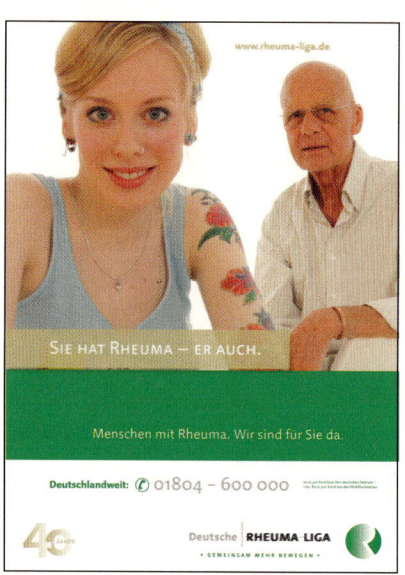

Informationsbroschüre

Parallel zur Vermittlung von Informationen sollten Pflegende auch ein offenes Ohr für ihre Patienten haben. Gerade wenn die Erkrankung plötzlich auftritt oder eine akute Phase durchlebt wird, kann sich der Betroffene stark in seiner Lebensqualität eingeschränkt und abhängig fühlen.

Chronisch
Kranke pflegen
Band 5, E 1.2

Der fortschreitende Verlauf und die fehlende Aussicht auf Heilung erschweren den Betroffenen ebenfalls die Situation. Die für alle deutlich sichtbaren Symptome (anfangs Schwellungen, später Deformationen) vor allem an den Händen können zusätzlich zu Angst und Scham führen. Pflegende sollten sensibel auf ihre Patienten reagieren, aktiv zuhören und offene Gespräche anbieten.

2.2 Arthrose

Die **Arthrose** ist eine degenerative Gelenkerkrankung, die zu einem dauerhaften Knorpelschaden bis zur Zerstörung des Knorpels und Einsteifung des Gelenks führen kann. Dauerhafte Belastung und Reibung der Gelenke raut die Knorpeloberfläche auf, zerfasert sie und schleift sie allmählich ab. Ohne den Knorpel reiben die Knochenoberflächen aneinander. Die belasteten Stellen des Knochens deformieren und nutzen sich ab, während an den nicht belasteten Zonen Wucherungen in Form sogenannter Osteophyten entstehen. Begleitet wird dieser Prozess oft durch entzündliche Reaktionen der Gelenkhaut und starke Schmerzen.

Gelenke
Band 2, F 1.5

2.2.1 Ursachen

Bei einer Arthrose stimmt die Belastungsfähigkeit eines Gelenks nicht mit seiner tatsächlichen Belastung überein. Die genauen Ursachen dafür sind unbekannt. Daher wird folgende Unterscheidung gemacht:

♦ **primäre Arthrose:** keine eindeutige Ursache bestimmbar

♦ **sekundäre Arthrose:** Ursache der Arthrose ist eine andere Erkrankung, z. B. rheumatoide Arthritis, Fehlstellung eines Gelenkes, z. B. Hüftdysplasie, X- bzw. O-Beine oder eine Stoffwechselstörung

Auch vorangegangene Verletzungen können zu einem Missverhältnis von Belastung und Belastbarkeit führen und eine Arthrose begünstigen **(posttraumatische Arthrose)**. Zu weiteren Risikofaktoren gehören hohes Alter, Übergewicht, fehlende Bewegung und Überbelastung der Gelenke. Sekundäre Arthrosen treten häufiger in unteren Extremitäten auf, da diese stärker belastet werden.

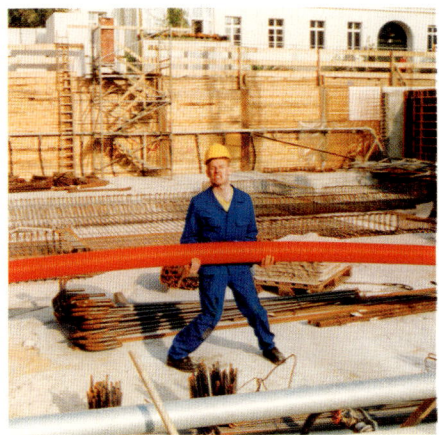

Übermäßige Belastung

2.2.2 Symptome

Betroffene klagen anfangs über eine verringerte Beweglichkeit in den Gelenken. Treten die Schmerzen zunächst nur bei Beginn einer Gelenkbelastung auf, können sie sich später während der gesamten Belastung und auch in Ruhephasen der Gelenke zeigen. Häufig treten diese Hauptsymptome der Arthrose in einer Kombination mit anderen Beschwerden auf: Schwellungen, knotige Verformungen, Reibegeräusche (Krepius) und Schmerzen in den umgebenden Muskeln (wegen der dauerhaften Anstrengung).

Die Arthrosen werden nach dem betroffenen Gelenk unterschieden.

Arthrosearten

Bezeichnung der Arthrose	Gelenk
Coxarthrose	Hüftgelenk
Omarthrose	Schultergelenk
Gonarthrose	Kniegelenk
Cubitalarthrose	Ellenbogengelenk
Rhizarthrose	Daumenwurzelgelenk
Heberdenarthrose	Fingerendgelenk
Bouchardarthrose	Fingermittelgelenk

2.2.3 Diagnostik

Schmerzen in den Gelenken sind die Kardinalsymptome, die in der Regel eine weiterführende Untersuchung nach sich ziehen. Blutuntersuchungen (z. B. Blutbild mit der Frage nach Entzündungszeichen) geben wenig Aufschluss. Stattdessen wird eine **Röntgenuntersuchung** durchgeführt, um eine Arthrose eindeutig diagnostizieren zu können.

In den Aufnahmen ist der Abbauprozess z. B. am verringerten Gelenkspalt deutlich erkennbar. Auch eine Arthroskopie (Gelenkspiegelung) ist möglich. Im Rahmen einer **Arthroskopie** ist auch eine Einteilung des Knorpelschadens in Grade möglich. Dieses Verfahren wird am häufigsten am Knie angewendet, um dort den Schaden zu klassifizieren.

Klassifikation der Arthrose[II]

Gradeinteilung	Merkmale
Grad 0	Der Knorpel ist intakt, die Oberfläche ist unversehrt.
Grad 1	Der Knorpel ist zu weich, die Oberfläche ist aber noch unversehrt.
Grad 2	Die Oberfläche zeigt Risse und ist zerfasert.
Grad 3	Der Knorpel hat tiefe Ausbrüche.
Grad 4	Der Knorpel ist verschwunden, der Knochen kann schon betroffen sein.

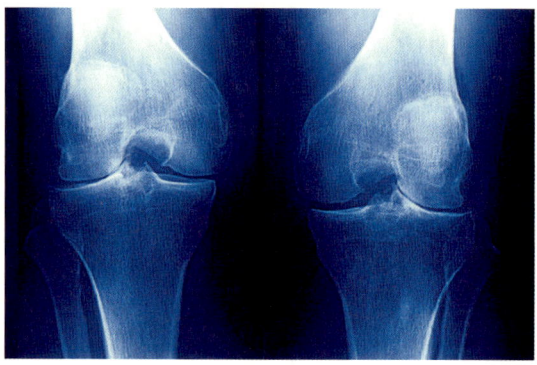

Gelenkarthrose im Röntgenbild

2.2.4 Behandlung und Therapie

Bei allen Behandlungsmethoden der Arthrose geht es darum, die Gelenkfunktion möglichst gut zu erhalten und weitgehende Schmerzfreiheit herzustellen. Eine Heilung ist nicht möglich. Daher orientiert sich die Therapie und Pflege wie bei allen chronischen Krankheiten an der Lebensqualität des betroffenen Patienten.

Wichtigster Ansatz in der Behandlung ist zunächst die Reduzierung der **Risikofaktoren.** Dazu gehören die Gewichtsabnahme und die Entlastung der Gelenke durch das Beheben angeborener oder erworbener Fehlstellungen, z. B. nach Unfällen. Lokal begrenzte Schäden nach Sportverletzungen sollten sofort behandelt werden, um einen sich anschließenden Verschleiß zu vermeiden.

Zur nicht-medikamentösen Therapie zählen neben physikalischen Anwendungen auch Entspannungsübungen. Diese können helfen, die überlasteten Muskeln um die betroffenen Gelenke zu entspannen. In Schulungen können Betroffene diese Entspannungstechniken erlernen und später selbstständig anwenden.

Die von der Arthrose betroffenen Gelenke können ebenfalls operativ behandelt werden. Häufige Eingriffe sind die **Endoprothetik** (Gelenkersatz) und unter Umständen die **Arthrodese** (Gelenkversteifung).

Physikalische Therapie

Primär kommen **Wärme** und **Bewegung** zur Anwendung. Beides wird von den Patienten oft als lindernd empfunden, allerdings kann das subjektive Empfinden individuell verschieden sein. Erlaubt ist nur, was auch „gut tut". Bewegungsübungen sind ein wichtiger Teil der Behandlung und sollten während des gesamten Therapieverlaufs durchgeführt werden: Bewegung erhält die Beweglichkeit der Gelenke und die Geschmeidigkeit des Knorpels. Physiotherapeuten zeigen die richtigen Übungen und leiten dabei an. Es gilt: „Belasten, aber nicht überlasten!" Auch Massagen oder Ausstreichungen gehören in den Bereich der Physiotherapie. Die Therapeuten entscheiden anhand des individuellen Verlaufs, welche Maßnahmen hilfreich oder schädlich sein können. Die Ergotherapie trainiert mit dem Betroffenen alltägliche Bewegungen und zeigt Möglichkeiten zur Kompensation.

Medikamentöse Therapie

Bei der medikamentösen Therapie liegt der Schwerpunkt auf den **Analgetika** und entzündungshemmenden Medikamenten.

Analgetika
Band 4, D 8

In der Regel werden die Medikamente oral aufgenommen. Die Einspritzung von Medikamenten durch die Haut direkt ins Gelenk ist ebenfalls möglich. Dies hat den Vorteil, dass das Medikament gleich am Ort des Schmerzgeschehens eingebracht werden kann. Eine solche Infiltration in ein Gelenk muss stets unter strengen aseptischen Bedingungen durchgeführt werden, da sonst ein erhöhtes Risiko einer Infektion besteht.

2.2.5 Pflegerische Maßnahmen

In der Pflege von Menschen mit Arthrose nehmen Pflegende eine unterstützende Rolle ein. Sie werden dort aktiv, wo der Betroffene nicht mehr allein zurechtkommt. Die nachlassende Gelenkfunktion bei fortschreitender Arthrose wirkt sich dabei auf immer mehr Bereiche aus. Wichtig ist deshalb eine gründliche Beobachtung und daraus folgend eine angemessene und nicht übertriebene Intervention. Hier gilt der Grundsatz: So viel Unterstützung wie nötig und so viel Selbstständigkeit wie möglich.

Unterstützung im Lebensstil

Der Lebensstil hat auf Dauer einen entscheidenden Einfluss auf das Fortschreiten der Arthrose. Zu möglichen Lebensstilveränderungen benötigen die Patienten Informationen, z. B. zur richtigen Ernährung und Gewichtsabnahme und zum richtigen Verhältnis zwischen Ruhe und Bewegung.

Ernährung älterer Menschen
Band 2, J 4

Geeignete Sportarten sind z. B. Schwimmen, Fahrradfahren oder Gehen auf weichem Grund. Ein individuell angefertigter Gehstock (immer mit dem erkrankten Bein aufsetzen) oder ebensolche Absätze können bei der Bewegung des Patienten hilfreich sein.

Eine längere Ruhigstellung des Gelenks kann seine Versteifung begünstigen und sollte nur bei akuten und schmerzhaften Schüben vorgenommen werden.

Die Arthrose in den Fingergelenken führt zu einer Unbeweglichkeit, die sich auf alle Bereiche des Lebens auswirken kann. Auch die Körperpflege und Ernährung werden durch Schmerzen und Schwäche in den Hand- und Fingergelenken erschwert, daher ist hier häufig individuelle Hilfe nötig.

Unterstützung bei der Bewegung

Pflegende unterstützen die Mobilität der Patienten, indem sie mit ihnen Übungen nach Anleitung von Physiotherapeuten durchführen. Das kontinuierliche Bewegungstraining beugt dem Funktionsverlust und dem Verlust der Muskelmasse vor. Je nach Fähigkeit des Betroffenen greift die Pflegende in die Bewegungsübungen ein. Pflegende betrachten bei ihrer Unterstützung die Bewegung aus der Perspektive des Betroffenen.

Stufen der Bewegung

♦ **aktive Bewegung:** Der Betroffene führt die Bewegungen selbst und ohne Hilfe aus, kann aber durchaus nach Anweisungen der Pflegenden oder der Physiotherapie agieren.

♦ **passive Bewegung:** Der Pflegende bewegt das Gelenk, z. B. indem er ein Bein des Betroffenen vorsichtig im Kniegelenk beugt und streckt.

♦ **assistive Bewegung:** Der Betroffene bewegt die Gliedmaße selbst. Der Pflegende hilft dabei, indem er beispielsweise das Gewicht eines Armes hält und der Bewegungsrichtung des Patienten folgt, oder indem er die Richtung der Bewegung führt, während der Patient das Gewicht allein durch Muskelspannung trägt.

Die Anwendung von Wärme kann schmerzlindernd und somit mobilitätsfördernd wirken. Auch hier ist der sinnvolle Einsatz von Hilfsmitteln (Gehstöcke, Rollator) personenorientiert zu prüfen.

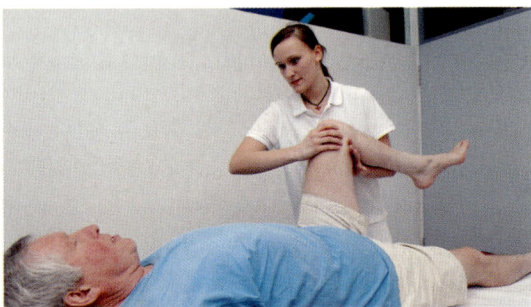

Passive Bewegung

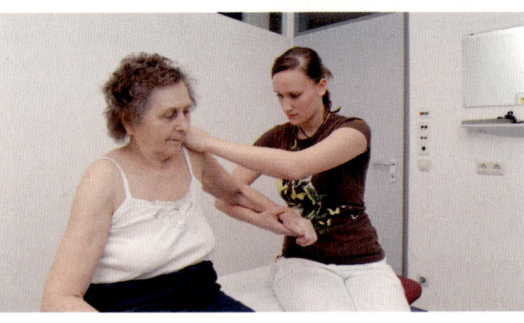

Assistive Bewegung

2.3 Morbus Parkinson

Die **Parkinson-Krankheit** ist nach dem englischen Arzt Dr. James Parkinson (1755 – 1824) benannt, der die Erkrankung 1817 erstmals beschrieben hat. Im Volksmund ist die Krankheit auch unter dem Namen „Schüttellähmung" bekannt. Sie ist eine langsam fortschreitende, chronisch verlaufende neurologische Erkrankung. Sie betrifft bestimmte Gebiete des Gehirns, die an der Kontrolle der willkürlichen (bewussten) und unwillkürlichen (unbewussten) Bewegungen beteiligt sind. Der Morbus Parkinson ist die zweithäufigste neurologische Erkrankung überhaupt.

2.3.1 Ursache und Formen

Verantwortlich für die Entstehung der Parkinson-Krankheit sind Veränderungen in der **Substantia nigra**. Die Nervenzellen dort produzieren den Botenstoff **Dopamin**, ein Stoff, der an der Synapse dafür sorgt, dass Erregungen weitergeleitet werden. Bei Menschen, die an Morbus Parkinson leiden, erfolgt ein langsamer Untergang dieser Nervenzellen, es wird also weniger Dopamin gebildet. Gleichzeitig kommt es zu einem Überangebot (Ungleichgewicht) von Acetylcholin und Glutamat.

Neben der Substantia nigra sind noch andere anatomische Hirnstrukturen von den pathologischen Veränderungen betroffen. Daher spricht man von einer Erkrankung der **Basalganglien.** Die Basalganglien erfüllen wichtige Aufgaben in der Informationsverarbeitung, vor allem in der Motorik, aber auch in der Kognition (Denken), der Affektivität und der Persönlichkeit.

Aufbau des Nervensystems Band 2, C 1.4

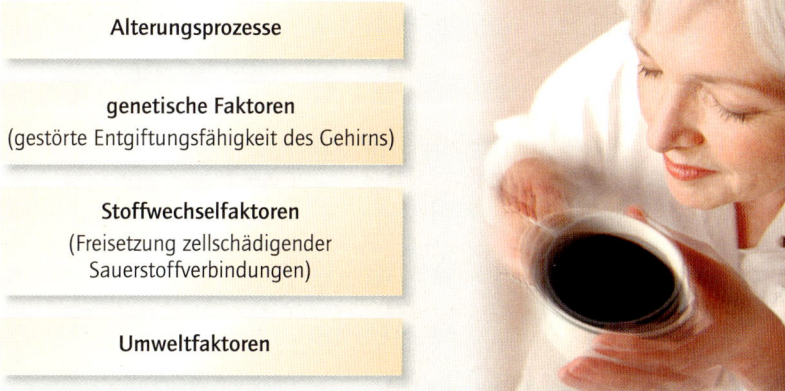

Alterungsprozesse

genetische Faktoren
(gestörte Entgiftungsfähigkeit des Gehirns)

Stoffwechselfaktoren
(Freisetzung zellschädigender Sauerstoffverbindungen)

Umweltfaktoren

Einflussfaktoren

Erste Symptome zeigen sich, wenn ca. 30 – 40 % der Dopamin produzierenden Zellen zugrunde gegangen sind. Die präklinische Phase dauert ca. fünf bis zehn Jahre: die Krankheit ist bereits vorhanden, ohne dass der Betroffene Symptome zeigt. Das bedeutet, dass die Krankheit erst sichtbar wird, wenn die Schädigung im Gehirn fortgeschritten ist.

Trotz gewisser Hinweise ist die **Ursache**, die zur Entstehung der Krankheit führt, weitgehend ungeklärt. Es gibt Vermutungen, dass es ein Zusammenspiel verschiedener Faktoren gibt, die die Krankheit auslösen. Bisher geht man davon aus, dass die Krankheit nicht übertragen wird, also nicht ansteckend ist.

In seltenen Fällen kann eine erbliche Komponente in Betracht gezogen werden. Vermutlich spielen bei der Entstehung folgende Faktoren eine wichtige Rolle:

♦ das Altern,

♦ genetische Faktoren mit einer gestörten Entgiftungsfähigkeit des Gehirns,

♦ Stoffwechselfaktoren mit der Freisetzung von zellschädigenden Sauerstoffverbindungen sowie

♦ Umweltfaktoren

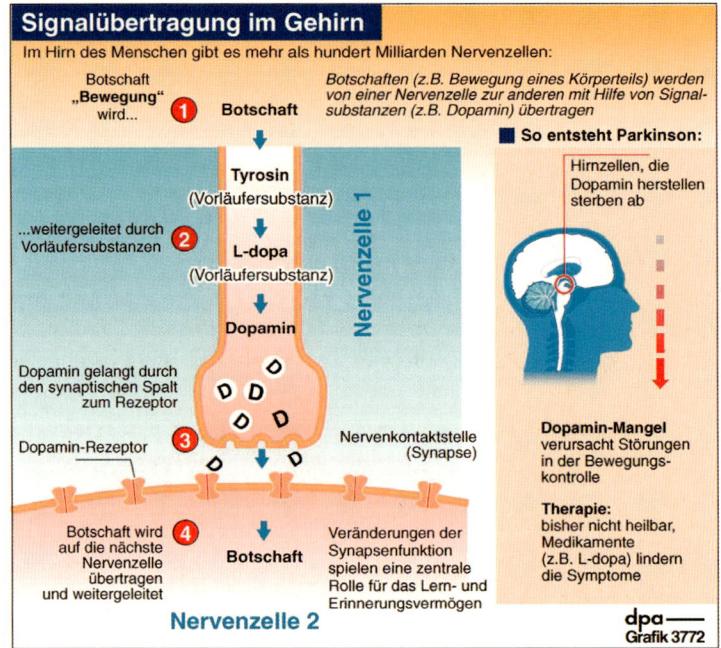

Zwei **Hauptformen** des Parkinson-Syndroms werden unterschieden:

♦ Beim Morbus Parkinson (idiopathisches Parkinson-Syndrom, primäres Parkinson-Syndrom, Paralysis agitans) kommt es zu einem Untergang der Nervenzellen.

♦ Beim symptomatischen Parkinson-Syndrom (sekundäres Parkinson-Syndrom) entwickelt sich die Symptomatik aufgrund von Hirnarteriosklerose, Entzündungen, Vergiftungen, im Rahmen anderer Krankheiten (z.B. Demenz) oder als Nebenwirkung von Medikamenten, z.B. von Paspertin®.

Erkrankungshäufigkeit

Die Parkinson-Krankheit ist vorwiegend eine Erkrankung des mittleren bis höheren Lebensalters. Nur etwa 10% der Betroffenen ist jünger als 40 Jahre. In der Regel fällt die Erkrankung jedoch zwischen das 50. und 60. Lebensjahr. Die Häufigkeit nimmt im Alter zu, so dass davon ausgegangen werden kann, dass es in den nächsten Jahren zu einer Zunahme der Parkinsonkranken kommen wird. In der Gesamtbevölkerung sind etwa 100–200 pro 100000 Personen betroffen. Bei Menschen, die älter als 60 Jahre sind, erkrankt einer von 100. Männer sind häufiger betroffen als Frauen. Die Gründe hierfür sind unbekannt.

2.3.2 Symptome

Häufig gehen der Erkrankung **unspezifische Beschwerden** voraus. Diese Beschwerden können bereits einige Jahre vor dem Krankheitsausbruch auftreten. Zu diesen unspezifischen Symptomen zählen:

- Persönlichkeitsveränderungen (gesellschaftlicher Rückzug, zwanghaftes Verhalten) sowie depressive Verstimmung
- Missempfindungen oder Schmerzen im Nacken, Rücken oder in einem Arm oder Bein
- Ermüdbarkeit oder Ungeschicklichkeit als frühe motorische Veränderungen

Missempfindungen in den Gliedern und im Nacken, Müdigkeit und Depressionen können erste Anzeichen der Parkinson-Krankheit sein. Sie beginnt häufig schleichend mit dem Zittern in der Hand. Es kommt zu einer fortschreitenden Verschlimmerung. Die Betroffenen werden steif und langsam in ihren Bewegungen; die Geschicklichkeit nimmt ab. Tätigkeiten, die feine Bewegungen der Finger erfordern, werden zunehmend schwieriger, bis sie dem Kranken gar nicht mehr gelingen, z. B. Zähne putzen oder Knöpfe schließen. Viele Betroffene entwickeln eine Gang- und Gleichgewichtsstörung. Typisch sind Probleme beim Passieren von Engstellen wie z. B. Türen. Häufig leiden die Kranken an sogenannten „Anlaufschwierigkeiten". Wenn die Betroffenen gehen, haben sie oftmals Schwierigkeiten, abrupt stehen zu bleiben.

Charakteristischerweise beginnt die motorische Symptomatik auf einer Seite und breitet sich langsam auf die andere Seite aus. Die Kardinalsymptome der Parkinson-Krankheit sind:

Akinese oder **Bradykinese** (griech. Bewegungslosigkeit): beschreibt die Verlangsamung der Bewegungsabläufe bis zur Unfähigkeit, Bewegungen ausführen zu können, wobei einer anfänglichen Verlangsamung (Bradykinese) ein vollständiger Ausfall (Akinese) folgen kann. Bei kompletten (vorübergehenden) Bewegungsblockaden sieht es manchmal so aus, als wenn der Betroffene in seinen Bewegungen eingefroren ist. Dieser Zustand wird deshalb auch als **„freezing"** bezeichnet. Die Verlangsamung betrifft nicht nur Arme und Beine, sondern auch Gesicht und Zunge. Daher ist die Mimik meist reduziert, so dass das Gesicht emotionslos und maskenhaft wirkt, was aber keineswegs dem eigentlichen Gemütszustand des Betroffenen entspricht. Auch die Sprache ist verändert; die Modulation nimmt ab, die Stimme wird leise und monoton.

Stimme und Sprechen Band 3, G 2

Im Verlauf der Krankheit wird häufig ein Trippelschritt beobachtet. Die Arme schwingen beim Gehen nicht mit. Die Schrift wird kleiner (Mikrografie).

Mikrografie

Rigor (lat. Starre): Darunter versteht man die erhöhte Muskelspannung, die beim passiven Bewegen der Extremitäten oder des Kopfes festgestellt werden kann. Dabei lässt sich oft das sogenannte „Zahnradphänomen" beobachten: Die Bewegungen erfolgen nicht fließend, sondern eher ruckartig mit kleinen Unterbrechungen. Der Betroffene empfindet den Rigor eher als Versteifung, die schmerzhaft sein kann. Bei manchen Erkrankten ist dies das erste Zeichen der Erkrankung.

Tremor (lat. Zittern): Es ist wohl das auffälligste und bekannteste Krankheitszeichen, obwohl es bei bis zu einem Drittel der Patienten gar nicht auftritt. Zu Beginn der Erkrankung handelt es sich um einen Ruhetremor, der auftritt, wenn die entsprechende Extremität entspannt ist. Führt nun der Betroffene eine Bewegung aus, nimmt das Zittern ab oder verschwindet ganz. Oft ist dieser Ruhetremor von einem Zittern beim Ausführen von Bewegungen begleitet, man spricht dann von einem Aktionstremor. Ein ausgeprägter Fingertremor wird auch als „Pillendreher-Phänomen" bezeichnet. Häufig ist der Tremor an den Händen lokalisiert, wobei aber auch die Beine oder der Kopf betroffen sein können. Emotionale Erregungen können das Zittern verstärken. Die Intensität des Tremors schwankt i. d. R. innerhalb eines Tages und von Tag zu Tag.

Die meisten Betroffenen zeigen eine ausgeprägte Gangunsicherheit, so dass dies inzwischen als viertes Kardinalsymptom gezählt wird.

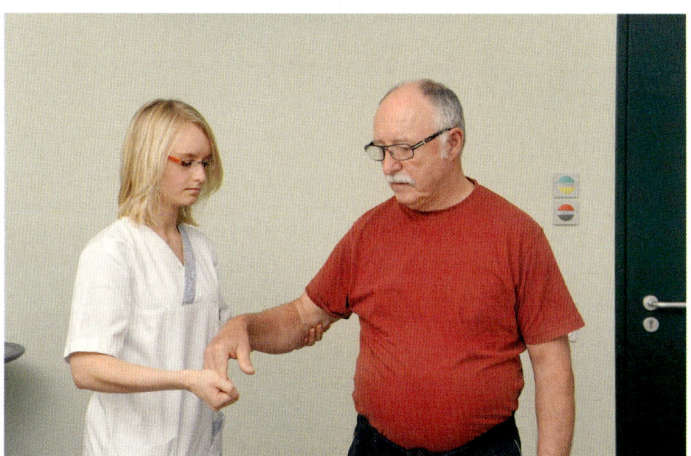

Zahnradphänomen

Das Vollbild der Erkrankung wird häufig von **nicht-motorischen** Symptomen begleitet.

- Depressionen und depressive Verstimmungen zählen zu den ausgeprägten psychischen Veränderungen.

- In einigen Fällen wird ein deutlicher geistiger Abbau beobachtet. In der Regel kommt es erst im fortgeschrittenen Stadium der Erkrankung zu Veränderung der kognitiven Fähigkeiten.

- Im fortgeschrittenen Stadium entwickeln sich oft sogenannte vegetative Symptome durch eine Schädigung des autonomen Nervensystems (Obstipation, häufiger Harndrang, übermäßig fettige Haut, vor allem im Gesicht = Salbengesicht, niedriger Blutdruck im Stehen, Erektionsschwäche bei Männern).

- Die Krankheit kann die Temperaturregulation des Körpers stören. Die Betroffenen klagen über übermäßiges Schwitzen. Es kann zur vermehrten Speichelbildung kommen. Viele Betroffene klagen über Kau- und Schluckbeschwerden, die das Essen deutlich erschweren.

- Über 80 % der Parkinsonkranken berichten über Schlafstörungen. Sie haben Mühe, ein- und durchzuschlafen. Die Schlafdauer ist insgesamt verkürzt.

- Bei älteren Langzeitpatienten können nach Jahren als Nebenwirkung der Medikamente Verwirrtheitszustände und Halluzinationen (vor allem nachts) auftreten.

Schluck-
störungen
Band 3, J 1

Stadieneinteilung des Morbus Parkinson[III]

Stadium	Symptome
I	Einseitige Parkinson-Symptomatik mit nur minimaler oder fehlender funktioneller Beeinträchtigung.
II	Beidseitige oder axiale (stammbetonte) Beteiligung ohne Störungen des Gleichgewichtes.
III	Leichte Störung der Haltungskontrolle und mittelschwere funktionelle Beeinträchtigung.
IV	Voll entwickelte Krankheit mit schwerer funktioneller Beeinträchtigung; Patient kann nur mit fremder Hilfe gehen oder stehen.
V	Erkrankter ist auf den Rollstuhl angewiesen.
VI	Erkrankter kann nicht mehr aufstehen, Bettlägerigkeit.

Die Krankheit wirkt sich indirekt auch auf die Haltung des Betroffenen aus. Er geht gebückt (Kyphose), als ob die Schwerkraft ihn niederdrückt. Der Kopf ist meist steif und verschoben. Manchmal kneifen die Betroffenen unwillkürlich die Augenlider zusammen oder die Augen fallen einfach zu. Die Haltung ist oft schief (Skoliose) und ist zur Seite, die zuerst betroffen ist, geneigt. Das Bein, das dabei am stärksten belastet wird, nennt man **schweres Bein**. Auch beim Sitzen neigt sich der Patient zur Seite. Wenn er sich setzt, vergisst er manchmal den letzten Schritt und sitzt dann schief. Wenn er im Bett liegt, bleibt der Kopf häufig in der Schwebe, anstatt auf das Kissen zu sinken. Der Gang der Betroffenen ist auffällig. Sie gehen mit schnellen, kurzen Schritten auf einer schmalen Spur. Es sieht aus, als bewegen sie sich nur aus den Knien heraus und als gehen sie hauptsächlich auf den Vorderfüßen. Benötigt der Patient einen Stock, sieht es eher so aus, als wenn er den Stock trägt, als dass er sich darauf stützt.

2.3.3 Diagnostik und Behandlung

Die Diagnostik besteht hauptsächlich aus der ärztlichen Anamnese und der Beobachtung der typischen Symptome bzw. des typischen Krankheitsverlaufs. Die Beschreibung der Beschwerden durch den Betroffenen selbst, aber auch durch die Angehörigen oder Pflegenden sind hier die wichtigsten Diagnostikquellen.

An die ausführliche neurologische Untersuchung durch den Arzt schließt sich in wenigen Fällen ein bildgebendes Verfahren an. Dies wird zum Ausschluss anderer möglicher Erkrankungen durchgeführt. Meist wird eine medikamentöse Parkinsontherapie begonnen, auch wenn nicht ganz klar ist, ob es sich bei den vorliegenden Symptomen um diese Krankheit handelt. Bessern sich die Symptome mit der Medikation, ist ein Parkinson sehr wahrscheinlich.

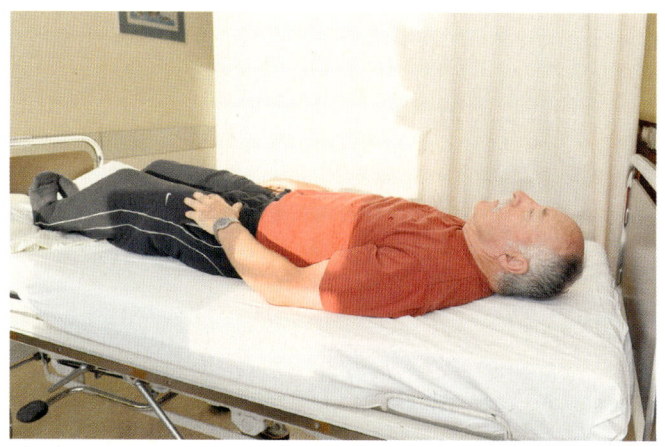

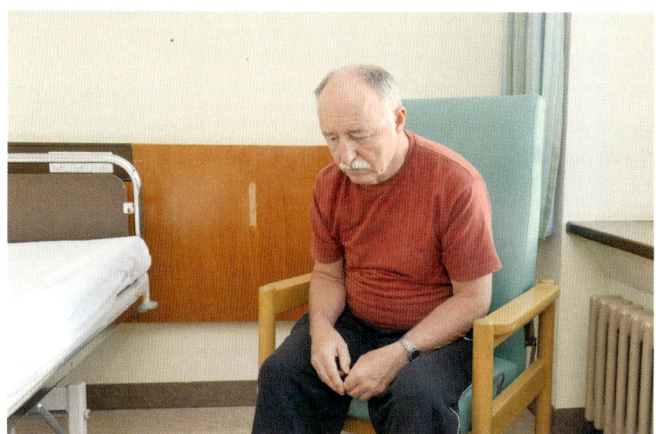

Haltungsmuster bei Menschen mit Morbus Parkinson

Neurologische
Untersuchung
Band 4, A 4.4

bildgebende
Verfahren
Band 4, A 4.6

Oft ist die Ungewissheit der Diagnose für den Betroffenen und seine Angehörigen sehr belastend. In der Regel wird die diagnostische Abklärung ambulant vorgenommen. Pflegende betreuen Parkinsonerkrankte meist erst im fortgeschrittenen Stadium der Krankheit.

Wie bei den meisten neurologischen Erkrankungen kann auch ein Morbus Parkinson erst nach dem Tod (post mortem) mit 100 %-iger Sicherheit nachgewiesen werden. Parkinsonspezialisten gehen davon aus, dass es eine ca. 20 %-ige Fehlerquote in der Diagnose eines Morbus Parkinson gibt.

328

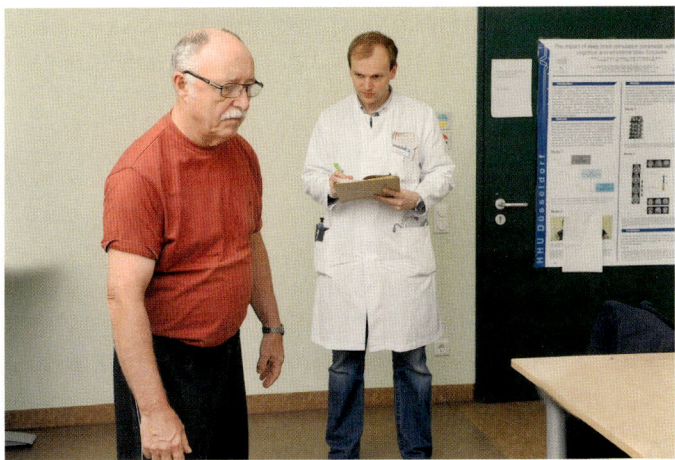

Neurologische Untersuchung bei Parkinson

Die Behandlung von Menschen mit Morbus Parkinson zielt in erster Linie auf die Erhaltung und Förderung der Beweglichkeit und somit der Selbstständigkeit im Alltag. Die Symptome entstehen durch den Mangel an Dopamin. Daher erhält der Patient orale Medikamente, die diesen Mangel ausgleichen sollen.

Die medikamentöse Therapie ist zunächst das Mittel der Wahl in der Behandlung der Krankheit. Die Betroffenen sind jedoch darüber zu informieren, dass sich die Wirkung der Medikamente im Krankheitsverlauf abschwächen kann.

Die **medikamentöse Therapie** wird durch Maßnahmen der **Physio-** und **Ergotherapie** ergänzt. Durch die erhöhte Sturzgefahr bei Patienten mit Morbus Parkinson ist ein frühzeitiges Gehtraining empfehlenswert. Ein nicht über die Maßen anstrengendes Muskeltraining erhält die Muskelkraft und kann sich als Sturzprävention positiv auswirken. In der Ergotherapie können alltägliche Bewegungs- und Handlungsabläufe geübt und verbessert werden. Der frühzeitige und sinnvolle Einsatz von Hilfsmitteln (z. B. zur Körperpflege) kann mit der Ergotherapeutin besprochen werden.

Da sich im Laufe der Krankheit die Sprache durch die eingeschränkte Beweglichkeit des Mund- und Rachenraums verändern kann (Patienten sprechen häufig sehr undeutlich) muss ebenfalls frühzeitig an eine **logopädische** (sprachtherapeutische) Behandlung gedacht werden.

Darüber hinaus sind die Logopäden im Rahmen möglicher Schluckstörungen für Prävention und Therapie zuständig. Erfolgt die Betreuung dauerhaft durch ein und dieselbe Person, ist dies von Vorteil. So kann erstens eine vertrauensvolle und tragfähige Beziehung zwischen Patient und Therapeutin aufgebaut werden. Und zweitens können so Veränderungen sehr früh wahrgenommen und dokumentiert werden.

Übersicht über die mögliche medikamentöse Behandlung bei Morbus Parkinson

Wirkstoffgruppe	Handelsname	Nebenwirkungen	Bemerkungen
L-Dopa: dieser Wirkstoff ist die natürliche Vorläufersubstanz von Dopamin. Im Gehirn wird L-Dopa zu Dopamin umgebaut und gleicht so den Mangel aus.	Isicom®, Levocarb®, Madopar®, Nacom®, PK-Levo®	Übelkeit und Erbrechen, Blutdruckabfall beim Aufstehen, Schweißneigung, Überbeweglichkeit (Hyperkinesien) bei erhöhtem Spiegel im Blut, Verwirrtheit, Halluzinationen	Nach etwa 5–10 Jahren entwickeln ca. 50 % der Betroffenen Wirkungsschwankungen, die als „L-Dopa-Langzeitsyndrom" eine der größten therapeutischen Herausforderungen darstellen. L-Dopa-Präparate dürfen nicht zusammen mit eiweißhaltigen Lebensmitteln (z. B. Joghurt, Pudding oder Sondenkost!) verabreicht werden, da es sonst zu einer Wirkungsminderung kommt. Durch die Gabe von Retardmitteln wird dieses Problem heute weitgehend ausgeschaltet.
Anticholinergika: Diese Medikamente wirken nicht direkt auf das Dopamin-System. Sie hemmen vielmehr einen anderen Botenstoff (Acetylcholin). Anticholinergika haben einen milden Anti-Parkinson-Effekt. Sie sollen vor allem gegen das Zittern wirken.	Akineton®, Sormodren®, Tremarit®, Artane®	Halluzinationen, Gedächtnis- und Konzentrationsstörungen, Verwirrtheitszustände, verwaschene Sicht, Auslösen eines Glaukomanfalls (erhöhter Augendruck), Mundtrockenheit, Harnverhalt bei Männern mit Prostatavergrößerung, Verstopfung	Anticholinergika sollten nie abrupt abgesetzt werden, da dadurch die Symptomatik deutlich verschlechtert werden kann.

Wirkstoffgruppe	Handelsname	Nebenwirkungen	Bemerkungen
Apomorphine: haben einen sehr starken Anti-Parkinson-Effekt. Unterschied zu L-Dopa ist, dass durch die subkutane Verabreichung der Effekt schneller und exakter eintritt. Das Medikament kann bei selbstständigen meist jungen Patienten auch über eine Spritzenpumpe verabreicht werden. So wird eine an die individuellen Lebensbedingungen angepasste Dosierung und Verabreichung möglich.		Am häufigsten wird über Übelkeit, Blutdruckabfall und Schwindel geklagt. In seltenen Fällen kann es zu Halluzinationen und psychotischen Zuständen kommen. Häufig wird zudem ein Kribbeln an der Einstichstelle beschrieben.	Nach der Gabe von Apomorphin bemerkt der Kranke nach 5–15 Minuten eine Verbesserung. Ein weiterer Vorteil dieser Therapie ist die Unabhängigkeit zur Nahrungsaufnahme. Prinzipiell kann der Betroffene ambulant eingestellt werden, ein stationärer Aufenthalt empfiehlt sich jedoch. In einem ersten Schritt beginnt man mit einer antiemetischen Therapie (z. B. Motililum). Danach beginnt die subkutane Verabreichung; zunächst in geringen Dosen (1–2 mg), die dann langsam erhöht werden, bis der Kranke einen positiven Effekt verspürt. Der Kranke wird instruiert, dass er immer eine Injektion durchführt, wenn er eine so genannte „Off-Episode" bemerkt, also wenn sich die Symptome verschlechtern. Eine Injektion kann nach 15 Minuten wiederholt werden, wenn die gewünschte Verbesserung ausbleibt. Es empfiehlt sich, auch die Angehörige in der Gabe der Injektionen zu schulen und zu instruieren. Insbesondere Betroffene, die einen guten L-Dopa Effekt und tagsüber Schwankungen der Motorik haben, sind sehr gut geeignet.

Anleiten
und schulen
Band 5, A 5.3

Neurochirurgische Behandlung

Durch eine eingesetzte Elektrode können – ähnlich wie beim Herzschrittmacher – Impulse an das umliegende Hirngewebe abgegeben werden. Dieses Gewebe wird in seiner Aktivität beeinflusst, was zu einer Verbesserung der Symptome führen kann. Wie bei jedem chirurgischen Eingriff ist auch diese Behandlungsmethode mit einem gewissen Risiko verbunden. In seltenen Fällen kann es nach dem Eingriff am Gehirn zu einer Halbseitenlähmung, Lähmungen einer Gesichtshälfte, Sprach- und Schluckstörungen sowie epileptischen Anfällen kommen. Diese Beschwerden sind häufig vorübergehen und der Patient erholt sich davon. Der Eingriff wird in darin spezialisierten Kliniken durchgeführt.

Vor allem in letzter Zeit wird im Rahmen der Stammzellforschung häufig die Transplantation von Dopamin produzierenden Zellen diskutiert.

2.3.4 Pflegerische Maßnahmen

Oliver Sacks beschreibt in seinem Buch „Zeit des Erwachens" sehr gut die Problematik von an Parkinson erkrankten Menschen. Der ganze Mensch muss lernen, in einem „Gefängnis" zu leben, aus dem er nicht herauskommen kann. Die Pflege orientiert sich an den Bedürfnissen und Ressourcen der Erkrankten.

Im Folgenden werden die wichtigsten pflegerischen Tätigkeiten im Umgang mit Parkinsonkranken aufgelistet. Pflegende sollten diese Hinweise in der Betreuung und Pflege jeweils beachten, um so eine angemessene und qualitativ gute Pflege anbieten zu können.

♦ Parkinsonpatienten benötigen viel Zeit und Geduld. Geraten sie unter Stress, verschlimmern sich die Symptome oft.

♦ Die Tagesschwankungen können groß sein. Wann immer möglich, sollten diese Schwankungen bei der Pflege berücksichtigt werden.

♦ Vor den eigentlichen Pflegehandlungen soll jeweils die Beweglichkeit des Patienten eingeschätzt und auf einem Protokoll dokumentiert werden. Hier kann der Tagesverlauf mit den Medikamenten gegenübergestellt werden und im Gespräch mit dem Arzt die optimale Medikamenteneinstellung gefunden werden.

Uhrzeit	Bewegungsmuster		Name *O. Langer*		Datum *24. Mai*	
	Bradykinesie/ Akinesie	Hyperkinesie	Tremor	Rigor	On-Off- Phänomen	akutelle Medikation
07:00		0	1	3		
09:00		0	1	3		
11:00		0	1	2		
13:00						
15.00						
17:00						
19:00						
21:00						

1 = keine   2 = leicht   3 = mittel   4 = schwer

Parkinsonprotokoll

- Vor den Pflegehandlungen kann die Beweglichkeit durch Lockerungsübungen verbessert werden.

- Vielen Betroffenen hilft es beim Aufstehen, ein festes Ziel (Waschbecken, Tisch, Trinkglas) vor Augen zu haben; häufig wird die Bewegung erst dadurch möglich.

- Der Patient braucht genügend Zeit für seine Bewegung. Ziehen und Zerren verstärkt die Blockade.

- Wegen der Muskelschwäche geht der Parkinsonkranke oft schief und gebückt; dabei beugt er sich meist auf die zuerst betroffene Seite. Wegen seiner gebückten Haltung neigt der Kranke dazu, immer mehr auf den Zehen zu gehen. Der Patient wird immer auf der „gesunden" Seite gestützt.

Da die größten Probleme der Patienten mit Morbus Parkinson in der **Koordination** von Bewegungsabläufen bestehen, müssen sie vor allem in Fragen der Mobilität unterstützt und angeleitet werden. Pflegende sollten die Erkrankten deshalb unterstützen:

- **beim Aufstehen:** den Patienten nach etwas greifen lassen (Stock, Hut, Trinkglas); das Aufstehen aus dem Stuhl wird auch erleichtert, wenn der Betroffene etwas erhöht sitzt.

- **beim Starten:** wenn der Patient steht, ist die richtige Startposition wichtig; das Gewicht muss gleichmäßig auf beide Füße verteilt werden. Häufig zeigt der Oberkörper in die richtige Richtung, aber die Füße stehen noch schief. Der Patient muss hören, welchen Fuß er zuerst nach vorne setzen soll. Pflegende stehen auf der nicht gebeugten Seite oder vor dem Patienten, so dass er sich an den Hüften festhalten kann. Pflegende stützen ihn unter den Ellenbogen (nicht hinter), halten Blickkontakt und lassen sich vom Patienten steuern und nicht umgekehrt. Für den Parkinsonkranken ist der Einsatz eines Rollators ungünstig, da er oft zu schnell damit geht und Mühe hat, anzuhalten.

- **beim Vorbeigehen an etwas:** Betroffene gehen sehr knapp an einem Hindernis vorbei, weil sie sich derart darauf konzentrieren, dass sie vergessen, wie man ausweicht. Häufig stehen sie dann genau mit dem „schweren" Bein vor dem Hindernis und blockieren die Bewegung. Hilfreich ist es, dann einen Schritt zurückzugehen oder Markierungen um die Hindernisse anzubringen.

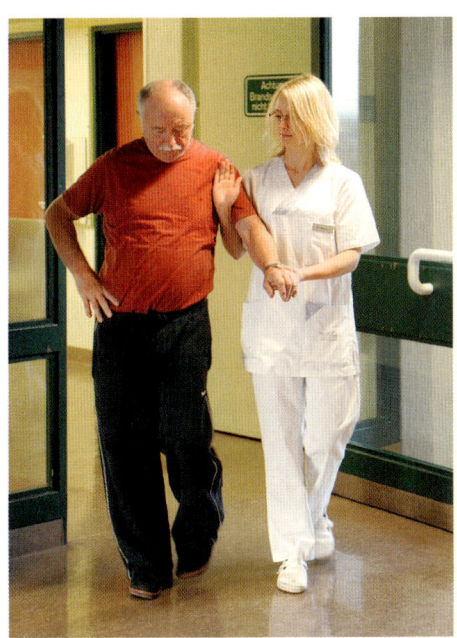

Richtiges Gehen mit Parkinsonerkrankten

◆ **beim Richtungändern:** wer beim Gehen die Richtung ändern will, muss zwei Dinge gleichzeitig tun: gehen und sich drehen. Diese komplexen Abläufe beherrschen die Betroffenen nicht. Oft dreht sich nur der Oberkörper und die Füße bleiben stehen (Sturzgefahr!). Hilfreich sind Markierungen auf Augenhöhe, die dem Betroffenen ein klares Ziel vor Augen geben.

◆ beim Stehenbleiben: halten Sie den Bewohner rechtzeitig auf, z. B. mit dem Befehl „Halt und Still-Stand" ca. vier Schritte vor seinem Ziel.

◆ beim Hinsetzen: Viele Parkinsonkranke vergessen beim Setzen in den Stuhl den letzten Schritt. Die Beine sind wie „verknotet" und der Patient sitzt schief im Stuhl. Daher sollte der Betroffene rechtzeitig an den letzten Schritt erinnert werden. Auf den Boden aufgemalte Füße können eine gute Orientierungshilfe sein. Am besten eignet sich ein Stuhl mit Armlehnen, auf die sich der Patient abstützen kann.

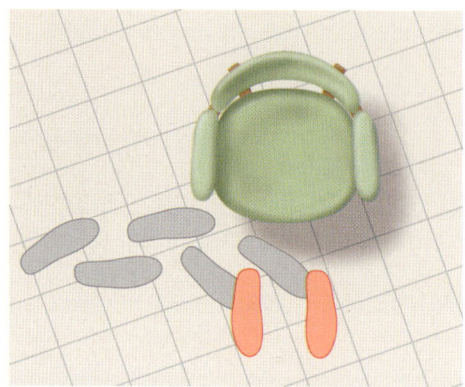

Markierungen für sicheres Sitzen

Durch die Koordinationsstörungen und die Verlangsamung der Bewegungsabläufe wird auch die **Körperpflege** erschwert. Meist können die Kranken nicht richtig greifen, so dass die Pflegemittel entweder angereicht oder angepasst werden müssen, z. B. Zahnglas aus Plastik mit Rillen; verdickter Überziehgriff für die Zahnbürste. Normalerweise führt man die Hand zum Gesicht; viele Kranke machen es genau umgekehrt. Die Ellenbogen können auf eine Unterlage abgelegt werden. So kann der Tremor besser kontrolliert werden. Auch hier gilt, dass die Bewegungen mit einem festen Ziel oder einem Gegenstand vor Augen leichter auszuführen sind. Hilfreich ist ein großer Spiegel, in dem sich der Patient sehen kann.

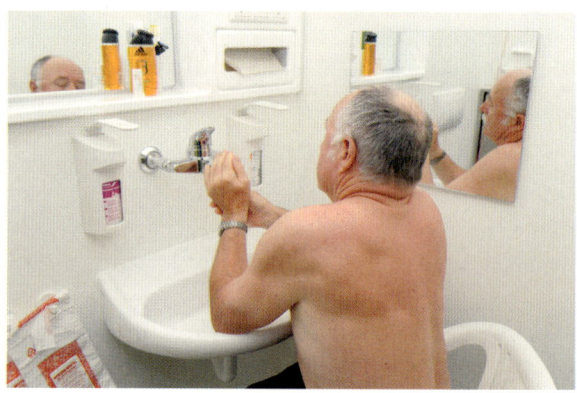

Hilfe bei der Körperpflege

334

Auch beim **An- und Ausziehen** der Kleidung benötigen die Patienten Unterstützung und Hilfe. Im Folgenden werden die wichtigsten Pflegeinterventionen für das „Kleiden" beschrieben:

♦ Kleidungsstücke, die im Schrank hängen, kann der Erkrankte besser greifen als solche, die liegen.

♦ Kleidungsstücke sollen stets in der richtigen Reihenfolge für den Erkrankten zurechtgelegt werden.

♦ Beim Anziehen von Hosen etc. sollte sich der Betroffene gut abstützen können (z. B. an der Wand lehnen oder auf dem Stuhl sitzen).

♦ Klettverschlüsse sind zu bevorzugen.

♦ Jacken und Hemden können gleich am Bügel angezogen werden.

♦ Anziehhilfen sind hilfreich und sollten sinnvoll eingesetzt werden (Zuknöpfhilfe, Strumpfanzieh-hilfe)

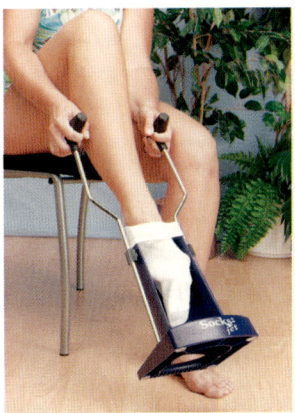

Strumpfanziehhilfe

Die Bewegungseinschränkungen wirken sich auch auf das **Essen und Trinken** aus. Hinzu kommen die häufig bestehenden Schluckstörungen der erkrankten Personen. Vielfältige Hilfsmittel und sinnvoll angewendete Pflegeinterventionen erleichtern den Patienten den Alltag ganz wesentlich. Nicht jeder Parkinsonerkrankte benötigt die Hilfsmittel und pflegerische Unterstützung in gleichem Maße. Eine sorgfältige und sinnvolle Auswahl ist daher von großer Bedeutung im Behandlungs- und Betreuungsprozess.

Schluck-
beschwerden
Band 3, J 1

♦ geeignetes Besteck mit verdickten Griffen erleichtert das Halten

♦ Teller auf eine rutschfeste Unterlage stellen, einen Tellerrand aus Plastik montieren

♦ Patienten in eine gute Sitzposition bringen

♦ Betroffene sollten kleine Happen essen und gut kauen, das erleichtert das Schlucken.

♦ Betroffene sollen sich auf das Essen konzentrieren können, Ablenkungen durch Gespräche sind zu vermeiden.

♦ Bei bestehendem Tremor sollen die Ellenbogen auf den Tisch abgestützt werden. Trinkbecher mit Rillen haben sich bewährt. Wenn nötig, sollen sie mit zwei Händen festgehalten werden.

♦ Mehr breite als hohe Trinkbecher bevorzugen. Sie haben den Vorteil, dass sich der Betroffene mit dem Kopf weniger weit nach hinten legen muss, um den Becher leer zu trinken.

Schluckstörungen bei Morbus Parkinson

Bei der Parkinson-Krankheit im fortgeschrittenen Stadium sind alle muskulären Abläufe stark verlangsamt; dies gilt auch für die Schluckmuskulatur von Hals, Mund, Zunge, Schlund und Speiseröhre. Dazu ist die Atemmuskulatur beeinträchtigt, was zusätzlich das hochkomplexe Zusammenspiel von ca. 50 Muskeln beim Schlucken beeinträchtigt. Die Abstimmung von Atmung und Schlucken gelingt normalerweise ohne Probleme. Der Gesunde schluckt in der Ausatmungsphase; dabei rutscht der Speisebrei über den geschlossenen Kehldeckel und die Atmung wird kurzzeitig unterbrochen. Der ältere Mensch benötigt mehr und kürzere Atemunterbrechungen als der junge; deshalb schlucken viele alte Menschen auch in der Einatmungsphase. Treten dann zusätzlich Verlangsamungen der Muskelfunktionen auf, kommt es zu Schluckstörungen und in deren Folge zur Aspiration bei ungenügender Kraft zum Abhusten. Parkinsonkranke sitzen meist gebeugt und strecken den Kopf vor. Damit verstärken sie das Schluckproblem.

Schluckstörungen
Band 3, J 1.2

Auch für Patienten mit Morbus Parkinson gilt daher, dass sie nicht aus einem Schnabelbecher trinken sollen. Die Koordination des Schluckens wird durch den Deckel des Schnabelbechers unnötig erschwert und kann zum starken Verschlucken mit möglicher **Aspirationspneumonie** bei den Patienten führen. Daher wenn immer möglich mit Becher oder Tasse ohne Deckel trinken lassen.

Pneumonie
Band 2, G 3.1

2.3.5 Bedeutung für den Patienten

Die bisher nicht heilbare, sich langsam verschlechternde Krankheit hat weitreichende Auswirkungen auf die Lebensqualität der betroffenen Patienten. Je nach Erkrankungsalter kann eine Frühberentung nötig werden. Im Alter führen die zunehmenden Beschwerden und großen Bewegungseinschränkungen häufig zur sozialen Isolation und zur Einsamkeit. Hinzu kommt, dass den Patienten häufig ein kognitives Defizit unterstellt wird, nur weil sie in der sprachlichen und mimischen Reaktion verlangsamt sind.

Die Phasen der Unbeweglichkeit, möglicherweise unterbrochen von Phasen der starken Überbeweglichkeit (Hyperkinesie), sind für den Betroffenen körperlich sehr anstrengend. Zusätzlich kommt es zur sozialen Stigmatisierung anhand der körperlichen Gebrechen. Weiter können Episoden von Hilflosigkeit, Resignation, vermehrter Angst und Gefühlen der Machtlosigkeit auftreten. Sinnvolle Interventionen sind hier einfühlsame Gespräche. Eine gute Information über mögliche Unterstützungsangebote ist sehr wichtig. Parkinsonkranke, die aus verschiedenen Gründen ins Krankenhaus müssen, leiden oft unter der dortigen hektischen Betriebsamkeit. Menschen, die sich nur langsam bewegen können, benötigen sehr viel Aufmerksamkeit und Zuwendung. Pflegende sind gefordert, dem Patienten individuell die Zeit zuzugestehen, die er zur Bewältigung seines Alltags benötigt.

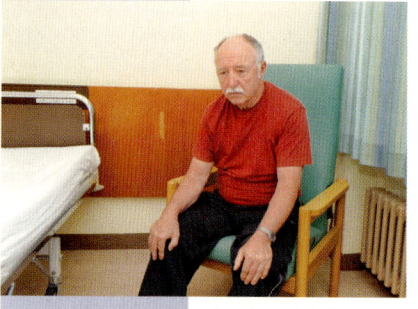

Machtlosigkeit

1 Welche Erkrankungen sind zumeist gemeint, wenn der Patient von Rheuma spricht?

2 Nennen Sie fünf der acht klassifizierten Rheumaerkrankungen.

3 Welche Symptome der rheumatischen Erkrankungen verursachen die Bewegungseinschränkung?

4 Beschreiben Sie den Verlauf der rheumatoiden Arthritis.

5 Welche Rolle spielt die Kommunikation bei der Pflege von Menschen, die an Rheuma leiden?

6 Beschreiben Sie den Unterschied zwischen einer Arthrose und einer Arthritis.

7 Was ist der Unterschied zwischen einer primären und sekundären Arthrose?

8 Wie entwickeln sich in der Regel die Symptome einer Arthrose? Mit welchen Anzeichen beginnt die Erkrankung, wie ist ihr Verlauf?

9 Welche Risikofaktoren begünstigen eine Arthrose?

10 Wie können Pflegende die an einer Arthrose erkrankten Personen in ihren Bewegungsabläufen angemessen unterstützen?

11 Nennen Sie vier Einflussfaktoren, die die Entstehung eines Morbus Parkinson begünstigen.

12 Nennen Sie mindestens fünf Symptome des Morbus Parkinson und erklären Sie diese.

13 Im Rahmen der Parkinson-Krankheit kommt es zu vegetativen Störungen. Nennen Sie mindestens drei.

14 In welche Stadien lässt sich die Parkinsonkrankheit unterteilen?

15 Was versteht man unter dem Begriff „freezing"?

16 Welche pflegerischen Unterstützungsmaßnahmen für Menschen, die an Morbus Parkinson im fortgeschrittenen Stadium leiden, kennen Sie?

17 Was versteht man unter einem Bewegungsprotokoll bei Menschen, die an Parkinson erkrankt sind?

18 Was versteht man unter dem Begriff „Aktionstremor"?

---

1 Erstellen Sie die Vorlage für ein Bewegungsprotokoll, das speziell das Verhalten eines Rheuma-Patienten dokumentieren soll. Welche Bewegungsabläufe müssen im Besonderen beobachtet werden?

2 Erstellen Sie eine umfangreiche Liste von Hilfsmitteln, die die Aktivitäten eines Patienten, der an Rheuma leidet, erleichtern sollen. Berücksichtigen Sie alle Aktivitäten des täglichen Lebens.

3 Informieren Sie sich bei der Deutschen Rheumaliga über das Unterstützungsangebot und über das zur Verfügung stehende Informationsmaterial für betroffene Patienten und deren Angehörige.

4 Stellen Sie in einem Rollenspiel die Situation eines pflegerischen Aufnahmegesprächs bei einem an einer Arthrose erkranken älteren Heimbewohner nach. Ein Mitschüler übernimmt die Rolle des Erkrankten. Eine Mitschülerin übernimmt die Rolle der Bezugspflegenden. Alle anderen Ihrer Gruppe sind Beobachter der Situation. Auf welche Aspekte sollte die Pflegende bereits im Erstgespräch achten? Wie ist das Aufnahmegespräch strukturiert? Wie nimmt die Pflegende den Heimbewohner in seinen Bedürfnissen und Ressourcen wahr? Geben Sie kollegiales Feedback an beide Akteure.

5 Erstellen Sie eine Übersicht mit den wichtigsten Medikamenten zur Behandlung von Morbus Parkinson. Legen Sie dabei besonderen Wert auf die Verabreichungsform und auf mögliche Nebenwirkungen.

6 Erstellen Sie eine umfangreiche Pflegeplanung für Menschen, die an einem Morbus Parkinson erkrankt sind. Wo liegen Ihre pflegerischen Prioritäten? Welches Gesundheitsproblem stellen Sie in das Zentrum der Pflege?

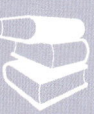

Dubiel, Helmut: Tief im Gehirn. Mein Leben mit Parkinson. Goldmann Verlag, München 2008

Hafner, Manfred / Meier, Andreas: Geriatrische Krankheitslehre. Teil I Psychiatrische und neurologische Syndrome. Huber Verlag, Bern 2005

Sacks, Oliver: Awakenings. Zeit des Erwachens. Rowohlt Verlag, Frankfurt 1991

Zipper, Karin / Hinzke, Jutta: Pflege in der Rheumatologie. Kohlhammer Verlag, 2002

www.deutsches-arthrose-forum.de Webseite des Deutschen Arthrose-Forums als Austauschmöglichkeit für Fachpersonal und Betroffene mit Adressen von Selbsthilfegruppen und vielen Informationen

www.arthrose.de Webseite der Deutschen Arthrose-Hilfe e.V. mit Informationen zu aktuellen Behandlungsmöglichkeiten und persönlicher Beratung

www.rheuma-liga.de Webseite des Bundesverbandes der Deutschen Rheuma-Liga in Bonn mit vielen Informationen für Fachpersonal und Betroffene

www.parkinson-gesellschaft.de Webseite der Deutschen Parkinsongesellschaft in Wiesbaden mit vielen Informationen für Fachpersonal und Betroffene

I   Deutsche Rheumaliga 2009
II   Skala nach Outerbridge (1961)
III   nach Hafner et al., 2005

Einen langen Atem haben

Patienten mit Erkrankungen der Atemwege pflegen und unterstützen

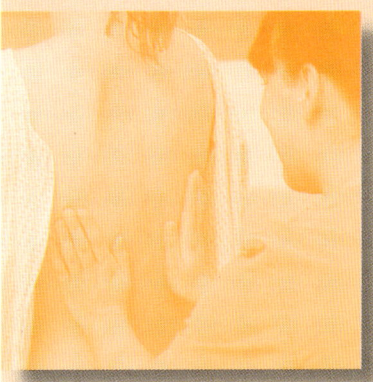

G

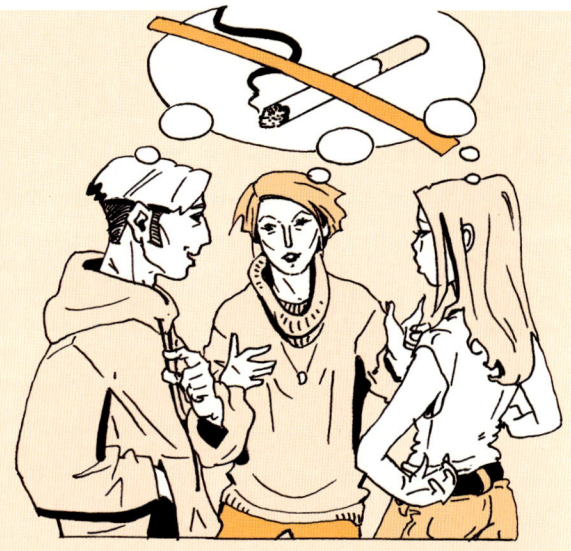

Pia kommt auf die letzte Minute in den Unterricht und sinkt erschöpft in ihren Stuhl. In der Pause fragen Tim und Olga besorgt, was denn passiert sei. „Ich habe euch doch erzählt, dass meine kleine Schwester gestern an den Mandeln operiert worden ist. Ich habe sie heute Morgen vor der Schule noch schnell besucht und geschaut, wie es ihr geht." „Hoffentlich ist alles gut gegangen?", fragt Olga besorgt nach. „Ja, ja, sie ist schon wieder ganz munter und fragt immer, ob sie noch ein Eis haben kann."

Am nächsten Tag ist Tim auf der chirurgischen Wochenstation für die Pflege des 56-jährigen Paul Steiners zuständig. Als nach Wochen der Heiserkeit die Beschwerden nicht besser wurden, hatte Herr Steiners seinen Hausarzt aufgesucht. Mit Verdacht auf eine Tumorerkrankung hatte dieser ihn zum Facharzt für Hals-Nasen-Ohren geschickt. Leider hatte sich der Verdacht bestätigt und der Patient soll am nächsten Tag am Kehlkopf operiert werden. Während Tim sich nach dem Unterricht nach dem Befinden des Patienten erkundigt, denkt er bei sich: „Ob Herr Steiners morgen noch sprechen kann?"

Zur gleichen Zeit pflegt Olga die 76-jährige Hilde Behrens. Die Bewohnerin des Seniorenzentrums Gutleben leidet seit vielen Jahren an einer Lungenerkrankung. Als Olga am Morgen das Zimmer der Bewohnerin betritt, kann diese nur noch durch Gesten ihr Inhalationsspray verlangen. Die Situation bessert sich nach einiger Zeit und Frau Behrens kommt wieder zu Atem.

Als sich die Freunde über ihre Erfahrungen austauschen, wird ihnen sehr deutlich, wie viele ihrer Patienten an Erkrankungen der Atemwege leiden. Und alle drei versichern sich gegenseitig, dass sie sicher nie anfangen werden zu rauchen.

1   Welche lindernden Maßnahmen sind Ihnen nach einer Mandeloperation bekannt? Tauschen Sie sich in der Gruppe aus.

2   Welchen Einfluss hat die Fähigkeit des Sprechens auf unseren Alltag und unsere Lebensqualität? Diskutieren Sie mit Ihren Mitschülern.

3   Wie sollten sich Pflegende Patienten gegenüber verhalten, die an einer Atemwegserkrankung leiden und rauchen? Vertreten Sie in der Gruppe jeweils Ihre Meinung dazu.

1 Pflege bei Erkrankungen des Hals-Nasen-Ohren-Bereichs

Nach der Herausforderung in der Betreuung von Herrn Steiners ist Tim froh, im nächsten Spätdienst für die Pflege des 36-jährigen Fred Blink zuständig zu sein. Herr Blink wurde am Vortag an den Mandeln operiert. Von Pia hat Tim gehört, dass es ihrer Schwester sehr bald wieder gut ging. Mit diesem Eindruck sucht Tim den Patienten auf.

Als Tim das Zimmer betritt, nimmt er einen leidenden Patienten wahr. Auf dem Nachttisch steht eine Nierenschale, die überquillt von Papiertaschentüchern. Als Tim sich nach dem Befinden erkundigt, greift der Patient zum Schreibblock: „Ich habe starke Schmerzen, das Schlucken ist mühsam und ich habe einen sehr unangenehmen Geschmack im Mund." Tim verspricht, sich um die Belange zu kümmern, und wendet sich an die Praxisanleiterin Brigitte Hoffmann.

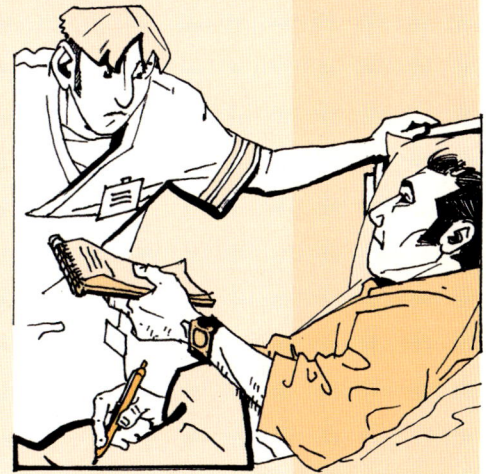

„Das kann ja wohl nicht so schlimm sein. Die kleine Schwester einer Freundin ist auch an den Mandeln operiert worden und die hat sich nicht so angestellt ..." Brigitte Hoffmann erwidert, dass eine Mandeloperation bei Erwachsenen häufig anders verläuft als bei Kindern und bespricht mit Tim die nötigen Maßnahmen.

1 Möglicherweise wurden Sie schon an den Mandeln operiert. Schildern Sie Ihre Erfahrungen.

2 In welcher Reihenfolge sollte sich Tim um die Beschwerden des Patienten kümmern? Tauschen Sie sich in der Gruppe aus.

1.1 Tonsillitis (Angina tonsillaris)

Als **Angina tonsillaris** wird die akute Entzündung der Tonsillen (Mandeln) bezeichnet. Sie zählt zu den häufigsten Entzündungen im Rachenraum. Betroffen sind Kinder und Erwachsene.

1.1.1 Ursachen

Häufig sind Infekte mit Streptokokken Auslöser für diese Erkrankung, aber auch Staphylokokken oder Pneumokokken sowie Haemophilus influenzae können diese bakterielle Infektion auslösen. Viren können ebenfalls zu einer Angina tonsillaris führen.

Dringen Erreger über Nase und Mund in den Körper ein, treten sie direkt mit dem umfangreich angelegten Abwehrgewebe des Nasen-, Gaumen- und Rachenraums, dem lymphatischen Rachenring, in Kontakt und es kommt zu Abwehrreaktionen.

Atemwege, Band 2 G 1.3

1.1.2 Symptome und Diagnostik

Patienten mit einer akuten Angina tonsilliaris entwickeln innerhalb kurzer Zeit hohes Fieber. Die Patienten klagen über zunehmende Schluckbeschwerden und Halsschmerzen, die bis in den Ohrbereich ausstrahlen können. Halslymphknoten können fühlbar angeschwollen und druckschmerzhaft sein.

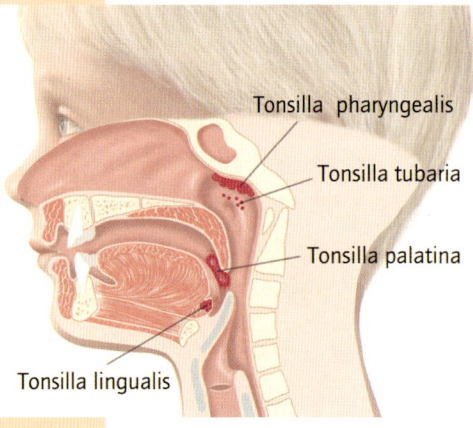

Tonsilla pharyngealis

Tonsilla tubaria

Tonsilla palatina

Tonsilla lingualis

Mund-Nasen-Rachen-Raum

Die Stimme klingt belegt und die Patienten fühlen sich abgeschlagen und müde. Bei der Inspektion der Mundhöhle und des Rachens fallen gerötete und geschwollene Tonsillen auf. Auf der Tonsillenoberfläche sind meist eitrige Beläge zu sehen, die auf eine bakterielle Infektion hindeuten. In diesem Zusammenhang ist manchmal ein typischer Mundgeruch wahrzunehmen (Foetor ex ore).

1.1.3 Komplikationen

Komplikationen treten durch eine übermäßige Immunreaktion des Körpers oder durch Ausbreitung der Erreger über die Blutbahn in angrenzende Halsregionen auf. Als klassische Komplikationsbeispiele sind zu nennen:

♦ Peritonsillarabszess: die Eiteransammlung liegt in direkter Umgebung der Mandeln (Tonsillenbett)

♦ Retropharyngealabszess: die Eiteransammlung liegt im Retropharyngealraum. Dieser Spalt befindet sich zwischen Rachenhinterwand und Wirbelsäule

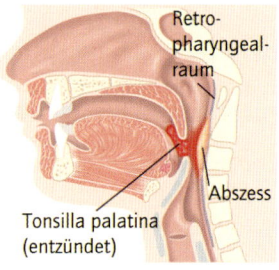

Retro-pharyngeal-raum

Abszess

Tonsilla palatina (entzündet)

Retropharyngealabszesse

1.1.4 Behandlung

Antiinfektiva
Band 4, D 9

Zunächst kann versucht werden, die Infektion mit Antiinfektiva medikamentös zu behandeln. Treten eitrige Mandelentzündungen jedoch immer wieder auf oder besteht eine dauerhafte Tonsillitis, ist eine operative Entfernung der Gaumenmandeln (Tonsillektomie = TE) meist unumgänglich. Diese Möglichkeit sollte, insbesondere bei Kindern, gut abgewogen werden, da die Tonsillen für das Immunsystem eine wichtige Rolle spielen. Bei der Behandlung bzw. bei einer geplanten Operation sollten daher Vor- und Nachteile sorgfältig abgewogen werden. Über die Blutbahn können sich die Erreger im ganzen Körper verteilen und neue Krankheitsbilder hervorrufen (z.B. Erythema nodosa = Entzündung des Unterhautfettgewebes) oder eine Endokarditis (Herzinnenwand-Entzündung).

1.1.5 Pflegerische Maßnahmen

Die postoperative Pflege richtet sich nach den hausinternen Standards und unterscheidet sich – mit den folgenden Ausnahmen – nicht von der herkömmlichen postoperativen Pflege:

Postoperative Pflege
Band 4, G 4

- ◆ Lagerung mit erhöhtem Oberkörper oder Seitenlagerung
- ◆ körperliche Anstrengungen vermeiden, dennoch ist eine Mobilisation mit ruhigen Bewegungsabläufen wichtig; der Patient ist entsprechend zu informieren
- ◆ Wundinspektion: um mögliche Nachblutungen nicht zu übersehen, wird der Mund- und Rachenbereich regelmäßig kontrolliert (ggf. Mundhöhle ausleuchten und vorsichtig mit Mundspatel arbeiten)
- ◆ Eiskrawatten und gekühlte Getränke (Tee oder Wasser) lindern Schmerzen und beugen Nachblutungen vor. Der Patient kann schluckweise trinken. Der behandelnde Arzt legt fest, ab wann eine Flüssigkeitsgabe erlaubt ist
- ◆ nach dem ersten Tag wird die Gefahr einer akuten Nachblutung geringer. Es bildet sich ein Fibrinbelag auf der Wundoberfläche. Einige Tage später, durch Fibrinablösung im Wundgebiet, kann es zu Blutungen oder Sickerblutungen kommen. Nicht erkannte Blutungen können zu lebensbedrohlichen Situationen führen

> Auffällige, zunehmende Gesichtsblässe, Tachykardie, Blutaustritt aus dem Mund-Nasenraum sowie Blutdruckabfall sind Alarmsignale und bezeichnend für Nachblutungen; eine sofortige Information an den zuständigen Arzt ist lebenswichtig.

- ◆ Mundspülungen mit Dexpanthenol unterstützen die Wundheilung
- ◆ Zellstoff und Nierenschale in Reichweite des Patienten platzieren
- ◆ die Nahrungsaufnahme muss vorsichtig begonnen und aufgebaut werden
- ◆ nur kohlensäurefreie kalte Getränke anbieten, keine Obstsäfte, da die Fruchtsäure Schmerzen auslösen kann
- ◆ bei Kindern auf eine ausreichende Flüssigkeitszufuhr achten
- ◆ am ersten Tag nach der Operation sollte die Zahnpflege nur als Mundspülung mit Wasser durchgeführt werden, Gurgeln sollte einige Tage unterbleiben
- ◆ im Verlauf kann auch mit Kamille oder Salbei gespült werden
- ◆ um das schmerzhafte Schlucken erträglicher zu machen, kann vor der Nahrungsaufnahme ein Schmerzmittel nach ärztlicher Verordnung verabreicht werden
- ◆ in den ersten Tagen flüssige bis breiige Kost je nach Zustand des Patienten anbieten

In einigen Fällen entwickelt sich Fieber, das durch Wadenwickel wirksam gesenkt werden kann. Der Patient sollte Bettruhe einhalten. Mundspülungen mit Kamille, Salbei oder Kochsalzlösung lindern das Spannungsgefühl und fördern die Heilung. Dabei ist die austrocknende Wirkung von Kamille und Salbei zu beachten; beide Tees sollten nicht länger als nötig zur Mundpflege eingesetzt werden. **Inhalationen** können als wohltuend empfunden werden. Durch den geöffneten Mund gelangen die Dämpfe an die Entzündungsstelle und fördern den Heilungsvorgang.

Wadenwickel
Band 4, F 2.1.3
Inhalationen
Band 4, F 3

1.2   Larynxkarzinom

Das **Larynxkarzinom** ist die häufigste maligne (bösartige) Erkrankung des Kehlkopfs, die umgangssprachlich auch Kehlkopfkrebs genannt wird. Männer erkranken daran sehr viel häufiger als Frauen. Das Durchschnittsalter der erkrankten Personen liegt bei ca. sechzig Jahren.

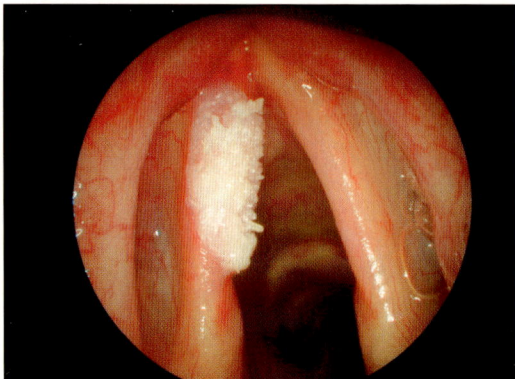

Larynxkarzinom

1.2.1   Ursachen

Es gibt eindeutige Faktoren, die diese Erkrankung begünstigen. In erster Linie sind Rauchen, ein starker Alkoholkonsum sowie eine ungesunde, vitaminarme Ernährung zu nennen. Viren, Umweltgifte und erbliche Veranlagungen begünstigen gleichfalls die Krankheitsentstehung.

Zudem gelten **Präkanzerosen** (Gewebeveränderungen, die eine bösartige Entartung begünstigen) als mögliche ursächliche Faktoren. Hierzu zählen:

♦ Leukoplakien (weißliche, nicht entfernbare Schleimhautareale)

♦ Dysplasien (Fehlbildungen der Gewebestruktur)

♦ Carcinoma in situ (Oberflächenkarzinom im Frühstadium)

Die **Karzinomarten** im Bereich des Kehlkopfs unterscheiden sich durch die unterschiedliche anatomische Lokalisation:

♦ Glottiskarzinom (Stimmlippenkarzinom oder Stimmbandkarzinom)

♦ supraglottisches Karzinom, oberhalb der Stimmritze

♦ subglottische Karzinome, unterhalb der Stimmritze

Diese Karzinome können sich jedoch auf den gesamten Kehlkopf bis ins umgebende Gewebe des Halses und die Lymphknoten ausbreiten.

1.2.2   Symptome

Auch wenn ganz bestimmte Symptome auf ein Karzinom hinweisen, sollten alle anhaltenden Beschwerden im Halsbereich ärztlich abgeklärt werden. Länger anhaltende Heiserkeit, ein unspezifisches Druckgefühl, Hals- und Ohrenschmerzen, Veränderungen der Stimme, auch Luftnot, Husten und Schluckstörungen können Hinweise auf eine bösartige Erkrankung im Bereich des Kehlkopfs sein.

1.2.3 Behandlung

Die Behandlungsformen richten sich nach Lokalisation und Stadium der Tumorerkrankung. Bestrahlungen, **Operationen** und spezielle Chemotherapien sind gute Behandlungsmöglichkeiten. Primär sind Operationen die am häufigsten verwendete Behandlungsmethode. Minimalinvasive Operationstechniken ermöglichen eine normale Atemfunktion und den Erhalt der Stimme.

Ist die Krebserkrankung fortgeschritten, kann es im schlimmsten Fall zu einer totalen Kehlkopfentfernung (Laryngektomie) kommen, die eine gewohnte, normale Sprach- und Atemfunktion unmöglich macht. Um die Atmung weiterhin zu ermöglichen, wird häufig operativ ein **Tracheostoma** angelegt.

Tracheostomie
Band 3, G 3.9

Durch logopädische Begleitung und Übung spezieller Sprachtechniken kann die Sprachfunktion wieder erlernt werden. Technische Hilfsmittel bieten die Möglichkeit, eine Ersatzstimme anzuwenden.

Sind Lymphknoten der Halsregion (einseitig oder beidseits) mit befallen (Metastasierung), müssen diese im gleichen operativen Verfahren entfernt werden. Diese Operationsmethode nennt sich **Neck-Dissection**. In der Regel wird eine umfassende Operation mit entsprechend großem Wundgebiet nötig. Oft wird die Verpflanzung von Hautlappen nötig, um die Wunden verschließen zu können. Dies hat neben der Bedrohung durch die Tumorerkrankung weitreichende kosmetische Folgen, da die Patienten sich nicht selten als sehr entstellt wahrnehmen. Eine frühzeitige psychologische Unterstützung ist hier ratsam. Sind Lymphknotenmetastasen diagnostisch gesichert, wird nach der erfolgten Operation zusätzlich eine Strahlentherapie durchgeführt. Manche Patienten sind, z. B. aufgrund ihres schlechten Allgemeinzustands, nicht operationsfähig. Als alternative Behandlung ist dann ebenfalls eine Bestrahlungstherapie zu erwägen.

Pflege bei
Bestrahlung
Band 4, E 7

> Patienten und Angehörige müssen auf die zu erwartenden Probleme nach der Tracheostomaanlage sowie über die Möglichkeiten zur Wiedererlangung der Stimme aufgeklärt und begleitet werden. Das Unvermögen, sich nach der Operation in gewohnter Weise mitzuteilen bzw. zu kommunizieren, ist nicht nur für den Betroffenen eine starke Belastung.

1.2.4 Komplikationen

Unmittelbar postoperativ kann es zu sehr starken, mitunter lebensbedrohlichen **Blutungen** aus dem Wundgebiet kommen. Dies vor allem, wenn Gefäße während der Operation unbeabsichtigt beschädigt oder durchtrennt wurden.

Durch eine umfangreiche Tumorresektion in der Halsregion und Durchtrennung von Muskelgewebe kann es im Heilungsverlauf zu **Schmerzen** bei den Bewegungsabläufen kommen.

Postoperativ ist auf Veränderungen im Halsbereich zu achten, die eine plötzliche Atemnot auslösen können. Um dauerhafte **Bewegungseinschränkungen** (Kontrakturen) zu vermeiden und den Patienten eine möglichst gute Lebensqualität zu ermöglichen, werden sie frühzeitig physiotherapeutisch betreut. So lassen sich diese unerwünschten Verläufe gut präventiv behandeln.

Anleiten
und schulen
Band 5, A 5.3

1.2.5 Pflegerische Maßnahmen

Postoperative
Pflege
Band 4, G 4

Postoperativ orientiert sich die Pflege an den hausinternen Standards. In der Regel werden die Patienten am 1. postoperativen Tag auf der Intensiv- oder Wachstation gepflegt und ärztlich betreut. Die Pflege unterscheidet sich nicht wesentlich von den sonstigen postoperativen Maßnahmen mit folgenden Ausnahmen:

♦ Der kehlkopflose Patient kann durch die Anlage der Trachealkanüle sein Trachealsekret nur bedingt abhusten. Vor allem durch die lange Narkose ist er in den ersten Tagen oft zu müde dazu. Unterstützung durch die Pflegenden bei der Schleimabsonderung und **Absaugung des Sekretes** ist daher erforderlich.

Tracheostomie
Band 3, G 3.9

♦ **Anfeuchten der Atemluft:** Nach Anlage eines Tracheostomas ist es wichtig, die Atemluft des Patienten anzufeuchten, da diese körpereigene Funktion (der Nase) nicht mehr besteht. Bei Patienten, die nachbeatmet werden, wird das Atemgasgemisch der Beatmungsmaschine befeuchtet. Bei Patienten mit Trachealkanüle, aber ohne maschinelle Beatmung kommen Vernebler zum Einsatz. Eine Alternative ist die künstliche Nase, die als Ansatzstück auf die Trachealkanüle gegeben wird. Durch die Ausatmungsluft befeuchtet sich das Innenleben der künstlichen Nase und feuchtet so sekundär die Einatmungsluft für den Patienten wieder an.

Magensonde
Band 4, E 8.2.1

♦ **Ernährung:** Die Patienten werden postoperativ, neben der intravenösen Flüssigkeitsgabe, über eine Magensonde ernährt. Eine Inspektion der Magensonde am Naseneingang, Nasenpflege und die Erneuerung des Pflasterzügels müssen täglich erfolgen. Nach dem Entfernen der Magensonde erfolgt stufenweise nach ärztlicher Anweisung der orale Kostaufbau.

Verbandwechsel
Band 4, H 5

Beim **Verbandwechsel** werden die Austrittstellen der Drainagen nach dem Entfernen des alten Verbands unter sterilen Bedingungen gereinigt, um Verkrustungen zu lösen und die Einstichstellen auf Infektionszeichen zu kontrollieren. Es erfolgt eine Desinfektion. Das Hautareal wird trocken getupft und mit sterilen Kompressen unterlegt und abgedeckt. Bei der Verwendung von Klebeverbänden wird der Drainageschlauch so fixiert, dass Abknickungen, Druckstellen, Spannungen verhindert werden und der Patient genügend Bewegungsfreiheit hat.

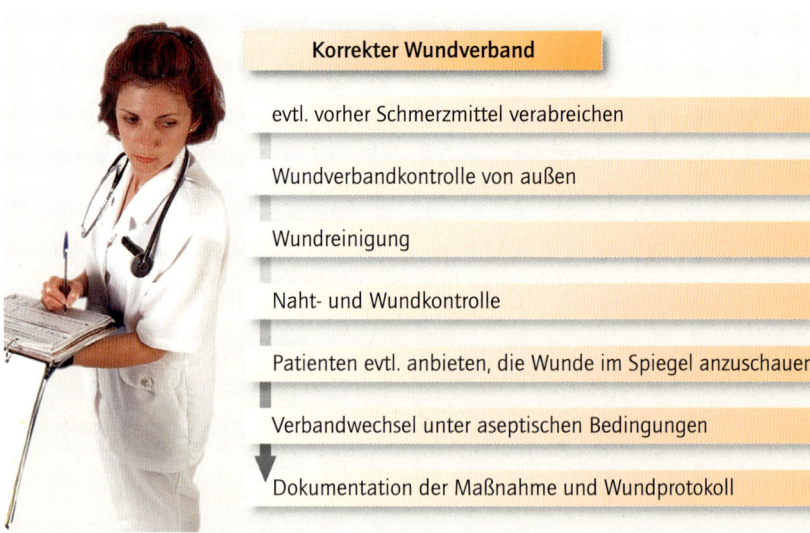

Korrekter Wundverband

evtl. vorher Schmerzmittel verabreichen

Wundverbandkontrolle von außen

Wundreinigung

Naht- und Wundkontrolle

Patienten evtl. anbieten, die Wunde im Spiegel anzuschauen

Verbandwechsel unter aseptischen Bedingungen

Dokumentation der Maßnahme und Wundprotokoll

Drainagesysteme

Eine Kontrolle der Drainagesysteme ist in regelmäßigen Abständen erforderlich, insbesondere nach jedem Patiententransport, vor und nach Mobilisierung und nach Lageänderung des Patienten. Wurden im Operationsgebiet mehreren Redondrainagen eingelegt, müssen die Flaschen zur Bilanzierungshilfe nummeriert werden. Der Redoninhalt muss mindestens einmal am Tag gemessen, an der Flasche mittels Aufkleber markiert und dokumentiert werden. Je nach Fördermenge kann ein Auswechseln der Redonflasche erforderlich werden. Bei nicht fördernden Drainagesystemen müssen die Klemmen nochmals überprüft werden. Sind alle Klemmen geöffnet, liegt vermutlich eine Abflussbehinderung vor und der Arzt muss informiert werden. Bei vermehrter Fördermenge von Sekreten ist der Arzt ebenfalls zu informieren.

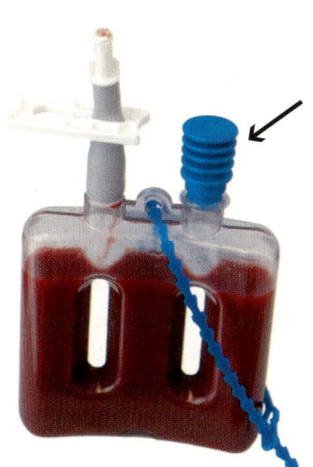

Redonflasche ohne Sog

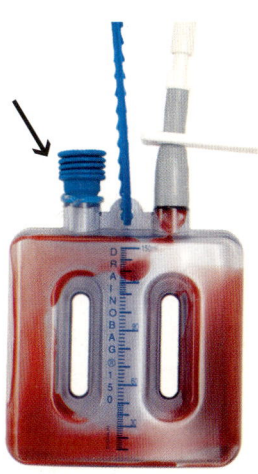

Redonflasche mit Sog

Beispiel: Pflege bei Neck-Dissection

Untersuchungen präoperativ: Blutbild, Leber- und Nierenwerte, Gerinnungsstatus mit Blutgruppe, Entzündungsparameter, Blutgasanalyse, EKG, Lungenfunktionsprüfung, Röntgen-Thorax, OPG (Orthopantomogramm, auch Panoramaschichtaufnahme genannt), Darstellung der Schädelbasis, Ultraschalluntersuchung (Bauch- und Halsregion), Gastroskopie (Magenspiegelung), Knochenszintigrafie (Knochenscan)

Vor der Operation sollte der Patient über die postoperative Pflege informiert werden. So kann er sich nach dem Eingriff besser orientieren. Hierzu zählen in erster Linie der Umgang mit einem evtl. nötigen Stoma und das Absaugen. Auch über die kosmetischen Auswirkungen des Eingriffs sollten die Patienten durch den Arzt informiert und aufgeklärt werden.

Präoperative Pflege Band 4, G 4

Postoperativ: Intensivmedizinische Überwachung des Patienten

- Vitalzeichenkontrolle mit Pulsoxymetrie
- Flüssigkeitsbilanzierung
- Kontrolle der Wunddrainagen und des Verbands
- Schmerzbekämpfung
- Mundpflege
- Sekretabsaugung bei Tracheostomaanlage
- Tracheostomapflege
- Mobilisation des Patienten in Absprache mit dem Arzt
- flüssige, breiige Ernährung, Kostaufbau nach Arztanordnung
- Schlucktraining
- Durchführung aller präventiven pflegerischen Interventionen

1.2.6 Kommunikation

Eine präoperative Patienten- und Angehörigenberatung über Möglichkeiten der Stimmrehabilitation sollte erfolgen, um nach der Operation die Kommunikation und eine einvernehmliche Handlungsweise zwischen Patient, Pflegenden, Angehörigen und logopädischem Fachpersonal zu erleichtern.

Um in den ersten Tagen nach einer Laryngektomie das Wundgebiet zu schonen, sollte der Patient möglichst nonverbal, in schriftlicher Form oder durch Gestikulieren kommunizieren. Die Stimmrehabilitation ist abhängig von dem vorausgegangenen Operationsverfahren.

Folgende Ersatzverfahren können angewendet werden:

♦ **„Elektronischer Kehlkopf"/elektronische Sprechhilfe:** durch Sprechbewegungen des Patienten, in Verbindung mit der elektronischen Sprechhilfe, die der Patient dabei an den Hals hält, entsteht eine leise, etwas fremdartig klingende Ersatzstimme

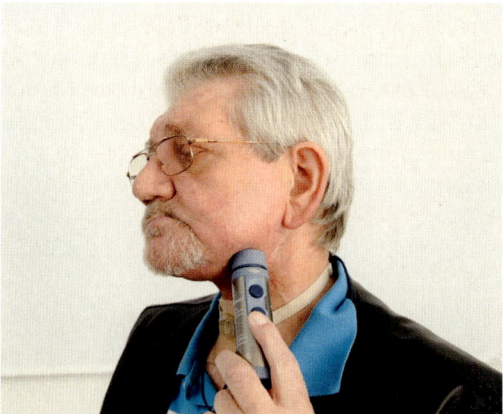

Elektronische Sprechhilfe

- **Speiseröhren-(Ösophagus-)Ersatzstimme**/Ruktusstimme: Der Patient muss lernen, Luft über den Mund in die Speiseröhre bis in den Magen zu schlucken, um sie danach kontrolliert in den Rachen zu pressen. Das Erlernen dieser Technik muss von erfahrenen Logopäden begleitet werden. Sie wird empfohlen, da mit ihr die individuelle Stimmfärbung erhalten bleibt.
- **Stimmfistel:** künstlich angelegte Fistel zwischen Luft- und Speiseröhre, die mit einer Art Ventil versehen ist. Wenn beim Ausatmen das Stoma zugehalten wird, gelangt die ausgeatmete Luft über die Stimmfistel in die Speiseröhre. Durch Vibration der Speiseröhrenschleimhaut kommt es zur Tonbildung.

1.2.7 Bedeutung für den Betroffenen

Die Probleme einer Tumorresektion treten mit der zu erwartenden Entlassung des Patienten erst richtig zu Tage. Die Schwierigkeit, sich trotz des vorübergehenden Stimmverlusts mitzuteilen, Nachwirkungen von Strahlentherapien und anhaltende psychische Probleme, wie Angst vor Abhängigkeit und Hilflosigkeit, erneuten Operationen, sozialem Abstieg und Angst vor dem Tod sollen bereits zu einem frühen Zeitpunkt in der Pflegebeziehung angesprochen werden können.

Durch den Verlust der Sprache kommt es zu weitreichenden Auswirkungen im Beruf und im privaten Alltag. Menschen, die sich nicht schnell und flüssig verbal äußern können, werden in der Gesellschaft oft benachteiligt und stigmatisiert bzw. ausgegrenzt. In vielen Fällen kann eine **psychologische Betreuung** der Betroffenen ihre Bewältigungsstrategien verbessern und erweitern.

Darüber hinaus kommt es bei großen Operationen im Hals-Nasen-Rachenraum auch zu Veränderungen des Geschmacks und des Geruchs. Dies hat beispielsweise Auswirkungen beim Essen und Genießen sowie auf die Wahrnehmung der Umwelt.

Pflegende übernehmen durch ihre Nähe zum Patienten und zu seiner Familie eine wichtige Rolle. Entscheidend für eine gelungene Pflege ist eine vertrauensvolle Beziehung zum Patienten und seinen Angehörigen. Hier werden wichtige Grundsteine für den weiteren Heilungs- und Bewältigungsprozess gelegt.

Coping und Compliance Band 5, J 3.8.1
Entlassungs- management Band 5, J 2.1

In einer Anschlussheilbehandlung wird an diesem Prozess weitergearbeitet und der Patient befähigt, bei möglichst guter Lebensqualität selbstständig zu leben. Der frühe Einbezug von Angehörigen oder Bezugspersonen sollte angestrebt werden. Angehörige werden daher in Absprache mit dem betroffenen Patienten und mit seinem Einverständnis aktiv in den Pflege- und Heilungsprozess integriert. Der soziale Dienst der Kliniken leitet im Rahmen der Entlassungsplanung aus dem Krankenhaus die Anschlussheilbehandlung ein. Er bietet dem Patienten schon vor der Entlassung Kontaktmöglichkeiten zu Selbsthilfegruppen an und vermittelt sie auch.

?

1 Was ist eine Tonsillitis und wodurch wird sie ausgelöst?

2 Beschreiben Sie die möglichen Symptome bei einer Mandelentzündung.

3 Welche pflegerischen Maßnahmen sind nach einer Tonsillektomie zu ergreifen?

4 Welche Vorschädigungen des Kehlkopfs können zu einem Larynxkarzinom führen?

5 Welche Symptome können auf ein Larynxkarzinom hinweisen?

6 Was ist eine Neck-Dissection und wann wird sie notwendig?

7 Warum muss nach einer Kehlkopf-Operation die Atemluft angefeuchtet werden und welche technischen Möglichkeiten gibt es dafür?

8 Beschreiben Sie eine der drei technischen Sprachhilfen für Patienten mit entferntem Kehlkopf mit Ihren eigenen Worten.

1 Erstellen Sie für erwachsene Patienten eine verständliche Broschüre mit den wichtigsten Informationen über die postoperative Pflege bei Operationen im Halsbereich, die Sie ihnen bereits vor der Operation geben möchten. Begründen Sie jeweils, warum Sie die dargestellten Informationen als wesentlich erachten, und diskutieren Sie darüber in der Gruppe.

2 Notieren Sie schriftlich die notwendigen pflegerischen Tätigkeiten

a) vor einer Neck-Dissection,

b) am Tag der Operation und

c) in den Tagen nach dem Eingriff.

Kontrollieren Sie die Vollständigkeit Ihrer detaillierten Auflistung und ergänzen Sie diese mithilfe des Lehrbuchtextes.

3 Stellen Sie ein Gespräch mit einem 40-jährigen Mann (der seine Fragen und Antworten aufschreibt) nach seiner Laryngektomie nach. Der Schwerpunkt Ihrer Beratung liegt auf den Möglichkeiten, auch nach dem Eingriff seine Kommunikationsfähigkeit im Alltag sicherzustellen. Die technischen Hilfsmittel dazu sind dem Patient von einem Arzt bereits erklärt worden, er hat sich aber noch für keine Methode entschieden.

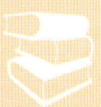

Grevers, Gerhard / Haufschild, Timo / Polte, Michael: Hals-Nasen-Ohrenheilkunde, Augenheilkunde, Dermatologie. Elsevier GmbH, Urban & Fischer Verlag, München 2006

Schoppmeyer, Maria-Anna: Gesundheits- und Krankheitslehre für Pflege und Gesundheitsfachberufe. Elsevier GmbH, Urban & Fischer Verlag, München 2006

www.hno.org – Webseite der Deutschen Gesellschaft für Hals-Nasen-Ohren-Heilkunde mit nützlichen Informationen für Fachpersonen und betroffene Patienten

www.curado.de – Verband der Kehlkopflosen und Kehlkopfoperierten e.V. mit Informationen rund ums Thema

2   Stimme und Sprechen

Als Pia am Morgen aufwacht, nimmt sie ein merkwürdiges Gefühl im Rachen wahr. Als sie am Frühstückstisch sitzt und ihrer Mutter „Guten Morgen" sagen will, kommt außer einem Krächzen nichts heraus. Sie versucht es nochmals, nachdem sie einen Schluck heißen Tee getrunken hat – mit dem gleichen Ergebnis. Da Pia sich ansonsten nicht krank fühlt und auch das Thermometer keine Temperaturerhöhung anzeigt, macht sie sich auf den Weg zur Schule.

Als sie Tim und Olga trifft, schreibt sie auf einen Zettel: „Ich habe keine Stimme, daher kann ich heute leider nicht mit euch reden. Vielleicht ist es morgen wieder besser." Nachdem er den Zettel gelesen hat, sagt Tim grinsend: „Na, dann ist ja heute wenigstens Ruhe in der Bank hinter mir."

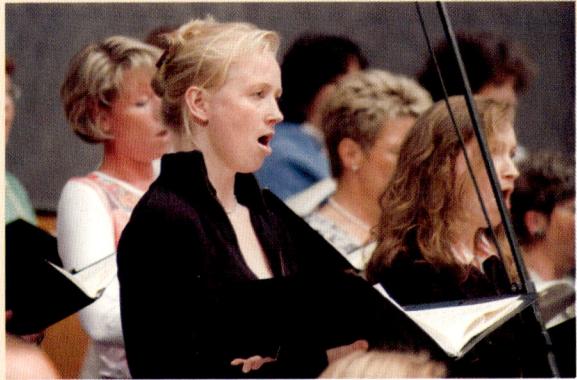

1   Waren Sie schon mal „ohne Stimme"? Wie haben Sie sich dabei gefühlt?

2   Was könnte Pia machen, um ihre Stimme bald wiederzuerlangen?

Die **Stimme** ist ein wesentlicher Teil des Menschen. Sogar der Begriff „Person" deutet auf den Zusammenhang von Stimme und Sprache als Ausdruck und Eindruck von dem individuellen Menschen hin: So wird das Wort abgeleitet von dem lateinischen persona (= hindurchtönen). Das Wesen des Menschen wird gleichgesetzt mit dem Klang seiner Sprache. In linguistischer (= sprachwissenschaftlicher) Hinsicht ist die Stimme etwas, das der Bedeutung nichts hinzufügt. Sie ist das materielle, aber bedeutungslose Element. So nimmt man anfangs beim Gesagten verschiedene Eigenheiten der Stimme wahr, wie Tonhöhe oder Akzent, doch nach und nach konzentriert man sich auf den Sinn des Übermittelten.

Die Stimme selbst ist immer verbunden mit dem Wunsch, etwas auszusagen. Selbst ein ungeformter Schrei (Stimme ohne Sprache) drückt je nach Situation Angst oder Freude, Überraschung oder Ekel aus. An der Stimme kann man vieles hören und erkennen, es werden Informationen mitgeteilt, die über den rein sprachlich-inhaltlichen Aspekt hinausgehen. Ein einfaches Beispiel ist der Akzent. Er verrät nicht nur die geographische Herkunft des Sprechers, sondern auch die Zugehörigkeit zu einer bestimmten sozialen Schicht. Auch bei der Intonation wird deutlich, welchen Einfluss die Stimme auf die Bedeutung hat: Die Betonung kann die Bedeutung des Gesagten in ihr Gegenteil verkehren.

Ein wesentliches Merkmal der Stimme ist ihre **Individualität.** Diese resultiert daraus, dass jeder Mensch unterschiedliche physische Voraussetzungen hat und sich zudem Herkunft und stimmliche Vorbilder in der nächsten Umgebung des Kleinkindes prägend auf die Stimmbildung auswirken.

kindliche
Stimmbildung
Band 3, G 2.3.1

So lässt sich anhand der Klangfarbe, der Resonanz, der Tonhöhe sowie der Modulation und der Melodie, aber auch durch gewisse Eigentümlichkeiten bei der Bildung von Lauten der Sprecher sehr schnell identifizieren. Sogar am Telefon wissen wir in der Regel nach den ersten Worten, wer gerade anruft.

2.1   Schall – Klang – Stimme

Die menschliche Stimme ist als Schall eine physikalisch messbare Größe. Schall entsteht durch **Schwingungen** von Teilchen. Schwingungen sind nicht begrenzt auf den Ort ihrer Entstehung, sondern verbreiten sich in Form von Schallwellen im Raum. Jede Schallerscheinung ist durch vier Größen gekennzeichnet:

Einflussfaktoren auf die Stimme

Einflussfaktor	Erklärung	Messgröße
Frequenz	Tonhöhe	die Anzahl der Schwingungen pro Sekunde und wird in Hertz gemessen 1 HZ = 1 Schwingung pro Sekunde
Schalldruck	Lautstärke	Das physikalische Maß für den Schalldruck wird mit Newton pro m² bzw. Pascal (1 Pa = 1 N/m²) angegeben. Als relativer Maßstab wurde jedoch die Einheit Dezibel (dB) eingeführt
Spektrum/ Dauer	Klangfarbe: entsteht durch mehrere periodisch verlaufende Schwingungsformen; verlaufen die Schwingungen regelmäßig, d. h. periodisch, spricht man von Klängen. Regellose, aperiodische Schwingungen treten im akustischen Bereich als Geräusche in Erscheinung	

Nicht zuletzt ist die **Resonanz** eine physikalische Größe, die bei der Entstehung des Stimmklangs eine Rolle spielt. So besitzt jedes schwingungsfähige System eine charakteristische Eigenfrequenz, die durch seine physikalischen Eigenschaften geprägt ist. Resonanz entsteht dadurch, dass auf dieses System eine Schwingung mit genau dieser Frequenz einwirkt und es somit zum Mitschwingen anregt, zur Resonanz. Im menschlichen Körper, dem Instrument für die Stimmentstehung, bilden die „Ansatz-räume" den Resonator. Ihr Hauptanteil, der tatsächlich einem Rohr gleicht (daher auch in der Stimmbildung der Begriff „Ansatzrohr"), reicht von der Glottis über den Rachen, die Mundhöhle bis zur Öffnung des Mundes an den Lippen.

Atemwege
Band 2, G 1.3

Voraussetzung dafür, die Muskulatur des Kehlkopfs zur Stimmbildung zu nutzen, ist die richtige Funktion der Atmung. Man kann die **Ein- und Ausatmungsvorgänge** bewusst trainieren und sehr differenziert entwickeln, wie es zum Beispiel Sänger tun. Die Stimme wird exspiratorisch (während der Ausatmung) gebildet. Daher liegt die besondere Aufmerksamkeit des Stimmbildners in der Regulierung der Ausat-mung. Die Atembewegungen verlaufen in zwei Varianten, überwiegend abdominal oder überwiegend thorakal (Bauch- oder Brustatmung).

Bauch- und Brustatmung

Während der Bauchatmung vergrößert sich der Thoraxraum vor allem durch die Aktivität des Zwerchfells. Das kuppelartig nach oben gewölbte Organ wird durch die Kontraktion der Muskelfasern nach unten abgeflacht, dadurch erweitern sich die Lungen insbesondere im unteren Teil. Die Bauchwand-muskulatur gibt nach, wodurch die Eingeweide ausweichen und sich die Bauchwand nach vorn wölbt. Durch die Beendigung der Zwerchfellkontrak-tion beginnt die Ausatmung. In der Ruhephase bewirken die bei der Einat-mung gespeicherten elastischen Kräfte die Rückverlagerung des erschlafften Zwerchfells in die Exspirationsstellung.

Bei der Brustatmung vergrößert sich der Thoraxraum durch die Veränderung der Rippenstellung beim Einatmen. Entgegen dem elastischen Lungenzug und der Schwerkraft werden durch die Kontraktion der Zwischenrippenmus-keln die Rippen gehoben und erweitern dadurch den Brustraum vorn oben und seitlich unten. Wenn die äußeren Zwischenrippenmuskeln erschlaffen, erfolgt die Ausatmung. Die Einatmung wird durch die Muskeln des Schulter-gürtels gefördert, die Ausatmung durch die inneren Zwischenrippenmuskeln. Die abdominalen und thorakalen Atembewegungen erfolgen meist kombi-niert. Reflektorisch oder willentlich gesteuert tritt je nach Belastung stärker die eine oder andere Atembewegung hervor. Für die Stimmbildung hat sich die sogenannte Tiefatmung, eine Kombination aus Brust-, Bauch- und Flan-kenatmung als sinnvoll erwiesen. Die thorakale Atmung führt zu hyperfunk-tionellen „Mitbewegungen". Diese sind häufig Ursache von Verspannungen im Hals- und Kehlkopfbereich und somit belastend für die Stimmgebung.

2.2 Theorie der Stimmerzeugung

Heute geht man davon aus, dass der Ton durch die Wechselwirkung der Muskel-kräfte am Kehlkopf und des Atemdrucks während der Ausatmung entsteht (myelas-tisch-aerodynamische Theorie). Die **Stimmlippenschwingungen** werden dabei bestimmt durch den subglottischen Druckanstieg und die Einstellung der Kehl-kopfmuskeln, d.h. durch die Masse, Länge und Spannung der Stimmlippen. Der Anblasedruck löst den Schluss der Stimmritze, die Luft strömt aus und unterhalb der Stimmlippen kommt es zu einem Druckabfall. Dadurch überwiegen wieder die myelastischen Kräfte, die Stimmlippen schließen sich. Durch den nachfolgenden

Druckanstieg weichen die Stimmlippen abermals auseinander. Durch das periodische Zusammenspiel dieser Kräfte entstehen sogenannte selbsterregte, regelmäßige Stimmlippenschwingungen, die den Stimmschall erzeugen.

Von großer Bedeutung für die Stimmerzeugung sind dabei nervale Steuermechanismen. Bei der Phonation (= Laut- und Stimmbildung) ist ein hochintegriertes, komplexes neurologisches System wirksam, das durch ein zeitlich präzise festgelegtes, dreiteiliges Reflexgeschehen bestimmt wird (1. willensmäßige Einstellung der Stimmlippenmuskulatur, 2. Reflexsteuerung der Kehlkopfmuskulatur, 3. Korrektureinstellung durch akustische Selbstkontrolle).

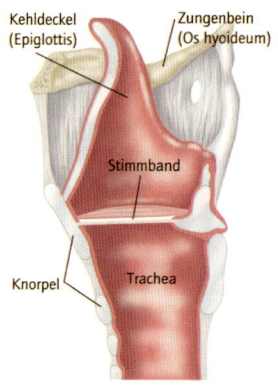

Kehlkopf – Sagittalschnitt   *Stimmerzeugung*

2.3   Stimmgattungen

Die tiefste männliche Stimme ist der Bass, die hohe männliche Stimme der Tenor, die tiefe Frauenstimme ist der Alt und die hohe Frauenstimme der Sopran. Die menschliche Stimme ist jedoch sehr vielfältig und vielgestaltig, so hat man diese vier Stimmgattungen weiter unterteilt. Es gibt eine mittlere Frauenstimme, den Mezzosopran, und eine mittlere Männerstimme, den Bariton. Zu Beginn der sängerischen Ausbildung ist nicht immer sofort zu erkennen, welcher **Stimmtyp** vorliegt. Stimmtypen beziehen sich nicht nur auf die Gattung und richten sich weniger nach der Höhe und dem Umfang der Stimme als vielmehr nach ihrer Struktur, also ihrer Stärke, Klangfarbe, Beweglichkeit und ihrem Vibrato.

Dennoch hat man bereits anhand äußerer Merkmale der Person gewisse Anhaltspunkte, in welche Richtung die Stimme tendieren wird. Bassisten sind in der Regel schlank und groß, Baritone neigen zu einer runden Kopfform, den Tenor erkennt man meist am kurzen, gedrungenen Hals, die Altistin ist eine schlanke, knabenhafte Frau, die Mezzosopranistin etwas fülliger, die dramatische Sopranistin ist groß und kräftig, der lyrische Sopran zierlicher, Soubrette und Koloratursopran hingegen sind häufig klein und zierlich.

2.4   Stimmentwicklung

Im Lauf des Lebens verändert sich die menschliche Stimme. So kann man in der Regel bereits am Telefon abschätzen, ob man es mit einer jungen oder eher älteren Person zu tun hat.

2.4.1 Kindheit

Der Mensch beginnt sein Leben mit einem Schrei, dieser folgt dem ersten Atemzug. Zunächst sind die Schreie des Säuglings rein reflektorisch. Der Säugling schreit, wenn ihm unwohl ist. Schon nach wenigen Wochen können die Eltern an der Art des Schreiens ihres Kindes verschiedene Gemütszustände unterscheiden. Hat das Kind Hunger oder Durst, schreit es anders, als wenn es müde ist. Harte Stimmeinsätze zeigen Unzufriedenheit an, weiche hingegen deuten auf Wohlbefinden und Zufriedenheit. Dabei sind Mund und Nase weit geöffnet. Das Schreien der Säuglinge fördert in Maßen die Stimme, die durch die Betätigung trainiert und gekräftigt wird.

Mit der Reifung des zentralen Nervensystems und der zunehmenden Differenzierung des Gehörs entwickelt der Säugling differenziertere stimmliche Tongebungen. Erste sprachliche Äußerungen beginnen in der **Lallphase**. Bereits im zweiten Lebensjahr beginnen Kinder zu sprechen. Es stabilisieren sich die Klangbilder aller Vokale. Schon in der vorsprachlichen Phase werden Melodie, Rhythmus und Betonung der Sprache nachgeahmt. Das heißt, die stimmlichen Vorbilder der Kinder prägen ihre stimmliche Entwicklung bereits in den ersten Lebensmonaten. Im Kleinkind-, Vorschul- und Schulalter entwickelt sich der **Tonhöhenumfang**. Die Sprechstimme sinkt dabei ein wenig ab. Die zunehmende klangliche Differenzierung der Stimme spiegelt die psychische Entwicklung des Kindes wider.

> Wichtig ist, dass in der Kindheit bis ins höhere Schulalter viel gesungen wird. Dabei sollten die Stimmen der Kinder nicht auf einen kleinen Tonumfang beschränkt werden. Man geht davon aus, dass es immer weniger umfangreiche Stimmen gibt, weil schon im Kindergarten, aber erst recht in der Schule viel zu wenig mit den Kindern gesungen wird. Wie beschrieben ist die stimmliche Leistungsfähigkeit eine muskuläre Leistung. Daher muss man diese Muskeln trainieren, sonst verkümmern sie. Auch das Gehör wird beim Singen trainiert.

2.4.2 Pubertät

Durch den Einfluss der Geschlechtshormone wächst der Kehlkopf in der Pubertät in kurzer Zeit, besonders bei den Jungen. In der Kindheit unterscheiden sich die Kehlkopfdimensionen von Jungen und Mädchen nur wenig. Bei **Jungen** wächst der Kehlkopf in etwa auf das Doppelte. Durch die Größenzunahme des Kehlkopfs werden die Stimmlippen um etwa 10 mm länger und auch ihre Masse nimmt zu. Die Änderung der anatomischen Verhältnisse führt zu einer starken Veränderung der Stimme, die man als **Stimmwechsel** oder **Mutation** bezeichnet. Die Stimme gewinnt nicht nur an Umfang, sondern die mittlere Sprechstimme sinkt auch um etwa eine Oktave (8 Töne) ab. Das geht relativ schnell und daher bleiben Stimmstörungen oft nicht aus. Die jungen Männer müssen lernen, ihre nervalen Steuermechanismen bei der Stimmgebung den veränderten Größenverhältnissen anzupassen, die alten Funktionen werden hinfällig und der Aufbau einer neuen Koordination ist erforderlich. Oft klingt die Stimme in dieser Zeit rau und belegt. Einige Jungen (ca. ein Fünftel) erleben die Mutation auch als Stimmbruch, d. h., die Sprechstimme kippelt ständig im Oktavabstand nach oben und unten. Das entsteht, weil die neuen männlichen Muskelstrukturen noch nicht geübt sind und die alten kindlichen

Pubertät
Band 2, B 2.2

Innervationsmuster nicht mehr funktionieren. Bei **Mädchen** verläuft die Mutation wesentlich unauffälliger und im Durchschnitt ein Jahr eher als bei Jungen. Das Alter der Mutation liegt bei Jungen mittlerweile zwischen dem 13. und 15. Lebensjahr, bei Mädchen dementsprechend früher. Die Stimme der Mädchen senkt sich in etwa um eine Terz. Häufig sind Mädchen in dieser Zeit leicht heiser, die Stimme klingt belegt. Der Tonumfang erweitert sich vor allem in die Tiefe, wohingegen die Höhe unverändert bleiben kann.

Nach der Mutation kann es zwischen einigen Monaten und Jahren dauern, bis sich die Stimme stabilisiert. Wer eine künstlerische Ausbildung anstrebt, sollte erst dann mit der Ausbildung beginnen. Leider versuchen viele Jugendliche, den aus stimmphysiologischer Hinsicht ungünstigen Pop- und Rockstil nachzuahmen. Viele Rocksänger weisen jedoch Merkmale stimmlicher Fehlleistungen auf.

2.4.3 Leistungsalter

Im Erwachsenenalter erreicht die Stimme ihre höchste Leistungsfähigkeit. Diese Zeit ist geprägt durch stärkste Anforderungen an die Stimme, sowohl beruflich als auch in der Kommunikation. Der Tonhöhenumfang erreicht seine größte Weite und ändert sich im Verlauf der nächsten Jahrzehnte kaum, auch die Sprechstimmlage bleibt stabil. Nicht nur die körperliche Entwicklung des Menschen, auch seine geistige und psychische Reife lassen stimmliche Entwicklungen zu. Allerdings sollte die Stimme nicht ständig an die Grenze ihrer Belastbarkeit gebracht werden, denn dann machen sich Verschleißerscheinungen und Alterserscheinungen frühzeitig bemerkbar. Wichtig ist es, diese Grenze in stimm- und sprechintensiven Berufen zu beachten.

2.4.4 Rückbildungsalter

Alle Veränderungen der Stimme verlaufen entsprechend den allgemeinen Rückbildungsvorgängen; dabei ist weniger das kalendarische Alter von Bedeutung für die Stimmfunktion als das biologische. Einen starken Einfluss haben die hormonellen Veränderungen des **Klimakteriums**. Häufig haben Sängerinnen in der Zeit der Wechseljahre stimmliche Probleme, die das Ende ihrer sängerischen Laufbahn einleiten können. Bei Männern setzen die Veränderungen etwas später ein. Die Stimmveränderungen betreffen dabei nicht nur den Kehlkopf, sondern auch den Atemapparat, die Ansatzräume und die zentralnervöse Regulation. Die atmende Fläche der Lunge nimmt ab, die zunehmende Verknöcherung der Kehlkopfknorpel mindert die Elastizität, die Rückbildung der Taschenfaltendrüsen führt zum Austrocknen der Kehlkopfschleimhaut. Die Stimmlippenfunktion wird weiterhin beeinträchtigt durch Rückbildung des Musculus vocalis und Abbauerscheinungen der Schleimhaut. Der Rachen erweitert sich, wird schlaffer und verändert dadurch die Klangbildung. Das Nachlassen der muskulären Leistungsfähigkeit führt zu einer geminderten Präzision in den Koordinationsmechanismen. Dadurch nimmt der Tonhöhenumfang vorwiegend in der Tiefe ab, es entsteht eine Neigung zum Tremolieren (Wackeln der Stimme) und Detonieren (zu tief singen), längere hohe Töne lassen sich nicht mehr so gut halten. Bei Frauen sinkt die Sprechstimmlage eher ab, bei Männern steigt sie mit dem Alter etwas an. Die Merkmale sind vollständig ausgeprägt charakteristisch für die Stimmen des hohen Alters.

?

1 Beschreiben Sie in eigenen Worten die gängige Theorie der Stimmerzeugung.

2 In welchen Messgrößen werden die Lautstärke und die Tonhöhe der Stimme erfasst?

3 Wie unterscheidet sich ein Klang physikalisch von einem Geräusch?

4 In welcher Lebensphase erreicht die menschliche Stimme ihre höchste Leistungsfähigkeit?

5 Was geschieht mit der männlichen Stimme während der Pubertät? Beschreiben Sie die anatomischen Veränderungen so, wie Sie sie einem Pubertierenden erklären würden.

1 Beobachten Sie sich selbst: Nehmen Sie Ihre Stimme auf Tonträger auf, indem Sie einen unspektakulären Text vorlesen.

a) Hören Sie den Tonträger mehrmals aufmerksam ab und ordnen Sie sich selbst einer der Stimmgattungen zu.

b) Welche Stimmlage haben Sie in entspannten Situationen, z. B. mit Freunden? Bitten Sie diese um ihr Feedback.

c) Welche Aussagen lassen sich über Ihre Stimme im Umgang mit Autoritäten (Chef, Eltern o. Ä.) treffen? Bitten Sie Kolleginnen, Geschwister, Nachbarn, Freunde, die Sie in solchen Situationen erleben, um ihr Feedback (Lautstärke, Tonhöhe, Atemlosigkeit, ...).

d) Wie sprechen Sie mit kleinen Kindern (Modulation, Tonhöhe, ...)?

e) Wie verändert sich Ihre Stimmlage, -modulation usw. im Gespräch mit sehr alten Menschen?

f) Was lässt sich über Ihre Stimme beim Gespräch mit Menschen mit Sprachschwierigkeiten sagen?

Bossinger, Wolfgang: Die heilende Kraft des Singens. Von den Ursprüngen bis zu modernen Erkenntnissen über die soziale und gesundheitsfördernde Wirkung von Gesang, 2. Auflage, Traumzeit-Verlag, Battweiler 2006

Husler, Frederick / Rodd-Marling, Yvonne: Singen. Die physische Natur des Stimmorgans. Anleitung zur Ausbildung der Singstimme, 12. Auflage, B. Schott's Söhne, Mainz 2006

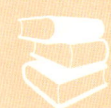

3 Pflege bei Erkrankungen des Atmungssystems

Olga pflegt und betreut die 76-jährige Erna Peier im Seniorenzentrum Gutleben. Olga kennt die Bewohnerin bereits seit Beginn ihrer Ausbildung zur Altenpflegerin und hat ein vertrauensvolles Verhältnis zu Frau Peier aufgebaut. Als Olga das Zimmer der Bewohnerin betritt, fällt ihr die erschwerte Atmung auf. Frau Peier sitzt an der Bettkante mit vorgebeugtem Oberkörper und zieht hörbar Luft ein. Olga bietet ihr sofort die Inhalationsmaske an. Die nimmt Frau Peier entgegen und nach einigen Minuten bessert sich der Zustand.

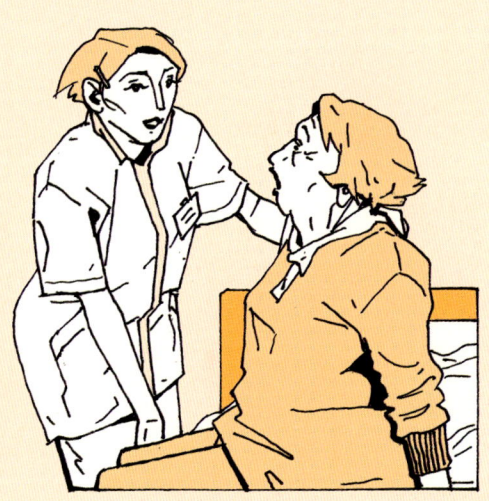

Als Frau Peier wieder sprechen kann, fragt Olga: „Warum haben Sie denn nicht geklingelt?" „Ich bekomme ja durch mein Asthma öfters mal schlecht Luft. Meistens bessert sich der Zustand von allein. Aber heute wurde es einfach nicht besser. Das muss am Wetter liegen."

Zur gleichen Zeit pflegt Tim mit der Praxisanleiterin Yvonne Maurer den 56-jährigen Walter Schneider, der wegen eines Lungentumors operiert wurde. Nach kurzem Aufenthalt auf der Intensivpflegestation konnte der Patient auf die Station verlegt werden. Routiniert versorgt Yvonne Maurer den Patienten und erklärt Tim ihr Handeln. „Nach der Operation ist die operierte Lungenhälfte noch nicht in der Lage, sich wieder von allein zu entfalten. Der Schlauch, der hier aus der Operationswunde führt, sorgt dafür, dass mit kontinuierlichem Sog ein Unterdruck im Pleuraspalt hergestellt wird." Tim findet das beeindruckend und merkt schnell, dass er unbedingt im Lehrbuch mehr über diese Drainage lesen muss.

**Atmungssystem
Band 2, G 1**

1 Wie hätten Sie sich an Olgas Stelle verhalten?

2 Möglicherweise konnten Sie bereits Patienten mit einer Pleuradrainage pflegen. Berichten Sie von Ihren Erfahrungen.

3.1 Lungenemphysem

Ein **Lungenemphysem** ist eine chronische Lungenerkrankung, die mit einer Überblähung der Alveolen und einem Verlust der Elastizität des Lungengewebes einhergeht. Durch die pathophysiologischen Veränderungen des Lungengewebes steht immer weniger Fläche für den Gasaustausch zu Verfügung.

> Verschiedene chronisch-obstruktive Lungenerkrankungen werden unter dem Begriff COPD zusammengefasst (= chronic obstructive pulmonary disease)

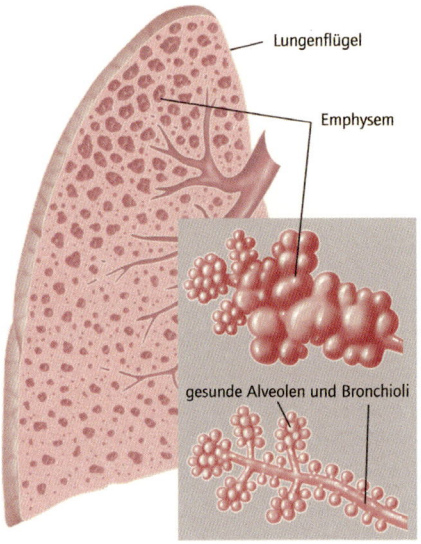

Lungenflügel

Emphysem

gesunde Alveolen und Bronchioli

Lungenemphysem

In der Regel entwickelt sich diese chronisch-obstruktive Lungenerkrankung bei Menschen, die seit langer Zeit rauchen oder geraucht haben. Häufig besteht außerdem eine chronische Bronchitis. Auch erbliche Faktoren spielen bei der Entstehung eine Rolle. Im Laufe der Erkrankung kommt es zu einer permanenten Druckerhöhung im pulmonalen Kreislauf und zur Ausbildung eines Cor pulmonale.

3.1.1 Ursachen

Zwei verschiedene pathophysiologische Entstehungswege werden derzeit diskutiert. Zum einen nimmt man an, dass es zu einem Ungleichgewicht im **Proteasen-Antiproteasen-Haushalt** kommt. Proteasen sind Enzyme, die zum Abbau von Eiweißen benötigt werden. Dieses Ungleichgewicht entsteht beispielsweise durch jahrelanges Rauchen oder durch Entzündungen. Es kommt zu einem Proteasen-Überangebot, die das Lungengewebe angreifen und es letztendlich zerstören. Diese Theorie wird von den meisten Forschenden inzwischen vertreten. Ein anderer Erklärungsansatz besagt, dass mechanisch-obstruktive Veränderungen der Bronchiolen sowie der Lungenbläschen zu einem Lungenemphysem führen.

Schadstoffe, die durch die Atmung in die Lunge gelangen, spielen ebenfalls eine Rolle. Dabei sind Personen, die aufgrund ihrer beruflichen Tätigkeit mit Getreide- oder Textilstaub in Berührung kommen, besonders gefährdet. Auch die Feinstaubbelastung der Umwelt kann als verursachender Faktor zur Entstehung beitragen.

Die Überdehnung der Alveolen, wie es bei Berufsmusikern (Blechinstrumente) und Glasbläsern beobachtet wird, kann im Verlauf ebenfalls zur Entstehung der Krankheit führen. Auch genetische Ursachen sind in ein bis zwei Prozent der Fälle als Ursache der Krankheit auszumachen.

3.1.2 Symptome

Menschen, die an einem Lungenemphysem erkrankt sind, klagen über chronische Dyspnoe (Atemnot). Durch die unzureichende Sauerstoffaufnahme zeigen viele von ihnen eine Zyanose. Zusätzlich lassen sich die Zeichen einer chronischen Bronchitis beobachten. Hierzu zählen Auswurf und chronischer Husten.

Bronchitis
Band 2, G 3.2

Herzinsuffizienz
Band 2, H 3.5

Im Rahmen der ärztlichen Untersuchung zeigt sich ein Fassthorax (kurzer und breiter Brustkorb). Im Endstadium der Krankheit zeigen sich bei einem bestehenden Cor pulmonale sehr häufig die Zeichen einer Herzinsuffizienz.

> Menschen mit chronischen Lungenerkrankungen zeigen häufig eine erschwerte Atmung. Die Patienten empfinden diese oft nicht als Atemnot. Von außen betrachtet (von Angehörigen oder Pflegenden) kann diese jedoch als Atemnot interpretiert werden. Daher ist im Zweifelsfall der Patient immer direkt zu fragen.

3.1.3 Diagnostik und Behandlung

Als Behandlungsgrundlage muss eine umfangreiche Anamnese erhoben werden. Familiäre Vorbelastungen, Vorerkrankungen, lang anhaltende Atembeschwerden oder Husten, Rauchgewohnheiten, bisherige Behandlungsmethoden und Medikamenteneinnahme sind wichtige Hinweise und bilden die Grundlage für eine erfolgreiche Therapie.

Untersuchungsmaterial gewinnen
Band 4, A 3

Bildgebende Verfahren
Band 4, A 4.6

In der Regel wird die Diagnose durch das **klinische Bild** gestellt, d. h., wie sich der Patient präsentiert und welche Beschwerden er schildert. Zusätzlich können bildgebende Verfahren und eine Lungenfunktionsprüfung wichtige Befunde liefern.

Die Kontrolle der Blutwerte zeigt, wie und in welcher Form die Krankheit fortgeschritten ist. Einen spezifischen Wert für ein Lungenemphysem gibt es hingegen nicht. Im Spätstadium zeigt das EKG Veränderungen, die auf eine Belastung des rechten Herzens deuten.

Die Wiederherstellung des zerstörten Lungengewebes ist nicht möglich, die Krankheit ist bisher nicht heilbar. Daher kommt den präventiven Gesundheitsaspekten (z. B. Antirauchkampagnen, Gesundheitsinformationen) eine entscheidende Rolle zu.

Im Rahmen der Behandlung wird versucht die Krankheit möglichst lange auf einem stabilen Niveau zu halten und sie möglichst langsam fortschreiten zu lassen. So wird bei bestehenden Risikofaktoren eine Veränderung im Lebensstil empfohlen. Betroffene werden entsprechend informiert, angeleitet und geschult.

Respirationswirksame Medikamente
Band 4, D 8

Medikamentös werden bronchialerweiternde, schleimlösende, gegebenenfalls entzündungshemmende Präparate (möglichst in inhalativer Form) versucht. Auch eine antibiotische Behandlung bei bestehendem bakteriellen Infekt ist möglich.

Die Behandlungen sollten von einem guten Facharzt übernommen und begleitet werden. In seltenen Fällen kann eine Lungentransplantation die Situation der Patienten verbessern. Dies ist jedoch die ultima ratio, also die letzte Möglichkeit, den Betroffenen Linderung zu bringen.

Die **Prognose** hängt ganz entscheidend von der Behebung der Ursache ab, in aller Regel also von dem Einhalten der Nikotinkarenz.

> Der Fokus der Behandlung und Pflege liegt auf der Erhaltung und Förderung der Lebensqualität der Betroffenen. Im Verlauf der Krankheit werden daher palliative Behandlungs- und Pflegeansätze immer wichtiger.

Die Krankheit stellt für die Patienten und deren Angehörige eine hohe körperliche, psychische und soziale Belastung dar. Bereits frühzeitig sollten Betroffene Unterstützungsangebote nutzen, um ihren Alltag möglichst zu entlasten. Die Aufgabe von anstrengenden Hobbys oder Freizeitbeschäftigungen stellt für viele einen schweren Prozess dar und ist nicht selten mit Trauer verbunden. Die Abhängigkeit von Medikamenten oder vom permanent zugeführten Sauerstoff stellt ebenfalls einen großen Einschnitt in das bisherige Leben der Betroffenen dar.

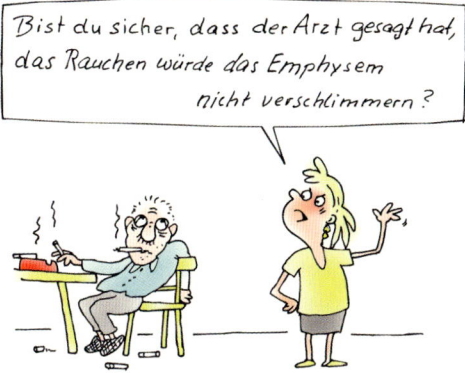

3.1.4 Pflegerische Maßnahmen

Patienten, die an einem Lungenemphysem leiden und wegen der Atemerkrankungen oder anderer Beschwerden (z. B. wegen einer nötigen Operation) gepflegt werden, leiden oft schon viele Jahre an den beschriebenen Symptomen. Die Patienten kennen sich selbst am besten und wissen in der Regel, was ihnen bekommt. Da die Heilung der Krankheit nicht möglich ist, liegt der Fokus auf der Vermeidung von Komplikationen und der Erhaltung der Selbstständigkeit des Patienten. Der **Patientenedukation** mit ihren Anteilen der Information, Schulung und Beratung kommt hier eine zentrale Bedeutung zu.

Der Patient soll informiert werden über:

- ♦ Rauchverbot oder maximale Reduktion des Zigarettenkonsums
- ♦ Umweltfaktoren (Staubbelastung in der Luft)
- ♦ Verhalten im Notfall oder bei akuter Atemnot
- ♦ Bedeutung von Ruhe und Aktivität
- ♦ Bedeutung von ausreichender Flüssigkeitsmenge, um das Sekret möglichst flüssig zu halten

Der Patient soll geschult werden im Einüben des richtigen Atemverhaltens: Nasenatmung in Ruhephasen, Mundatmung (= Atmung mit „Nasenenge" oder „Lippenbremse") bei Anstrengung und Atemnot. In die Schulungslektionen sollen auch alltägliche Aktivitäten wie Tragen von schweren Gegenständen oder Treppensteigen integriert werden. Auch hier soll der Patient die richtige Atemtechnik einsetzen. Eine weitere Schulungseinheit soll sich mit der Technik des richtigen Abhustens und der Anwendung der benötigten Medikamente beschäftigen. Die jeweilige Technik wird idealerweise von einer Physiotherapeutin vorgemacht. Der Patient übt unter Anleitung dann selbstständig weiter.

Anleiten und schulen Band 5, A 5.3

Beobachtung der Atmung Band 2, G 2

Beispiel: Akute Atemnot

Gerät ein Patient in den Zustand der akuten Atemnot, ist unmittelbares ärztliches und pflegerisches Handeln nötig. Die Situation stellt für den Patienten eine existenzielle Krise dar, die so schnell wie möglich behoben werden muss. Folgende Maßnahmen werden unverzüglich eingeleitet:

- Patienten aufrecht hinsetzen
- Sauerstoffverabreichung nach Verordnung bzw. ärztlicher Absprache
- einengende Kleidung entfernen
- eventuell Arme auf Kissen lagern, falls vom Patienten als angenehm empfunden
- Frischluftzufuhr sicherstellen
- Patienten nicht alleine lassen
- Tätigkeiten ruhig und sorgfältig durchführen
- Sicherheit vermitteln
- beruhigende Medikamente nach ärztlicher Verordnung
- Ereignis sowie durchgeführte Maßnahmen dokumentieren

Die Atemsteuerung bei Patienten mit COPD funktioniert anders als beim Gesunden nicht über den Anstieg des CO_2 (CO_2 ist chronisch erhöht bei diesen Personen), sondern über einen Abfall des O_2. Daher kann die Gabe von Sauerstoff bei Patienten mit COPD im Rahmen einer Atemnot dazu führen, dass der Atemantrieb vermindert wird und die Atemfrequenz sinkt. Daher ist bei diesen Patienten der Arzt jeweils nach der zulässigen Menge zugeführten Sauerstoffs zu fragen.

Schmerz-
erfassung
Band 5, E 2.3.1

Atemnot ist ein subjektiv empfundenes Symptom. Um die Atemnot objektiver einschätzen zu können, kann für eine schnelle Einschätzung der Patient die Atemnot auf einer Skala von 0 bis 10 (ähnlich wie bei der Schmerzerfassung) einordnen. So kann die Ausprägung der Atemnot gut dokumentiert und die durchgeführten Pflegeinterventionen evaluiert werden.

3.2 Lungenödem

Bei einem **Lungenödem** sammelt sich Flüssigkeit in den Lungenbläschen oder im Lungeninterstitium an, die je nach Ausprägung zu schweren Einschränkungen im alveolären Gasaustausch mit nachfolgender Atemnot führt.

3.2.1 Ursachen

Ein Lungenödem kann vielfältige Ursachen haben. Die häufigste ist kardial bedingt und wird durch eine chronische oder akute Herzschwäche ausgelöst (akutes Herzversagen beim Herzinfarkt, dekompensierte chronische Links- oder Globalherzinsuffizienz).

Auch eine **Überwässerung** (der Körper sammelt zu viel Flüssigkeit an) bei Patienten mit Nierenkrankheiten kann zu einem Lungenödem führen. Meist tritt es jedoch erst im Endstadium der Nierenkrankheit im Rahmen von palliativen Behandlungsverläufen auf. Das Einatmen von giftigen Gasen kann zu einer allergisch-toxischen Reaktion des Lungengewebes führen, die sich in Form eines Lungenödems zeigt. Im Rahmen einer ausgeprägten Infektion der Lunge (z. B. bei einer Pneumonie, bevorzugt bei alten Menschen) kann es ebenfalls zur Flüssigkeitsansammlung im Lungengewebe kommen.

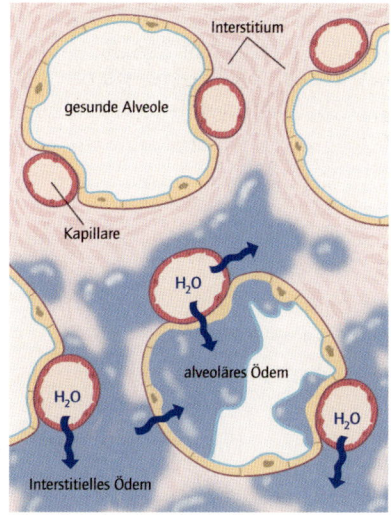

Lungenödem

Herzinsuffizienz Band 2, H 3.5

3.2.2 Symptome und Behandlung

Die Betroffenen atmen zu Beginn flach und schnell und haben Schmerzen in der Brust. Hinzu kommen ein starker Husten und Atemnot, die sich rasch verstärkt. Insgesamt können sich die Symptome eines Lungenödems rasant verschlechtern und aus einer leichten Atemnot wird eine akute Notsituation.

Die Patienten wirken unruhig und ringen um Luft. Meist deutlich hörbare Rasselgeräusche und rot-schaumiges Sekret ergänzen das klinische Bild. Durch die nicht ausreichende Sauerstoffzufuhr entwickeln viele Patienten eine **Zyanose**. In einigen Fällen wirkt die Haut eher grau (z. B. bei niedrigem Hämoglobin). Die Herzfrequenz steigt an, die periphere Sauerstoffsättigung fällt stark ab. Die Patienten sind einer akuten Stresssituation ausgesetzt, die ohne sofortige ärztliche Behandlung lebensgefährlich ist.

Da diese Situation unverzügliches Handeln erfordert, wird die Diagnose meist durch das klinische Erscheinungsbild und die ärztliche Untersuchung (Auskultation der Lunge) gestellt. Nach der Notfallversorgung und der Stabilisierung des Patientenzustands kann ein Röntgenbild angefertigt werden.

Lungenemphysem Band 3, G 3.1

Die Notfallbehandlung entspricht zunächst dem Vorgehen bei akuter Atemnot. Zusätzlich muss die Flüssigkeit medikamentös aus dem Körper geschwemmt werden. Meist spritzt der Arzt Furosemide (Lasix®) intravenös, da sichergestellt werden muss, dass sich der Zustand rasch bessert. Hat der Patient keine Infusion, wird ein venöser Zugang gelegt. Die Gabe von Morphin intravenös reduziert den Stress des Patienten und wirkt positiv bei Angstzuständen. Bei einem ausgeprägten Lungenödem wird oft die maschinelle Beatmung nötig und der Patient wird unter Notfallbedingungen auf die Intensivstation verlegt.

3.2.3   Pflegerische Maßnahmen

Pflegende unterstützen den Arzt in der Behandlung des Patienten in der Akutsituation. Falls nicht bereits durchgeführt, achten Pflegende auf die richtige Lagerung des Patienten. Die Kontrolle der Vitalzeichen wird nach Abschätzung der Situation durchgeführt. In einigen Fällen löst das Anlegen der Blutdruckmanschette zusätzlichen Stress aus. In erster Linie soll sichergestellt werden, dass der Patient genügend Luft bekommt. Die Krankenbeobachtung (Hautfarbe, Bewusstseinszustand, Atmung) sowie die Beurteilung des **Sputums** gehören zu den pflegerischen Aufgaben, wobei der Arzt ebenfalls auf diese Aspekte achtet.

Überwachung des Patienten Band 4, A 2

Nach überstandener Akutphase sucht der Arzt nach der Ursache des Lungenödems. Je nachdem, welcher Auslöser gefunden wird, werden weitere pflegerische Maßnahmen nötig, z. B. Bilanzierung der Ein- und Ausfuhr, regelmäßige Mundpflege, Beratung über Lebensstiländerungen. Oft benötigen die Patienten Hilfe und Unterstützung bei den Aktivitäten des täglichen Lebens, die in Absprache mit dem Betroffenen zu planen und durchzuführen sind.

3.3   Lungenembolie

> Eine **Lungenembolie** ist gekennzeichnet durch einen akuten oder langsam schleichenden Verschluss eines Lungengefäßes.

3.3.1   Ursachen

Venöse Thrombose Band 3, H 3.1

Die häufigste Ursache für eine Lungenembolie ist eine primär bestehende **venöse Thrombose**. Löst sich die Thrombose, wandert der **Embolus** mit dem Blutstrom und verschließt in der Lunge ein Gefäß. In seltenen Fällen kann der Embolus auch aus dem rechten Herzen in den Blutkreislauf geschwemmt werden (z. B. bei chronischem Vorhofflimmern). Je größer der Embolus, desto zentraler führt er in der Lunge zu einem Verschluss bzw. ist ein großes Lungengefäß betroffen.

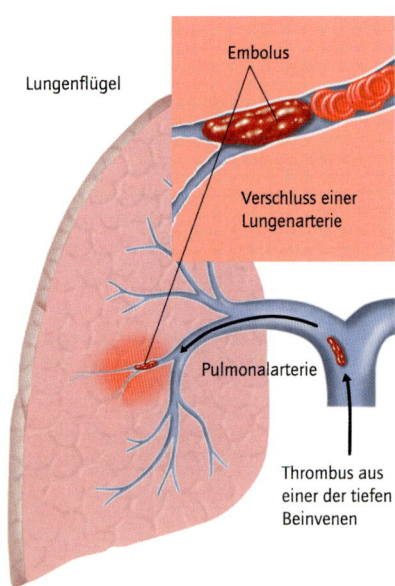

Lungenembolie

> Je größer das Versorgungsgebiet hinter dem Verschluss, desto akuter und schwerwiegender stellt sich die Lungenembolie dar. Ein sehr kleiner Embolus verschließt meist ein kleines, peripher gelegenes Gefäß. In einigen Fällen bleiben diese Lungenembolien dann unentdeckt.

Zu den Risikopatienten gehören alle Personen, die bettlägerig sind und/oder eine Operation hatten. Ältere Menschen, die durch die abnehmende Mobilität weniger Bewegung haben, sind ebenso gefährdet wie Personen mit Gerinnungsstörungen oder Tumorerkrankungen (Tumorfragmente können ins Blut gelangen und in der Lunge ein Gefäß verschließen).

3.3.2 Symptome

Je nach Größe der Embolie zeigen sich unterschiedlich ausgeprägte Symptome:

♦ akut einsetzende Atemnot

♦ Schmerzen bei der Atmung (meist in der Thoraxhälfte, die betroffen ist)

♦ Zyanose durch ungenügendes Sauerstoffangebot

♦ Husten und Auswurf (meist blutig)

♦ starke Unruhe bis zu Panikattacken, häufig Todesangst

Plötzlich einsetzende Atembeschwerden sind bei allen Patienten oder pflegebedürftigen Personen unbedingt ernst zu nehmen. Dies gilt vor allem bei Patienten in den ersten drei Tagen nach einer Operation, da sie ein besonders großes Risiko für die Entstehung einer Thrombose und nachfolgender Embolie haben. In einigen Fällen kann der Patient aber auch erst zuhause (mehrere Wochen nach einem Eingriff oder bei der Behandlung einer Fraktur mit einem Gipsverband) eine Lungenembolie entwickeln.

3.3.3 Diagnostik und Behandlung

Meist stellt sich die Diagnose durch das klinische Bild und die ärztliche Untersuchung. Da es sich bei einer Lungenembolie um eine Notfallsituation handelt, muss die Diagnostik auf ein sinnvolles Maß reduziert werden, jedoch ausreichend sein, um über die weitere Behandlung entscheiden zu können. Zum schnellen Nachweis einer Lungenembolie kann der **D-Dimer-Wert** im Blut bestimmt werden. Er ist bei einer Lungenembolie erhöht. In einigen Fällen wird eine **Lungenszintigrafie** durchgeführt, die den Verschluss des Gefäßes zeigt. Bei diesem bildgebenden Verfahren wird dem Patienten ein Kontrastmittel intravenös gespritzt. Dieses lagert sich in den Gefäßen ab, die mittels einer Art Röntgenaufnahme dargestellt werden können. Nach Abklingen der Akutsituation können zur Klärung der Ursache weitere diagnostische Verfahren nötig werden (z. B. eine Echokardiografie oder Darstellung der Gefäße der unteren Extremität).

In der Akutphase erhält der Patient ein starkes Schmerzmittel, damit er in der Lage ist, ohne Schmerzen ein- und auszuatmen. Gleichzeitig erweist sich die Gabe eines Benzodiazepines als sinnvoll, um den Patient leicht zu sedieren. So erlebt er die belastende Situation weniger stressig. Die Sauerstoffzufuhr wird über Nasensonde bzw. Maske sichergestellt. Die hochdosierte Gabe von **Heparin intravenös** soll bewirken, dass sich die Embolie nicht weiter ausbreitet. Bei der Beteiligung eines sehr großen und zentral gelegenen Gefäßes kann eine **Thrombolyse** durchgeführt werden. Bei schweren Verläufen wird die Behandlung auf einer Intensivstation und eventuelle maschinelle Beatmung nötig. Im Rahmen einer Katheterfragmentation, die nur in großen Zentren durchgeführt wird, kann die mechanische Zerkleinerung

Tranquilizer
Band 4, D 3.3

und Entfernung des Verschlusses versucht werden. Dabei wird ein Katheter über die Beinarterie eingeführt und an die Stelle des Gefäßverschlusses gebracht. Mechanisch wird das Gerinsel dann entfernt.

3.3.4 Pflegerische Maßnahmen

Lungenödem
Band 3, G 3.2

Pflegende unterstützen und assistieren dem Arzt in der Notfallversorgung des Patienten. Die pflegerischen Maßnahmen ähneln dem Vorgehen wie beim Lungenödem beschrieben. Wichtig ist auch hier, dass der Patient nicht alleine gelassen wird.

> Das Üben von Notfallsituationen im Team ist sehr sinnvoll. Nur ein eingespieltes Team ist in der Lage, die Situation angemessen zu bewältigen. In vielen Krankenhäusern werden daher von der Anästhesie solche Übungen bzw. Schulungen angeboten.

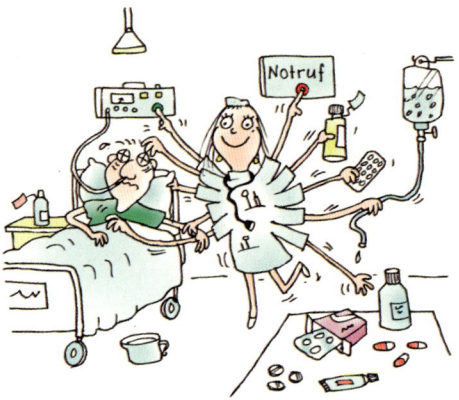

Zu den wichtigsten pflegerischen Aufgaben zählt die Vermeidung einer Lungenembolie. Daher sind die präventiven pflegerischen Tätigkeiten stets sorgfältig und umfassend durchzuführen. Neben der Verabreichung der Blut verdünnenden Medikamente (subkutanes Heparin, orale Kumarine) gehört dazu die Information und

Kumarine
Band 4, D 10.2

Anleitung des Patienten. Wichtig ist, dass sich der Patient regelmäßig und ausreichend bewegt, um die Beinvenen gut zu durchbluten, und dass er langes Sitzen mit angewinkelten Beinen vermeidet. Außerdem muss er ausreichend Flüssigkeit zu sich nehmen, um ein Eindicken des Blutes zu vermeiden. Der Patient ist darüber personengerecht zu informieren. In Absprache mit dem Arzt soll frühzeitig eine Physiotherapeutin in die Behandlung einbezogen werden.

3.4 Lungentuberkulose (TBC)

Die **Lungentuberkulose** ist eine bakterielle Infektion der Lunge mit dem Erreger Mycobacterium tuberculosis. Grundsätzlich kann die Tuberkulose alle inneren Organe befallen, die Infektion der Lunge gehört jedoch zu den häufigsten Formen der Tuberkulose. Umgangssprachlich wird die Lungentuberkulose auch TB oder TBC abgekürzt. Laien bezeichnen die Krankheit auch als Schwindsucht. Die Krankheit muss beim Gesundheitsamt gemeldet werden.

3.4.1 Ursachen und Symptome

Die Lungentuberkulose wird durch Tröpfcheninfektion übertragen, wird also durch Anhusten, Anatmen oder Kontakt der Hände von der erkrankten Person an andere weitergegeben. Galt die Infektion in der westlichen Welt als beinahe ausgestorben, kann weltweit ein Anstieg der Infektionen beobachtet werden.

Über die Atemwege gelangen die Erreger ins Lungengewebe und vermehren sich dort. Im Lauf von mehreren Wochen bildet sich dort ein sogenannter **Primärherd**. In diesem Krankheitsstadium zeigt der Betroffene keine Symptome. Bei bis dahin gesunden Personen kann bei gutem Abwehrsystem der Primärherd spontan (ohne Therapie) abheilen, so dass der Patient die Krankheit nicht bemerkt. In einigen Fällen treten Beschwerden ähnlich einem grippalen Infekt, Fieber oder Husten auf.

Bei abwehrgeschwächten Personen (alte Menschen, Personen mit Immunsuppressiva, Menschen mit HIV-Infektion) kann sich die Krankheit weiter ausbreiten. Über die Blutbahn können die Erreger zunächst unbemerkt im ganzen Körper streuen und weitere Entzündungsherde entstehen. Diese Form der Tuberkulose wird **postprimäre Tuberkulose** genannt. Häufig betroffene Organe der Streuung ist das Urogenitalsystem (Harnblasentuberkulose, Nebennierentuberkulose), die Haut oder das Skelettsystem.

Harnsystem
Band 2, E 1

Skelett
Band 2, F 1.6

Auch das Stadium der postprimären Tuberkulose verläuft häufig ohne Beschwerden. Allgemeine Symptome wie Müdigkeit, Leistungsminderung und eventueller Gewichtsverlust werden selten mit einer Tuberkulose in Verbindung gebracht.

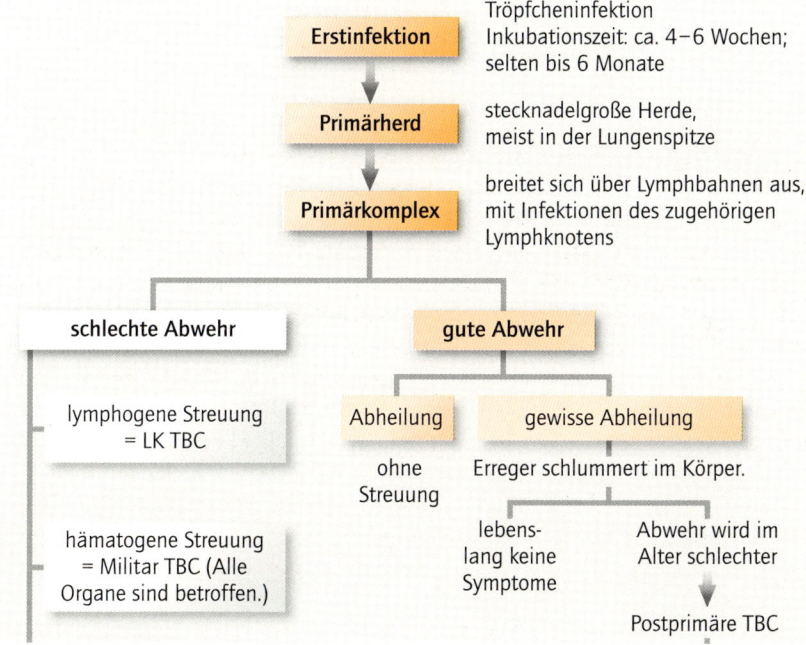

Pathogenese der TBC

3.4.2 Diagnose und Behandlung

Im Rahmen der Diagnosestellung erhebt der Arzt zunächst eine ausführliche Anamnese, in der die Patienten den Verlauf ihrer Beschwerden sowie mögliche Ansteckungsfaktoren (z. B. Auslandsreisen, Kontakt mit möglichen Erkrankten) angeben. Daran schließt sich die körperliche Untersuchung und in vielen Fällen der subkutane **Tuberkulinhauttest** an. Für diesen Test werden Antigene der Krankheit verursachenden Erreger in das subkutane Hautgewebe an einer gut zugänglichen Körperstelle (meist Unterarm) gespritzt. Nach ca. sechs Wochen zeigt sich bei positivem Befund eine deutliche Wölbung an der Einstichstelle.

> Der Tuberkulinhauttest wird zwar meist routinemäßig bei einem Verdacht auf Tuberkulose durchgeführt. Die Aussagekraft des Tests ist jedoch eingeschränkt, da er falsch positive oder falsch negative Ergebnisse zeigen kann. Daher sollte stets eine weiterführende Diagnostik durchgeführt werden.

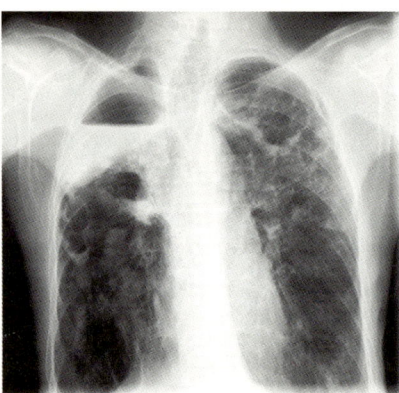

Bei Verdacht auf Lungentuberkulose wird ein Lungenröntgen und in einigen Fällen eine Computertomografie der Lunge (evtl. ausgedehnt auf andere Organe) durchgeführt.

Tuberkulosebefund im Röntgenbild

Geschlossene und offene Tuberkulose

Im Stadium des abgekapselten Primärherds spricht man von einer geschlossenen Tuberkulose. Die Erreger dringen nicht nach außen, d. h., der Erkrankte ist nicht ansteckend. Im Verlauf der Erkrankung kann sich die geschlossene Form in eine offene wandeln. Die Erreger können durch die Atemluft abgegeben werden. Der Betroffene ist in diesem Stadium ansteckend, da die Erreger nach außen abgegeben werden. Ein sicherer Nachweis einer Lungentuberkulose gelingt durch den Erregernachweis im Sputum. Dies ist jedoch nur bei einer offenen Form der Tuberkulose möglich.

Untersuchungs-
material
gewinnen
Band 4, A 3

Das Verfahren zur Gewinnung von Untersuchungsmaterial gestaltet sich nicht immer einfach. Nicht alle erkrankten Personen, insbesondere alte Menschen und Kinder, sind immer in der Lage, ausreichend Sputum hoch zu husten, damit es mikrobiologisch untersucht werden kann. In diesen Fällen kann der Erregernachweis im Magensaft eine Alternative darstellen. Voraussetzung dafür ist jedoch die Infektion des Magen-Darm-Trakts. Der Betroffene erhält eine Magensonde, die durch Pflegende oder den Arzt gelegt wird.

Legen einer
Magensonde
Band 4, E 8.2.1

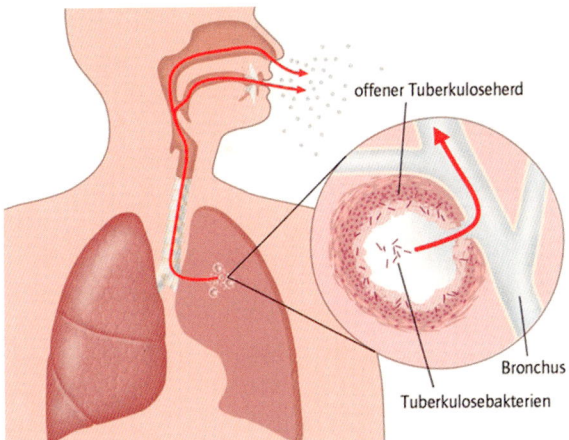

Pathophysiologie der offenen Tuberkulose

offener Tuberkuloseherd

Bronchus
Tuberkulosebakterien

Tuberkulostatika
Band 4, D 9.7

Die **Behandlung** der Lungentuberkulose erstreckt sich über einen langen Zeitraum von sechs bis zu neun Monaten. Dies wird nötig, da sich die Erreger sehr lange im Organismus halten können. Die Patienten sind sorgfältig darauf hinzuweisen, dass diese Behandlungsdauer unbedingt anzustreben ist, damit es nicht zu einer **Rezidivbildung** (Wiederaufflammen der Erkrankung) kommt.

Behandelt wird mit oralen Antibiotika (auch Tuberkulostatika genannt), die in einer Kombination von drei bis vier Präparaten verabreicht werden. Zu Beginn der Therapie werden meist vier verschiedene gegen den Erreger wirksame Antibiotika eingesetzt. Nach ca. acht Wochen kann dann mit zwei Präparaten weiterbehandelt werden.

Im Verlauf der Behandlung kann es zu einer Resistenz gegen die verabreichten Mittel kommen, so dass eine Anpassung der Therapie individuell nötig wird.

Begleiterscheinungen der Erkrankung, z. B. mögliches Fieber, werden symptomatisch behandelt. Je nach Erkrankungsgrad und beim Auftreten von Komplikationen muss die Behandlung deutlich intensiviert werden.

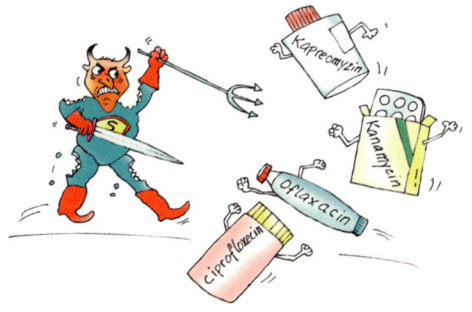

Da es bisher keinen lange wirksamen Impfschutz gegen diese Erkrankung gibt, gilt die **Prävention** als wichtigste Maßnahme. Pflegepersonal und Ärzte, die mit Erkrankten in Kontakt kommen, sind daher aufgefordert, die nötigen Schutzmaßnahmen (Mundschutz, Handschuhe, evtl. Schutzbrille, Überkittel) bei Personen mit offener Tuberkulose zu treffen. Treten Beschwerden nach Fernreisen auf, soll frühzeitig ein Arzt aufgesucht werden.

3.4.3 Pflegerische Maßnahmen

Die pflegerischen Maßnahmen richten sich nach dem Allgemeinzustand, dem Hilfe- und Unterstützungsbedarf des Patienten sowie dem pflegerischen Setting. Dies kann sehr individuell sein. Pflegende sorgen für ausreichende Ruhe- und Erholungsphasen im Tagesablauf der Klinik, wenn die Patienten stationär behandelt werden. Unterstützung bei den Aktivitäten des täglichen Lebens soll vor dem Hintergrund des Pflegeprozesses in Absprache mit dem Betroffenen geplant, durchgeführt und evaluiert werden.

Hygiene bei Isolierung
Band 1, J 4.2

Inhalationen
Band 4, F 3

Atem-unterstützende Maßnahmen
Band 2, G 3.6.1

Im Krankenhaus werden meist nur die Patienten betreut, die eine offene Tuberkulose zeigen. Hier zählt die Prävention einer weiteren Krankheitsausbreitung auf Mitpatienten oder Personal zu den wichtigsten Aufgaben. Die Patienten werden daher in einer **Isolationseinheit** gepflegt. Dort wird unter den Bedingungen der hausinternen Hygienestandards der Patient ärztlich und pflegerisch versorgt.

Viele Patienten leiden unter Husten und/oder Atembeschwerden. Inhalationen und bestimmte Lagerungsformen bieten hier Linderung.

Pflegende sollen im Rahmen der Patientenedukation den Betroffenen fortlaufend über die Hygiene- und Pflegemaßnahmen informieren. Die Medikamente, die der Patient zur Behandlung seiner Krankheit erhält, haben zum Teil erhebliche Nebenwirkungen. Der Patient ist verständlich und angemessen darüber durch den Arzt zu informieren. Pflegende achten auf neu auftretende Symptome und Beschwerden und leiten dies an den Arzt weiter. Zur Unterstützung der mündlichen Informationen können Informationsbroschüren an den Patienten ausgeteilt werden.

Die Patienten sollen über die Durchführung der hygienischen Händedesinfektion instruiert und darin geschult werden. Außerdem sind die Angehörigen über das richtige Verhalten in der Isolationseinheit zu informieren.

3.5 Pneumothorax

Unter einem **Pneumothorax** versteht man den Zustand, wenn Luft in den Pleuraspalt eindringt. Der normalerweise bestehende Unterdruck im Pleuraspalt wird aufgehoben. So kollabiert der betroffene Lungenflügel in Richtung Lungenhilus. Der Pneumothorax ist ein akutes Ereignis, das unmittelbar ärztlicher Versorgung bedarf.

3.5.1 Formen und ihre Ursachen

Die häufigste Form des Pneumothorax ist der sogenannte **Spontanpneumothorax**, an dem vor allem junge, meist groß gewachsene und schlanke Männer leiden. Auslöser ist in vielen Fällen körperliche Anstrengung oder ein Sprung aus größerer Höhe. Auch kräftiges Husten kann bei gefährdeten Personen zu einem Pneumothorax führen.

Infolge einer Lungenerkrankung (z. B. Lungentumoren) kann es ebenfalls zu einem Pneumothorax kommen. Dann spricht man von einem **sekundären Pneumothorax**. In anderen Fällen sind Stichverletzung oder Unfälle für die Entstehung verantwortlich. Ein **traumatischer Pneumothorax** ist die Folge.

Eine Sonderform des Pneumothorax stellt der akut lebensbedrohliche **Spannungspneumothorax** dar. In diesen Fällen kommt es zu einer stetig anwachsenden Menge Luft im Pleuraspalt, ohne dass diese z. B. bei der Ausatmung wieder entweichen kann. Die Lunge wird immer mehr zusammengedrückt. Dies kann so weit fortschreiten, dass das Mediastinum und die darin befindlichen Organe ebenfalls zur Seite gedrängt werden.

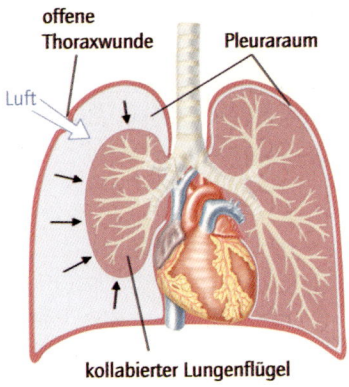

Pneumothorax

Notfälle
Band 4, B 2

> Ein Spannungspneumothorax muss sofort behandelt bzw. entlastet werden. Dies wird im Notfall erreicht, indem in den 2. oder 3. Interkostalraum in der Medioklavikularlinie (Mitte der Schlüsselbeinlinie) an der betroffenen Lungenseite eine periphere Verweilkanüle mit möglichst großem Lumen eingestochen wird. Dies hat zur Folge, dass die angestaute Luft entweichen kann. Die weitere Behandlung entspricht dann dem Vorgehen bei einem Pneumothorax.

3.5.2 Symptome

Kardinalsymptom sind atmungsabhängige Schmerzen in der betroffenen Thoraxhälfte begleitet von zunehmender Dyspnoe. Der Thorax zeigt lediglich auf der gesunden Seite eine Atembewegung. Die Herzfrequenz ist zunächst erhöht. Bei zunehmendem intrathorokalem Druck kann es im Verlauf zu einer **Bradykardie** kommen. Die Atmung ist flach und beschleunigt. Viele Patienten zeigen eine Zyanose, da die Sauerstoffaufnahme durch die Lunge stark eingeschränkt ist. Dringt Luft ins subkutane Hautgewebe, entwickelt sich in einigen Fällen ein von außen gut tastbares Hautemphysem (Knistern der Haut bei Druck). Die Patienten können unruhig sein und Todesangst haben.

3.5.3 Diagnostik und Behandlung

Die Diagnose wird anhand des klinischen Bilds, der Anamnese und anhand eines Röntgenbilds gestellt. Ziel der Behandlung ist es, die in den Pleuraspalt eingedrungene Luft zu entfernen. Aus diesem Grund wird die Luft abdrainiert, d. h. mittels einer Drainage abgesaugt. Die **Thoraxdrainage** (auch Bülau-Drainage genannt) gibt kontinuierlich einstellbaren Sog auf den Pleuraspalt und stellt so einen Unterdruck her. Die Lunge zieht sich wieder in Richtung Pleura auseinander bzw. entfaltet sich. Nach einigen Tagen wird nach ärztlicher Anordnung die Drainage abgeklemmt, d. h., es wird nicht mehr kontinuierlich gesaugt. Nach 24 Stunden wird

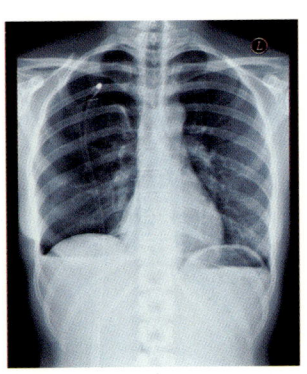

Röntgenaufnahme eines Pneumothorax

ein Röntgenbild angefertigt, um zu kontrollieren, ob die Lunge auch weiterhin entfaltet bleibt. Ist dies der Fall, kann die Drainage nach ärztlicher Rücksprache und Anordnung gezogen werden. Kann im Röntgenbild Restluft nachgewiesen werden, muss die Drainage wieder für einige Tage an den Sog angeschlossen werden.

In manchen Fällen (ausgeprägte Pleuritis, Lungentumoren bzw. -metastasen) entfaltet sich die Lunge nach der Drainagetherapie nicht wieder vollständig. Mit einer sogenannten **Pleurodese** (Medikamentengabe in den Pleuraspalt, die ein Verkleben der beiden Pleurablätter bewirkt) wird dann versucht, die Ausbreitung zu gewährleisten. Unter sterilen Bedingungen wird ähnlich einer Pleurapunktion das Medikament in den Pleuraspalt gespritzt. Anschließend ist der Patient auf mögliche Schmerzen, Atmungsschwierigkeiten und in den Vitalwerten zu beobachten. Auf ärztliche Anordnung können spezielle Lagerungen des Patienten nötig werden, damit sich das eingespritzte Medikament gut im Pleuraspalt verteilt.

Beispiel: Bülau-Drainage (Gotthard Bülau, Internist, 1835–1900)

Bei dieser Drainage handelt es sich um ein geschlossenes Einmalsystem, das an ein Vakuum bzw. an einen kontinuierlichen Sog angeschlossen wird. Das System ist mit Sicherheitsventilen ausgestattet, so dass keine Luft von außen in das System dringen kann. Diese Sicherheit wird durch das Wasserschloss gewährleistet. Neben dieser Einrichtung verfügt die Bülaudrainage als Kompaktset über eine Sekretkammer, in die abdrainiertes Sekret oder Blut aufgefangen werden kann. Das System wird erst gewechselt, wenn diese Sekretkammer voll ist. Der unter sterilen Bedingungen durchgeführte Wechsel geschieht immer nur mit doppelt abgeklemmtem Drainageschlauch. Nur so wird gewährleistet, dass bei Diskonnektion des Systems keine Luft in den Pleuraspalt gelangt.

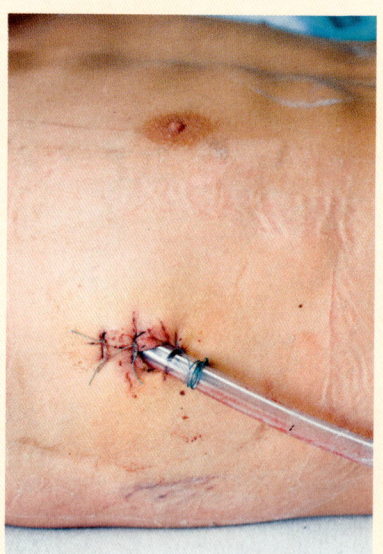

Zum Abklemmen des Schlauchs werden spezielle Klammern verwendet, damit das Gummi des Schlauches nicht beschädigt wird. Ein Loch in der patientennahen Drainage macht im schlimmsten Fall einen Wechsel der Drainage nötig. Am System kann der Sog individuell eingestellt werden. Die Höhe des Sogs richtet sich nach der ärztlichen Verordnung. In der Regel wird mit 15–20 mmHg gesaugt.

Bülau-Drainage

Der Pleuraspalt kann nicht nur pathologisch mit Luft, sondern auch mit Blut (Hämatothorax), mit Eiter (Pyothorax) oder mit Lymphe (Chylothorax) gefüllt sein. In diesen Fällen wird ebenfalls eine Pleuradrainage bzw. eine Bülau-Drainage eingelegt. Die abdrainierten – oft serösen – Flüssigkeiten können das Drainagesystem verstopfen, so dass es im schlimmsten Fall zu einer akuten Verschlechterung des Allgemeinzustands und zu akuter Atemnot bei den Patienten kommen kann. Daher ist regelmäßig und sorgfältig die Durchlässigkeit des Systems zu prüfen.

3.5.4 Komplikationen

In den meisten Fällen heilt ein Pneumothorax komplikationslos aus. Bei Lungentumorpatienten oder nach Mammakarzinom im fortgeschrittenen Stadium kann es in der Folge öfters zu einem Pneumothorax kommen. Weitere Komplikationen im Lauf der Behandlung können Infektionen der Einstichstelle oder der Pleura sein, starke Schmerzen oder eine Lageveränderung bzw. ein Verrutschen der Drainage (selten).

3.5.5 Pflegerische Maßnahmen

Die pflegerischen Maßnahmen lassen sich grundsätzlich in zwei Bereiche unterteilen. Zum einen sind dies die Maßnahmen im Notfall und zum anderen sind dies Interventionen, die bei Patienten, die eine Pleuradrainage erhalten haben, angewendet werden.

Im Notfall assistieren die Pflegenden dem Arzt und bereiten auf Anordnung Materialien zum Legen der Drainage und nötige Medikamente vor. Die Kontrolle der Vitalzeichen (inklusive Sauerstoffsättigung und Atemfrequenz) gehören ebenfalls zu den Aufgaben. Die beruhigende Zuwendung und Vermittlung von Sicherheit unterstützt den Betroffenen in seinem Verhalten und in der Bewältigung der Krisensituation.

Patienten mit Pleuradrainage sind regelmäßig auf mögliche Schmerzen zu befragen. Auf eine ausreichende Analgesie durch Medikamente ist unbedingt zu achten. Möglicherweise muss in Absprache mit dem Arzt die Dosis der Schmerzmedikamente erhöht werden. Dies ist vor allem wichtig, damit der Patient ohne Schmerzen atmen bzw. die Atemtherapie durchgeführt werden kann. Dies gilt als wichtigste Prävention einer Lungenentzündung.

Grundlagen pflegerischer Prävention Band 2, K 1

Analgetika Band 4, D 8
Schmerzen Band 5, E 2.4

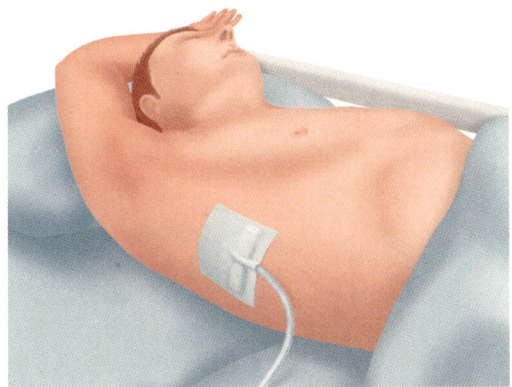

Lagerung des Patienten mit Thoraxproblemen

Atemunter-
stützende
Lagerungen
Band 2, K 2.1.2

Wund-
behandlung
Band 4, H 4

Der Patient benötigt Unterstützung in allen Belangen des täglichen Lebens. Die Patienten müssen in der Regel keine Bettruhe einhalten. Um die Entfaltung der Lunge optimal zu unterstützen, kann es nötig werden, den Patienten nach ärztlicher Anordnung zu lagern.

Im Bereich der Körperpflege, der Mobilisation und des Kleidens sollten sich die pflegerischen Maßnahmen an den Ressourcen der Patienten orientieren. Die Einstichstelle der Drainage ist mit einem Verband abgedeckt. Je nach Standard wird der Verband täglich (beim Gebrauch von durchsichtigem Material nur alle zwei Tage) unter sterilen Bedingungen gewechselt. Auch hier soll auf die ausreichende Analgesie geachtet werden.

3.6 Asthma bronchiale

> Beim **Asthma bronchiale** handelt es sich um eine chronische Atemwegserkrankung, die mit einer Entzündung und einer krampfartigen Verengung der Atemwege einhergeht. Asthma wird daher den chronisch-obstruktiven Lungenerkrankungen zugeordnet (COPD). Die Erkrankung tritt häufig auf. Männer erkranken häufiger als Frauen. Auch Kinder können betroffen sein.

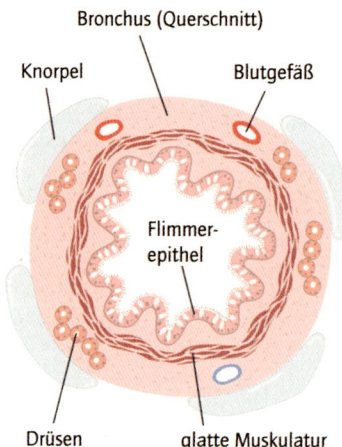

Bronchus (Querschnitt)

Knorpel

Blutgefäß

Flimmer-
epithel

Drüsen   glatte Muskulatur

Querschnitt durch eine Bronchialwand

Die Verengung der Atemwege führt zu einer **Überblähung** in den Lungenbläschen. Durch die engen Atemwege ist vor allem die Ausatmung behindert, was sich häufig an den starken Ausatmungsgeräuschen (Pfeifen, Giemen) erkennen lässt. Bei jahrelanger Krankheit zeigen sich von außen bereits Zeichen der Überblähung des gesamten Brustkorbs (Fassthorax).

3.6.1 Ursachen

Grundsätzlich können zwei verschiedene Formen des Asthma bronchiale unterschieden werden. Zum einen sind hier das **allergische (exogene) Asthma** und zum anderen das **nicht-allergische (endogene) Asthma** zu nennen. Durch die beiden Formen leiten sich die Ursachen bereits ab. Beim allergischen Asthma liegt eine Intoleranz bzw. allergische Reaktion auf bestimmte Reize aus der Umwelt vor. Eine familiäre Häufung innerhalb der Familie ist möglich.

Neurodermitis
Band 3, D 1.1

Das allergische Asthma kann bereits sehr früh auftreten und häufig sind schon Kinder davon betroffen. Weltweit kommt es zu einer Zunahme des allergischen Asthmas. Experten machen dafür die steigende Umweltbelastung mit Schadstoffen wie z. B. Feinstaub verantwortlich. Vielfach berichten die Betroffenen anamnestisch über Milchschorf im Säuglingsalter oder leiden gleichzeitig an Neurodermitis.

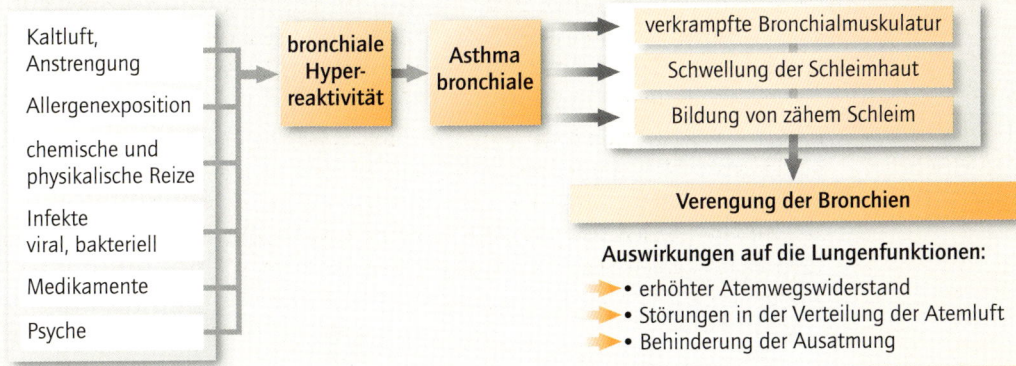

Pathophysiologie des Asthma bronchiale

Beim nicht-allergischen Asthma können Atemwegsinfekte oder Medikamente die Beschwerden auslösen. Häufig tritt diese Form der Erkrankung nach dem 4. Lebensjahrzehnt auf. Eine familiäre Häufung ist selten. Neben diesen Ursachen können auch andere Faktoren einen Asthmaanfall auslösen. Dies kann beispielsweise ungewohnte körperliche Anstrengung bei niedrigen Außentemperaturen sein (Joggen im Winter bei Minusgraden). Psychische Faktoren wie übermäßige Freude oder starke seelische Belastung können bei vorgeschädigter Lunge ebenfalls in seltenen Fällen einen Asthmaanfall provozieren.

3.6.2   Symptome

Patienten mit asthmatischen Beschwerden klagen plötzlich über einsetzende Atemnot und Lufthunger. Sie sind blass und zeigen eine schweißige Haut. Häufig zeigen sie eine ausgeprägte Zyanose. Bereits an der Haltung des Patienten zeigt sich die subjektiv empfundene **Kurzatmigkeit**. Oft werden die äußeren Zeichen von einem starkem Giemen oder Pfeifen begleitet. Der Patient hat Mühe, die eingeatmete Luft aus den Atemwegen zu bringen. Er kann keine neue Luft mehr in die Lungen aufnehmen. Diese Stresssituation bedingt einen Anstieg der Herzfrequenz. Nach überstandenem Asthmaanfall kann der Betroffene große Mengen zähen, weißen Schleims abhusten.

> Asthma bronchiale wird durch die deutsche Atemwegsliga in vier verschiedene **Schweregrade** eingeteilt. Die Einteilung richtet sich unter anderem auch danach, wie häufig die geschilderten Symptome bei dem Betroffenen auftreten.

3.6.3   Diagnostik und Behandlung

Um ein allergisches Asthma bronchiale festzustellen, wird zunächst ein umfassender **Allergietest** durchgeführt. Der Arzt wertet die Testergebnisse aus und bringt sie mit der durch den Betroffenen geschilderten Anamnese in Verbindung. So zeigt sich meist ein eindeutiges Bild. Da die Testung mit einem Asthma auslösenden Stoff zu starken Symptomen führen kann, wird dieser Test nur stationär und unter sorgfältiger Beobachtung durchgeführt.

Atemvolumina
Band 2, G 1.6

Anwendung
Peak-Flow-Meter
Band 4, D 11.1

Im Sputum des Erkrankten lassen sich typische Veränderungen nachweisen, die ebenfalls auf eine Erkrankung der Atemwege hinweisen. Da sich bei einem allergischen Asthma im Körper des Betroffenen sogenannte Antigene bilden, können diese direkt im Blut nachgewiesen werden.

Ein nicht-allergisches Asthma zeigt sich in der sorgfältig erhobenen Anamnese und der körperlichen Untersuchung durch den Arzt. Meist lässt sich ein Ereignis oder ein Zeitpunkt bestimmen, wann die Beschwerden das erste Mal aufgetreten sind. Untersuchungen der Lunge bzw. der Lungenvolumina ergänzen das diagnostische Verfahren.

Therapie
bei Asthma
bronchiale
Band 4, D 11.1

Zu den wichtigsten Behandlungsansätzen zählt die **Prävention**. Das heißt, Personen mit allergischem Asthma sind angehalten, auslösende Reize zu meiden. Personen mit nicht-allergischem Asthma sollen besonders in der kalten Jahres- und Erkältungszeit darauf achten, keine Infekte zu entwickeln.

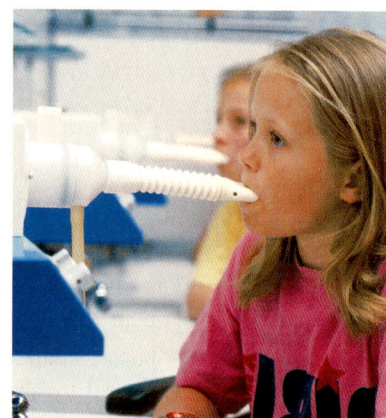

Inhalierende Patientin

Die Behandlung eines Asthma bronchiale stützt sich primär auf Medikamente. Diese werden als Dauer-, aber auch als Soforttherapie im Notfall angewendet. Liegt ursächlich oder zusätzlich ein Infekt der Atemwege vor, können ergänzend Antibiotika intravenös oder per oral nötig werden.

Eine weitere Therapiemöglichkeit bei einem allergischen Asthma ist die **Hyposensibilisierung** gegen die auslösenden Reize. Hierzu werden dem Patienten in bestimmten Zeitabständen abgeschwächte Allergene subkutan gespritzt. Der Körper bildet dann Antigene und wehrt sich so gegen diese Reize. Vor allem bei jüngeren Patienten zeigt diese Behandlungsmethode gute Erfolge.

Lippenbremse
Band 2, K 2.1.2

Um dem Patienten die Ausatmung zu erleichtern, wird er angehalten, die **Lippenbremse** einzusetzen. Diese Art der Ausatmung erlernt der Patient im Rahmen der Atemtherapie durch Physio- und Atemtherapeuten.

Beispiel: Status asthmaticus

Ein nicht enden wollender Asthmaanfall bzw. das ständige Wiederauftreten neuer Anfälle ohne erkennbare Pause wird Status asthmaticus genannt. Dieser Zustand kann Stunden bis Tage anhalten und ist akut lebensbedrohlich und muss sofort behandelt werden. In einigen Fällen wird die maschinelle Beatmung nötig. Dies ist vor allem bei Patienten mit bereits stark geschädigter Lunge bzw. fortgeschrittenem Krankheitsverlauf eine kritische Situation, da sie nur erschwert von der Beatmungsmaschine zu entwöhnen sind. Medikamentös kommen die bei Asthma üblichen Präparate zum Einsatz.

3.6.4   Pflegerische Maßnahmen

Die pflegerischen Maßnahmen lassen sich unterteilen in Maßnahmen in der Akutsituation (akuter Asthmaanfall) und bei Patienten mit stabilen Atemsituationen.

Im Akutfall ist neben der unmittelbaren Benachrichtigung des Arztes die ruhige pflegerische Handlungsweise von zentraler Bedeutung. Alle im Rahmen der Atemnot wirksamen Interventionen – mit folgenden Ausnahmen – sind anzuwenden. Da kühle Luft einen Asthmaanfall (durch den Reiz auf die Atemwege) auslösen bzw. verstärken kann, sollte zunächst keine Frischluft zugeführt werden. Die Sauerstoffgabe sollte in Absprache mit dem Arzt erfolgen.

Akute Atemnot
Band 3, G 3.1.4

> Bei Menschen mit COPD wird der Atemantrieb nicht wie bei Gesunden über einen Anstieg des Kohlendioxidgehalts (CO_2) im Blut, sondern über einen Abfall des Sauerstoffgehalts (O_2) im Blut gesteuert. Bei Sauerstoffzufuhr über eine Sonde oder Maske kann es daher zu einem reduzierten Atemantrieb (im Extremfall mit einem Atemstillstand) kommen.

Steuerung
der Atmung
Band 2, G 1.1

Daneben sind Pflegende für die regelmäßige und kontrollierte Medikamenteneinnahme gemeinsam mit dem Patienten zuständig.

Patienten in stabilen Atemsituationen sollten durch Pflegende über vorhandenes Wissen über die Krankheit befragt werden. So kann ein möglicherweise bestehendes Wissensdefizit erkannt und behoben werden. Im Rahmen der Patientenedukation können Informationen oder Schulungseinheiten angeboten werden. Auch die pflegerische Beratung hat hier zentrale Bedeutung. Patienten sind über mögliche Risikofaktoren (Lebensumstände, auslösende Reize) zu beraten. Im Gespräch können Aspekte wie Lebensstil- oder Verhaltensveränderungen (Rauchentwöhnung) aufgenommen werden. Auch die richtige Anwendung von Hilfsmitteln sollte regelmäßig durch die Pflegenden kontrolliert werden. Dabei stehen nicht eventuelle Fehler, sondern die Beseitigung dieser im Vordergrund.

Therapie
Asthma
Band 4, D 11.1

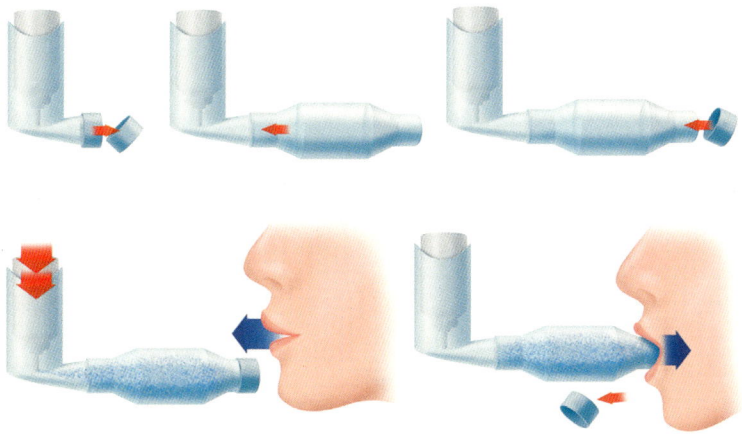

Anwendung eines Spacers

In vielen Fällen ist auch das Üben der Lippenbremse nötig, da sich möglicherweise zu Beginn der Krankheit Fehler in der Durchführung einschleichen. Diese sollen frühzeitig erkannt und behoben werden. Die Abgabe von Informationsbroschüren (z. B. von der Deutschen Atemwegsliga) sowie die Herstellung von Kontakten zu Selbsthilfegruppen wirken sich häufig positiv auf die Lebensqualität der Betroffenen und ihrer Angehörigen aus.

> Pflegende sollten stets beachten, dass Menschen, die an Asthma leiden, Experten und Expertinnen ihrer Krankheit sind. Meist leiden die Patienten schon viele Jahre an der Krankheit und sie wissen sehr gut, was sie sich zumuten können und wann es ihnen am besten geht. Wie bei allen chronischen, nicht heilbaren Krankheiten orientiert sich die Behandlung und Pflege nicht an der Kuration (Heilung), sondern an der bestmöglichen **Lebensqualität** für die Erkrankten. Dies sollte die Pflegeplanung stets berücksichtigen.

3.6.5 Kinder und Asthma

Asthma zählt zu den häufigsten chronischen Krankheiten bei Kindern. Häufig tritt die Krankheit zwischen dem 4. und 5. Lebensjahr auf, wobei sie bei 50 % der Kinder im Erwachsenenalter nicht mehr in Erscheinung tritt. Abweichend zu den Erwachsenen teilt man die Krankheit bei Kindern in **fünf Schweregrade** ein, die sich auch an der Häufigkeit der beobachtbaren Beschwerden orientieren.

Kinder sind in ihrem Alltag anders eingeschränkt als Erwachsene. Unkontrolliertes Herumtoben und Spielen ist in vielen Fällen nicht möglich. Betroffene Kinder erfahren früh ihre körperliche Belastungsgrenze. Darüber hinaus übernehmen sie früh die Verantwortung für ihre Krankheit, indem sie angehalten werden, die Medikamente regelmäßig und sorgsam einzunehmen sowie auf auslösende Reize zu achten bzw. diese zu meiden.

Die Kinder sind altersentsprechend über die Krankheit, ihre Behandlung und das eigene Verhalten zu informieren und in der Anwendung von **Atemtechniken** zu schulen. Daneben müssen die Eltern die Krankheit umfassend verstehen und in der Lage sein, akute Verschlechterungen frühzeitig zu erkennen.

Kinder können im Asthmaanfall auch in den **Vier-Füßler-Stand** gebracht werden. Dabei stützen sie sich auf die Knie und die Ellenbogen bei nach vorne gebeugtem Oberkörper. Die Kinder werden angehalten, ruhig und tief in den Bauch ein- und auszuatmen. Bei starker Sekretproduktion kann das betroffene Kind nach überstandenem Anfall in Bauchlage gelagert werden. Der Lendenbereich sollte dabei mit einem kleinen Kissen oder einer Frotteerolle gestützt werden, damit der Kopf als tiefster Punkt auf der Unterlage liegt. So kann das Sekret gut mobilisiert und abgehustet werden.

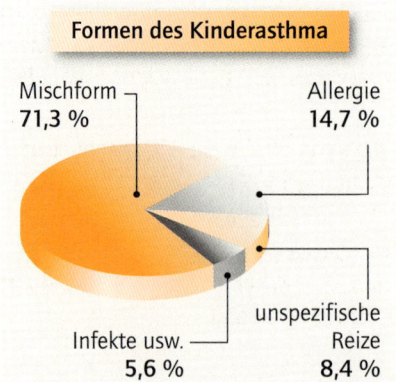

Formen des Kinderasthma

Mischform 71,3 %
Allergie 14,7 %
unspezifische Reize 8,4 %
Infekte usw. 5,6 %

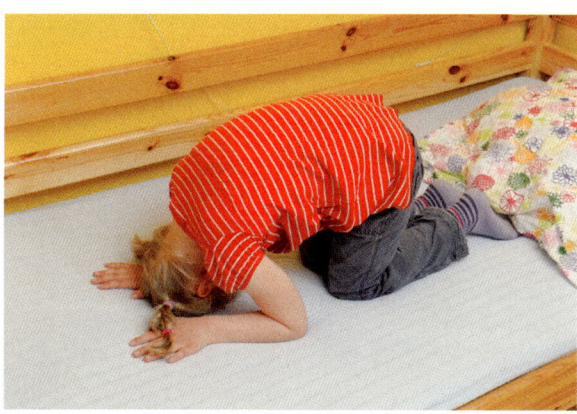

*Vier-Füßler-Stand
beim Kind*

Treten beim Kind innerhalb von sechs Monaten keine Beschwerden mehr auf, können nach ärztlicher Rücksprache die Medikamente langsam verringert bzw. abgesetzt werden.

3.6.6   Bedeutung für den Patienten

Eine Asthmaerkrankung bedeutet für den Betroffenen häufig eine große Umstellung im Alltag und zwingt manche Patienten zur Aufgabe liebgewonnener Tätigkeiten. Pflegende sollten nicht erwarten, dass eine Anpassung sofort geschieht. Der Erkrankte muss sich im Sinne der Krankheitsbewältigung aktiv mit den Beschwerden und deren Bedeutung für ihn auseinandersetzen und sich zunächst daran gewöhnen bzw. die eigenen Grenzen akzeptieren lernen. Dabei ist es wichtig wahrzunehmen, dass die Bewältigung bei allen Menschen sehr unterschiedlich aussehen kann.

Menschen mit Asthma müssen sich damit auseinandersetzen, dass sie an einer nicht heilbaren, sich chronisch verschlechternden Krankheit leiden. Phasen der Atemnot sind sehr belastend und vielfach steht die Frage nach dem weiteren Verlauf angstvoll im Raum. In den meisten Fällen arrangieren sich die Erkrankten jedoch gut mit den Umständen und passen ihre Aktivitäten ihrer Leistungsfähigkeit an.

3.7   Lungenoperationen

Im Rahmen verschiedener Lungenerkrankungen werden Operationen an diesem Organ nötig. Oft ist es die letzte Behandlungsmöglichkeit und die Patienten legen all ihre Hoffnung in diesen Eingriff. Die Patienten, die lungenchirurgisch behandelt werden, zeigen eine große Streuung im Alter. Kinder, Erwachsene und alte Menschen können betroffen sein. In der Regel ist der typische Patient jedoch männlich und zwischen 40 und 60 Jahre alt.

Am häufigsten werden Lungenoperationen im Rahmen der onkologischen Tumorenbehandlung der Lunge nötig. Je nach Größe und Lokalisation des Lungentumors werden verschiedene umfassende Eingriffe am Thorax nötig.

Auch bei anderen Lungenerkrankungen (z. B. Entzündungen) kann eine Operation an der Lunge sinnvoll sein. Die Indikation wird jeweils sehr streng gestellt, da es sich in der Regel um einen großen operativen Eingriff handelt.

Bronchialbaum
Band 2, G 1.3.3

Arten der operativen Eingriffe

Bezeichnung	Erklärung
Thorakotomie	operative Brustraumeröffnung
Probethorakotomie	Brustraumeröffnung zum Zweck einer Gewebeentnahme bei Verdacht auf eine maligne Tumorenerkrankung
Segmentresektion	Entfernung eines Lungensegments
Lobektomie	Entfernung eines Lungenlappens
Bilobektomie	Entfernung von zwei Lungenlappen
Pneumektomie	Entfernung eines kompletten Lungenflügels

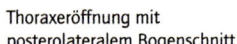
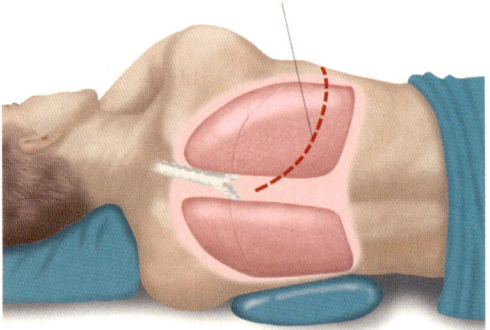

Thoraxeröffnung mit posterolateralem Bogenschnitt

Thorakotomie

3.7.1 Präoperative Pflege

Patienten, die sich einem lungenchirurgischen Eingriff unterziehen müssen, sind in der Regel großem Stress ausgesetzt. Dies gilt auch für ihre Angehörigen. Daher sollten Pflegende stets einfühlsam und sorgfältig auf die Belange dieser Patienten eingehen. In der Regel haben die Patienten bereits die Diagnose einer Krebserkrankung erhalten (mittels Biopsie).

Präoperative Pflege Band 4, G 2

Die präoperative Vorbereitung auf den Eingriff unterscheidet sich nicht wesentlich von dem üblichen Vorgehen und orientiert sich an den hausinternen Standards. Darüber hinaus werden präoperativ verschiedene Instruktionen des Patienten nötig, um nach der Operation möglichst optimal mit ihm arbeiten zu können.

Nach der personenorientierten Aufklärung durch den Chirurgen und den Anästhesisten üben die Pflegenden gemeinsam mit dem Patienten die **postoperative Atemtherapie** und die richtige **Abhusttechnik** (meist gemeinsam mit den Physio- und Atemtherapeuten). Daneben wird das postoperative Aufstehen besprochen und gemeinsam geübt. Hier ist vor allem auf ein Schmerz vermeidendes Vorgehen zu achten. Der Umgang mit den Drainagen, die nach der Operation beachtet werden müssen, gehört ebenso zum Instruktionsprogramm.

In der Regel kommen die Patienten mit einer Pumpe zur patientenkontrollierten Schmerzmitteltherapie (PCA-Pumpe) aus dem Operationssaal bzw. Aufwachraum. Es empfiehlt sich, dem Patient diese zu erklären und die Anwendung zu zeigen.

Schmerzen
Band 4, G 4.5

3.7.3 Postoperative Pflege

Postoperativ werden die Patienten in der Regel auf der Intensivstation gepflegt und medizinisch versorgt. In Vordergrund steht die Beobachtung und Förderung der Atemfunktion. Die Vitalfunktionen des Patienten werden überwacht. Hierzu zählen auch die Atemfrequenz und die periphere Sauerstoffsättigung.

Überwachung
des Patienten
Band 4, A 2

Das frühzeitige Erkennen von Schmerzen ist eine weitere wichtige pflegerische Tätigkeit. Um die unbedingt notwendige postoperative Atemtherapie als wichtigste präventive Maßnahme durchführen zu können, muss der Patient ausreichend schmerzfrei sein. Daher muss auf die sorgfältige **Erhebung von Schmerzen** und deren medikamentöse und nicht-medikamentöse Behandlung geachtet werden.

Schmerzen
Band 5, E 2.3.1

Zusätzlich ist die Thoraxdrainage auf Sogwirkung, Sekretförderung und Durchgängigkeit zu prüfen. Plötzliches Auftreten von großen Blutmengen aus der **Thoraxwunde** ist pathologisch und muss sofort dem zuständigen Arzt gemeldet werden. Der Wundverband ist in regelmäßigen Abständen auf Zeichen einer Blutung zu kontrollieren.

Der Patient benötigt alters- und situationsabhängig Unterstützung in allen Bereichen des täglichen Lebens. In den ersten postoperativen Tagen wird daher die Pflege oft umfassend von den Pflegenden übernommen. Hierzu zählt insbesondere die Körperpflege, die der Patient durch den Allgemeinzustand und die verschiedenen Zugänge (Infusionen, Thoraxdrainage, Sauerstoffsonde, evtl. Dauerkatheter) oft nicht selbst durchführen kann.

Um den Patienten möglichst optimal in seiner Atemarbeit zu unterstützen, wird er atemerleichternd gelagert. Dabei ist zu beachten, dass Patienten nach einer Segment- oder Lappenresektion nicht auf die operierte Thoraxseite gelagert werden. Der Positionswechsel geschieht zwischen Rückenlage und gesunder Thoraxhälfte. Nur so kann sich die operierte Lungenseite optimal ausdehnen und heilen. Anders verhält sich dies nach einer Pneumektomie. Um die verbleibende Lungenseite optimal zu belüften, wird hier zwischen Rückenlage und operierter Seite gewechselt. Dabei ist besonders auf eine ausreichende Schmerztherapie zu achten.

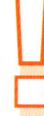

> Die Pflege von Menschen nach einer Lungenoperation stellt eine komplexe Situation dar. Viele verschiedene Faktoren müssen beachtet, erhoben und interpretiert werden. Daher sollte diese Pflege von erfahrenen Pflegefachpersonen übernommen werden.

3.7.4 Komplikationen

Wie bei allen größeren operativen Eingriffen können im Verlauf des Heilungsprozesses verschiedene Komplikationen auftreten. Der pflegerischen Prävention kommt daher eine besonders wichtige Bedeutung zu.

Grundlagen
pflegerischer
Prävention
Band 2, K 1

Insbesondere auf folgende Komplikationen ist der Patient zu beobachten:

♦ Infektionen, erkennbar an Fieber und Schmerzen (Wundinfekt, Blaseninfekt durch Blasenkatheter, Pneumonie)

♦ Thrombose, erkennbar an Schmerzen und Schwellung, z.B. am Unterschenkel (durch Immobilität)

♦ Hautschädigungen bzw. Dekubitus

♦ Atembeschwerden bzw. auftretende Ateminsuffizienz

♦ Diskonnektion der Thoraxdrainage mit nachfolgend akut auftretenden Atembeschwerden

♦ postoperative Verwirrtheitszustände bzw. Delir

3.8 Maschinelle Beatmung

Ziel der **maschinellen Beatmung** ist die Aufrechterhaltung des Gasaustauschs bei nicht vorhandener oder verminderter Spontanatmung (Asphyxie). Die maschinelle Beatmung kann kurzfristig (während einer Operation) oder langfristig (bei schweren Krankheitszuständen) nötig werden. Über einen Beatmungsschlauch (Tubus) oder eine Trachealkanüle wird dabei ein voreingestelltes Atemgasgemisch mit Druck in die Lungen gegeben. Patienten mit maschineller Beatmung werden auf einer Intensivstation gepflegt und medizinisch betreut.

Beatmung
Band 4, B 2.3.3

3.8.1 Indikationen

Aus verschiedenen Gründen kann eine maschinelle Beatmung nötig werden. Zu den häufigsten Gründen zählt die kurzfristige maschinelle Beatmung während einer Operation.

Bei sehr langen Operationsverläufen (herzchirurgische Eingriffe, neurochirurgische Eingriffe, Transplantationen) wird in der Regel eine Nachbeatmung auf der Intensivstation von mehreren Stunden bis Tagen nötig. Der Patient soll kontrolliert aufwachen, d.h., die Narkosemittel werden langsam und unter ständiger Kontrolle der Kreislaufsituation reduziert. Der Patient wird dann langsam von der Beatmungsmaschine entwöhnt.

Im Rahmen einer **Reanimation** bei fehlender **Spontanatmung** wird ebenfalls nach der Intubation die maschinelle Beatmung notwendig.

Reanimation
Band 4, B 2.3

Frühgeborene Kinder zeigen oft eine noch fehlende Lungenreife. Auch sie sind in den ersten Lebenstagen und -wochen beatmungspflichtig.

3.8.2 Beatmungsformen

Je nachdem, wie groß die Unterstützungsleistung durch die Beatmungsmaschine ist, teilt man die Beatmung in verschiedene Formen ein.

Übernimmt die Beatmungsmaschine die Atemarbeit vollständig, spricht man von der kontrollierten oder **mandatorischen Beatmung**. In der Regel sind die Patienten tief sediert, so dass sie die Beatmung gut tolerieren. Da der Patient im Tiefschlaf das Sekret kaum abhusten kann, muss er regelmäßig endotracheal (über den Tubus in der Luftröhre) abgesaugt werden. Das endotracheale Absaugen bleibt jedoch nur erfahrenen und in der Regel in intensivmedizinischer Pflege weitergebildeten Pflegenden vorbehalten.

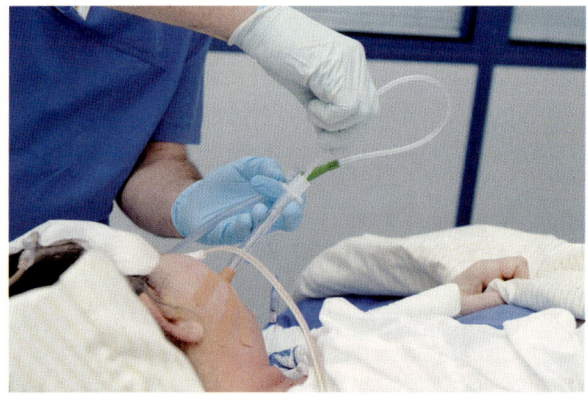

Steriles Absaugen

Soll der Patient langsam von der Beatmungsmaschine entwöhnt werden, muss er zunächst einen Teil der Atemarbeit wieder selbst übernehmen. Dies kräftigt die Atemmuskulatur und ist wichtige Voraussetzung, um den Tubus entfernen zu können. Hier wird die Beatmungsmaschine **assistierend** eingesetzt. Der Patient kann jederzeit einen Atemzug auslösen. Die Maschine nimmt diesen Reiz auf und unterstützt den Patienten, indem sie ihm das Atemgasgemisch mit leichtem Druck bereitstellt. Ermüdet der Patient bzw. die Atemmuskulatur oder schläft der Patient ein, übernimmt die Maschine wieder mit voreingestellter Häufigkeit die Atemzüge. Patienten mit assistierter Beatmung werden weniger tief sediert bzw. es wird ein Tag-Nacht-Rhythmus angestrebt. Daher ist es sehr wichtig, auf Stresssituationen an der Beatmungsmaschine (z. B. Patient erschöpft sich zunehmend oder bewältigt die Atemarbeit nicht) sofort zu reagieren. Die Beatmungsmaschine muss stets sehr patientenindividuell durch den Arzt eingestellt werden.

Die wenigste Unterstützung leistet die Beatmungsmaschine bei der **CPAP-Beatmung**. Bei dieser Form atmet der Patient vollständig alleine und löst jeden Atemzug selbst aus. Dies setzt wache, orientierte und schmerzfreie Patienten voraus. Die Arbeit der Maschine besteht lediglich darin, am Ende der Ausatmung einen höheren positiven Druck in der Lunge aufrechtzuerhalten.

3.8.3 Heimbeatmung

In einigen Fällen kann eine lebenslange Beatmung nötig werden. Dies kann z. B. bei einer Lähmung der Atemmuskulatur im Rahmen neurologischer Krankheiten auftreten. Patienten, die sonst einen stabilen Krankheitsverlauf zeigen, können dann auch in einem Pflegeheim oder zuhause gepflegt und versorgt werden.

Bei dieser Form der Atemunterstützung wird das Atemgasgemisch oder auch nur Raumluft über ein **Tracheostoma** in das Bronchialsystem des Patienten gegeben. In der Regel sind diese Patienten nicht oder kaum ansprechbar und in ihrem Bewusstsein stark eingeschränkt. Die Pflege dieser Patienten ist komplex, da sie meist an

Tracheostoma
Band 3, G 3.8

mehr als einem Pflegeproblem leiden. Daher ist die Pflege von Patienten mit Dauer-Heimbeatmung nur darin instruierten und geübten Personen vorbehalten.

Wird ein Patient zuhause beatmet, können auch die Angehörigen in das Vorgehen des Absaugens eingewiesen werden. Dies setzt jedoch eine umfangreiche, perso-nen- und situationsangepasste Angehörigenschulung und -informationen voraus.

Um eine Heimbeatmung zuhause oder im Pflegeheim zu realisieren, müssen be-stimmte Voraussetzungen in der Einrichtung oder in der Familie geschaffen werden. Zu diesen Voraussetzungen gehören:

◆ stabiler Gesundheits- bzw. Krankheitszustand des Patienten, der keine Komplika-tionen oder akute Verschlechterungen erwarten lässt

◆ Familienangehörige bzw. Pflegepersonen in der Einrichtung sind geschult und sicher im Umgang mit Beatmungspatienten in der nachakuten Phase

◆ benötigtes Material (Beatmungsgerät, Absaugkatheter, sterile Handschuhe usw.) stehen zur Verfügung

◆ bei technischen oder sonstigen Problemen steht ein 24-Stunden-Unterstützungs-angebot zur Verfügung

◆ regelmäßige neue Einschätzung der Situation durch den Arzt

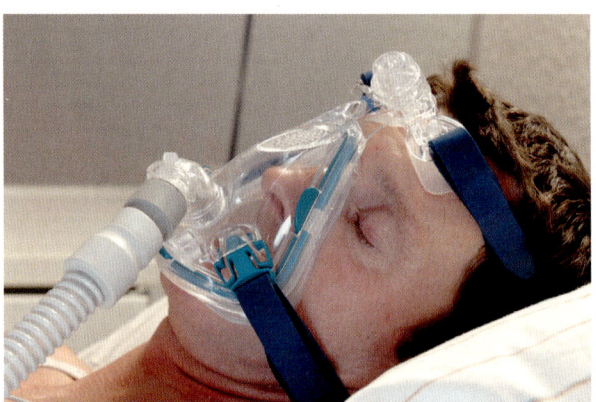

Heimbeatmung

Eine andere Form der Heimbeatmung ist die intermittierende (z. B. nur nachts) Atemunterstützung bei Menschen mit einem **Schlafapnoe-Syndrom**. Durch die Rückenlage fällt die Zunge der Betroffenen nach hinten und verlegt so die Atem-wege. Die Atemluft kann nicht frei in die Lungen einströmen. Die Atmung setzt bei diesen Personen für mehrere Minuten aus, bis sie geräuschvoll wieder einsetzt. Im Alltag leiden die Betroffenen oft unter zunächst unerklärbarer Müdigkeit und Leistungsschwäche. Nach einer Abklärung in einem Schlaflabor bestätigt sich dann meist der Verdacht eines Schlafapnoe-Syndroms. Diese Patienten erhalten dann für die Nacht eine Atemmaske. Über ein Atemgerät wird mit voreingestelltem Druck die Atemluft in die Atemwege geleitet, so dass es unter diesen Bedingungen nicht wie sonst zu einem starken Abfall der Sauerstoffsättigung kommt. Schon bald bes-sern sich die Beschwerden der Betroffenen im Alltag und sie gewinnen deutlich an Lebensqualität.

3.9 Tracheostomie

> Das Einbringen einer Beatmungskanüle von außen durch den Hals wenige Zentimeter unter dem Kehlkopf wird **Tracheostomie** genannt. Die so künstlich geschaffene Öffnung nach außen wird **Tracheostoma** genannt.

3.9.1 Indikationen

Aus verschiedenen Gründen kann eine Tracheostomie nötig werden. Häufigste Indikation ist die **Langzeitbeatmung**. Durch einen liegenden Tubus in Mund oder Nase erhöht sich das Infektionsrisiko für die betroffenen Patienten, die beatmet werden, beträchtlich. Oft kann nur ein unzureichender Zugang zum Mund-Nasen-Raum ermöglicht werden, was vor allem die Mund- und Nasenpflege behindert. Sammelt sich dort ständig Sekret, kann es zur Infektion der benachbarten anatomischen Strukturen kommen. Im schlimmsten Fall kann dies zu einer Hirnentzündung führen. Daher ist man in der Intensivmedizin bestrebt, frühzeitig bei absehbarer Langzeitbeatmungspflicht einen anderen Atemwegszugang zu schaffen. Zusätzlich besteht bei einem oralen oder nasalen Tubus immer die Gefahr einer Hautschädigung bzw. der Ausbildung von Druckgeschwüren.

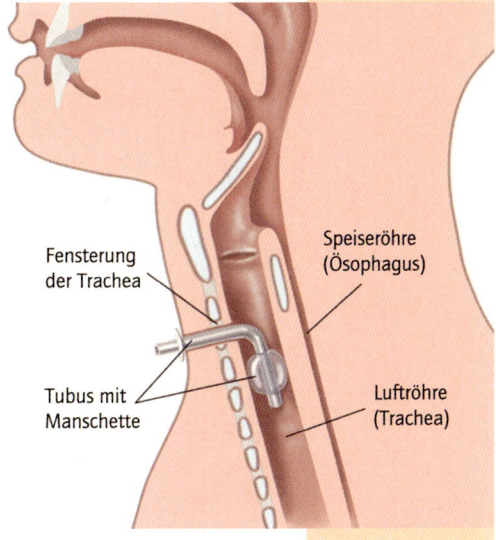

Lokalisation der Tracheostomie

(Bildbeschriftung: Fensterung der Trachea · Tubus mit Manschette · Speiseröhre (Ösophagus) · Luftröhre (Trachea))

Ein weiterer Grund für die Anlage einer Tracheostomie sind ausgedehnte Verletzungen am Kopf und im Gesicht. Auch umfassende Operationen im Rahmen der Tumorenresektion in der Hals-Nasen-Ohren-Medizin machen die Anlage nötig (z. B. nach einer Neck-Dissection).

Im Notfall wird eine Eröffnung der Atemwege nötig, wenn im Rahmen der Reanimation die Einlage eines oralen Tubus unmöglich ist, bei akuter Erstickungsgefahr (z. B. nach Insektenstich im Hals und Anschwellen der Schleimhaut) oder wenn die Atemwege trotz Tubus (z. B. bei viel zähem Schleim) verlegt sind. Hier handelt es sich um einen intensivmedizinischen Notfall, der unverzügliches ärztliches Handeln erfordert. Diese Sonderform der Tracheostomie wird **Koniotomie** genannt.

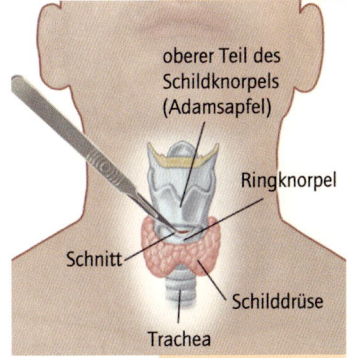

Notfallkoniotomie

(Bildbeschriftung: oberer Teil des Schildknorpels (Adamsapfel) · Ringknorpel · Schnitt · Schilddrüse · Trachea)

3.9.2   Geplante Einlage

Patienten, die ein Tracheostoma erhalten, werden in der Regel auf der Intensivstation gepflegt und ärztlich betreut. Meist sind sie nasal intubiert und beatmet. Ist eine Langzeitbeatmung indiziert, wird möglichst frühzeitig die Anlage eines Tracheostomas geplant. Der Patient und vor allem die Angehörigen sind darüber zu informieren. Der Arzt sollte im Gespräch einfühlsam die Vorteile dieses Atemwegszugangs erörtern und die Ängste und Bedenken der Angehörigen ernst nehmen.

Die Durchführung kann auf der Station oder im Operationssaal erfolgen. Beides wird unter sterilen Bedingungen durchgeführt. Da die Assistenz bei einer **Tracheotomie** (Einschnitt in die Luftröhre) stets weitergebildetem Intensiv- oder Anästhesiefachpersonal übertragen wird, wird das Vorgehen der Durchführung hier nicht detailliert beschrieben.

Das Pflegefachpersonal der Intensivstation ist verantwortlich für die Vorbereitung des Patienten (Patient nüchtern lassen bzw. keine Sondenkost verabreichen) und für die Bereitstellung der benötigten Materialien. Es wird sichergestellt, dass der Patient ausreichend tief schläft bzw. ausreichend sediert ist.

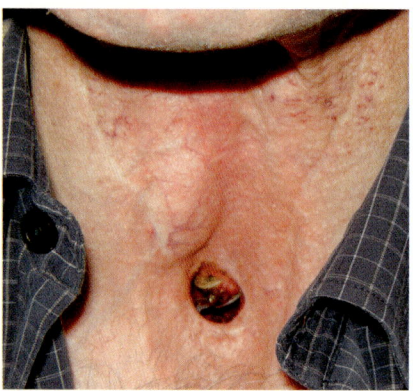

Tracheostoma

Während des Eingriffs werden die Vitalzeichen und die Atmungsfunktion des Patienten fortlaufend kontrolliert und dokumentiert. Nach der Einlage der **Trachealkanüle** muss der Wundverband auf mögliche Nachblutungen regelmäßig kontrolliert und beobachtet werden. Auf die ausreichende Sauerstoffzufuhr und die Kontrolle der peripheren Sättigung ist ebenfalls zu achten.

3.9.3   Pflegeprobleme

Nach Anlage der Tracheostomie soll der Verband zunächst ca. 48 Stunden belassen werden, vorausgesetzt, er ist nicht stark sekret- oder blutgetränkt. In der Phase nach der Einlage kann es zu unerwünschten Blutungen kommen, da das anatomische Gebiet sehr gut durchblutet und mit Gefäßen versorgt ist. Eine Sickerblutung, die ca. sechs Stunden nach dem Eingriff nicht zum Stillstand kommt, muss eventuell chirurgisch versorgt werden.

Tubus und Trachealkanüle verfügen über einen mit Luft gefüllten Ballon. Dieser dient zum einen zur sicheren Lage des Beatmungsschlauchs/-kanüle in der Luftröhre des Patienten und zum anderen verhindert dieser Ballon (auch **Cuff** genannt), dass die zugeführte Atemluft nach oben entweicht, ohne dass sie im **Alveolarsystem** für den Gasaustausch genutzt werden kann.

Dieser Ballon übt jedoch permanenten Druck auf die Schleimhaut der Trachea aus, so dass im Verlauf einer Langzeitbeatmung verschiedene Komplikationen auftreten können. Darüber hinaus können weitere **Komplikationen** auftreten:

♦ Tracheomalazie (Ausbuchtung der Tracheawand)

♦ Fistelbildung (Öffnung zur Speiseröhre hin)

♦ Schwierigkeiten in der oralen Zufuhr von Nahrung und Flüssigkeit bzw. Aspiration

♦ Verlegung der Kanüle durch zähen Schleim oder Blut

♦ Vagusreizung bei Manipulation an der Kanüle, z. B. beim Verbandwechsel mit nachfolgender Bradykardie

3.9.4   Pflegerische Maßnahmen

Zu den wichtigsten intensivpflegerischen Aufgaben bei Patienten mit einem Tracheostoma gehört die regelmäßig durchzuführende **Bronchialtoilette**. Darunter versteht man das sorgfältige Absaugen des Schleims aus dem Bronchialsystem über die liegende Trachealkanüle. Dieses steril durchgeführte endotracheale Absaugen ist erfahrenen und weitergebildeten Pflegefachpersonen vorbehalten.

Da viele Patienten das Absaugen als äußerst unangenehm und schmerzhaft beschreiben, sollte nur abgesaugt werden, wenn tatsächlich Sekret und Schleim vorhanden ist. Meist ist dies gut durch typische Atemgeräusche wahrnehmbar.

Gefahren liegen bei der Durchführung der Bronchialtoilette im unsterilen Absaugen (Infektionsgefahr), in der Schleimhautverletzung (Blutungen), in einer Hypoxie (Patienten sind während des Absaugvorgangs nicht an der Beatmungsmaschine), in der Verstopfung des Tubus durch Sekret (nicht rechtzeitig abgesaugt), im Auftreten von Herzrhythmusstörungen (durch Hypoxie oder Vagusreiz) oder eines Bronchospasmus.

Nach 48 Stunden nach Anlage der Tracheostomie kann der Verband gewechselt werden. In der Regel wird er anschließend einmal täglich erneuert. Vor dem Verbandwechsel wird die Bronchialtoilette durchgeführt und sichergestellt, dass der Cuff ausreichend gefüllt und die Kanüle richtig fixiert ist, um ein Herausrutschen zu vermeiden.

Verbandwechsel
Band 4, H 5

Pflegende tragen für den Verbandwechsel Handschuhe und entfernen die alte Kompresse zunächst vorsichtig – ohne die Kanüle zu verschieben. Anschließend wird bei reizloser Wunde der Rand der Tracheostomie mit einem mit physiologischer Kochsalzlösung getränkten Wattestäbchen gereinigt. Bei nicht reizlosen Wundverhältnissen kann das Auftragen bzw. Reinigen mit spezieller Lösung je nach hausinternem Standard und ärztlicher Verordnung nötig werden. Mit einer sterilen Pinzette wird nach dem Trockentupfen des Wundrands eine neue sterile Schlitzkompresse unter die Trachealkanüle eingelegt. Auch hier ist auf das vorsichtige und möglichst wenig manipulative Vorgehen zu achten, da jede Bewegung der Kanüle den Patienten im Hals sehr reizt und dies zu starken Hustenanfällen führen kann.

Bei Patienten, die bereits von der Beatmungsmaschine entwöhnt werden konnten, die aber die Atemwege nicht aus eigner Kraft offen halten bzw. das anfallende Sekret abhusten können, kann die Trachealkanüle auch ohne Anschluss an ein Beatmungsgerät bestehen bleiben. Hier besteht der Vorteil der Kanüle darin, dass zum einen ein guter Zugang für das endotracheale Absaugen besteht und zum anderen die Möglichkeit der intensiven Atemtherapie an einem CPAP-Gerät über die Kanüle möglich ist.

Atmet der Patient ausschließlich über die Kanüle, besteht die Möglichkeit, Sauerstoff über den Wandanschluss direkt über die Kanüle zu verabreichen. Da der Patient so die oberen Atemwege umgeht, fallen auch die Funktionen des Nasen-Rachen-Raums aus. Hierzu gehören vor allem die Reinigung und Anfeuchtung der Atemluft. Aus diesem Grund muss eine Trachealkanüle, die nicht an einem Beatmungsgerät angeschlossen ist, mit einer sogenannten **künstlichen Nase** versorgt werden. Außerdem verhindert dieser Aufsatz das Eindringen von Fremdkörpern.

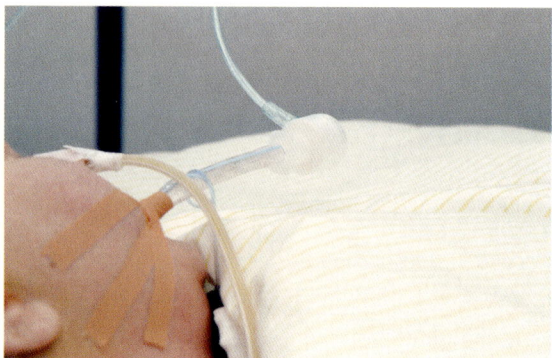

Künstliche Nase

3.9.5 Trachealkanülen

In den verschiedenen Beatmungs- und Entwöhnungsphasen stehen unterschiedliche Trachealkanülen zur Verfügung. In der Regel wird zu Beginn der Beatmung eine einlumige Trachealkanüle verwendet. Die Trachealkanüle wird mit einem Cuff-Ballon in der Luftröhre fixiert und zusätzlich mit einem Band um den Hals des Patienten befestigt.

Trachealkanülen gibt es in unterschiedlichen Größen. Je nach Alter und anatomischen Verhältnissen bzw. Geschlecht wird die passende Kanüle durch den Arzt ausgesucht. Eine zu klein gewählte Kanüle birgt die Gefahr der ungewünschten Lageveränderung. Eine zu groß gewählte Kanüle kann zu ausgeprägten Druckgeschwüren an der **Trachealschleimhaut** mit nachfolgenden Komplikationen führen. Zusätzlich kann der Patient das subjektive Gefühl der Atemnot haben, da er durch das zu enge Lumen zu wenig Luft bekommt.

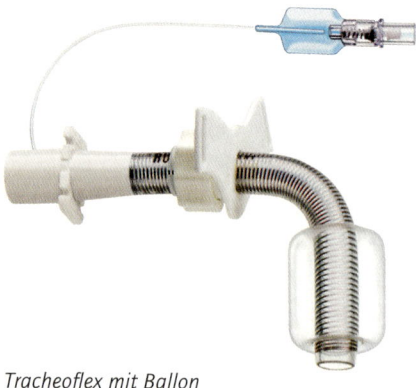

Tracheoflex mit Ballon

Patienten, die mit einer Trachealkanüle auf die Station, zur Pflege nach Hause oder in ein Pflegeheim verlegt werden, benötigen unbedingt eine zweilumige Trachealkanüle. Dies hat vor allem Gründe in der Sicherstellung freier Atemwege. Diese auch **Biesalski-Kanüle** genannte Form der Trachealkanüle besteht aus einer Außen- und einer herausnehmbaren Innenkanüle. Zum Säubern der Kanüle kann auch von Angehörigen oder von Pflegenden ohne intensivmedizinische Weiterbildung die Innenkanüle herausgenommen werden, ohne dass die Atemwege des Patienten verlegt werden oder kollabieren können. Aus Sicherheitsgründen befindet sich stets eine zweite, steril verpackte Innenkanüle am Patientenbett. Falls die Innenkanüle akut gewechselt werden muss (bei starker Schleimbildung oder zähem Sekret) kann schnell und problemlos die Innenkanüle getauscht werden.

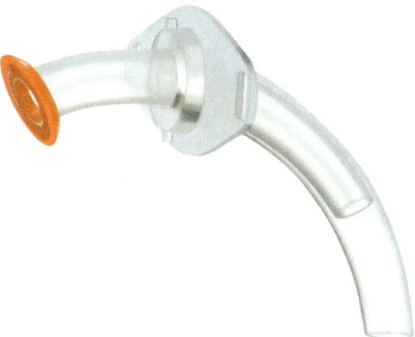

Trachealkanüle mit Innenkanüle

Patienten, die nicht mehr beatmungspflichtig sind, die aber nach wie vor eine Trachealkanüle zum Offenhalten der Atemwege benötigen, kann mit einer speziellen Kanüle das Sprechen ermöglicht werden. Dafür wird auf das Ende der Trachealkanüle ein Sprechaufsatz gegeben oder direkt eine spezielle **Sprechkanüle** durch den Arzt eingelegt. Das aufgesetzte Ventil ermöglicht das Einatmen durch die Kanüle. Das Ausatmen dagegen erfolgt über den Kehlkopf. So können die Stimmbänder in Schwingung geraten und Stimme entstehen. Zu Beginn kann es schwierig sein, den Patient nach langen Phasen des Nicht-Sprechens auf Anhieb zu verstehen. Beide Seiten benötigen Übung und Geduld.

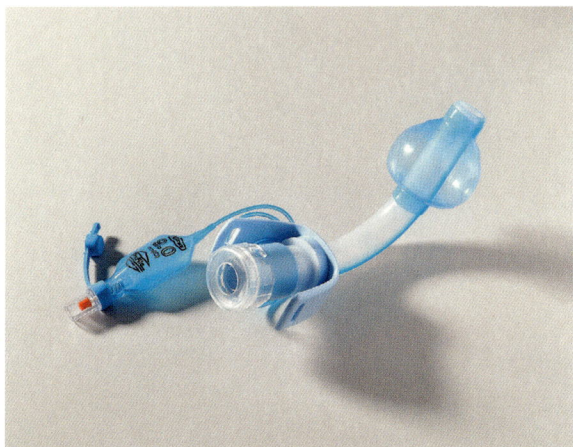

Sprechkanüle

Nicht nur Patienten auf einer Intensivstation, die mit einer Beatmungsmaschine in der Atemarbeit unterstützt werden, sind Träger von Trachealkanülen. Patienten, die an einem **Larynxkarzinom** leiden, müssen sich einer umfangreichen Operation unterziehen. Häufig wird nach der Entfernung des Kehlkopfes und der Ausräumung der Lymphknoten die Anlage eines Tracheostomas nötig. Bei normalem Heilungsverlauf verlassen diese Patienten das Krankenhaus mit dieser Kanüle, die oft lebenslang nötig wird. Diese Kanülen sind etwas kürzer als die Trachealkanülen, die primär für Beatmungen verwendet werden.

3.9.6 Bedeutung für Patienten und Angehörige

Patienten mit einer Tracheostomie haben häufig einen langen und schwierigen Krankheits- bzw. Heilungsverlauf hinter sich. Häufig ist die Kommunikationsfähigkeit durch die Kanüle stark eingeschränkt oder nicht möglich. Oft müssen die Patienten das endotracheale Absaugen über sich ergehen lassen und vielfach ist eine Besserung der Situation auf absehbare Zeit nicht in Sicht. Dies verlangt eine besondere Art der **Krisenbewältigung**, die aktiv durch Pflegende und Angehörige unterstützt werden sollte.

In den Phasen der Akutversorgung steht die Sorge um mögliche lebensbedrohliche Komplikationen durch die Angehörigen im Vordergrund. Stabilisiert sich der Zustand, sichert die Kanüle die ausreichende Versorgung mit Sauerstoff und wird möglicherweise daher als Hilfe empfunden.

Für Patienten, die dauernd eine Trachealkanüle tragen müssen, die aber sonst wenig eingeschränkt sind in den Aktivitäten des täglichen Lebens, stellt die Kanüle häufig ein kosmetisches Problem dar. Hier sind Pflegende gefordert, die Patienten verständlich und umfassend über hilfreiche Strategien (Tragen von Halstüchern) zu informieren.

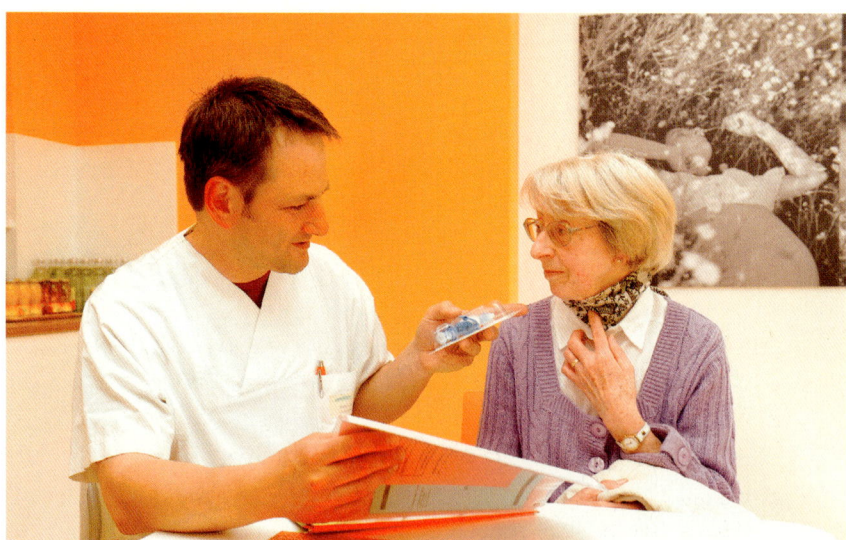

Patientenberatung im Umgang mit der Tracheokanüle

?

1   Wie entsteht ein Lungenemphysem und an welchen Symptomen ist es zu erkennen?

2   Beschreiben Sie genau, worauf Sie bei der Pflege eines Patienten mit Lungenemphysem achten. Begründen Sie Ihre Aussagen.

3   Nennen Sie die Krankheitsentstehung und die Ursachen der Lungenembolie.

4   Welches sind die pflegerischen Erstmaßnahmen bei einer Lungenembolie?

5   Welche Prophylaxen werden für eine Lungenembolie ergriffen?

6   Wie unterscheiden sich die offene und die geschlossene Tuberkulose?

7   Beschreiben Sie Anwendung und Wirkungsweise eines Tuberkulin-Hauttests. Wie verlässlich ist der Test und warum?

8   Welche Pflegemaßnahmen sind bei offener TBC zu ergreifen?

9   Nennen Sie Krankheitsentstehung, Ursachen und Symptome für einen Spontanpneumothorax.

10 Beschreiben Sie in eigenen Worten die Funktionsweise und Anwendung einer Thoraxdrainage.

11 Welche Ursachen können Sie für das exogene allergische Asthma, welche für das endogene nicht-allergische Asthma nennen?

12 Welche pflegerischen Maßnahmen sind bei einem Kind bei und unmittelbar nach einem akuten Asthmaanfall zu ergreifen?

13 Welche postoperativen Pflegemaßnahmen ergreifen Sie nach einem thoraxchirurgischen Eingriff?

14 Welche Komplikationen können nach Lungenoperationen auftreten?

15 Definieren Sie den Begriff Tracheostoma und beschreiben Sie die verschiedenen Formen.

16 Welche Komplikationen kann es bei einer Tracheostomie geben und was können Pflegende tun, um diese zu vermeiden?

17 Beschreiben Sie die Funktionsweise einer Sprechkanüle.

18 Bei welchen Patienten kommt die maschinelle Beatmung zum Einsatz? Nennen Sie mindestens vier Indikationen.

19 Erklären Sie die Voraussetzungen, unter denen eine intermittierende Patienten-Heimbeatmung durchgeführt werden kann.

1   Erstellen Sie eine Tabelle aller Erkrankungen der Lunge, die Sie in diesem Kapitel kennengelernt haben. Führen Sie in den Längsspalten jeweils

a) die Symptome auf, an denen Sie die Erkrankung erkennen können

b) die primären pflegerischen Maßnahmen im Akutfall

c) die langfristigen pflegerischen Maßnahmen nach der endgültigen medizinischen Versorgung

d) die Punkte, die der Patient weiterhin beachten muss, wenn er nach Hause entlassen wird.

Lassen Sie die Liste von Ihrer Praxisanleiterin auf Richtigkeit und Vollständigkeit überprüfen.

2 Recherchieren Sie im Internet ein Schulungskonzept für die Patientenberatung der Zielgruppe „Eltern eines Kleinkinds mit Asthma bronchiale".

Arbeiten Sie das Beratungskonzept sorgfältig durch.

Fertigen Sie sich einen Stichwortzettel für eine Elternberatung an.

3 Beraten Sie in einem Rollenspiel ein besorgtes Elternpaar vor der Entlassung ihres Kindes aus der Klinik. Das Kind erlitt einen Asthmaanfall, nachdem es draußen im Wald gespielt hatte. Die Ärzte vermuten, dass das Kind dort mit bestimmten Allergenen in Berührung gekommen ist. Kolleginnen oder Mitschülerinnen übernehmen die Rollen der Eltern.

4 Erstellen Sie eine Checkliste für einen Patienten, der mit einer Trachealkanüle (Biesalski-Kanüle) von der Klinik in ein Pflegeheim verlegt werden soll. Welche Informationen müssen Sie in der pflegerischen Übergabe unbedingt weitergeben? Ordnen Sie die Informationen in einer übersichtlichen und sinnvollen Reihenfolge. Lassen Sie die Liste von Ihrer Praxisanleiterin überprüfen.

Kasper, Martina / Kraut, Detlef: Atmung und Atemtherapie. Ein Praxisbuch für Pflegende. Huber Verlag, Bern 2000

Lobnig, Martin / Hambücker, Jürgen: Beatmung. Praxishandbuch für Pflegende. Huber Verlag, Bern 2003

Noodt, Heidi: Anregung für die Atmung. Dem natürlichen Rhythmus folgen. In: Pflegefachzeitschrift (6) Kohlhammer Verlag, Stuttgart 2008

www.atemwegsliga.de – Webseite der deutschen Lungenliga mit vielen nützlichen Informationen für Patienten und ihre Angehörigen sowie Schulungs- und Beratungsangeboten

www.paediatrische-pneumologie.eu – Webseite der Arbeitsgruppe für Asthmaschulungen bei Kindern

www.pneumologie.de – Webseite der Deutschen Gesellschaft für Pneumologie und Beatmungsmedizin

Herz ist Trumpf

Patienten mit Erkrankungen des Gefäßsystems pflegen

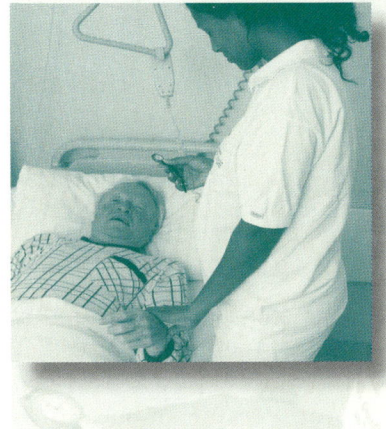

H

Pia scheint an diesem Morgen nicht ganz bei der Sache zu sein. Teilnahmslos rührt sie schon seit Minuten in ihrem Milchkaffee. „Was ist denn mit dir los?", wendet sich Tim an seine Freundin. Pia schaut traurig auf. „Ach wisst ihr, eine Situation geht mir im Moment sehr nahe. Vorgestern kam der siebenjährige Marc zu uns zur Abklärung. Der hatte zu Hause eine Erkältung nach der anderen und nun besteht der Verdacht auf Leukämie. Ich drücke fest die Daumen, dass sich der Verdacht nicht bestätigt, aber der Kinderarzt ist nicht sehr optimistisch."

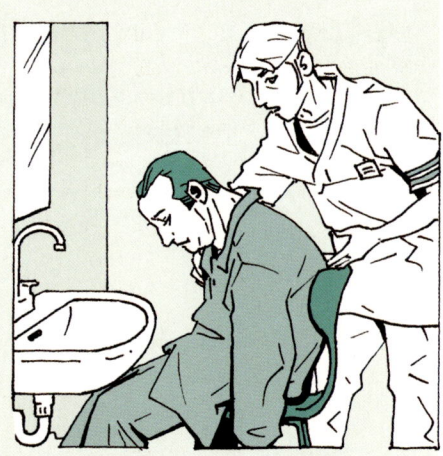

Auch Olga seufzt jetzt tief. „Bei uns hat letzte Woche eine bis dahin ganz rüstige Bewohnerin einen sehr schweren Schlaganfall erlitten und ist daran gestorben. Als meine Kollegin die Bewohnerin morgens wecken wollte, lag sie mit einem ganz schiefen Gesicht tot im Bett. Dabei war die noch gar nicht so alt."

Die drei Freunde starren vor sich auf die kaum angerührten Frühstücksbrötchen. Hoffnungsvoll wendet sich Pia an Tim. „Kannst du uns denn nichts Aufmunterndes von deinem Praxiseinsatz berichten? Sonst werden wir ja noch ganz trübsinnig." Tim, der sonst meist fröhlich und gut gelaunt ist, schüttelt nachdenklich den Kopf. „Na ja, wohl eher das Gegenteil von aufmunternd ..." Pia und Olga schauen sich fragend an und ermuntern Tim, zu erzählen, was passiert ist. „Vor fünf Tagen wurde ein 52-jähriger Mann von der Intensivstation zu uns verlegt. Der hatte einen Herzinfarkt und musste dort überwacht werden. Gestern sollte sich der Mann mit unserer Hilfe und Unterstützung am Waschbecken waschen. Als er gesessen hat, wurde ihm schlecht. Er hat ganz blass ausgesehen. Und innerhalb von wenigen Sekunden ist er in sich zusammengesackt. Die Praxisanleiterin Ina Thomsen hat den Alarm ausgelöst. Wir haben den Patienten dann auf den Boden gelegt und ich bin sofort losgerannt, um den Reanimationswagen und das nötige Material zu holen. Zum Glück war das Reanimationsteam von der Anästhesie schnell da. Der Patient liegt jetzt beatmet wieder auf der Intensivstation."

1   Im Laufe Ihrer Ausbildung werden Sie möglicherweise ähnliche Situationen erleben. Wie können Sie sich darauf vorbereiten? Diskutieren Sie in der Gruppe.

2   Welche der geschilderten Situationen würde Ihnen am meisten Mühe im professionellen Umgang machen? Begründen Sie Ihre Aussagen.

1 Pflege bei Erkrankungen des blutbildenden Systems

Olga kommt müde zum Frühdienst auf die Station im Seniorenzentrum Gutleben. Obwohl sie acht Stunden geschlafen hat, fühlt sie sich nicht richtig ausgeruht und fit. Während der Frühstückspause spricht ihre Kollegin Ruth Felsner sie an, ob es ihr nicht gut gehe. „Ich fühle mich schon seit Wochen müde und schlapp. Morgens komme ich überhaupt nicht aus dem Bett. Und mittags nach dem Frühdienst muss ich mich fast immer für zwei Stunden hinlegen. Das ist doch nicht normal." Ruth Felsner nickt bejahend. „Hast du dich mal untersuchen lassen?", fragt sie ihre Kollegin.

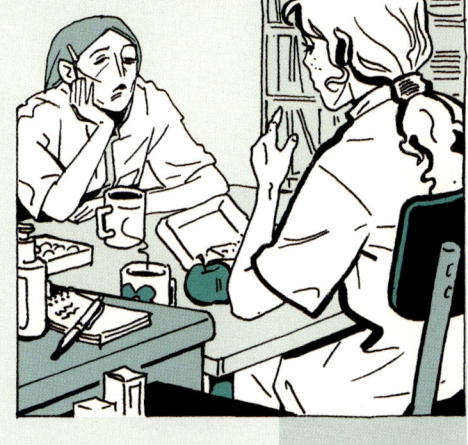

Olga schaut traurig aus. „Nein. Ehrlich gesagt habe ich Angst, dass es was Schlimmes ist. Meine Nachbarin hatte im letzten Frühjahr genau das Gleiche. Man hat dann eine Leukämie bei ihr festgestellt. Dabei ist sie gerade mal 32 Jahre alt. Ist das nicht schrecklich?" Ruth versucht, Olga zu beruhigen. „Erinnerst du dich, dass ich im Frühjahr auch so müde und schlapp war? Ihr habt alle gesagt, das sei die Frühjahrsmüdigkeit. Ich bin dann zum Arzt und der hat einen Eisenmangel festgestellt. Ich habe Infusionen erhalten und heute geht es mir wieder gut." Olga hört aufmerksam zu. Einige Tage später geht sie zu ihrem Hausarzt. Dort wird ein zu tiefer Eisenspiegel im Blut festgestellt.

1　Was würden Sie Olga in der oben geschilderten Situation raten? Diskutieren Sie in der Gruppe.

2　Möglicherweise kennen Sie die Situation eines tiefen Eisenspiegels aus eigener Erfahrung. Berichten Sie in der Gruppe, wie Sie das erlebt haben.

1.1　Anämien

Eine Verminderung der Hämoglobinkonzentration (roter Blutfarbstoff) im Blut wird als **Anämie** bezeichnet. Es werden verschiedene Formen der Anämie unterschieden. Je nach Ursache der Anämie und ihrem Ausprägungsgrad werden unterschiedliche Behandlungen nötig.

Blut
Band 2, H 1.5

1.1.1　Ursache

Im Folgenden werden die häufigsten Anämieformen vorgestellt. Eine weitere Differenzierung ist Aufgabe der Hämatologie. Grundsätzlich können zwei Ursachen für ein tiefes Hämoglobin verantwortlich sein. Erstens kann ein peripherer Verbrauch z.B. durch Blutungen im Magen-Darm-Trakt oder durch Menstruationsblut (sehr häufige Ursache der Anämie bei Frauen) auftreten **(regenerative Anämie)**. Die zweite Ursache kann eine Produktionsstörung im Knochenmark sein. Man spricht in diesem Zusammenhang auch von **aregenerativer Anämie**. Ein anderer Grund für eine Eisenmangelanämie ist die verminderte Eisenaufnahmefähigkeit im Darm.

Einteilung der Anämien nach auslösenden Faktoren

Regenerative Anämie	Aregenerative Anämie
akute und chronische Blutung hämolytische Anämie	Eisenmangelanämie
	Vitamin-B-12-/Folsäuremangel
	Knochenmarksverdrängung, z. B. bei Tumoren, Leukämien
	Anämien bei chronisch entzündlicher Erkrankung, z. B. Autoimmunerkrankung (rheumatoide Arthritis)
	Niereninsuffizienz

1.1.2 Symptome

Zwischen dem Schweregrad der Anämie (Blutwerte) und der Ausprägung der Symptome besteht kein direkter Zusammenhang. So können sich die Symptome bereits bei noch grenzwertigen Blutbefunden zeigen. Oft zeigen sich die Symptome erst, wenn die Blutwerte deutlich pathologisch verändert sind. Zu den typischen Symptomen zählen:

- Leistungsminderung
- rasche Ermüdbarkeit
- Herzklopfen (bei akuter Blutung Tachykardie)
- Dyspnoe bei Anstrengung (Treppensteigen)
- Blässe von Haut und Schleimhaut sichtbar, z. B. unterm Augenlid
- Schwindel
- Kopfschmerzen
- Haarausfall (bei Eisenmangelanämie)

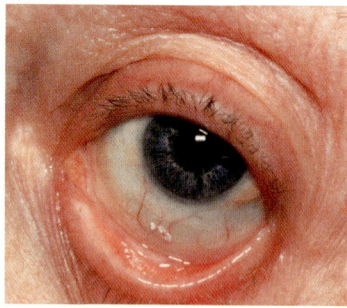

Zeichen einer Anämie

Die Symptome können je nach Art der Anämie sehr plötzlich (akute Blutung) oder schleichend (chronische Mikroblutung bei bestehendem Magenulcus) auftreten,

1.1.3   Diagnostik und Behandlung

Diagnostisch wird zunächst in der **Anamnese** nach Ernährungsgewohnheiten und Beschwerden in der Vergangenheit gefragt. Bei Frauen schließt sich die Frage nach Dauer und Menge der **Menstruation** an. Vorerkrankungen des Patienten und die Familienanamnese ergeben ein erstes Bild. Diese Anamnese wird durch den Arzt erhoben. An die Anamnese schließt sich die **körperliche Untersuchung** und die Messung der **Blutwerte** an. Hier wird vor allem das Blutbild kontrolliert. Meist lässt sich mit einer angemessen umfangreichen Blutuntersuchung die Anämie bestimmen. Bringt die Laboruntersuchung keine eindeutigen Ergebnisse, kann eine **Knochenmarkbiopsie** zum Zweck der Knochenmarkentnahme geplant werden.

Biopsien
Band 4, A 3.7

Die Behandlung der Anämie richtet sich nach den verursachenden Faktoren und der Anämieart.

Behandlungen der Anämie nach Ursachen

Anämieart	Behandlung
akute und chronische Blutungsanämie	bei akuter Blutung Blutstillung, Volumengabe per Infusion, evtl. Erythrozytentransfusion; bei chronischen Blutungen Beseitigung der Blutungsquelle
Eisenmangelanämie	Beseitigung der Eisenverlustursache (z. B. Blutung), anschließend werden die Eisenspeicher wieder aufgefüllt. Dies kann mit oralen Medikamenten (Resorption häufig nicht befriedigend) oder mit Infusionen erzielt werden. Es kann überlegt werden, ob zur Reduktion des Menstruationsblutes therapeutisch eine orale Antikonzeption eingenommen werden soll ("die Pille") oder eine Spirale eingesetzt wird. Die Indikation sollte jedoch besprochen und bewusst gewählt werden.
Anämien bei chronischen Krankheiten	Wenn möglich Behebung der Ursache, z. B. chronische Entzündung. Bei Patienten mit chronischer Niereninsuffizienz wird Erythropoietin® i. m. im Abstand von mehreren Wochen gespritzt. Die Behandlung muss regelmäßig durchgeführt werden.

1.1.4   Pflegerische Maßnahmen

Die Pflege richtet sich nach den Symptomen sowie den Bedürfnissen und Ressourcen des Betroffenen. In der Regel werden Patienten mit regenerativen Anämien durch den Hausarzt betreut. Für mögliche Eingriffe gehen die Betroffenen dann ambulant ins Krankenhaus oder in eine spezialisierte Praxis (z. B. zur Blutungsdiagnostik und zu einer Magen- und/oder Darmspiegelung). Bei Patienten, die an anderen Anämieformen leiden, stehen die jeweiligen verursachenden oder beteiligten Krankheiten im Vordergrund (z. B. chronische Niereninsuffizienz), die die Art und den Umfang der Pflege festlegen. Pflegende haben hier eine unterstützende und beratende Rolle.

1.1.5 Besonderheiten bei Kindern

Anämien können auch bei Kindern auftreten. Häufig leiden sie dann an einer chronischen Erkrankung (Nieren), in deren Verlauf sich eine Anämie manifestiert. Eine weitere Form bei Kindern ist die **kongenitale (angeborene) Anämie**. Diese Form wird vererbt. Nachdem die betroffenen Kinder zunächst meist einen zu hohen Hämoglobinwert aufweisen, zeigt sich im Alter von ca. drei Monaten eine deutliche Verminderung der Hämoglobinkonzentration. Die Diagnostik bei Kindern ist oft erschwert, da mögliche Symptome nur schwer zugeordnet werden können und die Kinder sich meist noch nicht ausdrücken können. Eine sorgfältige Beobachtung durch die Eltern ist meist der Grund, warum eine Anämie im Kindesalter entdeckt wird. Die Behandlung bleibt erfahrenen Kinderärzten (Pädiatern) vorbehalten. Auch hier kann die Gabe von Erythrozyten- und Eiseninfusionen nötig werden. Die Behandlung richtet sich nach der Schwere der Anämie und nach dem Alter des Kindes.

1.1.6 Besonderheiten im Alter

Anämien im Alter sind häufig. Ursächlich sind dafür vor allem die verschiedenen chronischen Krankheiten, die im Alter häufiger auftreten. Darüber hinaus können die medikamentösen Therapien z. B. von chronischen Schmerzen zu Blutungen im Magen führen. Diese Sickerblutungen können die Ursache einer **regenerativen Anämie** sein. Treten im Alter Müdigkeit, allgemeine Schwäche und sozialer Rückzug auf, kann dies eine Vielzahl von Gründen haben. Hier ist eine gute Anamnese und Erfassung der Symptome von besonderer Bedeutung. Daran schließt sich eine angemessene Diagnostik an. Die Beschwerden der alten Menschen sollten unbedingt ernst genommen werden. So können möglicherweise schon sehr früh die Ursachen erkannt und behoben sowie einer akuten Verschlimmerung des Gesundheitszustands präventiv begegnet werden. Bei alten Menschen muss beim Auftreten der oben genannten Symptome auch an eine beginnende Demenz, an eine bestehende Depression oder an die allgemeinen Folgen des Alters gedacht werden. Umgekehrt sollte nicht vorschnell auf eine Demenz fokussiert werden.

Demenz
Band 5, K 4

1.2 Leukämien

Unter **Leukämie** versteht man einen Gesundheitszustand, bei dem es zu einem unkontrollierten Wachstum von unreifen Vorläuferformen der Blutzellen oder einer malignen (bösartigen) Entartung der Stammzellen kommt. Unterschieden werden die akuten von den chronischen Formen. Zu den akuten Leukämien zählen die akute lymphatische (ALL) und die akute myeloische (nicht lymphatische) Leukämie (AML). Zu den chronischen Formen werden die chronische myeloische (CML) und die chronische lymphatische Leukämie (CLL) gerechnet.

1.2.1 Ursachen

In den meisten Fällen ist die Ursache für eine Leukämie unbekannt. Verschiedene Faktoren werden hingegen diskutiert. Hierzu zählt eine übermäßige Strahlenbelastung beim Entstehen einer CML (z. B. nach Bestrahlungstherapie). Genetische Faktoren scheinen eine Rolle zu spielen, ebenso wie bestimmte Viren oder chemische Substanzen, z. B. Benzol (vor allem bei den akuten Formen der Leukämie).

Häufigkeit der Leukämien und Erkrankungsalter

Leukämieform	Häufigkeit	Erkrankungsalter
ALL	ca. 5 Krankheitsfälle auf 100 000 Einwohner	häufig im Kindes- und Jugendalter (3. Lebensjahr) und im 7. Lebensjahrzehnt
AML	ca. 5 Krankheitsfälle auf 100 000 Einwohner	Erwachsenenalter (durchschnittliches Erkrankungsalter: 62 Jahre)
CLL	ca. 13 Krankheitsfälle auf 100 000 Einwohner in der Altersgruppe 65 bis 69; ca. 22 Krankheitsfälle auf 100 000 Einwohner in der Altersgruppe 75 bis 79	durchschnittliches Erkrankungsalter: 70 Jahre; häufigste Leukämieform bei Erwachsenen; sie macht ca. 30 % der Leukämien überhaupt aus
CML	ca. 1,5 Krankheitsfälle auf 100 000 Einwohner	in jedem Lebensalter möglich mit einem Gipfel bei 30 bis 40 Jahren

Die CLL wird in der Klassifikation der WHO zu den Non-Hodgkin-Lymphomen gerechnet. Sie wird hier jedoch aus Gründen der Übersichtlichkeit bei den Leukämien beschrieben. Dies hat keinen Einfluss auf die pflegerische Relevanz und auf die Betreuung der behandelten Patienten.

Non-Hodgkin-Lymphom Band 3, H 1.3.4

1.2.2 Symptome

Die akuten Leukämieformen präsentieren sich zunächst mit den Symptomen einer Anämie (Blässe, allgemeine Müdigkeit und Leistungsschwäche). Es kann zu Infektionen mit auftretendem Fieber kommen. Petechien und Hämatombildung sind möglich. Bei der körperlichen Untersuchung durch den Arzt fällt die Vergrößerung von Leber, Milz und Lymphknoten auf. Schmerzen in den Knochen können ebenfalls vorkommen.

Eine CML zeigt sich häufig durch Druckschmerzen und Völlegefühl im linken Oberbauch durch die **Milzvergrößerung (Splenomegalie)**. Auch hier zeigen sich Symptome einer Anämie; selten treten Gelenkschmerzen oder Blutungen auf. Im fortgeschrittenen Stadium klagt der Patient über Fieber, Nachtschweiß, ungewollten Gewichtsverlust und Infektionsanfälligkeit. Im Gegensatz zur CML zeigt sich eine CLL häufig als Zufallsbefund im Rahmen einer Routineblutuntersuchung. Meist

Milz Band 2, H 1.4

Leber
Band 2, J 1.3.2

sind die Patienten völlig symptomfrei, nur in 5−10 % der Fälle suchen die Betroffenen mit Fieber, Gewichtsverlust und Infektanfälligkeit den Arzt auf. Die körperliche Untersuchung zeigt dann ebenfalls eine Splenomegalie und eine Hepatomegalie (Vergrößerung der Leber).

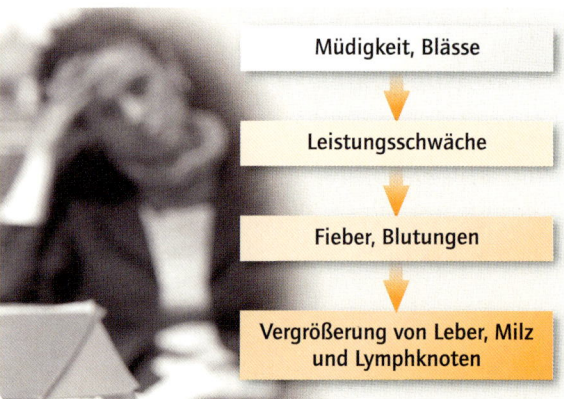

Symptome einer Splenomegalie

1.2.3 Diagnostik und Behandlung

Um eine Leukämie zu diagnostizieren, wird zunächst eine umfassende Laboruntersuchung des Blutes (inklusive Ausstrich) nötig. Daran schließt sich in den meisten Fällen eine Knochenmarkbiopsie zur Gewinnung und Analyse des Knochenmarks an. Erweiterte diagnostische Verfahren werden durch den Arzt zum Ausschluss anderer Verdachtsdiagnosen angeordnet.

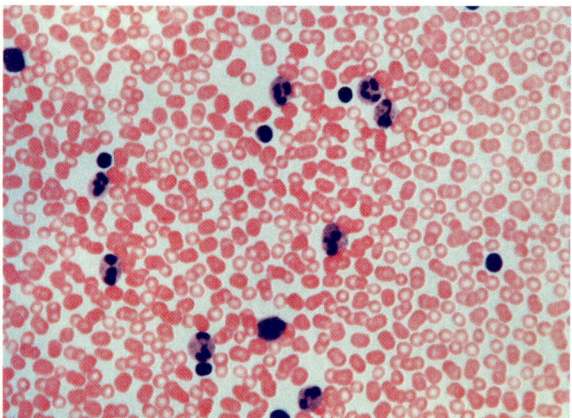

Blutausstrich bei einer Leukämie mit dunkeleingefärbten veränderten Blutzellen

Meist ist die Phase der Diagnostik für den betroffenen Patienten und seine Angehörigen mit starker psychischer Belastung verbunden. Die **Zeit der Ungewissheit** und das Hoffen und Bangen um jeden Befund soll von Pflegenden so weit wie möglich psycho-sozial begleitet und unterstützt werden. Es sollte frühzeitig an den Einbezug eines (Onko-) **Psychologen** gedacht werden.

Die Behandlung der akuten Leukämieformen fokussiert primär auf eine sehr aggressive Chemotherapie.

Bei der ALL schließt sich häufig eine Bestrahlung an. In den folgenden zwei Jahren erhalten Patienten mit einer ALL weiterhin eine medikamentöse Erhaltungsdosis. Eine Knochenmark-Transplantation wird erst angestrebt, wenn der Patient nach der Therapie ein zweites Mal erkrankt (Rezidiv). Diese Transplantation wird durchgeführt, wenn der Patient die Chemotherapie erfolgreich abgeschlossen hat und er sich in der Remissionsphase befindet.

Zytostatika
Band 4, D 4

Bei jungen Menschen, die an einer CML erkranken, wird primär eine Stammzellentransplantation angestrebt. Bei älteren Patienten, die an einer CML erkranken, wird primär mit Chemotherapie behandelt. Falls die Betroffenen nicht auf diese medikamentöse Therapie ansprechen, kann eine Stammzellentransplantation erwogen werden.

Anders gestaltet sich die Behandlung der CLL. Da eine hohe Zahl der Patienten im Frühstadium völlig beschwerdefrei ist (ein Sechstel bis ein Drittel), wird zunächst abgewartet und nicht therapiert. Die Lebenserwartung der betroffenen Patienten unterscheidet sich nicht wesentlich von der der gesunden Bevölkerung. Verschlechtert sich der Zustand oder treten Komplikationen auf, wird mit oralen Chemotherapeutika begonnen. Diese werden im Allgemeinen gut vertragen und haben wesentlich weniger Nebenwirkungen als die aggressiven Chemotherapieformen der akuten Leukämien. Dennoch sind insbesondere bei älteren Menschen mit Herz- und/oder Niereninsuffizienz die Wechselwirkungen mit anderen Medikamenten zu beachten. Diese Therapieansätze haben keinen kurativen (heilenden) Fokus, sondern verfolgen den **Palliative-Care-Ansatz**. Patienten, bei denen die vollständige Heilung angestrebt wird, erhalten eine aggressive intravenöse Chemotherapie mit anschließender Stammzellentransplantation. Die Belastung für den Patienten ist mit dem Nutzen für ihn abzuwägen.

Palliative Care
Band 5, E 7.2

1.2.4 Pflegerische Maßnahmen

Patienten, bei denen eine Leukämie diagnostiziert wurde, befinden sich in einer akuten **Krisensituation**. Neben der Überwachung der Vitalzeichen und einer umfassenden Krankenbeobachtung steht daher die **psycho-soziale Unterstützung** im Vordergrund.

Häufig vergehen zwischen Diagnosestellung und sofortigem Chemotherapiebeginn nur wenige Stunden. Oft dürfen die Patienten nicht mehr nach Hause, um das Nötigste zu erledigen bzw. zu besorgen oder sich von den Familienmitgliedern angemessen zu verabschieden für die Zeit, während der sie im Krankenhaus bleiben müssen. Hier sollte eine angemessene Unterstützung auch für die Angehörigen bereitgestellt werden.

Eine an den Bedürfnissen und Ressourcen des Patienten orientierte Pflegeplanung bildet die Basis der pflegerischen Betreuung. In vielen Krankenhäusern bestehen Standards für die Pflege von Menschen mit onkologischen Krankheiten. Diese Pflegeplanung sollte möglichst vorausschauend auch die potenziellen Gesundheitsprobleme, die erwartet werden, aufnehmen.

Hierzu zählen insbesondere:

♦ Selbstversorgungsdefizit in allen Aktivitäten des täglichen Lebens

♦ Haut- und Schleimhautveränderungen

♦ schnelle Ermüdbarkeit

♦ erhöhte Infektanfälligkeit

♦ soziale Isolation

♦ Machtlosigkeit und ungenügende Copingstrategien

Pflege von
Menschen mit
Chemotherapie
Band 4, E 6

Neben der Unterstützung bzw. der Übernahme fast aller Aktivitäten des täglichen Lebens muss auf die korrekte und pünktliche Verabreichung der medikamentösen Therapie geachtet werden.

Händehygiene
Band 1, J 3.5

Durch die hohe Infektanfälligkeit ist unbedingt ein hygienisches Arbeiten mit dem Patienten einzuhalten. Dies berücsichtigt die regelmäßige und gründliche Hände-desinfektion und das Tragen von Handschuhen.

Umkehrisolation
Band 1, J 4.2.3

In der Regel reagieren die Patienten nach einigen Tagen der Chemotherapie mit einem Abfall der Leukozyten (Leukozytopenie) und einer sehr schwachen Immun-abwehr. Nach Anordnung des Arztes wird daher in vielen Fällen die Isolation des Patienten nötig. Daher sollte zu Beginn der Behandlung bereits daran gedacht und der Patient in ein für die Umkehrisolation geeignetes Zimmer gebracht werden.

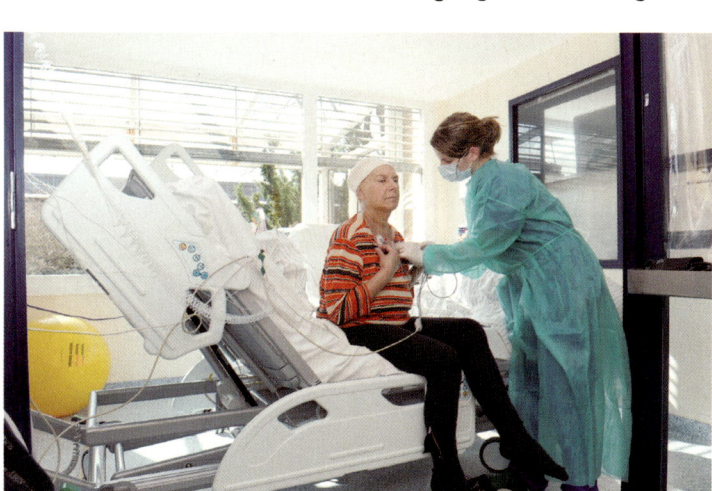

Isolationseinheit

Patienten, die eine Knochenmark-Transplantation erhalten, werden in der Regel in dafür ausgestatteten Spezialkliniken behandelt und gepflegt. Die Pflege wird dann von weitergebildeten Fachpflegenden durchgeführt.

1.2.5   Besonderheiten bei Kindern

Häufig sind auch Kinder von einer Leukämie betroffen. In der Regel erkranken sie an einer akuten lymphatischen Leukämie. Auch bei erkrankten Erwachsenen ist immer das ganze Familiensystem mit betroffen – dies gilt jedoch bei erkrankten Kindern in ganz besonderer Weise. Je nachdem wie alt das Kind ist, fehlt ihm das Verständnis für die Situation bzw. für die Krankheit

Ein Kleinkind versteht möglicherweise nicht, warum es nicht aus dem Zimmer darf (bei einer Umkehrisolation) oder warum es Medikamente erhalten muss, die ihm Übelkeit und Erbrechen verursachen. Hier müssen kreative und kindgerechte Kommunikationswege gefunden werden. Kinder im Schulalter hingegen akzeptieren die Krankheit und die daraus entstehende Situation oft erstaunlich gut.

Oft werden die Kinder von den Eltern und den Pflegenden in ihren Bewältigungsstrategien unterschätzt. Mutig und tapfer stellen sie sich der Krankheit und beweisen in vielen Fällen eine kindliche Stärke, die man ihnen so nicht zugetraut hätte. Die Kunst in der Betreuung und Pflege von Kindern ist es, sie nicht zu überfordern und ihnen gleichzeitig die aktive Teilnahme am Geschehen zu ermöglichen.

Kind im
Krankenhaus
Band 2, A 2.2

> Von zentraler Bedeutung ist der ehrliche und offene Umgang mit dem erkrankten Kind. Auch Eltern sollten ihre Ängste und Wünsche offen kommunizieren. Die Kinder merken sofort, wenn etwas nicht stimmt. Wenn aber kein Erwachsener darüber spricht, kann dies bei den Kindern zu schweren Schuldgefühlen führen („Ich habe etwas falsch gemacht!"). Der Umgang sollte sich an den Bedürfnissen des Kindes orientieren. Dabei muss berücksichtigt werden, dass nicht jeder Tag gleich gut oder schlecht ist. Frühzeitig sollte an eine psychologische Unterstützung für das Kind und die Eltern gedacht werden.

Bei Kleinkindern muss frühzeitig auf Zeichen einer Dehydration (Flüssigkeitsmangel) geachtet werden. Treten therapiebedingt Erbrechen und Durchfall auf, kann es schneller als beim Erwachsenen zu diesen Zuständen kommen. Auf eine ausreichende Flüssigkeitsmenge und Durchspülung der Nieren ist zu achten. In der Regel werden an Leukämie erkrankte Kinder in Spezialkinderkliniken behandelt und gepflegt.

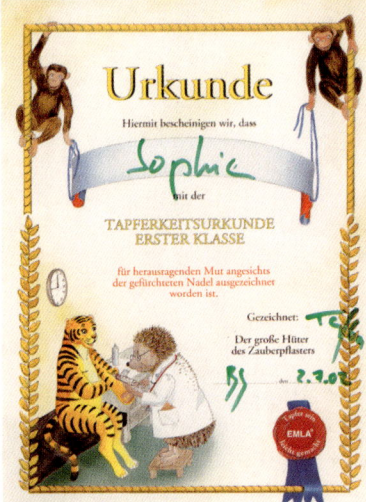

Anerkennung für Kinder

Als Bezugsperson des Kinds wird meist ein Elternteil im Krankenhaus mit aufgenommen. Die Eltern sind von Beginn an aktiv in den Behandlungs- und Beziehungsprozess zu integrieren und sollten als Partner verstanden werden. Geplante Maßnahmen und Veränderungen im Gesundheitszustand ihres Kindes müssen nachvollziehbar und angemessen mitgeteilt und besprochen werden.

1.3 Hodgkin-Lymphom

Das **Hodgkin-Lymphom** gehört zu den malignen Lymphomen. Die Krankheit wird auch als **Morbus Hodgkin** bezeichnet. Charakteristisch dabei sind die Hodgkin- und Reed-Sternberg-Zellen, die sich in der histologischen Untersuchung der auffälligen Lymphknoten finden. Die Zellen sind nach den Personen benannt, die sie zuerst beschrieben bzw. entdeckt haben. Die Erkrankungshäufigkeit liegt bei drei Fällen auf 100 000 Personen. Die Krankheit kann zwischen dem 15. und 35. Lebensjahr auftreten. Männer sind etwas häufiger betroffen.

1.3.1 Ursachen

Krankheits-
erreger
Band 4, C 1.1

Wie bei den meisten malignen Erkrankungen des leukopoetischen Systems (Entwicklung und Abbau der Leukozyten) sind die Ursachen unbekannt. Der Einfluss von Epstein-Barr-Viren wird diskutiert.

Eine genetische Disposition (familiäre Häufung) ist wahrscheinlich. Die Erkrankung beginnt in einem Lymphknoten, oft oberhalb des Zwerchfells, und breitet sich von dort über das Lymphsystem aus.

1.3.2 Symptome

Die meisten der betroffenen Patienten zeigen keine Symptome. Die Diagnose ist häufig ein Zufallsbefund. Etwa 25 % der Patienten klagen im Vorfeld der Diagnose über Fieber, Nachtschweiß, Gewichtsverlust, Juckreiz. Nach dem Genuss von Alkohol kann es zu Schmerzen an den betroffenen Lymphknoten kommen.

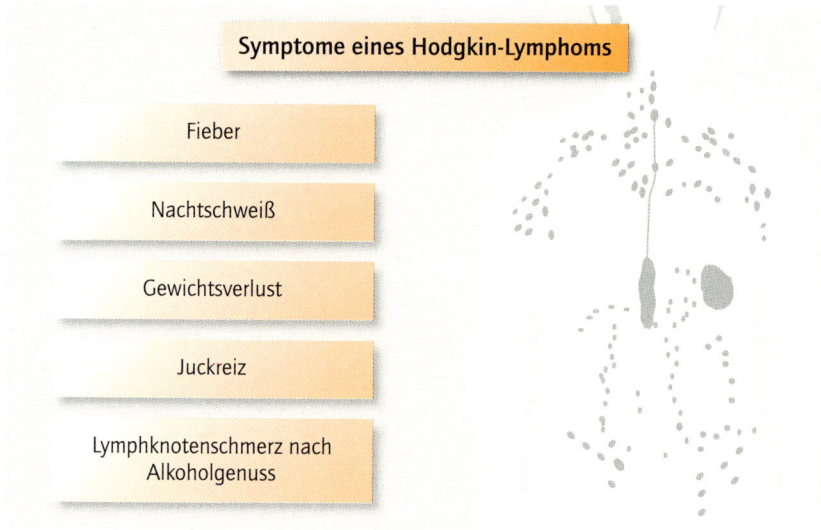

Symptome eines Hodgkin-Lymphoms

Fieber

Nachtschweiß

Gewichtsverlust

Juckreiz

Lymphknotenschmerz nach Alkoholgenuss

1.3.3 Diagnostik und Behandlung

Um die Verdachtsdiagnose aufgrund der durchgeführten Anamnese inklusive des Erfragens von bestehenden Beschwerden zu bestätigen, wird eine Lymphknotenbiopsie durchgeführt mit der Fragestellung nach den typischen pathologischen Zellen. Darüber hinaus werden Blutuntersuchungen auf einen möglichen Infekt nötig. Bildgebende Verfahren wie CT und die Röntgenaufnahme vom Thorax ergänzen den diagnostischen Prozess. In der Regel wird auch eine Knochenmarkbiopsie durchgeführt.

Biopsien
Band 4, A 3.7

Die Krankheit wird nach Anzahl der betroffenen Lymphknoten in die Stadien I bis IV eingeteilt. Die Therapie wird stadiengerecht durchgeführt. Das Ziel der eingeleiteten Therapie ist die Heilung. Je nach Krankheitsstadium erhalten die Patienten eine Chemo- oder Bestrahlungstherapie. Die Chemotherapie setzt sich dabei aus verschiedenen Zytostatikakombinationen zusammen.

1.3.4 Pflegerische Maßnahmen

Die Pflege richtet sich nach den Bedürfnissen und Ressourcen des Patienten sowie nach der eingeleiteten Therapie. Patienten mit einer malignen Erkrankung befinden sich in einer Krisensituation, die gemeinsam – nach Rücksprache mit dem Betroffenen – mit den Angehörigen im interprofessionellen Team gelöst werden muss. An das ärztliche Aufklärungsgespräch schließt sich (angepasst an den emotionalen und körperlichen Zustand des Patienten) das Pflegegespräch an. Auch hier wird in der Regel die Therapie sofort eingeleitet, sodass den Betroffenen oft keine Zeit bleibt, dringende Dinge zu erledigen und sich angemessen für die Zeit im Krankenhaus von ihren Angehörigen (vor allem auch von den Kindern) zu verabschieden. Hier sollten angemessene Unterstützungsangebote bereitgestellt werden.

Pflege von Menschen mit Bestrahlung
Band 4, E 7
Pflege von Menschen mit Chemotherapie
Band 4, E 6

In vielen Fällen wird aufgrund der **Leukozytopenie** (stark verminderte Leukozytenzahl) bei durchgeführter Chemotherapie die Isolation des Patienten notwendig. Durch die stark reduzierte Leukozytenzahl kommt es zu einer erhöhten Infektanfälligkeit. Keime aus der Luft oder durch Tröpfchenübertragung können schwere Infektionen bei dem abwehrgeschwächten Patienten hervorrufen. Daher ist darauf zu achten, dass die Pflegenden und die Ärzte, die den Patienten in der Umkehrisolation betreuen, keinen grippalen Infekt haben. Auch die Besucher und Familienangehörigen werden entsprechend informiert.

Umkehrisolation
Band 1, J 4.2.3

Non-Hodgkin-Lymphom

Die WHO (Weltgesundheitsorganisation) hat 1999 den Begriff des Non-Hodgkin-Lymphoms aus der Klassifikation genommen. Gemeint sind damit alle lymphatischen Neoplasien (maligne Veränderungen des lymphatischen Systems), die nicht die Merkmale eines Morbus Hodgkin erfüllen. Non-Hodgkin-Lymphome treten im lymphatischen Gewebe oder in anderen Organen auf. Sie gelten als hochmaligne und wachsen sehr schnell. Bevorzugt finden sie sich im Gastrointestinaltrakt, in Knochen, in der Haut oder im Gehirn. Die Krankheitshäufigkeit liegt bei fünf Fällen auf 100 000 Bewohner. Männer erkranken etwas häufiger. Auch hier ist die Krankheitsursache unbekannt. Es scheint aber einen Zusammenhang mit dem Auftreten von Infektionskrankheiten zu geben. Ein erhöhtes Risiko besteht auch bei einem geschwächten Immunsystem, z. B. bei einer HIV-Infektion. Die Symptome sind allgemeiner

Natur und zeigen sich in Abgeschlagenheit, Schwäche und Appetitlosigkeit. Das diagnostische Vorgehen ähnelt dem Vorgehen beim Morbus Hodgkin. Da sich das Lymphom an verschiedenen Stellen im Körper ausbreiten kann, sind häufig zusätzliche Untersuchungen (HNO-Konsil, Magen- und Darm-spiegelung) nötig. Die Therapieform (kurativ, palliativ) ist abhängig von der jeweiligen Untergruppe der Krankheit. Bei der CLL besteht keine kurative The-rapieform. Andere Unterformen können mit Chemo- oder Strahlentherapie behandelt werden.

1 Nennen Sie drei Ursachen für eine Anämie.

2 Nennen Sie mindestens fünf Symptome einer Anämie.

3 Auf welche Besonderheiten muss bei Kindern, die eine Anämie haben, geachtet werden?

4 Welche Gründe für eine Anämie können bei älteren Menschen vorliegen? Nennen Sie mindestens zwei.

5 Welche Arten der Leukämie lassen sich grundsätzlich unterscheiden?

6 Nennen Sie mindestens vier Symptome einer Leukämie.

7 Welche Gesundheits- bzw. Pflegeprobleme haben Patienten, die an einer Leukämie leiden und behandelt werden? Nennen Sie mindestens vier Probleme.

8 Was versteht man unter einem Hodgkin-Lymphom?

9 Erklären Sie ein Non-Hodgkin-Lymphom.

1 Starten Sie eine Umfrage in Ihrem Familien- und Freundeskreis zum Thema Eisenmangelanämie. Schließen Sie möglicherweise Ihre Arbeitskolleginnen mit ein. Wer von den befragten Personen litt schon einmal an einer Eisenmangel-anämie, wie äußerte sich das und wie wurden die Betroffenen behandelt? Sam-meln Sie diese subjektiven Aussagen und überlegen Sie, welche Konsequenzen die subjektiven Erfahrungen von Betroffenen für die pflegerische Arbeit haben.

2 Bereiten Sie ein 15-minütiges Referat zum Thema Leukämien vor. Legen Sie in Ihren Ausführungen besonderen Wert auf die Entstehungsursachen sowie auf die medizinische und pflegerische Behandlung. Halten Sie das Referat vor der Gruppe und lassen Sie sich kollegiales Feedback über den Inhalt und Ihre Präsentation geben.

3 Recherchieren Sie im Internet über das Beratungs- und Informationsangebot der Deutschen Krebsgesellschaft und erstellen Sie eine Übersicht.

Bäumer, Rolf / Maiwald, Andrea (Hrsg.): Onkologische Pflege. Thieme Verlag, Stuttgart 2008

Margulies, Anita / Fellinger, Kathrin / Kroner, Thomas / Gaisser, Andrea (Hrsg.): Onkologische Krankenpflege. 4. Auflage Springer Verlag, Heidelberg 2005

www www.krebsgesellschaft.de – Informationen für Fachpersonal und Patienten

2 Pflege bei Erkrankungen des Herz-Kreislauf-Systems

Olga macht einen niedergeschlagenen Eindruck. Auf Pias Frage, was denn los sei, antwortet sie: „Ich muss die ganze Zeit an meine Mutter denken. Die bekommt heute einen Herzschrittmacher eingesetzt. Nachdem sie mehrmals ohne ersichtlichen Grund gestürzt war, haben die Ärzte einen zu langsamen Puls bei ihr festgestellt, und das soll so behoben werden. Nun hoffe ich, dass alles gut geht." Pia versucht, ihre Freundin zu trösten. „Ich denke, das ist heute schon

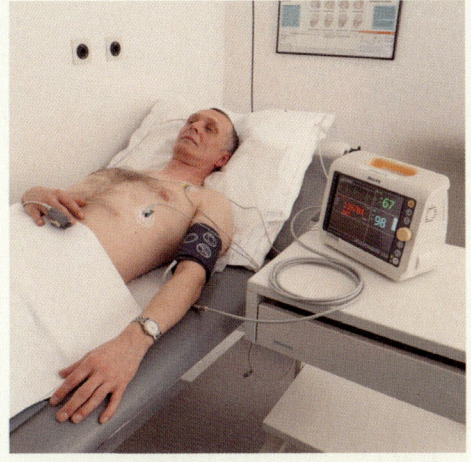

ein Routineeingriff. Das machen die doch bestimmt täglich. Erst letzte Woche war bei uns auf der Kinderstation im Klinikum ein zweijähriges Mädchen mit einem angeborenen Herzfehler. Die wurde dann operiert und übermorgen darf sie schon nach Hause." Olga ist dankbar für die aufmunternden Worte: „Du hast sicher recht, aber ich kann mir einfach überhaupt nicht vorstellen, dass man am Herzen manipuliert, ohne dass etwas Schlimmes passiert."

1 Operationen und Eingriffe am Herzen: tägliche Routine oder schwerwiegender Eingriff? Wie sehen Sie das? Diskutieren Sie in der Gruppe.

2 Auch Patienten äußern möglicherweise Bedenken vor einem Eingriff am Herzen. Wie kann man diese Stimmung der Betroffenen am besten pflegerisch auffangen?

2.1 Koronare Herzkrankheit

Unter einer **koronaren Herzkrankheit (KHK)** versteht man verengende Veränderungen am Herzkranzgefäßsystem, die durch Arteriosklerose ausgelöst werden. Dadurch kommt es zu einem Missverhältnis von koronarem Sauerstoffangebot und -bedarf. Bei einer Gefäßenge von über 50 % treten häufig die ersten Symptome auf. Diese können sehr stark variieren und von völliger Asymptomatik bis zu lebensbedrohlichen Krankheiten reichen. Die KHK ist in den Industrieländern die häufigste Todesursache. Synonym wird auch die Bezeichnung ischämische Herzkrankheit verwendet.

Arterielle Durchblutungsstörung
Band 2, H 3.3

2.1.1 Ursachen

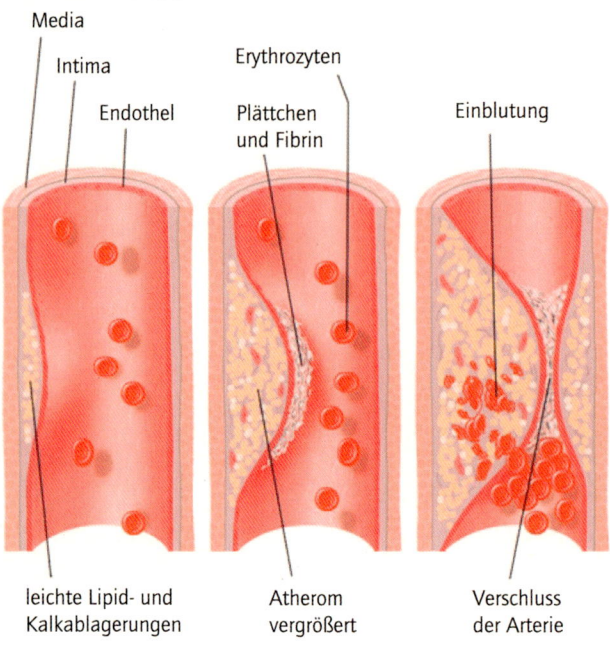

Media
Intima
Endothel
Erythrozyten
Plättchen und Fibrin
Einblutung

leichte Lipid- und Kalkablagerungen

Atherom vergrößert

Verschluss der Arterie

Pathophysiologisch kommt es durch die Schädigung des Endothels und die Anlagerung von Cholesterin zu Veränderungen in den Gefäßinnenwänden. Dadurch bildet sich **Plaque**, die einreißen und eine Blutung ins Gefäß nach sich ziehen kann. In der Folge kommt es zur Thrombosierung des Gefäßes und somit zum Verschluss.

Bei der Entstehung der Arteriosklerose spielen die sogenannten **kardiovaskulären Risikofaktoren** eine wichtige Rolle.

Pathophysiologie des Gefäßverschlusses

Arteriosklerose
Band 2, H 3.3.1

2.1.2 Akutes Koronarsyndrom

Unter dem Begriff des akuten Koronarsyndroms (ACS) werden die Phasen der KHK zusammengefasst, die unmittelbar lebensbedrohlich sind. Dazu zählen die instabile Angina pectoris, der akute Myokardinfarkt und der plötzliche Herztod.

Stabile und instabile Angina pectoris

Die stabile Angina pectoris tritt im Rahmen einer bestehenden KHK vorwiegend bei körperlicher und/oder psychischer Belastung auf. Die Patienten klagen über Thoraxschmerzen und bezeichnen dies meist als „Druck auf der Brust". Nach Ende der Anstrengung bzw. Belastung sowie nach einer Gabe von Nitroglycerin (sublingual als Zerbeißkapsel) bessern sich die Beschwerden.

Als instabile Angina pectoris werden Thoraxschmerzen bezeichnet, die besonders schwer und häufig (auch ohne vorhergehende Belastung) auftreten. Die Beschwerden können in kurzen Zeitabständen auftreten und sprechen weniger gut auf das Nitroglycerin an.

2.1.3 Akuter Myokardinfarkt

Unter einem **Myokardinfarkt** wird ein über längere Zeit bestehender Koronargefäßverschluss verstanden, der zu einer unzureichenden Durchblutung und somit Sauerstoffversorgung des Herzmuskels führt. Infolge der Sauerstoffmangelversorgung kommt es zum Zelltod im betroffenen Gebiet und zur Myokardnekrose. Die Schwere des Infarkts ist abhängig vom betroffenen Muskelgebiet. Je nach Ausprägung des Infarkts ist dieses **Ereignis akut lebensbedrohlich** und erfordert unmittelbare notärztliche Hilfe und Behandlung.

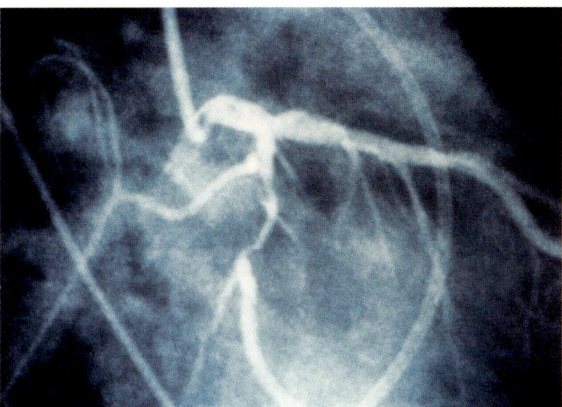

Verschluss einer Koronararterie

Ursachen: Auch wenn es sich bei einem Myokardinfarkt um ein akutes Ereignis handelt, bestehen die verursachenden Einflüsse meist schon jahrelang. Hierzu zählen in erster Linie die Arteriosklerose und eine bestehende KHK.

Auslöser kann ungewohnte körperliche Aktivität (anstrengende Gartenarbeit oder übermäßige sportliche Anstrengung bei Ungeübten) oder großer psychischer/emotionaler Stress sein.

Arteriosklerose
Band 2, H 3.3.1

Koronare
Herzkrankheit
Band 3, H 2.1

Symptome: Ein Myokardinfarkt kann sich mit typischen, aber auch mit sehr untypischen Beschwerden äußern. Zu den klassischen Symptomen zählen

♦ krampfartige Schmerzen in der Herzgegend, meist nicht atemabhängig
♦ Ausstrahlung häufig in die linke Thoraxseite, aber auch in den Arm, in den Magen, in den Kieferbereich, selten in den Rücken
♦ Belastungsdyspnoe
♦ Übelkeit, Erbrechen
♦ allgemeines Unwohlsein
♦ Schwindel
♦ Herzrhythmusstörungen (sind häufig die Todesursache bei Menschen, die an einem Myokardinfarkt sterben)

Die Patienten sind ängstlich, blass, kaltschweißig und unruhig. Sie versuchen, eine schmerzlindernde Körperhaltung einzunehmen. Typischerweise lindern Nitropräparate, die gegen Angina pectoris eingenommen werden, diese Schmerzen nicht.

In ca. 15 % der Fälle kann ein Myokardinfarkt ohne Symptome verlaufen. Man spricht dann von einem sogenannten **„stummen" Infarkt.** Dies kann z.B. bei Menschen mit langjährigem Diabetes mellitus auftreten. Bei Frauen kann sich ein Myokardinfarkt in nicht einwandfrei erkennbaren Symptomen zeigen (häufig allgemeines Unwohlsein, das nicht dem Herzen zugeordnet wird). Jährlich sterben mehr Frauen in Deutschland an einem Herzinfarkt als Männer, weil ein Infarkt bei Frauen in vielen Fällen nicht erkannt und nicht frühzeitig invasiv behandelt wird.

Diagnostik und Behandlung

Elektrokardiogramm Band 4, A 4.3.1

In der Regel werden die Patienten vom Notarzt auf die Notfallstation eines Krankenhauses eingeliefert. Der Patient erhält unverzüglichen einen venösen Zugang und Sauerstoff per Nasensonde. Zu den wichtigsten diagnostischen Schritten zählen die Anamnese (möglichst kurz, damit unverzüglich die Behandlung eingeleitet werden kann), ein EKG und eine Blutentnahme (Herzenzyme, Elektrolyte). Bei positivem Befund wird die Behandlung unmittelbar eingeleitet.

1. Initialtherapie

ASS, Heparin, Analgesie und Sedation

2. weitere Medikamente auf ärztliche Verordnung

3. Reperfusionstherapie

4. systemische Lyse

Therapie beim akuten Myokardinfarkt

Die **Initialtherapie** besteht zunächst in einer ausreichenden Schmerzmittelgabe (Vorsicht: viele Patienten erbrechen nach der intravenösen Gabe von Morphinpräparaten). Zusätzlich wird nach Ausschluss der Kontraindikationen Acetylsalicylsäure (ASS) intravenös oder oral verabreicht. ASS hat eine thrombozytenaggregationshemmende Wirkung, d.h., es mildert das Zusammenklumpen der Blutplättchen. Eventuell erhalten die Patienten ein leicht sedierendes Medikament. Neben der Schmerzbehandlung soll die Sedation den Sauerstoffverbrauch am Herzen senken. Der Bewusstseinszustand des Patienten muss jedoch jederzeit zweifelsfrei festgestellt werden können.

Thrombozyten Band 2, H 1.5.3

Das primäre Ziel der Akutbehandlung ist es, die koronare Durchblutung wiederherzustellen. Dies wird mit der **perkutanen koronaren Intervention** (PCI, englisch: percutaneous coronary intervention) angestrebt. Bei der PCI wird im Rahmen einer Angiografie der Thrombus entweder medikamentös mit hochpotenten Thrombozyten-Aggregationshemmern aufgelöst oder mechanisch entfernt. Die Einlage eines Stents (Gittergerüst in Röhrchenform, das das Gefäß schient und so einen erneuten Verschluss verhindert) ist ebenfalls möglich und wird häufig durchgeführt.

Angiografie Band 4, A 4.3.4

Die **systemische Lyse** (Verabreichung von Gerinnungsfaktoren intravenös) stellt eine Alternative dar, wenn die PCI nicht durchgeführt werden kann (z. B. sehr instabile Kreislaufsituation des Patienten). Sie erzielt jedoch schlechtere Behandlungserfolge als die lokale Therapie.

> Eine systemische Lyse wird in der Regel vier bis sechs Stunden nach dem akuten Infarkt in der Klinik (Intensivstation) durchgeführt. In diesem Zeitfenster ist der zu erwartende Erfolg am größten.

Die Indikation zur systemischen Lyse muss eng gestellt werden, da die Behandlung eine akute schwere Komplikation auslösen kann. Der Patient wird auf der Intensivpflegestation überwacht.

Bypass-Operation am Herzen

Je nachdem wie viele Herzkranzgefäße bei einem Infarkt betroffen sind bzw. wie groß der Anteil an arteriosklerotischen Veränderungen am Herzen ist, kann eine Bypass-Operation nötig werden. Die Operation findet am offenen Herzen unter Einsatz der Herz-Lungen-Maschine statt. Sie übernimmt während der Operation die Funktion des ruhiggestellten Herzens. In der Regel werden dem Patienten Venenstücke aus den Unterschenkeln entnommen und in das koronare Gefäßsystem des Herzens gepflanzt. Die Herz-Lungen-Maschine wird gestoppt und das Blut wieder durch den Kreislauf des Patienten geschleust. Der Operateur kontrolliert die Dichtigkeit der eingepflanzten Gefäße und die wieder einsetzende Herztätigkeit. In einigen Fällen muss ein geringer Stromstoß am Herzen die Schlagfähigkeit des Organs in Gang setzen.

Pflegerische Maßnahmen

Die pflegerischen Maßnahmen können in Interventionen in der Akutphase und in Interventionen im Verlauf unterteilt werden. In der Akutphase steht die zügige ärztliche Diagnostik und Behandlung im Vordergrund. Pflegefachpersonen der Intensivstation überwachen den Patienten mittels Krankenbeobachtung und Vitalzeichenüberwachung über den Monitor und erfragen Schmerzen und allgemeines Befinden. Sie verabreichen die verordneten Medikamente und kontrollieren den Herzrhythmus mittels EKG.

In der Akutphase soll der Patient vor allen Dingen ruhen und sich und das Herz schonen. In der Regel wird eine 24-stündige Bettruhe verordnet. Aufregung und übermäßige körperliche Anstrengung sind zu vermeiden. Die Pflegenden sollten Ruhe und Sicherheit ausstrahlen. Sie unterstützen den Patienten in allen Aktivitäten des täglichen Lebens, wobei der Patient angemessen angeleitet wird.

EKG
Band 4, A 4.3.1

Häufig kann der Patient nach einem komplikationslosen Verlauf nach 24 Stunden auf die Station verlegt werden. Hier wird die verordnete Therapie weitergeführt. Der Patient wird nach Stufenschema mobilisiert und körperlich belastet. Die Belastungsstufen werden dem körperlichen Befinden angepasst.

Die Mobilisation der ersten Tage geschieht unter Kontrolle von Puls und Blutdruck. Auf Schmerzen, Unwohlsein, Atemnot und Schwindel ist zu achten. Treten diese Beschwerden auf, ist die Mobilisation unverzüglich abzubrechen und der Arzt zu informieren.

Beispiel: Stufenschema zur Mobilisation auf Station

1. Tag: Sitzen an der Bettkante, Körperpflege am Bettrand
2. Tag: Körperpflege am Waschbecken, Essen am Bettrand oder Tisch, der Patient ist zimmermobil
3. Tag: Mobilisation im Zimmer und auf dem Flur
4. Tag: Mobilisation auf dem Flur und erste Gehübungen auf der Treppe mit der Physiotherapeutin
5. Tag: weiterer Ausbau der Belastung

Rehabilitation nach Myokardinfarkt

In vielen Fällen schließt sich eine Rehabilitation in einer darauf spezialisierten Herz-Rehaklinik an. Hier erhalten die Patienten ausführliche Informationen zur Alltagsgestaltung, erlernen Entspannungs- und Stressbewältigungsübungen, erhalten Ernährungsempfehlungen und trainieren ihre körperliche Leistungsfähigkeit in der Gruppe.

Rehabilitation Band 5, H 1

2.2 Herzschrittmacher

Ein **Herzschrittmacher** (englisch: **Pacer**) ist ein batteriebetriebenes Gerät, das elektrische Impulse an das Herz abgibt und so eine Herzkontraktion auslöst. Ein Herzschrittmacher besteht aus einem Gehäuse, das einen mit Daten versehenen Mikrochip, die nötige Elektronik und die Batterien beinhaltet. Je nach Art des Herzschrittmachers verfügt er über eine oder zwei Leitungen, die im Vorhof und/oder in der Kammer des Herzens liegen und das Gewebe stimulieren.

Reizleitung des Herzens Band 2, H 1.2.2

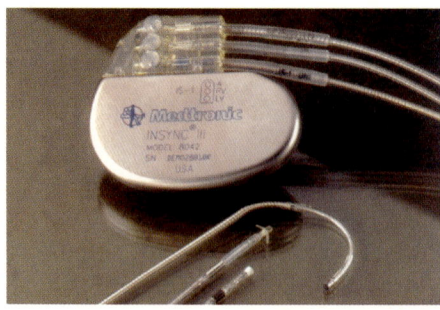

Herzschrittmachermodell

2.2.1 Indikation

Ein Herzschrittmacher wird nötig, wenn bestimmte Herzrhythmusstörungen die Lebensqualität des Patienten stark einschränken oder wenn sie unmittelbar lebensgefährlich sind. Zu den lebensbedrohlichen Situationen, die einen Herzschrittmacher nötig machen, gehören:

- extreme Bradykardie oder Asystolie
- AV-Block 3. Grades
- kardiogener Schock
- Vergiftungen, die eine Bradykardie nach sich ziehen, z. B. mit Digitalis

Schock
Band 4, B 2.2

> Diese Situationen sind Notfälle und verlangen unverzügliches medizinisches und pflegerisches Handeln. In vielen Fällen kann eine Reanimation nötig werden.

Reanimation
Band 4, B 2.3

Zu den nicht unmittelbar lebensbedrohlichen Situationen, die einen Herzschrittmacher nötig machen, gehören:

- **Sick-Sinus-Syndrom** (Syndrom des kranken Sinusknotens) mit sehr starken Schwankungen in der Sinusknotenfrequenz (extreme Bradykardie bis Tachykardie)
- **Adam-Stocks-Anfälle,** bei denen eine verminderte Herzfrequenz Schwindel und Unwohlsein beim Patienten auslöst

> Patienten, die an einer Bradykardie leiden, haben ein erhöhtes Sturzrisiko, da es aufgrund der verminderten Pumpfunktion des Herzens auch zu einer Minderperfusion des Gehirns kommt. Sie leiden häufig an Schwindel und Gangunsicherheit.

2.2.2 Arten

Grundsätzlich unterscheidet man externe (von außen aufgebrachte), nur für den Notfall als vorübergehende Intervention gedachte Herzschrittmacher von internen (über die Hohlvene eingebrachten) Geräten. In einigen Fällen kann als vorübergehende, provisorische Intervention ein Herzschrittmacher über die Vene eingelegt werden. In der Regel werden interne, dauerhafte Herzschrittmacher jedoch in einem operativen Eingriff durch die Kardiologen eingelegt.

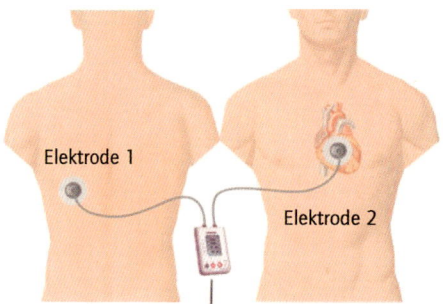

Elektrode 1

Elektrode 2

Externer Herzschrittmacher

Externer Herzschrittmacher

Mit dem externen (transkutanen) Schrittmacher kann das Herz kurzzeitig von außen über die Haut stimuliert werden. Durch zwei aufgeklebte Elektroden werden elektrische Impulse (Stromstöße) abgegeben. Die Frequenz der Impulse kann eingestellt werden.

Die Anwendung ist dem Notfall vorbehalten, z. B. bei akuten Symptomen einer Bradykardie (z. B. Ohnmacht). Der Einsatz im Rahmen einer Reanimation wird aufgrund der schlechten Ergebnisse nicht mehr empfohlen. Bei korrekter Handhabung und Positionierung kann der Patient für wenige Minuten bis zu mehreren Stunden so behandelt werden, bis die Möglichkeit einer weiterführenden Therapie gegeben ist. Um den Erfolg der Maßnahme zu prüfen, wird der Karotispuls getastet, Blutdruck gemessen und die Bewusstseinslage des Patienten geprüft.

> Durch die elektrischen Impulse kann es zu unangenehmen Muskelkontraktionen im Brustbereich kommen, was vor allem von wachen Patienten als sehr unangenehm empfunden wird. In seltenen Fällen kann es zu Hautrötungen (bis hin zu Verbrennungen) kommen. Bei unkorrekter Positionierung (Elektroden werden zu tief angebracht) kann die Spontanatmung behindert werden. Der Einsatz von externen Herzschrittmachern bleibt daher erfahrenen Fachpersonen vorbehalten.

Interner Herzschrittmacher

Als Möglichkeit der ersten Wahl in einer Notfallsituation (z. B. während einer Reanimation) kann ein interner, aber **provisorischer** Schrittmacher gelegt werden. Ähnlich der Einlage eines zentralen Venenkatheters wird über die Jugularis- oder Subclaviavene eine Elektrode in den rechten Vorhof des Herzens geschoben. Verbunden mit einem externen Impulsgeber wird so das Herz stimuliert, bis ein interner **definitiver** Schrittmacher operativ gelegt werden kann. Nach der Einlage des provisorischen Schrittmachers hat der Patient möglichst Bettruhe, damit die Elektrode nicht verrutscht. Die Patienten werden auf der Intensivstation gepflegt und überwacht.

Präoperative Pflege
Band 4, G 1

Die Einlage eines definitiven Schrittmachers wird in der Regel geplant im Operationssaal durchgeführt. Die Patienten werden auf den Eingriff nach hausinternen Richtlinien vorbereitet. Sie sind nüchtern und werden von einem Anästhesisten angeschaut. So können im Fall einer nötigen Narkose alle entsprechenden Schritte eingeleitet werden.

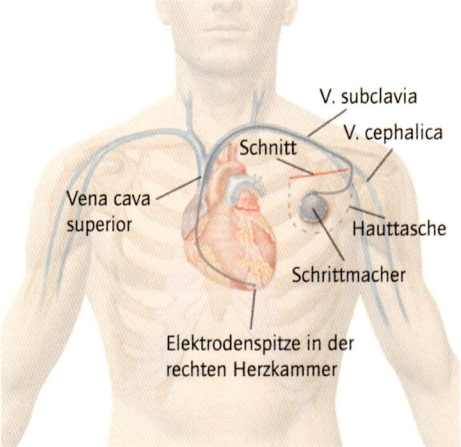

Schrittmacherposition

Interner Defibrillator

Bei Patienten, die an Herzrhythmusstörungen leiden, die mit tachykarden Episoden einhergehen (z. B. anfallartige Kammertachykardien oder episodenhaftes Kammerflimmern), kann ein Schrittmacher implantiert werden, der zusätzlich die Fähigkeit der Elektroschockabgabe – ähnlich einem Defibrillator – hat. Die Joulehöhe ist niedriger als beim Defibrillator, da die Impulse direkt am Herzen wirken. Treten lebensbedrohliche Rhythmusstörungen auf, erkennt der Schrittmacher dies und gibt den Schock ab. Der Patient spürt die Schockabgabe.

2.2.3 Implantation

Der Eingriff erfolgt am wachen Patienten, der an der Implantationsstelle eine lokale Anästhesie erhält. Die Patienten erhalten in der Regel ein Beruhigungsmittel. Nach sorgfältiger Desinfektion und steriler Abdeckung formt der Operateur meist unter dem rechten Schlüsselbein unter der Haut eine Art Tasche. In seltenen Fällen kann diese Tasche auch unter der Bauchhaut platziert werden (z. B. bei starker Narbenbildung im Brustbereich). Dort wird später das Schrittmachergehäuse eingelegt. Anschließend wird über die **Vena cephalica (Armvene)** der Elektrodenschlauch eingelegt, der unter Röntgenkontrolle ins rechte Herz (Vorhof und/oder Kammer, je nach Schrittmachermodell) vorgeschoben wird. Um ein Verrutschen der Elektroden zu verhindern, werden sie im Muskelgewebe verankert. Abschließend wird der Elektrodenschlauch mit dem Gehäuse verbunden und das Gerät in Betrieb genommen. Die Funktion des Gerätes wird geprüft. Erst wenn das Gerät einwandfrei arbeitet, wird die Hauttasche vernäht und mit einem Wundverband versorgt. Bei komplikationsloser Implantation dauert der Eingriff 30 bis 60 Minuten. In einigen Kliniken wird dieser Eingriff inzwischen auch ambulant durchgeführt. Die Patienten sollen in den ersten Tagen körperliche Anstrengung meiden.

2.2.4 Pflegerische Maßnahmen

In der Regel kommen die Patienten wach und ansprechbar auf die Station zurück. Die Vitalzeichen inklusive Schmerzen werden überwacht und dokumentiert. In den ersten Tagen muss regelmäßig die Körpertemperatur gemessen werden, um frühzeitig Anzeichen einer Infektion zu erkennen. Patienten, die den Eingriff ambulant erhalten, sind entsprechend zu informieren und zu instruieren.

Der Patient muss keine spezielle Lagerung einhalten. Der linke Arm darf jedoch nicht abgespreizt oder über 90 Grad angehoben werden. Durch diese Bewegungen könnte es in den ersten Tagen zu Lageveränderungen der Elektroden mit nachfolgenden **Herzrhythmusstörungen** kommen. Viele Patienten finden es angenehm, in dieser Zeit den linken Arm auf ein Kissen zu legen.

Anleiten und schulen Band 5, A 5.3

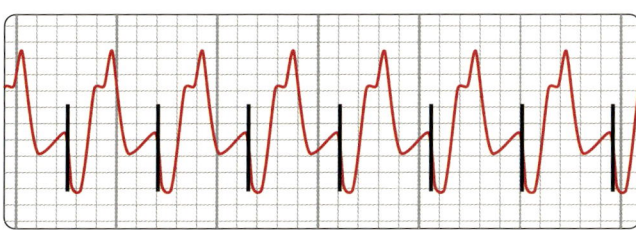

Schrittmacher-EKG

Nach dem Eingriff darf der Patient wieder aufstehen und auch essen. Nach zwei Tagen wird ein Verbandwechsel durchgeführt und nach ca. zehn Tagen können nach ärztlicher Verordnung die Hautnähte gezogen werden. In vielen Fällen wird heute intrakutan genäht, d. h., die Nähte sind von außen nicht sichtbar; sie lösen sich von selbst auf.

Um die Funktion des Schrittmachers zu dokumentieren, wird nach Anordnung ein EKG geschrieben. Die Patienten sollen nicht zu enge Kleidung tragen, die auf die Wunde drücken könnte. Vor der Entlassung erhält der Patient einen Kontrolltermin beim Kardiologen. Zusätzlich wird ein **Herzschrittmacher-Kontrollbuch** begonnen, das der Patient stets bei sich haben soll. Kommt es zu unvorhergesehenen Komplikationen, können sich Notarzt und andere Hilfspersonen schnell informieren und mit dem dort vermerkten Arzt in Verbindung setzen.

2.2.5   Komplikationen

Nach der Einlage eines Schrittmachers können verschiedene Komplikationen auftreten, die in der Regel gut behandelbar sind. Im Wundgebiet kann es zu lokalen **Infektionen** kommen. Der Arzt ist unbedingt darüber zu informieren, um weiterführende Komplikationen zu vermeiden.

Als seltene Komplikation kann ein **Kabelbruch** auftreten. Dieser entsteht bei fehlerhaftem Material oder wenn sich das Elektrodenkabel aus anderen Gründen vom Gehäuse löst. Die Impulse werden nicht mehr an das Herz abgegeben und Rhythmusstörungen wie vor dem Eingriff sind möglich. In diesem Fall muss ein neuer Schrittmacher eingelegt werden. Überleitungsstörungen am Herzen (Impulse des Schrittmachers werden an den Vorhof gegeben und dann nicht an die Kammer weitergeleitet) machen meist die Einlage eines anderen Schrittmachermodells nötig. Der Patient erhält dann ein Gerät, das im Vorhof und in der Kammer Impulse abgibt.

2.2.6   Bedeutung für den Patienten

Zunächst sind die meisten Patienten nach dem Eingriff erleichtert, alles überstanden zu haben und die ursächlichen Rhythmusstörungen mit dem Unwohlsein nicht mehr zu spüren. Dann jedoch können Ängste auftreten, die z. B. in Zusammenhang mit der Funktionstüchtigkeit des Geräts stehen. Die Angst vor dem plötzlichen Ausfall ihres Schrittmachers sollte offen im Gespräch mit dem Arzt thematisiert werden. Genauso sollte den Patienten erklärt werden, dass sie auch mit einem Herzschrittmacher sterben können und dieser seine Funktion dann einstellt.

Nach abgeschlossener Wundheilung können die Patienten ihren gewohnten Tätigkeiten sowie Sport oder Hobbys nachgehen. Die regelmäßigen Kontrollen beim Hausarzt und Kardiologen werden schon bald zur Routine. In seltenen Fällen wurde berichtet, dass sich Patienten an den „Fremdkörper" in sich nicht gewöhnen konnten und „das Ding" ablehnten. Hier kann in Gesprächen oder mit verhaltensbezogenen Therapien eine Annäherung erzielt werden. Fragen der Alltagsgestaltung sollten ausführlich und verständlich mit dem zuständigen Arzt geklärt werden.

Patienten mit einem Herzschrittmacher dürfen keine Magnetresonanz-Tomografie erhalten, da die Magnetfelder des Untersuchungsgeräts den Herzschrittmacher stören könnten. Anstelle eines MRT sollte ein CT durchgeführt werden. Andere elektrische Geräte kann der Patient jedoch bedenkenlos benutzen (Mikrowelle, Radio). Auch der Röntgencheck am Flughafen hat keinen störenden Einfluss auf den Schrittmacher. Die Patienten sind darüber zu informieren und in die Lage zu versetzen, im Zweifelsfall weitere Informationen einzuholen.

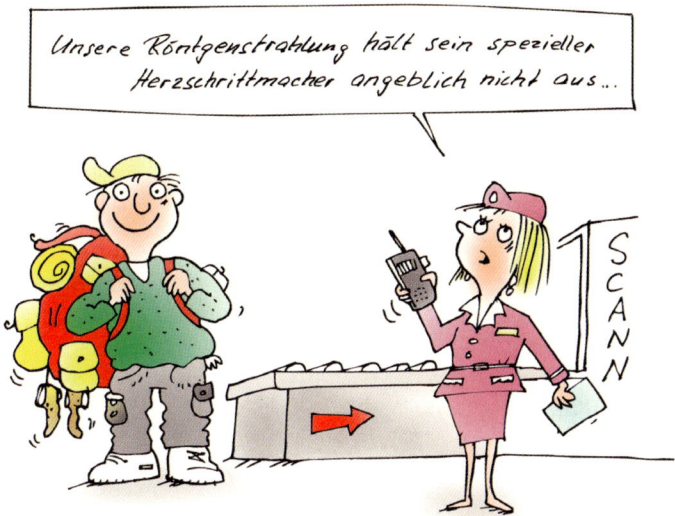

2.3 Herzklappenfehler (Herzvitien)

Unter dem Begriff **Herzvitien** werden Veränderungen der vier Herzklappen zusammengefasst. Es lassen sich angeborene und im Laufe des Lebens erworbene Herzvitien unterscheiden. Die Veränderungen können sowohl Stenosen als auch Schwächen der Klappen sein. Selten liegen kombinierte Herzvitien (Stenose und Insuffizienz an derselben Klappe) vor. Herzvitien treten häufig und in jedem Alter auf. Betroffen sein können nur eine oder aber auch mehrere Klappen. Die Klappen des linken Herzens sind häufiger von diesen Veränderungen betroffen.

Herz
Band 2, H 1.2

2.3.1 Ursachen und Symptome

Verschiedene Ursachen können zu Veränderungen der Herzklappen führen. Hierzu zählen eine familiäre Disposition, das Alter (Verschleißerscheinungen der Klappen), Herzklappenentzündungen, Post-Streptokokken-Entzündungen (z. B. bei nicht behandelter eitriger Mandelentzündung) oder Brustkorbverletzungen (z. B. nach einem schweren Autounfall).

Infektiöse Endokarditis

Eine der häufigsten Ursachen für eine Erkrankung der Herzklappen ist eine infektiöse Endokarditis (Entzündung der Herzinnenwand, verursacht durch einen bakteriellen Streuherd im Endokard), in deren Folge auch die Herzklappen betroffen sind. Diese Krankheit ist nicht ansteckend. In Deutschland erkranken ca. 2 500 Personen jährlich an einer infektiösen Endokarditis.

Zu den Risikopersonen gehören Menschen mit angeborenen Herzfehlern, aber auch Menschen mit einer reduzierten Abwehr aufgrund eines Diabetes mellitus oder bei Drogen- oder Alkoholabhängigkeit sind gefährdet. Meist ist das linke Herz betroffen, d. h. auch, die linken Herzklappen sind häufiger betroffen. Da in 50 % der Fälle Streptokokken für die Entzündung verantwortlich sind, wird die Krankheit oft auch als Post-Streptokokken-Endokarditis bezeichnet. Auch Staphylokokken und Enterokokken können die Krankheit verursachen.

Die Symptome einer infektiösen Endokarditis sind Fieber (evtl. mit Schüttelfrost), ein allgemeines Krankheitsgefühl, Zeichen einer Herzinsuffizienz sowie Hauterscheinungen (z. B. Petechien an der Mundschleimhaut und am Körperstamm). In seltenen Fällen kann das zentrale Nervensystem betroffen sein (Apoplex, septische Meningitis). Die Krankheit kann akut (kurzer, manchmal dramatischer Verlauf) und subakut (schleichender Beginn, langsamer Verlauf mit subfebrilen Temperaturen) verlaufen.

Die Diagnose stellt sich durch die Anamnese, Blutuntersuchungen (Erregernachweis), durch ein EKG und die Echokardiografie.

Die Therapie der infektiösen Endokarditis wird nach eindeutigem Erregernachweis mit Antibiotika intravenös (in der Regel mit Penicillin) begonnen. Die Dauer der antibiotischen Behandlung beträgt vier bis sechs Wochen (davon mindestens zwei Wochen über die Entfieberung hinaus). Venöse Zugänge (periphere Verweilkanülen oder zentraler Venenkatheter) sind zu vermeiden, da sie eine potenzielle Eintrittschiene für die Bakterien darstellen. Die periphere Verweilkanüle, die für die intravenöse Verabreichung der Medikamente benötigt wird, sollte jeden Tag neu gelegt werden. Ein Blasendauerkatheter sollte ebenfalls vermieden werden, da auch er eine Eintrittschiene für Bakterien ist. Der Patient hat Bettruhe und wird engmaschig endokardiografisch überwacht. Die auftretenden Beschwerden werden symptomatisch behandelt.

Die Letalität liegt bei unbehandelten Personen bei nahezu 100 %. Auch unter der Antibiotikatherapie versterben 20 – 30 % der Patienten. Die Pflege richtet sich nach den Bedürfnissen des Patienten, nach dem Krankheitsstadium und nach der Ausprägung der gesundheitlichen Einschränkungen. Häufig zeigen die Betroffenen ein schweres Krankheitsbild und benötigen Unterstützung in allen Bereichen des täglichen Lebens.

Kardiologische
Untersuchungen
Band 4, A 4.3

Pflege bei Fieber
Band 2, H 2.3.3

Herzklappenfehler

Art der Veränderung	Pathophysiologische Vorgänge
Herzklappeninsuffizienz	Die betroffene Herzklappe schließt nicht vollständig, d. h., bei jedem Herzschlag fließt ein Teil des Bluts zurück (z. B. bei der Mitralklappeninsuffizienz in den linken Vorhof). Dieses zurückfließende Blut wird Pendelblut genannt. Beim nächsten Herzschlag muss dieses zusätzliche Volumen ebenfalls weitergepumpt werden, was zu einer permanenten Druckerhöhung im Herzen führt.
Herzklappenstenose	Durch die Verengung oder Verwachsung an der Herzklappe kann das Blut nur mit hohem Druck weitergepumpt werden. Durch die ständige Druckerhöhung kommt es zu einer Verdickung der Muskelschicht mit nachfolgender Ausweitung und zunehmender Funktionseinschränkung. Im schlimmsten Fall kann es zum arteriellen Rückstau bis in die Lungen mit einem Lungenödem führen.

Die meisten Herzklappenfehler zeigen sehr lange keine Symptome, bis mit der Zeit Atemnot und ein Leistungsabfall auftreten. In der Regel suchen die Patienten dann einen Arzt auf und der Klappenfehler wird entdeckt.

2.3.2 Diagnostik und Behandlung

Der diagnostische Prozess bei Herzklappenerkrankungen setzt sich aus verschiedenen Teilen zusammen:

♦ Anamnese

♦ körperliche Untersuchung

♦ ösophagiales Echokardiogramm

♦ EKG

♦ eventuell bildgebende Verfahren am Herzen (z. B. PET)

♦ eventuell Blutuntersuchung zur Ausschlussdiagnostik

Kardiologische Untersuchungen Band 4, A 4.3

Die Behandlung richtet sich danach, welche Herzklappe betroffen ist. In einem frühen Stadium können Medikamente erfolgreich eingesetzt werden. Das Herz wird medikamentös entlastet, sodass die vorhandene Pumpfunktion ausreicht. Im fortgeschrittenen Verlauf wird eine Operation oft aber unumgänglich.

Eine Stenose der Aortenklappe wird auch bei schon alten Patienten fast immer operiert. Liegt eine Aortenklappeninsuffizienz vor, wird die Klappe in der Regel ebenfalls operativ ersetzt.

Auch eine Mitralklappenstenose kann operativ durch einen Klappenersatz behandelt werden. Zusätzlich besteht die Möglichkeit, die Verengung mit Instrumenten aufzuweiten.

Die Operationen werden immer am offenen Herzen durchgeführt. Der Einsatz einer Herz-Lungen-Maschine ist nötig, da das Herz für die Dauer der Operation zum Stillstand gebracht werden muss. Auch wenn sie heute zu den Standardeingriffen in

Geplante Operationen Band 4, G 2

der Herzchirurgie gehören, sind sie – wie alle Operationen – mit einem gewissen Risiko verbunden (z. B. Blutungen, Infektionen, Kreislaufprobleme, Herzrhythmusstörungen). Die Dauer der Operation kann drei bis sechs Stunden betragen. Nach der Operation werden die Patienten in den ersten Tagen auf einer Intensivstation überwacht und gepflegt.

Biologische und künstliche Herzklappen

Als Ersatz für eine menschliche Herzklappe stehen zwei Möglichkeiten zur Auswahl. Die **biologischen** Herzklappen werden Schweinen entnommen. Sie werden auf ein Drahtgestell gespannt und so dem Menschen eingepflanzt. Da der menschliche Körper die biologische Klappe nicht als Fremdkörper wahrnimmt, reagiert er auch nicht mit einer Thrombusneigung an der Klappe. Dies erspart den Patienten die lebenslange Einnahme von gerinnungshemmenden Medikamenten. Der Nachteil der biologischen Klappen ist ihre begrenzte Haltbarkeit von acht bis zehn Jahren. Danach muss die Klappe in einer erneuten Herzoperation ausgetauscht werden.

Künstliche Herzklappen aus Metall haben den Vorteil, dass sie sehr lange halten und in der Regel nicht ersetzt werden müssen. Ein Nachteil ist das Risiko der Thrombusbildung an der Klappe und die Notwendigkeit der medikamentösen Hemmung der Blutgerinnung. Zusätzlich verursachen die nicht biologischen Klappen beim Klappenschluss ein metallisches Geräusch, das manche Patienten als extrem störend empfinden.

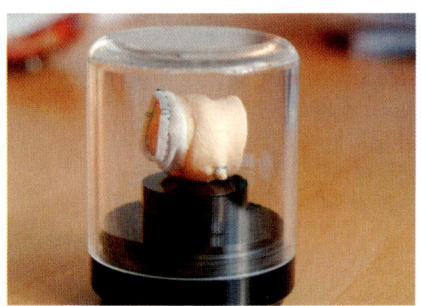

Biologische Herzklappe

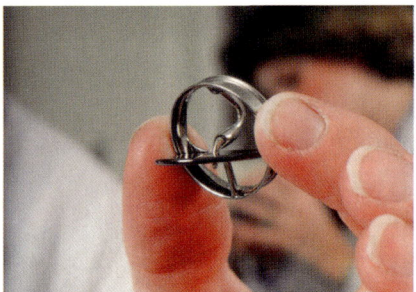

Metallherzklappe

Personen, die neue Herzklappen erhalten, müssen in der Regel vor der Operation zum Zahnarzt, da Zähne und Mundhöhle eine Quelle von Erregern sind, die bis ins Herz streuen können. So wird das Risiko der infektiösen Endokarditis minimiert und die neuen Herzklappen sind besser geschützt. In einigen Fällen wird eine umfangreiche Zahnsanierung nötig, bevor die Herzklappenimplantation operativ durchgeführt werden kann.

Eine medikamentöse Endokarditisprophylaxe wird bei Menschen mit implantierten Herzklappen nach der Operation immer dann nötig, wenn sie sich einem Eingriff, der mit einem Risiko der bakteriellen Streuung verbunden ist, unterziehen. Ein solcher Eingriff ist jede zahnärztliche Behandlung, sind endoskopische Untersuchungen, Blasenkatheterisierung sowie urologische oder gynäkologische Eingriffe. Die Patienten erhalten in der Regel eine Stunde vor dem Eingriff oral Penicillin. Bei Patienten mit einer Penicillinallergie wird auf ein anderes Antibiotikum ausgewichen. Die Patienten erhalten einen Ausweis über die durchzuführende Endokarditisprophylaxe, den sie bei solchen Eingriffen jeweils mitnehmen und zeigen müssen.

2.3.3 Pflegerische Maßnahmen

In den ersten Tagen nach der Operation steht die Überwachung der Vitalparameter, der Herztätigkeit und des Allgemeinzustands im Zentrum der pflegerischen Aufgaben. Für die Operation musste das **Sternum** des Patienten geöffnet werden. Dies führt zu sehr starken Schmerzen, die regelmäßig erfragt und nach ärztlicher Verordnung medikamentös und nicht medikamentös behandelt (z. B. Oberkörperhochlagerung mit Kissen unter beiden Armen) werden müssen. Der Patient ist in seiner Bewegungsfähigkeit eingeschränkt (Schmerzen, Infusionsschläuche, Drainagen, Blasenkatheter). Daher benötigt er Unterstützung in allen Bereichen des täglichen Lebens. Die Verabreichung der verordneten Medikamente und der ab dem zweiten postoperativen Tag tägliche Verbandwechsel (eventuell gemeinsam mit dem Arzt bei der Visite) zählen ebenso zu den pflegerischen Handlungen.

In der Regel haben die Patienten nach der Operation viele Fragen, mit denen sie sich an den Arzt und an die Pflegenden wenden. Informationsgespräche werden von Pflegenden in Absprache mit dem Arzt zu den Themen der körperlichen Belastung, Alltagsgestaltung und -bewältigung sowie zu gesunderhaltenden Maßnahmen durchgeführt. Idealerweise sind die Angehörigen bei diesen Gesprächen dabei. So erhalten sie die nötigen Informationen und erlangen Sicherheit im Umgang mit dem Patienten und seiner Situation. Wenn möglich sollten sie aktiv in den Behandlungsprozess eingebunden werden.

Postoperative Pflege
Band 4, G 4

Verbandwechsel
Band 4, H 5

2.3.4 Bedeutung für den Patienten

Für den Patienten bedeutet die Erkrankung einer oder mehrerer Herzklappen immer eine Veränderung der Lebensqualität. Die Symptome **Atemnot** und **Leistungsminderung** haben Auswirkungen auf alle Bereiche seines Alltags. Ist eine medikamentöse Therapie allein nicht mehr ausreichend, sieht sich der Patient mit der Situation einer Herzoperation konfrontiert. Es ist nicht immer leicht für ihn, sein Einverständnis zu diesem Eingriff zu geben. Bei Eintritt ins Krankenhaus zeigen sich meist schon ausgeprägte Krankheitssymptome und der Patient ist auf Hilfe und Unterstützung von außen angewiesen. Diese Hilfe anzunehmen, ist nicht für alle Patienten einfach. Nach dem Eingriff fühlt sich der Patient zunächst müde und erschöpft von der Operation. Die Angst, die implantierte Herzklappe könnte den Dienst versagen, begleitet viele Patienten. Geäußerte Sorgen und Ängste sollten ernst genommen und in Gesprächen aufgegriffen werden.

Ein herzchirurgischer Eingriff hinterlässt in der Regel eine große Narbe auf der Brust. Verbunden mit den individuellen Vorstellungen eines unversehrten Körpers kann es in den ersten Wochen nach dem Eingriff zu Anpassungsstörungen im **Körperbild** kommen. Dies kann Auswirkungen auf die Scham und die Intimität mit dem Partner/der Partnerin haben. Patienten sollten darüber informiert und entsprechende Unterstützungsangebote vermittelt werden. Ein Eingriff am Herzen löst bei Betroffenen fast immer Fragen nach dem Sinn des Lebens und eine Auseinandersetzung mit dem eigenen Tod aus. Es kann vorkommen, dass einige Patienten im Verlauf eine Depression entwickeln, die frühzeitig erkannt und behandelt werden muss.

Depressionen
Band 5, C 4.1

Die Patienten werden regelmäßig zur kardiologischen Nachkontrolle einbestellt. Dies ist zum einen mit einem gewissen Aufwand für den Patienten verbunden, zum anderen vermittelt ihm das jedoch ein Gefühl der Sicherheit.

2.4 Angeborene Herzfehler

Fast jeder hundertste Säugling kommt in Deutschland mit einer Herzfehlbildung zur Welt. Das sind pro Jahr 6 000 Kinder. Es gibt Herzfehler, die bereits im Mutterleib festgestellt werden, andere erst nach der Geburt. Die gesundheitliche Beeinträchtigung ist unterschiedlich, die Heilungsaussichten oft gut. Herzfehler sind die häufigsten angeborenen Anomalien. Statistisch treten sie bei Jungen etwas öfter auf als bei Mädchen.

Blutkreislauf
Band 2, H 1.3

Von einem angeborenen Herzfehler können einer oder mehrere Teile des Herzens betroffen sein oder auch die herznahen Gefäße. Oft ist der Blutfluss beeinträchtigt oder sauerstoffarmes und sauerstoffreiches Blut werden vermischt.

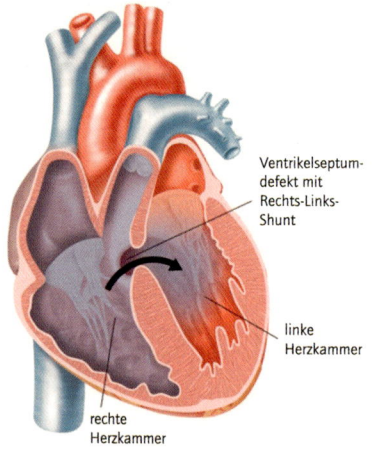

Ventrikelseptum-
defekt mit
Rechts-Links-
Shunt

linke
Herzkammer

rechte
Herzkammer

Loch in der Herzscheidewand,
Rechts-Links-Shunt

Normalerweise fließt sauerstoffarmes Blut aus den Gliedmaßen und Organen über die Venen dem rechten Herzen zu und wird durch Kontraktion des rechten Vorhofs und der rechten Herzkammer in die Lungenarterie und damit in den Lungenkreislauf gepumpt. Dort wird das Blut mit Sauerstoff aus der Atemluft angereichert und fließt dann über die Lungenvenen über den linken Vorhof in die linke Herzkammer. Von da wird das jetzt sauerstoffreiche Blut über die Hauptschlagader in den Organismus gepumpt. Die Herzscheidewand trennt rechten und linken Vorhof sowie rechte und linke Herzkammer und damit zwei unterschiedliche Systeme mit unterschiedlichen Druckverhältnissen.

2.4.1 Intrauterine Ursachen

Die meisten angeborenen Anomalien sind verursacht durch Fehler im Erbgut oder durch Störungen in der wochenlangen fetalen Herzentwicklung. Auch äußere Einflüsse wie Medikamente (z. B. Antiepileptika), pflanzliche und synthetische Drogen, radioaktive Strahlen, mütterliche Infektionen (vor allem Rötelninfektionen), fetale Mangelzustände oder Stoffwechselerkrankungen können die Anomalien verursachen. Eine Kombination genetischer und äußerer Einflüsse ist möglich. Zusammen mit anderen Fehlbildungen (z. B. Morbus Down) treten gehäuft Herzfehler auf.

2.4.2 Formen der angeborenen Herzfehler und ihre Behandlung

Symptome für einen Herzfehler können sein:

♦ Blässe

♦ Atembeschwerden

♦ Trinkschwäche

♦ Atemnot

♦ schnelle Erschöpfung und Ermüdung

♦ Herzgeräusche

♦ Herzvergrößerung

♦ sehr schneller oder unregelmäßiger Puls

♦ Ödeme

♦ anfallsweise oder ständige Zyanose von Lippen, Fingernägeln, Haut

Nur Neugeborene mit schweren, komplexen Herzfehlern werden sofort nach der Geburt oder in den ersten Stunden danach durch eine ausgeprägte Zyanose und beschleunigte Atmung auffällig. Manche Herzfehler führen erst nach 4 – 10 Wochen zu einer deutlichen Symptomatik. Kinder mit geringfügigen Fehlbildungen zeigen keine oder fast keine Symptome.

Ventrikelseptumdefekt (VSD)

Dabei handelt es sich um ein Loch in der Kammerscheidewand. Blut strömt aus der linken in die rechte Herzkammer, man spricht von einem Links-Rechts-Shunt. Die linke Herzkammer muss mehr Blut pumpen. Durch diese Blutdruckerhöhung kommt es zu einer Mehrdurchblutung der Lunge. Der VSD ist mit 20 – 25 % aller angeborenen Herz-Gefäß-Missbildungen die häufigste Herzfehlbildung.

Symptome	Diagnostik	Therapie
kleine Defekte (Links-Rechts-Shunt unter 30 %): oft beschwerdefrei	Ultraschall Röntgen Thorax und EKG evtl. Herzkatheteruntersuchung	Digitalisierung, z. B. Lanitop, Novodigal
mittelgroße Defekte (Links-Rechts-Shunt etwa 50 %): gelegentliche Atemnot bei starker körperlicher Belastung, aber normale körperliche Entwicklung		Diuretikagabe, z. B. Lasix, Aldactone
		Blutdrucksenkung, z. B. Lopirin
		Überwachen der medikamentösen Therapie durch Spiegelkontrollen
große Defekte (Links-Rechts-Shunt über 50 %):		Flüssigkeitsreduzierung nach ärztlicher Anweisung
– schon im Säuglingsalter Atemnot, Dyspnoe und Tachypnoe		Sedierung, z. B. Luminal
– unzureichende Nahrungsaufnahme – Gedeihstörung – Schwitzen als Zeichen einer Herzinsuffizienz – geringe körperliche Belastbarkeit		operativer Verschluss innerhalb der ersten 3 Monate, bei kleineren Defekten: abwarten

Pflegerische Maßnahmen sind Flüssigkeitsreduzierung, das Reichen nur kleiner Mahlzeiten und die Vermeidung körperlicher Belastung (eventuell Sondenernährung, Sedierung).

Aortenisthmusstenose

Das ist eine Stenose der Aorta im Bereich der Mündungsstelle des Duktus arteriosus.

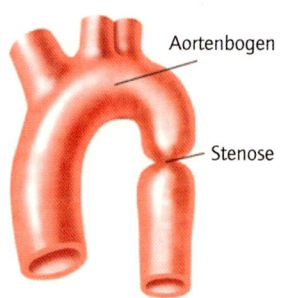

Aortenbogen

Stenose

Symptome	Diagnostik	Therapie
plötzliche Verschlechterung des Allgemeinzustands kurz nach der Geburt	Ultraschall von Herz und Körperschlagader	zunächst Wiedereröffnung des Duktus mit Prostaglandin (relaxierende Wirkung auf die Muskelzellen des Duktus arteriosus)
Blässe, Schockigkeit, Dys- bzw. Tachypnoe	Laborwerte: harnpflichtige Substanzen	
nachlassende Urinproduktion oder Anurie	evtl. Herzkatheteruntersuchung	bei kritischer Stenose sofortige Operation und Entfernung der Engstelle; alternativ: Dehnung der Engstelle mit einem Ballon
Pulse an den unteren Extremitäten nicht tastbar		Medikamente zur Stärkung der Herzkraft
hoher Blutdruck am rechten Oberarm		

Pflegerische Maßnahmen:

- ◆ häufige Blutdruckkontrollen aller vier Extremitäten
- ◆ Flüssigkeitsbilanzierung
- ◆ Puls- und Atemmonitor
- ◆ transkutane Sättigungsüberwachung
- ◆ Beatmungsbeutel mit passender Maske und Sauerstoffanschluss sowie Ausrüstung für Intubation bereithalten
- ◆ sicherer peripherer (oder besser: zentraler) venöser Zugang

Aortenstenose

Hierbei handelt es sich um eine Verengung im Bereich des Anfangsteils der Körperschlagader. Meist sind die Klappen betroffen. Die linke Herzkammer muss erheblich stärker pumpen (Druckbelastung). Als Anpassungsmechanismus kommt es zu einer Hypertrophie der linksventrikulären Muskulatur. Die Patienten sind klinisch zunächst meist nicht beeinträchtigt.

Symptome	Diagnostik	Therapie
bei kritischer Stenose Symptome wie bei kritischer Aortenisthmusstenose	Ultraschall zur Lokalisation und Schweregradeinschätzung	leichtere Fälle: abwarten, körperliche Belastung einschränken
ältere Kinder und Jugendliche meist ohne Beschwerden, später Belastungsdyspnoe, Blässe, Rhythmusstörungen, Synkopen	evtl. Herzkatheteruntersuchung	schwere Fälle: Operation
		– Wiederherstellung der eigenen Klappe, alternativ: Kunstklappe
		– regelmäßig Quick-Wert kontrollieren, soll um 20 % liegen
		– bei Klappenersatz: Patient soll Marcumarausweis immer bei sich tragen
		– bei geplanten chirurgischen Eingriffen vorher unter Heparinschutz Marcumar absetzen
		– niemals Marcumarpatienten i.-m.-Injektionen verabreichen (kann zu schweren Blutungen führen)
		– keine Antiphlogistikagabe (z. B. Acetylsalicylsäure) wegen Gefahr von Blutungen
		– Gefahr der Gelenkkapseleinblutung durch Sport – traumatische Sportarten müssen vermieden werden
		– auf Blutungen und Hämatome achten

Transposition der großen Gefäße

Hierbei entspringt die Aorta aus dem rechten Ventrikel, die Pulmonalarterie aus dem linken Ventrikel. Beide Kreisläufe sind parallel geschaltet. Die rechte Herzkammer pumpt Blut in die Körperschlagader und das venöse Blut kehrt zum rechten Ventrikel zurück. Analog pumpt der linke Ventrikel das Blut durch die Lunge und das sauerstoffreiche Blut kehrt zur linken Herzkammer zurück. Ohne Querverbindung zwischen den beiden Kreisläufen mit Möglichkeit der Blutdurchmischung ist das Neugeborene nicht lebensfähig.

normales Herz

Aorta mit Anschluss an die rechte Kammer

sauerstoffarmes Blut   sauerstoffreiches Blut   A. pulmonalis mit Anschluss an die linke Kammer

Transposition der großen Gefäße

Symptome	Diagnostik	Therapie
meist eutrophe Kinder mit oft schwerer Zyanose in den ersten Lebensstunden Tachy- und Dyspnoe Zeichen einer Herzinsuffizienz keine Besserung auf Sauerstoffgabe	Ultraschall Herzkatheter	zunächst Prostaglandin zum Offenhalten des Duktus Einreißen des Vorhofseptums mit einem Ballonkatheter Operation innerhalb der ersten Lebenswochen

Pflegerische Maßnahmen sind in diesem Fall die Überwachung der Sauerstoffsättigung, eine Sauerstoffgabe nur bei gleichzeitigen pulmonalen Problemen und die Pflege bei Prostaglandintherapie.

Fallot'sche Tetralogie

Hier liegt eine Kombination vor aus Ventrikelseptumdefekt, Pulmonalstenose, einer über dem VSD reitenden Aorta und einer Rechtshypertrophie.

Symptome	Therapie
unmittelbar nach der Geburt meist keine Zyanose, diese tritt erst in den ersten Lebensmonaten auf	bei gut ausgebildeten Lungengefäßen frühe Korrektur innerhalb des ersten Lebensjahres
zunehmende Zyanose und Einschränkung der körperlichen Belastbarkeit	ist diese primäre Korrektur nicht möglich, Anlegung eines aorto-pulmonalen Shunts zur Verbesserung der Lungendurchblutung
Uhrglasnägel, Trommelschlägelfinger	
hypoxämische Anfälle	

Pflegerische Maßnahmen: Die Patienten werden wenig belastet und pflegerische Maßnahmen zügig durchgeführt. Bei hohem Hämatokritwert ist reichlich Flüssigkeit zuzuführen. Ein bruhigender und empathischer Umgang mit dem Säugling verhindert Aufregung und anhaltendes Schreien.

Hypoplastisches Linksherzsyndrom

Bei diesem Krankheitsbild ist die linke Herzkammer unterentwickelt oder sie fehlt sogar ganz, meist in Kombination mit verschlossener Mitral- und Aortenklappe. Die aufsteigende Aorta ist extrem klein. Der Blutfluss wird durch einen offenen Duktus gewährleistet.

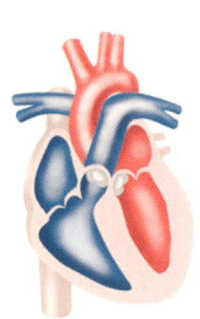

normales Herz

offener Ductus arteriosus

unterentwickelte linke Herzkammer

Hypoplastisches Linksherzsyndrom

Symptome	Diagnostik	Therapie
sofort nach Geburt häufig unauffällig	Ultraschall	Duktus mit Prosta-
mäßige Zyanose	evtl. Herzkathe-	glandin offen
wenn der Duktus enger wird oder sich verschließt, kommt es zu einer Verschlechterung des Allgemeinzustands bis hin zum Kreislaufschock mit schwerer Zyanose	teruntersuchung mit Kontrastmittel	halten später Herztransplantation oder organerhaltende Operation
schwache Pulse an allen vier Extremitäten		
Urinausscheidung nimmt ab		
reduzierte Belastbarkeit mit Tachy- und Dyspnoe		

Pflegerische Maßnahmen:

- ♦ Sauerstoffgabe vermeiden, da sonst der pulmonalarterielle Widerstand gesenkt wird und die Herzinsuffizienz zunimmt
- ♦ Blutdruck, Herzfrequenz, Sauerstoffsättigung sorgfältig überwachen
- ♦ Gewicht, Ein- und Ausfuhr kontrollieren und bilanzieren
- ♦ häufig kleine hochkalorische Mahlzeiten reichen
- ♦ Sondenernährung bei Säuglingen
- ♦ Oberkörperhochlagerung, um die Atmung zu erleichtern
- ♦ Pflege und Betreuung schonend, effektiv und ruhig durchführen
- ♦ Bettruhe
- ♦ Dekubitus- und Pneumonieprophylaxe
- ♦ Thromboseprophylaxe

2.4.3 Bedeutung für das Kind

Das Kind hat Schmerzen. Es kann sich nicht so austoben wie andere Kinder seiner Umgebung, weil es seinen Körper nicht in diesem Maße belasten kann. Das wirkt sich auf sein „Mitspielen-Können", seine Freundschaften und häufig auf seine Beliebtheit negativ aus. Oft sind Kinder mit angeborenen Herzfehlern einsam, weil sie wenig Zeit haben für Freunde. Die langen Klinikaufenthalte tragen das Ihre dazu bei, dass sich Freundschaften nicht durch gemeinsame Erlebnisse stabilisieren können. Die einge-

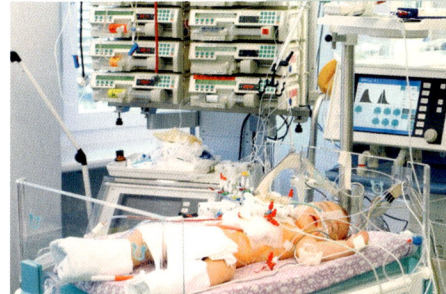

Herzoperiertes Kind mit notwendigen Überwachungsgeräten

schränkte Lebensqualität wird auch zur psychischen Belastung – die Frage „Warum gerade ich?" kann lebensbestimmend werden. Außerdem entwickeln die Kinder leicht Ängste vor dem, was auf sie zukommt – nicht nur vor der nächsten Untersuchung, dem nächsten Arztbesuch, sondern vor der Zukunft.

Auf eine solche Situation sollte die Pflegende vorbereitet sein, wenn sie die Pflegehandlungen an und mit diesen Patienten durchführt. Psychisch und kommunikativ werden hier hohe Anforderungen an sie gestellt. Sie ermutigt ihre Patienten, mit den krankheitsbedingten Einschränkungen positiv umgehen zu lernen und nach einer Operation selbst aktiv an ihrer Heilung mitzuwirken.

Kommunikation mit Kindern
Band 5, A 6.1

2.4.4 Bedeutung für die Eltern

Häufig entwickeln Eltern eines Kindes mit angeborenem Herzfehler Schuldgefühle, dass das Kind krank ist, weil sie denken, sie selbst haben etwas falsch gemacht. Auch haben sie Angst vor der Zukunft, vor allem, weil sie die richtigen Entscheidungen für ihr Kind treffen wollen, z. B. „Welches ist die beste Klinik für mein Kind?" Da ihre sozialen Kontakte durch den hohen pflegerischen Aufwand für das Kind eingeschränkt sind, kann es auch bei ihnen zu Einsamkeit und Isolation in ihren privaten Kontakten kommen. Dazu kommt der soziale Stress, trotz des hohen Pflegeaufwandes den Geschwisterkindern gerecht zu werden. Nicht zu vernachlässigen ist auch die hohe finanzielle Belastung, da durch die Betreuung des Kindes für zumindest einen Elternteil eine Arbeit nicht oder nur zeitweise möglich ist und ein krankes Kind „mehr kostet".

Hier ist die Weitergabe der Kontaktadressen von Selbsthilfegruppen für Eltern herzkranker Kinder durch die Pflegenden eine große Hilfe.

1 Beschreiben Sie die Ursachen für koronare Herzkrankheiten.

2 Welche pflegerischen Maßnahmen sind in der Akutphase und im Verlauf eines Myokardinfarkts zu ergreifen?

3 Welche Maßnahmen sind auf Station für einen Patienten nach der Implantation eines Herzschrittmachers durchzuführen?

4 Nennen Sie die Ursachen und Erscheinungsformen von Herzvitien.

5 Nennen und beschreiben Sie die häufigsten angeborenen Herzfehler im Kindesalter.

1 Erstellen Sie ein Merkblatt für Patienten, die einen Myokardinfarkt erlitten haben und nun wieder in ihr häusliches Umfeld entlassen werden sollen. Überlegen Sie zunächst in der Gruppe, welche relevanten Informationen diese Patienten erhalten sollen, und gestalten Sie anschließend das Merkblatt.

2 Üben Sie im Rollenspiel die Pflege eines Patienten, den Sie mit der Praxisanleiterin nach einer Herzschrittmacher-Implantation aus dem Operationssaal übernommen haben. Zwei Personen übernehmen die Rolle des Patienten/der Pflegenden, eine dritte Person gibt nach der Übung kollegiales Feedback.

3 Erstellen Sie eine Pflegeplanung für ein halbjähriges Kind, das mit einem angeborenen Herzfehler in die Klinik eingewiesen wird, um dort operiert zu werden.

Lauber, Annette/Schmalstieg, Petra: Pflegerische Interventionen. 2. Auflage, Thieme Verlag, Stuttgart 2007
Lauber, Annette/Schmalstieg, Petra: Prävention und Rehabilitation. 2. Auflage, Thieme Verlag, Stuttgart 2007

www.dkg.org Webseite der Deutschen Gesellschaft für Kardiologie

www.kinderkardiologie.org Deutsche Gesellschaft für Kinderkardiologie

www.kompetenznetz-ahf.de Webseite des Kompetenzzentrums für angeborene Herzfehler in Berlin

3 Pflege bei Erkrankungen des Gefäßsystems

Pia erscheint am Nachmittag ganz aufgeregt bei ihrer Freundin Olga. „Meine Mutter musste mit Verdacht auf eine Thrombose ins Klinikum Gutleben eingeliefert werden", stößt sie ängstlich schon an der Haustür aus. Nachdem sich Olga die Geschichte in Ruhe angehört hat, versucht sie, Pia zu trösten. „Schau mal, deine Mutter ist doch im Klinikum in guten Händen. Und sie kann sicher nach ein paar Tagen schon wieder nach Hause."

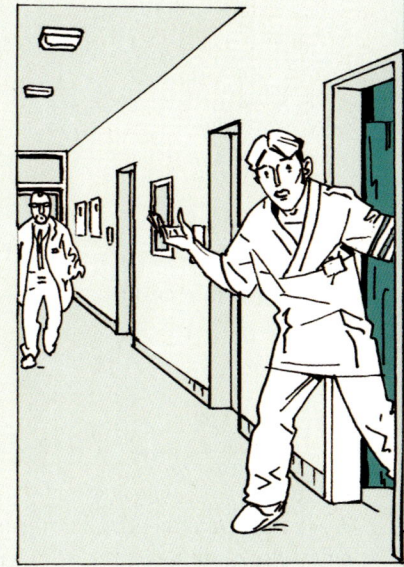

Gleichzeitig betreut Tim auf der medizinischen Station im Klinikum Gutleben die 76-jährige Esther Mans. Frau Mans hatte am Vormittag eine Angiografie, die sie gut überstanden hat. Am Nachmittag klingelt sie und teilt Tim aufgeregt mit, dass sie starke Schmerzen im rechten Bein habe, es sei ganz kalt und irgendwie komisch. Tim schaut sich das Bein an und sieht, dass es dunkelviolett ist. Sofort ruft er nach seiner Praxisanleiterin, die umgehend den Angiologen ruft. Esther Mans wird notfallmäßig in den Behandlungsraum der Angiologie gebracht, wo sie umgehend medizinisch behandelt wird. Als sich die erste Aufregung gelegt hat, lobt die Praxisanleiterin Tim für seine schnelle Reaktion. „In dieser Situation ist das rasche Handeln das A und O."

1 Warum wohl macht sich Pia solche Sorgen um ihre Mutter? Stellen Sie Vermutungen an.

2 Warum war Tims schnelles Handeln in dieser Situation so wichtig? Stellen Sie auch hier Vermutungen an.

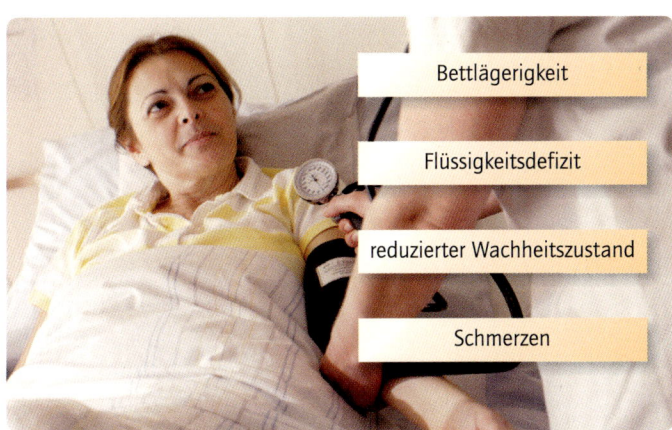

Bettlägerigkeit

Flüssigkeitsdefizit

reduzierter Wachheitszustand

Schmerzen

Ursachen einer Thrombose

3.1 Venöse Thrombose

Arterielle
Thrombose
Band 3, H 3.2

Der Begriff **Thrombose** bezeichnet einen vollständigen oder teilweisen Verschluss von Arterien oder Venen. Somit wird in arterielle und venöse Thrombosen unterschieden. Die häufigste Form der Thrombose ist ein vollständiger oder teilweiser Verschluss im tiefen Beinvenensystem oder im Becken. Die venöse Thrombose wird auch **Phlebothrombose** genannt.

3.1.1 Ursachen

Eine venöse Thrombose tritt gewöhnlich im Zusammenhang mit einem gestörten venösen Blutfluss in Verbindung mit einer veränderten Blutgerinnung auf. Bei ihrer Entstehung treffen somit verschiedene Faktoren zusammen. Hierzu zählt die Beeinträchtigung

♦ der Gefäßwand

♦ der Blutströmung

♦ der Zusammensetzung des Bluts

Diese als **Virchow-Trias** bekannten Faktoren wurden 1856 von Rudolph Virchow als die drei Aspekte beschrieben, die zur Entstehung einer venösen Thrombose führen.

Zu den **Risikofaktoren** für die Entstehung einer venösen Thrombose zählen:

♦ Phlebothrombosen in der Vorgeschichte

♦ Herzkrankheiten, z. B. Herzinsuffizienz

♦ Tumoren

♦ Operationen oder Unfälle (Verletzung der Beine oder des Beckens)

♦ Schwangerschaft und postpartale Phase

♦ Immobilität (führt zur Blutstromverlangsamung)

♦ Lähmungen (Halbseiten- oder Querschnittlähmung)

♦ Ruhigstellung einer Extremität mit einem Gipsverband

♦ Blutgerinnungsstörungen

♦ bestimmte Antikonzeptiva („die Pille"), insbesondere in Verbindung mit dem Rauchen

3.1.2 Symptome

Eine venöse Thrombose zeigt folgende Symptome:

♦ dumpfe, ziehende Schmerzen im ganzen Bein

♦ muskelkrampfartiger Schmerz im Bein

♦ Schweregefühl im Bein

♦ akute Ödembildung, zunächst am Knöchel, später im ganzen Bein

♦ Zyanose im Bein

3.1.3 Diagnostik und Behandlung

Patienten, bei denen der Verdacht auf eine Thrombose vorliegt, erhalten eine **Sonografie** der Venen und/oder eine **Phlebografie**. Mittels Kontrastmittel, das lokal in die betroffenen Venen (z. B. am Unterschenkel) gespritzt wird, zeigt die Phlebografie dann in der Röntgenaufnahme den möglichen venösen Verschluss. Bevor das Kontrastmittel durch den Arzt – in der Regel ein Angiologe (= Facharzt für Gefäße) – verabreicht werden kann, müssen die Nierenblutwerte des Patienten bestimmt werden (Kontrastmittel wird über die Niere ausgeschieden, bei Patienten mit einer Niereninsuffizienz würde das Kontrastmittel unbeabsichtigt lange im Körper verbleiben). Weitere Blutuntersuchungen sind nur von Bedeutung, wenn der Verdacht auf eine Lungenembolie vorliegt. In diesem Fall wird zusätzlich der D-Dimer-Wert im Blut bestimmt.

Ziel der Behandlung ist die vollständige Rückbildung des Thrombus. Präventiv muss eine mögliche Lungenembolie verhindert werden. Die Patienten erhalten intravenös blutverdünnende Mittel in einer Dauerinfusion. Die betroffene Extremität wird hoch gelagert, da sie meist geschwollen ist. In den ersten Tagen kann der Arzt Bettruhe verordnen. In einigen Fällen kann ein chirurgischer Eingriff nötig sein. Das betroffene Gefäß wird chirurgisch eröffnet und der Thrombus entfernt. Dieser Eingriff wird **Thrombektomie** genannt. Besteht die Gefahr einer erneuten Thromboseentstehung, wird bei den betroffenen Patienten ein sogenannter Cava-Schirm implantiert. Diese gitterartige Schleuse wird in das Gefäß eingelegt. Das Blut kann ungehindert durch diesen Schirm gelangen. Thromben, die sich aus den Gefäßen lösen, werden jedoch von dem Schirm aufgefangen, sodass die Gefahr einer Embolie deutlich verringert wird.

Lungenembolie
Band 3, G 3.2

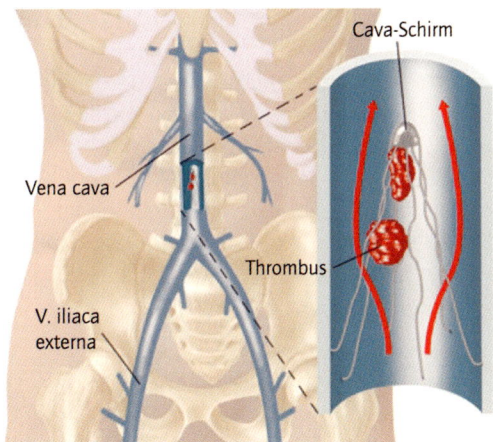

Cava-Schirm

In der Regel erhalten die Patienten parallel zur intravenösen Blutverdünnung orale Antikoagulantien. Wenn der entsprechende Blutgerinnungswert **(Quick-Wert bzw. INR-Wert)** ausreichend tief ist, kann die Infusion abgestellt werden. Die orale Medikation wird für ca. sechs Monate beibehalten. Dann schätzt ein Arzt die Situation neu ein und eventuell kann die Therapie beendet werden. Die Patienten werden darüber informiert, wie sie bestehende Risikofaktoren minimieren können.

Gerinnungs-
beeinflussende
Medikamente
Band 4, D 10

3.1.4 Pflegerische Maßnahmen

Die Pflege orientiert sich an den Bedürfnissen und Ressourcen und am Alter des Patienten. Jüngere Patienten, die eine Thrombose erleiden, sind meist gut bettmobil und benötigen lediglich Hilfestellung bei der Körperpflege und bei den Ausscheidungen im Bett. Ältere Patienten benötigen mehr Hilfe und Unterstützung bei den Aktivitäten des täglichen Lebens. Die Dauer der Bettruhe sollte so kurz wie möglich sein, um weitere Komplikationen zu vermeiden. Pflegerisch werden präventive Maßnahmen zur Vermeidung einer Pneumonie, einer Obstipation (durch fehlende körperliche Aktivität) und eines Dekubitus durchgeführt.

Grundlagen
pflegerischer
Prävention
Band 2, K 1

Die **Infusion** wird mit einer Infusionspumpe kontrolliert verabreicht, da so die Durchflussgeschwindigkeit optimal gesteuert werden kann und sichergestellt wird, dass die Patienten nicht zu viel blutverdünnende Medikamente erhalten. Die Einstichstelle des peripheren venösen Zugangs wird täglich kontrolliert und nach hausinternen Standards verbunden.

Die Schmerzen des Patienten sind regelmäßig zu erfragen und zu dokumentieren.

Schmerzen
Band 5, E 2

Analgetika
Band 4, D 8

Lagerungen
Band 2, F 2.1.5

Schmerzstillende Medikamente werden nach ärztlicher Verordnung verabreicht. Diese medikamentöse Intervention wird durch nicht medikamentöse pflegerische Maßnahmen ergänzt. Viele Patienten empfinden es als sehr angenehm, kühlende Umschläge auf die betroffene Stelle zu legen. Eventuell muss das betroffene Bein mit einem Kompressionsverband versehen werden. Dies geschieht auf ärztliche Verordnung und wird sehr unterschiedlich gehandhabt. Die betroffene Extremität wird bequem in einer Schiene gelagert. Dies dient der Ruhigstellung und der Schonung. Es ist darauf zu achten, dass die Lagerung druckstellenfrei erfolgt.

3.1.5 Komplikationen

Die schlimmste – da meist lebensbedrohliche – Komplikation einer Thrombose ist die Embolie. Sie erfordert unmittelbares ärztliches und pflegerisches Handeln.

Lungenembolie
Band 3, G 3.2

Außerdem können Blutungen auftreten, die durch die Verabreichung der intravenösen Gabe von **Heparin** verursacht sind. Die Patienten werden daher sorgfältig auf Blutungen beim Zähneputzen, auf Blut in Stuhl und Urin beobachtet. Auch Blutungen aus den Einstichstellen der venösen Zugänge sind möglich. Meist können diese Beschwerden durch eine Reduktion der Medikamente nach ärztlicher Verordnung behoben werden. Patienten, die anschließend eine orale Antikoagulation erhalten, werden über die Risiken und die Sicherheitsmaßnahmen verständlich informiert.

3.2 Arterienverschluss

Ein akuter Arterienverschluss entsteht in 80 % der Fälle durch eine arterielle Thromboembolie, die am häufigsten im Herzen (z. B. aufgrund eines chronischen Vorhofflimmerns, eines Infarkts oder nach Herzklappenersatz) entsteht. In den restlichen 20 % der Fälle führen lokale Thrombosen zum Gefäßverschluss. Am häufigsten tritt ein Gefäßverschluss bei Patienten zwischen 60 und 70 Jahren auf. Beide Geschlechter sind gleich häufig betroffen.

Ein akuter Gefäßverschluss ist eine Notfallsituation, die unmittelbares ärztliches und pflegerisches Handeln erfordert.

Verhalten
im Notfall
Band 4, B 1

3.2.1 Symptome

Die Symptome einer **arteriellen Thrombose** werden durch den Funktionsausfall des betroffenen Organs bestimmt und können daher sehr unterschiedlich sein. Meist sind die unteren Extremitäten betroffen und die Symptome zeigen sich im Bein. Sie können aber in allen Arterien auftreten und somit alle Extremitäten und inneren Organe betreffen.

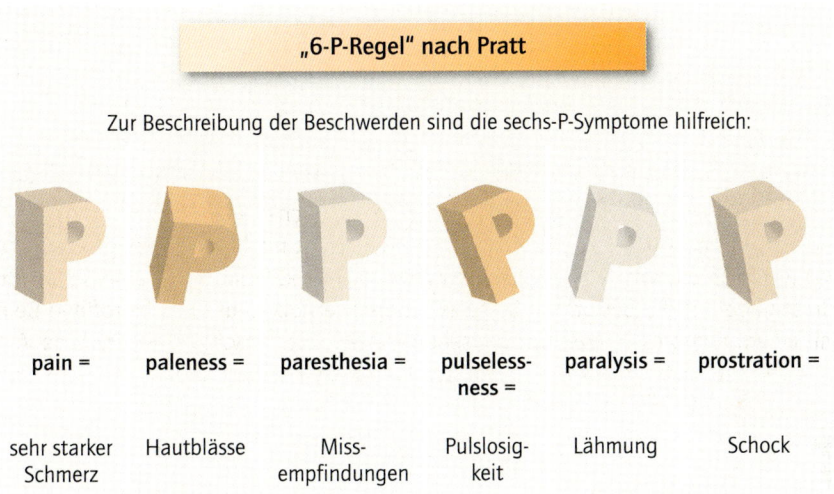

„6-P-Regel" nach Pratt

Zur Beschreibung der Beschwerden sind die sechs-P-Symptome hilfreich:

pain =	paleness =	paresthesia =	pulseless-ness =	paralysis =	prostration =
sehr starker Schmerz	Hautblässe	Miss-empfindungen	Pulslosig-keit	Lähmung	Schock

Beispiel: Arterieller Verschluss nach Angiografie

Die 76-jährige Patientin in der einleitenden Lernsituation könnte einen arteriellen Verschluss der rechten Femuralisarterie haben. Zur Durchführung der Angiografie wählt der Untersucher meist die Arteria femuralis, um den Katheter in das Gefäßsystem einzuführen. Nach dem Eingriff wird mit einem Druckverband die Einstichstelle komprimiert, damit es zu keiner arteriellen Blutung mit nachfolgenden Komplikationen (Hypotonie bis zum Kreislaufversagen) kommt. Durch die Kompression und die Manipulation während der Untersuchung kann sich die Arterie verschließen und die oben aufgeführten Symptome verursachen. Eindrücklich sind vor allem die sehr starken Schmerzen, die der Patient äußert, und die livide Verfärbung des betroffenen Beins, da es nicht mehr ausreichend durchblutet ist.

Ein arterieller Gefäßverschluss ist eine absolute Notfallsituation, die unverzügliche medizinische Behandlung erfordert. Der Gefäßverschluss muss medikamentös oder operativ behoben werden, sonst droht der Verlust des Beins durch die massive Gewebsnekrose, die aufgrund der fehlenden Durchblutung entsteht. Patienten nach einer Angiografie sollen daher sorgfältig und regelmäßig überwacht und auf Zeichen eines Gefäßverschlusses beobachtet werden.

Koronar-
angiografie
Band 4, A 4.3.4

Ursachen eines Gefäßverschlusses und ihre Symptomatik

Periphere
arterielle
Verschluss-
krankheit
Band 2, H 3.3.2

Ursache	Symptomatik
Embolie	plötzlich auftretende Beschwerden, meist bei Patienten mit einer kardialen Vorerkrankung
Thrombose	langsam einsetzende Beschwerden, meist haben die Patienten vorbestehend eine arterielle Verschlusskrankheit

3.2.2 Diagnostik und Behandlung

Diagnostisch sind die Anamnese und die Befunde einer unmittelbar durchgeführten **Angiografie** (Darstellung der Arterien mittels Kontrastmittel und Röntgenuntersuchung) richtungweisend. Die Patienten sollten möglichst schnell in einem Gefäßzentrum fachärztlich behandelt werden. Bei einem akuten Gefäßverschluss darf keine Zeit durch aufwendige diagnostische Verfahren verloren werden.

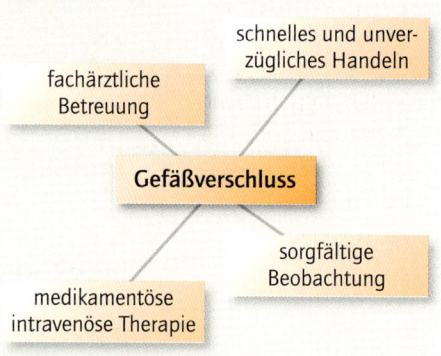

fachärztliche Betreuung

schnelles und unverzügliches Handeln

Gefäßverschluss

sorgfältige Beobachtung

medikamentöse intravenöse Therapie

Die Patienten erhalten intravenös Heparin als Dauerinfusion und vorab als einmaligen Bolus. Um die Durchblutung der betroffenen Extremität wenigstens minimal zu gewährleisten, muss sie tief gelagert werden. So wird eine Erhöhung des Perfusionsdrucks erreicht. Die betroffene Stelle sollte möglichst weich gelagert werden, um Druckstellen zu vermeiden. Als invasive Therapie wird eine chirurgische **Embolektomie** durchgeführt. Mittels eines speziellen Katheters wird der Embolus entfernt. Falls ein chirurgischer Eingriff nicht möglich ist, kann eine systemische oder lokale Lyse versucht werden. Hier sind die Kontraindikationen genau zu prüfen.

3.2.3 Pflegerische Maßnahmen

Die Notfallsituation eines arteriellen Gefäßverschlusses verlangt umsichtiges und schnelles pflegerisches Handeln. Die Patienten sind auf mögliche Beschwerden genau zu beobachten und bei Verdacht muss unverzüglich der Arzt informiert werden. Zu den wichtigsten Aufgaben gehört die Vorbereitung des Patienten und sämtlicher Unterlagen für eventuell nötige invasive Eingriffe. Viele Patienten brauchen in dieser Situation Zuwendung und das Gefühl von Sicherheit. Pflegende sollten im Rahmen ihrer Kompetenzen Auskunft über das weitere Vorgehen geben und die pflegerischen Maßnahmen (z. B. spezielle Lagerung, engmaschige Vitalparameterüberwachung) erklären. Die Überwachung der Infusion sowie die zeitnahe Verabreichung der Medikamente liegen im Zuständigkeitsbereich der Pflegenden. Schmerzen werden kontinuierlich erfragt und dokumentiert. Veränderungen im Aussehen der betroffenen Extremität oder in der Bewusstseinslage des Patienten sind unverzüglich zu melden.

Körperpflege
durchführen
Band 2, D 3

Nach der ärztlichen Behandlung benötigen die Patienten Unterstützung in den Aktivitäten des täglichen Lebens. Wird Bettruhe verordnet, erhalten sie Hilfestellung bei der Körperpflege, bei den Ausscheidungen und bei eventuellen Positionswechseln im Bett.

Beispiel: Mesenterialverschluss

Arteria mesenterica superior und inferior versorgen den Dünn- bzw. Dickdarm. Durch einen plötzlichen Verschluss dieser Mesenterialgefäße kommt es zu einer akuten Minderdurchblutung des Darms, die unmittelbares ärztliches und pflegerisches Handeln erfordert. Ein Mesenterialverschluss verläuft üblicherweise in drei Phasen:

Initialstadium (bis ca. 12 Stunden): Leitsymptom ist ein ausgeprägter Schmerz im Abdomen, der nicht genau lokalisiert werden kann. Der Bauch ist weich; betroffene Patienten klagen über Übelkeit und Erbrechen.

Intermediärstadium (12–24 Stunden): Die Schmerzen bessern sich bei gleichzeitiger Abnahme der Darmgeräusche bzw. Darmperistaltik. Es kommt zu Blutbeimengungen im Stuhl.

Manifestes Stadium: Nach 24 Stunden zeigen sich die Symptome eines akuten Abdomens mit paralytischem Ileus, Verlust der Darmgeräusche, Sepsis und Schock.

Bildgebende Verfahren wie Sonografie und Kontrastmittel-Darmpassage werden zur Diagnostik eingesetzt. Therapeutisch wird unverzüglich eine Laparotomie durchgeführt mit dem Ziel der Embolektomie. Dies gelingt jedoch nur ca. sechs Stunden nach Einsetzen der Beschwerden. Danach muss der abgestorbene Darmabschnitt entfernt werden. Je nach Ausmaß des Gangräns (abgestorbenes Gewebe) wird ein Stoma nötig.

Stoma
Band 3, E 2.4
Prä- und postoperative Pflege
Band 4, G

Pflegerisch werden die Patienten prä- und postoperativ nach den hausinternen Richtlinien versorgt.

3.2.4 Komplikationen

Ein Arterienverschluss kann folgenschwere Komplikationen nach sich ziehen. Eine Folge der Minderdurchblutung des Muskels der betroffenen Extremität können Muskelnekrosen sein. Durch die verminderte Gewebedurchblutung kann es zu neuromuskulären Störungen bzw. zu Gewebe- und Organschäden kommen, deren Symptomkomplex unter dem Begriff des Kompartmentsyndroms zusammengefasst wird. Im schlimmsten Fall erfolgt eine Amputation der betroffenen Extremität oder – wie im Fall des Mesenterialverschlusses – die Entfernung des betroffenen Organs.

3.3 Ulcus cruris

Als **Ulcus cruris** werden schlecht heilende, chronisch verlaufende und tiefe Wunden an den Füßen oder Unterschenkeln mit unterschiedlichen Ursachen bezeichnet. In 80 % der Fälle sind venöse Durchblutungsstörungen für die Entstehung dieser Wunden verantwortlich (Ulcus cruris venosum). Seltener werden die Wunden durch arterielle Durchblutungsstörungen (paVk) verursacht (Ulcus cruris arteriosum). Es können auch Mischformen auftreten. Umgangssprachlich spricht man von „offenen Beinen".

Periphere arterielle Verschlusskrankheit
Band 2, H 3.3.2

3.3.1 Ursachen

Die Ursachen eines Ulcus cruris sind vielfältig und variieren je nachdem, welche Art des Geschwürs vorliegt.

Ursachen von venösen und arteriellen Beingeschwüren

Ulcus cruris venosum	Ulcus cruris arteriosum
Krampfadern	arterielle Durchblutungsstörung
Folgezustand einer Beinthrombose	diabetische Mikroangiopathie
chronisch-venöse Insuffizienz	Krampfadern
Schwangerschaft	Venenentzündungen
genetische Disposition	Bluthochdruck

Das **Ulcus cruris venosum** beginnt mit einer Schwäche der Venen und der Venenklappe. Durch die permanente Druckerhöhung werden die Kapillaren zerstört, was zu einer Minderversorgung mit Sauerstoff und Nährstoffen im umliegenden Gewebe führt. Haut- und Gewebezellen sterben ab. Es kommt zu einer Stoffwechselstörung, was sich zunächst in der bräunlichen Verfärbung der betroffenen Hautareale zeigt. In diesem Stadium reichen schon Bagatellverletzungen wie ein Anstoßen am Stuhl, um ein Ulcus cruris entstehen zu lassen. Die Wunden, und seien sie noch so klein, können nicht zuheilen, da die Durchblutungssituation bereits für das Aufrechterhalten von gesundem Gewebe nicht ausreicht.

Das **Ulcus cruris arteriosum** wird hauptsächlich durch eine bestehende Arteriosklerose der unteren Extremität verursacht.

Die pathophysiologischen Veränderungen führen zu einer unterschiedlich ausgeprägten Wasseransammlung im umliegenden Gewebe (Ödem), die zusätzliche Beschwerden verursachen kann.

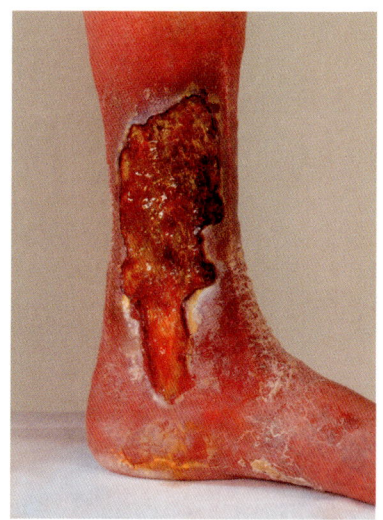

Ulcus cruris

Frauen sind häufiger betroffen als Männer, sodass auch das weibliche Geschlecht als potenzieller Risikofaktor angesehen werden kann. Verantwortlich dafür sind Hormonumstellungen in der Schwangerschaft, die sich ungünstig auf die Durchblutung auswirken.

3.3.2   Symptome

Venös und arteriell verursachte Beingeschwüre zeigen unterschiedliche Symptome, wie aus der folgenden Tabelle ersichtlich wird.

Symptome des venösen und des arteriellen Ulcus cruris

Venös verursachte Beingeschwüre	Arteriell verursachte Beingeschwüre
entstehen meist in Höhe des Knöchels an der Innenseite des Beins	kommen meist an Füßen, Zehen und Fersen vor
zeigen sich als feuchte, nässende Wunden, die häufig zusätzlich bakteriell infiziert sind	gehen mit kalten und blassen Beinen einher
verursachen ein Spannungsgefühl, meist aber keine Schmerzen	verursachen Schmerzen, vor allem bei Bewegung oder beim Hochlagern der Beine
entwickeln sich häufig auf Basis eines Stauungsekzems (geschwollenes, schuppendes und chronisch entzündetes Bein)	

3.3.3   Diagnostik und Behandlung

Zunächst erhebt der Arzt die Anamnese und fragt nach der familiären Belastung, bestehenden Vorerkrankungen und möglichen Einschränkungen der Gehfähigkeit. In der anschließenden körperlichen Untersuchung werden die Ulcuswunde sowie die umliegende Haut begutachtet. Wundgröße, Aussehen und evtl. Geruch werden – am besten auch fotografisch – dokumentiert. Als **Basisdiagnostik** wird eine Sonografie der Beinarterien durchgeführt. Im Rahmen dieser Untersuchung wird der arterielle Gefäßdruck ermittelt und die Gefäßverhältnisse werden allgemein begutachtet. Als erweiterte Diagnostik kann eine Duplex-Sonografie oder eine Venenverschluss-Plethysmografie (ein Verfahren, das Volumenschwankungen eines Körperteils oder eines Organs misst) durchgeführt werden.

Zeigt die Ulcuswunde Zeichen einer Infektion (Beläge, Geruch), wird eine mikrobiologische Untersuchung nötig (Abstrich und Bestimmung des Erregers).

Die **Kompressionstherapie** stellt in Kombination mit ausreichender Bewegung die Grundlage der nicht invasiven Behandlung dar. Die Kompressionstherapie kann am besten mit Verbänden gewährleistet werden. Hierzu eignet sich besonders kurzzugelastisches Material.

> Kurzzug-elastische Binden entfalten ihre Wirkung am besten, wenn die Muskelpumpe aktiviert wird. Daher sollen die Patienten zu regelmäßigen Gehübungen motiviert und ermuntert werden. Eine sinnvolle Behandlungsergänzung können physiotherapeutische Behandlungen bzw. ein Gehtraining sein.

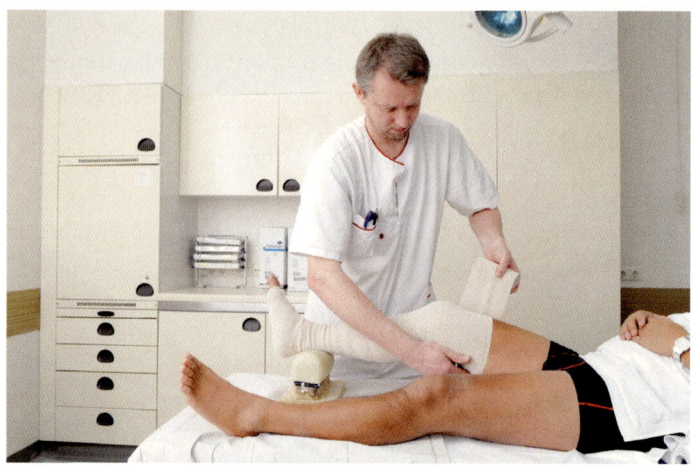

Verband mit kurzzug-elastischen Binden

Bei Patienten, die zusätzlich an arteriellen Durchblutungsstörungen leiden, muss vom Arzt geprüft werden, ob eine Kompressionstherapie möglich ist. Eine absolute Kontraindikation stellt die fortgeschrittene arterielle Verschlusskrankheit dar. Auch Patienten mit einer dekompensierten Herzinsuffizienz erhalten keine Kompressionstherapie, da sich die kardiale Situation durch die Volumenerhöhung (Blut „versackt" nicht in den Beinen) verschlechtern kann. Bei Personen mit diabetesbedingten Sensibilitätsstörungen ist eine Anwendung der Kompressionstherapie zu prüfen.

Thrombose-
prophylaxe
Band 2, K 3.2

> Bei Patienten mit einem Ulcus cruris muss die **Thromboseprophylaxe** (in der Regel medikamentös) durchgeführt werden, da sie vermehrt zur Bildung von kleinen venösen Thromben neigen. Eine Thrombose wirkt sich jedoch ungünstig auf den Heilungsverlauf und auf die Prognose aus.

Als invasive Behandlungsmaßnahme kann eine **Operation** geplant werden. Ziel einer solchen Operation ist die Verbesserung bzw. Rekonstruktion von Venen im betroffenen Versorgungsgebiet. Außerdem kann ein operativer Eingriff im Rahmen einer Wundinfektionssanierung nötig werden. Die Auswahl der richtigen Behandlungsmethode wird vom Arzt bestimmt und richtet sich nach bestehenden Leitlinien, die bei der Behandlung von Patienten mit Ulcus cruris berücksichtigt werden müssen.

Medikamentös können verschiedene Wirkstoffe ergänzend eingesetzt werden (z. B. Acetylsalicylsäure, Diuretika). Gute Ergebnisse auf die Ödembildung zeigen Flavonoide. Die Auswahl der Medikamente bzw. deren Kombination wird vom Arzt verordnet.

3.3.4 Pflegerische Maßnahmen

Menschen, die an einem Ulcus cruris leiden, sind in vielen Bereichen des täglichen Lebens eingeschränkt. Schmerzen und/oder ein Spannungsgefühl in der Wundgegend schränken viele Patienten in ihrer **Mobilität** ein. Infizierte Wunden sondern meist einen unangenehmen Geruch ab, was zur **sozialen Isolation** führen bzw. diese verstärken kann. Je nach Alter des Patienten und Größe der Wunde benötigen die Patienten Hilfe beim Wundverband.

Zu den wichtigsten pflegerischen Aufgaben gehört das Anlegen des **Kompressionsverbands**. Ergänzend dazu sind Informations- und Beratungsgespräche ein wichtiger Baustein der pflegerischen Unterstützung. Fragen zu Lebensstil-Änderungen, geeigneter Kleidung und Schuhwerk werden dabei thematisiert.

In vielen Kliniken und in der ambulanten Versorgung sind die Pflegenden zuständig für die Wundpflege und die Wundverbände. In Absprache mit dem behandelnden Arzt (Hausarzt oder Angiologe/Dermatologe) und der Wundmanagerin werden die Wundauflagen ausgewählt.

Heute stehen eine Vielzahl von unterschiedlichen Materialien und Produkten zur Verfügung. Die Anforderungen an einen optimalen Wundverband sind[1]:

♦ Reduktion von Schmerzen und Juckreiz

♦ Aufnahme von Wundsekret, ohne die Wunde auszutrocknen

♦ möglichst hypoallergenes bzw. nicht irritierendes Material

♦ größtmögliche Schonung der Wunde beim Verbandwechsel

♦ keine Behinderung des Gasaustauschs der Wunde

♦ Adaptionsfähigkeit an die Heilungsphasen der Wunde

♦ einfache Handhabung

♦ ökologische Verträglichkeit

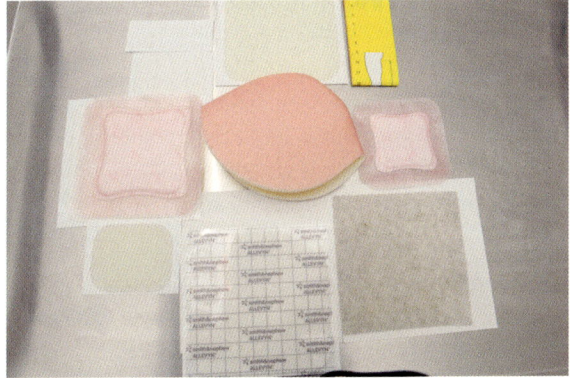

Verbandmaterial

Wund-
behandlung
Band 4, G 4

Wird die Reinigung der Wunde nötig, kann Trinkwasser oder physiologische Kochsalzlösung verwendet werden. Wundauflagen, die ein feuchtes Milieu ermöglichen, sollten bevorzugt werden. Spezielle Salben oder andere Stoffe sollten möglichst nicht auf die Wunde gegeben werden und werden nur im Rahmen einer Infektionsbehandlung verwendet. Die Hautumgebung um die Ulcuswunde kann zum Schutz mit Zinkpaste bestrichen werden.

Das **Reinigen einer Wunde** mit Trinkwasser stößt in der Praxis auf Widerstand. Studien haben jedoch nachgewiesen, dass es bei traumatischen Wunden zu weniger Infektionen kam als bei der Verwendung von physiologischer Kochsalzlösung. Daher empfiehlt die Deutsche Gesellschaft für Phlebologie die Verwendung von Trinkwasser analog zu diesen Studienergebnissen. Gerade in der ambulanten Versorgung von Ulcus-cruris-Wunden könne dies einfach und preiswert umgesetzt werden.

Schmerzen
Band 5, E 2.4

Pflegende sind zuständig für eine regelmäßige und sinnvolle Schmerzeinschätzung. Sie befragen den Patienten nach seinen subjektiv empfundenen Schmerzen, dokumentieren diese und leiten verordnete Maßnahmen ein (Schmerzmedikamente, nicht medikamentöse Schmerzinterventionen).

> Ein standardisiertes pflegerisches Vorgehen wird im Nationalen Expertenstandard „Pflege von Menschen mit chronischen Wunden" beschrieben. Der Standard ist über das Deutsche Netzwerk für Qualitätsentwicklung in der Pflege (DNQP) erhältlich.

Eine sorgfältige ärztliche Behandlung, die an die verschiedenen Phasen des Wundverlaufs angepasst wird, und die verantwortungsvolle Mitarbeit des Betroffenen tragen entscheidend dazu bei, dass chronische Wunden ausheilen können. Auch wenn der Prozess in der Regel sehr lange dauert, sollte man die Patienten darüber informieren und ihnen dies vor Augen führen. So wird einer Resignation aller Beteiligten möglicherweise erfolgreich entgegengewirkt.

3.3.5 Komplikationen

Im Verlauf der Krankheit kann es zu **Wundinfektionen** kommen, die in der Regel eine antibiotische Behandlung nötig machen. Die betroffene Extremität sollte ruhig gestellt und das Wundgebiet gekühlt werden. Der Einsatz von desinfizierenden Substanzen (z. B. jodhaltige Produkte) kann nötig werden. Silberionen freisetzende Wundauflagen können in dieser Situation verordnet werden.

Weitere Komplikationen können allergische Reaktionen auf Verbandmaterial oder andere Substanzen sein. Eine aseptische Entzündung des subkutanen Fettgewebes (Hypodermitis) kann im Verlauf auftreten. Frauen sind davon häufiger betroffen. Therapiert wird die Hypodermitis mit Ruhigstellung und sorgfältiger Kompressionstherapie. Die Gabe von Kortisonpräparaten kann nötig sein.

3.3.6 Bedeutung für die Patienten

In der Regel besteht ein Ulcus cruris über einen sehr langen Zeitraum, in dem die Betroffenen verschiedene Stadien der Einschränkung, aber auch der Bewältigung dieser Situation durchleben. Im Lauf der Zeit werden die Patienten zu Experten ihrer Krankheit. Diesem Umstand ist in der Pflege und bei der Behandlung Rechnung zu tragen.

Einschränkungen in den Aktivitäten des täglichen Lebens können sich unterschiedlich zeigen und sind sehr individuell. Die Dauer der bestehenden Wunde, die Möglichkeiten des Selbstmanagements, aber auch die professionelle Behandlung und Pflege sind wichtige Einflussfaktoren. Eine tragfähige und vertrauensbasierte Beziehung zwischen Patient, Arzt und Pflegenden ist dabei entscheidend.

In vielen Fällen können **Körperbildstörungen** auftreten. Die tägliche Konfrontation mit der Wunde, dem Wundsekret, den Wundauflagen und dem möglichen Geruch verlangt den Patienten Durchhaltevermögen ab.

Körperbild-
störung
Band 3, B 1

Bei sehr schweren Verläufen kann es zur **Arbeitsunfähigkeit** kommen. Maßnahmen der Rehabilitation und der Wiedereingliederung (evtl. wird eine Umschulung nötig) stellen tief greifende Veränderungen für den Betroffenen dar. Pflegende können ihn und seine Angehörigen in der Bewältigung der Situation unterstützen.

3.4 Schlaganfall

Als **Schlaganfall** bezeichnet man eine örtlich begrenzte Durchblutungsstörung oder Blutung im Gehirn. Das Ereignis tritt plötzlich und unerwartet auf. Von einem Schlaganfall spricht man, wenn die Symptome erstens auf einen Verlust gewisser Hirnfunktionen hinweisen und zweitens länger als 24 Stunden andauern. Auch der Begriff der **Apoplexie** ist üblich.

Durchblutung
des Gehirns
Band 2, H 1.3.7

Die Definition zeigt, dass es sich bei diesem Krankheitsbild um ein plötzlich einsetzendes Krankheitsgeschehen handelt, das die Betroffenen mitten aus ihrem Lebensalltag wirft. In seltenen Fällen gehen diesem Ereignis Beschwerden (z. B. Kopfschmerzen, Sehstörungen) voraus. Meist aber ereignet sich ein Schlaganfall ohne vorherige Ankündigung und trifft die Patienten und ihre Angehörigen gänzlich unvorbereitet.

Einteilung des Schlaganfalls – neue Leitlinien der Deutschen Gesellschaft für Neurologie

Der Schlaganfall wurde bisher in drei Unterkategorien eingeteilt. Symptome, die innerhalb von 24 Stunden ohne invasive Therapie verschwinden, wurden als TIA (transitorische ischämische Attacke) bezeichnet. Symptome, die innerhalb von 72 Stunden ohne invasive Therapie verschwinden, wurden PRIND (prolongiertes, reversibles ischämisches neurologisches Defizit) genannt. Ein Schlaganfall, dessen Beschwerden nicht von allein verschwinden und der bereits in der Akutphase deutlich in bildgebenden Verfahren (Computertomogramm) nachgewiesen werden kann, wurde als CVI (cerebro-vaskulärer Insult) bezeichnet. Oft wurde nur der CVI als Schlaganfall bezeichnet. Heute gilt auch die TIA als Schlaganfall.

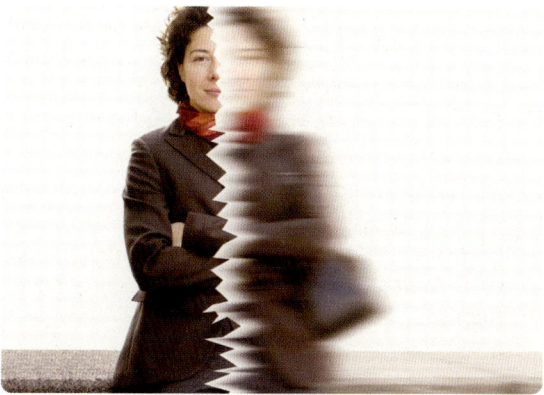

Aus dem Gleichgewicht geraten

3.4.1 Ursachen

Einem Schlaganfall können verschiedene Ursachen zugrunde liegen. Dementsprechend wird unterschieden in

♦ ischämischen Schlaganfall

♦ hämorrhagischen Schlaganfall

Schlaganfall-Arten

	Ischämischer Schlaganfall	Hämorrhagischer Schlaganfall
Häufigkeit	90 %	10 %
Ursache	Sauerstoffmangelversorgung aufgrund einer Durchblutungsstörung bzw. eines Verschlusses von zerebralen Arterien, verursacht durch eine Thrombose im Hirngefäß oder durch eine Embolie aus dem Herzen	Ruptur eines Gefäßes im Gehirn, die zu einer intrazerebralen oder subarachnoidalen Hirnblutung führt

Risikofaktoren für die Entstehung eines Schlaganfalls sind:

◆ Nikotinabusus (Rauchen)

◆ Übergewicht

◆ Hypertonie

◆ Diabetes mellitus

◆ eingeschränkte körperliche Aktivität

◆ ungesunde (fette und ballaststoffarme) Ernährung

◆ Kontrazeptiva (Antibabypille)

Diese Faktoren zählen zu den cerebrovaskulären Risikofaktoren (cvRF). Sie haben Einfluss auf alle Gefäße im menschlichen Körper. Diese Faktoren werden daher vom Arzt im Rahmen der Anamneseerhebung bei allen Patienten erfragt. Liegen mehrere Risikofaktoren vor, erhöht sich die Gefahr eines Schlaganfalls.

Immer mehr jüngere Menschen erleiden einen Schlaganfall. Daher werden Präventionsmaßnahmen immer wichtiger.

Patienten beraten Band 5, A 5.2

3.4.2   Diagnostik

Bevor die medizinische Behandlung eines Patienten mit einem Schlaganfall eingeleitet werden kann, muss eindeutig feststehen, um welche Art eines Schlaganfalls es sich handelt bzw. ob tatsächlich ein Schlaganfall der Grund für die Symptome ist.

Der Schlaganfall ist ein akuter Notfall und verlangt unmittelbares ärztliches Handeln. Patienten, bei denen der Verdacht auf einen akuten Schlaganfall besteht, müssen sofort in ein Krankenhaus eingewiesen werden. Dabei ist es von Vorteil, wenn das Krankenhaus über eine neurologische Fachabteilung verfügt (Stroke-Unit).

Auch im Diagnoseverfahren muss auf ein zügiges, aber sorgfältiges ärztliches und pflegerisches Handeln geachtet werden, denn es gilt der Grundsatz: **Time is brain.**

Das heißt, je schneller der Patient die nötige Therapie und Behandlung erhält, desto mehr Hirngewebe kann gerettet werden. Dies wiederum hat weitreichende Auswirkungen auf die späteren Einschränkungen bzw. die Lebensqualität des Betroffenen.

Der Patient wird in der Akutphase zunächst (nach Eintreffen im Krankenhaus) auf der Notfallstation vom Arzt neurologisch untersucht und die Vitalparameter werden erhoben (Puls, Blutdruck, periphere Sauerstoffsättigung, Temperatur, eventuell Atemfrequenz). Die **Anamnese** liefert dem Arzt weitere Informationen, z. B. ob der Patient beide Arme heben, lächeln und nachsprechen kann – wenn nicht: Verdacht auf Schlaganfall. Kann der betroffene Patient selbst nicht sprechen, werden Angehörige oder andere Personen, die dem Ereignis beigewohnt haben, befragt. Parallel dazu wird der Patient auf der Intensiv- oder Überwachungsstation angemeldet, wo bereits alles für seine Aufnahme vorbereitet wird.

Neurologische
Untersuchung
Band 4, A 4.4

Unmittelbar an die Untersuchung schließt sich die **Computertomografie** an. Erst hier lässt sich eindeutig feststellen, um welche Art des Schlaganfalls es sich handelt oder ob eventuell ein Hirntumor oder Metastasen die Beschwerden verursachen. Um mögliche medikamentöse Therapien einleiten zu können, werden die Blutwerte des Patienten kontrolliert.

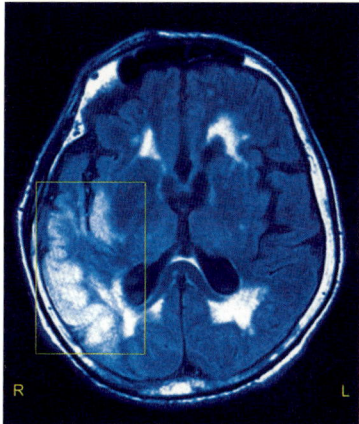

Ischämiezeichen im CT

Im Verlauf des Krankenhausaufenthalts wird eventuell ein zweites Computertomogramm angefertigt, um Aussagen zum Therapieerfolg und zur Prognose machen zu können. Um Embolien aufgrund von Herzrhythmusstörungen als Ursache auszuschließen, wird ein EKG angefertigt. Häufig wird dieser Befund durch ein 24-Stunden-EKG ergänzt.

Kardiologische
Untersuchungen
Band 4, A 4.3

Um eine Carotisstenose (Verengung der Halsschlagader) als Ursache auszuschließen, erhalten die Patienten nach einigen Tagen eine Doppleruntersuchung (Sonografie der Halsgefäße).

3.4.3   Behandlung in der Akutphase

Erst nachdem einwandfrei feststeht, um welche Art des Schlaganfalls es sich handelt, können nötige Behandlungsmaßnahmen eingeleitet werden.

Hämorrhagischer Schlaganfall

Patienten, die die Beschwerden aufgrund einer Hirnblutung zeigen, werden in der Regel von den Neurochirurgen weiterbetreut. Je nach Ausmaß der Hirnblutung wird ein neurochirurgischer Eingriff nötig. Möglichst schnell wird der Patient dann in den Operationssaal gebracht.

Notfall-
operationen
Band 4, G 1

Bei kleineren Blutungen wird häufig eine konservative Behandlung angestrebt. Der Patient wird stationär zur Überwachung aufgenommen. Die Überwachung und möglichst optimale Einstellung des Blutdrucks sowie die Behebung der verursachenden Faktoren zählen zu den wichtigsten Behandlungszielen.

Ischämischer Schlaganfall

Behandlungsziel des ischämischen Schlaganfalls ist die Wiedereröffnung des verschlossenen Gefäßes und so die Reperfusion des Gehirns. Dies kann mit verschiedenen Maßnahmen erzielt werden.

Innerhalb eines Zeitfensters von 180 Minuten kann eine **systemische Lyse** eingeleitet werden. Dies bedeutet, dass zwischen ersten Symptomen und Therapiebeginn nicht mehr als drei Stunden vergangen sein dürfen. Dies ist ein wichtiger Grund dafür, dass Patienten mit Verdacht auf einen Schlaganfall unmittelbar ins Krankenhaus eingewiesen werden sollen. Je früher die Lyse intravenös verabreicht werden kann, desto günstiger die Prognose.

Medikamentös wird im Rahmen der einstündigen Lyse die Blutgerinnung des Patienten stark herabgesetzt, sodass sich der Thrombus auflösen kann. Diese Behandlung wird ausschließlich unter intensivmedizinischer Überwachung durchgeführt. Zeigt die Lyse die erwünschte Wirkung, bessern sich die Symptome des Patienten sehr schnell. Die Sprache kehrt zurück, ebenso die Beweglichkeit.

Die Indikation zur Lyse ist bestimmten Kriterien unterworfen, die vom Arzt geprüft werden müssen. Eine Lysebehandlung ist mit dem Risiko einer sehr starken Blutung verbunden. Diese Blutung kann gastrointestinal oder zerebral, aber auch an jedem anderen Organ auftreten. Bei schweren Verläufen sind diese Komplikationen tödlich.

Ist die Lysebehandlung aufgrund der strengen Indikation nicht möglich, kann mithilfe der Angiografie mit der katheterbasierten Behandlung versucht werden, den Thrombus lokal zu entfernen bzw. mit einer lokalen Lyse aufzulösen. Im Rahmen eines hirnangiografischen Eingriffs wird ein Katheter an den Ort des Gefäßverschlusses vorgeschoben und der Verschluss beseitigt. Das Gefäß kann so rekanalisiert und wieder durchgängig gemacht werden. Das Verfahren ähnelt dem Eingriff am Herzen.

Koronar-
angiografie
Band 4, A 4.3.4

Wichtigstes **Behandlungsziel** der Akutphase ist die ausreichende Durchblutung des Gehirns. Aus diesem Grund wird der Patient in Oberkörperflachlagerung positioniert. Patienten mit eingeschränktem Wachheitszustand bzw. mit Bewusstseinseintrübungen und daher abgeschwächtem oder nicht vorhandenem Hustenreflex haben ein hohes Risiko einer „stillen" (von außen nicht wahrgenommenen) Aspiration. Viele Patienten entwickeln daher nach einigen Tagen Fieber und nachfolgend eine Pneumonie.

> Um die Hirndurchblutung in der Akutphase eines ischämischen Schlaganfalls zu gewährleisten, muss der Patient über einen ausreichend **hohen systolischen Blutdruck** verfügen. Obwohl die Hypertonie als Ursache für einen Schlaganfall gilt, toleriert man in der Akutphase einen hohen Blutdruck. Möglicherweise wird dieser medikamentös (auf der Intensivstation) angehoben. Der optimale Blutdruck in der jeweiligen Patientensituation wird vom Arzt festgelegt.

3.4.4 Symptome und Pflege

Die Symptome sowie deren Ausprägungsgrad sind sehr unterschiedlich und richten sich

♦ zum einen nach der betroffenen Hirnregion,

♦ zum anderen nach der Größe des betroffenen Hirnareals.

Da die beiden Anteile der Pyramidenbahn (die die Nerven der Willkürmotorik beinhalten) in ihrem Verlauf im Bereich der Medulla oblongata (verlängertes Mark) auf die jeweils andere Seite kreuzen, erzeugt ein linkshemisphärischer Herd hauptsächlich Symptome auf der rechten Körperseite und umgekehrt. Allerdings bedarf es zum Erbringen eines vollständigen Bewegungsablaufs des Zusammenspiels beider Hirnhälften. So erklärt es sich, dass auch die nicht betroffene Körperseite in ihrem Bewegungsablauf betroffen sein kann, z. B. beim Ausführen gezielter Bewegungen.

Gehirn
Band 2, C 1.4.1
und H 1.3.7
Ressourcen
erkennen
und fördern
Band 2, F 3.1

Das menschliche Gehirn hat eine große Speicher- und Arbeitskapazität. Daraus erklärt es sich, dass Funktionen, die durch den Untergang von Nervenzellen, z. B. durch einen Schlaganfall, verloren gegangen sind, wieder neu gelernt werden können. Man spricht in diesem Zusammenhang von der **Plastizität** des Gehirns.

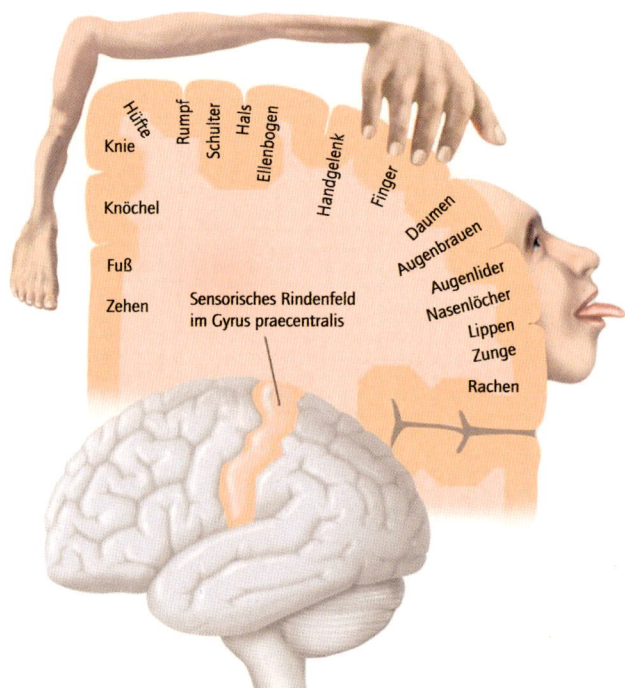

Sensorischer Homunkulus

Überwachung
des Patienten
Band 4, A 2

Bewusstseins-
zustand
Band 4, G 4.4

Pflegerische
Prävention
Band 2, K 1

Je rascher, intensiver und kompetenter die pflegerische Betreuung des Patienten nach einem Schlaganfall mit dem Ziel der Früh-Rehabilitierung erfolgt, desto größer ist die Chance, dass der betroffene Mensch in Zukunft ein weitgehend selbstständiges Leben führen kann. Dies ist jedoch auch abhängig vom Umfang der Schädigung des Gehirns. In der Akutphase werden die Patienten meist auf der Intensivstation oder auf einer Stroke-Unit behandelt und gepflegt. Inzwischen wurden an verschiedenen Kliniken in Deutschland diese spezialisierten Stationen für Schlaganfallpatienten eingerichtet. In der Regel arbeiten dort Pflegende mit einer Fachweiterbildung auf diesem Gebiet.

In der Akutphase steht die Sicherung der Vitalzeichen im Vordergrund der pflegerischen und ärztlichen Bemühungen. Die pflegerischen Maßnahmen orientieren sich daher stark am Zustand des Patienten und berücksichtigen eventuelle Tagesschwankungen, z. B. im Wachheitszustand. Neben der Überwachung der Vitalzeichen inklusive des Bewusstseinszustands sind alle präventiven Maßnahmen zur Verhinderung von Pneumonie, Kontrakturen und Dekubitus nötig.

Zusätzlich zu den pflegerischen Unterstützungsmaßnahmen in allen Bereichen des täglichen Lebens müssen spezielle Maßnahmen im Umgang mit Menschen nach einem ischämischen oder hämorrhagischen Schlaganfall beachtet werden.

Beispiele: Prinzipielles Vorgehen im Umgang mit Schlaganfallpatienten

Der Bettaufzugbügel wird nicht benutzt. Begründung: Eine vorhandene Spastik wird verstärkt oder sie entwickelt sich. Außerdem wird so verhindert, dass die betroffene Körperseite aktiv eingesetzt werden kann.

Besonderes Augenmerk liegt auf dem Bereich des Schultergürtels. Begründung: Unkontrolliertes Ziehen am Arm oder Griffe unter die Achsel beim Hochziehen des Patienten im Bett oder beim Mobilisieren sind unbedingt zu vermeiden. Durch die abgeschwächte Muskelkraft ist die betroffene Schulter subluxiert. Bei Nichtbeachten der Biomechanik des Gelenks bei passiven Armbewegungen (wie sie zum Waschen, Anziehen erforderlich sind) kann eine schmerzhafte Schulter verursacht werden (Strukturen zwischen Oberarmkopf und Schulterdach werden eingeklemmt). In der betroffenen Körperseite kann die Schulter nicht normal gehalten werden und kann sich ausrenken. Dies ist zum einen sehr schmerzhaft, beeinflusst zum anderen den Rehabilitationsverlauf negativ und schränkt den Betroffenen nachfolgend in seiner Beweglichkeit stark ein.

Die Hand bzw. der Arm der betroffenen Körperhälfte soll – wenn möglich – immer leicht erhöht gelagert werden. Begründung: Ein häufiges Phänomen ist die geschwollene Hand. Durch die nicht vorhandene oder abgeschwächte Muskelkraft kommt es zur Ödembildung im Gewebe der Hand. Dies beeinflusst die Bewegungsfähigkeit und die motorischen Fähigkeiten. Es kann sich negativ auf den Rehabilitationsverlauf auswirken.

Plus- und Minussymptomatik

Jede Läsion führt zu einer Dysbalance im Organismus. Diese Dysbalance kann sich sowohl auf die Organe und auf den Bewegungsapparat als auch auf die Psyche auswirken. Immer zeigen sich Übersteigerungen und Defizite. Die Symptome eines Hirninfarktes (Schlaganfalls) lassen sich in einer Auflistung von Plus- und Minus-Symptomen abbilden.

	Plussymptomatik	Minussymptomatik
Tonus	Hypertonus: Widerstand gegen passives Bewegtwerden – Spastik	Hypotonus: mangelnde Ansteuerbarkeit von Muskulatur
Kraft		Muskelschwäche, gemessen als verminderte Muskelkraft
Klonus	Sehnenzucken	
Reflexe	pathologische Reflexaktivität	
Koordination	assoziierte Reaktion – pathologische Tonuserhöhung, z. B. bei Gähnen, Niesen, Anstrengung abnorme Ko-Aktivitäten und Ko-Kontraktionen von Muskeln (es arbeiten gleichzeitig Muskeln, die sich in ihrer Wirkung blockieren) unangemessenes Timing von Bewegungen, z. B. beim „Nach-etwas-Greifen": Zuerst zieht der Patient die Schulter hoch und bewegt nicht – wie es physiologisch wäre – die Hand	Verlust der Feinmotorik und Geschicklichkeit Massenbewegungen anstatt selektiver Bewegungen Defizite der Haltungskontrolle
Beweglichkeit der Gelenke		geringeres Bewegungsausmaß, individuell unterschiedlich
Tempo	hektisch	langsam
Oberflächensensibilität	selten übersteigert	häufig individueller Verlust
Tiefensensibilität		häufig beeinträchtigt

Aphasie

Dabei handelt es sich um einen erworbenen – totalen oder partiellen – Verlust, Sprache zu verstehen oder/und zu artikulieren. Betroffen ist das Sprachzentrum, das bei 90 % der Menschen in der linken Gehirnhälfte liegt. Deshalb zeigen in der Mehrzahl Patienten mit Hemiplegie rechts diese Störung. Die Störung ist vielfältig und häufig entsprechen Gestik und Mimik nicht dem Gesagten. Außerdem kann sich die Störung auch auf Lesen, Schreiben und Rechnen auswirken.

Formen der Aphasie:

♦ **globale Aphasie:** Dabei handelt es sich um die schlimmste Form. Sie betrifft das Sprechen und das Sprachverständnis. Der Patient redet in Automatismen oder gar nicht. Eine verbale Verständigung ist nicht möglich.

♦ **Wernicke-Aphasie:** Dabei kommt es zu Wortverwechslungen (z. B. Auto statt Brot), zur Bildung von erfundenen, also neuen Worten (Neologismen) und zu schnellem Reden.

♦ **Broca-Aphasie:** Dabei ist die Sprachproduktion beeinträchtigt. Es wird zum Problem, Gedachtes umzusetzen und zu artikulieren. Das Sprachverständnis bleibt erhalten.

♦ **amnestische Aphasie:** Das Sprachverständnis ist kaum gestört, gesuchte Worte werden z. B. durch „Ding" oder „das da" ersetzt.

> Die Aphasie wird aufgrund mangelnden Wissens beim behandelnden und betreuenden Personal oft als Verwirrtheit bzw. Demenz fehlgedeutet. Dies kann für den Betroffenen zum schlimmen Verhängnis werden. Je früher und gezielter eine Therapie der Aphasie einsetzt, umso größer ist die Chance der Wiederherstellung. Der Patient muss Sprache neu lernen.

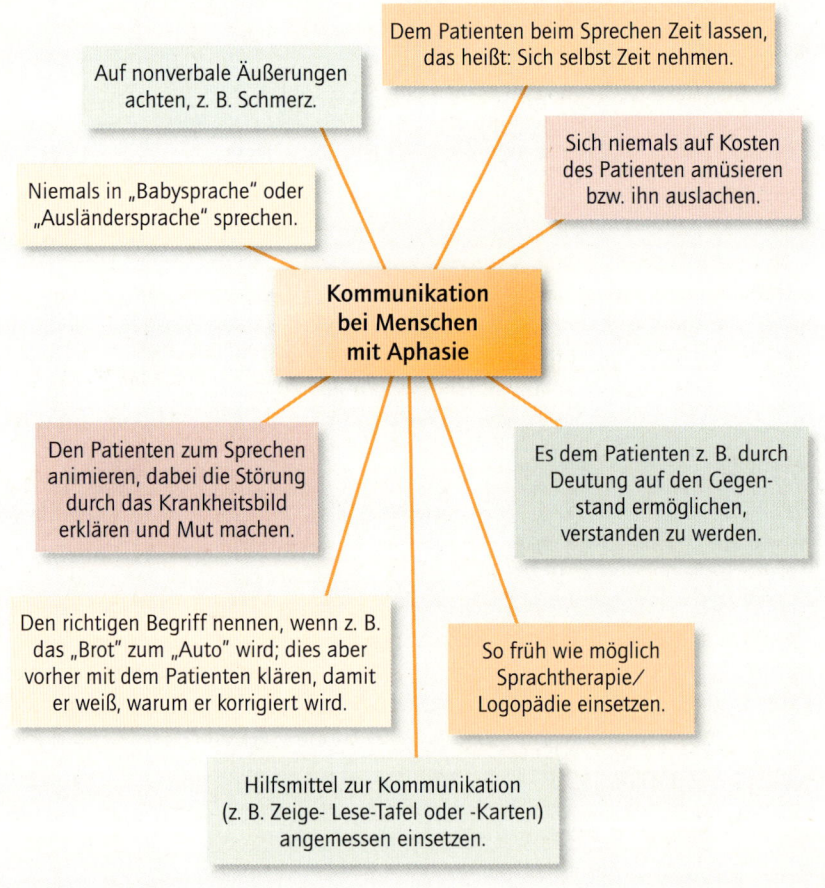

Kommunikation bei Menschen mit Aphasie

- Dem Patienten beim Sprechen Zeit lassen, das heißt: Sich selbst Zeit nehmen.
- Auf nonverbale Äußerungen achten, z. B. Schmerz.
- Sich niemals auf Kosten des Patienten amüsieren bzw. ihn auslachen.
- Niemals in „Babysprache" oder „Ausländersprache" sprechen.
- Den Patienten zum Sprechen animieren, dabei die Störung durch das Krankheitsbild erklären und Mut machen.
- Es dem Patienten z. B. durch Deutung auf den Gegenstand ermöglichen, verstanden zu werden.
- Den richtigen Begriff nennen, wenn z. B. das „Brot" zum „Auto" wird; dies aber vorher mit dem Patienten klären, damit er weiß, warum er korrigiert wird.
- So früh wie möglich Sprachtherapie/ Logopädie einsetzen.
- Hilfsmittel zur Kommunikation (z. B. Zeige- Lese-Tafel oder -Karten) angemessen einsetzen.

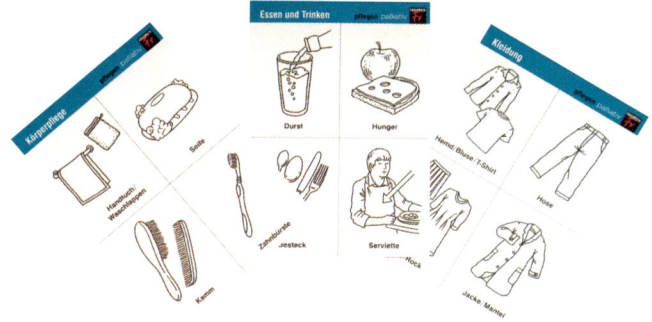

Lese-Zeige-Karten

Apraxie

Hierbei handelt es sich um die Unfähigkeit, ursprünglich erlernte, zweckmäßige Handlungen auszuführen. Obwohl der Patient nicht als verwirrt bezeichnet werden kann, ist er nicht in der Lage, folgerichtige Handlungsabläufe zu erledigen. Es

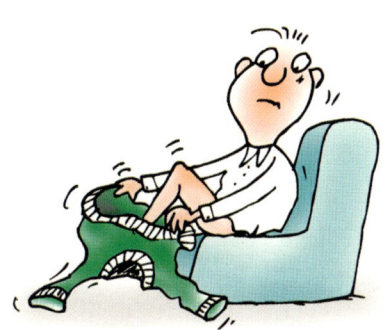

gelingt ihm z. B. nicht, die richtige Reihenfolge beim Ankleiden einzuhalten, also erst die Unterwäsche und dann die Oberbekleidung. Auch hier kann durch mangelndes Wissen seitens des Personals leicht eine Fehleinschätzung stattfinden.

Pflege bei Menschen mit Apraxie

Wenn immer es möglich ist, sollten die Pflegenden dem Patienten Hilfe zur Selbsthilfe geben und ihn ermuntern. Dabei muss der Patient darauf hingewiesen werden, dass diese Störung Teil des Krankheitsbilds ist und er diese Handlungsabläufe wieder neu lernen muss. Dem Patienten muss Zeit gelassen werden und die Pflegenden müssen dementsprechend auch für sich selbst Arbeitszeit einplanen und sie sich nehmen. Die Pflegenden sollen so viel wie nötig für den Patienten erledigen, aber so wenig wie möglich ohne den Patienten.

Das Ausmaß der Störungen kann rasch wechseln. So kann es innerhalb eines Tages große Fortschritte geben, aber es können auch Rückschritte auftreten und Handlungen, die schon beherrscht wurden, klappen auf einmal nicht mehr. Dies ist beim Umgang mit dem Patienten zu berücksichtigen, da das Maß der Pflegeabhängigkeit täglich neu festgestellt werden muss. Das Prinzip „Learning by doing" soll eingehalten werden. Mit dem Patienten lachen ist gut, über ihn lachen / auslachen widerspricht den ethischen Grundregeln. Ergotherapeutische Maßnahmen sollen frühzeitig geplant und durchgeführt werden.

Pflegeethik
Band 1, H 3.2

Ataxie

> **Ataxie** (griech.: ataxia = Unordnung, Verwirrung) tritt bei einer Schädigung des Kleinhirns oder des Hinterstrangs im Rückenmark auf. Der Verlust der Wahrnehmung oder der Integration der körperwahrnehmungsbezogenen Informationen ist die Folge. Die Symptome entsprechen der Schwere der Schädigung; schlimmstenfalls kann der Patient nicht mehr frei sitzen. Meist wackelt er im Stehen und geht mit breiter Spur. Will er z. B. ein Glas Wasser ergreifen, zittert sein Arm zu Beginn der Bewegung oder vor dem Ziel.

Hierbei handelt es sich um eine Störung der Koordination von Bewegungsabläufen. Durch die Schädigung im Bereich des VIII. Hirnnervs bzw. des Kleinhirns kommt es zu unkontrollierten und fahrigen Bewegungen. Ein solcher Bewegungsablauf kann fehlgedeutet werden, z. B. als Ausholen des Arms/der Hand zum Angriff.

Pflege bei Menschen mit Ataxie

Grundsätzlich ist zu überprüfen, ob es sich bei entsprechenden Bewegungen tatsächlich um Angriffsgebahren handelt oder um dystone (die Muskelkraft kann nicht angepasst werden) Bewegungen. Niemand muss sich Tätlichkeiten von Patienten gefallen lassen, aber irrtümliche Beschuldigungen stören die Beziehung zwischen Patient und Pflegenden.

Werden Essen und Getränke entweder seitlich am Mund vorbeigeführt oder zu früh abgekippt, ist es am lehrreichsten für den Patienten, wenn diese Bewegungen zusammen mit der Pflegenden ausgeführt werden. Die Hand bzw. der Arm des Patienten wird mit der Hand bzw. dem Arm der Pflegeperson unterstützt und der Bewegungsablauf wird in Kooperation durchgeführt.

Hemianopsie

Hierbei handelt es sich um eine Halbseitenblindheit mit Ausfall einer Hälfte des Gesichtsfeldes. Außerdem können noch weitere Sehstörungen wie Doppeltsehen, verschwommes Sehen usw. auftreten. Normalerweise kann der Mensch einen weit größeren Teil des Raumes übersehen, als er in direkter Blickrichtung wahrnimmt, ohne dass er dabei den Kopf wendet. Bei Ausfall dieser Fähigkeit leidet der Patient unter erheblichen Einschränkungen.

Pflege bei Menschen mit Hemianopsie

Da Gegenstände, die sich im betroffenen Gesichtsfeldbereich befinden, nicht wahrgenommen werden (z. B. am gedeckten Tisch das Essbesteck, die Getränke, das Essen selbst, die Serviette; oder bei der Körperpflege die Seife, der Zahnbecher und die Zahnbürste), sind sie für den Patienten nicht vorhanden. Darum muss bei dieser Störung immer durch Nachfragen sichergestellt werden, ob alle Dinge vom Patienten gesehen bzw. erkannt werden.

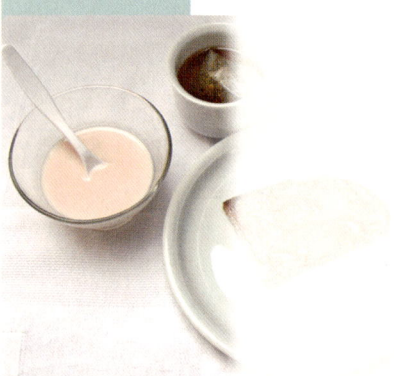

Eingeschränktes Blickfeld bei Hemianopsie

Da auch Hindernisse, die im betroffenen Gesichtsfeldbereich liegen, nicht erkannt werden (z. B. Stolperfallen wie Teppiche, Türrahmen), besteht Sturzgefahr. Aus diesem Grund sind vor der Mobilisation alle Stolperfallen aus dem Weg zu räumen, bzw. der Patient muss vor ihnen gewarnt werden.

Personen, die sich im betroffenen Gesichtsfeldbereich aufhalten, werden nicht wahrgenommen, daher besteht die Gefahr, dass der Patient erschrickt oder dass er Angst bekommt. Beim Herantreten an den Patienten muss man sich immer bemerkbar machen und ihn laut und deutlich mit Namen ansprechen. Angehörige müssen unbedingt auf diesen Umstand aufmerksam gemacht werden.

Verlust von Raumvorstellung und Körperschema

Die Vorstellung der eigenen Körperstrukturen und die Vorstellung der Position im Raum oder im Bett gelingt Patienten nach einem Schlaganfall nicht oder nur unvollständig. Die betroffene Körperseite bzw. die gesamte Umgebung der betroffenen Körperseite wird vernachlässigt **(Neglect)**. Dem Patienten gelingt es nicht, sich die Ganzheit seines Körpers vorzustellen, entweder er vergisst die betroffene Körperhälfte vollständig oder er erlebt sie mit Distanz. Die Folge davon ist, dass die betroffene Extremität nicht beachtet und dadurch vernachlässigt wird. Dem Patienten ist seine Position im Raum/Bett/Stuhl nicht klar, d. h., er erkennt nicht, wo oben, unten, rechts, links ist. Die Folge davon ist, dass er möglicherweise den Hinweis, dass die Körperpflege seiner linken Körperhälfte vorgenommen wird, im wahrsten Sinn des Wortes „nicht begreift". Dem Patienten gelingt es nicht, sich den Raum, in dem er sich befindet, als Ganzes vorzustellen, d. h., er kennt die Position der Tür, der Fenster, der Möbel, wenn sie sich auf der betroffenen Seite befinden, nicht oder unvollständig.

Pflege von Menschen mit Verlust des Körperschemas

Die betroffene Seite muss dem Patienten bewusst gemacht werden: Alle Aktivitäten/Tätigkeiten werden über die betroffene Seite ausgeführt, also Körperpflege, Mobilisation, Essen und Trinken reichen, Gespräche führen. Der Nachttisch steht auf der betroffenen Seite.

Therapeutische Pflege wird unter Einbeziehung der „Basalen Stimulation®" zur Anregung der Wahrnehmung ausgeführt. In der Pflege von Patienten mit gestörter Wahrnehmung lässt sich vor allem durch konsequente Therapie die somatische Wahrnehmung (Berührung, Druck, Bewegung) fördern bzw. schulen und bewusst machen.

Basale
Stimulation
Band 2, C 3.2

Grundsätzliche Regeln:

♦ Ruhe und Geduld ausstrahlen, sich und dem Patienten Zeit geben; die Reaktion bei Wahrnehmungsgestörten ist verzögert.

♦ Kontaktfläche erhalten (z. B. bei der Körperpflege, bei der Mobilisation): Das Anfassen mit spitzen Fingern bewirkt häufig eine taktile Abwehr, dagegen wirkt das Berühren mit der Handfläche beruhigend und den Muskeltonus reduzierend. Mit der gesamten Handfläche einen konstanten Druck ausüben (z. B. bei der Körperpflege). Leichtes vorsichtiges Anfassen verunsichert, Anfassen mit festem Druck schafft Kontakt, Vertrauen. Ein eingehaltener Rhythmus kann aktivierend oder beruhigend sein. Lange Streichbewegungen, ohne abzusetzen, wirken beruhigend und tonusreduzierend, Bewegungen gegen die Haarrichtung wirken aktivierend. Eine klare Reihenfolge sollte gut zu erkennen sein, damit die Berührung für den Patienten berechenbar wird.

Kinästhetik
Band 2, F 2.3

◆ Eine Initialberührung muss am Anfang stehen, damit der Patient sich darauf einlassen kann (möglichst nicht im Gesicht, sondern z. B. an der Hand); Kontakt beibehalten, z. B. bei der Körperpflege.

◆ Der Patient und die Angehörigen müssen unbedingt in die Therapie miteinbezogen werden, damit sie wissen, warum das Trinkglas nicht „praktischerweise" auf der gesunden Seite steht, sondern der Patient sich über die betroffene Seite „plagen" muss.

◆ Wann immer es möglich ist, den Patienten dazu animieren, die betroffene Seite in Handlungen miteinzubeziehen, also: Gesunder Arm führt kranken Arm, gesundes Bein führt krankes Bein.

◆ Der Patient sollte dazu angeleitet werden, die betroffene Seite nicht zu vernachlässigen; Tätigkeiten sind eventuell gemeinsam mit dem Patienten durchzuführen, d. h., Pflegehand führt Patientenhand, z. B. bei der Körperpflege.

◆ Patienten sollten immer wieder neu „orientiert" werden.

◆ Vor Therapien oder Pflegehandlungen den Patienten immer erst „gerade richten" bzw. die „Körpermitte finden" lassen; d. h. beispielsweise beim Umlagern immer über die Mitte mobilisieren, nicht von links nach rechts en bloc, sondern etappenweise von links über den Rücken nach rechts unter Berücksichtigung der Regeln der aktivierenden Pflege.

◆ Anstatt Ortungsbegriffen wie links – rechts – oben – unten besser Begriffe verwenden wie kopfwärts – fußwärts – gesunde Seite – betroffene Seite.

◆ Den Patienten so im Zimmer positionieren, dass er gezwungen wird, mit Blick und Hinwendung über die betroffene Seite Dinge wahrzunehmen; das Patientenbett oder den Stuhl des Patienten möglichst so im Zimmer positionieren, dass der Blick zur Tür über die betroffene Seite erfolgen muss.

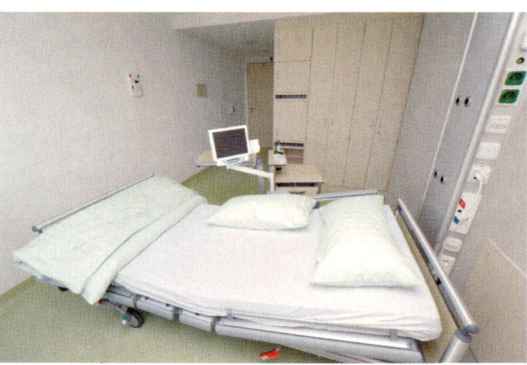

Zimmereinrichtung bei Patienten mit rechtsseitiger Halbseitenlähmung

Verlust der Sensibilität

Es kann sich um einen partiellen oder vollständigen Verlust auf der betroffenen Seite handeln. Ist die **Tiefensensibilität** gestört, kommt es zu Ausfällen im Gleichgewicht, zu Inkontinenz, die nur Harnausscheidung oder nur Stuhlausscheidung betreffen kann oder sogar beide. Ist die **periphere Sensibilität** gestört, kommt es zu Parästhesien (Missempfindungen/Ameisenlaufen); häufiger jedoch treten ein Nichtwahrnehmen von Berührung (Hypästhesie) und Störungen in der Empfindung von Wärme – Kälte – Schmerz auf.

Viele Patienten drücken sich mit der nicht betroffenen Seite auf die betroffene Seite und nehmen dabei eine schiefe Körperhaltung an, ohne dies selbst zu erkennen. Dieses Verhalten wird **Pusher-Syndrom** oder **Drucksymptomatik** genannt.

♦ In liegender Position befindet sich der Patient schräg zur betroffenen Seite verschoben.

♦ In sitzender Position drückt er sich häufig aus dem Stuhl heraus und rutscht ab.

♦ In stehender/gehender Position besteht große Sturzgefahr, weil sich der Betroffene stark auf die betroffene, schwache Seite abdrückt.

♦ Der Patient klammert bzw. hält sich mit der nicht betroffenen Seite an allem und überall krampfhaft fest, z. B. am Bettgitter, an der Pflegekraft.

♦ Der Patient ist nicht bereit, die Vorwärts-Abwärts-Tendenz bei der Mobilisation aus dem Bett/Stuhl mitzumachen.

♦ Der Patient steht/geht wie auf „Watte", d. h., er kann nicht ertasten, ob er festen Boden unter den Füßen hat. Dadurch erlebt er eine große Unsicherheit und Angst.

♦ Der Patient zeigt Ungeschicklichkeiten beim Verrichten von Tätigkeiten wie: Anheben bzw. Halten eines Glases, einer Tasse, von Besteck usw., Öffnen oder Schließen von Knöpfen, Reißverschlüssen.

Pflege bei Menschen mit Verlust der Sensibilität

Die Pflegende lässt den Patienten konsequent seine „Mitte" finden. Sie sichert den Patienten beim Sitzen im Stuhl. Immer wieder korrigiert sie seine Position, lässt ihn aber auch nicht zu lange sitzen, z. B. von nach dem Frühstück um ca. 9:00 Uhr bis zum Mittagessen um ca. 12:00 Uhr.

Eine Pflegende allein gibt dem Patienten Hilfestellung beim Stehen und Gehen immer auf der betroffenen Seite. Mobilisiert wird mit zwei Pflegenden. So wird dem Patienten die Angst vor einem Sturz genommen.

Das gesamte Personal verfährt bei seinen Tätigkeiten am Patienten nach demselben Konzept nach **„Bobath"**. Der Patient kennt dann die Vorgehensweise und kann sich darauf einstellen. Das schafft Vertrauen und Sicherheit.

Bobath
Band 2, F 2.2

Bei Bedarf werden vor der Mobilisation mit dem Patienten Vorübungen gemacht, z. B. wird der Patient beim Sitzen am Bettrand durch die Pflegende gesichert und er versucht, die Beugung nach vorn immer besser und mit immer weniger Angst zu bewältigen. Gezieltes Festhalten an der Pflegenden kann zugelassen werden (z. B. fasst die aktive Hand des Patienten den Rücken der Pflegeperson, ohne zu klammern).

> Der schwer betroffene Patient, der sich aus eigener Kraft nicht halten kann, aber mit pflegerischer Unterstützung mobilisiert wird, um wieder aktiv an der Gesellschaft teilhaben zu können, muss sehr viel körperliche Nähe aushalten – ebenso wie die Pflegeperson. Diesem Umstand muss in den entsprechenden Situationen professionell begegnet werden.

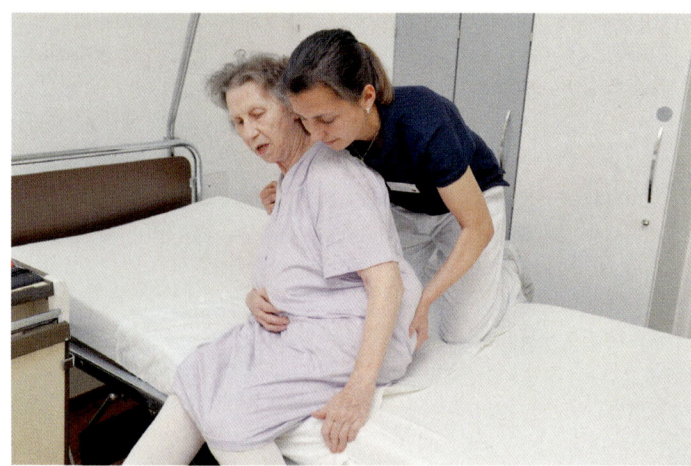

Vorbereitende Übung

Bewegungs-
übergänge
gestalten
Band 2, F 3

Bei der Mobilisation des Patienten soll die veränderte Sensibilität der betroffenen Körperseite berücksichtigt werden. Das betroffene Bein wird durch die Pflegekraft so geführt, dass es sicher auf dem Boden aufsetzt. Die Pflegekraft bestätigt verbal, dass das Bein „jetzt sicher steht". Die Durchblutung im Bein/Fuß wird durch Bewegungsübungen bzw. Massagen gefördert.

Beim Patienten werden auf der betroffenen Körperseite keine Wärmflaschen, Heizkissen oder Heizdecken eingesetzt, da die Gefahr einer Verbrennung besteht. Ebenso werden keine Kühlelemente bzw. kein Eis an der betroffenen Körperseite eingesetzt, da die Gefahr von Erfrierungen besteht. Eine sehr gute Hautbeurteilung ist vonnöten, da die Gefahr von Dekubitus, auch durch Falten oder Gegenstände im Bett, besteht.

Ressourcen
erkennen
und fördern
Band 1, E 1.3,
Band 2, F 3.1

Das Maß der Selbstständigkeit beim Patienten kann sich täglich verändern. Darum erfolgt eine genaue Beobachtung des Patienten im Hinblick auf seinen Zustand und eine sorgfältige Dokumentation als Grundlage einer angepassten Pflegeplanung.

Psychische Veränderungen

Es ist schwierig, zu differenzieren, ob psychische Veränderungen Teil des Krankheitsbilds bei einem Schlaganfall sind oder ob der Patient diese psychischen Veränderungen durch seine Krankheitssituation erleidet. Es handelt sich in der Regel um Depressionen, Aggressionen und Angst. Psychische Veränderungen können sich unterschiedlich zeigen. Pflegerisch ist ein frühzeitiges Erkennen wichtig.

♦ Der Patient leidet unter einer Depression und ist antriebsarm bis antriebslos.

♦ Rückschläge oder eine schmerzende Schulter während seiner Rehabilitation machen ihn völlig mutlos.

♦ Der Patient leidet unter einer Aggression. Das „Warum gerade ich?" ärgert ihn. Das hohe Maß der Abhängigkeit macht ihn eventuell wütend. Vorwürfe, Unhöflichkeiten und sogar Angriffe gegenüber dem Pflegepersonal kommen vor.

♦ Der Patient leidet unter Konzentrations- und Gedächtnisschwäche.

Pflege bei psychischen Veränderungen aufgrund eines Schlaganfalls

Der Patient soll gefordert, aber nie überfordert werden. Der Erfolg liegt im Erreichen der kleinen Ziele. Die Pflegende weist auch auf kleinste Fortschritte in der Krankheitsbewältigung hin, z. B.: „Sie schaffen es heute schon fast, sich allein im Bett zu drehen."

Der Patient wird gelobt, wenn sich durch Anstrengung ein Erfolg einstellt, z. B.: „Die Mobilisation vom Bett auf den Stuhl klappt jetzt dank Ihrer Kooperation sehr gut." Misserfolge oder Rückschritte werden nicht so hoch bewertet, z. B.: „Wir versuchen es morgen erneut, ich bin sicher, da wird es klappen."

Dem Patienten wird Mut gemacht, immer wieder zu üben, z. B. zu sprechen.

Verbale Angriffe des Patienten auf das Pflegepersonal dürfen niemals persönlich genommen werden. Bei Bedarf zeigt die Pflegende dem Patienten seine Grenzen auf, aber in sachlichem Ton. Sie reagiert nicht beleidigt oder verärgert. Dem Patienten und seinen Angehörigen wird klargemacht, dass sein Verhalten im Zusammenhang mit seiner Erkrankung zu sehen ist.

Die Pflegende ermutigt den Patienten, Konzentrationsübungen zu machen.

Die Angehörigen sind über diese Aspekte zu informieren. Sie können aktiv in die Pflege von Menschen mit Schlaganfall einbezogen werden. Oft haben sie Mühe, das Familienmitglied in seinem Krankheitszustand zu akzeptieren, und nehmen den Patienten zunächst als ihnen fremd wahr.

Aggression und Gewalt Band 1, H 4.2

Reflexstörungen

Reflexe können vermindert oder nicht mehr vorhanden sein, z. B. der Schluckreflex; dieser wird durch das Drücken von Nahrung mit der Zunge gegen den weichen Gaumen bei geschlossenem Mund ausgelöst; dabei schließt sich der Kehldeckel als Vorbereitung zum Schlucken. Ebenso kann der Kornealreflex (beim Betupfen der Augenhornhaut kommt es zum Lidschluss) auf der betroffenen Körperseite abgeschwächt oder fehlend sein. Dasselbe gilt für den Hustenreflex. Durch das Fehlen dieser wichtigen Schutzfunktion kann Essen oder Speichel in die Lunge gelangen und eine Pneumonie nach sich ziehen.

Pneumonie Band 3, G

Reflexe können aber auch verstärkt sein, z. B.:

♦ **Spannungsreflexe der Muskulatur:** Es besteht ein erhöhter Muskelgrundtonus/ eine Spastik, bzw. es lassen sich spastische Muster durch entsprechende Berührung auslösen.

♦ **Fluchtreflex:** Vor allem durch unangenehme Berührungen kommt es zu Abwehrreaktionen, z. B. beim Umlagern.

♦ **Frühkindliche Reflexe,** die sich im Erwachsenenalter verlieren, können wieder auftreten, z. B. der Greifreflex: Durch das Greifen in die Handinnenfläche eines Säuglings kommt es zur festen Schließung, zur Faust.

♦ **Pathologische Reflexe** treten auf (Babinski-Reflex).

Reflexprüfung Band 4, A 4.4.3

Grundsätzlich gilt: Nicht mehr oder vermindert vorhandene Reflexe, die der Sicherheit dienen (Schluck-, Husten- und Kornealreflex), müssen von der Pflegenden erkannt werden. Voraussetzungen für eine orale Nahrungsaufnahme sind:

♦ Der Hustenreflex muss erhalten sein, damit beim Verschlucken der Bissen hochgehustet werden kann.

Schluckakt Band 2, J 1.2.6

♦ Das Schlucken von Speichel muss möglich sein.

♦ Der Patient muss zur Nahrungsaufnahme in eine aufrechte Sitzhaltung gebracht werden können.

♦ Zum Verabreichen der Nahrung muss ausreichend Zeit einkalkuliert werden.

♦ Das Anreichen des Essens darf nicht an pflegerische Hilfskräfte delegiert werden.

Sind diese Voraussetzungen nicht erfüllt, darf dem Patienten keine Nahrung (Speisen und Getränke) oral zugeführt werden.

Bezüglich des Kornealreflexes muss die Pflegende adäquat handeln, d. h. verhindern, dass das Auge verletzt wird oder austrocknet. Die Wirkung von verstärkten bzw. wieder auftretenden Reflexen wie Spannungs-, Flucht- oder Greifreflex sollte durch das konsequent angewendete therapeutische Konzept nach Bobath gemindert werden.

10 Regeln zum Essen und Trinken nach einem Schlaganfall

♦ Während des Essens nicht mit dem Patienten „plaudern".
Fragen nur stellen, wenn sein Mund leer ist.

♦ Dem Patienten Zeit lassen. Zum Nachschlucken auffordern.

♦ Kleine Mengen abteilen und auf den Löffel nehmen. Den Löffel gerade in den Mund schieben und den Bissen mit den Lippen abnehmen lassen.

♦ Den Patienten auffordern, die betroffene Seite beim Kauen und Schlucken miteinzubeziehen, dadurch kommt es zur Stimulation der betroffenen Mundseite.

♦ Zum aktiven Kauen auffordern. Beim Schlucken Mundschluss beachten und bei Bedarf durch den Kieferkontrollgriff unterstützen. Ist der Vorgang des Schluckens sehr mühsam, kann der Schluckreflex durch Bestreichen des Kehlkopfbereichs mit der Hand ausgelöst werden.

♦ Den Mund immer vollständig entleeren lassen und kontrollieren.

♦ Pausen einhalten und ruhig atmen lassen. Dann erst die neue Portion reichen.

♦ Den Patienten darauf aufmerksam machen, den Mund mit einer Serviette abzuwischen.

♦ Gründliche Mundpflege nach jedem Essen ist notwendig, vor allen Dingen in der Backentasche der betroffenen Seite, da dort meist Essensrückstände verbleiben.

♦ Den Patienten nach Beendigung der Mahlzeit noch etwa 20 Minuten aufrecht sitzen lassen.

Schluckstörung
Band 3, J 1

Lähmungen

In der Regel treten Lähmungen auf in Form von

♦ **Hemiplegie** = vollständige Lähmung einer Körperhälfte

♦ **Hemiparese** = inkomplette Lähmung einer Körperhälfte

Zunächst ist die Körperlähmung meist schlaff, nach Stunden oder wenigen Tagen entwickelt sich häufig eine spastische Lähmung (= krampfartig erhöhter Muskeltonus durch Schädigung des ersten Neurons). Bei einem zentralen Ereignis (Verschluss einer zentral im Gehirn gelegenen Arterie) kann die Lähmung jedoch schlaff bleiben. Dies bedeutet, nicht alle betroffenen Patienten entwickeln im Verlauf ein spastisches Bewegungsmuster. Der Schweregrad und das Ausmaß der Lähmungen richten sich nach dem im Gehirn betroffenen Areal.

> Die Rehabilitation des Schlaganfallpatienten beginnt sofort nach dem Ereignis des Schlaganfalls. Der Schlaganfallpatient soll rund um die Uhr **gezielt** im interprofessionellen Team betreut werden. Die geplante Zusammenarbeit zwischen Ärzten, Pflegenden, Physiotherapeuten, Ergotherapeuten und Logopäden ist zwingende Voraussetzung für eine erfolgreiche Rehabilitation der Betroffenen.

Es kann zur **Hypoglossuslähmung** kommen. Betroffen ist der XII. Hirnnerv, dadurch kommt es zur Lähmung der Zungengrundmuskulatur. Dies wiederum lässt die Zunge des Patienten nach hinten fallen und verlegt so die Atemwege. Hier handelt es sich um einen Notfall, der unmittelbares Handeln erforderlich macht. Der Patient wird auf die Seite gelagert. Um ein Zurücksinken der Zunge zu verhindern, kann ein Guedeltubus (spezieller Gummitubus, der von Pflegenden eingelegt werden kann) oral eingeführt werden.

Bei der **Fazialislähmung** ist der VII. Hirnnerv betroffen. Er versorgt die mimische Muskulatur. Durch den Ausfall kommt es zu unterschiedlichen Symptomen je nach Schwere und Umfang der Schädigung:

♦ **inkompletter Lidschluss** auf der betroffenen Körperseite: Verabreichung von Augentropfen oder Augensalbe nach Arztverordnung; Auflegen von mit NaCl (0,9 %) getränkten sterilen Kompressen; bei fehlendem Lidschluss Uhrglasverband

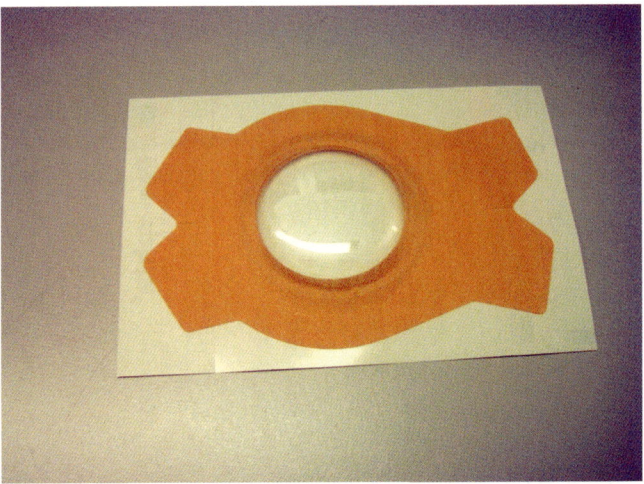

Uhrglasverband

♦ **hängender Mundwinkel** auf der betroffenen Körperseite und **unvollständiger Lippenschluss**: betroffene Backentasche bei der Mundpflege auf Speisereste kontrollieren. Der Patient kann dies nicht selbst tun. Da der Patient den auslaufenden Speichel nicht spürt, muss er darauf aufmerksam gemacht werden.

Inkontinenz

Viele Patienten sind nach einem Schlaganfall urin- und stuhlinkontinent. Durch die fehlende nervale Stimulation von Harnblase und Darm kann es jedoch auch zur Obstipation oder zum Harnverhalt kommen. Muss die Ein- und Ausfuhr des Patienten bilanziert werden, erhält er häufig einen Blasenkatheter. Der Katheter sollte bald gezogen und Inkontinenzmaterial eingesetzt werden. Um die Harnblase wieder normal entleeren zu können, soll frühzeitig mit dem Toilettentraining begonnen werden. Die Patienten werden nach einem festgelegten Zeitplan regelmäßig zur Toilette geführt, wo sie Urin lassen. So werden nasse Einlagen und eventuelle Hautschäden (Dekubitus, wunde Haut, Mykosen) vermieden.

Menschen
bei der
Ausscheidung
unterstützen
Band 2, E 3.2

3.4.5 Lagerung

Im Zusammenhang mit der Lagerung eines Patienten mit Schlaganfall gilt: so viel wie nötig – so wenig wie möglich.

Zu viel Schaumstoff oder zu viele Kissen im Bett blockieren den Patienten zusätzlich, z. B. sinkt er bei zu hohem Schaumstoff ein. Eine Wechseldruckmatratze stört das Gleichgewichtsorgan und irritiert die Wahrnehmung des eigenen Körperschemas; deshalb Wechseldruckmatratzen nur bei völliger Immobilität und hoher **Dekubitusgefahr** anwenden. Zunächst wird der Patient alle zwei Stunden oder bei Bedarf umgelagert. Dabei ist darauf zu achten, dass er nach der Mobilisation in den Stuhl nicht gleich wieder auf den Rücken, sondern auf die Seite gelagert wird. Sonst wird wieder Druck auf diese Körperstelle ausgeübt mit dem Risiko der Dekubitusentstehung.

Lagerungen und
Bewegungen
geplant und
sicher durch-
führen
Band 2, F 2.1.6

Das Lagerungsintervall soll den Hautverhältnissen des Patienten angepasst werden. Vor allem in der Nacht können bei guten Hautverhältnissen auch längere Intervalle angestrebt werden. Die Lagerung auf die betroffene Seite sollte bevorzugt werden. Zum einen erhält der Patient durch den Druck der Matratze einen Reiz zur Körperwahrnehmung. Zum anderen ist er mit der gesunden Körperseite frei und kann sich beispielsweise selbst das Getränk nehmen.

Fersen, Ellenbogen und andere Gelenkvorsprünge werden frei und ohne Auflagedruck gelagert. Zur Vermeidung von Druckulzera soll zusätzlich auf eine ausreichende Flüssigkeitszufuhr sowie eine eiweißreiche Ernährung geachtet werden. Die sorgfältige Beobachtung und Pflege der Haut im Rahmen der Körperpflege und bei Positionswechsel hilft ebenfalls, das Risiko zu vermindern.

3.4.6 Mobilisation

Die Mobilisation eines Patienten mit Schlaganfall stellt einen wichtigen Teil des rehabilitativen Behandlungskonzepts dar. Sie erfüllt dabei verschiedene Aufgaben:

Bobath-Konzept
Band 2, F 2.2
Bewegungs-
übergänge
gestalten
Band 2, F 3

- ♦ präventive Maßnahme zur Verhinderung einer Pneumonie, von Dekubitus, von Kontrakturen oder Thrombosen
- ♦ Stimulation des Gehirns durch Lageveränderung im Raum
- ♦ Reize für das Körperbild
- ♦ Training der Rumpf- bzw. Körperkontrolle

3.4.7 Bedeutung für den Patienten

Für Patienten, die einen Schlaganfall erleiden, ändert sich unter Umständen von einer Minute auf die andere das ganze Leben. Aus dem Zustand von Gesundheit wird akut ein Zustand von Abhängigkeit, Machtlosigkeit und Pflegebedürftigkeit.

Durch die starke Beeinträchtigung auch der kognitiven Hirnleistung als Folge eines Schlaganfalls sind die Patienten kaum in der Lage, die Dimension der Situation umfassend zu verstehen. Je nach Bewusstseinslage des Patienten in der **Akutphase** nehmen sie die behandelnden Maßnahmen mehr oder weniger wahr.

Die Patienten realisieren oft, dass etwas nicht stimmt, können aber die Situation als Ganzes nicht erfassen. Starke Unruhe, Angst, Aggressionen und große Verzweiflung können diese Phase prägen. Ein ruhiger und einfühlsamer sowie empathischer Umgang mit den Patienten ist Voraussetzung für eine gelingende Beziehung zwischen dem Patienten und dem behandelnden Team. Dies sollte möglichst auch in der oft hektischen Phase der Akutbehandlung realisiert werden.

Die äußere, sichtbare Einschränkung (z. B. die Hemiplegie der rechten Körperseite) ist Ausdruck der Schädigung im Gehirn. Das Gesundheitsproblem liegt aber primär nicht im betroffenen Bein oder Arm, sondern im zentralen Organ des Menschen, im **Gehirn**. Daher ist immer auch seine Denkfähigkeit, ein Teil seiner Persönlichkeit, seiner Gefühle von dem Ereignis mitbetroffen. Die gezielte und koordinierte Behandlung im Stroke-Team kann wesentlich dazu beitragen, dass sich der Zustand des Betroffenen positiv verändert.

Viele Patienten entwickeln nach einem Schlaganfall eine **Depression**. Eine frühe psychologische bzw. psychiatrische Unterstützung kann dem Patienten helfen, Bewältigungsstrategien zu entwickeln und umzusetzen. Bei jungen erwerbstätigen Personen muss frühzeitig an eine mögliche Umschulung oder Wiedereingliederung ins Erwerbsleben gedacht werden. Falls dies aufgrund der Schwere der bleibenden Beeinträchtigung nicht möglich ist, müssen Möglichkeiten der Frühberentung erwogen werden.

Schlaganfall bei Kindern

Jedes Jahr erleiden ca. 300 Kinder in Deutschland einen Schlaganfall. Meist sind Neugeborene betroffen.

Ursachen sind angeborene Gefäßanomalien, Herz- oder Infektionskrankheiten oder angeborene Gerinnungsstörungen, die zu einem Verschluss der Hirnarterien führen.

Auch ein Fetus kann noch im Mutterleib einen Schlaganfall erleiden. Häufig wird ein Schlaganfall bei Kindern nicht erkannt, da die Symptome durch die noch nicht abgeschlossene Gehirnentwicklung erst einige Monate bis Jahre später auftreten können. Auffällig ist lediglich eine verzögerte Entwicklung des Kindes. Niemand denkt dann jedoch an einen Schlaganfall.

Die Behandlungsmöglichkeiten des Schlaganfalls bei Erwachsenen (z. B. Lyse) sind bei Kindern bisher nicht zugelassen. Es besteht jedoch eine Reihe von anderen, konservativen Behandlungsmöglichkeiten (z. B. Ergo-, Physiotherapie und Logopädie).

Bei ca. einem Drittel der Kinder bleiben Schäden wie Epilepsie oder Lähmungen bestehen. Deutschlands einziges Zentrum für die Forschung zum Schlaganfall bei Kindern befindet sich an der Universitätsklinik in Münster/Westfalen. Dort wird seit 1996 an diesem Thema geforscht.

3.4.8   Bedeutung für die Angehörigen

Auch für die Angehörigen ändert sich die Situation von einer Minute auf die andere. Die erste Phase ist geprägt von Ängsten und Sorgen um das Leben des Familienmitglieds. In einer zweiten Phase kreisen die Gedanken um die Zeit nach dem Krankenhausaufenthalt und um die Frage, ob der Patient wieder völlig gesund wird bzw. wie groß und einschränkend die Beschwerden bleiben werden.

Angehörige haben ein großes Bedürfnis nach verständlicher Information. Ein Gespräch mit dem Arzt, der über die Krankheit informiert und die weiteren Schritte bespricht, sollte sobald als möglich – idealerweise nach der Akutversorgung des Patienten – durchgeführt werden.

Viele Angehörige beschreiben das „Nicht-Wissen, wie es dem anderen geht" als extrem belastende Situation. Angehörige sollten als Partner und Hilfe im Behandlungs- und Pflegeprozess verstanden werden. Sie sollen – falls von ihnen gewünscht – aktiv in die Pflegehandlungen einbezogen werden. Damit auch die Angehörigen die Behandlungsprinzipien beherzigen, müssen sie ihnen verständlich und angemessen erklärt werden.

Die Sorgen und Nöte der Angehörigen sind unbedingt ernst zu nehmen. Auch ihnen kann psychologische Unterstützung angeboten bzw. diese vermittelt werden. In einigen Fällen kann der Kontakt zu einer Selbsthilfegruppe für pflegende Angehörige hilfreich und entlastend sein. Angehörige sollten früh über Unterstützungsangebote für die Pflege und Betreuung des Erkrankten hingewiesen werden.

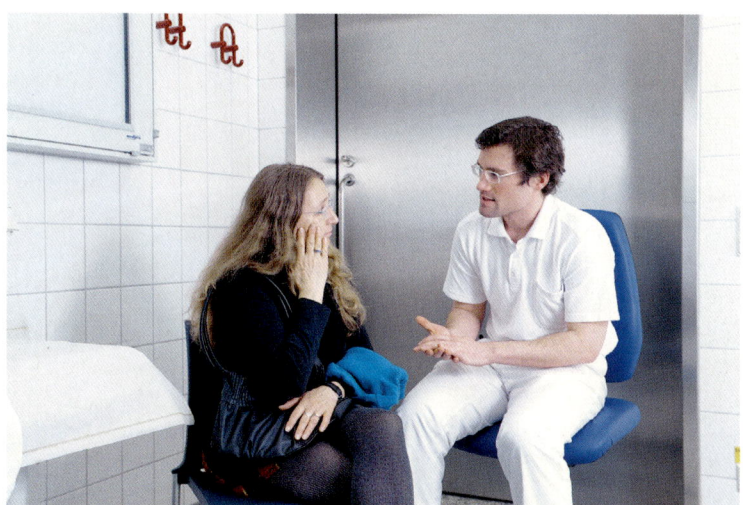

Zeitnahe Information der Angehörigen

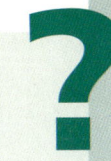

1. Was versteht man unter einer Thrombose?

2. Welche Risikofaktoren fördern die Entstehung einer Thrombose? Nennen Sie mindestens fünf.

3. Was ist ein Cava-Schirm?

4. Welche Symptome zeigen sich bei einem arteriellen Gefäßverschluss?

5. In welche Stadien kann ein Mesenterialinfarkt eingeteilt werden?

6. Was versteht man unter einem Ulcus cruris?

7. Welche Unterschiede bestehen zwischen einem Ulcus cruris venosum und einem Ulcus cruris arteriosum in Bezug auf die Ursachen, die Symptome und den Verlauf?

8. Welche nicht invasive Behandlung wird bei Patienten mit einem Ulcus cruris empfohlen?

9. Welche Anforderungen muss ein Wundverband in der Behandlung von chronischen Wunden erfüllen? Nennen Sie mindestens fünf.

10. Definieren Sie den Begriff Schlaganfall.

11. Welche Unterschiede bestehen zwischen einem ischämischen und einem hämorrhagischen Schlaganfall in Bezug auf die Ursachen, die Symptome und die Behandlung?

12. Welche Risikofaktoren fördern die Entstehung eines Schlaganfalls? Nennen Sie mindestens vier.

13. Wie wird ein ischämischer Schlaganfall in der Akutphase medizinisch behandelt?

14. Was versteht man unter der Plastizität des Gehirns?

15. Erklären Sie die Begriffe
a) Aphasie
b) Apraxie
c) Hemianopsie
d) Ataxie
e) Neglect

16. In welche Formen lässt sich die Aphasie unterteilen? Erklären Sie die einzelnen Formen.

17. Beschreiben Sie die Mobilisation eines Patienten mit Schlaganfall vom Bett in den Stuhl mit eigenen Worten. Worauf achten Sie besonders?

1 Erstellen Sie für eine 25-jährige Patientin (Raucherin, nimmt orale Antikonzeptiva, leichtes Übergewicht = BMI 27), die zur stationären Behandlung einer tiefen Beinvenenthrombose im linken Unterschenkel ins Krankenhaus eingewiesen wird, eine Pflegeplanung, die die Phasen des Pflegeprozesses abbildet. Die Pflegeplanung soll für die Akutphase (die ersten drei Tage) und für die Zeit nach dem Austritt (Prävention, Gesundheitsförderung, Informations- und Beratungsbedarf der Patientin) erstellt werden.

2 Recherchieren Sie im Internet den Nationalen Expertenstandard für die Pflege von Menschen mit chronischen Wunden auf der Webseite des Deutschen Netzwerks zur Qualitätssicherung in der Pflege (www.dnqp.de). Stellen Sie den Standard in einer Übersicht (Struktur – Prozess – Ergebnis) kurz in der Gruppe vor.

3 Erstellen Sie ein Merkblatt für Pflegende, das die wichtigsten Pflegeprinzipien in der Arbeit mit Menschen, die einen Schlaganfall erlitten haben, aufnimmt. Verwenden Sie dabei die pflegerische Fachsprache.

4 Erstellen Sie eine umfassende Pflegeplanung für einen 67-jährigen Patienten, der vor drei Tagen einen ischämischen Schlaganfall erlitten hat. Der Patient erhielt keine Lyse. Er hat eine rechtsseitige Hemiplegie (er ist Rechtshänder). Der Patient leidet an einer Wernicke-Aphasie und einer ausgeprägten Apraxie sowie Schluckstörungen. Er ist urininkontinent, er hat keinen Blasenkatheter. Der Patient hat Stimmungsschwankungen (Phasen der Aggression wechseln mit Phasen starker Trauer ab).

5 Erstellen Sie ein Merkblatt für pflegende Angehörige über die Nahrungsaufnahme bei Personen nach einem Schlaganfall. Auf was sollten pflegende Angehörige in besonderer Weise hingewiesen werden? Wählen Sie eine verständliche Sprache und begründen Sie die Informationen, die Sie in das Merkblatt aufnehmen.

Kammerlander, Gerhard: Lokaltherapeutische Standards für chronische Wunden. 3. Auflage, Springer Verlag, Wien 2005

Krohwinkel, Monika: Rehabilitierende Prozesspflege am Beispiel von Apoplexiekranken. Fördernde Prozesspflege als System. 3. Auflage, Huber Verlag, Bern 2008

www.schlaganfall-hilfe.de Webseite der Stiftung Deutsche Schlaganfallhilfe mit Hinweisen zu regionalen Stroke-Units sowie zu Informationsangeboten von Betroffenen und Angehörigen

www.dsg-info.de Webseite der Deutschen Schlaganfallgesellschaft

I   Leitlinien der Deutschen Gesellschaft für Phlebologie

Essen hält Leib und Seele zusammen

Sich ernähren und ernährt werden

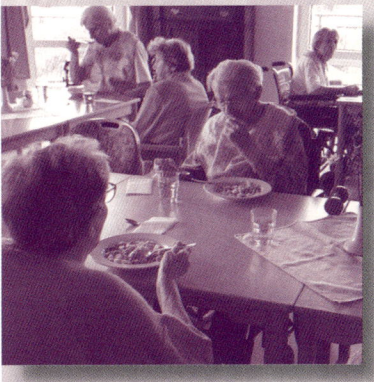

J

Pia, Olga und Tim feiern den Abschluss ihres Praktikumseinsatzes in einer Pizzeria. Die Freunde freuen sich auf die Theorie in der Schule. Sie haben die Möglichkeit, die Eindrücke aus der Praxis von der Theorie aus zu reflektieren. Meist können sie sich Pflegesituationen besser erklären und warum die so verlaufen sind, wie sie sie erlebt haben. Als Pia gerade eine Episode von ihrer kleinen Schwester erzählt, verschluckt sich Tim. Erst wird er ganz dunkelrot im Gesicht, dann schnappt er nach Luft, bis der erlösende Hustenstoß das Stückchen Pizza aus seinem Rachen freigibt. Er muss mehrmals husten und Wasser trinken. „Meine Güte, da hast du dich aber ganz schön verschluckt", bemerkt Olga. Tim schaut sie nachdenklich an. „Ja, stellt euch mal vor, das müsstet ihr vor jedem Bissen befürchten. In der letzten Woche habe ich einen Patienten gepflegt, der wegen seiner Erkrankung nicht richtig schlucken konnte. Irgendwann hat man dann beschlossen, dass er die Nahrung nicht mehr durch den Mund, sondern direkt über den Magen erhalten soll."

„Das ist schon komisch. Die einen können nicht mehr richtig essen, die anderen mögen nicht. Vor Wochen ist eine ältere Dame bei uns im Seniorenzentrum aufgenommen worden. Die konnte sich nicht mehr alleine versorgen und hat kaum was gegessen. Als die Frau zu uns kam, wog sie noch 45 kg. Die Muskeln an den Armen und Oberschenkeln waren schon zurückgegangen. Kein Wunder, dass die so schwach war. Jetzt bieten wir der Frau eine Ergänzungsnahrung an. Die

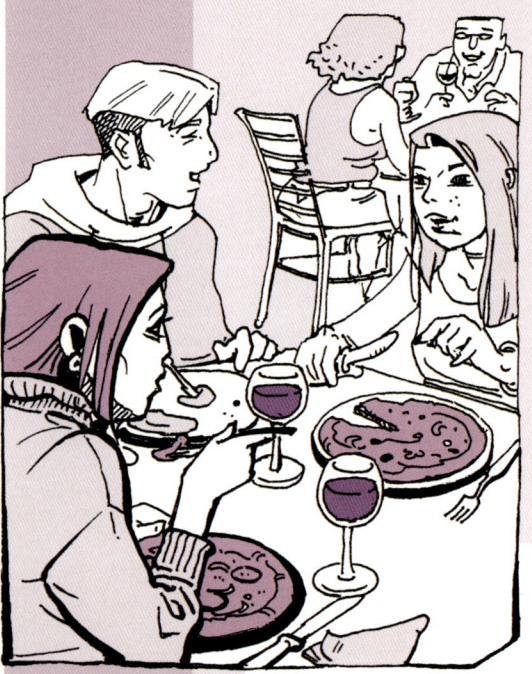

scheint sie zu mögen, sie hat schon ein Kilo zugenommen." Als der Nachtisch kommt, lassen sich alle ihr Dessert schmecken. Pia schaut in Gedanken auf ihren Teller. „Wisst ihr, wir haben auf der Station einen 14-jährigen Jungen. Der hat schon seit vier Jahren die Zuckerkrankheit. Aber anstatt sich zuckerfrei zu ernähren, isst er immer Kartoffelchips und trinkt Unmengen von Cola und Limonade. Der Arzt hat bei der Aufnahme gesagt, er sei adipös und müsse dringend abnehmen. Aber er versteht es einfach nicht. Jetzt ist er schon das dritte Mal in diesem Jahr mit einem viel zu hohen Zucker bei uns auf Station." Pia, Olga und Tim hängen ihren Gedanken nach. Wer hätte gedacht, dass essen so schwierig sein kann?

1   Sicher haben Sie sich auch schon verschluckt. Was passiert dabei? Schildern Sie Ihre Erfahrungen in der Gruppe.

2   Berichten Sie von Ihren praktisch-pflegerischen Erfahrungen im Zusammenhang mit dem Essen und der Nahrungsaufnahme.

1 Kau- und Schluckstörungen

Die 75-jährige Erna Wolthof wurde vor zwei Tagen in das Klinikum Gutleben eingeliefert. Ihre 43-jährige Tochter hatte sie am Boden liegend und kaum ansprechbar in deren Wohnung gefunden, nachdem sie zwei Tage nicht erreichbar gewesen war. Der Verdacht auf Schlaganfall wurde durch eine Computertomografie bestätigt. Erna Wolthof hatte einen Mediainfarkt rechts erlitten. Daher kann sie die linke Körperhälfte nicht bewegen. Auch der Mund hängt links ein wenig herab. Frau Wolthof ist wach und reagiert auf Ansprache, als Tim am Mittag das Zimmer der Patientin betritt. Sie spricht verwaschen und undeutlich, sodass Tim sich gut konzentrieren muss. Ab heute darf Frau Wolthof wieder essen, nachdem sie in den ersten Tagen über starke Übelkeit und Erbrechen geklagt hatte. Tim möchte ihr nun beim Mittagessen behilflich sein. Er stellt fest, dass Frau Wolthof große Schwierigkeiten beim Essen und beim Trinken hat. Sie kann nicht richtig kauen und staut Nahrung vor allem in der linken Wange auf. Beim Trinken verschluckt sie sich ständig und fängt nach jedem Schluck zu husten an. Tim bricht den Versuch, ihr beim Essen zu helfen, ab. Er berichtet seine Beobachtungen umgehend der Stationsleitung, die sofort die Ärztin informiert.

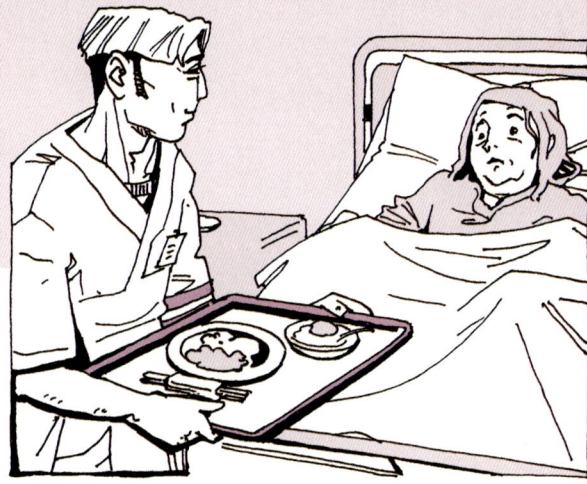

1 Was muss Tim beachten?

2 Welche Schwierigkeiten könnte Frau Wolthof beim Essen und Trinken haben?

3 Wie können Sie eine sichere Nahrungsaufnahme unterstützen?

1.1 Physiologie des Schluckens

Schlucken ist ein komplexer Vorgang, der aus sensorischen Abläufen (Aufnahme und Weitergabe von Empfindungen) und motorischen Abläufen (Zusammenspiel der am Schluckvorgang beteiligten Muskeln) besteht. Nahrung und Flüssigkeit müssen zum Mund geführt, aufgenommen, eingespeichelt und zerkleinert werden. Danach muss die Nahrung zu schluckfähigen Portionen (Boli) gebündelt, im Mund nach hinten befördert und unter Auslösung des Schluckreflexes in die Speiseröhre abgeschluckt und in den Magen transportiert werden.

Verdauungssystem
Band 2, J 1

Dabei müssen die Atemwege geschützt sein, damit keine Nahrung oder Flüssigkeit in die Lunge gelangt. Dieser Vorgang setzt das exakte Zusammenspiel von sensorischen und motorischen Abläufen voraus. Für einen normalen Schluckablauf sind die Koordination von fünf Hirnnerven und zahlreichen Muskelpartien im Mund- und Rachenbereich notwendig sowie eine unbehinderte Passage durch die Speiseröhre.

Mundhöhle
Band 2, J 1.2.1

Der **Schluckvorgang** wird in vier Phasen unterteilt:

♦ orale Vorbereitungsphase
♦ orale Transportphase
♦ pharyngeale Phase
♦ ösophageale Phase

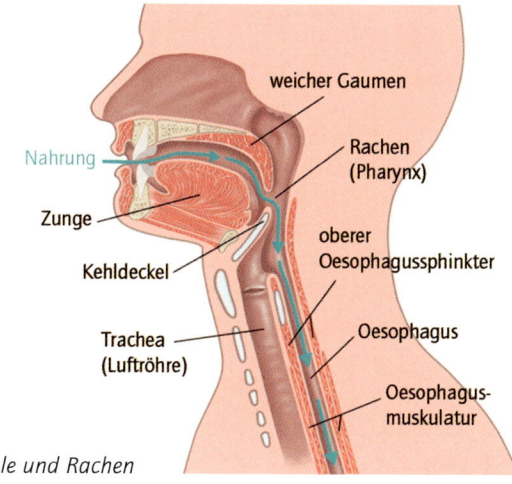

weicher Gaumen

Rachen (Pharynx)

Nahrung

Zunge

oberer Oesophagussphinkter

Kehldeckel

Trachea (Luftröhre)

Oesophagus

Oesophagus-muskulatur

Mundhöhle und Rachen

Säuglinge schlucken anders

Bis ca. zur 6. Lebenswoche haben Säuglinge ein automatisches Saug-Schluck-Muster. Erst danach setzen isolierte Bewegungen im Mundbereich ein. Ab ca. der 7. Lebenswoche ist eine Löffelfütterung möglich. Ab dem 5. Monat treten Beißreaktionen ein, die „Nagefunktion" setzt ein. Ab dem 7. Monat beginnt das Kind richtig zu kauen.

1.1.1 Orale Vorbereitungsphase

Zur oralen Vorbereitungsphase gehören die **Nahrungsaufnahme** und das **Kauen**. Die Speise wird in den Mund gebracht und auf der Zunge abgelegt. Damit die Nahrung auch im Mund bleibt, muss ein Lippenschluss zustande kommen. Über verschiedene Rezeptoren wird die Nahrung auf Konsistenz (Beschaffenheit), Menge und Geschmack überprüft. Nachdem die Zunge die Nahrung seitlich zwischen die Zahnreihen geschoben hat, beginnt das Kauen. Die meisten Menschen kauen bevorzugt auf einer Seite. Das Kauen erfolgt über Bewegungen des Unterkiefers und wird von der Zunge unterstützt, die beim Einspeicheln hilft und die Nahrung immer wieder in die richtige Kauposition schiebt. Dabei wirkt auch die Wangenmuskulatur mit, die auf der Kauseite angespannt wird (Tonisierung). Wenn die Speise genügend zerkleinert ist, formt die Zunge eine schluckgerechte Portion (Bolusbildung) und platziert diese auf der richtigen Zungenposition. Damit beginnt die orale Transportphase.

Auge und Nase essen mit

Schon bevor sich die Nahrung im Mund befindet, wird der Speichelfluss durch Anblick und Geruch angeregt. „Das Wasser läuft im Mund zusammen." Ein positiver Anblick und Geruch des Essens sollten als Stimulation für das Schlucken nicht unterschätzt werden.

1.1.2 Orale Transportphase

Zu Beginn der oralen Transportphase ziehen sich Zungenränder und Mundboden zusammen und Wellenbewegungen der Zunge transportieren den Speisebolus nach hinten. Dabei bildet die Zunge eine Furche, in der die Speise gleiten kann. Das Gaumensegel (Velum) hebt sich und schließt den Durchgang vom Mund- zum Nasenraum ab. Wenn der Speisebolus den vorderen Gaumenbogen passiert, wird der Schluckreflex ausgelöst. Damit beginnt die pharyngeale Phase.

1.1.3 Pharyngeale Phase

Während der Atmung ist der Rachenraum (Pharynx) Durchgangsraum für die Atemluft, während des Schluckens aber bildet er den Durchgangsraum für Speichel, Nahrung und Flüssigkeit, die nicht in die Lungen gelangen dürfen. Während des Schluckens muss der Eingang zur Luftröhre (Trachea) daher verschlossen sein (Glottisschluss), damit keine Nahrung in die Luftröhre gelangt. Bei Auslösung des Schluckreflexes heben sich Zunge, Zungenbein und Kehlkopf (Larynx) an.

Schluckakt
Band 2, J 1.2

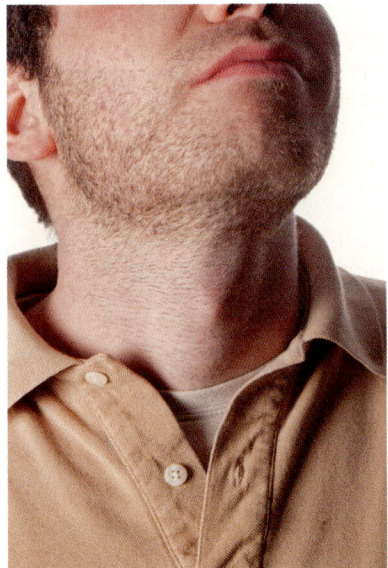
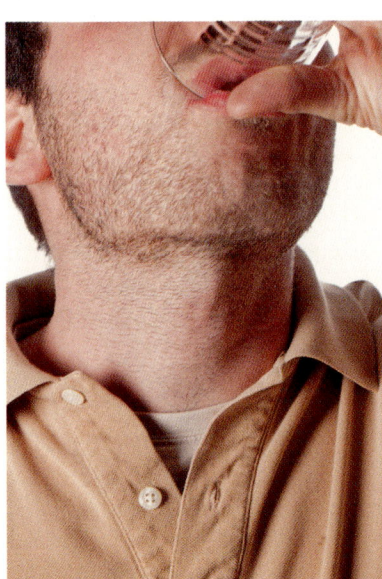

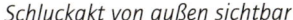
Schluckakt von außen sichtbar

Schutz der Atemwege durch Glottisschluss

Stimmlippen, Taschenfalten und Aryknorpel (Stellknorpel) verschließen durch Adduktion (Innendrehung) den Kehlkopf und damit den Eingang zur Luftröhre. Zusätzlich wird der Raum oberhalb des Kehlkopfes durch das Zuklappen des Kehldeckels (Epiglottis) verschlossen.

Peristaltische Bewegungen der Pharynxmuskulatur treiben den Bolus in Richtung Speiseröhre, die durch einen Muskelring (Musculus cricopharyngeus = Oberer Ösophagussphinkter) verschlossen ist. Durch die Kehlkopfhebung und den Druck, den der Speisebolus auf diesen Muskelring ausübt, kann der Bolus in die Speiseröhre gleiten.

Die pharyngeale Phase dauert von der Auslösung des Schluckreflexes bis zum Eintritt der Nahrung in die Speiseröhre nur ca. eine Sekunde, sie läuft reflektorisch ab, d.h., sie ist nicht willentlich steuerbar.

> Ein fehlerhafter Ablauf der pharyngealen Phase kann dazu führen, dass Speichel, Nahrung oder Flüssigkeit in die Lunge gelangen (Aspiration). Aspiration kann schwere Lungenentzündungen nach sich ziehen (Aspirationspneumonien) oder – falls größere Nahrungsstücke aspiriert werden – sogar zur Erstickung führen.

1.1.4   Ösophageale Phase

In der ösophagealen Phase wird der Speisebolus durch peristaltische Wellen der Speiseröhre in den Magen transportiert. Dieser Vorgang dauert zwischen acht und 20 Sekunden.

Weg der Nahrung
Band 2, J 1.2

> Dieser Vorgang läuft bei gesunden Menschen unbewusst ab, ohne dass sie sich verschlucken. Das Zusammenspiel zwischen Atmung und Schluckakt funktioniert automatisch. Nehmen gesunde Menschen während des Sprechens Nahrung zu sich, kommt es aber auch hier zum Verschlucken mit nachfolgend starkem Husten. Mit Geschwindigkeiten bis zu 600 km/h wird die Nahrung aus der Luftröhre gedrückt. Patienten mit abgeschwächtem Hustenstoß können in die Luftröhre gelangte Nahrung weniger gut abhusten. Hier besteht ein erhöhtes Risiko einer Aspiration mit nachfolgenden Komplikationen.

Beispiel: Essenbegleitung – die unterschätzte Kunst

Das Schlucken ist ein komplizierter und komplexer Akt. Das Zusammenspiel zwischen einer Vielzahl von Muskeln und die Koordination der einzelnen Abläufe setzen voraus, dass alle anatomischen Anteile von Mund, Rachen und Speiseröhre reibungslos zusammenspielen. Viele Patienten und alte Menschen können die Nahrung nicht mehr selbstständig zu sich nehmen und benötigen Hilfe. Um die Nahrung sicher zu sich nehmen zu können, sollten erfahrene Pflegefachpersonen das Essen eingeben. Die Praxis zeigt häufig ein ganz anderes Bild. Angelernte Personen, Praktikanten und Lernende übernehmen oft diese Aufgabe, ohne über ausreichende Kenntnisse des Schluckvorgangs zu verfügen.

1.2 Schluckstörungen

In allen beschriebenen Schluckphasen kann es zu Störungen des Schluckvorgangs kommen. Daher sind die Patienten (Kinder, Erwachsene und alte Menschen) sorgfältig auf Veränderungen und/oder Einschränkungen des Schluckaktes zu beobachten. Die Beobachtungen müssen fortlaufend dokumentiert werden.

Störungen des Schluckens können zwar auch psychische Ursachen haben, meist sind sie aber die Folge von pathophysiologischen Prozessen, die einen reibungslosen Ablauf des Schluckvorgangs verhindern. Das können sowohl organische Veränderungen als auch neurologische Defizite sein. Krankheitsbilder, die häufig Schluckstörungen verursachen, sind:

♦ **neurologische Erkrankungen**
   – Hirnblutung/Ischämie
   – Schädel-Hirn-Trauma
   – fortschreitende (progrediente) Erkrankungen des Nervensystems (Morbus Parkinson, Multiple Sklerose, Demenz)
   – Erkrankungen/Lähmungen der am Schlucken beteiligten Hirnnerven (z. B. Fazialisparese)

♦ **organische Veränderungen**
   – entzündliche Prozesse (z. B. Mundbodenabszess)
   – Operationen (z. B. Teilresektion der Zunge)
   – Raumforderungen (z. B. bei Tumoren und Geschwülsten)
   – Vernarbung (z. B. nach Strahlentherapie oder nach Verätzungen)
   – fehlende Zähne oder mangelhafter Zahnersatz

Morbus Parkinson
Band 3, F 2.3

Multiple Sklerose
Band 3, C 2

Demenz
Band 5, C 5.1

Auch altersbedingte Beeinträchtigungen des Schluckaktes **(Presbyphagie)** sind bekannt. Im hohen Alter kann der Schluckvorgang dadurch eingeschränkt sein, dass der Schluckreflex verspätet ausgelöst wird und dass Muskelatrophien zu einer schnellen Ermüdung beim Essen führen. Außerdem wird im hohen Alter weniger Speichel gebildet, sodass der Speisebolus nicht so gut gleiten kann. Manchmal fehlen aber die Zähne, klagt der Betroffene über Zahnschmerzen oder eine schlecht sitzende Zahnprothese. Auch Entzündungen im Mund-Rachen-Bereich können durch die Schmerzen zu einem veränderten Schluckmuster führen und so möglicherweise Schluckstörungen mit Verschlucken und starkem Husten nach sich ziehen.

Bei Patienten mit Schluckstörungen, die sich nicht ursächlich erklären lassen, sollte die Mundhöhle regelmäßig inspiziert und falls nötig ein Mundassessment durchgeführt werden.

1.2.1 Störung der oralen Vorbereitungsphase und der oralen Phase

Durch Störungen der **Motorik** oder der **Sensorik** im Mundbereich (beispielsweise durch eingeschränkte Zungenbeweglichkeit, durch Sensibilitätsstörungen bei Gesichtslähmungen oder durch schlechte Zähne oder fehlerhaften Zahnersatz) kann es beim Schlucken zu vielfältigen Problemen kommen. Häufig sind die Einschränkungen auf die Symptome im Rahmen einer neurologischen Krankheit zurückzuführen. Die Lähmung bei einem cerebro-vaskulären Insult (CVI) betrifft häufig auch die Kau- und Schlundmuskulatur. Es kann zu folgenden Einschränkungen bzw. **Problemen** kommen:

♦ Nahrung oder Flüssigkeit kann aufgrund motorischer oder kognitiver Defizite nicht zum Mund geführt werden

♦ Nahrung kann nicht gekaut oder nach dem Zerkleinern gebündelt werden

♦ Nahrung kann nicht nach hinten transportiert werden

♦ Nahrung kann nicht im Mund gehalten werden

♦ Nahrung wird im Mundraum aufgestaut

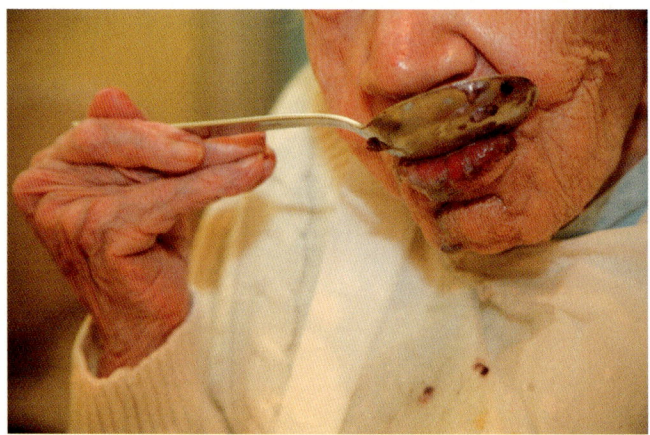

Nahrung kann nicht im Mund gehalten werden

1.2.2 Störung der pharyngealen Phase

Bei Störungen der pharyngealen Phase besteht häufig die Gefahr, dass Nahrungsanteile in die Lunge gelangen:

♦ Schluckreflex wird verspätet oder gar nicht ausgelöst

♦ es kommt kein vollständiger Glottisschluss zustande

♦ nach dem Schlucken bleiben Nahrungsreste im Rachenbereich zurück (Nahrungsretention)

♦ verminderte oder fehlende Schutzreflexe (kein Hustenreflex, kein Würgereflex)

Aspirations-gefahr
Band 3, J 2.3

1.2.3 Störung der ösophagealen Phase

Durch Störungen der **Peristaltik**, z. B. Verengungen oder Verwachsungen der Speiseröhre, kann die ösophageale Phase behindert sein.

Ösophageale Störungen können durch Schlucktherapie und -training nicht beeinflusst werden. Wenn ösophageale Störungen auftreten, sind medikamentöse oder operative Verfahren notwendig.

1.3 Folgen von Schluckstörungen

Schluckstörungen können zum einen eine Mangelernährung zur Folge haben, zum anderen kann es durch Aspiration zu lebensbedrohlichen Lungenentzündungen oder sogar zur Erstickung kommen. Doch auch ohne lebensbedrohliche Konsequenzen stellen Schluckstörungen eine Einschränkung der Lebensqualität dar, denn für die meisten Menschen bedeuten Essen und Trinken mehr als nur Nahrungsaufnahme. Ein genussvolles Essen und Trinken sollte zum Alltag gehören.

Verlust der Lust am Essen

Um die Situation von Menschen mit Schluckstörungen empathisch nachvollziehen und diesen pflegerisch angemessen begegnen zu können, sollten sich Pflegende im Zusammenhang mit dem Essen folgende Fragen stellen:

Wie wäre es, nur noch mit Mühe kauen zu können?

Wie wäre es, wenn das Essen und die Getränke ständig aus dem Mund flössen oder sich in den Wangentaschen sammelten?

Welches Bild geben diese Menschen ihrer Umwelt?

Wie wäre es, wenn man sich ständig verschluckte, man ständig husten müsste und die Angst bei jedem Bissen vor dem Verschlucken wiederkehrte?

So wird deutlich, in welcher Weise die Personen in ihrem Wohlbefinden eingeschränkt sind. Die Freude am Essen ist deutlich gemindert. Vielen Menschen mit Schluckstörungen ist das Essen in Gesellschaft peinlich. Daher sollten Pflegende sorgfältig prüfen, ob der Patient mit Schluckstörungen sich am gemeinsamen Essentisch im Krankenhaus oder Pflegeheim wohlfühlt. Auch andere Patienten und Bewohner, die in der Nahrungsaufnahme nicht eingeschränkt sind, sollten nach ihrem Befinden gefragt werden. So kann es vorkommen, dass auch sonst im Essen nicht eingeschränkte Personen nicht mehr essen möchten, da ihnen der Appetit beim Anblick des Gegenübers vergeht. Auf diese Befindlichkeiten sollte einfühlsam eingegangen und nach akzeptablen Lösungen für alle gesucht werden.

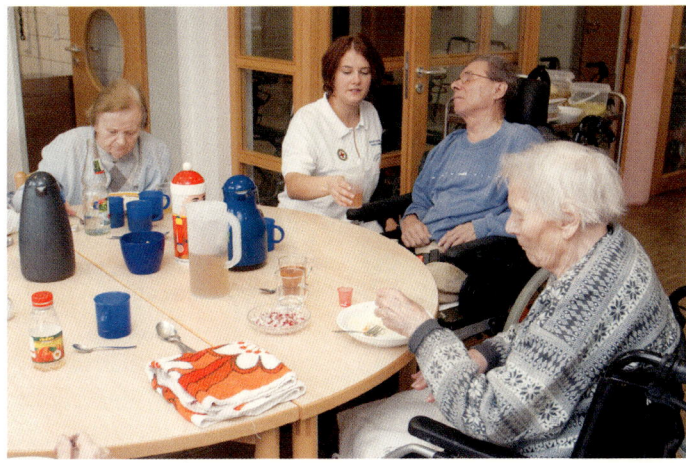

Essen in Gemeinschaft

1.3.1 Aspiration

Die bedrohlichste Folge von Schluckstörungen besteht in der Aspiration von Nahrung. Speichel, Nahrungs- oder Flüssigkeitsanteile gelangen in die Atemwege und lösen Lungenentzündungen oder sogar Erstickungsanfälle aus. Zu Aspiration kann es kommen, wenn die pharyngeale Schluckphase gestört ist. Die Gefahr einer Aspiration ist vor allem in der Akutphase bzw. bei einer frisch aufgetretenen Schluckstörung sehr groß. Drei Zeitpunkte der Aspiration werden unterschieden.

Aspiration vor dem Schlucken

Die verzögerte oder fehlende Auslösung des Schluckreflexes und eingeschränkte Zungenmotorik können dazu führen, dass Speichel, Speise und Flüssigkeit in den Rachenraum und von dort in die offenen Atemwege gelangen. Häufig ist den betroffenen Personen die Funktionseinschränkung beim Schlucken nicht bewusst, da sie durch ihre Krankheit oft im bewussten Wahrnehmen der Situation eingeschränkt sind.

> Patienten mit fehlendem Schluck- und Hustenreflex haben in der Akutphase der verursachenden Krankheit (z. B. Schlaganfall) Nahrungskarenz. Das bedeutet, sie erhalten oral keine Nahrung und keine Flüssigkeit. Flüssigkeit ist vor allem gefährlich, weil sich diese im Mund nur schwer kontrollieren lässt und oft sehr schnell nach hinten fließt.

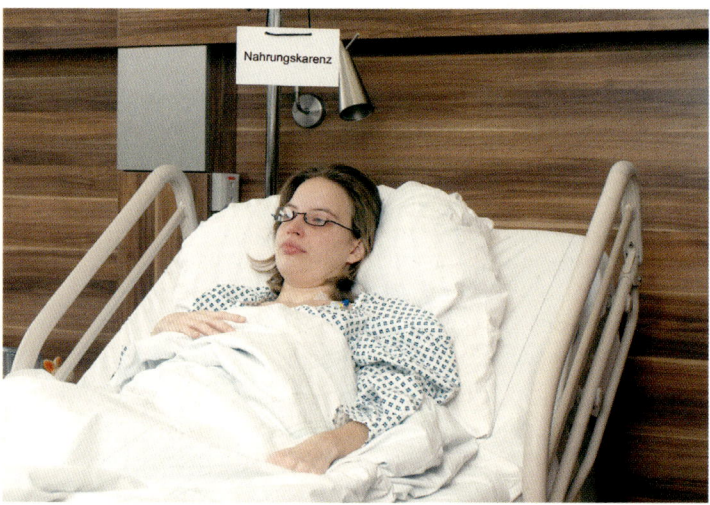

Patientin mit Nahrungskarenz

Aspiration während des Schluckens

Aspiration während des Schluckens tritt auf, wenn der Schluckreflex zwar ausgelöst wird, durch ungenügenden Glottisschluss der Zugang zur Trachea aber nicht vollständig versperrt und geschlossen ist. Ursachen dafür können Lähmungen (z. B. Rekurrensparese nach einer Schilddrüsenoperation) oder organische Veränderungen sein.

Aspiration nach dem Schlucken

Es kommt zur Aspiration nach dem Schlucken, wenn Nahrungsreste im Rachenraum zurückbleiben und mit der wieder einsetzenden Atmung in die Atemwege gelangen. Dies kann durch eine reduzierte pharyngeale Peristaltik verursacht sein oder dadurch, dass sich der Eingang zur Speiseröhre nur erschwert öffnet. Gründe dafür können Verletzungen oder starke Verätzungen mit nachfolgender Narbenbildung an der Speiseröhrenschleimhaut sein. Auch eine Verengung (Stenose) durch einen Tumor im oberen Bereich der Speiseröhre oder des Kehlkopfes ist als Ursache möglich. In der Regel müssen diese Beschwerden medikamentös oder operativ behandelt werden.

Ileus
Band 3, J

> Aspiration wird meist durch Husten und Würgen beim Essen und Trinken und eine feuchte, oft gurgelnde Stimme angezeigt. Wenn Husten und Würgen als Schutzreflex jedoch beeinträchtigt sind, kann es auch zu einer **„stillen Aspiration"** kommen. Wenn ein Patient brodelnde Atemgeräusche, unklare Temperaturerhöhungen oder immer wieder auftretende (rezidivierende) Lungenentzündungen entwickelt, muss in Erwägung gezogen werden, dass der Patient unter Umständen „still" aspiriert. Bewusstlose Menschen und Menschen mit eingeschränktem Wachheitszustand haben ein erhöhtes Risiko, still zu aspirieren. Aus diesem Grund müssen bewusstlose Personen auf die Seite gelagert werden, mit dem Mund als tiefstem Punkt. Mit dieser einfachen Maßnahme kann eine Aspiration häufig verhindert werden. Mögliche Kontraindikationen, die gegen eine Seitenlagerung sprechen, sind jedoch zu berücksichtigen, z. B. Wirbelsäulenverletzungen.

Bei starker Aspiration ist eine orale Nahrungszufuhr nicht mehr möglich. Nahrung und Flüssigkeit müssen dann über eine Sonde, die über die Bauchdecke von außen direkt in den Magen gelegt wird (**p**erkutane **e**ndoskopische **G**astrektomie oder PEG-Sonde), gegeben werden.

PEG-Sonde
Band 4, E 8.2.2

Dies bedeutet für den betroffenen Patienten den Verlust des Schmeckens, da die Nahrung nicht mehr über den Mund aufgenommen werden kann. Um diesen Personen dennoch das Schmecken zu ermöglichen, können im Rahmen der Basalen Stimulation mit verschiedenen Geschmäckern, die auf Watteträger o. Ä. gegeben werden, die Geschmacksknospen angeregt werden.

Basale
Stimulation
Band 2, C 3

Bei schweren Schluckstörungen kommt es neben der Aspiration von Nahrung auch zu Daueraspiration von Speichel. Manchmal ist es dann notwendig, die Atemwege mit einer geblockten Kanüle, die unterhalb des Kehlkopfes gesetzt wird, zu verschließen.

> **!** Bei einer möglichen Aspirationsgefahr ist eine gute Mundhygiene besonders wichtig, um den Anteil schädlicher Bakterien und anderer Keime, die mit dem Speichel aspiriert werden, möglichst gering zu halten.

1.3.2 Sozialer Rückzug

Neben den akuten und subakuten Folgen einer Schluckstörung (Aspiration und Mangelernährung durch dauerhafte qualitativ und quantitativ unzureichende Nahrung) leiden Personen auch unter den Auswirkungen im sozialen und zwischenmenschlichen Bereich. Niemand sitzt gerne einer Person gegenüber, der das Essen und Trinken aus dem Mund fließt oder Speichelfäden sich von den Lippen ziehen.

Bereits in der Klinik ist daher auf Zeichen des sozialen Rückzugs zu achten. Dem Wunsch, möglicherweise alleine am Bett oder im Zimmer zu essen, sollte jeweils entsprochen werden. Mitpatienten oder Angehörige, die aus Unwissen ihr Unbehagen äußern, sollten einfühlsam informiert werden. Die Privatsphäre sollte dabei stets gewahrt bleiben. Aus datenrechtlichen Gründen sind genaue Informationen zum Krankheitsbild und zur Entstehung der Schluckstörung und der daher veränderten Nahrungsaufnahme an Drittpersonen nicht erlaubt.

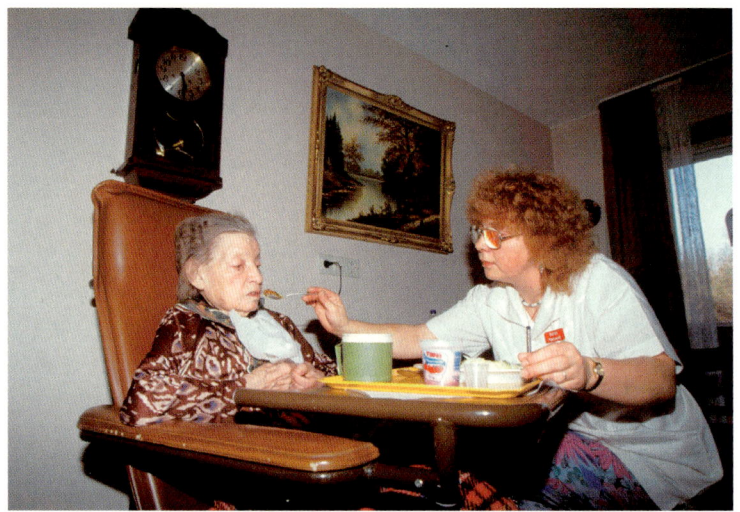

Schluckstörungen können einsam machen

1.4 Diagnostik von Schluckstörungen

Diagnostik und die medizinische sowie pflegerische Behandlung von Schluckstörungen sind immer Teamarbeit. Pflegende begleiten die Patienten bei den Aktivitäten des täglichen Lebens, also auch beim Essen und beim Trinken. Da es häufig vorkommt, dass eine Schluckstörung noch nicht bekannt und dokumentiert ist, ist es wichtig, dass Pflegende klinische Zeichen einer Schluckstörung erkennen. Wenn bei einem Patienten Diagnosen bestehen, die eine Schluckstörung verursachen können, ist es wichtig, schon bei der Pflegeanamnese folgende Fragestellungen zu beachten:

♦ Bestehen Lähmungen (z. B. Hemiparese oder Fazialisparese)?

♦ Besteht Speichelfluss aus dem Mund?

♦ Ist der Patient kognitiv stark eingeschränkt?

♦ Wie hört sich die Stimme an (klar oder aber feucht/gurgelnd)?

♦ Kann der Patient deutlich artikulieren?

♦ Wie ist der Zahnstatus des Patienten? Passt der Zahnersatz?

♦ Kann der Patient willkürlich schlucken? (Den Patienten auffordern, einmal Speichel abzuschlucken.)

♦ Hat der Patient in letzter Zeit abgenommen?

♦ Hat der Patient in letzter Zeit eine Lungenentzündung entwickelt?

Sollten sich bei der Beantwortung dieser Fragen Hinweise auf Schwierigkeiten beim Schlucken ergeben, muss eine ausführliche klinische Schluckdiagnostik durchgeführt werden. Diese wird in der Regel von Sprachtherapeuten, aber auch von extra ausgebildeten Pflegenden und Ergo- und Physiotherapeuten durchgeführt. In manchen Kliniken dürfen Patienten, bei denen der Verdacht auf eine Schluckstörung besteht, erst oral Nahrung aufnehmen, wenn von den Logopädinnen oder von dafür zuständigen Personen ein Schlucktest durchgeführt worden ist.

1.4.1 Klinische Diagnostik von Kau- und Schluckstörungen

Mit der klinischen Diagnostik werden orofaziale Motorik und motorische und sensorische Abläufe beim Schlucken überprüft. Außerdem werden Schluckversuche mit verschiedenen Nahrungskonsistenzen durchgeführt. Die klinische Diagnostik sollte bei Verdacht auf Schluckstörung möglichst zeitnah nach der Aufnahme des Patienten erfolgen.

Symptome einer Schluckstörung

Damit Pflegende, aber auch Angehörige und der Betroffene selbst erkennen können, ob eine Schluckstörung vorliegt, sollte zunächst auf bestimmte Symptome geachtet werden. Können ein oder mehrere Punkte bei dem Patienten beobachtet werden, ist dies dem betreuenden Arzt zu melden. Darüber hinaus müssen die Ursache und die genaue Art der Schluckstörung weiter diagnostisch abgeklärt werden. Für eine erste Einschätzung können Assessmentfragen hilfreich sein. Sie werden auch von der Logopädin oder der Schlucktherapeutin im Rahmen ihrer Schluckuntersuchung gestellt und der Patient wird entsprechend untersucht.

Fazio-oraler Bereich (Gesicht und Mund)

♦ mangelhafter Lippenschluss
  – Nahrung/Flüssigkeit tritt wieder aus dem Mundbereich aus
  – Speichelfluss aus dem Mund
♦ eingeschränkte Zungenmotorik
  – Willkürmotorik der Zunge ist beeinträchtigt
  – Bewegungskoordination bei Zungenbewegungen ist gestört
  – Sprechverständlichkeit ist reduziert, der Patient spricht verwaschen
  – Nahrung staut im Mund auf (auch Zeichen für reduzierte Sensibilität im Mundbereich)

Pharyngealer Bereich

♦ Stimmqualität
  – Stimme ist leise/heiser (weist darauf hin, dass die Stimmlippen nicht vollständig schließen)
  – Stimme ist feucht/brodelig (weist darauf hin, dass sich Speichel/Nahrung/Flüssigkeit auf dem Aspirationsweg befinden)

- ◆ Schluckreflex
  - Patient schluckt selten oder gar nicht
  - Patient kann nach Aufforderung nicht schlucken
  - Patient schluckt beim Essen und Trinken erst sehr spät
- ◆ Schutzreflexe/fehlende Schutzreflexe
  - Patient hustet nach dem Schlucken
  - Patient würgt häufig beim Essen und Trinken
  - Würgereflex ist nicht auslösbar
  - Patient kann nicht willkürlich husten oder hat nur einen sehr schwachen Hustenstoß

Beispiel: Klinische Diagnostik mit Schluckversuch

Wenn der Verdacht besteht, dass ein Patient an einer Schluckstörung leidet, wird in der Regel durch eine Logopädin eine klinische Schluckdiagnostik mit Schluckversuchen durchgeführt. Zunächst werden die Mundhöhle und der Rachen inspiziert und eventuell mit einem Spatel untersucht.

Der Patient wird für den Schluckversuch in eine aufrechte und bequeme Sitzlage gebracht und über den Zweck und Ablauf informiert. Die Schluckversuche werden nach Möglichkeit mit breiiger, flüssiger und fester Nahrung durchgeführt. In der Praxis hat es sich bewährt, mit der am einfachsten zu schluckenden breiigen Konsistenz zu beginnen. Dazu wird vor dem Schluckversuch Wasser angedickt. Dem Patienten wird ein Teelöffel angedicktes Wasser angereicht und er wird zum Schlucken aufgefordert. Der Schluckakt wird von außen beobachtet. Geachtet wird darauf, ob die angereichte Menge im Mund gehalten und transportiert wird, wann der Schluckreflex ausgelöst wird und wie die Stimme des Patienten nach dem Schlucken klingt. Außerdem wird überprüft, ob Reste im Mund verbleiben. Wenn der Patient mehrere Teelöffel angedicktes Wasser schlucken kann, ohne zu husten oder sich zu räuspern, und wenn auch die Stimme des Patienten nach dem Schlucken klar bleibt, werden Schluckversuche mit flüssiger und fester Nahrung durchgeführt. Falls der Patient bereits bei breiiger Nahrungskonsistenz hustet oder seine Stimme nach dem Schlucken belegt und feucht klingt, sollte auf orale Nahrungszufuhr verzichtet werden. Ansonsten sind die Konsistenz und die Art der Nahrung, die der Patient erhalten darf, festzulegen (z. B. pürierte Kost oder Brot ohne Rinde, Flüssigkeit nur angedickt usw.).

1.4.2 Bildgebende Diagnostik

Falls sich bei der klinischen Diagnostik ein Verdacht auf eine Aspiration ergibt, muss ein erweitertes Verfahren gewählt werden, um festzustellen, ob sich der Verdacht auf eine Aspiration tatsächlich bestätigt, und um die Aspirationsart und den Aspirationsgrad zu definieren.

Dies wird in der Regel endoskopisch (fiberoptische endoskopische Diagnostik) oder radiologisch (Videofluoroskopie) durchgeführt.

Inzwischen hat sich die weniger invasive Methode der Videofluoroskopie zunehmend durchgesetzt. Diese Untersuchung wird meist in der Röntgenabteilung von großen Kliniken durchgeführt. Der Patient erhält eine fluoreszierende Substanz, die er trinken soll. Während des Schluckvorgangs wird von der Seite (Kopf und Rachen im Längsschnitt) eine laufende radiologische Aufnahme bzw. eine Videofilmaufnahme gemacht. Diese Aufnahme kann dann am Bildschirm Schritt für Schritt angeschaut und ausgewertet werden. Schluckstörungen können so sehr genau festgestellt werden. Auf dem Bildschirm können die Radiologen in Zusammenarbeit mit den Schlucktherapeuten sehen, ob das Kontrastmittel den normalen Weg vom Mund durch den Rachen in die Speiseröhre nimmt oder ob es an einer Stelle im Schluck-ablauf zu einer Fehlleitung – also zur Aspiration – kommt. Die Untersuchung wird unter den Sicherheitsbedingungen des Strahlenschutzes durchgeführt. Durchführung und Schutz der beteiligten Personen unterliegen dem Strahlenschutzgesetz.

Bildgebende Verfahren Band 4, A 4.6

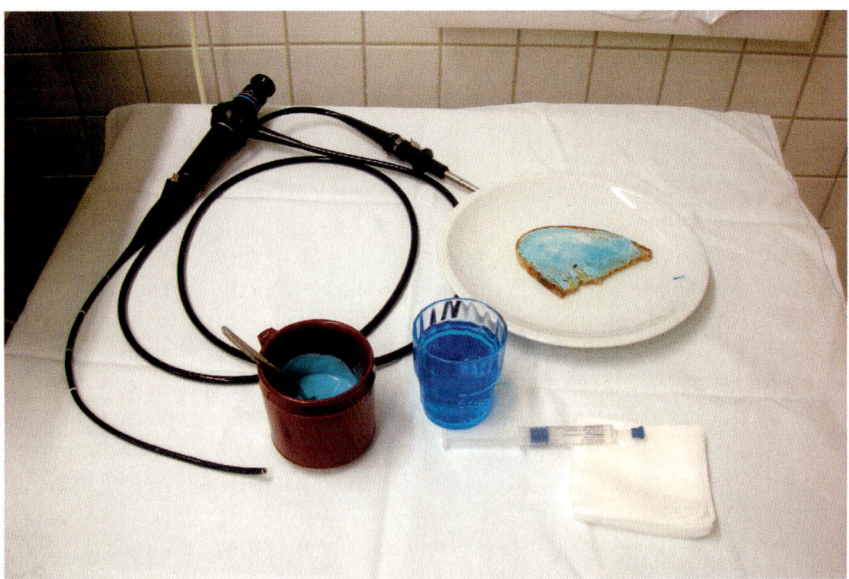

Fluoroskopie

1.5 Maßnahmen bei Schluckstörungen

Verschiedene pflegerische Maßnahmen werden in der Pflege von Menschen mit Schluckstörungen angewendet. Häufig findet die Behandlung interdisziplinär statt; Pflegende haben jedoch einen wichtigen Aufgabenbereich im Umgang mit den und in der Pflege der Betroffenen. Hierzu zählen in erster Linie die Beobachtung und Dokumentation des Schluckens sowie die frühzeitige Intervention, wenn Veränderungen auftreten. Auch die Begleitung und Unterstützung während des Essens sowie die Information an die Betroffenen und ihre Angehörigen über bestimmte Verhaltensweisen gehören im Rahmen der pflegerischen Kompetenzen zu diesen Aufgaben.

> Patienten mit Schluckstörungen sollten stets von erfahrenen Pflegenden beim Essen unterstützt und angeleitet werden.

1.5.1 Schlucktherapie

Eine effektive Schlucktherapie ist nur im Team möglich und kann nur funktionieren, wenn Pflegende, Therapeuten und Angehörige informiert sind und zusammenarbeiten. Die Schlucktherapie wird in der Regel von Therapeuten durchgeführt, die eine spezielle Ausbildung – meist die **„Fazio-Oral-Trakt-Therapie" (F.O.T.T.)**, manchmal auch die **„Orofaziale Regulationstherapie"** – absolviert haben. Oft sind dies Sprachtherapeuten, aber auch Pflegende, Logopäden, Ergo- und Physiotherapeuten können diese Fortbildungskurse besuchen.

F.O.T.T.
Band 5, H 4.3

Restituierende Verfahren

Restituierende Verfahren sollen gestörte Schluckfunktionen wiederherstellen. Dies geschieht durch gezielte Stimulation des fazio-oralen Bereichs und gezieltes Trainieren der am Schluckakt beteiligten Muskeln und motorischen Abläufe.

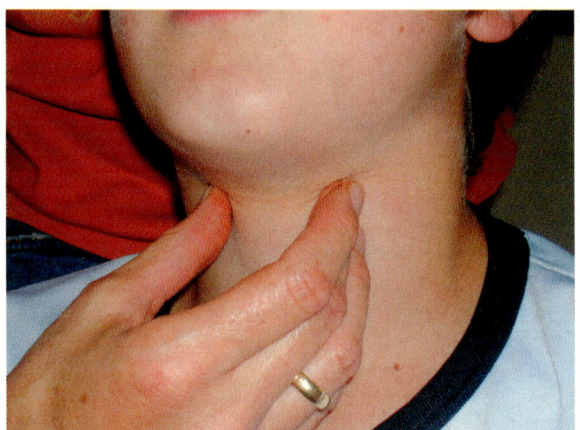

Fazio-orale Stimulation

Kompensatorische Verfahren

Neben der restituierenden Schlucktherapie gibt es einige mehr oder weniger komplexe Schluckstrategien, die das Schlucken erleichtern oder eine Aspiration verhindern können. Diese Strategien beinhalten die Haltung beim Schlucken (Kopfhaltung, Rumpfhaltung), verschiedene Atem- und Schlucktechniken (z. B. „hartes", festes Schlucken, Räuspern und Nachschlucken usw.), die je nach Störungsbild und Möglichkeiten des Patienten durch den behandelnden Schlucktherapeuten oder eine geschulte Pflegende eingeübt werden.

Adaptierende Verfahren

Unter adaptierenden Maßnahmen werden die Anpassung der Nahrung – also z. B. Andicken der Getränke und weiche oder breiige Kost – und die Zuhilfenahme von Ess- und Trinkhilfen verstanden. Deren Einsatz ist sinnvoll und patientengerecht auszuwählen. Die eingesetzten Hilfsmittel sollen den Patienten in der Essensaufnahme unterstützen und seine Selbstständigkeit fördern und erhalten.

Beispiel: Andicken von Getränken

Häufig bestehen lediglich bei der Aufnahme von flüssigen Nahrungsmitteln, die oral zugeführt werden, Schluckprobleme. Feste und breiige Speisen werden oft von den meisten Patienten gut geschluckt. Um diesen Personen ihr Lieblingsgetränk, z. B. Kaffee am Morgen, nicht vorenthalten zu müssen, können Flüssigkeiten mit einem Pulver eingedickt werden. Das kann auch für klare Suppen gelten. Auf 200 ml Flüssigkeit reicht meist ein Teelöffel des Pulvers. Die Anwendungshinweise sind unbedingt zu beachten. Nach ein bis zwei Minuten hat das Getränk nach dem Umrühren seine gewünschte Konsistenz erreicht und kann meist problemlos zu sich genommen werden. Obwohl die Hersteller das Pulver als geschmacksneutral deklarieren, mögen viele Menschen mit Schluckstörungen die angedickten Speisen nicht. Dies mag zum einen doch an möglichen Geschmacksänderungen liegen. Zum anderen eventuell an der Tatsache, dass Kaffee nun mal nicht gelartig ist. Dennoch stellt das Andicken oft die einzige Möglichkeit dar, alle – auch die sonst flüssigen – Nahrungsmittel zu sich zu nehmen.

1.5.2 Essbegleitung

Viele Menschen mit Schluckstörungen müssen aufgrund ihrer Grunderkrankung (z. B. einer Hemiplegie nach einem Schlaganfall, fortgeschrittene Demenz) beim Essen begleitet werden. Die Essbegleitung sollte möglichst in ruhiger Umgebung durchgeführt werden, damit der Patient wenig abgelenkt ist und sich auf die Ess- und Trinksituation konzentrieren kann.

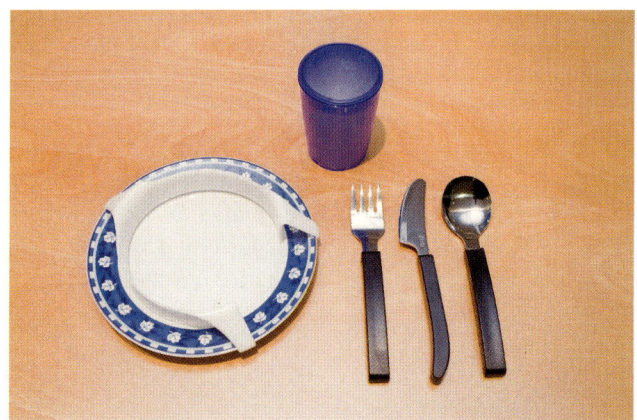

Hilfsmittel bei der Essbegleitung

Patienten mit Schluckstörungen während des Essens zu begleiten, ist eine qualifizierte Tätigkeit, die Wissen und Können voraussetzt! Sie sollte daher von erfahrenen Pflegenden durchgeführt werden. Angehörige sollten zunächst nie ohne Aufsicht das Essen eingeben. Die Gefahr, dass eine Aspiration nicht erkannt wird, ist hier besonders groß. Angehörige sind entsprechend zu informieren und eventuell zu instruieren. Dies gilt vor allem bei Patienten, die zu Hause gepflegt werden.

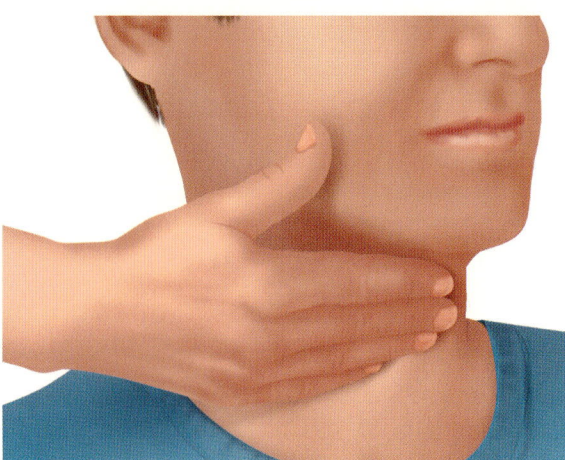

*Taktile Kontrolle
des Schluckens*

Haltung beim Essen und Trinken

Die aufrechte Sitzhaltung des Patienten ist für die Essbegleitung unerlässlich. Auch bei mangelhafter Rumpfkontrolle sollte der Patient mit Schluckstörungen nicht im Bett versorgt, sondern auf einen Stuhl transferiert werden und am Tisch essen und trinken. Die Sitzhaltung des Patienten muss gegebenenfalls mit Kissen oder Polstern stabilisiert werden. Für den seltenen Fall, dass der Patient nicht aus dem Bett mobilisiert werden kann, ist darauf zu achten, dass er im Bett in eine optimale Sitzhaltung gebracht wird. Insbesondere muss man beachten, dass nicht nur Kopf und Schultern, sondern der ganze Rückenbereich ab dem Becken aufgerichtet sind. Auch im Bett wird die Sitzhaltung gegebenenfalls mit Kissen oder Polstern unterstützt. Beim Essen und Trinken ist der Kopf des Patienten leicht nach vorne gebeugt (Kinn Richtung Brust), um die Hebung des Kehlkopfes zu erleichtern. Bei vielen Patienten mit Schluckstörungen ist es notwendig, den Unterkiefer beim Schlucken zu stabilisieren. Dazu ist der Kieferkontrollgriff anzuwenden.

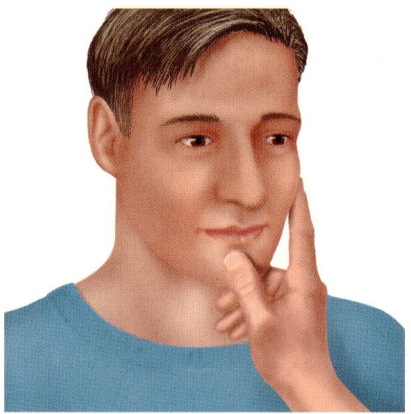
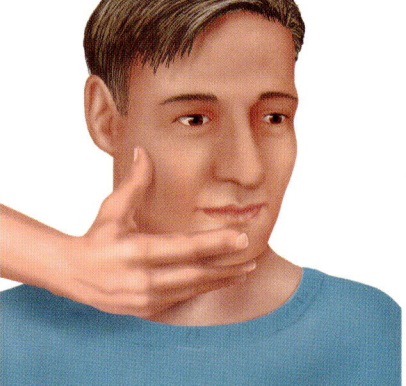

Kieferkontrollgriffe

Körperwahrnehmung unterstützen

Bei Menschen mit Schluckstörungen ist die Körperwahrnehmung häufig beeinträchtigt. Daher ist es wichtig, durch möglichst viel Spürinformation die Eigenwahrnehmung des Patienten bei der Essbegleitung zu fördern. Der Patient sollte nahe am Tisch sitzen. Beide Arme liegen auf dem Tisch auf. Die Füße des Patienten haben Bodenkontakt. Falls die Füße den Boden nicht erreichen können, wird ein festes Polster unter die Füße geschoben. „Schwebende" Füße und herabhängende Arme (besonders bei Hemiparese) beeinträchtigen den Patienten in der Wahrnehmung seines Körpers und sind für eine Essbegleitung unzulässig. Sehr nachteilig für die Wahrnehmung wirken sich auch Schnabelbecher aus: Der Patient spürt beim Ansetzen des Schnabels nicht, wie die Lippen feucht werden, die Flüssigkeit schießt aus dem Schnabel in den Mund und ist für einen Patienten mit Schluck- und Koordinationsstörungen kaum zu kontrollieren.

> Schnabelbecher sind für Patienten mit Störung der pharyngealen Schluckphase absolut tabu, weil sich die Patienten damit noch leichter verschlucken und somit die Aspirationsgefahr noch erhöht wird.

Führen statt Anreichen

Bei der Essbegleitung soll ein möglichst natürlicher Ablauf des Essens und des Trinkens nachvollzogen werden. Schon die Bewegung der eigenen Hand des Patienten, die den Löffel oder das Glas zum Mund führt, bereitet den Schluckvorgang vor. Patienten mit Schluckproblemen sollten deshalb Speisen nicht angereicht bekommen, sondern durch das Führen ihrer Hand Essen oder Getränke möglichst selbst zum Mund führen.

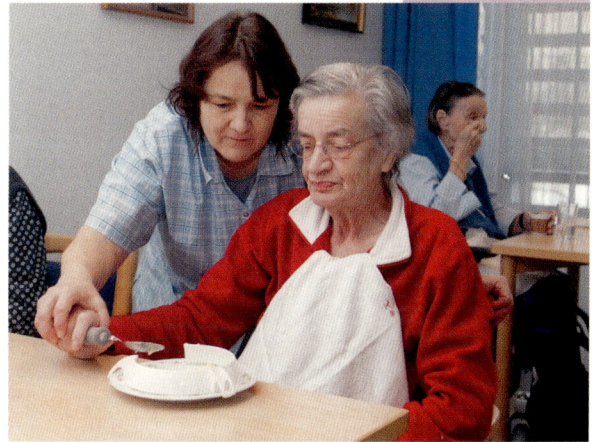

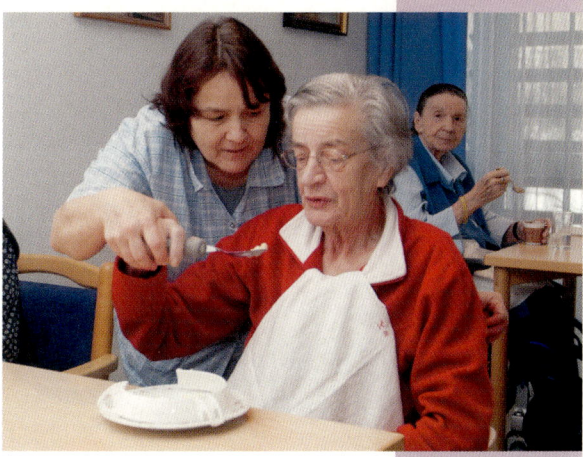

Therapeutisches Führen beim Essen

Ablauf der Essbegleitung

Der Patient erhält nur Nahrung, die nach Absprache mit dem Arzt oder Schluckthe-rapeuten bestellt wurde, beispielsweise **breiige Kost** und **angedickte Getränke**. Er erhält zum Essen und Trinken genügend Zeit. Eile und Hektik sind für eine Essbeglei-tung tabu. Die Pflegende sollte während der Essbegleitung kein Gespräch führen, um den Patienten nicht abzulenken, der möglicherweise mit vollem Mund antwor-tet und sich so verschluckt. Die Pflegende sollte unbedingt bei der Essbegleitung sitzen. Steht die Pflegende beispielsweise vor dem Patienten, besteht die Gefahr, dass der Patient den Kopf bei jeder Essensgabe jeweils in den Nacken legt, um nach oben zu blicken. Diese überstreckte Kopfhaltung begünstigt ein Verschlucken.

Es wird darauf geachtet, dass nicht allzu große Portionen aufgenommen werden. Grundsätzlich wird nur dann eine neue Portion zum Mund geführt, wenn dieser vorher leer geschluckt wurde. Bei der Essbegleitung wird also regelmäßig kontrol-liert, ob der Mund leer ist, bevor der Patient neue Nahrung aufnimmt. Sollte sich Nahrung im Mundbereich aufstauen, sollte der Patient nicht nachtrinken, um den Mund zu leeren, da das Mischen fester und flüssiger Nahrungskonsistenzen zu ei-ner noch größeren Gefahr führt, sich zu verschlucken. Dagegen ist es oft hilfreich, mit breiiger Konsistenz (z. B. Apfelmus) **nachschlucken** zu lassen, um aufgestaute Reste abzuschlucken.

Damit sich Nahrungsreste nicht im Rachenraum aufstauen, ist es wichtig, dass der Patient häufig „leer" nachschluckt, d. h., der Patient wird aufgefordert, sich nach dem Schlucken zu räuspern und dann nochmals zu schlucken. Falls während der Essbegleitung die Stimme des Patienten feucht oder gurgelnd wird, besteht Aspira-tionsgefahr. Sollte der Patient nicht in der Lage sein, ausreichend kräftig zu husten, um Nahrungsreste wieder auszuwerfen, wird die Essbegleitung abgebrochen und Rücksprache mit dem Arzt gehalten.

Patienten mit Schluckstörungen haben häufig große Probleme, **Tabletten** zu schlucken. Dies fällt ihnen oft wesentlich leichter, wenn die Tabletten nicht mit Flüssigkeit geschluckt werden, sondern mit breiiger Konsistenz, wie z. B. Apfelmus oder Joghurt.

Joghurt kann allerdings in manchen Fällen die Wirksamkeit von Medika-menten herabsetzen, also immer erst nachfragen. Auch das Mörsern und Untermischen von Tabletten führt neben einem fast unzumutbaren bitteren Geschmack oft zur Herabsetzung der Wirksamkeit eines Medikaments. In solchen Fällen sollte überlegt werden, ob die entsprechenden Medikamente alternativ (z. B. als Tropfen oder Zäpfchen) verabreicht werden können.

Medikamente verabreichen Band 4, D 2

Nach der Essbegleitung

Der Patient sollte nach dem Essen noch mindestens 30 Minuten in aufrechter Hal-tung sitzen bleiben, um Refluxprobleme (Nahrung fließt aus dem Magen wieder zu-rück in Rachen- und Mundraum) zu vermeiden. Die **Mundhygiene** ist sehr wichtig, um Reste zu entfernen und gefährlichen Bakterienbefall zu vermeiden. Daher sollte nach jeder Essbegleitung der Mund ausgespült, mit dem Mundpflegeset gereinigt oder das Zähneputzen angeboten werden. Sollte der Patient auch lange nach dem Essen und Trinken bei einer Änderung der Haltung zu husten anfangen, kann dies ein Hinweis darauf sein, dass sich Nahrungsreste im Rachenraum aufgestaut haben und erst nach einer Haltungsänderung für den Patienten spürbar wurden. Der Arzt ist darüber zu informieren, damit entsprechende Maßnahmen besprochen werden können.

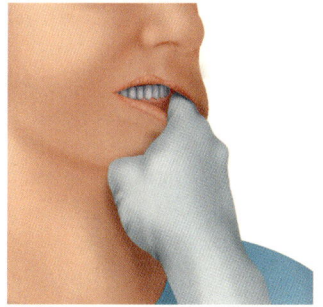
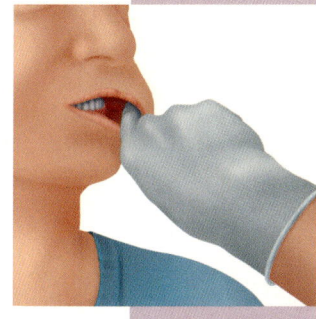

Kontrolle der Wangentaschen

1 In welcher Phase können beim Schlucken Probleme auftreten?

2 Welche Ursachen können Schluckstörungen haben?
Bei welchen Diagnosen werden Sie besonders achtsam?

3 Wie können Schluckstörungen diagnostisch nachgewiesen werden?

4 Welche Symptome zeigt eine mögliche Aspiration? Nennen Sie mindestens vier.

5 Was versteht man unter den Kieferkontrollgriffen?

6 Worauf müssen Sie achten, wenn Sie eine Essbegleitung bei einem Patienten mit Schluckstörungen durchführen?

▌ 1 Führen Sie mit einer Mitschülerin oder einem Mitschüler eine Essbegleitung durch: Diejenige, die die Patientenrolle übernimmt, simuliert dabei eine Halbseitenlähmung. Um Wahrnehmungsstörungen nachempfinden zu können, hält er/sie während der Essbegleitung die Augen geschlossen. Probieren Sie aus: Führen der Hände beim Essen und Trinken vs. Anreichen von Essen und Trinken. Was empfindet der „Patient" als angenehmer?

▌ 2 Fragen Sie an Ihrem Praxisort nach den verschiedenen Kostformen für Menschen mit Schluckproblemen. Diskutieren Sie mit Ihren Kolleginnen auf Station über eingedickte und pürierte Kost und den Genuss für die Patienten.

Bartolome, G./Buchholz, D. W./Feussner, H./Hannig, Ch./Neumann, S./Prosiegel, M./Schröter-Morasch, H./Wuttge-Hannig, A.: Schluckstörungen. Urban & Fischer Verlag, München 1999

Bigenzahn, W./Denk, D.-M.: Oropharyngeale Dysphagien. Thieme Verlag, Stuttgart 1999.

Böhme, G. (Hrsg.): Sprach-, Sprech-, Stimm- und Schluckstörungen. Band 1 und 2. Fischer Verlag, Stuttgart 1998

Schalch, F.: Schluckstörungen und Gesichtslähmung. Urban & Fischer Verlag, München 1999

2   Ernährung und Erkrankung

Tim arbeitet auf der chirurgischen Bettenstation im Klinikum Gutleben. An diesem Morgen soll er die 37-jährige Esther Fliedern betreuen. Sie wurde von ihrem Arzt für eine Magenoperation angemeldet. Als Tim ins Patientinnenzimmer kommt, wartet Frau Fliedern bereits. Tim muss sich kurz sammeln, denn noch nie zuvor hat er eine ähnlich dicke Frau gesehen. Routiniert erhebt Tim dann die Pflegeanamnese und misst die Vitalwerte. Bei Größe und Gewicht gibt die Patientin 163 cm und 178 kg an. In den Patientenunterlagen liest Tim, dass Frau Fliedern am nächsten Tag ein Magenbanding erhalten soll. „Noch nie gehört", denkt er bei sich und sucht seine Praxisanleiterin Yvonne Maurer, um sie danach zu fragen.

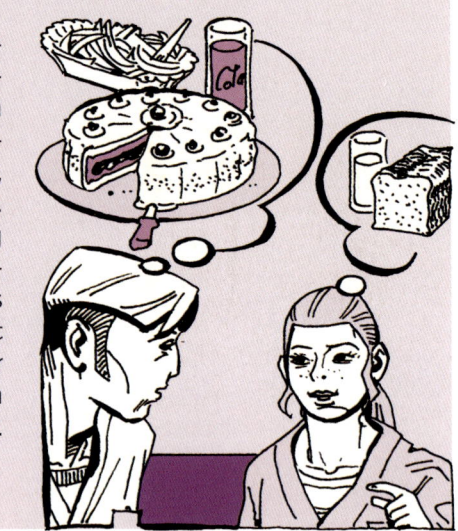

Am Nachmittag trifft Tim Pia, die gerade von der Arbeit auf der Kinderstation nach Hause kommt. Pia ist sichtlich aufgewühlt. „Heute wurde ein zweijähriges Kind bei uns aufgenommen, das zu Hause fast verhungert wäre. Die Mutter hat ihm nur einmal am Tag was zu essen gegeben. Weil sie dachte, das Kind wird sonst zu dick. Ist das nicht unfassbar?", fragt sie Tim. „Jetzt wird der Junge bei uns erst mal wieder aufgepäppelt." Tim denkt: „Die einen viel zu dick, die anderen verhungern. Was ist bloß los?"

1   „Die Menschen werden immer dicker." Äußern Sie sich in der Gruppe über diese Behauptung.

2   Um welche Operation könnte es sich bei Esther Fliedern handeln? Besprechen Sie sich mit Ihren Mitschülern.

3   Besprechen Sie die Situation mit dem mangelernährten und unterversorgten Kind in der Gruppe. Wie kann es zu solchen Situationen in Familien kommen?

2.1   Ernährungszustand

Bei jedem Patienten sollte bei der Aufnahme ins Krankenhaus oder beim Eintritt ins Pflegeheim der Ernährungszustand erhoben werden. Obwohl der Ernährungszustand die Grundlage für Gesundheit und Wohlbefinden ist, wird ihm jedoch häufig zu wenig Beachtung beigemessen. Ein guter Ernährungszustand des Patienten – nicht zu verwechseln mit dem Allgemeinzustand – erleichtert erheblich seine Genesung, reduziert das Risiko für Komplikationen, verkürzt den Klinikaufenthalt und senkt damit die Behandlungskosten.

Der Ernährungszustand kann nicht anhand einzelner körperlicher Untersuchungen oder Messergebnisse bestimmt werden, sondern ergibt sich aus einer Vielzahl von Untersuchungsparametern wie Anthropometrie (Körpergröße und Körpergewicht), Ernährungsgewohnheiten, Krankheitsgeschichte, biochemischen Parametern (Blutwerte), körperlicher Untersuchung und Funktionstests (Muskelkraft). Bisher gibt es keine allgemeingültige Verfahrensweise zur Erfassung des Ernährungszustands aller Patienten. Pflegende erfragen und ermitteln während der Pflegeanamnese Körpergewicht und Größe, Ernährungsgewohnheiten, Vorlieben und Abneigungen des Patienten und erhalten dadurch Informationen über seinen Ernährungszustand.

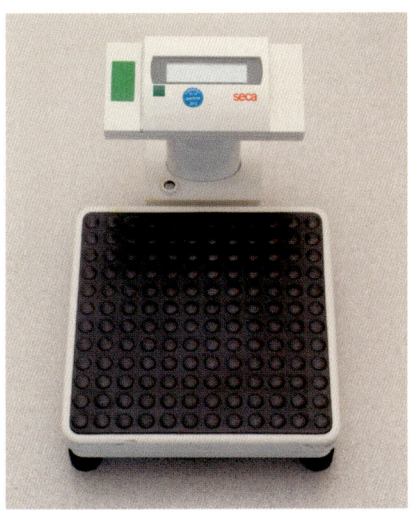

Gewicht erheben

Ernährungsgewohnheiten
Band 2, J 2.1
Gewicht und Größe
Band 2, J 2.4

Die Beobachtung des Ernährungsverhaltens eines Patienten während seines Klinikaufenthalts oder in der Heimpflege gibt Hinweise auf seine aktuelle physische und psychische Situation. Daher sollte auf folgende Kriterien geachtet werden:

♦ Wie isst/trinkt der Patient? Mit Appetit oder Abneigung?

♦ Was isst/trinkt er, welche Lieblingsspeisen hat er, was mag er gar nicht?

♦ Wann wird gegessen/getrunken, ist es regelmäßig und wie häufig?

♦ Wie viel isst/trinkt er? Wie groß/klein sind die Portionen?

Dabei kann eine erste Einschätzung über das Essverhalten abgegeben werden. Diese Beobachtungen werden in der Pflegedokumentation notiert. Abweichungen vom normalen Essverhalten können vielfältige Gründe haben.

Appetitlosigkeit

Appetitlosigkeit/Inappetenz tritt häufig nach größeren Operationen sowie Bestrahlungs- und Chemotherapie auf. Auch Stress, seelische Belastungen, Trauer, fremde Umgebung, Medikamente, Heimweh – besonders bei Kindern – sowie ungewohnte Kostformen können zu Inappetenz führen.

Die Ursachen für die Appetitlosigkeit müssen erkannt und behoben werden. Der Patient sollte einfühlsam darauf angesprochen werden, möglicherweise kann er den Zeitpunkt benennen, seit wann er nicht wie gewohnt essen mag. Patienten sollten zu ihren Lieblingsspeisen befragt und ihnen diese angeboten werden. In der Küche sollte nachgefragt werden, welche Wünsche des Patienten berücksichtigt werden können. Eventuell können Angehörige eine Mahlzeit zu Hause zubereiten

Ernährungsprobleme im Alter
Band 2, J 4.4

und ins Krankenhaus mitbringen (falls keine Nahrungskarenz besteht) und gemeinsam mit dem Patienten essen. Vertraute Personen und vertraute Speisen können den Appetit fördern.

Nahrungskarenz

Vor Operationen oder Untersuchungen ist es meist notwendig, dass Patienten nicht essen und trinken. Nüchterne Patienten leiden oft unter Durst oder/und Hunger. Ausspülen des Mundes mit Wasser oder Tee und anschließendes konsequentes Ausspucken helfen gegen trockene Lippen, Zunge und Mund. Der Patient sollte über die Notwendigkeit und Dauer der Nahrungskarenz informiert werden, damit dieser Zustand für ihn besser erträglich ist. Patienten, die über längere Zeit nichts oral zu sich nehmen dürfen, müssen mit einem entsprechenden Infusionsprogramm ernährt werden. Zur Förderung des Wohlbefindens sollte dem Patienten mehrmals angeboten werden, den Mund auszuspülen und die Lippen einzucremen.

Parenterale Ernährung Band 4, D 12.6; E 4.4

2.1.1 Bestimmung des Ernährungszustands

Der Ernährungszustand bzw. Ernährungsstatus eines Menschen wird von Geschlecht, Alter, Schwangerschaft und Stillzeit, körperlicher Aktivität sowie Ernährungsgewohnheiten, Genuss- und Arzneimittelkonsum und zahlreichen Umwelteinflüssen bestimmt. Bei der Erfassung des Ernährungszustandes unterscheidet man objektive und subjektive Untersuchungsmethoden. Der Ernährungszustand wird meist im Rahmen der ärztlichen körperlichen Untersuchung erhoben. Pflegende sollten die Werte bzw. Auffälligkeiten den Arztnotizen entnehmen und ihre pflegerischen Interventionen darauf abstimmen.

Ernährungs-gewohnheiten Band 2, J 2.1

Objektive und subjektive Untersuchungsmethoden[1]

Untersuchungen	Untersuchungsmethoden
Objektive Erfassung	
Anthropometrie	Körpergewicht, Größe, Body-Mass-Index, Hautfaltendicke/Verhältnis Taillen-zu Hüftumfang
Körperzusammensetzung	Bioelektrische Impedanzanalyse (BIA)
Biochemische Daten	Blutparameter, Urinanalyse
Funktionstests	Muskelkraft, Belastungstests
Subjektive Erfassung	
Ernährungsanamnese	Gewichtsentwicklung, Ernährungsgewohnheiten
Körperliche Untersuchung	Ödeme, Muskelatrophie

Anthropometrische Messungen

Körpergewicht und -größe sind einfach und preiswert zu ermitteln. Der Body-Mass-Index (BMI) hilft bei der Erkennung von chronischer Unter- oder Überernährung.

Gewicht und Größe Band 2, J 2.4

Die Messung der Hautfaltendicke (Trizeps, Bizeps) mittels eines **Kalipers** ist ein grober Parameter für das subkutane Fettgewebe und damit die Energiereserven, während die Messung des mittleren Armumfangs Rückschlüsse auf den Muskelumfang und die Muskelproteinreserven ermöglicht. Bei massiver **Adipositas** (Übergewicht) sind diese Messungen wenig geeignet. Zudem ist das Alter der Patienten sehr wichtig: Bei jungen Menschen befindet sich ein größerer Teil des Fettgewebes im Bereich der Unterhaut, bei älteren Menschen hingegen in inneren Fettspeichern.

Der Taille-Hüft-Umfang (Waist-Hip-Ratio, WHR) dient der Abschätzung der Fettmenge im Abdominal- und Hüftbereich und dient als Maß für die Beurteilung eines Herzinfarktrisikos. Nachteilig ist, dass eine Messung nur im Stehen durchgeführt werden kann.

Die **Körperzusammensetzung** kann mit der bioelektrischen Impedanzanalyse (BIA) ermittelt werden. Mithilfe von Elektroden und schwachem Wechselstrom wird der elektrische Widerstand des Körpers gemessen. Aufgrund der hohen Leitfähigkeit von Blut und Lymphe, der mittleren von Muskulatur und der geringen Leitfähigkeit von Fett, Knochen und Luft lassen sich der Wasser-, Fett- und aktive Körperzellanteil messen bzw. berechnen. Wichtig ist ein exaktes Positionieren der Elektroden. Bei klinischen Zuständen mit Flüssigkeits- und Elektrolytstörungen wird eine Anwendung nicht empfohlen. Wegen fehlender bzw. umstrittener Normwerte ist der Einsatzbereich vor allem für ältere Patienten und Kinder eingeschränkt.

- ♦ **Biochemische Daten** aus Urin und Blut informieren über den Protein-, Vitamin- und Mineralstoffstatus. Blutglukosespiegel und Gehalt von Lipoproteinen im Blut sind hilfreich bei der Diagnose und Therapie von Stoffwechselstörungen.

- ♦ Mit **Funktionstests** kann die Muskelkraft, z. B. der Hand, ermittelt werden. Bei Energie- und Nährstoffdefiziten sind Muskelkraft und Kondition reduziert.

- ♦ In der **Ernährungsanamnese** werden die individuellen Ernährungsgewohnheiten, Vorlieben und Aversionen, Diätverhalten, Gewichtsentwicklung sowie körperliche Aktivität im Alltag erfragt. Ernährungsprotokolle ermöglichen eine Abschätzung der Energie-, Nährstoff- und Flüssigkeitsversorgung.

- ♦ **Körperliche Untersuchungen** von Haut, Haaren, Nägeln und Mundschleimhaut können Hinweise auf eine Unterversorgung mit Proteinen, Vitaminen, Mineralstoffen und Spurenelementen liefern. Durch tastende Untersuchungen (Palpation) oder klopfende Untersuchungen (Perkussion) der Körperoberfläche lassen sich feststellen: Ödeme (Proteinmangel), verminderter Turgor der Haut (Flüssigkeitsmangel), Vergrößerung der Parotis = Ohrspeicheldrüse (Proteinmangel), Verlust von subkutanem Fettgewebe (Hauptnährstoffmangel) und Aszites (genereller Mangel, besonders Protein, Zink).

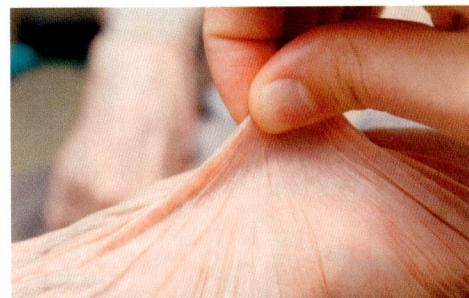

Hautfaltentest

Weicht die Ernährung über Jahre von den Empfehlungen der Deutschen Gesellschaft für Ernährung (DGE) ab und kommen individuelle Veranlagungen hinzu, können mit der Zeit ernährungsbedingte Erkrankungen entstehen. Hierzu zählen:

♦ **Mangelerkrankungen** wie z. B. Struma (Kropf) bei Jodmangel, Anämien bei Eisenmangel, Mangel an Vitamin B12 oder Folsäure und Osteoporose bei Kalziummangel und/oder Vitamin-D-Mangel

♦ **Stoffwechselstörungen** wie z. B. Adipositas, Diabetes mellitus, Gicht, Fettstoffwechselstörungen durch Fehl- und Überernährung

♦ **Erkrankungen einzelner Organe** wie z. B. Karies (durch Zucker begünstigt), Gallensteine durch zu viel Fett und Cholesterin, Pankreas- und Lebererkrankungen durch Alkohol, Obstipation und Divertikulose durch Mangel an Ballaststoffen, Harnsäuresteine durch zu viel Purine (Eiweiße) und Alkohol, Gelenkerkrankungen durch Übergewicht sowie Herz- und Gefäßkrankheiten mit Bluthochdruck, Arteriosklerose und Ödemen

♦ verschiedene **Krebserkrankungen** entstehen begünstigt durch zu fett- und salzreiche Nahrung sowie ballaststoffarme und alkoholreiche Nahrung

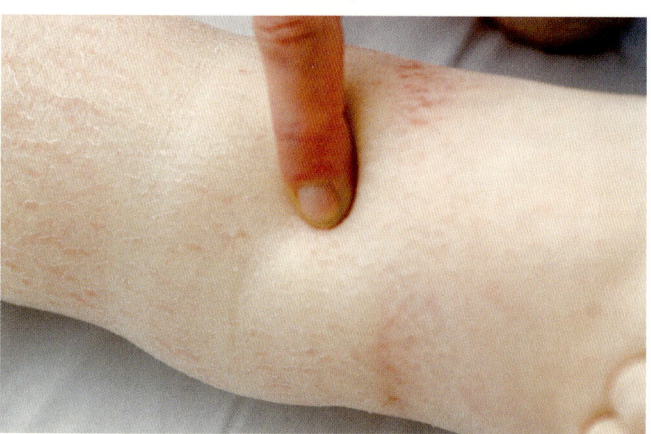

Ödem

2.1.2 Assessmentinstrumente

Das Subjektiv Global Assessment (SGA) ist eine klinische Methode, um den Ernährungszustand anhand von Anamnese und Untersuchung festzustellen. In der Anamnese werden Gewichtsveränderung, Veränderung der Nahrungszufuhr, gastrointestinale Symptome, Leistungsfähigkeit und Nährstoffbedarf erfasst. Körperliche Untersuchungen beurteilen das Vorkommen von Ödemen, Aszites, Verlust von Muskelkraft und Fettgewebe. Aus dem Gesamteindruck des Untersuchers erfolgt die subjektive Einordnung des Patienten in die Gruppe „gut ernährt" (A), „mäßig mangelernährt" oder „Verdacht auf Mangelernährung" (B) oder „schwer mangelernährt" (C). Das SGA hat eine hohe Aussagekraft für eine ungünstige Prognose verschiedener Erkrankungen und wird bei ambulanten und stationären Patienten verwendet.

Das Minimal Nutrition Assessment (MNA) ist für geriatrische Patienten entwickelt worden, wird aber auch für unabhängig lebende ältere Menschen eingesetzt. Es soll Ernährungsfehler aufdecken und für die Einleitung individueller Ernährungstherapien dienen. Es ist eingeteilt in Voranamnese und Anamnese und umfasst Fragen zu Anthropometrie, BMI, Medikamenteneinnahme, Krankheiten, Essgewohnheiten

(Appetit, Anzahl der Mahlzeiten, Lebensmittelkonsum) und subjektivem Befinden. Wird in der Voranamnese die Punktzahl 12 erreicht, so weist dies auf einen guten Ernährungszustand hin. Bei geringerer Punktzahl erfolgt eine weitere Anamnese. Der Nutritional Risk Index (NRI) ist ein spezifischer Parameter zur Risikoerkennung von Komplikationen nach operativen Eingriffen. Zur Berechnung sind Serum-Albumin, das aktuelle und das Standard-Körpergewicht notwendig.

Ernährungsberatung durch Ernährungsfachkraft

Ernährungsbedingte Erkrankungen können oft medikamentös behandelt werden. Um aber die eigentliche Erkrankungsursache zu beheben/lindern und die Einnahme von Medikamenten einzugrenzen, ist es wünschenswert, dass die Ernährungsberaterin in Zusammenarbeit mit den Ärzten und Pflegenden das Ernährungsverhalten des betroffenen Patienten genau analysiert. Hierfür stehen verschiedene Ernährungserhebungsmethoden zur Verfügung. Der Patient wird über die Zusammenhänge zwischen Krankheitsbild und ungünstigem Ernährungsverhalten aufgeklärt und es werden individuelle Änderungsmöglichkeiten des Ernährungsverhaltens besprochen. Ziel ist, eine Verbesserung des Krankheitsbildes auch durch Ernährungsmaßnahmen zu erreichen, bei möglichst geringer Medikamenteneinnahme (Senkung von Nebenwirkungen und Kosten).

2.1.3   Ernährungszustand bei Säuglingen und Kindern

Nach der Geburt kommt es meist zu einem Gewichtsverlust (5 – 10 % des Geburtsgewichts sind dabei noch zu tolerieren), der jedoch spätestens nach 14 Tagen wieder aufgeholt sein sollte.

Durchschnittswerte für eine Gewichtszunahme im ersten Lebensjahr sind:
1. Quartal: ca. 200 g / Woche (25 g / Tag)
2. Quartal: ca. 150 g / Woche
3. Quartal: ca. 100 g / Woche
4. Quartal: ca.   80 g / Woche

Das bedeutet, dass ein Kind im ersten Halbjahr sein Geburtsgewicht verdoppelt und im gesamten 1. Lebensjahr sein Geburtsgewicht verdreifacht. Die Gewichtszunahme sollte auch danach immer parallel zur Perzentilenkurve (Wachstumskurve im Koordinatensystem) verlaufen. Bis zum 9. Lebensjahr beträgt die jährliche Gewichtszunahme dann ca. 2–3 kg. Dabei sollte neben dem Gewicht immer auch die Größe des Kinds gemessen werden, um eine genauere Einschätzung der Gewichtsentwicklung vornehmen zu können.

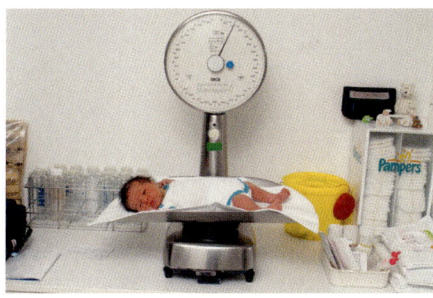

Gewichtskontrolle beim Säugling

Neben der regelmäßigen Gewichtskontrolle können folgende Parameter am Kind beobachtet werden, die auf eine ausreichende Gewichtsentwicklung hindeuten:

♦ **genügende Ausscheidung**: beim Säugling ca. sechs bis acht nasse Windeln am Tag und ein- bis dreimal Stuhlgang am Tag (beim voll gestillten Kind sind sogar bis zehnmal normal)

♦ **ca. 8 bis 12 Stillmahlzeiten/Tag**, die mindestens 10 bis 15 Minuten andauern

♦ Kind macht nach dem Stillen/Füttern einen zufriedenen Eindruck und kommt über einen Zeitraum von ca. zwei Stunden ohne Mahlzeit aus

♦ **Kind gedeiht sichtbar:** Bauch wird ausladender, Fettpölsterchen an Fingern und im Gesicht werden ausgeprägter

♦ für Kleinkinder gilt: sie haben eine **gesunde Gesichtsfarbe**, ein gesundes, munteres Aussehen, einen guten Hautturgor und einen normalen Muskeltonus

Stillen
Band 3, A 2.6.2

2.2 Lebensmittelunverträglichkeiten

Unter einer **Lebensmittelunverträglichkeit** oder -hypersensitivität werden alle unerwünschten und unerwarteten Reaktionen nach dem Verzehr ansonsten unschädlicher Lebensmittel oder Lebensmittelbestandteile verstanden.[II]

Bei einer Lebensmittelhypersensitivität führt der Kontakt mit bestimmten Nährstoffen, die von gesunden Personen gut vertragen werden, bei betroffenen Personen zu Symptomen an der Haut, den Atemwegen, im Magen-Darm-Trakt oder dem zentralen Nervensystem. Es werden immunologisch vermittelte Lebensmittelhypersensitivität (Lebensmittelallergien) und nicht allergische Hypersensitivität (Lebensmittelintoleranzen) unterschieden.

Weitere Lebensmittelunverträglichkeiten sind toxische Reaktionen auf Lebensmittel (Vergiftungen durch z. B. Bakterientoxine) sowie psychosomatische Reaktionen (z. B. Aversionen). Darüber hinaus zählen Malabsorption (z. B. Fruktose- und Sorbit-Malabsorption mit wässrigen, sauren und kohlenhydratreichen Stühlen) und Enzymdefekte wie Laktasemangel zu den Lebensmittelunverträglichkeiten.

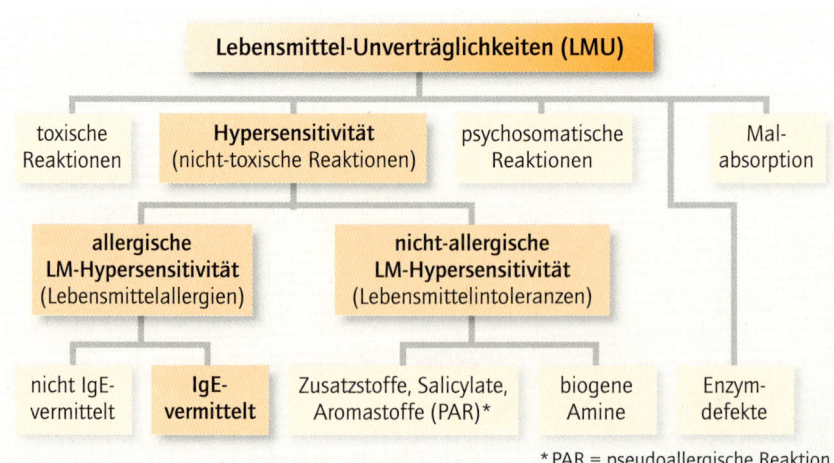

2.2.1 Allergische Lebensmittelhypersensitivität – Lebensmittelallergie

Eine **allergische Lebensmittelhypersensitivität** oder Lebensmittelallergie ist eine durch immunologische Mechanismen hervorgerufene Reaktion gegenüber eigentlich unschädlichen Nahrungsbestandteilen.

Bei einer Lebensmittelallergie erkennt das Immunsystem bestimmte, an sich harmlose Lebensmittelbestandteile als fremd und gefährlich und setzt einen Abwehrprozess in Gang. Dabei werden allergenspezifische Antikörper der Gruppe IgE gebildet, der Körper ist nun gegen das Allergen sensibilisiert. Bei einer erneuten Aufnahme des Lebensmittels kann das Immunsystem auf das bereits bekannte Allergen mit den vorher gebildeten Antikörpern reagieren. Daraufhin entwickeln sich allergische Reaktionen innerhalb von Minuten (Sofortreaktionen) oder verzögert nach Stunden oder Tagen (Spätreaktionen).

Die Aufnahme von Allergenen im Darm wird von verschiedenen Faktoren beeinflusst. Hierzu zählen entzündliche Veränderungen der Darmschleimhaut, absorptionsfördernde Stoffe (Gewürze, Alkohol, Koffein, Acetylsalicylsäure), aber auch Nikotin, das Vorliegen eines Infektes oder psychischer Stress.

Allergien
Band 2, H 1.5.6

Unter Lebensmittelallergenen werden Substanzen verstanden, die vom Körper als „nicht eigen" erkannt werden und eine Immunantwort mit Bildung spezifischer Antikörper der Klasse IgE auslösen.

Allergiesymptome

Zu den klassischen Allergiesymptomen zählen als besonders schwere Reaktion die systemische Anaphylaxie (akute Reaktionen, die den gesamten Organismus betreffen, z.B. Kreislaufversagen und Schock), Urtikaria (Hautausschlag), Angioödem, atopische Dermatitis, Kontaktekzem, allergische Rhinokonjunktivitis (Nasenlaufen), Asthma bronchiale, Erbrechen, Diarrhö und orales Allergiesyndrom.

Allergieauslöser

Grundsätzlich kann jedes eiweißhaltige Lebensmittel eine Allergie auslösen.

Häufige Allergieauslöser

Tierische Lebensmittel	Pflanzliche Lebensmittel
Hühnerei	Weizen, Nüsse, Samen (Wal-, Haselnüsse, Sesam)
Kuhmilch	Stein-, Kernobst (Äpfel, Kirschen, Aprikosen, Pfirsiche)
Fisch	Zitrusfrüchte, Kiwi, Banane
Schalentiere (Muscheln)	Sellerie, Fenchel, Tomaten
Innereien	Soja, Erdnuss
	Gewürze, Kräuter (z.B. Beifuß, Petersilie, Kerbel)

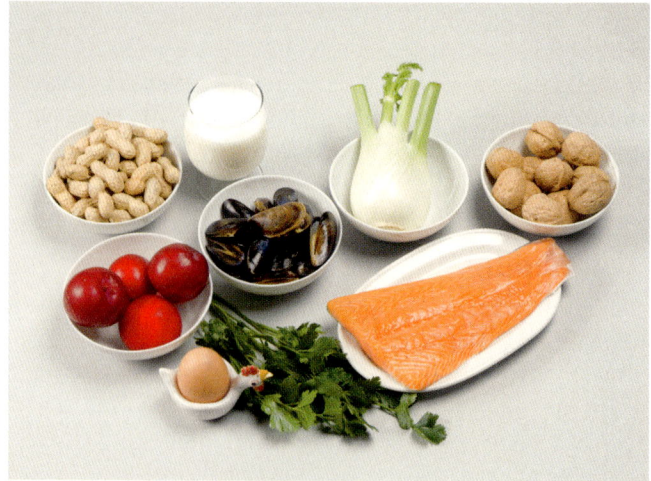

Allergieauslösende Lebensmittel

Allergene aus Fisch, Haselnuss und Erdnuss sind relativ stabil und führen häufig zu enteralen oder systemischen Symptomen. Obst- und Gemüsesorten wie Stein- und Kernobst oder Karotten führen roh verzehrt oft zu einem oralen Allergiesyndrom; da sie relativ instabile Allergene enthalten, werden sie gegart meist gut vertragen.

5 – 7 % der deutschen Bevölkerung sind, abhängig vom Lebensalter, von Lebensmittelallergien betroffen. Säuglinge und Kleinkinder reagieren zu 90 % auf einzelne Grundnahrungsmittel wie Kuhmilch, Hühnerei, gefolgt von Weizen und Soja. Erwachsene reagieren am häufigsten auf Nüsse, Erdnüsse, Fisch und Schalentiere und es entwickeln sich pollenassoziierte Lebensmittelallergien.

Kreuzallergien und pollenassoziierte Lebensmittelallergien

Strukturelle Ähnlichkeiten unter den pflanzlichen Lebensmittelallergenen können zu Kreuzreaktionen führen. Eine Sensibilisierung gegen eine bestimmte Frucht oder ein Gemüse geht häufig mit einer Sensibilisierung gegen andere Lebensmittel einher, die zu derselben oder einer nahe verwandten Pflanzenfamilie gehören. Eine andere Form der Kreuzreaktion ist jene zwischen Inhalationsallergenen und Lebensmittelallergenen, pollenassoziierte Lebensmittelallergie genannt. Insbesondere Menschen mit einer Pollenallergie tragen ein erhöhtes Risiko, eine Allergie auf Obst, Gemüse und Gewürze zu entwickeln. So kann sich bei einer Pollenallergie gegen Frühblüher (Birke, Hasel) eine Lebensmittelallergie gegen Früchte früh blühender Pflanzen (z. B. Äpfel, Haselnüsse) entwickeln. Patienten mit einer Allergie auf Gräserpollen können auf Getreide, Tomate, Soja und Erdnuss reagieren. Aus einer Latexallergie kann sich eine Allergie gegen die Nahrungsmittel Avocado, Kiwi, Bananen und Feige entwickeln oder bei einer Allergie gegen Hausstaubmilben gegen Krusten- und Weichtiere.

Allergie-Prävention

Maßnahmen zur Vorbeugung von Allergien beziehen sich vor allem auf „Risikokinder", das sind Neugeborene, in deren Familie bereits eine allergische Erkrankung aufgetreten ist. Das Konzept der Allergie-Prävention beruhte früher darauf, alle Allergierisikofaktoren in der Umwelt des Kindes auszuschließen oder zu minimieren. Neuere Untersuchungen zeigen gegenüber der früher praktizierten „Karenz", dass es für die Entwicklung des Immunsystems von Vorteil ist, sich nach dem 4. Lebensmonat mehr mit der Umwelt auseinanderzusetzen.

Im ersten Lebensjahr rein präventiv auf potenzielle Nahrungsallergene zu verzichten, wird heute nicht mehr empfohlen. Ausschließliches Stillen bis zum Ende des 4. Lebensmonats des Säuglings unterstützt dessen Immunsystem. Ist dies nicht möglich oder erwünscht, wird hydrolisierte Säuglingsnahrung empfohlen, Säuglingsnahrung auf Sojabasis wird nicht empfohlen.

Die Einführung von Beikost nach dem 4. Monat, beginnend mit Kartoffel-Gemüse-Brei, hat sich bewährt. Neue Lebensmittel sollen einzeln mit wöchentlichem Abstand auf Verträglichkeit getestet bzw. dem Kind verabreicht werden. Dabei sind einheimische Sorten zu bevorzugen. Industriell hergestellte Babynahrung sollte nicht mehr als drei Einzelkomponenten enthalten, bei Obstbreien „reine" Sorten verwenden (z. B. Apfel oder Banane). Im Einzelfall beraten die Hebamme, der Kinderarzt und die Ernährungsberaterin.

2.2.2 Nicht allergische Lebensmittelhypersensitivität – Lebensmittelintoleranz

Bei einer nicht allergischen Hypersensitivität ähneln die Symptome denen einer echten Allergie. Allerdings fehlt die Immunreaktion des Organismus, daher auch der Name Pseudoallergie.

Symptome

Symptome einer Lebensmittelintoleranz treten vor allem an der Haut auf: Urtikaria, Flush, Juckreiz, aber auch Angioödem, Polyposis nasi (Bildung von Nasenpolypen), Atemnot, nicht allergisches Asthma bronchiale, Übelkeit, Erbrechen, Durchfall, chronische Kopfschmerzen und Kreislaufreaktionen.

Während bei einer Lebensmittelallergie bereits geringste Mengen des Auslösers zu Symptomen führen können, kommt es bei der Lebensmittelintoleranz meist erst beim Verzehr größerer Mengen bzw. bestimmter Kombinationen (z. B. Rotwein und Thunfisch oder Käse) bei entsprechender individueller Empfindlichkeit zu einer Reaktion.

Schockformen
Band 4, B 2.2

Auslöser sind Lebensmittelzusatzstoffe wie künstliche Farbstoffe (Azofarbstoffe), Konservierungsstoffe (z. B. Sorbin-, Benzoesäure, Nitrit, Schwefel) sowie Antioxidantien, Süßstoffe (Aspartam), Aromen und Geschmacksverstärker (Mononatriumglutamat). Darüber hinaus können aber auch natürlicherweise in Lebensmitteln vorkommende Substanzen eine Intoleranz auslösen. Diese sind z. B. Salicylate in Obst und Gemüse (Beerenfrüchte, Aprikosen, Ananas) oder biogene Amine (Abbauprodukte von Proteinen) wie Histamin oder Tyramin in lange gereiften oder leicht verderblichen Lebensmitteln.

2.2.3   Ernährungsempfehlungen bei Lebensmittelunverträglichkeit

Ist ein Lebensmittel eindeutig als Auslöser der Allergie oder Intoleranz identifiziert, so muss es konsequent gemieden werden. Nach einem Verzicht über einen längeren Zeitraum besteht vor allem im Kindesalter die Chance, diese Lebensmittel später wieder zu vertragen. Menschen mit Lebensmittelhypersensitivität sollten folgende Punkte beachten:

♦ Eine allgemeingültige „Allergie-Diät" gibt es nicht. Jeder Mensch mit einer Lebensmittelunverträglichkeit muss „sein/e" Allergen/e bzw. Auslöser finden und meiden (Symptom-Ernährungstagebuch führen).

♦ Fehlernährung vermeiden; evtl. Beratung bei der allergologisch geschulten Ernährungsberaterin

♦ mögliche Kreuzallergien beachten

♦ beim Einkauf auf Inhalts- und Zusatzstoffe achten

♦ „versteckte Allergene" und Auslöser von Pseudoallergien in Fertiggerichten, Fruchtjoghurts usw. meiden (z. B. Milch-, Hühnereiweiß als Zusatzstoff)

♦ Erhitzen der Lebensmittel macht viele Allergene unschädlich

♦ müssen Medikamente eingenommen werden, sollte vorab geklärt werden, ob das betreffende Präparat „allergenfrei" ist

Laktoseintoleranz – Milchzuckerunverträglichkeit

Treten nach dem Verzehr von Milch oder Milchprodukten Beschwerden auf, so kann dies an der Unverträglichkeit der darin enthaltenen Laktose (Milchzucker) liegen. Es handelt sich hierbei jedoch nicht um eine Lebensmittel- oder Kuhmilcheiweißallergie. **Ursache** der Beschwerden ist eine unzureichende Bildung des Enzyms Laktase, das für die Spaltung von Laktose verantwortlich ist. Laktose gelangt nun in tiefere Darmabschnitte und wird dort von Darmbakterien abgebaut. Dabei entstehen Gase und es kommt zu Wassereinstrom in den Darm, woraufhin Beschwerden wie krampfartige Bauchschmerzen, Blähungen, Durchfall usw. entstehen. Bei Säuglingen kommt es zu Erbrechen und Entwicklungsstörungen. Die Laktaseaktivität nimmt erblich bedingt mit zunehmendem Alter ab bzw. versiegt ganz. Entsprechend können betroffene Erwachsene nur wenig oder gar keine Laktose vertragen und müssen alle laktosehaltigen Lebensmittel einschränken oder ganz darauf verzichten. Neben diesem primären Laktasemangel kommt es bei entzündlichen Darmerkrankungen wie z. B. Morbus Crohn, nach Darmoperationen oder bei Zöliakie zu einem sekundären Laktasemangel, der jedoch bei Behandlung der Grunderkrankung heilbar ist.

Ernährungstherapie bei Laktoseintoleranz

Zu Beginn der Behandlung sollte einige Wochen eine laktosefreie Ernährung eingehalten werden. Die verbliebene Laktaseaktivität ist individuell sehr unterschiedlich. Betroffene können bei Beschwerdefreiheit mit kleinen Mengen austesten, wie viel Milch und Milchprodukte ohne Beschwerden vertragen werden (Ernährungstagebuch führen). Meist reicht eine laktosearme Kost mit 8–10 g Laktose pro Tag aus. Fermentierte Milchprodukte wie Joghurt, Kefir, Dickmilch oder Hartkäsesorten werden meist gut vertragen. Das wachsende Angebot laktosefreier Milchprodukte erleichtert hier die Auswahl und trägt zu einer guten Versorgung mit Kalzium bei. Bei einer Ernährung ohne Milch und -produkte ist auf eine ausreichende Kalziumzufuhr mit grünem Gemüse, Spinat, Brokkoli, Lauch und die Verwendung kalziumreicher Mineralwässer zu achten, um die Gefahr einer Osteoporose zu verhindern. Da Laktose auch in vielen Backwaren, Schokolade, Fertiggerichten, Wurst und in Medikamenten enthalten ist, sollten Betroffene die Zutatenlisten genau lesen.

Ernährung und
Osteoporose
Band 2, J 4.5

2.3 Allgemeine präventive Ernährungsempfehlungen

Wichtigste präventive Faktoren zur Gesunderhaltung sind ein normnahes Körpergewicht, nicht rauchen, sich regelmäßig körperlich bewegen und vollwertig ernähren. Hierdurch kann das Risiko für chronische Erkrankungen um knapp 80% gesenkt werden.

Gewicht
und Größe
Band 2, J 2.3

Ernährungstherapie bei Hyperurikämie und Gicht

Gicht ist die Folge von lange Zeit andauernden **hohen Harnsäurewerten** (Hyperurikämie) im Blut. Die Harnsäure entsteht beim Abbau von Purinen (Bausteine der Zellkerne/Nukleinsäuren), die im Körper abgebaut bzw. mit der Nahrung aufgenommen werden. Überschüssige Harnsäure kristallisiert vor allem in den Gelenken und deren Umgebung aus und verursacht dort heftige Schmerzen.

Da Übergewicht die Entstehung von Gicht begünstigt, wird eine mäßig energiereduzierte Ernährung empfohlen (kein Fasten), wobei besonders purin-/harnsäurereiche Lebensmittel gemieden werden sollten. Menschen, die an Gicht leiden, sollten Folgendes beachten:

♦ Verzicht auf Innereien, Hering, Sardinen, Sprotten und Krustentiere

♦ starke Einschränkung von Fleisch- und Wurstwaren sowie Hülsenfrüchten und Bäckerhefe

♦ starke Alkoholeinschränkung, da dieser den Harnsäurespiegel erhöht und die Ausscheidung vermindert

♦ Flüssigkeit (mindestens 2 Liter) beugt der Bildung von Harnsteinen vor; günstig sind alkalisierende Getränke wie hydrogenkarbonatreiche Mineralwässer (> 1500 mg/l) und verdünnte Zitrussäfte, Leitungswasser, Früchte-, Kräutertee, Apfelschorle. 2 – 3 Tassen Kaffee oder schwarzer Tee sind erlaubt, ungeeignet sind Limonaden und Cola-Getränke, da sie die Harnsäureausscheidung vermindern

♦ Obst, Gemüse, Salate können reichlich gegessen werden

♦ als Proteinquelle sind Milch, -produkte und Eier zu bevorzugen

Ovo-lacto-
vegetabile
Ernährung
Band 2, J 2.5.2

> Bei Gicht empfiehlt sich eine ovo-lakto-vegetabile Ernährung, mit wenig Hülsenfrüchten und reichlich Flüssigkeit.

Fettstoffwechselstörungen (Hyperlipidämien)

Fettstoffwechselstörungen, medizinisch Hyperlipidämien genannt, zeichnen sich aus durch erhöhte Lipid-, Triglycerid- und Cholesterinwerte im Blut. Sie stellen einen wesentlichen Risiko-Faktor für die Entstehung von Arteriosklerose, Herzinfarkt und Schlaganfall dar. Die Konzentration der **Blutfettwerte** ist in hohem Maße von der Ernährung und von dem Ausmaß des Übergewichts abhängig, kann aber auch erblich veranlagt sein.

Koronare
Herzkrankheit
Band 3, H 2

Lipoproteine

Cholesterin wird im Körper produziert und mit cholesterinreicher Nahrung aufgenommen. Im Körper wird es mit unterschiedlichen Lipoproteinen transportiert:

LDL (low density lipoprotein = Lipoproteine mit geringer Dichte) transportiert Cholesterin von der Leber zu den Körperzellen und erhöht das Arteriosklerose-Risiko, daher auch „schlechtes Cholesterin" genannt.

HDL (high density lipoprotein = Lipoproteine mit hoher Dichte) befördert überschüssiges Cholesterin aus den Körperzellen zur Leber, wo dieses abgebaut und ausgeschieden wird. Damit wirkt HDL gefäßschützend und wird „gutes Cholesterin" genannt.

VLDL (very low density lipoprotein = Lipoproteine mit sehr geringer Dichte) transportiert in der Leber gebildete Triglyceride zu den Geweben. Sie steigen bei überkalorischer Ernährung an, stammen aus Nahrungsfetten oder werden aus Kohlenhydraten oder Alkohol aufgebaut und gelten als schädigend für die Gefäße.

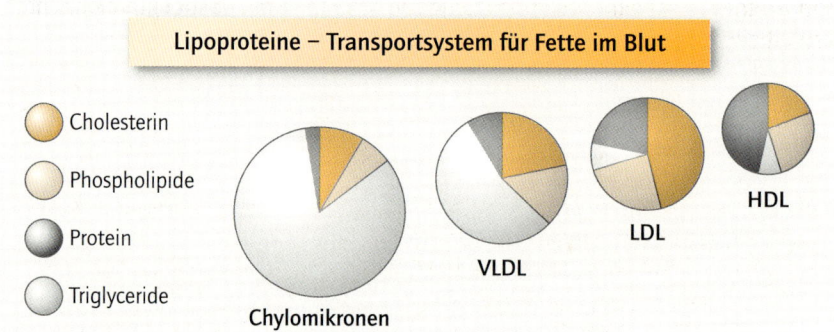

Lipoproteine – Transportsystem für Fette im Blut

Cholesterin

Phospholipide

Protein

Triglyceride

Chylomikronen

VLDL

LDL

HDL

Ernährungstherapie bei Fettstoffwechselstörungen

Eine lipidsenkende Ernährung kann den Blutfettspiegel um ca. 5–20 % senken. Je nachdem, welche Blutfettwerte besonders erhöht sind, empfiehlt sich eine individuelle Ernährungsberatung. Allgemein gilt, dass das Übergewicht langsam mit mäßig kalorienreduzierter vollwertiger Ernährung reduziert werden soll. Eine drei bis sechs Monate lange fettreduzierte und fettmodifizierte Ernährung sollte Folgendes beachten:

- **Fettmenge** insgesamt einschränken (< 30 % der Energiezufuhr durch Fett)
- **Fettqualität** verbessern, d.h., gesättigte Fettsäuren und Cholesterin senken, essenzielle Fettsäuren erhöhen (z. B. Omega-3-Fettsäuren durch mehr Seefisch, Verwendung von Rapsöl)
- **Ballaststoffanteil** der Nahrung erhöhen, Ballaststoffe binden Cholesterin und fördern seine Ausscheidung (z. B. Haferkleie)
- **Alkohol** einschränken
- ungefilterten Kaffee meiden, da dieser die **Cholesterinwerte** erhöhen kann
- Stressabbaumaßnahmen und regelmäßige körperliche Bewegung tragen zur Normalisierung der **Blutfettwerte** bei

Fette
Band 2, J 3.2

Lebensmittel und ihr Einfluss auf die Blutfette

Positiven Einfluss haben	Negativen Einfluss haben
Rapsöl	gehärtete Margarine
Olivenöl, Sonnenblumenöl	Paniertes, Fast Food
fetter Seefisch (Lachs, Hering, Makrele, Thunfisch)	fettes Fleisch, Wurst, Eier, Butter, Sahne, Crème fraîche
Vollkornprodukte, Haferkleie, Gemüse, Obst	Kekse, Gebäck

2.4 Erkrankungen des Verdauungstrakts

Menschen mit Erkrankungen oder Gesundheitsproblemen des Verdauungstrakts werden in der Gastroenterologie behandelt und therapiert. Zunächst wird versucht, die Beschwerden konservativ, d. h. mit Medikamenten und nicht operativen Behandlungsmethoden, zu heilen bzw. zu bessern. In manchen Fällen wird jedoch eine Operation nötig. Im Folgenden werden die häufigsten gastroenterologischen Erkrankungen aufgeführt sowie die Pflege von Menschen mit gastroenterologischen Gesundheitsproblemen beschrieben.

2.4.1 Gastroenteritis

Als Gastroenteritis wird eine entzündliche Erkrankung des Magen-Darm-Traktes bezeichnet. Umgangssprachlich ist die Gastroenteritis auch als Magen-Darm-Grippe oder Brechdurchfall bekannt, wobei diese Form der Grippe in keinem Zusammenhang mit einer Influenza (einer „echten Grippe") steht. Akute Gastroenteritiden können durch Bakterien, Viren oder Parasiten hervorgerufen werden. Die Erkrankung ist auch durch bakterielle Toxine ohne das Vorhandensein von Erregern möglich (z. B. Lebensmittelvergiftung). Bis zu 40 % aller akuten infektiösen Gastroenteritiden sind viral bedingt; meist sind Kinder betroffen.

Zu den **Symptomen** einer Gastroenteritis zählen in aller Regel Durchfall und Erbrechen. Die häufigste **Ursache** stellt eine lokale Infektion dar, ausgelöst durch Viren (Rota-, Adeno-, Corona-, Humane Noroviren), Bakterien (Salmonellen, Shigellen, Campylobacter, Clostridium difficile, Vibrio cholerae, Yersinien) oder Protozoen (Amöben, Giardien).

In vielen Fällen führen die Erreger zur Zerstörung der Darmschleimhaut. Dadurch wird die Verdauung behindert, d. h., die Nahrung kann nicht aufgenommen und verarbeitet werden. Die unverdaute Nahrung bindet Wasser und lässt den Stuhl dünnflüssig werden. Eine weitere Ursache sind Toxine, die mit der Nahrung in den menschlichen Körper gelangen. In diesen Fällen spricht man auch von einer Lebensmittelvergiftung.

Krankheits-erreger
Band 4, C 1.1

Botulismus

Diese schwere, häufig lebensbedrohliche Vergiftung entsteht durch Botulinumtoxin, ein Giftstoff, der durch Bakterien produziert wird. Das Toxin wird meist über verdorbenes Fleisch oder Lebensmittel in Konserven, die mit dem Bakterium behaftet sind, zugeführt. Eine Botulismuserkrankung wird im Krankenhaus behandelt. Sie ist meldepflichtig.

Durch ionisierende Strahlen, z. B. beim Röntgen oder in der Krebsbehandlung, kann es zur Schädigung der Schleimhaut des Magen-Darm-Traktes kommen. Infolgedessen können auch Gastroenteritiden auftreten.

Bei den allermeisten infektiösen Gastroenteritiden erfolgt die **Übertragung** durch eine fäkal-orale Schmierinfektion, d. h., infektiöser Stuhl kann z. B. über nicht ausreichend oder gar nicht gereinigte Hände in die Nahrung und damit in den Magen-Darm-Trakt gelangen.

Je nach Erreger kann die **Inkubationszeit** zwischen 4 und 48 Stunden liegen. Die Erreger werden durch die mikrobiologische Untersuchung im Labor bestimmt. Zur Bestimmung des Elektrolyt- und Volumenhaushalts wird eine Blutabnahme nötig.

Magen-Darm-
Infektionen
Band 4, C 2.5

Stuhl
Band 4, A 3.3

Um die Gastroenteritis zu diagnostizieren sollte eine gründliche Anamnese des Arztes erfolgen, die folgende Punkte hinterfragt:

Beginn der Beschwerden

Art der Beschwerden
(Durchfall, wässrige oder blutige Stühle, Erbrechen, Fieber)

mögliche Infektionsquellen (Speisen der letzten 2–3 Tage, z. B. Eier, rohe Speisen, ungewaschenes Gemüse/Salat, Getränke)

Erkrankungen im Umfeld

Auslandsaufenthalte

Medikamentenanamnese (Antibiotika, Immunsupressiva)

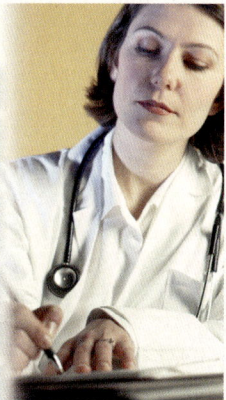

Behandlung und pflegerische Maßnahmen

Die Beseitigung der Ursache ist in vielen Fällen nicht möglich, deshalb steht die symptomatische Behandlung im Vordergrund. Hierzu zählen vor allem die Flüssigkeits- und Elektrolytzufuhr. Optimal ist die Gabe einer „standardisierten" Lösung in Form eines Traubenzucker-Salzgemischs. Ist dies nicht möglich, muss der Flüssigkeitsverlust z. B. durch Infusionen ausgeglichen werden.

Kinder und ältere Menschen sind besonders von der Austrocknung und den Folgen (Exsikkose) bedroht.

Ein vorsichtiger Kostaufbau wird frühzeitig begonnen mit leicht verdaulichen Kohlenhydraten (Weißbrot, Zwieback). Unterstützend werden Medikamente gegen Übelkeit (Antiemetika) und/oder gegen Durchfälle verabreicht. Eine antibiotische

Behandlung ist nur dann notwendig, wenn eine systemische Infektion mit hohem Fieber auftritt oder bei immunsupprimierten Personen. Bei gesunden Erwachsenen heilt die Infektion auch ohne Behandlung aus.

Besonderheiten bei Kindern

Die Gastroenteritis ist die häufigste Erkrankung im Kindesalter. Häufig sind Rota- oder Noroviren die Erreger. Der Hauptinfektionsweg ist fäkal-oral, auch eine Tröpfchenübertragung ist möglich. Die Inkubationszeit des Rotavirus beträgt ein bis drei Tage. Symptome wie akutes Erbrechen, wässrige Durchfälle und subfebrile Temperaturen in Verbindung mit Bauchschmerzen und Nahrungsverweigerung können erste Hinweise auf eine virale Infektion sein. Leiden Kinder an einer Gastroenteritis, muss frühzeitig an eine Flüssigkeitssubstitution gedacht werden, da Durchfälle bei Kindern häufig zu einem akuten Volumenmangel führen können. Der **Flüssigkeitsverlust** lässt sich in drei verschiedene Schweregrade unterteilen: leicht, mittelschwer und schwer. Er wird nach dem Verlust des Körpergewichtes in Prozent und den auftretenden Krankheitssymptomen bestimmt.

Eine Krankenhausbehandlung ist nicht zwingend erforderlich und wird vom Alter des Kindes (es gilt: je jünger, desto größer die Dehydrationsgefahr), vom Ausmaß des bereits bestehenden Flüssigkeitsverlusts, den Eltern (der Einschätzung, ob sie in der Lage sind, die orale Rehydratation durchzuführen), den Vorerkrankungen des Kinds und der Bewusstseinslage abhängig gemacht.

Im Rahmen der stationären Behandlung steht die orale Rehydratation im Vordergrund. Dazu werden Glukose-Elektrolyt-Lösungen (ORS = oral rehydration solution) verabreicht. Diese Lösungen enthalten zwischen 45 und 60 mmol NaCl/L. Die Lösung wird dem Kind möglichst kühl mit einem Löffel zugeführt oder schluckweise aus einer Trinkflasche oder im Glas angeboten. Wichtig ist es, häufige und kleine Mengen zuzuführen (z. B. Beginn mit 5 ml alle 1 – 2 min). Gelegentliches Erbrechen ist kein Grund, die orale Rehydratation abzubrechen. Wenn das Erbrechen kontinuierlich auftritt oder das Kind das Trinken verweigert, kann die ORS auch über eine Magensonde gegeben werden. Kinder, die noch gestillt werden, sollen zwischen der Gabe von ORS weiter an die Brust gelegt werden. Innerhalb von ca. vier bis sechs Stunden sollte der Flüssigkeitsverlust ersetzt werden. Dazu sind je nach Dehydratationsgrad 50–100 ml ORS-Lösung pro kg Körpergewicht notwendig. Eine schnelle Wiederaufnahme der Ernährung wird empfohlen, spezielle Diätempfehlungen sind nicht erforderlich und haben keinen Einfluss auf die Frequenz und Konsistenz der Stühle. Milchprodukte können ebenfalls schnell wieder zugeführt werden. Regelmäßige und gründliche Hygienemaßnahmen können Gastroenteritiden vorbeugen. Kinder sollten dazu angeleitet werden, sich regelmäßig die Hände zu waschen.

Rehydrationstherapie

Im Jahre 1980 waren Durchfallerkrankungen mit ca. 4,6 Millionen Todesfällen im Jahr weltweit die häufigste Ursache für die Kindersterblichkeit. Aufgrund der oralen Rehydrationstherapie (ORS) konnte die Kindersterblichkeit bis zum Jahre 2000 auf ca. 1,5 Millionen gesenkt werden. ORS-Päckchen beinhalten eine korrekte Mischung von Salz und Glukose. Dieses Pulver wird in einem Liter Wasser aufgelöst und dem Kind zugeführt. Die Päckchen kosten ca. 10 Cent (US) pro Stück.

2.4.2 Refluxösophagitis

Eine entzündliche Erkrankung der Speiseröhrenschleimhaut wird als **Refluxösophagitis** (engl. Reflux ösophagitis oder GERD: Gastroesophageal Reflux) bezeichnet, die durch einen Rückfluss (Reflux) der Magensäure entsteht. Entzündet sind die unteren Abschnitte der Speiseröhre, da diese direkt an den Magen grenzen. Man nennt diese Erkrankung auch Refluxkrankheit.

Mögliche **Ursachen** für eine Refluxösophagitis sind:

♦ Die Magensäureproduktion ist so hoch, dass der Magen nicht in der Lage ist, die Säure weiterzutransportieren.

♦ Die Peristaltik der Speiseröhre ist beeinträchtigt bzw. der Schließmuskel des unteren Teils ist zu schwach – das vermehrte Aufkommen von Magensäure kann nicht zurückgeführt werden.

**Magen
Band 2, J 1.2.7**

♦ Der innere Schließmuskel der Speiseröhre (Ösophagussphinkter), der die Speiseröhre vom Magen trennt, funktioniert nicht oder nicht richtig.

Häufig liegt eine Kardiainsuffizienz vor, d.h., die Verschlussfunktion des Mageneingangs ist gestört. In vielen Fällen steht die Erkrankung in Verbindung mit einer Hiatushernie (Durchtritt von Magenanteilen durch das Zwerchfell).

Äußere Umstände wie Stress, Übergewicht, ungesunde Ernährung und andere Noxen wie Kaffee, Tabakrauch und Alkohol können entzündliche Prozesse fördern.

Symptome

Zu den Hauptsymptomen zählen ein brennender Schmerz hinter dem Brustbein und häufiges Sodbrennen. Insbesondere nachts sind die Patienten geplagt, denn im Liegen kann der Magensaft leicht in die Speiseröhre zurückgelangen. Leitsymptom bei **Kindern** und Säuglingen ist das ständige Spucken nach der Nahrungsaufnahme. Bei älteren Kindern und Erwachsenen in verschiedenen Lagen wie z. B. im Liegen, beim Bücken oder Heben von Lasten oder Konsum von Tabakrauch / Alkohol kann es zu saurem Aufstoßen kommen. Chronischer Husten kann ebenfalls als Symptom auftreten.

**Endoskopische
Untersuchung
Band 4, A 4.5**

Die **Diagnose** bei Erwachsenen erfolgt in aller Regel durch eine Magenspiegelung.

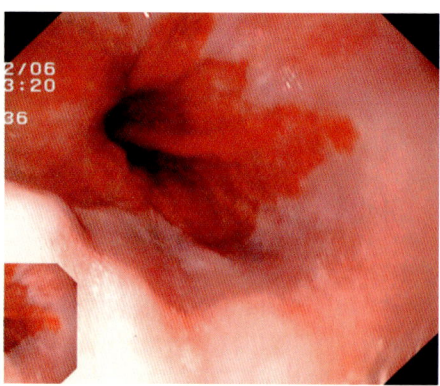

Refluxösophagitis

Bei Säuglingen wird die Diagnose durch eine Langzeit-pH-Metrie gestellt (pH-Wert-Messung in Speiseröhre oder Magen bzw. Säureproduktion über 24 Stunden).

Behandlung und Pflege

Behandelt wird zunächst durch fettarme Kost, Tabakrauch- und Alkoholkarenz. Bei Übergewicht wird eine Gewichtsreduzierung empfohlen, damit der Druck im Bauchraum kleiner wird. Um nächtliche Beschwerden zu lindern, können eine Oberkörperhochlagerung (30 Grad), die Verwendung von Keilkissen oder Schrägstellen des Betts hilfreich sein. Auf ein spätes Abendessen sollte möglichst verzichtet werden. Regelmäßiges Dinner Cancelling (keine Nahrung mehr nach 16 Uhr – nur noch trinken) zeigt ebenfalls Erfolg. Zusätzlich hilfreich ist:

♦ keine einschneidende Kleidung

♦ nur im Sitzen essen

♦ beim Bücken den Oberkörper nicht nach unten hängen, sondern in die Hocke gehen

Medikamentös wird mit folgenden Wirkstoffen behandelt:

♦ Antazida neutralisieren die Magensäure, sie sollen nur vorübergehend zur Anwendung kommen

♦ H2-Antihistaminika – hemmen die Säurebildung zu 50 %

♦ Prokinetika werden selten eingesetzt

♦ Protonenpumpenhemmer – hemmen die Magensäure zu 100 % durch Blockierung eines Enzyms

Zeigt auch diese konservative Therapie keine Wirkung, besteht in seltenen Fällen die Möglichkeit einer Operation, die Fundoplicatio, die heute endoskopisch durchgeführt wird. Dabei wird der obere Teil des Magens (Magenfundus) wie eine Manschette um den Mageneingang gelegt und mit einer Naht fixiert. Es entsteht eine Verengung des Mageneingangs, die den Magensäure-Rückfluss in die Speiseröhre vermindern soll.

Antazida
Band 4, D 5.1.1

Bei lang anhaltender und nicht behandelter Refluxösophagitis kann es zum Barrett-Syndrom kommen. Dies ist eine Vorstufe (Präkanzerose) zum Ösophaguskarzinom. Weitere mögliche Komplikationen sind Stenosen, Strikturen der Speiseröhre und Blutungen. Außerhalb der Speiseröhre werden Laryngitis, chronischer Husten und Zahnerosionen beschrieben.

2.4.3 Magen- und Dünndarmulkus

Ein Geschwür **(Ulkus)** im Magen (Ulcus ventriculi) oder Dünndarm (Ulcus duodeni) ist eine Verletzung der Schleimhaut, die in die tieferen Wandschichten eindringt. Eine nur oberflächliche Verletzung wird Erosion genannt. Erosionen treten schubweise auf und klingen nach wenigen Tagen meist wieder ab. Beim Ulkus ist die Schleimhaut so stark verletzt, dass das Gewebe geschwürig zerfällt.

Mögliche **Ursachen** für ein Magenulkus sind:

- familiäre Disposition (Vorbelastung)
- Helicobacter pylori (Bakterium)
- seelische Belastung – Stress
- sehr tiefer Magen-pH-Wert
- Alkohol und Rauchen
- Medikamente wie Acetylsalicylsäure oder bestimmte antirheumatische Medikamente

Ursache für ein Dünndarmulkus ist ein Missverhältnis zwischen schleimhautschützenden Faktoren (Schleim, Bikarbonat, Prostaglandin) und aggressiven Faktoren (Magensäure).

Symptome und Diagnostik

Ein **Magenulkus** zeigt sich durch krampfartige drückende, stechende Schmerzen im Epigastrium (Teil des Bauches zwischen Rippenbogen und Bauchnabel), insbesondere Spät-, Nacht- und Nüchternschmerz, der durch Nahrungsaufnahme ausgelöst wird. Unwohlsein, Übelkeit, Appetitlosigkeit, saures Aufstoßen und Bluterbrechen (kaffeesatzartiges Erbrechen) können ebenfalls auftreten.

Magen
Band 2, J 1.2.7

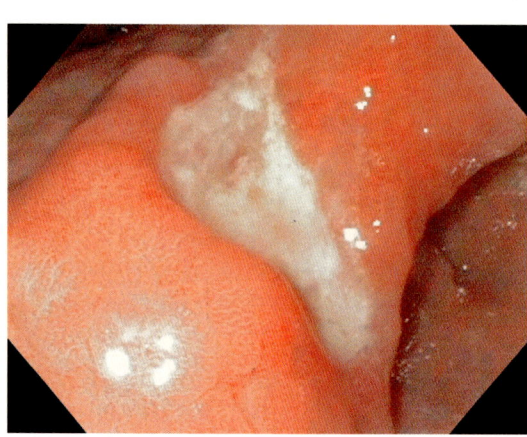

Magenulkus

Zur Diagnostik gehören:

- ärztliche Anamnese
- Gastro-Duodenoskopie mit Probeentnahme zum Ausschluss eines Magenkarzinoms
- Helicobacter-Test
- Blutuntersuchung

Dünndarmulzera kommen im Vergleich zum Magenulkus mehr als doppelt so häufig vor. Besonders jüngere Männer sind davon betroffen. Allgemeine Symptome wie Übelkeit, Erbrechen und Gewichtsabnahme werden beschrieben. Ein typisches Symptom ist der „Nüchternschmerz", der erst ca. zwei Stunden nach Nahrungsaufnahme bzw. nachts auftritt und im mittleren Oberbauch angegeben wird.

Komplikationen

Nicht behandelte Ulzera können in der Folge zu verschiedenen – in einigen Fällen lebensbedrohlichen – Komplikationen führen. Zu den häufigsten zählen:

♦ Ulkusblutung

♦ Ulkusperforation (Durchbruch)

♦ Ulkuspenetration (Eindringen des Ulkus in benachbarte Gewebe oder Organe)

♦ narbige Verengung des Magenausgangs

Die Patienten werden medikamentös behandelt.

Der Patient sollte verschiedene Lebensmittel meiden, z. B. Kaffee, Alkohol und Nikotin, sowie ulkusfördernde Medikamente absetzen und Stress abbauen. Pflegerisch stehen die **Information und Schulung** des betroffenen Patienten im Vordergrund.

Meist benötigen die Patienten Unterstützung bei der Umsetzung der Ernährungsempfehlungen. Informationen über Rauch- und Alkoholentwöhnungsprogramme und die Unterstützung bei der regelmäßigen Medikamenteneinnahme sind weitere Pflegeinterventionen. In der Regel sind die Patienten nicht pflegebedürftig und selbstständig in den Aktivitäten des täglichen Lebens.

Antazida
Band 4, D 5.1.1

Antibiotika
Band 4, D 9.1

Anleiten
und schulen
Band 5, A 5.3

2.4.4   Magenresektion

In schweren Fällen des Magenulkus ist die konservative Behandlung nicht ausreichend und eine Magenresektion (teilweise oder vollständige Entfernung) wird nötig. Darüber hinaus wird sie bei einer Magenausgangs-Stenose (bei nicht durchführbarer Pyloroplastik = Erweiterungsoperation) und bei Magentumoren nötig. Je nach Ausmaß und Größe der nötigen Operation werden unterschiedliche Operationstechniken angewendet: Resektion nach Billroth I und II sowie die komplette Magenentfernung (Gastrektomie).

Resektion nach Billroth I

Diese Operationstechnik – benannt nach Theodor Billroth – wurde im Jahre 1881 erstmals durchgeführt. Der distale (untere) Anteil des Magens wird zu ca. $^2/_3$ entfernt (einschließlich des Pylorus). Der Magenstumpf wird durch eine End-zu-End-Anastomose direkt an das offene Ende des Zwölffingerdarms angenäht (Gastroduodenostomie). Die normale Speisepassage bleibt erhalten.

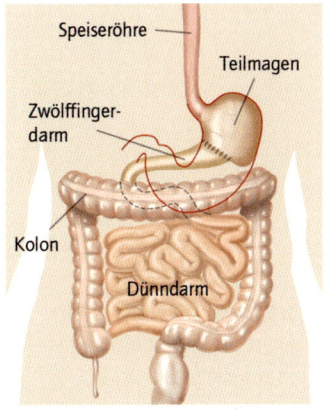

Billroth I

Resektion nach Billroth II

Bei dieser Operation wird fast der gesamte Magen entfernt. Nach der Resektion des Magens wird das Duodenum blind verschlossen und es wird eine Seit-zu-End-Anastomose von Jejunum und Magenstumpf angelegt (Gastrojejunostomie). Ergänzt wird dies durch eine weitere Anastomose, die einen Abfluss des Duodenalsekrets aus dem blind verschlossenen Duodenalstumpf ermöglichen und einen Rückfluss in den resezierten Magen verhindern soll.

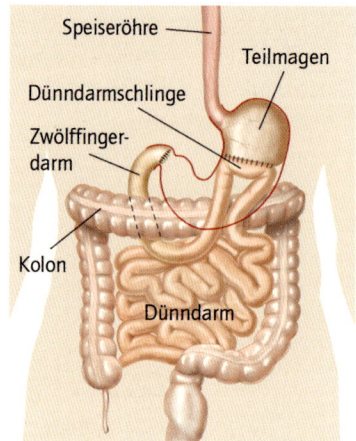

Billroth II

Gastrektomie

Bei einer Gastrektomie wird der gesamte Magen entfernt. Es kommen zwei verschiedene Verfahren zur Anwendung. Entweder wird zwischen dem unteren Ösophagusende und Duodenum ein Stück Darm (Interponat) zur Defektüberbrückung eingenäht (Interposition). Dieses kann aus Dünndarm oder Dickdarm bestehen. Oder das Duodenum wird analog zur Billroth-II-Operation blind verschlossen. Die Kontinuität der Speisepassage erfolgt durch eine Anastomose zwischen Ösophagus und Jejunum (Ösophagojejunostomie).

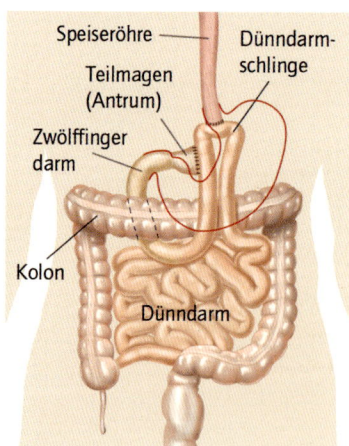

Gastrektomie

Pflegerische Maßnahmen

Die präoperative Pflege bei Patienten vor einer Magenoperation entspricht der allgemeinen Vorbereitung auf eine Operation.

Nach der Operation wird der Patient postoperativ überwacht und gepflegt. Meistens hat der Patient eine Magensonde, die nach zwei bis drei Tagen entfernt werden kann. Über diese Sonde scheidet der Patient Magensaft aus, der in der Bilanz berücksichtigt werden muss.

Die Drainagen im Wundgebiet werden ebenfalls nach zwei bis drei Tagen entfernt. Der Zeitpunkt der Entfernung ist abhängig von der geförderten Wundsekretmenge. Die Entfernung von Magensonde und Wunddrainagen wird vom Arzt verordnet.

Prä- und postoperativ pflegen Band 4, G

Drainagen Band 4, G 4.8

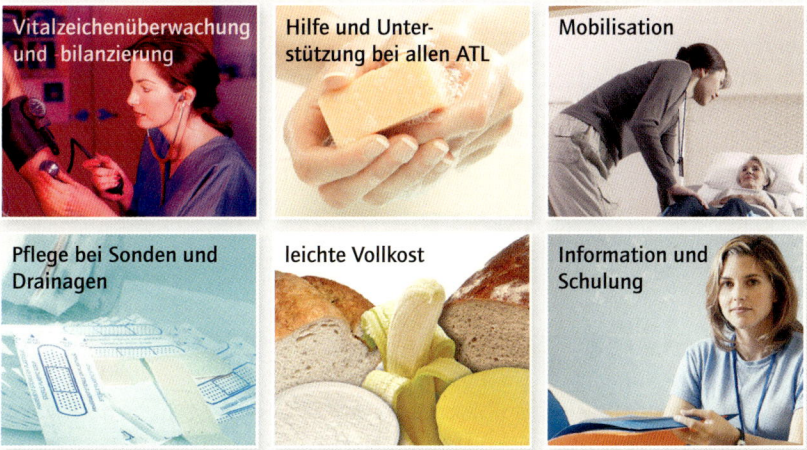

Pflegerische Maßnahmen

Der Arzt bestimmt ebenfalls den Zeitpunkt, ab dem der Patient das erste Mal wieder essen darf. Der Kostaufbau geschieht stufenweise und richtet sich nach den hausinternen Richtlinien. Grundsätzlich soll Folgendes beachtet werden:

♦ sechs bis acht Mahlzeiten verteilt über den Tag (ca. alle zwei Stunden, um den Restmagen nicht zu überlasten und einem Völlegefühl vorzubeugen)

♦ häufig werden in den ersten Tagen Tee, Zwieback und/oder legierte Suppen angeboten

♦ 30 Minuten vor oder nach den Mahlzeiten soll der Patient etwas trinken (nicht mehr als 200 ml); dies verhindert eine zu schnelle Speisebreipassage

♦ Patient soll im Sitzen essen

♦ Alkohol und Rauchen vermeiden

♦ es soll zunächst ausprobiert werden, ob Milchprodukte vertragen werden; nicht selten werden süße Milchprodukte schlechter vertragen als saure

♦ stark blähende, stark gewürzte und sehr fette Speisen meiden

Zu Beginn der Nahrungsaufnahme ist der Patient sorgfältig zu beobachten. Eine Insuffizienz der Anastomose bzw. der inneren Wundnähte kann zum Austritt von Nahrungsbrei in den freien Bauchraum führen. Dies kann lebensbedrohliche Komplikationen nach sich ziehen. Allgemeines Unwohlsein, Schmerzen nach dem Essen oder ein plötzlicher Fieberanstieg sind sofort dem zuständigen Arzt zu melden.

Dumpingsyndrom

Ein Dumpingsyndrom entsteht durch den Wegfall der Reservoirfunktion des Magens, insbesondere bei der Aufnahme von großen Kohlenhydratmengen. Beim **Frühdumpingsyndrom** entziehen die Kohlenhydrate, die sich im Dünndarm befinden, dem Gefäßsystem Wasser, was in Verbindung mit der Stimulierung des Parasympathikus zu einem Blutdruckabfall bis hin zum Volumenmangelschock führen kann. Ein **Spätdumping** entsteht ca. zwei Stunden nach Nahrungsaufnahme durch eine überschießende Insulinsekretion mit Symptomen wie Herzrasen und Hypoglykämie.

2.4.5 Pankreatitis

Als **Pankreatitis** (von griech. Pánkreas – pán „alles", kréas „Fleisch", -itis für Entzündung) wird die Entzündung der Bauchspeicheldrüse bezeichnet. Sie kann akut oder chronisch auftreten. Bei einer akuten Pankreatitis wird auch von Autolyse gesprochen, d.h., es findet eine Selbstverdauung der Drüse statt.

Bauchspeicheldrüse
Band 2, J 1.3.1

Im Jahr erkranken ca. 50 bis 100 Personen (bezogen auf 100 000 Einwohner) an einer akuten Pankreatitis. Frauen erkranken häufiger als Männer. Je nach Ursache der akuten Pankreatitis liegt das Erkrankungsalter bei 40 bis 60 Jahren (bei verursachenden Gallensteinen) und zwischen 20 und 40 Jahren bei chronischem Alkoholmissbrauch.

Im Unterschied dazu erkranken nur zwei bis zehn Personen (bezogen auf 100 000 Einwohner) an einer chronischen Pankreatitis. Männer erkranken deutlich häufiger als Frauen (im Verhältnis 3:1).

Gegenüberstellung akute und chronische Pankreatitis

	Akute Pankreatitis	Chronische Pankreatitis
Ursachen	Gallensteine chronischer Alkoholmissbrauch idiopathisch (keine klare Ursache erkennbar)	Die Ursache ist weitgehend unbekannt; vermutet werden chronischer Alkoholmissbrauch, autoimmune chronische Pankreatitis, Medikamente (z. B. Antibiotika, ACE-Hemmer, Diuretika), Hyperkalzämie bei Hyperparathyreodismus (Erkrankung der Nebenschilddrüsen), chronische Niereninsuffizienz, genetische Faktoren, Tumoren
Symptome	akute sehr starke Schmerzen im Oberbauch, Ausstrahlung gürtelförmig bis in den Rücken, druckschmerzhaftes Abdomen, „Gummibauch", der durch Meteorismus (starke Blähungen) und mäßige Abwehrspannung bedingt ist, Schmerzen im Bereich der Brustwirbelsäule, Übelkeit, Erbrechen, Obstipation, Fieber, in schweren Fällen Gelbsucht, Aszites, bei schwerem Verlauf auch bläulich-grünliche Flecken um den Bauchnabel herum	wiederkehrende Schmerzen in der Tiefe des Oberbauchs, nicht kolikartig, Stunden bis Tage andauernd, Ausstrahlung bis in den Rücken möglich, Angst vor den Schmerzen nach der Nahrungsaufnahme, aufgrund der Minderfunktion des Pankreas werden weniger Verdauungsenzyme in den Dünndarm freigesetzt; Folge: Fettstühle, Malabsorption, Durchfälle bei der endokrinen Pankreasinsuffizienz (unzureichende Produktion von Verdauungsenzymen) wird zu wenig Insulin produziert; in der Folge entsteht ein sekundärer Diabetes mellitus
Therapie	Flüssigkeitszufuhr intravenös (Infusionen), bei schwerem Verlauf mit Darmlähmung evtl. spezielle Nasen-Dünndarmsonde, Schmerztherapie, eingeklemmte Gallensteine werden durch Endoskopie entfernt, Antibiotika, falls Infektion vorliegt	Alkoholabstinenz und das Rauchen aufgeben, Schmerztherapie, ggf. Antidepressiva, bei exokriner Pankreasinsuffizienz: Pankreasenzyme per os zuführen, Diät mit weniger als 70 g Fett pro Tag, Proteinzufuhr; bei endokriner Pankreasinsuffizienz: Blutzuckerkontrolle und Diät
Pflege	Vitalzeichenkontrolle, Überwachung der Flüssigkeitszufuhr und der Ausscheidungen, evtl. Obstipationsprävention, Schmerztherapie nach Anordnung, Soor- und Parotitisprävention, Beobachtung der Haut, Unterstützung bei der Körperpflege, Pflege des venösen Zugangs, Pflege bei liegender Magen- oder Dünndarmsonde	siehe Pflege bei akuter Pankreatitis; zusätzlich Blutzuckerkontrollen und pflegerische Informationsgespräche zur Lebensstiländerung; evtl. Instruktion und Information auch an die Angehörigen

2.4.6 Leberzirrhose

Die **Leberzirrhose** bildet das Endstadium vieler chronischer Lebererkrankungen. Sie bezeichnet die fortgeschrittene Zerstörung der Leberarchitektur mit Bildung von Knoten und Veränderungen im Bindegewebe in der Leber. Die kleinen Gefäße können demzufolge kein Blut mehr abtransportieren. Es entsteht ein erhöhter Druck in den Blutgefäßen, besonders im Bereich der Pfortader.

Die häufigste **Ursache** ist der übermäßige langjährige Alkoholkonsum (alkoholische Zirrhose). Eine Leberzirrhose kann auch als Folge einer chronischen Virus-Hepatitis (B, C, D mit B) auftreten.

Eine autoimmune chronische Hepatitis, angeborene Erkrankungen des Eisen-, Kupfer- und Fettstoffwechsels, autoimmune chronische Erkrankungen der Gallenwege (z. B. primär biliäre Leberzirrhose) oder schwere langjährige Herzschwäche können ebenfalls als Ursache einer Leberzirrhose identifiziert werden.

Leber
Band 2, J 1.3.2

Hepatitiden
Band 4, C 2.2

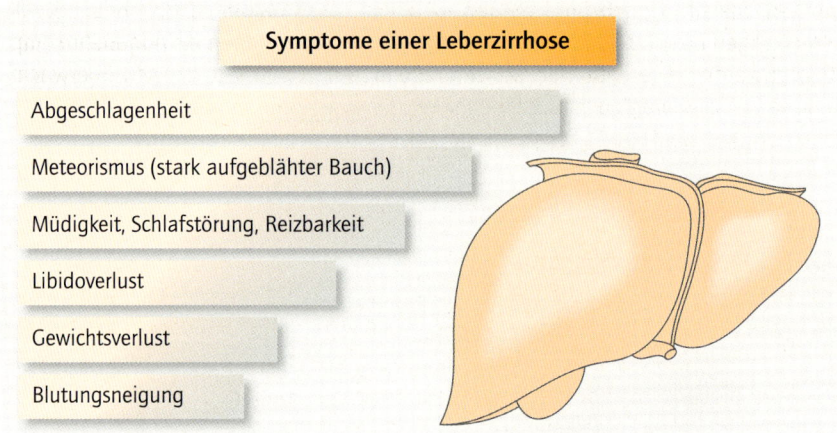

Symptome einer Leberzirrhose

Abgeschlagenheit

Meteorismus (stark aufgeblähter Bauch)

Müdigkeit, Schlafstörung, Reizbarkeit

Libidoverlust

Gewichtsverlust

Blutungsneigung

Bei schwerem Verlauf einer Leberzirrhose kann es zu verschiedenen **Komplikationen** kommen. Hierzu gehören:

♦ Ikterus: Gelbfärbung der Haut, häufig mit starkem Juckreiz verbunden

♦ Aszites: „Bauchwassersucht"; Wassereinlagerung im Abdomen

Aszitespunktion
Band 4, A 3.7.1

♦ Gastrointestinalblutungen

♦ Ösophagusvarizen: Krampfadern in der Speiseröhre, mit dem erhöhten Risiko einer Blutung

♦ Enzephalopathie: Veränderungen der Denkfähigkeit aufgrund der zunehmenden Ansammlung von Giften im Körper, da die Leber ihre Entgiftungsfähigkeit verliert

Die medizinische **Behandlung** einer Leberzirrhose setzt sich aus dem Weglassen aller toxischen Substanzen (z. B. Alkohol, Medikamente), der Vitaminzufuhr und der ausreichenden Zufuhr von Kilokalorien über die Nahrung zusammen. Die Grunderkrankung muss behandelt werden: bei Alkoholismus wird ein Entzug empfohlen, Patienten mit einer Autoimmunhepatitis werden mit Immunsuppressiva behandelt, bei einer chronischen Hepatitis kann eine Viruselimination mit Interferonen versucht werden.

Die **Pflege** der betroffenen Patienten richtet sich nach dem Ausmaß der Erkrankung. Die Ernährung sollte ausgewogen, vitaminreich und leicht verdaulich sein. Dem Patienten sollen fünf bis sechs kleine Mahlzeiten über den Tag verteilt angeboten werden (Eiweißeinschränkung bei fortgeschrittenem Stadium und Enzephalopathie). Darüber hinaus wird ausreichend Flüssigkeit zugeführt (außer bei Aszites) sowie regelmäßig das Körpergewicht und der Bauchumfang kontrolliert.

Die Haut der Patienten mit Lebererkrankung wird auch „Geldscheinhaut" genannt. Sie ist sehr dünn und leicht abhebbar. Daher nur sehr vorsichtig Pflaster verwenden. Wenn möglich sollten hautschonende Materialien verwendet werden. Da sich die Patienten leicht verletzen, soll auf eine sorgfältige Sturzprävention geachtet werden. Der durch den Ikterus hervorgerufene Juckreiz wird mithilfe von Medikamenten, die die Gallensäure binden, und mit Antihistaminika behandelt. Kühle Waschungen oder Einreibungen mit Salben (fetthaltig) können als angenehm empfunden werden. Die Patienten werden regelmäßig in den Vitalzeichen überwacht. Darüber hinaus werden das Bewusstsein, die Ausscheidung sowie Zeichen einer Infektion beobachtet und sorgfältig dokumentiert.

2.4.7 Besonderheiten beim Kind

Lippen-Kiefer-Gaumen-Segelspalten

Die **Lippen-Kiefer-Gaumen-Segelspalten** sind eine Gruppe von Fehlbildungen und gehören zu den häufigsten angeborenen Fehlbildungen bei Kindern (betroffen ist eines von 500 Neugeborenen). In der Embryonalphase entwickeln sich Teile der Mundpartie nicht normal. **Hauptursache** dieser Fehlbildung ist eine Störung während der Entwicklungsphase, in der es zur Gesichtsbildung kommt, z. B. durch mangelhafte Sauerstoffzufuhr des Kindes im Mutterleib oder durch den Konsum von schädlichen Substanzen (Drogen, Alkohol und Nikotin). Störungen in der 5.–6. Schwangerschaftswoche führen zu einer Lippen- beziehungsweise Kieferspalte. Die Nasenwülste verwachsen nicht vollständig. Störungen in der 10.–12. Woche führen zu einer Gaumenspalte.

Es treten unterschiedliche Formen der Spaltbildung auf:

♦ isolierte Lippen-Spalten: Öffnung in der Oberlippe zwischen Mund und Nase
♦ Lippen-Kiefer-Spalten: Lippe und zahntragender Teil des Oberkiefers betroffen
♦ Lippen-Kiefer-Gaumen-Spalten: Kombination aus Lippen-Kiefer-Spalte und aus Gaumenspalte (betroffen meist Jungen)

Fehlbildungen im Magen-Darm-Trakt Band 3, A 2.4.5

Bei der **Behandlung** sind nicht nur ästhetische Aspekte von Bedeutung, sondern auch Funktionsstörungen, die die Atmung, Nahrungsaufnahme, Mimik und Hörvermögen oder auch die Fähigkeit der Lautbildung beeinflussen. Neugeborene mit einer Gaumenspalte (Nasen- und Rachenraum sind nicht voneinander getrennt) können in den ersten Lebenstagen mit einer Gaumenplatte versorgt werden. Diese ermöglicht, dass die Kinder gestillt werden können, und verbessert die Situation für die Folgeoperationen, die drei bis sechs Monate später erfolgen. Hier werden die Lippenspalte verschlossen und der Naseneingang gebildet. Gaumenspalten werden bei späteren Operationen geschlossen.

Pylorusstenose

Eine **Pylorusstenose** ist eine Verengung im Bereich des Magenausganges (Pylorus), die sowohl angeboren als auch erworben sein kann. Als Folge dieser Erkrankung ist die Weiterleitung der Nahrung in den Zwölffingerdarm gestört.

Pylorusstenose	angeboren	erworben
Ursachen	häufige Entleerungsstörung beim Neugeborenen (0,3 % aller Neugeborenen) ab der 3. Lebenswoche, familiär gehäuft, Ursache meist unklar	Entzündungen, Magen- und Darmgeschwüre, Tumoren des Magens oder angrenzender Organe
Symptome	bei Säuglingen: schwallartiges Erbrechen eine halbe Stunde nach Nahrungsaufnahme, Erbrochenes riecht stark sauer und enthält häufig Blutfäden, sichtbar direkt nach der Nahrungsaufnahme erhöhte Magenbewegungen auf der Bauchoberfläche, teilweise vergrößerter Pylorus tastbar, Säuglinge sind unterernährt, hungrig, untergewichtig	Stockung, Stau des Speisebreis, Erbrechen, Exsikkose, hypochlorämische Alkalose, deutliche Magenperistaltik, Schwäche, Protein- und Energiemangel, Kachexie, Mundgeruch
Diagnose	Anamnese, körperliche Untersuchung, Sonografie	Röntgen, Abdomenübersicht, Gastroduodenoskopie
Therapie	konservativ: Oberkörperhochlagerung, häufig kleine Mahlzeiten, muskelentspannende Medikamente, meist ist eine operative Therapie erforderlich	Pyloroplastik, Resektionen, Gastrektomie, Duodenopankreatektomie
Pflege	allgemeine prä- und postoperative Pflegemaßnahmen, Flüssigkeitsdefizit muss ausgeglichen werden (Infusion), ca. 48 Stunden nach der Operation darf mit der Nahrungsaufnahme begonnen werden	allgemeine prä- und postoperative Pflegemaßnahmen

?

1 Wie kann der Ernährungszustand eines Menschen erhoben werden?

2 Wie kann der Flüssigkeitshaushalt bei einem Menschen in der körperlichen Untersuchung abgeschätzt werden?

3 In welchen Schritten nimmt normalerweise ein Säugling an Gewicht zu?

4 Was versteht man unter einer Lebensmittelallergie, wie unterscheidet sie sich von einer Lebensmittelintoleranz?

5 Wie können sich Allergien bemerkbar machen, wo treten sie häufig auf?

6 Nennen Sie vier häufige Allergieauslöser.

7 Welche Stoffe lösen eher Lebensmittelintoleranzen aus?

8 Welche Ursachen können eine Gastroenteritis auslösen?

9 Welche pflegerischen Maßnahmen werden bei einer Gastroenteritis nötig?

10 Worauf ist bei Säuglingen und Kleinkindern im Zusammenhang mit einer Gastroenteritis besonders zu achten?

11 Was versteht man unter einer Refluxösophagitis?

12 Welche Verlaufsformen der Pankreatitis gibt es?

13 Was ist eine Pylorusstenose und welche Formen gibt es?

14 Welche Symptome einer Leberzirrhose gibt es? Nennen Sie mindestens vier.

---

1 Schätzen Sie mithilfe eines gängigen Assessmentinstruments den Ernährungszustand eines Patienten oder einer Bewohnerin an Ihrem Praxisort ein und notieren Sie sich Auffälligkeiten.

2 Recherchieren Sie Ernährungsberatungsstellen im Internet und fordern Sie dort Informationsmaterial zum Thema Lebensmittelallergien/Lebensmittelunverträglichkeiten an. Stellen Sie sich die Broschüren im Unterricht gegenseitig vor und diskutieren Sie die Unterschiede.

3 Üben Sie im Rollenspiel das pflegerische Aufnahmegespräch bei einem Patienten, der am nächsten Tag eine Billroth-I-Operation erhält. Fokussieren Sie dabei auf die pflegerelevanten Aspekte und planen Sie bereits erste Schritte für den Auftritt. Geben Sie sich gegenseitiges Feedback über den Ablauf des Aufnahmegesprächs.

4 Erstellen Sie für einen 45-jährigen Patienten, der mit einer akuten Pankreatitis ins Krankenhaus eingewiesen wird, eine Pflegeplanung. Priorisieren Sie die Gesundheitsprobleme und begründen Sie, warum Sie sich um diese/s Gesundheitsproblem/Pflegediagnose als Erstes kümmern möchten.

Constien, Anja/Reese, Imke/Schäfer, Christiane: Praxisbuch Lebensmittelallergie. Südwest, München 2007

Paetz, Burkhard: Chirurgie für Pflegeberufe. Thieme Verlag, Stuttgart 2009

www.ak-dida.de Webseite des Arbeitskreises Diätetik in der Allergologie

www.daab.de Webseite des Deutschen Allergie- und Asthmabunds

www.dge.de Webseite der Deutschen Gesellschaft für Ernährung mit wichtigen Hinweisen zu Ernährung, Diätetik und Fettstoffwechselstörungen sowie verschiedenen Leitlinien zur Ernährung

3   Diabetes mellitus

Tim arbeitet im Klinikum Gutleben auf einer medizinischen Station mit dem Schwerpunkt Diabetologie. Am Vormittag wird die 25-jährige Heike Nolte aufgenommen. Die Patientin erzählt Tim, dass sie sich schon seit mehreren Wochen schlapp und müde fühle. Außerdem klagt sie über ein starkes Durstgefühl, sodass sie bis zu fünf Liter Wasser am Tag trinke. Dieses führe dann dazu, dass sie häufig zur Toilette müsse, um Wasser zu lassen.

Frau Nolte ist eine sehr schlanke Frau. Sie erzählt Tim, dass sie äußerst viel essen könne, ohne dabei zuzunehmen. Ihrem Lebensgefährten ist bereits vereinzelt ein obstartiger Mundgeruch bei ihr aufgefallen.

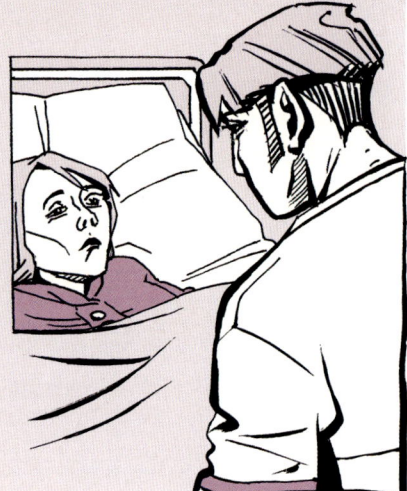

Nach einer Blutuntersuchung wird bei Frau Nolte ein Blutzucker von 450 mg/dl festgestellt. Dieses führt zur Verdachtsdiagnose Diabetes mellitus Typ I, was sich im Verlauf des Krankenhausaufenthaltes bestätigt. Nun hat Heike Nolte im Zusammenhang mit ihrer Erkrankung sehr viele Fragen.

1   Kennen Sie Menschen in Ihrem Umfeld (Familie, Freunde, Bekannte, Patienten/Bewohner), die einen Diabetes mellitus haben? Berichten Sie davon in der Gruppe.

2   Welche Sorgen/Ängste könnte Frau Nolte haben?

Der Begriff **Diabetes** kommt aus dem Griechischen und bedeutet so viel wie „honigsüßer Durchfluss". Ein gestörter Glukosestoffwechsel führt zu einer Erhöhung des Blutzuckerspiegels und gleichzeitiger Verminderung von Glukose in den Zellen. Diese chronische Störung beruht auf einem Insulinmangel oder einer reduzierten Insulinempfindlichkeit. Diese Krankheit wird **Diabetes mellitus** genannt. Im Volksmund wird häufig nur von Diabetes gesprochen. Fachpersonen hingegen unterscheiden den Diabetes mellitus vom Diabetes insipidus, eine Störung im hormonellen Haushalt, bei der das antidiuretische Hormon (ADH) nicht ausreichend gebildet wird.

Bauchspeicheldrüse
Band 2, J 1.3.1

Der Begriff honigsüßer Durchfluss geht als Beschreibung auf die Symptome **Polyurie** (vermehrte Urinausscheidung), **Polydipsie** (gesteigertes Durstgefühl) und **Glukosurie** (Ausscheidung von Zucker im Urin) zurück.

In Deutschland gibt es zurzeit mehr als sechs Millionen Menschen, die an Diabetes mellitus erkrankt sind. Mindestens 50 % aller Erkrankten wissen wegen des in der Anfangszeit **asymptomatischen** (ohne Krankheitszeichen) Krankheitsverlaufs nichts von ihrer Erkrankung. Nach Schätzungen der WHO (Weltgesundheitsorganisation) sind heute weltweit mehr als 200 Millionen Menschen erkrankt. Man spricht inzwischen von einer weltweiten Diabetes-Epidemie. Eine rasante Zunahme ist vor allem in Asien zu verzeichnen, wo der westliche Lebensstil und die westliche Ernährung immer mehr Einzug halten.

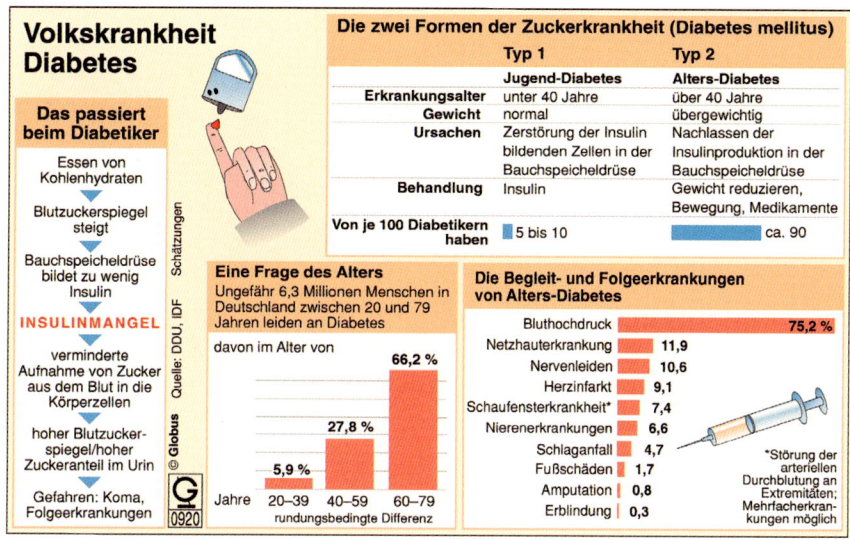

Volkskrankheit Diabetes

3.1 Formen

Nach Kriterien der WHO (Weltgesundheitsorganisation) und der ADA (American Diabetes Association) wird der Diabetes mellitus seit 1997 in vier verschiedene Formen eingeteilt. Die Form des Diabetes mellitus ist entscheidend für die medizinische Behandlung.

3.1.1 Diabetes mellitus Typ I

Diese Form ist häufig bei Kindern, Jugendlichen und Erwachsenen vor dem 35. Lebensjahr – in seltenen Fällen auch darüber hinaus – zu finden. Der Typ-I-Diabetes stellt die häufigste Stoffwechselerkrankung bei Kindern in der Bundesrepublik Deutschland dar. Insgesamt sind 10 % der Menschen mit Diabetes mellitus in Deutschland davon betroffen.

Beim Typ-I-Diabetes liegt ein absoluter **Insulinmangel** vor, bei dem der größte Teil der β-Zellen des Pankreas zerstört sind. Die Zerstörung erfolgt aufgrund einer Autoimmunerkrankung, zu der es wahrscheinlich durch Virusinfekte in Kombination mit einer erblichen Veranlagung kommt. Eine Manifestation des Diabetes Typ I erfolgt bei einer Zerstörung von 80 – 90 % der β-Zellen.

3.1.2 Diabetes mellitus Typ II

Fast 90 % der Patienten mit Diabetes mellitus sind an einem Diabetes Typ II erkrankt. Hier handelt es sich meist um Personen über 30 Jahren, die oft übergewichtig sind, an Bewegungsmangel leiden und sich zu fett und zu süß ernähren. Da die Anzahl der übergewichtigen Kinder immer mehr zunimmt, gehören inzwischen auch mehr Kinder zu dieser Gruppe. Bei Menschen mit einem Typ-II-Diabetes produziert die Bauchspeicheldrüse noch eine geringe Menge an Insulin, sodass von einem **relativen Insulinmangel** gesprochen werden kann. Dabei entsteht der Insulinmangel durch

♦ eine zu geringe und langsame Abgabe des Insulins und

♦ eine Insulinresistenz der Zielzellen, sodass der Körper nicht in der Lage ist, die Glukose als Energielieferant in die Muskel- und Fettzellen einzubringen.

3.1.3 Schwangerschaftsdiabetes (Gestationsdiabetes)

Bis zu 3 % der schwangeren Frauen sind von einem Gestationsdiabetes betroffen. Bei den meisten wird das Auftreten der Erkrankung jedoch nicht erkannt. Bei den betroffenen Frauen liegt eine unzureichende Kompensation der Bauchspeicheldrüse vor, d. h., das ursächliche Problem liegt nicht primär in der Bauchspeicheldrüse selbst, sondern an den Veränderungen des Stoffwechsels in der Schwangerschaft. Die „Erkrankung" besteht nur während der Schwangerschaft. Nach der Entbindung normalisieren sich die Blutzuckerwerte wieder. Die schwangere Frau sollte sorgfältig und verständlich darüber informiert werden.

Die Schwangerschaftshormone sind Gegenspieler des Insulins. Der Diabetes tritt am häufigsten im letzten Schwangerschaftsdrittel auf. So kommt es zu Risikoschwangerschaften, mit Kindern von mehr als 4 000 Gramm Geburtsgewicht, Frühgeburten und vaginal-operativen Entbindungen oder Entbindungen durch Sectio.

Die Mütter leiden häufiger unter Harnwegsinfekten, erhöhtem Blutdruck und Krampfanfällen. Ein **Glukose-Belastungstest** kann frühzeitig die Erkrankung diagnostizieren. Die Krankenkassen übernehmen diese Untersuchung jedoch meist nicht. Als therapeutische Maßnahmen sind meist eine Insulingabe bis wenige Tage nach der Entbindung und eine erweiterte Beobachtung der schwangeren Frau ausreichend. Im Vorfeld kann einem Schwangerschaftsdiabetes mit einer ausgewogenen Ernährung, regelmäßiger Bewegung und der Kontrolle des Körpergewichts präventiv begegnet werden.

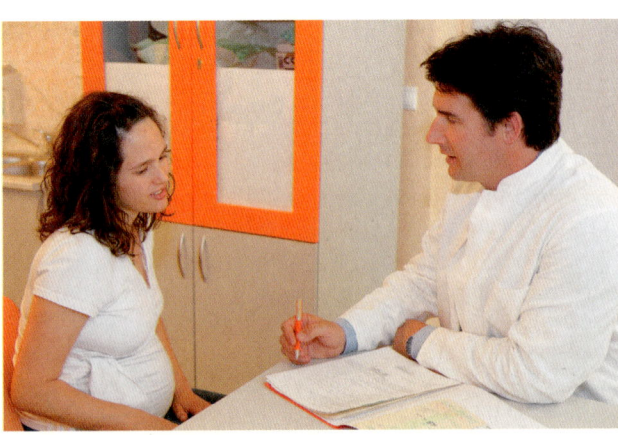

Vorsorge-untersuchung

Geburt durch Kaiserschnitt Band 3, A 2.2.2

3.1.4 Spezielle Formen

Spezielle Formen des Diabetes mellitus können primärer oder sekundärer Art sein. Sie entstehen beispielsweise primär (Ursache liegt in der Bauchspeicheldrüse selbst) durch Erkrankungen des Pankreas (z. B. Pankreatitis; Tumoren der Bauchspeicheldrüse) und nach Infektionen (z. B. Rötelinfektion). Hier schafft die Drüse es nicht, den Körper ausreichend mit Insulin zu versorgen. Nach Behandlung der Erkrankung bzw. nach Abklingen der Infektion normalisieren sich die Blutzuckerwerte wieder. Die Behandlung mit Medikamenten (Insulin) ist daher nur für die Dauer der ursächlichen Erkrankung nötig. In seltenen Fällen von schweren Krankheitsverläufen kann es vorkommen, dass sich die Bauchspeicheldrüse nur sehr langsam oder gar nicht mehr erholt und eine lebenslange Substitution nötig wird.

Auch nach der Einnahme von bestimmten Medikamenten (z. B. Glukokortikoidgabe), nach hormonellen Krankheiten der cortisonproduzierenden Organe (Nebennierenrinde, z. B. Morbus Cushing), nach Einnahme von Drogen oder durch Vererbung von genetischen Defekten der β-Zellen des Pankreas (MODY – Maturity Onset Diabetes of Young People) kann es zu speziellen Formen eines Diabetes mellitus kommen.

> Hormone der Nebennieren
> Band 4, D 6.1

3.2 Symptome

Bei Personen, die an einem Diabetes mellitus Typ I erkrankt sind, zeigen sich oft innerhalb kürzester Zeit folgende Symptome:

- Polyurie (vermehrte Urinausscheidung) und zunehmende Exsikkose (Austrocknung)
- Polydipsie (gesteigertes Durstgefühl)
- Gewichtsabnahme trotz regelmäßiger Nahrungsaufnahme (Menschen mit Typ-I-Diabetes sind meist sehr schlank)
- Übelkeit, Erbrechen
- obstartiger Geruch der Ausatemluft mit sehr tiefen Atemzügen (bei einer Ketoazidose)
- Leistungsminderung, Müdigkeit und Schwäche
- Infektanfälligkeit
- Bewusstseinsstörungen bis zum Koma
- Muskelkrämpfe
- abdominelle Schmerzen bis zum akuten Abdomen (bei einer Ketoazidose)

Befunde, die diagnostisch nachgewiesen werden können:

- Hyperglykämie (erhöhter Zuckergehalt im Blut)
- Glukosurie (Zucker im Urin)
- z. T. vermehrt Ketonkörper (Aceton) im Blut und im Urin durch gesteigerten Fettabbau (Gefahr der Ketoazidose)

> **!**
>
> Der Diabetes Typ II verläuft eher schleichend, wodurch sich die Symptome häufig langsamer entwickeln, weniger ausgeprägt zeigen und daher oft erst spät erkannt werden. Im Prinzip kann ein Mensch mit Diabetes mellitus Typ II aber die gleichen Symptome wie bei einem Typ-I-Diabetes zeigen.

3.3 Diagnostik

Besteht der Verdacht auf eine Diabetes-Erkrankung, werden verschiedene Untersuchungen – meist vom Blut – durchgeführt. Diese Untersuchungen dienen bei einem diagnostizierten Diabetes mellitus auch der Verlaufskontrolle; sie sind Grundlage für die tägliche Insulingabe und sollten daher von jedem Erkrankten auch selbstständig durchgeführt werden können. In Schulungsprogrammen und Informationsgesprächen üben die Erkrankten diese Maßnahmen.

3.3.1 Blutzuckerkontrolle

Blutzucker
Band 4, A 2.6

Die Blutzuckerkontrolle kann sowohl im Labor als auch direkt am Patienten erfolgen. Nachdem der Patient sich die Hände mit lauwarmem Wasser gewaschen hat, wird meist aus der seitlichen Fingerkuppe oder dem Ohrläppchen ohne große Kompression ein Tropfen Blut auf einen Messstreifen aufgebracht. Das Blutzuckermessgerät ermittelt den Wert in wenigen Sekunden. Der Blutzuckeranteil muss dann entsprechend interpretiert und gegebenenfalls therapiert werden.

Auf einen Diabetes mellitus weisen folgende Werte hin:

♦ Gelegenheits-Blutglukosewert ≥ 200 mg/dl bzw. 11,1 mmol/l

♦ nüchtern ≥ 110 mg/dl bzw. 6,1 mmol/l (kapillares Vollblut) oder

♦ > 126 mg/dl bzw. 7,0 mmol/l (venöses Plasma)

♦ oGTT-2-Stunden-Wert ≥ 200 mg/dl bzw. 11,1 mmol/l

> Erfolgt eine Desinfektion der Entnahmestelle, sollte der erste Bluttropfen durch Abwischen verworfen werden. Dieser könnte zu ungenauen Messergebnissen führen.

3.3.2 Harnzuckerkontrolle

Die Harnzuckerkontrolle erfolgt mit einem speziellen Teststäbchen. Der Harnzucker ist allerdings erst dann messbar, wenn der Blutzuckerspiegel auf über 160 – 180 mg/dl angestiegen ist und er somit die sogenannte Nierenschwelle erreicht hat.

Zum Messen des Wertes soll der Patient vor der Mahlzeit seine Blase entleeren. Zwei Stunden nach der Mahlzeit wird dann der Urin aufgefangen und der Teststreifen in diesen eingetaucht. Anhand einer Skala kann nun der Harnzuckerwert abgelesen werden. Diese Methode wird nur noch in Ausnahmefällen angewendet, da die Messung mit kapillarem Blut (Finger oder Ohrläppchen) einfach durchzuführen und genauer ist.

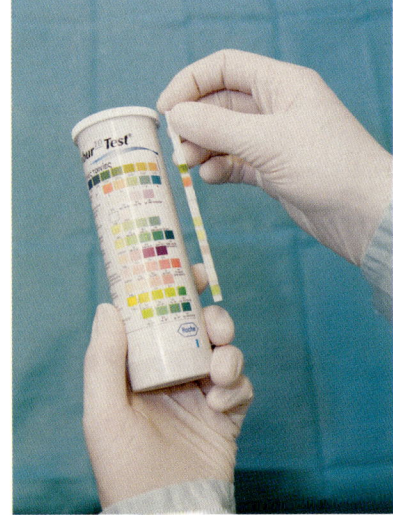

Harnkontrolle

Zeigt der Teststreifen an, dass der Harn keinen Zucker enthält, heißt das nur, dass der Blutzucker unter 160–180 mg/dl liegt. Der Blutzucker kann also trotzdem erhöht sein.

3.3.3 Ketonkörperkontrolle

Durch den Insulinmangel kommt es bei einigen Menschen mit Diabetes (besonders Typ I) zum Fettabbau. Dabei entstehen als Zwischenprodukt Ketonkörper wie das Aceton. Dieses lässt sich im Urin mit einem Teststreifen nachweisen. Der Urin wird in einem Gefäß aufgefangen, der Teststreifen eingetaucht und das Ergebnis abgelesen. Inzwischen stehen auch moderne Geräte zur Verfügung, die das Keton im kapillaren Blut messen können.

Der Patient sollte sich vorher nicht im größeren Maße körperlich belastet haben. Eine Überschwemmung des Körpers mit Ketonkörpern führt zu einer Übersäuerung, die in einer **diabetischen Ketoazidose** enden kann. Bei positivem Ergebnis ist meist der Blutzucker stark erhöht. Der Patient sollte sich nicht sehr anstrengen, viel Flüssigkeit aufnehmen und schnell wirkendes Insulin – nach vorheriger Blutzuckerkontrolle – nachspritzen.

Zur Bestätigung einer **Gewichtsreduktion** bei einer Diät kann ebenfalls eine Ketonkörperkontrolle durchgeführt werden. Hierdurch lässt sich z. B. kontrollieren, ob lediglich Wasser ausgeschieden oder ob tatsächlich Fett abgebaut wurde.

3.3.4 Oraler Glukosetoleranztest (oGTT)

Dieser Test wird besonders bei älteren Personen, die mit vielen Risikofaktoren behaftet sind, aber einen normalen Nüchternglukosewert oder einen Wert um 100–125 mg/dl (7,0 mmol/l) haben, durchgeführt. Er wird auch in der Diagnostik bei jüngeren Menschen eingesetzt, die zunächst unauffällige Testergebnisse haben, jedoch bestimmte Symptome, die auf einen Diabetes hinweisen, zeigen.

Dieser Provokationstest wird eingesetzt, um eine gestörte Glukosetoleranz zu erkennen. Dabei wird dem Patienten eine Glukoselösung (bei Erwachsenen: 75 g Glukose in 250–300 ml Wasser; bei Kindern: 1,75 g Glukose pro kg Körpergewicht) verabreicht, die innerhalb von fünf Minuten getrunken werden muss. Der Patient sollte mindestens drei Tage vorher kohlenhydratreich essen, zwölf Stunden vor der Untersuchung nüchtern sein (Wasser ist erlaubt) und vor und während der Untersuchung körperliche Anstrengungen und Rauchen unterlassen. Die Einnahme der süßen Flüssigkeit löst bei vielen Patienten Übelkeit aus. Der Patient sollte auf Anzeichen einer Hyperglykämie beobachtet werden.

Die Blutzuckerkontrolle erfolgt vor der Einnahme der Lösung und nach zwei Stunden. Ist der BZ-Wert ≥ 200 mg/dl bzw. ≥ 11,1 mmol/l, gilt die Diagnose Diabetes mellitus als bestätigt.

3.3.5   HbA1c

Im Blut entsteht glykiertes (= verzuckertes) Hämoglobin, wenn sich Glukose an das Hämoglobin bindet. Der HbA1$_c$-Wert bildet ein diagnostisches Instrument, um den durchschnittlichen Glukosespiegel über einen Zeitraum von zwei bis drei Monaten zu beobachten. Dabei liegt der Normalwert bei 4,0 – 6,5 %. Bei Menschen mit Diabetes wird ein Wert von ca. 6,5 % angestrebt. Niedrigere Werte führen besonders morgens häufig zu Unterzuckerungen.

Viele Patienten, die an einem Diabetes leiden, vermeiden es, am Morgen vor dem Hausarztbesuch etwas zu essen. Sie meinen, so ihren Blutzucker niedrig zu halten und dass die Folgen der Nichteinhaltung der Ernährungsempfehlungen so unbemerkt bleiben. Diese Maßnahmen sind unsinnig, da der HbA1$_c$-Wert den Verlauf abbildet. Gleichzeitig nehmen diese Personen dann aber ihre Medikamente gegen den Zucker, sodass es im Verlauf des Vormittags häufig zu einer Unterzuckerung kommt. Patienten sollten entsprechend aufgeklärt und informiert werden.

3.4   Komplikationen

Bei einem zu starken Anstieg des Blutzuckerspiegels kann es zum hyperglykämischen Koma **(Coma diabeticum)** kommen. Diese Komaform kann in das hyperosmolare und das ketoazidotische Koma unterteilt werden. Das hyperosmolare Koma entsteht, wenn es im Körper zu einer Flüssigkeits- und Elektrolytverschiebung kommt. Der hohe Blutzuckeranteil führt zu einer Osmose, d. h., Flüssigkeit tritt aus den Zellen ins Blut über. Über die Harnwege versucht nun der Körper die Flüssigkeit mit Zuckeranteilen auszuscheiden. Dabei entsteht im Körper eine Exsikkose. Zu einem Fettabbau (Lipolyse) wie beim ketoazidotischen Koma kommt es nicht.

Wenn die Bauchspeicheldrüse kein Insulin mehr produziert und dem Körper zu wenig Insulin zugeführt wird, kann nicht genug Glukose zur Energiegewinnung in die Zelle gelangen. Das ketoazidotische Koma entsteht, weil der Körper die benötigte Energiemenge durch eine Lipolyse (Fettabbau) gewinnen will. Dabei kommt es zu einer Ketonkörperproduktion, die zu einer Azidose (Übersäuerung des Blutes) führt. Es handelt sich in beiden Fällen um einen Notfall, der unverzügliches Handeln erfordert.

Schockformen
Band 4, B 2.2.1

Ein niedriger Blutzuckerspiegel kann dagegen zum **hypoglykämischen Schock** führen. Ursächlich kommen die vermehrte körperliche Anstrengung, die nicht regelmäßige Essensaufnahme und eine zu große Substitution von Insulin infrage. Menschen mit bekanntem Diabetes und auffälligem Verhalten sollten umgehend auf einen zu niedrigen Blutzuckerspiegel kontrolliert werden. Wird dem Patienten nicht umgehend Zucker zugeführt, kann es zu generalisierten Krämpfen mit nachfolgender Bewusstlosigkeit kommen. Eine Hypoglykämie ist ein Notfall und verlangt unverzügliches Handeln.

!

Wird eine Person mit bekanntem Diabetes mellitus bewusstlos aufgefunden – und kann keine Blutzuckerkontrolle zur genauen Abklärung der Zuckerhöhe durchgeführt werden –, wird ihr unverzüglich Zucker zugeführt. Besteht eine Hypoglykämie, sollte sich der Zustand bessern. Besteht ein zu hoher Zucker, sind die Folgen der Zuckerzufuhr weniger riskant. Falls der Patient ansprechbar ist, kann ihm zuckerhaltiger Tee oder Orangensaft angeboten werden. Bei bewusstlosen Patienten kann Traubenzucker in die Wangeninnentasche gelegt werden. Vorsicht: Aspirationsgefahr.

Abgrenzung Hyperglykämie und Hypoglykämie

	Hyperosmolares Koma	Ketoazidotisches Koma	Hypoglykämischer Schock
Ursache	hoher Blutzuckerspiegel	hoher Blutzuckerspiegel	niedriger Blutzuckerspiegel
Typ	meist Typ II	meist Typ I	meist Typ I, seltener auch Typ II, wenn mit Insulin behandelt
Laborwerte	Hyperglykämie (meist 700 – 1 000 mg/dl) Glukosurie	Hyperglykämie Glukosurie Ketonurie	Hypoglykämie Blutzucker unter 40 mg/dl
Zeitliche Entstehung	innerhalb von Stunden bis Tagen	innerhalb von Stunden bis Tagen	innerhalb von Minuten
Gründe für die Entstehung	z. B. keine Einnahme von antidiabetischen Medikamenten	z. B. Infekt, der zu einem erhöhten Insulinbedarf führt, Insulindosierungsfehler	vermehrte körperliche Anstrengung, keine regelmäßige Nahrungsaufnahme, zu große Insulingabe
Symptome	Polyurie Polydipsie trockene Haut	Polyurie Polydipsie trockene Haut obstartiger Geruch der ausgeatmeten Luft, Kussmaul'sche Atmung	Heißhunger feuchte Haut, Schweiß Zittern Verwirrtheit Unruhe Krampfanfall

Zur **Beratung** von Menschen mit Diabetes gehört auch, dass sie darüber informiert werden, immer ein Blutzucker-Messgerät, Insulin, Traubenzucker und ein Glykon-Notfall-Set mit sich zu führen.

Die Erkrankung Diabetes mellitus kann im Spätstadium zu Veränderungen der Gefäßinnenwände führen. Je höher der Blutzucker ist und je länger er deutlich von den Normalwerten abweicht, umso größer ist das Risiko, dass die betreffende Person diese **Spätkomplikationen** erleidet. Diese Veränderungen sind unabhängig davon, ob ein Diabetes mellitus Typ I oder Typ II vorliegt. Die Gefäßveränderungen betreffen den ganzen Körper, so dass es im Verlauf eines jahrzehntelang bestehenden Diabetes zu Komplikationen an den Augen, an den Nieren und in der Durchblutung kommen kann. Daher gehören regelmäßige Kontrollen beim Augenarzt, die Kontrolle der Nierenwerte und der Durchblutung zum erweiterten Diabetes-Management.

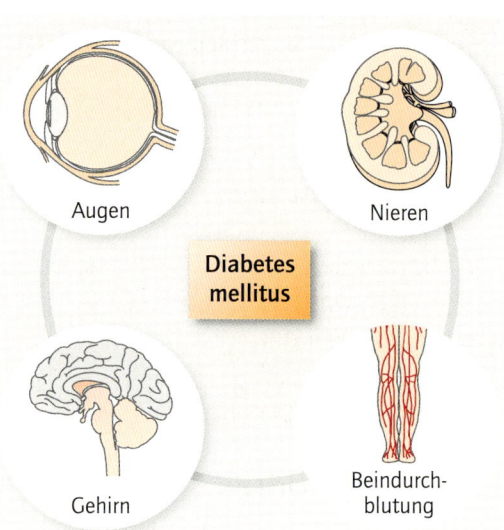

Betroffene Organe bei Diabetes

Augen

Nieren

Diabetes mellitus

Gehirn

Beindurchblutung

Diabetischer Fuß

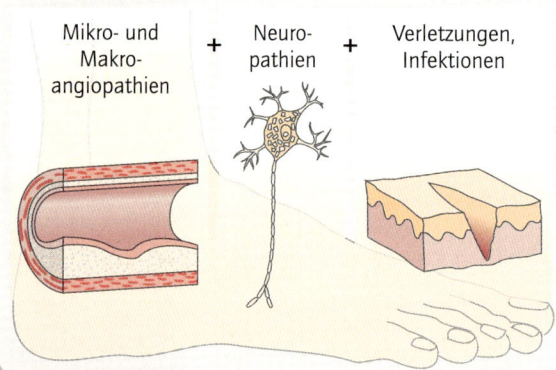

Mikro- und Makroangiopathien + Neuropathien + Verletzungen, Infektionen

Pathogenese eines diabetischen Fußes

Eine der folgenschwersten Spätkomplikationen ist der diabetische Fuß. Zunächst kommt es aufgrund der Gefäßveränderungen zu Durchblutungsstörungen in den Zehendgliedern. **Neuropathische Veränderungen** führen dazu, dass der Betreffende zunehmend weniger an den Fußsohlen und im Zehenbereich spürt. Kommen dann noch Verletzungen (Nagelschneiden, Verletzungen anderer Art) hinzu, dringen Keime in die Wunden ein, die aufgrund der schlechten Heilungstendenz zunehmend größer und nekrotischer werden. Oft bedeutet dies starke Schmerzen für den Betroffenen und eine Einschränkung der Lebensqualität durch verminderte Mobilität. Am Ende einer solchen Komplikation steht leider oft als einziger Behandlungsansatz die **Amputation** des betroffenen Zehs. In einigen Fällen ist mehr als die Zehen betroffen und der Vorfuß muss amputiert werden.

Zur Vermeidung eines diabetischen Fußes sollte der Mensch mit Diabetes über folgende Regeln informiert und instruiert werden. Pflegende sollten Betroffene befähigen, diese Maßnahmen selbstständig durchzuführen. Bei eingeschränkten Menschen werden diese Interventionen durch Pflegende übernommen und anschließend dokumentiert.

- Füße täglich kontrollieren, nicht einsehbare Stellen mit einem Spiegel einsehen
- Füße mit lauwarmem (nicht heißem) Wasser und milder Seife täglich waschen
- Füße und Zehenzwischenräume gut abtrocknen
- Zehennägel gerade und nicht zu kurz feilen
- Hornhaut vorsichtig mit einem Bimsstein entfernen
- Hühneraugen von einer Fußpflegerin entfernen lassen (keine Hühneraugenpflaster verwenden)
- trockene Füße mit harnstoffhaltigen Cremes einreiben
- bei Infektionen und Wunden umgehend den Arzt aufsuchen
- Strümpfe aus Wolle oder Baumwolle, die den Schweiß aufsaugen, tragen; dabei darf der Gummibund nicht einschneiden
- Schuhe aus weichem Leder abends, wenn die Füße dicker sind, tragen
- Schuhe öfter am Tag wechseln, damit sich Druckstellen wie Nähte immer mal an anderen Stellen befinden
- nie barfuß laufen
- kalte Füße mit Socken oder Decken, aber nicht mit heißen Wärmflaschen wärmen
- Durchblutung durch tägliche Fußgymnastik fördern
- bei bestehenden Wunden umgehend einen Arzt und/oder eine Wundmanagerin aufsuchen
- auf einen gut eingestellten Blutzucker achten

Leider werden in Beratungsgesprächen noch immer Schreckszenarien über die verschiedenen Spätfolgen gezeichnet. Der Betreffende sollte verständlich und verantwortungsvoll über die Risiken informiert werden. Ein verängstigter Patient ist kein guter Partner im Behandlungsprozess. Im Sinne der Selbstbestimmung sollte dem Betroffenen seine Verantwortung, aber auch sein Handlungsspielraum aufgezeigt werden. Um die Wirksamkeit eines Beratungsgesprächs zu überprüfen, sollte der betroffene Patient nach einiger Zeit nochmals aufgesucht werden. So können sich Pflegende ein Bild über seinen Informationsstand bzw. ein bestehendes **Wissensdefizit** machen.

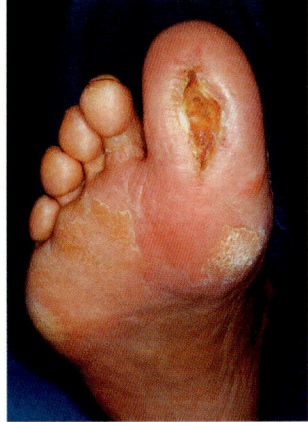

Diabetischer Fuß

3.5   Behandlung

Ziel der Behandlung und Therapie ist die Vermeidung von Akut- und Spätkomplikationen. Die Behandlungen werden ergänzt durch spezielle Schulungen für Menschen mit Diabetes. Grundsätzlich lässt sich die Diabetestherapie in drei Säulen einteilen:

- Medikamente
- Diät/Ernährung
- Bewegung

3.5.1   Medikamente

Hormone der Bauchspeicheldrüse
Band 4, D 6.3

Während beim gesunden Menschen genau dann Insulin von der Bauchspeicheldrüse zur Verfügung gestellt wird und entsprechend wirkt, wenn es benötigt wird, ist dieses Zusammenspiel beim Mensch mit Diabetes gestört. Aus diesem Grund müssen häufig Medikamente von außen zugeführt werden. Als **Medikamente** stehen verschiedene Insuline und orale Antidiabetika zur Verfügung.

> Insulinampullen werden normalerweise im Kühlschrank (Butterfach) gelagert; angebrochene Ampullen bei Raumtemperatur. Durch Lagerungen im überhitzten Auto oder im Gefrierfach wird das Insulin unbrauchbar.

Während alle Menschen mit Typ-I-Diabetes Insulin zuführen müssen, benötigen Menschen mit Typ-II-Diabetes nur Insulin, wenn Diät, Bewegung und orale Antidiabetika nicht ausreichen, um den Blutzuckerspiegel oder den $HbA1_c$-Wert angemessen zu senken.

Subkutane Antidiabetika
Band 4, D 6.3.2

Subkutane Injektionen
Band 4, E 3.1.1

Insulin wird in besonderen Insulinspritzen mit spezieller Graduierung aufgezogen. Dabei entspricht 1 ml aus der normalen Insulinampulle 40 IE (internationalen Einheiten) Insulin; 1 ml aus einer Pen-Ampulle entspricht dagegen 1 ml = 100 IE Insulin. Aufziehampullen werden vorher zur Insulinverteilung gerollt, ein Pen vorher ca. 10-mal gekippt.

Die Verabreichung von Insulin kann nach verschiedenen Schemata erfolgen. Man unterscheidet folgende Arten der Insulingabe:

- konventionelle Insulintherapie: Insulin wird zweimal täglich gespritzt
- intensivierte konventionelle Insulintherapie (Basis-Bolus-Therapie): neben der Gabe von Langzeitinsulin wird vor den Mahlzeiten dem Blutzuckerwert entsprechend kurz wirkendes Insulin als Bolus verabreicht
- kontinuierliche subkutane Insulininfusion (Insulinpumpentherapie): Durch eine Pumpe kann Insulin über einen Katheter, der im Unterhautfettgewebe platziert ist, verabreicht werden. Verabreicht wird kontinuierlich eine Basalrate und zu den Mahlzeiten per Knopfdruck eine Bolusrate an Normalinsulin bzw. Insulinanalogon. Die Pumpe wird am Hosengürtel, am BH oder in einer Pumpentasche unauffällig getragen. Die Insulinpumpe eignet sich für gut geschulte Patienten mit Typ-I-Diabetes, z. B. bei starken Blutzucker-Schwankungen oder in der Schwangerschaft.

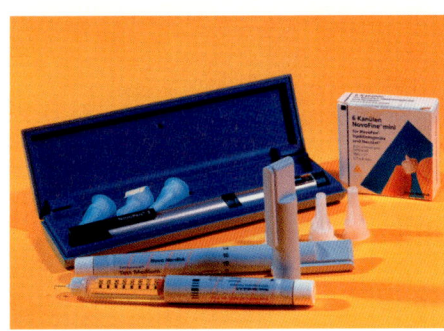

Pen

Zur Erleichterung der Therapie werden zurzeit eine orale Insulingabe als Basistherapie sowie Insulin als schnell wirksames Medikament zur Inhalation erprobt. Die Entwicklung einer künstlichen Bauchspeicheldrüse und anderer Ersatzsysteme wie der Einsatz von Stammzellen und veränderten Insulin produzierenden Zellen ist bereits weit fortgeschritten.

3.5.2 Ernährungstherapie bei Diabetes mellitus

Ziele der Ernährungstherapie bei Diabetes mellitus sind normale Blutglukosewerte, ein normaler Blutdruck, normales Körpergewicht und Blutfettwerte im Normbereich sowie die Vorbeugung von Komplikationen. Voraussetzung hierfür ist eine individuelle krankheitsspezifische Ernährungsberatung mit einer umfassenden Patientenschulung. Hier erhalten Menschen mit Diabetes Typ I genaue Informationen über die Kohlenhydratzufuhr, damit sie den mahlzeitenabhängigen Insulinbedarf ermitteln können. Auch für Menschen mit Typ-II-Diabetes ist eine individuelle Ernährungsberatung unerlässlich, um sie bei der oft erforderlichen Gewichtsreduktion zu unterstützen. Ernährungsberatung ist besonders wichtig im Hinblick auf die Prävention möglicher Folgeerkrankungen wie Fettstoffwechselstörungen und Herz-Kreislauf-Erkrankungen.

Herzinfarkt
Band 3, H 2.1.3

Die Ernährungsempfehlungen müssen an die spezifischen Bedürfnisse, eventuelle Begleiterkrankungen und Gewohnheiten jedes Einzelnen individuell angepasst werden. Zur Verbesserung der Akzeptanz sollte die gesamte Familie in die Ernährungsumstellung einbezogen werden – dies betrifft ganz besonders zu bei Kindern und Jugendlichen. Eine für Menschen mit Diabetes empfohlene ausgewogene, vollwertige Ernährung ist für alle Familienmitglieder geeignet.

Vollwertige
Ernährung
Band 2, J 2.5

Gewichtsreduktion und Berechnung des Energiebedarfs

Bei Typ-II-Diabetikern mit Übergewicht ermöglicht eine Gewichtsreduktion von 10 % mit mäßig kalorienreduzierter vollwertiger Ernährung eine erhebliche Verbesserung der Insulinsensitivität und senkt Serumlipidspiegel sowie Blutdruck. Zur langfristigen Stabilisierung eines geringeren Körpergewichts ist eine Veränderung des Lebensstils mit mehr körperlicher Aktivität erforderlich.

Die Berechnung des Energiebedarfs ist für Menschen mit Typ-I-Diabetes wichtig zur Ermittlung des geeigneten Kohlenhydratbedarfs und zur BE-Berechnung und im Rahmen der Diabetes-Typ-II-Erkrankung zur Abschätzung einer energiereduzierten Kost.

> Eine Berechnung des Energiebedarfs erfolgt auf Grundlage des Normalge-
> wichts, da die Fettmasse den Energiebedarf nur wenig mitbestimmt. Die
> Energiezufuhr kann für Übergewichtige 500 – 800 kcal bzw. 2 090 – 3 344 kJ
> unter dem Tagesbedarf liegen.

Nährstoffe

Nährstoffrelation: Hier sollten die spezifischen Bedürfnisse des Patienten berücksichtigt werden. Kohlenhydrate 45 – 60 %, Protein 10 – 20 %, Fett 25 – 35 % der
Gesamtenergie.

Kohlenhydrate mit geringer blutglukosesteigernder Wirkung bevorzugen.

Eine mäßige Aufnahme von Zucker (max. 10 % der Gesamtenergie, etwa 30 – 50 g,
über den Tag verteilt) innerhalb von Mahlzeiten ist möglich. Zum Süßen von Getränken oder Süßspeisen kalorienfreien Süßstoff vorziehen. Getränke mit hohem Zuckergehalt sollten ausschließlich zur Behandlung einer Hypoglykämie getrunken werden. Die Verwendung energiehaltiger Zuckeraustauschstoffe wird nicht empfohlen.
Größere Mengen leicht verdaulicher Kohlenhydrate (Zucker, Weißmehlprodukte,
Trauben, reife Bananen) wirken sich in einem stark ansteigenden Blutglukosespiegel aus, während Lebensmittel mit einem niedrigen glykämischen Index (niedrige
Blutglukoseantwort) einen moderaten Anstieg hervorrufen. Hierzu gehören Voll-
kornprodukte (insbesondere Ganzkornbrot), Gemüse, Salat, Vollreis, Hülsenfrüchte,
Pellkartoffeln, einige Obstsorten. Die Zugabe von Fett (Butter, Öl, Sahne) verlang-
samt die Resorption und damit den Blutglukoseanstieg.

Ballaststoffe lassen den Blutglukosespiegel nur langsam steigen, unterstützen die
Sättigungswirkung einer energiereduzierten Kost und liefern Vitamine. Empfohlen
werden 40 g/d oder 20 g pro 1 000 kcal aus Vollgetreideprodukten, Hafer, Hülsenfrüchten, Gemüse, Nüssen, Beeren.

Die Einschätzung des Kohlenhydratgehalts von Lebensmitteln wird durch **Aus-
tauschtabellen** erleichtert. Sie geben den verwertbaren Kohlenhydratgehalt pro
100 g Lebensmittel an oder Nahrungsmittelportionen mit jeweils der gleichen
Kohlenhydratmenge, die gegeneinander ausgetauscht werden können. Die Deutsche Diabetes Gesellschaft schlägt Kohlenhydrat-Portionen von 10 – 12 g vor, auch
„KHE" (Kohlenhydrateinheiten) oder synonym „BE" (Broteinheiten) genannt. Kenntnisse zur Abschätzung der Kohlenhydratmenge einer Mahlzeit sind nur bedeutend
für Patienten mit Insulintherapie, um die Insulindosis auf die zugeführte Kohlenhydratmenge abzustimmen.

Die **Proteinzufuhr** auf 0,8 – 1 g/kg Normalgewicht begrenzen. Bei Nephropathie
auf 0,6 – 0,8 g/kg einschränken, um ein Fortschreiten zur irreversiblen dialyse-
pflichtigen Niereninsuffizienz zu bremsen.

Fette: Da Diabetes mellitus häufig mit einer Störung des Fettstoffwechsels verbunden ist, sollte max. 35 % der täglichen Energie als Fett aufgenommen werden (bei
Übergewichtigen deutlich weniger). Dabei sind gesättigte Fette und Transfettsäu-
ren stark einzuschränken (< 10 Energie-%, Cholesterin < 300 mg/d). Mehrfach un-

gesättigte Fettsäuren sollten nur zu max. 7 – 10 % zugeführt werden, sie senken im
Übermaß aufgenommen das „gute" HDL-Cholesterin. Pflanzliche Fette mit einfach
ungesättigten Fettsäuren sind zu bevorzugen, sie dürfen 10 – 20 Energie-% ausmachen, 1 – 2-mal pro Woche Seefisch sichert die Zufuhr von Omega-3-Fettsäuren.

Die strikte Einhaltung einer Mahlzeitenfrequenz gilt als überholt. Als günstig erweist sich, wie für Gesunde drei bis vier kleinere Mahlzeiten über den Tag zu verteilen, bei Normal- oder Untergewicht auch häufiger (Zwischenmahlzeit mit max. 2 BE-Portionen). Insulinpflichtige Diabetiker mit intensivierter Insulintherapie gestalten ihre Mahlzeitenfrequenz nach Bedarf.

Spezielle Diabetiker-Produkte sowie Zuckeraustauschstoffe werden wegen des Energienanteils nicht mehr empfohlen. Alkohol auf täglich 10 g für Frauen und 20 g (0,5 l Bier oder 0,2 l trockener Wein) für Männer einschränken und nur innerhalb einer Mahlzeit verzehren, da sonst die Gefahr einer Unterzuckerung besteht. Süße Getränke sind extrem ungeeignet.

Nikotin wegen seiner gefäßschädigenden Wirkung meiden.

Lebensmittelauswahl bei Diabetes

wichtige Kohlenhydrat- und Ballaststofflieferanten	frisches Gemüse, Hülsenfrüchte, Obst, Vollkorngetreideprodukte, Vollkornnudeln, Ganzkornbrot, Kartoffeln, Vollreis
günstige Fettlieferanten	Rapsöl, Olivenöl, Sojaöl, Avocado, Nüsse, Lachs, Hering, Makrele, Thunfisch
günstige Proteinquellen	Seefisch, Geflügel, mageres Fleisch, fettarme Milchprodukte, Vollgetreideprodukte, Kartoffeln, Hülsenfrüchte, Nüsse
einzuschränkende Nahrungs- und Genussmittel	Kuchen, Kekse, Weißmehlprodukte, Kartoffelbrei, stark zuckerhaltige Speisen und Getränke, Trauben, reife Bananen, Süßigkeiten, Malzbier, Liköre, süße Weine etc., Fast Food, Ei, Frittiertes, Paniertes

Mikronährstoffe

Bei einer vollwertigen Ernährung ist generell keine zusätzliche Zufuhr von Mineralstoffen oder Vitaminen erforderlich. Spezielle Nährstoffe können bei Bedarf reduziert bzw. ergänzt werden:

Natrium/Kochsalz auf 6 g/d einschränken, um einen günstigen Einfluss auf Hypertonie zu erreichen.

Mineralstoffe Band 2, J 3.7

3.5.3 Bewegung

Zur Senkung des Blutzuckerspiegels, Steigerung der Insulinempfindlichkeit und zur Förderung des allgemeinen Wohlbefindens sollten Patienten mit Diabetes mellitus sich bewegen und Sport treiben. Damit kann zusätzlich das Risiko von Herz- und Kreislauferkrankungen gesenkt werden. Dabei sollten die Aktivitäten in das Alltagsgeschehen eingebaut werden, indem z. B. kürzere Strecken zu Fuß oder mit dem Fahrrad bewältigt werden. Darüber hinaus sind Sportarten wie Schwimmen, Walking oder auch Ballspiele sehr empfehlenswert. Zusätzlich unterstützt Bewegung eine angestrebte Gewichtsreduktion. Da als Folge der körperlichen Aktivitäten sowohl Hypo- als auch Hyperglykämien auftreten können, ist eine regelmäßige Blutzuckerkontrolle vor, in Sportpausen und zwei bis drei Stunden nach der Aktivität unabdingbar. Die Aufnahme von Kohlenhydraten und Insulin muss entsprechend abgestimmt werden. Menschen im Umfeld des Erkrankten sollten über die Krankheit informiert sein, damit sie bei Komplikationen schnell Hilfe leisten können.

3.6 Diabetes bei Kindern

Immer mehr Kinder sind von diesem Krankheitsbild betroffen. Es gibt Kinder mit Typ-I-Diabetes, aber durch die Zunahme von übergewichtigen Kindern bereits viele Kinder mit Typ-II-Diabetes. Entsprechend ihrer Entwicklung und ihrer Fähigkeit zu verstehen, sollte Kindern das Krankheitsbild erklärt werden. Eine Schulung gibt es heute bereits für alle Altersgruppen. Die Einbeziehung der Eltern und des Umfeldes (Erzieherinnen im Kindergarten, Lehrerinnen in der Schule) ist besonders wichtig. Meist wird eine intensivierte konventionelle Insulintherapie bzw. eine Insulinpumpentherapie angestrebt. Die Erkrankung bedeutet für die meisten Kinder einen tiefen Einschnitt in ihr Kindsein. Die frühe Verantwortung für die Gesundheit und das Wohlbefinden sollte gemeinsam in der Familie getragen und offen angesprochen werden. Häufig tritt ein Diabetes im Verlauf der Pubertät auf. In dieser bereits an sich schwierigen Phase auf dem Weg zum Erwachsenwerden ist die Krankheit dann eine zusätzliche Belastung für die Jugendlichen.

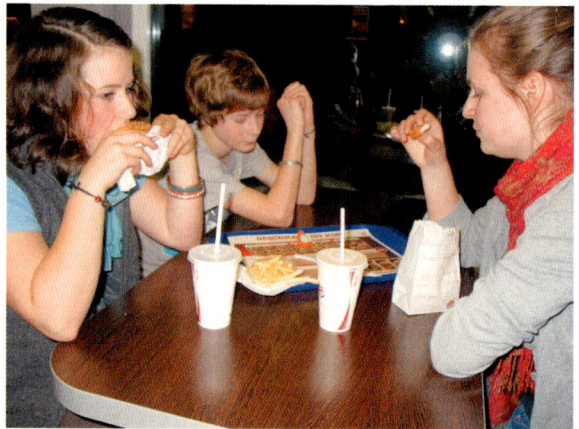

Diabetes und Pubertät

3.7 Weitere pflegerische und soziale Aspekte

Menschen mit Diabetes sollten darüber informiert werden, dass zur Steigerung des Wohlbefindens und zum sicheren Umgang mit der Erkrankung zusätzliche Aspekte beachtenswert sind. Die Beratung der Erkrankten sollte sich stets an deren Bedürfnissen und Wünschen orientieren. Wichtige Informationen, die an betroffene Personen – auch von Pflegenden – weitergegeben werden sollten, sind:

◆ sich mit pH-neutralen rückfettenden Waschlotionen waschen, um ein Austrocknen der Haut zu vermeiden

◆ Hautfalten gut abtrocknen, um der Entstehung von Hautpilzen vorzubeugen

◆ schweißresorbierende Kleidung tragen

◆ Mundpflege mit weicher Zahnbürste, um Verletzungen der Schleimhaut zu vermeiden

- selbst- und fremdgefährdende Berufe besonders bei Diabetes mellitus Typ I meiden, z. B. Dachdecker, Polizist, Pilot, Bus- und Taxifahrer. Auch Schichtdienst ist allgemein ungünstig
- gegebenenfalls Umschulung anstreben
- Erwerbsminderung möglich
- bei fortgeschrittenen Komplikationen oder häufigen Stoffwechselentgleisungen wird eventuell eine Fahruntauglichkeit ausgesprochen
- je nach Einschränkung kann ein bestimmter Behinderungsgrad (bis zur Schwerbehinderung) festgelegt werden. Dadurch kann es eventuell zu einem Nachteilsausgleich kommen
- Schulungen, Beratungen oder eine Anschlussheilbehandlung (AHB) sowie Kuren und Rehabilitationsmaßnahmen sind grundsätzlich möglich.

Behindert sein
Band 5, G 1.1

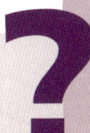

1 Was bedeutet das Wort Diabetes dem Sinn nach? Auf was bezieht sich dies im Zusammenhang mit der Krankheit?

2 Welche Formen des Diabetes mellitus gibt es?

3 Was sind die wichtigsten Unterschiede zwischen einem Diabetes Typ I und einem Typ II? Erstellen Sie eine Tabelle.

4 Welche Komplikationen können akut und als Spätfolge im Rahmen eines Diabetes mellitus auftreten? Nennen Sie mindestens vier.

5 Auf welchen Säulen fußt die Behandlung und Therapie bei Diabetes mellitus?

6 Schildern Sie die wichtigsten Aspekte einer gesunden Ernährung bei Diabetes mellitus.

7 Warum sollte ein übergewichtiger Patient, der an Diabetes Typ II leidet, sein Körpergewicht reduzieren?

8 Warum werden bei Diabetes mellitus Lebensmittel mit einem geringen glykämischen Index empfohlen? Welche Lebensmittel sind das?

1 Suchen Sie an Ihrem Praxisort einen Menschen mit Diabetes auf. Klären Sie in einem Gespräch,

a) wie der Diabetes bei dem Betroffenen festgestellt wurde,

b) in welchen Bereichen die Erkrankung den Betroffenen einschränkt und

c) was der Betreffende von Pflegenden im Hinblick auf seine Erkrankung erwartet.

2 Führen Sie bei sich selbst viermal täglich über drei Tage eine Blutzuckerkontrolle durch. Notieren Sie die Werte. Welche Schwankungen beobachten Sie? Wie empfinden Sie die Messungen und die Abhängigkeit, die damit verbunden ist? Notieren Sie Ihre Erfahrungen und diskutieren Sie diese in der Gruppe.

Ernährungstherapie bei Diabetes mellitus DGEInfo 2007/2008 – Beratungspraxis

Jäckle, Renate/Hirsch, Axel/Preyer, Manfred: Gut leben mit Typ-1-Diabetes, Urban und Fischer, München 2007

Kasper, Heinrich: Ernährungsmedizin und Diätetik, Urban und Fischer, München 2009

Schmeisel, Gerhard-W.: Schulungsbuch für Diabetiker, 6. Aufl., Elsevier, München 2008

Steffens, Nikola: Lernstation Diabetes mellitus. Lernzirkel für die Pflegeausbildung. Elsevier, München 2007

www.deutsche-diabetes-gesellschaft.de
www.diabetes-deutschland.de
www.diabetes-forum.de
www.diabetesstiftung.de
www.diabetes-world.net

I   nach Y. Schutz in Biesalski, Ernährungsmedizin, Thieme 2004, S. 19ff

II   Europäische Akademie für Allergologie und Klinische Immunologie EAACI

III   Einteilung der Unverträglichkeitsreaktionen auf Lebensmittel (EAAKI modifiziert nach Johannson et al., 2001)

Anhang

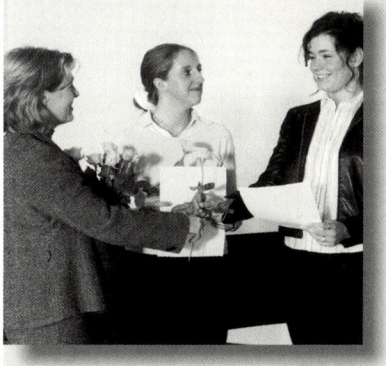

Autorenverzeichnis

Andreas Müller-Röpke, Pflegepädagoge, Gesundheits- und Krankenpfleger, Lehrer in einer Gesundheits- und Krankenpflegeschule, langjährige Lehrerfahrung in der Altenpflege sowie in der Gesundheits- und Krankenpflege, Kursleiter im Modellprojekt Integrierte Pflegeausbildung in Bremen

Ulrike Rebscher, Dipl.-Pflegewirtin, Gesundheits- und Krankenpflegerin, Pflegedienstleitung im Altenheim der Alice-Schwesternschaft in Darmstadt

Gabriela Barth, Gesundheits- und Krankenpflegerin, Lehrerin für Pflegeberufe, Gesundheits- und Krankenpflegeschule am Kreiskrankenhaus St. Franziskus Saarburg

Ulrike Bornschlegel, Klinische Linguistin, Berlin

Annelie Daum, Kinderkrankenschwester in den Darmstädter Kinderkliniken Prinzessin Margaret, Fachkinderkrankenschwester und leitende Pflegefachkraft in der ambulanten Pflege, Asthmatrainerin

Sabine Hanf, Gesundheits- und Krankenpflegerin, Dipl. Berufspädagogin Pflegewissenschaft/Case Management am Klinikum Bremen-Mitte

Svenja Hahn, Altenpflegerin, Studentin Bachelor of Nursing Science, Lünen

Christina Heider, Hebamme und Dipl. Pflegepädagogin (FH), längjährige Erfahrung als angestellte und freiberufliche Hebamme (Geburtsvorbereitung, Wochenbettbetreuung), Lehrerfahrung f. Hebammenwesen an der Hebammenschule Lahr, Leitung der Elternschule Univ.-Frauenklinik Freiburg

Edith Jung, Hebamme und Systemische Therapeutin, freiberuflich tätig in eigener Praxis, Lehrerin für Pflegeberufe und Entbindungspflege, Projektkoordinatorin der Familienhebammen im Kreis Offenbach

Angelika Kaluza, Dipl.-Ökotrophologin, Ernährungsberaterin VDOE, freiberufliche Lehrkraft für Ernährung und Diätetik an der Krankenpflegeschule des Universitätsklinikums Mainz und einer Schule für Wellness und Kosmetik

Sandy Ott, Lehrerin für Pflegeberufe, Gesundheits- und Krankenpflegerin, Magister Erziehungswissenschaften, Soziologie, Rechtswissenschaften, Schulleiterin der Schulen für Gesundheits- und Pflegeberufe in Bad Kreuznach

Wolfgang Rheb, Krankenpfleger und Praxisanleiter in der urologischen Klinik am Klinikum Bremen Mitte

Barbara Reuter, Leiterin der Abteilung Physikalische Therapie in einer Akutklinik für Frührehabilitation und interdisziplinäres Rehabilitationszentrum, Masseurin/med. Bademeisterin, Entspannungstherapeutin

Thorsten Schreiner, Arzt, Fachdozent an Schulen für Gesundheits- und Pflegeberufe sowie im Rettungsdienst

Jürgen Söll, Lehrer für Pflegeberufe, Dozent und Praxisbegleiter für Primary Nursing am Therapiezentrum Burgau, APW anerkannter Instruktor für das Affolter-Modell®

Elke Steudter, Dipl. Berufspädagogin Pflegwissenschaft/Soziologie, Lektorin, Fachjournalistin, Expertin für neurologische und geriatrische Pflege

Stefan Zettl, Dipl.-Psych., Dipl.-Biol., langjährige Pflegetätigkeit auf einer Intensivstation für Schwerbrandverletzte, derzeit als Psychoanalytiker am Nierenzentrum der medizinischen Universitätsklinik Heidelberg sowie in eigener Praxis tätig

Ruth Zetzsche, MA Germanistik, Musikwissenschaft; Gesangsausbildung, Erfahrungen in der ambulanten Pflege, freiberuflich als Sängerin und Gesangslehrerin

Glossar

Adipositas *(engl.: obesity)*
übermäßige Ansammlung von Fettgewebe im
Körper, verbunden mit starkem Übergewicht
(BMI mind. 30); Ursachen sind erblich bedingt
und/oder liegen im Ernährungsverhalten

Apallisches Syndrom *(engl.: agrypnocoma)*
auch Wachkoma; funktionale Entkoppelung der
Großhirnrinde vom Stammhirn; häufig verursacht
durch Schädelhirntaumata, Blutungen oder
hypoxische Hirnschäden

Aphasie *(engl.: aphasia)*
erworbener totaler oder partieller Verlust des
Sprachverständnisses und/oder der -artikulation

Aktivierende Pflege *(engl.: activating care)*
noch vorhandene Fähigkeiten erhalten und
fördern sowie dem Pflegebedürftigen helfen,
verloren gegangene Fähigkeiten wieder zu
erlernen und nicht vorhandene zu entwickeln

Anämie *(engl.: anaemia)*
Verminderung der Hämoglobinkonzentration im
Blut; verursacht z. B. durch Blutungen im Magen-
Darm-Trakt (regenerativ) oder eine Produktions-
störung im Knochenmark (aregenerativ)

Angina pectoris
plötzlich auftretendes und Sekunden bis mehrere
Mintuten anhaltendes Engegefühl in der Brust,
das durch eine Durchblutungsstörung des
Herzens ausgelöst wird; häufigste Ursache ist
die Arteriosklerose; man unterscheidet zwischen
stabiler und instabiler Angina pectoris

Anurie *(engl.: anuria)*
fehlende bis sehr geringe Urinausscheidung;
unter 100 ml pro Tag

Apgar-Score
Beurteilung des Zustands eines Neugeborenen
nach einem Punktesystem für Herzschlag,
Atmung, Muskeltonus, Hautfarbe und Reflexen;
entwickelt nach der Ärztin Virginia Apgar

Apoplex *(engl.: stroke)*
Schlaganfall oder ischämischer bzw. hämorrhagischer Insult bzw. cereobro-vaskulärer Insult
(CVI); durch den Verschluss einer Arterie im
Gehirn oder eine Blutung ausgelöste Störung
in der Sauerstoffversorgung des Gehirns; mit
unterschiedlicher Auswirkung auf die Hirnfunktionen je nach betroffener Region; häufig sind
einseitige Lähmungen, Sprach- oder Sehstörungen

Apraxie *(engl.: apraxia)*
erworbene Unfähigkeit, folgerichtige Handlungsabläufe auszuführen, z. B. die Reihenfolge beim
Ankleiden oder der Morgentoilette

Aromatherapie *(engl.: aromatherapy)*
Anwendung ätherischer Öle zur Beeinflussung
von Gesundheit und Wohlbefinden; ätherische
Öle haben unterschiedliche Wirkungsweisen, die
in der Aromatherapie gezielt angewendet werden;
in der Pflege nur von speziell darin ausgebildeten
Pflegefachpersonen anzuwenden

Aspiration *(engl.: aspiration)*
Einatmen von Fremdkörpern in die Bronchien
bzw. in die Lunge

Ataxie *(engl.: ataxia)*
Störung der Koordination von Bewegungsabläufen, die bei einer Schädigung des Kleinhirns oder
des Hirnstrangs im Rückenmark auftritt; Folge
sind unkontrollierte und fahrige Bewegungen

Atemstimulierende Einreibung
*(engl.: chest rub/breathing stimulating
embrocation)*
systematische Einreibung am Rücken mit
dem Ziel, den Patienten zu einer ruhigen, tiefen
Atmung anzuregen

Arteriosklerose *(engl.: arteriosclerosis)*
Behinderung des Blutflusses durch Ablagerung
von Substanzen an den Innenwänden der Arterien; kann zu Hypertonie, Schlaganfall oder
Herzinfarkt führen; ist an der Entstehung eines
metabolischen Syndroms beteiligt

Ballaststoffe *(engl.: dietary fibres)*
nicht verdauliche Vielfachzucker, z. B. Zellulose
oder Pektine; fördern die Darmflora und -bewe-
gung

Basale Stimulation *(engl.: basis stimulation)*
von Andreas Fröhlich für die Heilpädagogik ent-
wickeltes und gemeinsam mit Christel Bienstein
in die Pflege übertragenes Therapiekonzept,
das pflegerische Maßnahmen zur Förderung
der basalen (grundlegenden) Wahrnehmungen
beschreibt; darüber erhalten die Patienten eine
Anregung ihrer Sinne und eine bessere Orientierung über ihren Körper

Bindung *(engl.: attachment)*
enge Beziehung zu einer anderen Person; die
Bindungsfähigkeit eines Menschen wird nach
dem britischen Psychoanalytiker John Bowlby
bereits im Alter von sechs Monaten durch das
Verhalten der primären Bezugsperson beeinflusst

Blutdruck *(engl.: blood pressure)*
Druck des Blutes auf die Gefäßwände; wird
beeinflusst durch ein komplexes Zusammenspiel
von verschiedenen Faktoren, v. a. der Herztätigkeit (Herzminutenvolumen) und dem inneren
Durchmesser (Lumen) der Arterien

Bobath-Konzept *(engl.: Bobath method)*
therapeutisches Konzept zur aktivierenden Pflege
von Patienten mit neurologischen Gesundheitsproblemen, das hauptsächlich in Bezug auf
bestimmte Lagerungs- und Mobilisationsformen
in der Praxis angewendet wird; therapeutisches
Ziel ist die Förderung von Wahrnehmung und
normalen Bewegungsabläufen und damit der
Selbstständigkeit der Patienten

Body-Mass-Index *(engl.: body mass index)*
Körpermaßindex; Formel zur Beurteilung des
Gewichts; wird ermittelt durch das Körpergewicht
in kg, das durch die Körperlänge in m^2 geteilt
wird; darüber lassen sich Normal-, Unter- und
Übergewicht definieren;
BMI = Körpergewicht : (Körpergröße in m)^2

Bradykardie *(engl.: bradycardia)*
Herzfrequenz unter 55 Schlägen pro Minute;
bei aktiven Sportlern physiologisch; kann zu
symptomatischen Beschwerden wie Schwindel
und Verwirrtheit führen

Curettage *(engl.: curettage)*
Ausschabung der Gebärmutter, um sämtliche
Rückstände des Schwangerschaftsgewebes
zu entfernen; häufig nach kurz bestehender
Schwangerschaft; wird auch bei älteren Frauen
im Rahmen der Tumorendiagnostik durchgeführt

Dehydration *(engl.: dehydration)*
starker Wasserverlust der Körpers mit einer
Verschiebung des Elektrolythaushalts

Dekubitus *(engl.: pressure ulcer)*
Druckgeschwür, das besonders an Körperstellen,
die eine längere Druckbelastung aushalten
müssen, vorkommen kann; kann durch gezielte
präventive Druckentlastung (Lagerung) verhindert werden

Diabetes mellitus *(engl.: diabetes mellitus)*
auch Zuckerkrankheit; Stoffwechselstörung, die
durch eine mangelhafte oder fehlende Insulin-
ausschüttung der Bauchspeicheldrüse hervorgerufen wird; dadurch ist der Anteil von Glukose
im Blut erhöht

Dialyse *(engl.: dialysis)*
künstliche Blutwäsche; bei Einschränkung oder
Ausfall der Nierenfunktion wird das Blut durch
ein Gerät mit Membranfilter außerhalb des Körpers (Hämodialyse) oder durch das Bauchfell innerhalb des Körpers (Peritonealdialyse) gereinigt

Diarrhoe *(engl: diarrhoea)*
Durchfall; Zustand, bei dem häufiger Stuhlgang
(bis zu dreimal täglich) stattfindet; meist weich
bis dünnflüssig in der Konsistenz und als Begleiterscheinung einer anderen Krankheit

Drainage *(engl.: drainage)*
medizinische Behandlungsmethode, mit der vermehrte oder krankhafte Körperflüssigkeit aus der
betroffenen Körperregion bis zum Normalzustand
abgeleitet wird

Embolie *(engl.: embolism)*
frei im Blut schwimmender Thrombus (Blutge-
rinnsel), der eine Arterie verschließt; besonders
gefährlich ist die Lungenembolie, bei der der
Verschluss einer großen Lungenarterie zum
plötzlichen Tod führen kann

Emotionen *(engl.: emotions, strong feelings)*
körperlich sichtbarer Ausdruck eines Gefühls
beim Menschen, der durch die subjektive Wahrnehmung eines Zustands oder Objekts ausgelöst
wird; bewirken physiologische Veränderungen
und beeinflussen das Verhalten; können positiv
und negativ sein

Empowerment
zusammenfassender Begriff für Konzepte, Strategien und Arbeitsansätze, die einzelnen Menschen
oder sozialen Gruppen zur (Wieder-) Entdeckung
ihrer Stärken und Kompetenzen und damit zu
mehr Selbstbestimmung und Lebensautonomie
verhelfen wollen

Enuresis *(engl.: enuresis)*
Einnässen; fehlende Kontrolle über die Harn-
blasenentleerung; speziell bei Kindern über vier
Jahren

Expertenstandard *(engl.: expert standard)*
wissenschaftlich fundierter und auf Forschungser-
gebnissen basierender nationaler Pflegestandard,
der vom Deutschen Netzwerk für Qualitätsent-
wicklung in der Pflege (DNQP) an der Universität
Osnabrück erarbeitet wird, z. B. Standards zu
Schmerz, Sturz, Ernährung, Harninkontinenz und
zur Versorgung von chronischen Wunden

Exsikkose *(engl.: dehydration)*
Austrocknung, d. h. starker Flüssigkeitsverlust des
Körpers; oft synonym zu Dehydration verwendet

Familienzentrierte Pflege
(engl.: family centered care)
Ansatz der professionellen Pflege, der die Familie
als soziales System in der Pflege des Einzelnen
berücksichtigt; Pflegekräfte führen Gespräche
mit allen Familienmitgliedern, aktivieren deren
Ressourcen und treffen gemeinsame Pflegear-
rangements; auch Gesundheitsförderung aller
Familienmitglieder

Flüssigkeitsbilanz *(engl.: fluid balancing)*
Dokumentieren und Gegenüberstellen von zuge-
führter und ausgeschiedener Flüssigkeit eines
Patienten

Gangrän *(engl.: gangrene)*
Nekrose; abgestorbenes Gewebe infolge einer
Mangeldurchblutung oder Entzündung; häufig
an den unteren Extremitäten bei Menschen mit
Diabetes mellitus oder bei peripheren arteriellen
Durchblutungsstörungen

Habituation *(engl.: habituation)*
Gewöhnung; Anpassung der Wahrnehmung an
eine immer gleiche Situation oder einen immer
gleichen Reiz, z. B. Gegenstände in einem Raum,
in dem man sich ständig aufhält

Herzbett
spezielles Bett, bei dem die Teile für Oberkörper
und Beine unterschiedlich voneinander positioniert werden können; meist für die Lagerung bei
Menschen mit Herzinsuffizienz oder bei akutem
Herzinfarkt eingesetzt

Hospitalismus *(engl.: hospitalism)*
psychische Schädigung, die infolge fehlender
affektiver (emotionaler) Zuwendung bei Heim-
und Krankenhausaufenthalten auftritt; in
Abhängigkeit von der Dauer der psychosozialen
Unterversorgung treten neben den psychischen
Schädigungen somatische Veränderungen und
bei Säuglingen und Kindern auch Entwicklungsstörungen auf

Hypertonie *(engl.: hypertension)*
Blutdruck, der von den empfohlenen Normalwerten von 120/80 mmHg dauerhaft abweicht;
bei Werten, die darüber liegen, spricht man
zunächst von hohem, aber noch normalem Blutdruck; Werte über 140/90 mmHg werden als
Hypertonie bezeichnet

Initialberührung *(engl.: initial touch)*
eine von einer Person ausgeführte, eindeutige,
flächenhafte, deutlich beginnende und endende
Berührung; als Angebot einer ritualisierten
Begrüßung und/oder Verabschiedung nach
verbaler Ansprache

Inkontinenz *(engl.: urinary incontinence)*
fehlende Fähigkeit, die Harnblasenentleerung
willentlich zu steuern mit der Folge des ungewollten Urinabgangs

Interdisziplinäres Team *(engl.: interdisciplinary
Team)*
Arbeitsgruppe von Menschen mit unterschiedlicher beruflicher Qualifikation, die ein gemein-
sames Ziel verfolgen; weist wechselseitige Beziehungen, Interaktionen und Gemeinschaftssinn
auf, wodurch das Ziel oft effizienter erreicht wird
als durch das unabhängige Handeln Einzelner

Intertrigo *(engl.: intertrigo)*
wund geriebene, rote, zum Teil juckende Stellen
in Hautfalten; entsteht durch Reibung, Feuchtigkeit und Wärme

Karzinom *(engl.: cancer)*
bösartige Krebserkrankung, die vom Epithel
(Deckgewebe der Haut oder Drüsengewebe)
ausgeht

Kinaesthetics®
umfassendes Analyse- und Handlungskonzept;
basiert auf dem Wissen, dass jeder Handlung,
jedem Tun Bewegung zugrunde liegt; die sechs
kinästhetischen Konzepte ermöglichen es, das
Bewegungsfundament zu verstehen, zu analy-
sieren und eine gezielte individuelle Bewegungs-
unterstützung in der jeweiligen Situation zu
geben

Kolonmassage
Bauchmassage, bei der beide Hände mit leich-
tem Druck im Uhrzeigersinn dem Verlauf des
Kolons folgen; regt die Darmtätigkeit an

Kompressionsverband
(engl.: compression bandage)
Druckverband mit Lang- oder Kurzzugbinden mit
dem Ziel, durch die Kompression den venösen
Rückfluss zu fördern; Verband darf nicht zu straff
sein und keine Falten bilden

Koronare Herzkrankheit (KHK)
(engl.: coronary heart disease)
verengende Veränderungen am Herzkranzgefäß,
die durch Arteriosklerose ausgelöst werden

Kontrakturen *(engl.: contracture)*
dauerhafte Verkürzung von Sehnen und Bändern
mit der Folge einer Gelenkversteifung; Grund
ist ein lang anhaltender Bewegungsmangel des
betroffenen Gelenks

Körperschema *(engl.: body scheme)*
Wahrnehmung, die eine Person von ihrer eigenen körperlichen Erscheinung hat; ein gestörtes
Körperschema oder auch Körperbild bedeutet,
dass der Betroffene von seinem Gehirn falsche
Informationen über seinen Körper vermittelt
bekommt, z. B. wenn er Gliedmaßen nicht mehr
spürt, weil sie gelähmt sind

Lochien *(engl.: lochia)*
Wochenfluss; Wundsekret, das bei der Heilung
der Wunde in der Gebärmutterwand entsteht;
wird nach der Geburt durch die Ablösung der
Plazenta verursacht

Malnutrition *(engl.: malnutrition)*
Mangelernährung, hervorgerufen durch eine
Störung in der Nahrungsaufnahme oder eine
unausgewogene Kost

Mekonium *(engl.: meconium)*
grün-schwarzer, geruchloser Stuhlgang bei
Neugeborenen, der innerhalb der ersten 24 – 36
Stunden ausgeschieden werden muss

Menopause *(engl.: menopause)*
Wechseljahre der Frau, in der die Produktion des Sexualhormons Östrogen vermindert wird; oft mit körperlichen und psychischen Begleiterscheinungen verbunden

Miktion *(engl.: micturition)*
Vorgang der Harnblasenentleerung, der durch Dehnungsrezeptoren in der Blasenwand eingeleitet und daraufhin willkürlich ausgelöst wird

Multiple Sklerose *(engl.: multiple sclerosis)*
chronisch verlaufende, entzündliche, demyelinisierende Erkrankung des zentralen Nervensystems; häufig entwickeln sich die Symptome in Schüben, zunächst mit Seh- und Sensibilitätsstörungen, später mit Lähmungen, Spastik und Inkontinenz

Muskelpumpe *(engl.: muscle pump)*
Muskeltätigkeit, besonders in den unteren Extremitäten, führt zu einer Kompression der Venen und fördert so den venösen Rückfluss zum Herzen

Mykose *(engl.: mycosis)*
Hauterkrankungen, die durch Faden- und Sprosspilze verursacht werden; diese können dabei unterschiedlich tief in die Haut eindringen bzw. die Hautschichten schädigen; sind die Haut oder Hautanhangsorgane betroffen, handelt es sich um Dermatomykosen

Nekrose *(engl.: necrosis)*
lokal abgestorbenes Gewebe infolge einer mangelnden Durchblutung

Neglect *(engl.: neglect syndrom)*
eingeschränkte oder nicht vorhandene Wahrnehmung einer Körperseite und ihrer Umgebung durch die halbseitige Schädigung des Gehirns; häufig sind Patienten mit einem linkshemisphärischen Schlaganfall davon betroffen; kann visuell, auditiv oder taktil bestehen

Neurodermitis *(engl.: neurodermitis)*
chronische, nicht ansteckende und juckende Hautkrankheit, die sich nicht lokal begrenzt mit klaren Rändern, sondern flächenhaft zeigt; auch atopisches Ekzem genannt

Nykturie *(engl: nocturia)*
vermehrte Urinausscheidung in der Nacht

Obstipation *(engl.: constipation)*
zu wenig Stuhlgang bzw. Schwierigkeiten bei der Stuhlausscheidung; Stuhlgangfrequenz liegt bei weniger als dreimal in der Woche oder der Patient hat drei Tage hintereinander keinen Stuhlgang; in der Regel handelt es sich um ein Symptom veränderter Lebensumstände oder von Krankheiten

Ödem *(engl.: edema)*
nicht physiologische Ansammlung von Flüssigkeit im Gewebe, die sich durch eine Schwellung der betroffenen Körperstelle bemerkbar macht; kann von Schwellungen mit anderer Ursache unterschieden werden, indem mit einem Finger eine Delle gedrückt wird, die sich im Fall eines Ödems nicht sofort wieder zurückbildet

Oligurie *(engl.: oliguria)*
verminderte Ausscheidung von Urin, d. h. weniger als 500 ml täglich

Osteosynthese *(engl.: osteosynthesis)*
operative Ruhigstellung (Retention) einer Fraktur oder anderer Knochenverletzungen in normaler Position mit Hilfe von Metallimplantaten

Parkinsonsche Krankheit
(engl.: Parkinson's disease)
umgangssprachlich Schüttellähmung; langsam fortschreitende, chronisch verlaufende neurologische Erkrankung; betroffen sind die Basalganglien, in denen die Dopamin produzierenden Zellen absterben; durch den Dopaminmangel an den Synapsen kommt es zu Störungen im Bewegungs- und Koordinationsablauf

Parotitis *(engl.: parotitis)*
Entzündung der Ohrspeicheldrüse durch Infektion mit Bakterien; verursacht einen verringerten Speichelfluss; besonders gefährdet sind Patienten mit Nahrungskarenz, da die Kautätigkeit den Speichelfluss anregt

Patientenedukation *(engl.: patienteducation)*
Information, Schulung und Beratung von Patienten im Umgang mit ihrer Erkrankung mit dem Ziel, die Selbstwirksamkeit des Einzelnen zu optimieren; wird als Maßnahme der Gesundheitsförderung in der Pflege meist bei Patienten mit chronischen Erkrankungen durchgeführt

Patentensicherheit *(eng.: certainty of patients)*
oberstes Ziel einer qualitätsorientierten Gesundheitsversorgung; danach darf einem Patienten während einer Behandlung kein Schaden zugefügt werden

Pflegeanamnese *(engl.: nursing case history)*
Erhebung der pflegerischen Vorgeschichte, in der Regel durch ein Gespräch zwischen der Pflegekraft und der zu pflegenden Person; Ziel: Sammlung von für die Pflege wichtigen Informationen, im Idealfall durchzuführen in den ersten 4–12 Stunden nach der Aufnahme in die Einrichtung

Pflegeassessment
Anwendung annähernd objektiver Messinstrumente (Assessment-Strategien) zur Einschätzung einer Pflegesituation mit dem Ziel, diese Situation zu bewerten und eine folgerichtige Pflegehandlung einzuleiten; dabei wird auch die subjektive Beobachtung einer Pflegekraft als Assessment-Instrument anerkannt

Pflegebericht
Teil der Pflegedokumentation; gibt einen Überblick über Verlauf und Wirkung der Pflege und zeigt die Patientenreaktion auf die durchgeführten Maßnahmen; liefert darüber hinaus weiterführende relevante Informationen zur aktuellen Patientensituation

Pflegediagnosen *(engl.: nursing diagnosis)*
klinische Beurteilung der Reaktion eines Individuums, einer Familie oder einer Gemeinschaft auf aktuelle oder potenzielle Gesundheitsprobleme/Lebensprozesse; auf der Basis der Pflegediagnosen werden die Pflegemaßnahmen ausgewählt, für die die examinierte Pflegende verantwortlich ist

Pflegeevaluation *(engl.: nursing evaluation)*
Pflegeevaluation bedeutet die sach- und fachgerechte Bewertung von Pflegehandlungen bzw. des Pflegeergebnisses nach festgelegten Normen

Pflegeintervention *(engl.: nursing intervention)*
jede Pflegehandlung bzw. -maßnahme, die eine Pflegekraft bei einem Patienten ausführt

Pflegekonzept *(engl.: conception of nursing)*
schriftlich fixierter Rahmenplan für die Organisation und Umsetzung einer Pflegeleistung innerhalb einer Pflegeeinrichtung; Bausteine eines Pflegekonzepts sind in der Regel das individuelle Pflegeleitbild und -system, die Pflegetheorie und das jeweilige Qualitätsmanagement

Pflegeprozess *(engl.: nursing process)*
methodisches oder systematisches Hilfsinstrument für die systematische Erfassung des Pflegebedarfs, der Pflegeprobleme, Maßnahmen und des Erfolgs der Pflege; wichtigste Grundlage der professionellen Pflege

Pflegeproblem *(engl.: nursing problem)*
zweiter Schritt innerhalb des Pflegeprozesses, bei dem erkannt werden muss, welche aktuellen und potenziellen Gesundheitsprobleme die pflegebedürftige Person hat; bildet häufig die Grundlage für die Formulierung der Pflegediagnose

Pflegevisite *(engl.: nursing rounds)*
Form der Pflegeevaluation, bei der Patienten und Bewohner regelmäßig von der Bezugspflegenden und eventuell zusätzlichen Pflegepersonen besucht und gemeinsam mit ihm die Pflegeplanung besprochen wird

Pflegeziel *(engl.: nursing objective)*
möglichst genaue Beschreibung eines angestrebten Gesundheitszustands eines Patienten, der durch die geplanten Pflegemaßnahmen kurz-, mittel- oder langfristig erreicht werden soll

physiologisch *(engl.: physiological)*
bezeichnet alles, was natürliche Vorgänge im Körper beschreibt; steht im Gegensatz zu pathologisch, der sich auf krankhafte Prozesse im Körper bezieht

Polyurie *(engl.: polyuria)*
Ausscheidung von sehr großen Urinmengen über drei Liter täglich

Prävention *(engl.: prevention)*
Gesundheitsschutz und -vorsorge für die Bevölkerung, wie z. B. Krebsvorsorgeuntersuchung, Impfungen, Nichtrauchertraining und Fitnessprogramme; im Bereich der Prävention geht es vor allem um Erziehung, Aufklärung, Beratung, Früherkennung, Umweltschutz und Hygiene; pflegerisches präventives Handeln bezeichnet das Vorbeugen und Verhindern von möglichen Komplikationen

Prophylaxe *(engl.: prophylaxis)*
Maßnahmen, die Komplikationen und Zusatzerkrankungen verhindern und der Gesunderhaltung dienen; wird zunehmend durch den Begriff pflegerische Prävention abgelöst

Psoriasis *(engl.: psoriasis)*
Schuppenflechte; gutartige chronisch-entzündliche Hauterkrankung; übermäßige und beschleunigte Verschuppung der Haut häufig auf der Kopfhaut und an den Ohren

Reanimation *(engl: reanimation)*
Wiederbelebung eines Menschen durch Maßnahmen zur Wiederherstellung der Atmungs- und Herzfunktion sowie der Unterstützung des Blutkreislaufs

Rehabilitation *(engl.: rehabilitation)*
Summe aller Maßnahmen, die zum Ziel haben, physische oder psychische Beeinträchtigungen zu beheben oder zu lindern; dabei wird in medizinische, pflegerische, soziale und berufliche Rehabilitation unterschieden

Restharn *(engl.: urinary retention)*
auch Residualharn; Harnmenge, die nach einer
Blasenentleerung noch in der Harnblase verbleibt; vor allem bei Störungen der Blasenentleerung wie z. B. Lähmungen von Bedeutung

Ressourcen *(engl.: resources / abilities)*
Fähigkeiten und Reserven eines Pflegebedürftigen oder Begebenheiten in seinem sozialen
Umfeld, die wesentlich zu der Lösung des Pro-
blems beitragen können

Rooming-in
Methode, die Mutter-Kind-Station an das häusliche Milieu anzupassen, um eine gelingende
Kontaktaufnahme zwischen Eltern und Kind zu
ermöglichen; dabei verbleibt das Kind rund um
die Uhr im Zimmer der Mutter

Rigor *(engl.: regour)*
lat. Starre; erhöhte Muskelspannung, die bei
passiven Bewegungen der Extremitäten oder
des Kopfes festgestellt wird

Salutogenese *(engl.: salutogenesis)*
Lehre von der Entstehung der Gesundheit; Ent-
wicklung von Techniken, die die Orientierung
an gesunden Ressourcen des Menschen fördert;
Gegensatz von Pathogenese, der Lehre von der
Entstehung der Krankheit

Schädelhirntrauma *(engl.: intracrainal-injury)*
Verletzung des Schädels, bei der das Gehirn
beteiligt ist; verursacht in der Regel durch
einen Unfall oder einen schweren Sturz; nach
Behandlung und Rehabilitation bleiben unterschiedliche neurologische Ausfallerscheinungen
bestehen

Selbstkonzept *(engl.: self-concept)*
Wahrnehmung und Kenntnis der eigenen Person, z. B. ihrer Fähigkeiten und Eigenschaften

Selbstreflexion *(engl.: self-reflection)*
Nachdenken über die eigene Person oft gepaart
mit einem kritischen Bewerten der eigenen Meinungen und Verhaltensweisen (Selbstkritik)

Spastik *(engl.: spasticity)*
Symptom einer Schädigung des Gehirns;
Muskeltonus bestimmter Muskelgruppen ist
unangemessen hoch; Widerstand gegen passives
Bewegtwerden; kann zur Kontraktur führen

Stereotypie *(engl.: stereotypy)*
ständige, gleichförmige Verhaltensweisen, meist
Bewegungen, die nicht in Zusammenhang mit
der Situation stehen

Stufenlagerung *(engl.: stepping-storage)*
Lagerungstechnik häufig bei einem Bandscheibenvorfall zur Entlastung der Wirbelsäule; die
Beine werden in der Hüfte und in den Knien
gebeugt und auf ein Kissen gelagert

Tachykardie *(engl.: tachycardia)*
schnelle Herzfrequenz, d. h. mehr als 100
Schläge pro Minute; bei körperlicher Anstrengung oder emotionalem Erleben physiologisch
und meist von begrenzter Dauer

Tremor *(eng.: tremor)*
lat. Zittern; Symptom bei Morbus Parkinson
an den Händen, am Kopf oder den Beinen;
entweder bei Entspannung der Extremität (Ruhetremor) oder beim Ausführen von Bewegungen
(Aktionstremor)

Tracheostomie
Anlegen eines künstlichen Ausgangs der Luftröhre (Tracheostoma), z. B. bei akuter Atemnot,
Langzeitbeatmung oder Operationen an Kopf
und Hals

Transsexualität *(engl.: transsexuality)*
Variante der menschlichen Sexualität, in der
die Betroffenen sich dem gegensätzlichen
Geschlecht emotional und in der Selbstwahrneh-
mung zugehörig fühlen

Thrombose *(engl.: thrombosis)*
Bildung eines Blutgerinnsels in einer Vene, der
diese zum Teil oder vollständig verschließen
kann

Tumor *(engl.: toumor)*
Größenzunahme von Gewebe (Geschwulst);
anders als bei gutartigen Tumoren dringen
bösartige Tumoren in benachbartes Gewebe ein,
zerstören es oder bilden Metastasen (Tochterge-
schwülste)

Ulcus *(engl.: ulcer)*
Geschwür; abgegrenzte Läsion der Haut oder
Schleimhaut; meist als Folge einer Durchblutungsstörung, auch z. B. in der Magenschleim-
haut als Magenulcus

Varizen *(engl.: varices)*
auch Krampfadern; nicht physiologisch erweiterte Venen; die dazugehörige Krankheit ist die
Varikosis

Wahrnehmung *(engl.: perception)*
bewusstes oder unbewusstes Verarbeiten von
Sinneseindrücken

Weltgesundheitsorganisation
(engl.: World Health Oraganization, WHO)
Sonderorganisation der Vereinten Nationen für
das internationale öffentliche Gesundheitswesen
mit Sitz in Genf/Schweiz; fast alle Mitglieds-
staaten der UNO sind auch Mitglied der WHO
mit dem Ziel, den Menschen aller Völker zum
bestmöglichen Gesundheitszustand zu verhelfen

Stichwortverzeichnis

Bildquellen

A1PIX Deutschland, Taufkirchen: 158.1 (PHN), 162.1 (PHN), 178.1 (Your Photo today), 182.2 (BIS), 294.1 (BIS), 320.1 (BIS), 396.1 (BIS), 443.1 (BIS); adpic Bildagentur, Bonn: 164.2 (B. Reitz-Hofmann); aid e. V., Bonn: 27.1; Arnoux, André, Aarau: 344.1; Bettermann, Antje, Lehre: 526.1; bildstelle, Hamburg: 317.1 (OREDIA SARL); Bornschlegel, Ulrike, Berlin: 477.1; Camici, Axel, Pogum: 14.1, 15.1, 19.1, 25.1, 120.1, 123.1, 133.1, 142.1, 149.1, 150.1, 157.1, 180.1, 214.1, 225.1, 233.1, 242.1, 251.1, 256.1, 262.1, 275.1, 293.1, 301.1, 342 (beide), 354.1, 359.1, 363.1, 364.1, 369.1, 371.1, 374.1, 380.1, 385 (beide), 408.1, 413.1, 414.1, 422.1, 424.1, 425.1, 426.1, 431.1, 445.1, 466.1, 503.1, 504 (beide); CARO Fotoagentur, Berlin: 16.1 (Andreas Bastian), 56.1 (Blume), 71.1 (Trappe), 100.1 (Tanja Schnitzler); Christ, Jürgen, Köln: 5.1, 11.1, 33.1; Corbis GmbH, Düsseldorf: 98.1 (Klaus Tiedge); Dani, Laslo, Stuttgart: 4.1; Deutsche Rheuma-Liga Bundesverband e. V., Bonn: 318.1; dpa-Infografik/picture-alliance, Fankfurt am Main: 34.1 (Globus-Grafik), 122.1 (Globus-Grafik), 177.1, 261.1 (Globus-Grafik), 254.1 (Globus-Grafik), 324.1, 513.1 (Globus-Grafik); getty images, München: 5.1 (Stone/Chris Craymer), 69.1 (Stone/Chris Craymer); Griese, Dietmar, Hannover: 12.1, 70.1, 92.1, 104.1, 112.1, 118.1, 119.1, 127.1, 147.1, 153.1, 161.1, 172.1, 191.1, 202.1, 247.1, 290.1, 310.1, 340.1, 341.1, 358.1, 394.1, 395.1, 429.1, 464.1, 465.1, 484.1, 512.1; Guhl, Martin, CH-Duillier: 36.1, 55.1, 361.1, 366.1, 369.2, 417.1, 449.2; Hanf, Sabine, Bremen: 268 (beide), 272.1; Heil, Olaf, Dortmund: 110.1; Hild, Claudia, Angelnburg: 80.1, 101.1, 115.1, 143.1, 154.1, 155.1, 166.2, 176.1, 207.1, 209.1, 210.1, 212.1, 236.1, 252.1, 278.1, 323.1, 332.1, 346.1, 367.1, 375.1, 378.1, 400.1, 404.1, 410.1, 415.1, 429.2, 433.1, 434.1, 441.1, 448.1, 450.1, 490.1, 496.1, 498.1, 505.1, 508.1, 520 (beide); Holst, Dirk, Köln: 93.1; images. de, Berlin: 38.1 (Medicimage/The Medical File/Peter Arnold); Jung, Edith, Darmstadt: 62 (beide); Keystone Pressedienst, Hamburg: 308.2; Kleine Holthaus, Thorsten, Dortmund: 7.2, 8.1, 289.1, 339.1, 467 (beide), 479.1, 485.1; Kögelmaier de Vera, Angela, Fahrenzhausen: 478.1; Kohn, Klaus G., Braunschweig: 6.2, 7.1, 8.2, 13.1, 17.1, 24.1, 30.1, 31.1, 35.1, 41 (beide), 42/43 (alle), 46.1, 52.1, 53.1, 57.1, 64.1, 65.1, 67.1, 73.1, 74.1, 78.1, 81.1, 97.1, 108.1, 113.1, 114.1, 124.1, 126 (alle), 138.1, 148.1, 150.2, 151 (alle), 166.1, 167.1, 171.1, 201.1, 203.1, 220 (beide), 226.1, 231.1, 240.1, 249.1, 250.1, 256.2, 271 (alle), 282.1, 283.1, 285.1, 286.1, 347 (beide), 372.1, 393.1, 471.1, 472.1, 481 (beide), 487.1, 488.1, 489.1, 492.1, 516.1; laif Agentur für Photos & Reportagen GmbH, Köln: 168.1 (frommann); mauritius images, Mittenwald: 21.1 (Photri), 420.2 (Photo Researchers), 427.1 (Haag + Kropp); mediacolor's Bildagentur & -Produktion, CH-Zürich: 174.1 (dia); medicalpicture GmbH, Köln: 49.1 (Prof. Dr. Carlos Thomas), 130.1 (Dr. Risch), 368.1 (Dianino), 400.2, 420.1 (Hagen Hellwig), 500.1 (Dr. Rolfs), 502.1 (ezd); Möhle, Sophie, Braunschweig: 403.1; Mösinger, Doris, Aarau: 457.1; OKAPIA KG, Frankfurt am Main: 9.1, 58.1, 59.1, 76.1, 135.1 (Dan McCoy), 182.1, 436.1; picture alliance/dpa, Frankfurt am Main: 21.2 (Enno Kleinert (dieKLEINERT.de), 47.1 (Zentralbild/Luth Knauth), 47.2 (Goll), 93.2 (imagestate/Impact/Sally Fear), 94.1 (DB), 376.1 (Zentralbild/Hans Wiedl), 412.1 (Fotoreport Metronic), 463.1 (Zentralbild/Patrick Paul), 521.1 (Dr. med. J. P. Müller/OKAPIA), 523.1 (Dr. med. J. P. Müller/OKAPIA); Servolight GmbH, Wesel: 335.1; Steudter, Elke, CH-Zürich: 449.1; Teleflex Medical GmbH, Kernen: 230.1, 388.2, 389.1; ullsteinbild, Berlin: 164.1 (DIAGENTUR), 164.3 (DIAGENTUR), 164.3 (Imagebroker.net), 409.1 (Peter Arnold); Vanselow, Holger, Stuttgart: 86.1, 192.1, 222.1, 224.1, 287.1, 298.1, 334.1, 373.1, 377.1, 480 (alle), 483.1; vario images, Bonn: 129.1, 474.1; VISUM Fotoagentur, Hamburg: 96.1 (Thies Raetzke); VOLLER ERNST-Fotoagentur für komische Fotos, Berlin: 319.1 (Meisterstein); Widmann, Peter, Tutzing: 514.1; Wikipedia.org: 277.1; Wirtz, Peter, Dormagen: 82.1, 85.1, 90.1, 106.1, 132.1, 173.1, 183.1, 186.1, 195.1, 197 (alle), 199.1, 227.1, 229.1, 238.1, 243.1, 263.1, 264.1, 291.1, 295 (alle), 297.1, 300.1, 303.1, 304.1, 305.1, 307.1, 308.1, 312.1 (alle), 315.1, 316 (beide), 317.2, 322 (beide), 326.1, 328 (beide), 329.1, 333.1, 334.2, 336.1, 348.1, 351.1, 371.2, 379.1, 383.1, 384.1, 386.1, 388.1, 389.2, 390.1, 402.1, 407.1, 438.1, 439.1, 452.1, 454.1, 460.1; Wüthrich, Daniel, Liestal: 87.1, 470.1; Zettl, Stefan, Heidelberg: 73.2, 267.1; Zimmermann Sanitäts- und Orthopädiehaus GmbH, Straubing: 260.1; Zimmermann, Stefan, Göttingen: 6.1, 117.1;

Bei folgenden Einrichtungen bedanken wir uns besonders für die Unterstützung:
Universität Düsseldorf (Kliniken: HNO-Klinik, Klinik für Neurochirurgie; Neurologische Klinik, Orthopädische Klinik, Ambulanz; Klinik für Kinder-Onkologie, Hämatologie und Klinische Immunologie, KMT Station); Paracelsius Klinik, Fachklinik für Urologie, Düsseldorf-Golzheim; Heilig-Geist-Krankenhaus, Köln-Longerich; St. Vinzenz Hospital, Köln-Nippes; Institut für Ergotherapie, Anke Usbek, Düsseldorf; Kreiskrankenhaus Dormagen, Caritas-Seniorenheim St. Josef, Nievenheim; Medical Equipment Jochen Spicker GmbH, Neuss

Band 3, Kapitel	KrPflAPrV von 2003, Themenbereiche	AltPflAPrV von 2002, Lernfelder
A	TB 1 – Pflegesituationen bei Menschen aller Altersgruppen erkennen, erfassen und bewerten Schwangerschaft und Geburt TB 2 – Pflegemaßnahmen auswählen, durchführen und auswerten pflegerische Interventionen in ihrer Zielsetzung, Art und Dauer am Pflegebedarf ausrichten TB 3 – Unterstützung, Beratung und Anleitung in gesundheits- und pflegerelevanten Fragen fachkundlich gewährleisten TB 5 – Pflegehandeln personenbezogen ausrichten TB 8 – Bei der medizinischen Diagnostik und Therapie mitwirken Vor- und Nachbereitung von medizinischen Maßnahmen	
B	TB 1 TB 2 TB 3 TB 5	LF 1.2 – Pflege alter Menschen planen, durchführen, dokumentieren und evaluieren LF 1.3 – Alte Menschen personen- und situationsbezogen pflegen LF 1.4 – Anleiten, beraten und Gespräche führen LF 2.1 – Lebenswelten und soziale Netzwerke alter Menschen beim altenpflegerischen Handeln berücksichtigen Sexualität im Alter Menschen mit Behinderung im Alter
C	TB 1 TB 2 TB 8 – Vor- und Nachbereitung von medizinischen Maßnahmen	LF 1.2 LF 1.3 LF 1.4 LF 1.5 – Bei der medizinischen Diagnostik und Therapie mitwirken Durchführung ärztlicher Verordnungen Zusammenarbeit mit Ärzten und Ärztinnen
D	TB 1 TB 2	LF 1.2 LF 1.3 LF 1.4
E	TB 1 TB 2 TB 8 – Vor- und Nachbereitung von medizinischen Maßnahmen	LF 1.2 LF 1.3 LF 1.4 LF 1.5 – Durchführung ärztlicher Verordnungen Zusammenarbeit mit Ärzten und Ärztinnen
F	TB 1 TB 2 TB 4 – Bei der Entwicklung und Umsetzung von Rehabilitationskonzepten mitwirken und diese in das Pflegehandeln integrieren TB 8 – Vor- und Nachbereitung medizinischer Maßnahmen	LF 1.2 LF 1.3 – Umgang mit Hilfsmitteln und Prothesen LF 1.4 LF 1.5 – Durchführung ärztlicher Verordnungen Zusammenarbeit mit Ärzten und Ärztinnen LF 2.2 – Alte Menschen bei der Wohnraum- und Wohnumfeldgestaltung unterstützen
G	TB 1 TB 2 TB 8 – Vor- und Nachbereitung medizinischer Maßnahmen TB 9 – Lebenserhaltende Sofortmaßnahmen bis zum Eintreffen der Ärztin oder des Arztes einleiten	LF 1.2 LF 1.3 LF 1.4 LF 1.5 – Durchführung ärztlicher Verordnungen Zusammenarbeit mit Ärzten und Ärztinnen
H	TB 1 TB 2 TB 3 TB 8 – Vor- und Nachbereitung medizinischer Maßnahmen TB 9	LF 1.2 LF 1.3 LF 1.4 LF 1.5 – Durchführung ärztlicher Verordnungen Zusammenarbeit mit Ärzten und Ärztinnen
J	TB 1 TB 2 TB 3 – Ernährung	LF 1.2 LF 1.3 LF 1.4 LF 2.2 – Ernährung